眼科检查与疾病诊疗

（下）

葛嫣然等◎主编

吉林科学技术出版社

第六节　葡萄膜退行性改变

一、虹膜角膜内皮综合征

(一) 概述

1. 炎症或血管学说　现已证明本病虹膜血管有不同程度闭塞，但其改变的原因不明，可能是先天性，也可能是由某种因素所致。

2. Campbell 膜学说　Campbell（1978）根据临床观察和组织病理提出原发性虹膜萎缩是由角膜内皮细胞异常开始的，产生一层由单层内皮细胞和后弹力膜样组织的膜。这种膜伸展越过前房角到虹膜表面。由于膜的牵引可引起虹膜周边前粘连和瞳孔向粘连处移位变形，以及引起虹膜萎缩、虹膜孔形成。另外可能继发于虹膜缺血而引起溶解性孔（melting holes）。由于膜影响角膜内皮功能而引起角膜水肿；由于虹膜前粘连及膜的阻塞房角而引起青光眼。

(二) 临床表现

1. 原发性进行性虹膜萎缩　多为单侧，好发于青年或成年女性。病变在不知不觉中进展，无自觉症状，直到数年后眼压高才被发现。开始瞳孔有偏中心改变，随着病情的进展，逐渐向周边部移位，萎缩加重，进而色素上皮松解消失，发生虹膜穿孔，形成假性多瞳症。裂孔变大或相融合而形成巨大裂孔，虹膜大部消失。严重者仅遗留实质层条索；轻者组织疏松，颜色变浅。大多数病例都有前粘连。初起时呈细小锥形，基底逐渐变大，向角膜边缘部进展。瞳孔常向虹膜前粘连处移位，有时虹膜被牵引向前，离开晶状体，这种牵引更促进虹膜孔的形成。

2. Chandler 综合征　角膜后壁有特殊的细小斑点状、滴状改变，常伴有角膜水肿，异常的内皮细胞覆盖在角膜后面、小梁网和虹膜表面。裂隙灯下呈弥漫的角膜内皮点彩样（stippling）改变或呈细小金箔样斑点。角膜内皮镜下内皮畸形、多形态，并有无内皮细胞的暗区，有轻度虹膜萎缩，仅限于虹膜实质表层弥漫萎缩，不形成孔；也可有虹膜前粘连，程度不等，从针尖大到较宽的前粘连；中等眼压升高。本病对探讨单眼青光眼原因很重要：对每个单眼青光眼患者都应详细检查角膜后壁。

3. 虹膜痣（Cogan–Reese 综合征）　Cogan（1969）首先报告单眼青光眼患者虹膜上有较多的结节样突起，角膜内皮营养不良和角膜水肿，有不同程度的虹膜萎缩，有时也有虹膜前粘连，但虹膜很少穿孔有虹膜色素性小结节或弥漫性色素病变，初起时表现为少量细小淡黑色或黄色结节，以后结节逐渐变大为棕黑色或暗棕色有蒂的结节。眼压正常或稍高。

(三) 诊断与鉴别诊断

1. 诊断　根据临床表现。

2. 鉴别诊断

(1) 角膜内皮异常的鉴别疾病

1）Fuchs 角膜内皮营养不良症：多为双眼，角膜内皮异常，但无虹膜萎缩和虹膜前粘连。

2）角膜后多形性营养不良症：角膜后壁可见成串的小泡，有时在后弹力膜可见赘生物，但本病为双侧性，有家族史。

（2）虹膜萎缩的鉴别疾病

1）先天性虹膜实质发育不良：自幼房角发育不良，有青光眼和虹膜异常，瞳孔括约肌色浅，多不进展。常染色体显性遗传。

2）Rieger 综合征：有广泛的周边前粘连，瞳孔移位和虹膜孔。全身表现为先天性缺齿，上颌发育不良。有家族史。

（3）虹膜结节和色素性改变的鉴别疾病

1）神经纤维瘤：虹膜常有大小不同的结节和色素沉着，为双侧性。

2）虹膜恶性色素瘤：病变较大并多发。

（四）治疗

主要针对角膜水肿和继发性青光眼治疗。如药物不能控制眼压，需进行手术治疗，以滤过性手术为主；对严重角膜水肿可考虑穿透性角膜移植术。

二、回旋形脉络膜萎缩

（一）概述

回旋形脉络膜萎缩（gyrate atropy of choroid）为脉络膜、视网膜进行性萎缩性疾病，有遗传性，1/3 患者有双亲血族联姻，多为常染色体隐性遗传，常伴有脑、肌肉异常改变。Kakki（1974）认为本病与高鸟氨酸血症（hyperomithinaemia）有关。这是由于鸟氨酸酮转氨酶（orthin ketoacid transminase，OKT）的活性不足或缺乏所致。又有研究提出牛眼视网膜之鸟氨酸转化为脯氨酸主要是由于 OKT 的作用。可能导致脉络膜视网膜内脯氨酸缺乏而引起眼底改变。眼部改变是全身代谢障碍的一部分。

（二）临床表现

多见于 20~30 岁，男女均可患病，病程缓慢，常一家族中累及数人。早期有夜盲，视力逐渐减退，视野收缩，当病变累及黄斑时，视力极度低下，甚至仅剩光感。ERG 低于正常，最后消失，EOC 异常。眼底表现颇为特殊：开始在赤道部有萎缩，常呈不规则圆形、多角形、扇贝形和各种奇形改变，在病变之间眼底正常。病变区的脉络膜毛细血管和色素上皮完全消失，可见脉络膜大血管和视网膜色素紊乱。随着病程进展，萎缩区由周边向后极扩展，常形成一环形带，因而出现环形暗点，极周边的眼底正常。随后萎缩区又进一步向视盘及周边部扩大，仅黄斑因有致密的脉络膜毛细血管丛得以长时间保持正常，但最后也发生萎缩，全眼底呈黄白色，散布有小色素斑，周边部更致密，有时呈天鹅绒样棕色色素增生，视网膜血管变细，视盘色变浅，常伴有白内障。

（三）治疗

随着本病的生物化学的研究，对以往认为无法治疗的本病提出下列治疗方案：

1. 增加剩余酶的活力　应用高水平的辅助因子。这种物质在酶的降解方面是一种辅助因子也是对 OKT 的辅助因子，是食物 Vit B$_6$ 的活动型。因此提出以 Vit B$_6$ 治疗以增加残余酶的活力，可以减少血内鸟氨酸，每日 Vit B$_6$ 300~700mg，1 周内血浆鸟氨酸水平下降 45%~50%。

2. 限制鸟氨酸的先驱物　主要限制精氨酸，因为精氨酸是来自蛋白因而应采取低蛋白饮食。但这种方法也不是没有危险的。

3. 调整缺乏的物质　血浆内鸟氨酸升高，血浆中赖氨酸、谷氨酸和肌酸要减少，因此需要补充肌酸、赖氨酸。OKT 活性下降，视网膜脉络膜内脯氨酸缺乏，更应补给脯氨酸，每日服用 2 ~ 3g。也可用赖氨酸每日 2.5 ~ 5g，以降低血浆内的鸟氨酸。

三、原发性脉络膜硬化

（一）概述

原发性脉络膜硬化是一种在脉络膜发生的弥漫性或局限性变性改变并伴有视网膜变性和色素性改变，有家族史和不同的遗传形式，多见于老年人，但不常伴有全身性动脉硬化和脉络膜血管硬化，而是眼底如同大脉络膜血管的硬化表现，这是由于血管周围组织、毛细血管消失和 RPE 变薄的萎缩背景下脉络膜大血管明显暴露出来。有三种类型。

（二）临床表现

1. 弥漫性脉络膜硬化　是少见类型，常侵及全眼底。往往为常染色体显性遗传，也有隐性或性连锁遗传者。近年来生化研究结果表明本病为光感受器的某些遗传生物学改变，主要异常改变为环磷酸腺苷（cAMP）浓度升高，光感受器间维生素 A 结合黏蛋白（IRBP）减少。本病发病较晚，一般中年期起病，但也有发生于青年者，到 40 岁时形成广泛脉络膜视网膜萎缩。有进行性视力减退、夜盲及视野收缩，可发生环形暗点，常呈管状。病种进展缓慢，最后视力可仅为手动。眼底早期有水肿和色素以及小的奶油状色素斑，随着年龄的增长，病变由视乳头或黄斑附近开始，以后逐渐扩展，到 60 岁全眼底被侵犯，呈弥漫性萎缩豹斑状，后极部更明显。由于视网膜色素上皮萎缩，脉络膜毛细血管消失，透露出硬化的脉络膜大血管，其中有些已闭锁呈白色索条状；有的在灰白色血管中尚有细窄的血管柱，在血管明显硬化的脉络膜萎缩区往往露出白色巩膜。视盘呈蜡黄色，视网膜血管变细，眼底常伴有散在的色素斑。也可有色觉异常，ERG 低于正常，最后消失，EOC 明显异常，有不典型暗适应改变。

2. 视盘旁和中心性脉络膜硬化　多为常染色体隐性遗传。病变开始于视盘周围，相当于视盘附近的血管环的小分支受累，使视盘周围的脉络膜发生萎缩，病变区边界不清，病变扩展的程度不同，有时很广泛，可累及黄斑部和后极部；有时很轻微如同老年晕（halo senilis），暗适应受影响，但无完全性夜盲。

3. 中心性晕轮性脉络膜萎缩　本病仅限于黄斑部，多为双侧性，有家族史，最早可在 15 岁发病，黄斑部有渗出和水肿，到 20 ~ 30 岁眼底改变明显，50 岁以后黄斑部出现圆形、椭圆形，境界清楚 2 ~ 4PD 的局限性萎缩区，其中 RPE 和脉络膜毛细血管消失，仅有的脉络膜大血管也变细，偶有闭锁呈亮的白条状。荧光血管造影脉络膜大血管边缘部由于色素脱失表现为强荧光。视网膜血管正常。有绝对性中心暗点，周边视野正常，无夜盲。

（三）诊断与鉴别诊断

根据双眼对称性改变，有家族史以及眼底特殊性改变，多能做出诊断。病变广泛者如弥漫性萎缩应与视网膜色素变性和其他视网膜变性疾病区别；中心部的萎缩应与老年性黄斑变性和后极部炎症病变鉴别。本病无特殊疗法。

四、无脉络膜症

（一）概述

无脉络膜症（choroidermia）是遗传性进行性脉络膜视网膜变性，为一种中间性性连锁的遗传病。男性病变典型、严重且为进行性；女性病变轻且不进展，视力很少减退。疾病通过女性传递给后代，为一种进行性毯层脉络膜营养不良。

（二）临床表现

本病为双侧性。男性患者自觉症状明显，5~10岁开始有夜盲，视力、视野逐渐有改变，晚期完全失明。眼底改变男性明显，多在儿童时期即出现周边部椒盐状视网膜色素上皮退行性改变，并有散在的色素斑点。病变进展，脉络膜血管及色素上皮萎缩，出现小区域的脉络膜大血管暴露。这种改变从周边部向后极部发展。随着年龄的增长脉络膜血管逐渐消失，一般在50岁之后几乎全部色素上皮被破坏，脉络膜萎缩，血管消失以至巩膜暴露，最后眼底为均匀一致的白色反光，仅在中央区有限界不清的淡棕红色或眼底周边有岛状淡红色区能残留一段时间。视网膜动脉变细，视盘晚期萎缩；玻璃体可发生液化，有点状、纤维状混浊或灰白胆固醇样结晶以及细小棕色素点。

女性携带者的眼底表现与男性患者年轻时的早期改变相似，眼底周边有椒盐状萎缩，也可见色素斑，但病变多不进展。男性患者有色盲，ERG、EOG晚期都明显异常。女性视功能多为正常，偶尔有异常也比男性患者为轻。

（三）诊断与鉴别诊断

根据家族发病史、典型眼底改变以及电生理检查，可以做出诊断。应与视网膜色素变性相鉴别，特别是非典型病例与本病中期改变有相似之处，应当注意。另外应与严重的脉络膜硬化相区别。本病目前尚无特殊疗法。

（葛嫣然）

参考文献

[1] 葛嫣然，邵宏超，王福海．雌激素预处理对兔视网膜缺血再灌注损伤组织中谷氨酸水平的影响 [J]．2015，55（16）33-34.

[2] 葛嫣然，邵宏超，王福海，等．兔视网膜缺血再灌注损伤中Caspase-9的表达和雌激素对其影响 [J]．医学理论与实践，2013，25（17）：2241-2242.

[3] 葛嫣然，邵宏超，王林洪，等．用翼状胬肉切除术联合角膜缘干细胞移植术治疗翼状胬肉的疗效观察 [J] 当代医学论丛，2015，13（1）：264-265.

[4] 葛嫣然，邵宏超，王福海．雌激素皮下注射对兔视网膜缺血再灌注损伤的预防作用 [J]．山东医药．2016，56（23）50-51.

[5] 葛嫣然，邵宏超．儿童睑板腺囊肿反复发作致瘢痕性睑外翻一例 [J]．眼科．2016，

1，17.

［6］葛嫣然，邵宏超，王福海．雌激素对兔缺血再灌注损伤视网膜神经节细胞凋亡的影响及其机制探讨［J］. 2015，55（20）28－30.

［7］葛嫣然，邵宏超，王福海．雌激素预处理对兔视网膜缺血再灌注损伤组织中谷氨酸水平的影响［J］. 2015，55（16）33－34.

［8］邵宏超，葛嫣然，马建英，等. caspase－2与p53在兔视网膜缺血再灌注损伤中的表达及rh－bFGF对其表达的影响［J］. 现代生物医学进展，2014，14（10）：1844－1847.

［9］邵宏超，葛嫣然，李利艳，等．重组人碱性成纤维细胞生长因子对兔视网膜缺血再灌注损伤的保护作用［J］. 临床误诊误治，2014，27（6）：101－104.

［10］葛嫣然，邵宏超，王福海，等．雌激素对兔视网膜缺血再灌注损伤中视网膜神经节细胞凋亡及bcl－2表达的影响［J］. 蚌埠医学院学报. 2015，40（1）11－14.

［11］葛嫣然，邵宏超，王林洪，等．曲安奈德玻璃体腔注射治疗糖尿病性黄斑水肿17例［J］. 山东医药. 2015，54（39）106－107.

［12］葛嫣然，邵宏超，王福海，等．雌激素对兔视网膜再灌注损伤的保护作用［J］. 河北联合大学学报（医学版），2013，15（5）：625－626.

第十三章

视网膜病

第一节　视网膜中央动脉阻塞

由于动脉痉挛、血栓形成或栓塞等原因使视网膜中央动脉主干或分支阻塞，血流中断时称为视网膜中央动脉阻塞。阻塞一旦发生，被供应区视网膜立即缺氧、坏死、变性，而使视力遭受严重破坏。

一、病因

致病原因有血管栓塞、血管壁的改变和血管外部受压。

（一）血管栓塞

主要为各种栓子堵塞动脉形成阻塞。常见的栓子如下。

1. 胆固醇栓子　为栓子中最常见的，主要来源于大血管有粥样硬化的患者，粥样斑坏死，溃疡暴露在血流中，含有胆固醇的物质脱落形成栓子进入视网膜动脉。这种栓子比较小，呈黄色闪光。可为单个，也可多发。阻塞程度依栓子大小而定。

2. 血小板纤维蛋白栓子　常见于患心脏病和颈动脉阻塞的患者。血小板和纤维蛋白聚集在血管内皮粗糙面形成血栓性斑块，脱落后进入视网膜血流。这种栓子比较大，可完全堵塞视网膜血流，造成突然失明。

3. 钙化栓子　较少见，来源于钙化的主动脉瓣，或二尖瓣或来源于主动脉或颈动脉的粥样硬化斑。

（二）血管壁的改变

由于动脉硬化或动脉粥样硬化，血管内皮细胞受损，管腔变窄，易于形成血栓。各种炎症也可直接侵犯动脉壁产生动脉炎，血管炎症可使血管痉挛，也可使管腔阻塞。

（三）从外部压迫血管

各种导致眼压和眶压增高的原因，均可诱发动脉阻塞。

二、临床表现

（一）症状

视力突然丧失，甚至无光感。如为分支阻塞，则相当该分支区，产生视野缺损。

（二）体征

1. 眼底检查 视盘色变白，边缘模糊，压迫眼球在视盘上不能压出动静脉搏动。视网膜动脉显著变细或伴有白线，血柱常间断成节段状或念珠状，视网膜呈急性贫血状，于眼底后极部呈乳白色混浊水肿。黄斑部见樱桃红点，此为本病典型表现。视网膜白色混浊可渐消散，眼底恢复红色但视网膜完全萎缩，视神经纤维变性。视盘因缺乏营养而萎缩呈苍白色，边缘整齐，血管呈白线状。中央动脉阻塞时很少伴有视网膜出血，如有出血，多因合并有小静脉血栓。如视网膜中央动脉的一个分支发生阻塞时，眼底改变和视功能的丧失，仅限于该分支所营养的视网膜区，如水肿波及黄斑中心凹时，可显"樱桃红点"。

2. 荧光血管造影 中央动脉可呈现无荧光素灌注，视盘处的中央静脉可见逆行充盈，黄斑周围小动脉荧光充盈突然停止，如树枝被砍断样。数周后或不完全阻塞的病例，血流可完全恢复，荧光造影可无异常发现。

三、诊断

根据症状及眼底所见即可诊断。
（1）突然发生视力障碍。
（2）眼底视盘色苍白，动脉极细，血柱常间断呈节段状，后极部呈乳白色混浊水肿，黄斑部呈典型的樱桃红点。

四、鉴别诊断

本病应与下列疾病鉴别。

1. 眼动脉阻塞 发病率虽较低，但影响视功能却较严重，视力常降至无光感，视网膜乳白色混浊水肿更严重。部分患者看不到樱桃红点，这是由于脉络膜血供也受阻，视网膜内层和外层均无血液供应所致，病变晚期后极部特别是黄斑部有较重色素紊乱。

2. 缺血性视盘病变 视网膜动脉分支阻塞和不完全总干阻塞应与缺血性视盘病变鉴别，后者视盘病变区水肿，晚期色淡，视野也可为象限缺损，但常与生理盲点相连。荧光造影视盘充盈常不均匀，低荧光与高荧光对比较明显。

五、治疗

（一）治疗原则

1. 尽快给血管扩张药（局部及全身） 以解除血管痉挛或将栓子推移到远端较小分支内。

2. 降低眼压 使动脉压阻力减小。

（二）常规治疗

1. 血管扩张药 局部及全身同时应用。
（1）亚硝酸异戊酯（每安瓿 0.2mL）吸入，或硝酸甘油片 0.3~0.6mg，舌下含化。根据病情，每日 2~3 次。
（2）妥拉唑啉 12.5mg~25mg，或阿刀平 1mg，球后注射，每日 1 次。
（3）罂粟碱 60~90mg，加入 5% 葡萄糖液或生理盐水 500mL 内，静脉点滴，每日 1 次，连续 3 天。

2. 降低眼压

（1）眼球按摩：用中等度的压力按摩眼球 5～15 秒钟，然后突然放开 5～15 秒钟，再重复上述动作，至少 8～10 分钟。

（2）前房穿刺术：在局麻下以 13 号短针头或前房穿刺刀，在角膜缘 4：30 或 7：30 进针，刺向 6 点方向，放出前房水 1～2 滴。

（3）醋氮酰胺：开始静脉注射或口服 500mg 后，每 6 小时口服 250mg（同服等量碳酸氢钠），连服数日。

3. 高压氧　每日 3 次，每次 2 小时。如无高压氧设备，可用氧气袋代替，装入 95% 氧气及 5% 二氧化碳混合气体，氧可缓解视网膜缺氧状态，二氧化碳可扩张血管。可用于急性期患者，白天每小时吸 1 次，每次 10 分钟，晚上每 4 小时 1 次。

视网膜动脉阻塞为眼科急症，必须分秒必争，积极抢救，在明确诊断后立即综合应用上述治疗措施：吸入亚硝酸异戊酯，或含服硝酸甘油片，球后注射妥拉唑啉，静脉点滴罂粟碱。此外尚可反复间歇按摩眼球或行前房穿刺术。注射或口服醋氮酰胺以降低眼压，促使血管扩张。

（姚　杰）

第二节　视网膜中央静脉阻塞

视网膜中央静脉阻塞多由于视网膜中央静脉主干或其分支发生血栓所致。根据阻塞部位不同，分为总干阻塞和分支阻塞。总干阻塞部位在筛板或筛板之后，分支阻塞部位总是在动静脉交叉处。

一、病因

（一）血管壁的改变

（1）视网膜动脉硬化在本病中占重要地位，最常发生阻塞的部位在筛板和动静脉交叉处。在筛板处视网膜中央动静脉被一共同的外膜包裹在一起，当动脉硬化时静脉受压，使管腔变窄，血流变慢甚至停滞，易于形成血栓。这种改变在动静脉交叉处也可发生。

（2）静脉本身的炎症或炎症产生的毒素可使静脉壁增厚，内皮受损而形成血栓。

（3）外伤使静脉管壁直接受损也可产生阻塞。

（二）血液成分的改变

特别是其黏稠性的改变，如白血病、红细胞增多症及异常球蛋白血症等。

（三）静脉管壁受压致血流动力学改变

眼压升高在本病中占有一定地位。

本病常为多因素发病，既有血管异常，又有血液成分的改变或血流动力学异常的因素。

二、临床表现

1. 症状　突然发病，视力显著减退，晚期如并发新生血管性青光眼时有眼痛、头痛等。

2. 体征 眼底检查：视盘常有水肿，视网膜静脉扩张、迂曲，沿静脉有出血、渗出及水肿，黄斑部可有水肿。

3. 分型 Hayreh 根据临床及实验研究提出将视网膜静脉阻塞分为两型。

（1）缺血型：又称为出血性视网膜病变（简称 HR 型），为视网膜静脉阻塞的重型，故又称为完全性阻塞。

（2）非缺血型：又称为静脉郁滞性视网膜病变（简称 VSR 型），为视网膜静脉阻塞的轻型，故又称为不完全阻塞。

现将两型的主要改变，列表比较如表 13 – 1。

表 13 – 1 非缺血型与缺血型比较表

		非缺血型（VSR）	缺血型（HR）
视力		正常或轻、中度减退	明显减退，常低于 0.1
视野		中心正常或比较性暗点，周边正常	有中心暗点，周边缺损
眼底	早期	静脉怒张，后极部出血较少，常看不到棉絮状斑	静脉明显怒张，后极部出血较多，可见到棉絮状斑
	晚期	视盘及视网膜见不到新生血管	视盘及视网膜可见有新生血管
荧光血管造影		多数看不到视网膜毛细血管闭塞区	都可见视网膜毛细血管闭塞区
并发症		不发生眼新生血管	约75%的患者在两年内发生各种类型的眼新生血管
预后		好，一半以上视力可恢复正常	极坏，不能恢复正常视功能，约半数因新生血管青光眼而失明
ERG		正常	b 波低

三、诊断与鉴别诊断

（一）诊断

根据以下要点不难做出诊断。

（1）急性发病，视力显著减退，但不如动脉阻塞那样严重和骤然。

（2）视网膜静脉显著扩张、充盈、迂曲。

（3）沿静脉有出血、水肿及渗出等。

（二）鉴别诊断

1. 颈动脉阻塞性视网膜病变 视网膜中央静脉不全阻塞视网膜病变应与颈动脉阻塞性视网膜病变鉴别。由于颈动脉阻塞导致视网膜中央动脉灌注减少，致静脉压降低，静脉扩张，血流变慢，眼底可见少量出血、小血管瘤和新生血管。现将两者的鉴别列表如表 13 – 2。

表 13 – 2 颈动脉阻塞性视网膜病变与视网膜中央静脉阻塞视网膜病变的鉴别

	视网膜中央静脉不全阻塞	颈动脉阻塞病
视神经盘	出血多见	出血较少
	新生血管在时间久者很常见	新生血管偶见
	水肿常见	水肿绝对见不到

	视网膜中央静脉不全阻塞	颈动脉阻塞病
视网膜静脉	怒张，色深 管径规则	怒张，色深 管径不规则，部分可扩张成梭形或囊样
病变类型及其位置	出血，微动脉瘤，毛细血管扩张 在全眼底分布广泛，均匀 大的微动脉瘤是不常见的	出血，微动脉瘤，毛细血管扩张在眼底的中纬部 微动脉瘤一般较大
年龄及性别	多见于中年人	多见于中年以后的男性（约占 75%）
视力障碍	症状较稳定，很少为阵发性的	症状不稳定，波动大，可有一时性黑矇，一过性视力模糊
合并存在的眼病	开角型青光眼 可并发新生血管性青光眼	视网膜栓塞如胆固醇栓子，纤维－血小板栓子，可并发新生血管性青光眼，眼球或眼眶的缺血性疼痛
合并存在的全身病	高血压病	动脉粥样硬化可有一过性缺血性神经系统症状，如一过性肢体麻痹、一过性失语等
视网膜动脉压	正常	低

2. 糖尿病性视网膜病变　一般为双侧，出血散在，不如静脉阻塞多。血糖增高可以鉴别。

四、治疗

（一）治疗原则
从病因及抗血栓治疗入手。

（二）常规治疗

1. 病因治疗　进行全身检查，以发现可能的病因，并加以治疗。

2. 抗血栓治疗　治疗血栓的药物分为三大类，即阻止纤维蛋白形成的药物，促使纤维蛋白消散的药物，以及抗血小板聚集的药物。而活血化瘀中药则兼有以上三类药的作用，现分述如下。

（1）抗凝血药：这类药物可阻止纤维蛋白的形成，如去纤酶，又称蝮蛇抗栓酶，是从蝮蛇毒液中分离出的蛇毒酶制剂，使纤维蛋白原下降而产生抗凝血作用，治疗前先查纤维蛋白原并先做皮试，如为阴性，按每公斤体重给药 0.005 ~ 0.012 酶活力单位计算。将抗栓酶 0.50 ~ 0.75 酶活力单位溶于 250mL 生理盐水中静脉滴注，4 ~ 5 小时滴完。检查纤维蛋白原，当上升到 150mg 可再次给药。

（2）纤溶制剂：这类药物能促使纤维蛋白消散。如尿激酶（简称 UK）为纤溶酶原的激活剂，使之转变为纤溶酶，它具有水解纤维蛋白的作用，从而达到溶解血栓的效果。常用剂量①静脉滴注：宜新鲜配制 5 000 ~ 10 000 国际单位，溶于 5% ~ 10% 葡萄糖液或生理盐水 250 ~ 500mL 中，静脉滴注，5 ~ 10 次为一疗程（也有报告主张给较大剂量的，如第一天给 18 万国际单位，第二、三天每天给 12 万国际单位，以后再每天给 6 万国际单位两天）。

②球后注射：100～500国际单位溶于0.5～1.0mL生理盐水中，作球后注射，每日或隔日1次，5次为一疗程。

（3）抗血小板聚集的药物：常用者有：①双嘧达莫，口服25～50mg，每日3次。②阿司匹林，每天口服40～80mg。

（4）活血化瘀中药：对缩短病程，促进出血吸收及提高视力确有积极效果，以下三种可供选用。

1）川芎嗪：40～80mg，加入5%～10%葡萄糖溶液或生理盐水或低分子右旋糖酐250～500mL，静脉滴注，每日1次，10次为一疗程。

2）丹参注射液2mL（4g）×10支，加入5%～10%葡萄糖溶液或生理盐水250～500mL，静脉滴注，每日1次，10次为一疗程。

3）葛根素200～400mg，加5%葡萄糖溶液500mL，静脉滴注，每日1次，10次为一疗程。

4）常用方剂：如血府逐瘀汤、补阳还五汤等，可随症加减。

（5）血液稀释疗法：血液黏稠度增高是视网膜静脉阻塞发病的重要因素。此疗法最适用于血黏度增高的患者，其原理为降低红细胞压积，减少血液黏度，从而达到抗血栓形成的目的。方法是抽血500mL加75mL枸橼酸钠抗凝，高速离心，使血细胞与血浆分离，在等待过程中静脉滴注250mL低分子右旋糖酐，然后将分离出的血浆再输回给患者。10天内重复此疗法3～6次，使红细胞压积降至30%～35%为止，此疗法不适用于严重贫血患者。

3. 皮质类固醇治疗　对青年患者可能由炎症所致者可试用。

（1）地塞米松3mg，加泼尼松0.5mL，球后注射，每周1次。

（2）泼尼松龙开始每日30～40mg，以后随症状的好转而逐渐减量。

4. 激光治疗　目前多应用氩激光击射，其目的在于①减少毛细血管渗漏，同时形成一屏障以阻止水肿扩散入黄斑。②封闭无灌注区，使新生血管萎缩以预防玻璃体出血和新生血管性青光眼的发生。

总之，视网膜静脉阻塞的治疗，对青年患者特别由炎症所致者可用皮质类固醇治疗。中老年人多有高血压或动脉硬化，因血管狭窄，血液黏稠度增高和血液流变学改变所致的视网膜静脉阻塞，其中非缺血型的静脉郁滞性视网膜病变，以采用药物治疗为原则。对缺血型的出血性视网膜病变，除药物治疗外还需要激光凝固封闭无灌注区，使新生血管萎缩以预防玻璃体出血和新生血管性青光眼的发生。

（姚　杰）

第三节　视网膜静脉周围炎

视网膜静脉周围炎（retinal periphlebitis）又称 Eales 病、青年复发性玻璃体出血。1882年由 Henry Eales 首次报道。本病多见于青年男性，发病年龄以20～30岁为最多。多双眼发病，两眼多在一年内先后发病，且易复发。临床上主要表现为发生于视网膜周边部的闭塞性视网膜血管疾病。

一、病因

病因多种多样，多数人认为本病可能与结核有关。临床上观察发现虽然大多数患者有结核菌感染病史，但常无活动性结核病，仅有少数人在肺部、纵隔，或身体其他部位可查见陈旧结核病灶。推测其发病原因多为由结核菌素引起的III型变态反应。故对本病患者，应详细了解有无结核病史，或与结核患者长期接触的历史。这种患者结核菌素试验常为阳性。可疑者应做胸部 X 光检查以除外肺结核。

此外，某些局部病灶感染如牙齿脓毒病灶、慢性扁桃体炎、中耳炎、鼻窦炎和皮肤脓肿等也为较常见病因。

二、临床表现

本病多双眼受累。患者自觉症状因受累血管的大小、出血量多少及部位而定。早期由于病变在周边部小血管且出血量不多、一般不影响视力，患者多无自觉症状或仅有轻微飞蚊症。当病变侵及较大血管，致使大量出血进入玻璃体，患者可突然发生视力严重下降，仅见手动或仅有光感。

眼底检查：在发病时散瞳进行眼底检查，常因玻璃体内有大量的积血，无法见到眼底红光反射或稍可见红光反射，看不见眼底。只有当玻璃体出血吸收或大部分吸收时，方能查清眼底发现病变。

视网膜血管的改变主要位于眼底周边部，视网膜周边部小静脉不同程度地迂曲扩张—管径不规则，可扭曲呈螺旋状或环状，静脉旁常伴有边缘不清、宽窄不一的白鞘，偶尔小动脉也受累。受累血管附近多有大小不同和数量不等的点片状或火焰状出血。也可见静脉旁有白色结节或不规则状渗出斑，有时渗出斑部分掩盖静脉，使其呈现似中断或切削状外观。上述改变最初只表现于眼底周边部的某支或某几支小静脉，随病情进展，病变可波及视网膜各象限周边部的小静脉，每枝静脉及其附近均有相同病变，并渐向后部发展、波及更大的静脉。炎症活动期间，偶见同时合并发生脉络膜炎，这时则可见病灶附近尚有边界模糊的黄白色或灰白色渗出斑位于视网膜血管深面。部分静脉炎症可发展为分支静脉阻塞，主要位于有病变区域的分支小静脉。视网膜上的出血可局限于视网膜，也可穿破内界膜进入玻璃体。反复玻璃体出血者，待出血吸收后，检查眼底受累静脉管径恢复正常，但粗细不匀，有白鞘伴随，附近可有绒团状或海团扇状新生血管或吻合支形成。由于多次玻璃体出血，还可产生玻璃体视网膜增殖，机化纤维索条产生，这些索条收缩进一步可牵拉视网膜形成破孔和视网膜脱离。

另外，本病偶可侵犯一支或数支视网膜大静脉，致使其管壁扩张充盈，有较多出血和白色渗出，导致黄斑部视网膜水肿和星芒状渗出。视盘常有水肿充血。少数患者还可同时伴发虹膜睫状体炎。

眼底荧光血管造影改变主要为受累静脉管壁不规则、荧光素渗漏、组织染色、微血管瘤、毛细血管扩张、无灌注区和新生血管形成。几乎所有病例在眼底周边部均有不同程度的毛细血管无灌注区形成，随病程进展无灌注区边缘还可见微血管瘤、动静脉短路以及新生血管形成。

三、病理

急性期视网膜周边部小静脉壁及其周围组织有多形核细胞浸润。在慢性和晚期病例，静脉壁及其周围组织有淋巴细胞、浆细胞、上皮样细胞、偶有巨细胞浸润。这些细胞浸润形成结节，压迫血管壁使管腔变窄。炎性细胞也可侵犯管腔，使管腔部分或完全阻塞。也可由于血管内皮细胞增殖、突入管腔，血管壁玻璃样变增厚，使管腔变窄乃至完全阻塞。血管壁最终完全为纤维结缔组织所取代。

四、病程和预后

本病的临床特点是慢性和复发性。部分患者经过几次反复发作后，视网膜损害自行缓解，出血、渗出和水肿逐渐吸收，玻璃体出血大部分消失，仍可恢复较好视力。有些患者则反复发生玻璃体出血，往往在视网膜损害未完全静止之前，新的视网膜、玻璃体出血又有发生，可持续数年或数十年尚有活动性病变，由于反复发作后玻璃体积血机化，纤维组织增殖成为增生性玻璃体视网膜病变、牵拉性视网膜脱离等使视力难以恢复，终至失明。

应该指出的是，该病病程虽为慢性，但不同患者及不同眼别病情复发频率和严重程度不等。有的患者发作几次后自行停止，视力保持良好；而另一些则频繁发作，持续若干年。病情轻重也不等，轻症者仅有慢性静脉周围炎的改变，如静脉旁白鞘、色素紊乱而不发生新生血管和玻璃体出血，或玻璃体出血较少，数月后吸收、眼底和视力恢复正常。重症者则反复玻璃体出血、长时间不能吸收，导致新生血管或牵拉性视网膜脱离，甚至发生并发性白内障、虹膜红变和继发性青光眼等。

五、诊断

由于本病常为双眼受累，而且两侧病情程度也多不一致。因此若在临床上见到患者一眼有大量的玻璃体积血而无法查见眼底时，不管对侧眼有无症状均应充分散瞳检查眼底，尤其应详查周边部视网膜，如能在患者另眼周边部发现一处或数处静脉小分支病变，如迂曲扩张、管径不均、血管旁白鞘和/或出血、渗出，即可作为本病的临床诊断依据。另外，对主诉飞蚊症的年轻患者也应常规详查眼底周边部，以早期发现本病。

六、治疗

（一）病因治疗

应尽可能查找病因，及时治疗。首先应进行全面体检和必要的化验室检查，如胸片检查有无结核或结节病；皮肤、口腔科等检查是否存在脓毒性病灶或溃疡等；如发现活动或陈旧性结核病灶，应给予规范的抗结核治疗。若仅有 PPD 试验阳性，则无论是否发现病灶，可试用一段时间的抗结核治疗，注射链霉素或口服异烟肼，或对氨柳酸钠 3~6 个月。也可行结核菌素脱敏疗法，以减轻复发程度。如怀疑为脓毒性病灶引起者，可清除可疑病灶，如龋齿、扁桃体炎、中耳炎、鼻窦炎等。

（二）一般治疗

大量玻璃体出血突然发生后，应嘱患者避免剧烈活动，卧床休息，包扎双眼或戴针孔眼镜限制眼球活动，半坐位让血液沉于玻璃体下部。同时多给患者安慰和解释，以消除由于视力急骤下降而产生的焦虑、恐惧心理。可给予口服凉血止血药物如云南白药、三七片、维生素 K 等；维生素 C 和路丁减低血管脆性；陈旧玻璃体出血可肌肉注射碘制剂，或做离子透入以促进出血吸收。对于是否应用皮质激素，目前尚有争议。部分作者认为，近期有效，但长期应用反而会使病情迁延，最终效果不佳。

（三）光凝治疗

近年来，应用激光光凝封闭病变血管及毛细血管无灌注区等以阻止病变进展取得了较好的疗效。其方法是对周边部毛细血管无灌注区行散射光凝以消除视网膜的缺血缺氧区；对微血管瘤直接光凝；对扁平的新生血管先光凝其外周视网膜，然后直接击射在新生血管上，使其闭塞；但对新生血管比较饱满者则不能直接光凝，否则容易破裂出血，只能先行大面积散射光凝令其萎缩，再做直接光凝。

（四）玻璃体手术及眼内光凝

严重的玻璃体积血长期不吸收（＞3 个月）和/或有机化膜导致牵拉性视网膜脱离者，可行玻璃体切割术，同时进行眼内激光光凝。

（张振才）

第四节　急性视网膜坏死

急性视网膜坏死综合征（Acute Retinal Necrosissyndrome，ARN）又称为桐泽型葡萄膜炎（Kirisawa uveitis）。本病于 1971 年由日本 Urayama 首次报道。近年来，随着玻璃体视网膜手术、电镜及分子生物学技术的进展，已基本确定本病是由疱疹病毒感染引起，临床上以视网膜坏死、视网膜动脉炎、玻璃体混浊和后期视网膜脱离为其特征。本病较为少见，主要发生于健康成年人，男女比例约为 2：1，单眼多于双眼，双眼 ARN 病例两眼发病间隔时间则多在 4~6 周之内。发病年龄有两个高峰，一为 20 岁，另一高峰则为 50 岁左右，前者主要为 HSV 感染，后者系 VZV 感染引起。除上述两种病毒外，巨细胞病毒（CMV）、带状疱疹病毒及水痘病毒亦可导致本病。

一、病因

尚未完全明了。大多数人认为与病毒感染有关。目前基本上已被确定的有单纯疱疹病毒（Herpes Simples Virus，HSV type 1 or 2）和水痘带状疱疹病毒（Varicella Zoster Virus，VZV）。这两种病毒，不仅在血清学方面取得根据，而且在急性期眼内容（房水、玻璃体）中培养并分离成功。但也有作者认为本病由病毒引起的观点还不能最后肯定，因为临床上发现疱疹病毒感染率很高，而急性视网膜坏死则罕见；有人将坏死视网膜的乳液注入猴和兔的视网膜下未能引起视网膜炎；本病患者血小板凝集功能亢进，因而有可能动脉血管内皮损害促进视网膜和脉络膜毛细血管闭塞，甚至小动脉闭塞，促进了本病的发生发展。此外，也有人认为本病有一定遗传背景，近年来通过 HLA 研究，支持了这一观点。

二、分期

活动性视网膜炎一般持续 4~6 周，逐渐退行。临床上一般将本病分为 3 期：急性期、恢复期和终末期。也有人不主张分期，仅将本病分为轻型和重型。轻型者最后视网膜色素紊乱，残留萎缩灶和血管鞘；重型者有明显玻璃体混浊，大量视网膜增殖，玻璃体纤维化，牵拉性视网膜脱离，大多数最后眼球萎缩。

三、临床表现

多起病隐匿，早期仅觉轻度眼红、疼痛、怕光、眼前黑点飘动及视力模糊等。

眼部检查：轻者早期视力正常或仅有轻、中度下降；重者随时间进展视力严重下降。眼前节常表现为前葡萄膜炎，睫状充血，角膜后壁有细小后沉着或羊脂状沉着，房水 Tyndall 现象阳性，偶有纤维蛋白渗出或积脓。眼压也可能增高。随病程进展，约 2 周后出现本病典型的眼后节三联征。

1. 玻璃体炎 玻璃体内早期有细胞浸润，短期内混浊加重呈尘埃状。3～4 周后玻璃体机化膜形成。偶有玻璃体出血。由于玻璃体浓密混浊，致使检查时看不清眼底。

2. 视网膜血管炎 血管炎以小动脉炎为主，累及视网膜和脉络膜。临床上见视网膜动脉壁有黄白色浸润，管径粗细不匀，有的呈串珠状，随后动脉变窄、血管周围出现白鞘。可伴有视网膜出血，但不明显。同时部分小静脉也可有浸润、阻塞、出血和鞘化。少数病例血管炎可累及视神经，表现为视盘充血水肿、边界模糊，黄斑部出现水肿皱褶。

3. 周边部视网膜坏死灶 眼底周边部视网膜常有多发、局灶性的白色或黄白色浸润和肿胀病灶，呈多形性或圆形斑状，边界模糊、位于深层，偶可见于后极部。起初可仅限于一个象限，随病程进展可发展至整个眼底周边部。在重型者病变的高峰时期，黄白色渗出可扩大至中周部及后极部眼底。另外，眼底周边部还多伴有散在的斑点状出血。

视野检查早期正常，晚期变小或缺损。电生理检查早期 a 波、b 波降低或消失，提示感光细胞功能障碍。

大约 4～6 周后，前节炎症减轻或消退。视网膜出血和坏死灶逐渐消退，留下色素紊乱和视网膜脉络膜萎缩灶，视网膜血管闭塞呈白线状。

发病 2～3 个月以后，玻璃体混浊加重，机化膜形成，机化收缩牵拉已萎缩变薄的视网膜，致使视网膜周边部形成多发性破孔，破孔大小不等、形状不规则，多位于邻近正常的视网膜病灶区边缘，导致约 75% 的患者发生牵拉性视网膜脱离。发生时间最早者为发病后 1 个月，大多数发生在发病后 2～3 个月。多为全视网膜脱离。视盘色白萎缩。黄斑呈退行性变或玻璃纸样变性，也可有黄斑破孔形成。

四、荧光血管造影

急性期眼底荧光血管造影发现视网膜动脉和脉络膜毛细血管床充盈迟缓；动脉可呈节段状充盈，静脉扩张；视网膜病灶处脉络膜荧光渗漏与遮蔽并存；视盘可有荧光素渗漏。晚期视盘染色，视网膜血管壁渗漏并有染色。由于视网膜周边部血管闭塞可产生毛细血管无灌注区。

缓解期及终末期视网膜萎缩病灶处因有色素沉着呈现斑驳状荧光斑，有的可融合成片，形成大片强荧光区。并见脉络膜荧光渗漏。

五、诊断

根据本病典型的临床表现如急性发病、广泛的葡萄膜炎、闭塞性血管炎和眼底周边部多数黄白色渗出性病灶等特点应不难做出诊断。1994 年美国葡萄膜炎学会曾推荐如下标准作为本病的临床诊断依据。

（1）周边视网膜有单个或多个不连续的病灶。黄斑区病损虽然少见，如伴有周边视网膜病损则不应排除 ARN 的诊断。

（2）如不经抗病毒治疗，病灶进展迅速（边缘扩展或出现新病灶）。

（3）病变沿周缘扩大。

（4）闭塞性血管病变主要累及视网膜小动脉。

（5）前房及玻璃体有显著的炎症反应。

此外，并存有巩膜炎、视盘病变或视神经萎缩均支持本病的诊断，但并非诊断必需体征。

近年来，采取前房房水进行聚合酶链反应（Polymerase Chain Reaction，PCR）检测，可以发现病毒 DNA，为临床早期、快速诊治提供依据。

六、病理

病理改变显示在视网膜、脉络膜和视盘的血管周围（以动脉为主）有大量炎性细胞的弥漫性浸润，以淋巴细胞、浆细胞为主，急性期可有中性粒细胞，偶见嗜酸性粒细胞，并有纤维组织增生。以上病理改变也可波及巩膜和眼外肌。受累血管管壁增厚和玻璃体变性，管腔闭塞。晚期视网膜神经节细胞层和神经纤维层胶质增生，内核层增厚，外丛状层、外核层和杆锥细胞层以及视网膜色素上皮层广泛变性萎缩，色素增殖。玻璃膜纤维样变性。坏死区网膜除留有比较完整的血管系统外，其余组织结构已不可辨认。据报道，应用扫描电镜观察，可在不少患者的视网膜细胞、色素上皮细胞及视网膜血管内皮细胞中发现疱疹病毒颗粒。

七、治疗

（一）抗病毒治疗

抗病毒药阿昔洛韦为治疗该病的首选药物。用法为每次 500mg 加入生理盐水 500mL 内缓慢静脉滴注，每 8 小时 1 次，连续 7 天为 1 个疗程。然后改用口服此药，每次 200mg，每 6 小时 1 次，持续服用 6 周。可以防止另眼发病（双眼患病者，另眼大多在 6 周内发病）。研究证明阿昔洛韦能有效抑制病毒活性而不损害正常细胞，但如果静脉给药 1 周后，炎症仍不能有效控制时，可改用丙氧鸟苷（Gancilovir），其剂量、用法、疗程、注意事项同阿昔洛韦。

（二）抗凝治疗

由于本病易于发生血管阻塞，因此可同时口服阿司匹林肠溶片以防止血小板凝聚，抑制血液的高凝状态，用法为每次 25mg，每日 3 次，饭后服用。

（三）糖皮质激素

对是否常规使用糖皮质激素存在争议。多数人认为在应用抗病毒治疗的前提下，可加用糖皮质激素做球周注射或口服，用法为地塞米松 2.5mg 与 2% 利多卡因（Lidocaine）0.5mL，每日或隔日 1 次，共 3~6 次。如眼前节有炎症者，可用 0.5% 地塞米松水溶液滴眼、1%阿托品眼液和/或眼膏点眼。

（四）激光光凝及手术

由于现行的药物治疗并不能有效阻止视网膜脱离的发生，Duker 等人报道大约 75% ~ 91% 的本病患者在后期仍因视网膜脱离而丧失视力，因此多数作者主张早做激光光凝以阻止病损进展，预防视网膜脱离或使视网膜脱离区域局限于周边视网膜。但常因本病玻璃体混浊明显而妨碍施行有效光凝。为此，近年来，不少人采用联合手术治疗，包括经睫状体平坦部玻璃体切割、膜切除、视网膜下积液内引流、眼内激光及球内注射惰性气体或硅油眼内充填，使视网膜脱离复位率得到提高。Blumenkranz 曾对 16 只眼进行了玻璃体切割，巩膜环扎，冷凝和/或光凝，注气或不注气联合手术，15 只眼视网膜复位，取得了较好的疗效。

（姚 杰）

第五节 Coats 病

Coats 病又称为外层渗出性视网膜病变（external exudative retinopathy）或视网膜毛细血管扩张症（retinal telangiectasis）。1908 年由 Coats 首次报道。本病不很常见，但也并非十分罕见。多见于男性青少年，12 岁以下占 97.2%，女性较少。少数发生于成年人，甚至老年人。通常侵犯单眼，偶为双侧，左右眼无差异。Coats 曾将本病眼底镜下特征描述如下。

（1）眼底有大量黄白色或白色渗出。

（2）眼底有成簇的胆固醇结晶沉着或/和出血。

（3）血管异常，呈梭形、球形扩张，或呈纽结状、花圈状、扭曲状卷曲。

（4）某些病例最后发生视网膜脱离、继发性白内障、虹膜睫状体炎、继发性青光眼。

（5）本病青年男性多见，一般全身健康，无其他病灶。

以往曾将本病分为三种类型：第 I 型为不伴有血管异常的渗出性视网膜病变。第 II 型为伴有血管异常和出血的渗出性视网膜病变。第 III 型出现动静脉交通和血管瘤。后来随着时代的进步尤其是眼底荧光血管造影技术在临床的应用，人们逐渐认识到第三种类型乃是另一类独立血管性疾病，应更名为 von Hippel 病，故不再归属于 Coats 病一类。1912 年 Leber 报告了发生于成年人的多发性粟粒状动脉瘤病（multiple miliary aneurysms），其特点是视网膜有微动脉瘤和环状渗出。目前大多数作者趋向于 Leber 的病例属于 Coats 病成人型。

一、病因和发病机制

本病病因尚不清楚。多数作者认为儿童和青少年 Coats 病系因先天视网膜小血管发育异常所致。据推测可能是由于视网膜小血管先天性发育异常，致使局部血管内皮细胞屏障作用丧失，血浆内成分自血管内大量渗出并蓄积于视网膜神经上皮下，导致视网膜组织大面积损害。成年患者的成因则更为复杂，除有先天性血管异常因素外，可能还有其他原因。如检测发现有的患者血中胆固醇偏高、曾有葡萄膜炎史，推测炎症可能为其诱因。也有人发现本病患者类固醇物质分泌量超过正常，糖耐量曲线延长，显示肾上腺皮质功能亢进，故认为内分泌失调和代谢障碍可能在成人型 Coats 病的发生发展中也发挥了一定的作用。

二、临床表现

本病视力的减退因黄斑受损害的迟早和程度而表现不同。早期病变位于眼底周边部，黄斑部未受损害，视力不受影响，故常无自觉症状。加之多系单眼，又多发生在儿童和青少年，故常不为患者自己发觉，直至视力显著下降或瞳孔出现黄白色反射，或眼球外斜才来就诊。

眼前节检查无阳性体征，屈光间质清晰，眼底检查视盘正常或略充血。视网膜上有单个或多个大片黄白色或白色渗出斑块，病变开始可出现于眼底任何部位，但以颞侧，尤其围绕视盘和黄斑附近的后极部常见；面积大小不等，形态不规则，可局限于一二个象限，或遍及整个眼底。渗出多位于视网膜血管下面，浓厚者有时可遮盖血管。隆起度不一，自不明显到十余个屈光度不等。有时渗出物排列成半环状或环状，则称为环状视网膜病变（circinateretinopathy）。在渗出斑块的表面和周围常见发亮小点状的胆固醇结晶小体，深层暗红色片状出血，散在或排列成环状的深层白色斑点，偶可见色素沉着。病灶区内视网膜血管异常显著。早期血管病变多位于颞侧周边部，也可见于鼻侧或其他象限。表现为视网膜第二或第三分支以后的小血管，动静脉均有明显损害，尤以小动脉明显。血管管径不规则，周围有白鞘，扩张纤曲，管壁呈囊样、梭形瘤样扩张，或排列呈串珠状。也可呈螺旋状或纽结状迂曲。可有新生血管和血管间短路交通形成。病变位于黄斑区附近者可侵犯黄斑，产生黄斑水肿和星芒状渗出，重者晚期黄斑形成机化瘢痕。

由于血管异常是视网膜下产生大片渗出及出血等病变的基础。故病变的进展速度主要与视网膜血管异常的程度和范围有明显关系。而且整个病程缓慢进行，病变时轻时重，晚期大块渗出增多可占据整个眼底，引起视网膜局部或全部球型脱离，脱离网膜外观呈现黄白色发灰暗或略带青灰颜色。不少病例大块渗出使视网膜高度隆起至晶体后囊，出现白色瞳孔，酷似视网膜母细胞瘤。最后视网膜下和视网膜内渗出机化，被瘢痕组织代替。有的病例发生视网膜血管大出血，出血进入玻璃体，导致玻璃体积血，后期机化形成增殖性玻璃体视网膜病变。晚期可并发虹膜睫状体炎，并发性白内障或继发性青光眼，最后眼球萎缩。

眼底荧光血管造影对本病具有极为重要的诊断价值，造影可以发现检眼镜检查无法发现的视网膜大片毛细血管扩张的特征性改变。但却往往因为患者年幼，不能配合检查；或者早期未发现病变，就诊时病变已非常严重（如发生了渗出性视网膜脱离或大量的玻璃体出血）致无法看清眼底，影响造影质量。眼底荧光血管造影典型的表现为血管异常改变，病变区小血管、毛细血管扩张迂曲，管壁呈现纺锤状、串珠状或囊样扩张。不少患者视网膜毛细血管床闭塞，形成大片无灌注区。在无灌注区附近可见微血管瘤和动静脉短路。但不论是否存在视网膜毛细血管无灌注区，视网膜新生血管形成却很少见。整个造影过程中，异常血管渗漏明显，晚期病变区可因荧光素染色呈现大片强荧光。大片出血则呈遮蔽荧光。大片渗出则因位于视网膜外丛状层对视网膜荧光不产生明显影响。如黄斑部受损可呈现不完全的或完全的花瓣状或蜂房样高荧光；若晚期已有瘢痕机化，则造影早期表现为局部的遮蔽背景荧光，后期瘢痕着染呈强荧光。

三、诊断与鉴别诊断

根据本病患者的典型表现，不难做出临床诊断。但应将本病与视网膜母细胞瘤、早产儿视网膜病变、转移性眼内炎等多种发生于儿童期并出现白瞳症的眼病鉴别。其中，尤以与视网膜母细胞瘤的鉴别特别重要，因为如果不慎将视网膜母细胞瘤误诊为 Coats 病，则将延误对视网膜母细胞瘤的治疗而危及患儿生命。

（一）视网膜母细胞瘤

多见于儿童，晚期病变常发生灰白色视网膜脱离，令瞳孔区出现"猫眼"状反光，较易与 Coats 病混淆。由于二者治疗手段迥异，预后截然不同，故需特别加以区别。视网膜母细胞瘤病程发展较快，网膜呈灰白隆起，有卫星样结节，出血少，有钙质沉着，网膜上看不到视网膜异常血管和血管瘤等 Coats 病特有的血管异常及毛细血管扩张等血管改变。应用超声波检查发现实质性肿块回波。

（二）早产儿视网膜病变（晶状体后纤维增生，Terry 综合征）

多发生于接受过高浓度氧气治疗的早产儿，氧对未成熟视网膜，即未完全血管化的视网膜引起原发的血管收缩和继发的血管增殖。常在生后 2～6 周双眼发病。早期视网膜小动脉变细，静脉迂曲扩张，新生血管形成。此后全部血管扩张，视网膜水肿、混浊、隆起、出血，隆起部可见增生的血管条索，向玻璃体内生长。晚期玻璃体内血管增生，结缔组织形成，牵引视网膜形成皱褶，重则晶体后可见机化膜，散瞳后可见被机化膜拉长的睫状突。参考病史可供鉴别。

（三）转移性眼内炎

常继发于全身急性感染性疾病，特别是肺部感染。但患者眼前节常有不同程度的炎症表现，如角膜后壁沉着、前房水闪光阳性，瞳孔缩小等葡萄膜炎体征。且眼底检查无 Coats 病的血管异常改变。

（四）糖尿病性视网膜病变

有时见大片或环状脂质渗出及微血管异常，但糖尿病患者有全身糖尿病的病史、症状和体征，常为双眼发病。

四、病理

由于近年来眼科各种诊疗技术的进步，文献中有关本病组织病理学检查的报道很少，且多为晚期病例。但人们发现无论何种类型，本病的病理改变基本相同，即由于视网膜血管的异常，导致视网膜多层次、大面积的继发性损害。

曾有人应用电镜对一例早期 Coats 病例进行了观察。发现视网膜血管内皮细胞有空泡、变性，病变严重处尚可见内皮细胞层完全消失，血管壁外围仅存神经胶质。Farkes 则观察到该病视网膜下渗出物的成分与血浆成分相同。

晚期病例则呈现视网膜神经上皮层广泛脱离，脱离的视网膜下充满血性和蛋白质性渗出液，有大量泡沫细胞和胆固醇结晶空隙，以及吞噬脂质的巨噬细胞。视网膜血管扩张、血管壁增厚、玻璃样变。PAS 染色显示内膜下有阳性的黏多糖沉积。血管内皮细胞增生变性，使血管变窄甚至闭塞。还有的血管内皮细胞脱落、屏障功能消失，血液外溢。血管周围有明显的慢性炎性细胞浸润，主要为大单核细胞和淋巴细胞。脉络膜也可有慢性炎性细胞浸润。随病变的发展，后期视网膜内、视网膜与脉络膜间的渗出物逐渐被纤维结缔组织取代。视网膜色素上皮细胞也增殖、变性和脱落。最终视网膜完全纤维化。

五、治疗

（一）药物治疗

由于本病病因不明，目前仍无有效的药物治疗。激素治疗效果不确切，虽可在一定程度上促进渗出和水肿的吸收，使病情获得暂时缓解，但停药后病变仍继续发展。

（二）光凝疗法

激光治疗主要用于病变尚较为局限的早中期病例，此时神经上皮下积液不多，效果较好。光凝的目的是使视网膜异常血管闭塞，视网膜内和/或视网膜下渗出减少，使病变区由脉络膜视网膜瘢痕取代。一般选用黄绿激光，激光参数一般为 $200\sim500\mu m$，时间 $0.2\sim0.5$ 秒，调整能量从低能级逐渐增大至视网膜出现中白外灰反应斑为度。播散性光凝整个血管病变区，包括毛细血管无灌注区及有渗漏的视网膜。对于粗大如瘤样扩张的异常血管，可局部联合直接光凝。随着异常血管的萎缩以及视网膜缺氧状态得到改善，视网膜的水肿、出血和渗出随之逐渐消退，一般渗出常于光凝后 $4\sim6$ 周开始吸收，完全消退则要一年以上。

由于本病病程呈慢性进行性发展，复发率很高，在治疗结束后随访过程中，应该定期进行眼底荧光血管造影检查，及时发现残留或新出现的异常血管，进行补充光凝。

（三）冷凝或电凝疗法

如果渗出性视网膜脱离严重，视网膜下积液太多，单用激光疗法效果欠佳，可单独使用或与激光合并使用，可取得一定效果。

（四）其他

对本病的并发症如继发性青光眼或白内障等，可根据具体病情考虑手术治疗方案。

（姚　杰）

第六节　原发性视网膜色素变性

一、定义

视网膜色素变性（retinitis pigmentosa，RP）是视网膜感光细胞及 RPE 细胞广泛受累的一组遗传性疾病，以进行性的视野丧失及异常的 ERG 为特征。RP 最初的命名主要根据的是疾病的临床特征，而近年来随着分子遗传学的飞速发展，人们发现有多种基因的突变都可以导致临床上出现 RP 的表现，而 RP 又与多种遗传性视网膜脉络膜疾病具有共同的致病基因。因此，目前在文献中，通常将以 RP 为代表的一系列具有相似致病基因的疾病统称为"RP 及其相关疾病（retinitis pigmentosa and allied diseases）"。在此由于篇幅有限，仅对狭义上的 RP 进行重点论述。

二、流行病学

典型 RP 的发病率在全球为 1∶5 000，在中国为 1∶4 016。

三、组织病理

RP 的病理改变涉及视网膜的各个层次。最早出现的组织学改变是视杆细胞外节变短，外核层细胞核减少。随后，视锥细胞也出现和视杆细胞一样的病理改变。凋亡是最终引起感光细胞死亡的共同通路。在感光细胞死亡之后，RPE 细胞从 Bruch 膜上脱落下来，并迁移到神经视网膜内，迁移的 RPE 细胞围绕视网膜血管聚集，RPE 脱失区下面的脉络膜毛细血管也随之发生萎缩。在视网膜感光细胞与 RPE 细胞广泛发生凋亡、萎缩的同时，内层视网膜中的细胞也出现相应的病理改变。Muller 细胞发生活跃的胶质增生，星形胶质细胞的增殖，造成视盘的苍白以及视网膜前膜的形成，还有学者发现在各种类型的 RP 患者中，视网膜节细胞的数目都有明显的丢失。

四、遗传方式

常见的三种孟德尔遗传方式在 RP 这个疾病中都有体现：常染色体显性遗传 RP（ADRP），常染色体隐性遗传 RP（ARRP），X 连锁隐性遗传 RP（XLRP）。RP 的遗传方式与患者的发病年龄、疾病进展速度以及最终的视力预后都存在联系。ADRP 发病年龄最晚，进展缓慢，预后相对较好，XLRP 发病年龄最早，进展快，预后最差，ARRP 则介于两者之间。在美国的统计数据显示，ADRP 占 10% ~ 20%，ARRP 占 20%，XLRP 占 10%，而没有家族史的散发 RP 病例达 40%，散发病例所占比例如此之高可能与家系收集不够完整有关，由于家系中上一位患者在多代之前而难以追溯。此外，线粒体遗传及 X 连锁显性遗传的 RP 也罕有报道（RetNet）。

五、致病基因

目前发现的 RP 及其相关疾病的致病基因超过 84 种（RetNet），这些基因大多在视网膜感光细胞或 RPE 细胞中表达，基因编码的蛋白大多是参与感光细胞外节视觉级联反应（visualcascade）或 RPE 细胞视循环（visual cycle）中的功能蛋白（如 Rhodopsin，RPE65，ABCA4 等）或转录调节因子。同一个基因不同的突变位点，可能产生不同的临床表型。比如 RDS – peripherin 基因突变可以导致 RP，也可以导致锥 – 杆细胞营养不良和图形性营养不良；Rhodopsin 突变除引起 RP 外还可以产生先天性静止性夜盲；CRX 基因突变可以导致 Leber 先天性黑矇和锥 – 杆细胞营养不良。这就要求临床医生不但要认识疾病的临床表现，还要从疾病的本质——基因上重新对疾病进行分类。

六、临床表现

（一）典型性 RP

典型的 RP，又称为杆 – 锥细胞营养不良（rod – cone RP）。

1. 症状　最重要的临床症状是早年（30 岁前）出现的夜盲。RP 患者出现明显临床症状的时间与遗传方式有关，一般而言，X 连锁 RP 发病最早，其次是常染色体隐性遗传 RP，常染色体显性遗传 RP 的发病年龄最晚。

2. 体征　多双眼对称。眼底呈现出斑驳样外观，在血管旁成簇的色素颗粒沉着，被称为"骨细胞样刺样的色素沉积"（图 13 – 1）。动脉变细，视盘蜡样苍白，周边视网膜及 RPE 萎缩表现，黄斑中心光反射通常消失，偶尔可以出现黄斑囊样水肿。在罕见情况下，由于周边视网膜血管病变会导致类似 Coats 病的脂质渗出和浆液性视网膜脱离。大约 3.6% 的 RP 患者会出现。由于视网膜前的新生血管导致的玻璃体出血也有报道。玻璃体也可以出现异常，最常见的是玻璃体腔内出现细小灰尘样的色素细胞。此外，在 RP 的患者中，完全的玻璃体后脱离，玻璃体内棉球样混浊，皮质后间隙纤维交织，梭形的玻璃体浓缩都较正常人常见。白内障是 RP 常见的前节异常，晶状体后囊下混浊是最常见的白内障类型。3% 的患者伴有开角型青光眼。近视非常常见。其他少见的眼部伴随体征还有圆锥角膜、视盘玻璃膜疣等。

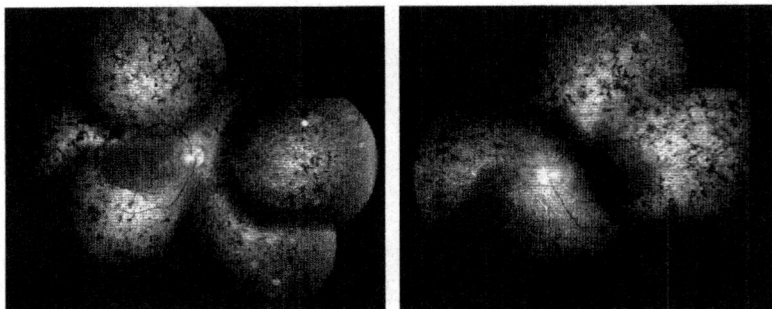

图 13 - 1 同一 RP 患者双眼底对称性改变，大面积色素上皮萎缩，仅在后极部有岛状的色素上皮残留，在色素上皮萎缩的区域内有大量骨细胞样的色素沉积于视网膜血管旁

（二）特殊类型 RP，非典型性 RP

1. 白点状视网膜炎（retinitis punctata albescens）　从后极部至周边部弥漫分布的白色斑点，但以赤道区最多，白点位于视网膜深层。

2. 节段性 RP（sectorial RP）　不像典型 RP 眼底弥漫性的改变，此型 RP 病变仅累及眼底的 1 个象限（通常在鼻侧）或半侧视网膜（通常在下方），病变区与正常视网膜之间有清楚的分界。双眼多对称分布。大多数病例进展缓慢或静止不发展，但定期随访观察仍然十分必要。

3. 中央型或旁中央型的 RP（central RP，pericentral RP）　色素改变从视盘开始，沿颞侧血管弓发展，也向鼻侧发展。

4. 单侧 RP（unilateral RP）　RP 作为一种遗传性眼病，大多为双眼对称发病，但有的病例双眼发展十分不对称，一眼表现为典型的 RP，而对侧眼很多年后方才出现改变。真正的单侧 RP 是非常罕见的，诊断时要十分慎重。

5. 无色素改变的 RP（RP sine pigmento/pauci - pigmentary RP）　实际为没有眼底改变的早期 RP。以往认为它是 RP 的一个亚型，但目前认为将其归为 RP 发展过程中的一个阶段更为合理。

（三）伴有眼部 RP 的系统性疾病

很多全身性的遗传性疾病都伴有眼部的 RP 表现，多数为非典型的 RP。在此只列举几种相对重要的疾病。

1. Bassen - Kornzweig 综合征　伴有脊髓小脑共济失调和棘红细胞增多症，AD 遗传，由于 β 脂蛋白缺陷所致。

2. Refsum 病　伴有多神经病，小脑共济失调，耳聋，嗅觉缺失，心肌病，鱼鳞病，以及脑脊液蛋白增高（细胞白蛋白倒置）。AR 遗传，由于植烷酸 2 - 羟化酶缺陷所致。

3. Usher 综合征　伴有先天性耳聋。AR 遗传。

4. Kearns – Sayre 综合征　与染色体 DNA 缺失有关。

5. Bardet – Biedl 综合征　伴有智力障碍，多指/趾，肥胖和性腺发育不全。

七、辅助检查

1. 视网膜电流图（electroretinogram，ERG）　对 RP 的诊断及分类具有重要价值。明适 ERG 和暗适 ERG 分别测定视锥与视杆细胞的反应，此外 30Hz 光刺反应也反应视锥细胞的功能。RP 患者视杆及视锥细胞的反应都有下降，但视杆细胞受累更为严重，表现为暗适 ERG 异常为主，a 波与 b 波振幅下降，b 波潜伏时间延长，到疾病晚期，甚至出现熄灭型 ERG。

2. 多焦 ERG　能更加准确地显示视网膜各个区域视杆与视锥细胞的反应，有利于对疾病的发展进行动态的随访观察。

3. 视野　是诊断 RP 的另一项重要检查。RP 典型的视野改变为，双眼对称性的中周部环形的视野缺损，视野损害逐渐向中央及周边部扩展，患者通常能保留一定的中心视力，但随着病程的发展最终也会出现中心视力的丧失。

八、诊断与鉴别诊断

典型的 RP 根据夜盲的病史，眼底特征性的改变以及电生理和视野的改变不难做出诊断。关键是不典型的 RP 容易出现误诊和漏诊。

1. 原发性视网膜色素病变与继发性病变的鉴别　对于一个没有阳性家族史的病例或者单眼发病的患者，要首先除外感染、炎症、外伤等后天因素造成的继发性色素改变，如既往有眼动脉栓塞，弥漫性的色素膜炎，梅毒感染，副肿瘤综合征，药物引起的视网膜毒性。还要考虑全身一些代谢性疾病或其他脏器疾病所继发的视网膜色素病变。眼科医生要通过仔细地询问病史及家族史，详细的眼部及全身检查，最终做出正确的诊断。

2. 白点状视网膜炎的鉴别　要与白点状眼底，先天性静止性夜盲，家族性 drusen，眼底黄色斑点症（Stargardt 病）进行鉴别。电生理和视野检查具有重要的诊断意义。

3. Leber 先天性黑矇（Leber congenital amaurosis，LCA）　有些病例也会出现骨细胞样的色素改变。但发病年龄更早，病情更重。典型的 LCA 自出生时即出现严重的视力下降，患儿的视力可以从 0.1 到无光感。常常伴有眼震，ERG 显示视锥和视杆的反应都严重受损。

九、治疗

基因治疗理所应当是治疗 RP 行之有效的方法，但目前仍然处于研究阶段，虽然在动物实验中取得了可喜的成效，但短期内还无法应用于临床。临床医生目前能为患者提供的帮助有以下三个方面。

（1）对患者进行心理安慰：很多 RP 的患者都认为自己得的是不治之症，面临的是双目失明的痛苦。医生应该告诉患者大多数 RP 患者的疾病发展过程是比较缓慢的，患者在较长一段时间内可以保留有用的中心视力，不会在短期内失明。

（2）对 RP 家系进行遗传方式的分析，给予患者必要的遗传学咨询和婚育方面的指导。

（3）治疗并发症，如并发性白内障。

（姚　杰）

参考文献

[1] 董方田. 眼科诊疗常规. 北京：人民卫生出版社，2013.

[2] 徐亮，吴晓，魏文彬. 同仁眼科手册（第二版）. 北京：科学出版社，2011.

[3] 黄叔仁，张晓峰. 眼底病诊断与治疗. 北京：人民卫生出版社，2003.

[4] 姚克. 复杂病例白内障手术学. 北京：科学技术出版社，2004.

[5] 葛嫣然，邵宏超，王福海. 雌激素预处理对兔视网膜缺血再灌注损伤组织中谷氨酸水平的影响 [J]. 2015，55（16）33-34.

[6] 葛嫣然，邵宏超，王福海，等. 兔视网膜缺血再灌注损伤中 Caspase-9 的表达和雌激素对其影响 [J]. 医学理论与实践，2013，25（17）：2241-2242.

第十四章

白内障的人工晶体状体置入术

第一节　无晶状体眼的矫正

眼晶状体形如一个双凸的透镜，是眼内的重要屈光介质，它在眼内的屈光度为 +15.0 ~ +20.0D。晶状体的另一个作用是调节作用，即它可以通过一系列变化使眼睛在一定的范围内既能看清远物又能看清近物。当手术摘除晶状体后，患眼就变成了无晶状体眼。由此可见，无晶状体眼术后出现屈光异常和调节不能两大问题。

一、屈光异常的矫正

无晶状体眼屈光异常的矫正方法有多种，最早的是用框架眼镜矫正，之后出现了配戴角膜接触镜（俗称隐形眼镜）、角膜表面镜片术和人工晶状体置入术等方法矫正，由于人工晶状体在眼内的良好表现，如今绝大部分白内障术后的无晶状体患者采用人工晶状体置入术来矫正。

（一）框架眼镜

长期以来，框架眼镜一直是矫正白内障术后无晶状体眼的主要方法，一般术前无任何屈光不正的患者，术后无晶状体眼需要约 +10.0D 的镜片才能矫正，术前有近视者度数低些，而术前有远视者所需镜片度数更高些。目前我国仍有不少白内障术后的患者通过配戴框架眼镜来矫正无晶状体屈光异常。其优点是价格较便宜，不需手术，因而避免了一些严重的并发症。缺点是：①物像放大作用，它具有约25%的放大率，因此不能用来矫正单眼的无晶状体眼，否则双眼物像将难于融合；②高度的凸透镜可引起各种像差和棱镜效应，导致患者视野缩小、视物变形、定位失误、眩晕、放射散光和环形暗点等症状，从而失去进行精细活动的能力。

由于镜片较厚，患者可能感觉戴镜极为不便。因而，框架眼镜并不是矫正白内障术后无晶状体眼屈光异常的理想方法。

（二）角膜接触镜

角膜接触镜是最近30余年来逐渐发展起来的矫正屈光不正的良好方法，由于其物像放大率仅8%，并可明显消除戴框架眼镜所引起的球面像差和棱镜效应，因而也是矫正无晶状体眼屈光异常的较好方法之一，常用于矫正单侧无晶状体眼。但是，配戴角膜接触镜也有不少缺点：①常常引起角膜、结膜并发症，轻者如角膜异物感、睑结膜乳头肥大和角膜新生血管形成等，重者可发生细菌性和棘阿米巴性角膜溃疡，甚至引起角膜内皮功能失代偿；②并非任何时候、任何人均可配戴，在泪液分泌减少、卫生条件差及在有灰尘环境工作的患者禁忌戴角膜接触镜；③双眼无晶状体眼的患者因双眼视力均极差，常常难以自行戴上角膜接触镜。

（三）角膜表面镜片术

曾有人研究用角膜表面镜片术来矫正无晶状体眼，但是由于材料来源困难、加工制作复杂，特别是术后常有重度不规则散光、视力效果不佳，因而目前未能广泛应用。

（四）人工晶状体置入术

1949 年 11 月 29 日，英国医师 Ridley 在伦敦托马斯医院为一位 45 岁的女患者施行了其第 1 例人工晶状体置入术，至今已有 50 余年了。在这 50 余年中，人工晶状体的设计与材料经过不断改进，手术技术也不断进步，如今，人工晶状体置入术已成为人人均接受、近于理想的无晶状体眼的矫正方法，成为白内障术后无晶状体眼矫正的首选方法，只要无禁忌证，一般白内障术后均常规置入人工晶状体（多为后房型人工晶状体）。

1. 适应证

（1）单眼白内障术后，由于物像不等而不能耐受眼镜者。

（2）职业及活动需要，不适宜戴眼镜者，如飞行员、司机及运动员等。

（3）伴有黄斑病变，需要术后提高周边视力者。

（4）禁忌戴接触镜者，如在有灰尘、化学烟雾等环境工作；伴有干眼症、眼睑病，伴有类风湿、手指畸形、年老行动迟缓难以配戴接触镜；个人卫生较差易于导致感染者。

（5）2 岁以上的单眼外伤性或先天性白内障患儿，不能配合戴镜，为防治弱视，早期置入人工晶状体十分有益，但置入的必须是后房型人工晶状体。

2. 优点

（1）几乎没有物像放大作用。

（2）各种像差及棱镜作用极小。

（3）无需经常装卸。

（4）后房型人工晶状体置入后重新形成了一个模拟的虹膜晶状体隔，这在预防视网膜脱离、黄斑囊样水肿等严重术后并发症中有重要意义。

（5）经过 50 多年的观察，人工晶状体在眼内的稳定性、生物相容性极佳。

（6）对术后屈光状态的预测性相当好。

3. 缺点

（1）需要行内眼手术，患者需承受手术的风险，但目前的人工晶状体设计和手术技术的进步已将这一风险降到了极低。

（2）不能调节，虽然可置入多焦点或多焦点人工晶状体，但其在眼内的表现仍不尽如人意。

二、调节功能的模拟

目前常规置入的人工晶状体仍为单焦点人工晶状体，置入无晶状体眼后，部分术眼可获得 1 ~ 2D 的假调节功能，这种调节功能的产生原理不清楚，推测可能与前房深度的改变有关。但这微小的调节远不能满足日常生活的需要。

目前临床上用于增加术后患眼调节力的方法是置入双焦点或多焦点人工晶状体，这一方法常可使患眼获得一定的调节功能（拟调节功能）。但患眼置入这类人工晶状体后，其精细分辨率和对比敏感度均下降，部分患者还感觉到眩光和光晕。此外这类人工晶状体置入术对医师的要求也非常高，首先瞳孔和人工晶状体均必须居中，其次人工晶状体度数的计算需非常准确，因此，该类人工晶状体并未获得广泛使用。

晶状体再充盈术或许是将来使患眼重新获得调节功能的手术方法，它是通过一定的方法摘除晶状体的所有内容物，而保留近于完整的囊袋，再在囊袋内重新充以软性屈光物质，这样！由于悬韧带一囊袋结构基本完整，在睫状肌的作用下，晶状体仍具有调节功能。但这一手术方法在技术上还存在不少问题，距离临床应用为时尚早。

（周妍丽）

第二节　人工晶状体

人工晶状体的外形多种多样，根据置入眼内的位置可分为前房型人工晶状体和后房型人工晶状体；根据光学部的材料可分为硬性人工晶状体和可折叠式人工晶状体；根据光学部和襻的关系可分为单体型人工晶状体和三体型人工晶状体；根据人工晶状体屈光的特点又可分为单焦点人工晶状体、双焦点或多焦点人工晶状体和散光性人工晶状体。

一、主要部件构造

人工晶状体多由一个光学部和若干个襻组成。

（一）光学部

人工晶状体的光学部是人工晶状体的主要部分，它承担人工晶状体的屈光功能。光学部一般为圆形，无色透明，直径 5.0 ~ 7.0mm。未开展超声乳化手术之前，白内障手术所置入的人工晶状体的光学部直径多为 6.0 ~ 6.5mm，这种人工晶状体较适合大切口的白内障手术，同时即使瞳孔或人工晶状体轻度偏中心也影响不太大；近两年小切口白内障手术和囊袋内置入法的开展，人工晶状体的光学部直径多为 5.5 ~ 6.0mm，这样较适合经小切口置入，但光学部太小可能在光线弱时（如夜晚）不能完全被瞳孔遮盖，因而出现光晕、复视等。还有将人工晶状体光学部设计成椭圆形者，其二径的长度为 5.0mm × 6.0mm，可经更小的切口置入，但置入后的患眼也常常感到眩光和光晕。光学部的前后两面可为双凸或平凸，目前大多数为双面等凸形。过去，人工晶状体光学部周边常带有两个小孔，方便晶状体调位钩钩住此处旋转，以调整人工晶状体位置，但这两个孔经常会引起眩光，近年来由于置入技术的进步，一般人工晶状体均不带调位孔。

（二）方形边人工晶状体

过去，光学部的边缘多为圆钝形，近年来由于日本学者 Nishi 发现直角边具有预防后发性白内障的作用，因而不少人工晶状体的光学部边缘改为方形边。但随着方形边人工晶状体使用的日益增多，一个小小的问题暴露出来了，即部分患者感觉眩光，尤其是光学部用屈光指数大的材料制作的人工晶状体，其眩光发生率较高。

（三）带虹膜隔的人工晶状体（图 14 - 1）

有一种人工晶状体的光学部直径为 5.0mm，其外面加了一个 2.5mm 宽的有色环，使其直径达到 10mm。有色环的颜色可为黑色或蓝色，用于无虹膜或虹膜严重缺损的病例，以重建虹膜隔，减少患者的畏光感并增加视力的质量，称为带虹膜隔的人工晶状体。它的缺点是直径较大，不能囊袋内置入，切口较大术后散光重；由于无虹膜，它又类似一个前房型人工晶状体，术后对角膜内皮的长期监护也不可忽视。

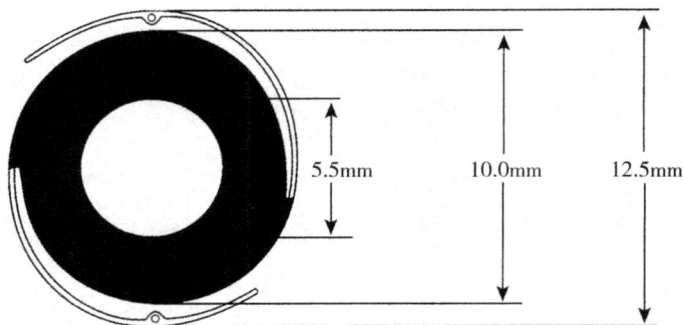

图 14 - 1　带虹膜隔的人工晶状体

（四）襻

人工晶状体襻的功能是固定人工晶状体，它不起屈光作用。人工晶状体襻的形状曾一度五花八门，有板状襻、闭合式三襻或四襻、闭合式和开放式双襻等多种多样，后来逐渐趋于 Ridley 开放式双襻。目前的硬性 PIMA 后房型人工晶状体绝大多数使用此襻，其外形可似英文字母 "J" 或 "C"，分别称为 J 襻和 C 襻，其中以后者多见，襻平面常常与光学部平面构成一个向前的角度，5°~10°，使人工晶状体光学部向后囊膜贴近。近年来单体型折叠式人工晶状体的出现，部分生产商又开始生产板状襻（如 Corneal Quattro，图 14 - 2）和闭合式三襻（如 IOL Tech 生产的部分亲水性丙烯酸酯）的人工晶状体，以解决材料太软致双襻不稳固的问题。

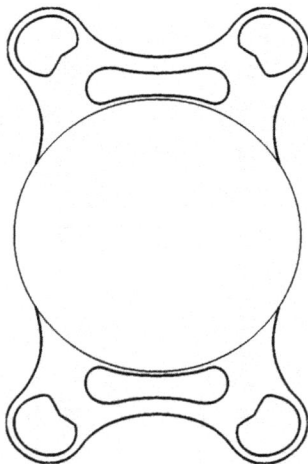

图 14 - 2　板状襻

双襻的最远点的距离构成人工晶状体的总长，在大切口白内障手术时代，人工晶状体的总长多为 13.5mm 和 13.0mm 两种，总长度较大有利于置入在睫状沟区的稳固性。与光学部直径一样，近年来人工晶状体的总长也随手术切口和囊袋内置入而减小，多为 12.5mm、12.75mm 和 13.0mm。

（五）前房型人工晶状体

前房型人工晶状体的襻与后房型者不同。前房型人工晶状体可分为房角支撑型和虹膜支撑型（虹膜爪型）两种，前者襻的形状为"弓"字形（图 14-3），后者的襻为板状，与光学部构成一个近似小船的形状，两襻各有一个裂缝，用于夹住虹膜以固定人工晶状体（图 14-4）。

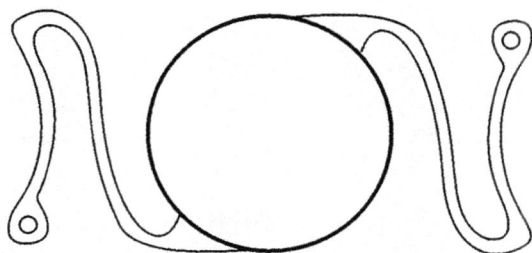

图 14-3 弓形襻

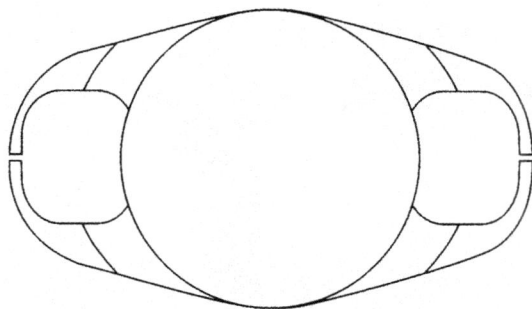

图 14-4 虹膜夹持襻

（六）缝线固定用人工晶状体

有一类人工晶状体双襻的最远端各有一个小孔，其作用是方便缝线固定人工晶状体（图 14-5）。在无后囊膜或后囊膜缺损不能支撑人工晶状体的情况下，直接按常规方法置入人工晶状体可能会导致人工晶状体脱位，这时需用缝线穿过人工晶状体襻上的这两个小孔，再缝合固定于睫状沟外的眼球壁上。

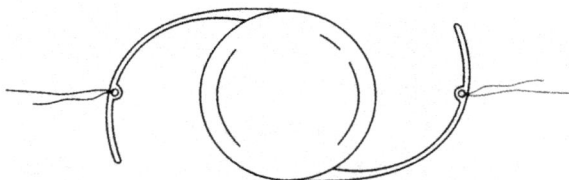

图 14-5 缝线固定用人工晶状体

（七）囊膜张力环

其可视为一类只有襻而没有光学部的人工晶状体，其形状为一个开放的环（图 14 - 6），环的直径 10 ~ 11mm，用 PMMA 制成，适用于晶状体悬韧带部分断裂的病例。在抽吸皮质时或将皮质抽吸完后，将张力环置入囊袋内，可防止悬韧带离断处囊膜塌陷和悬韧带的进一步断裂，从而可预防玻璃体脱出，并方便将人工晶状体置入囊袋内。

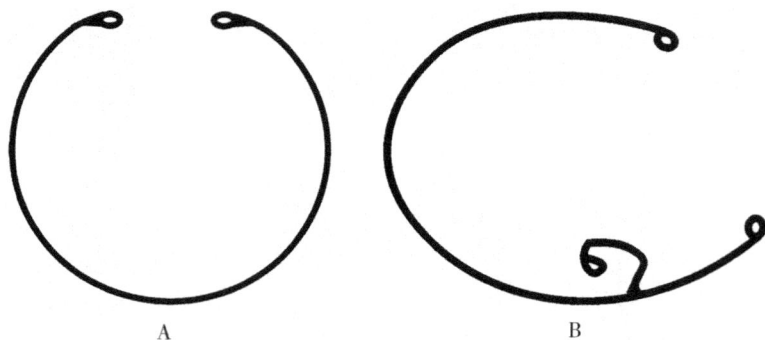

图 14 - 6　囊膜张力环

（八）鳍形虹膜隔

它的形状类似于张力环，但在环上带有一个或多个鳍形的遮光薄片，多为黑色（图 14 - 7），由 PMMA 制成，虹膜部分缺损时用于模拟虹膜的遮光作用。

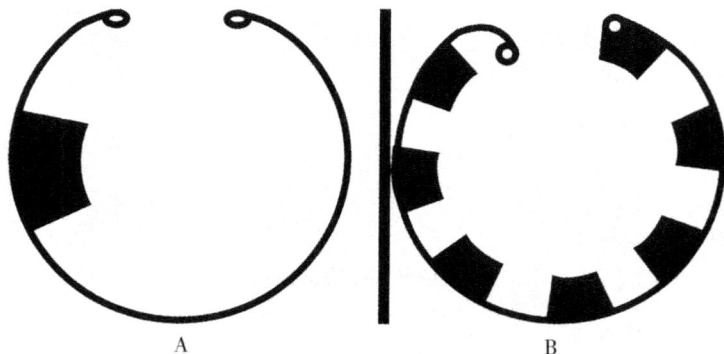

图 14 - 7　鳍形虹膜隔

二、人工晶状体材料

（一）PMMA

PMMA 即聚甲基丙烯酸甲酯，俗称有机玻璃，是临床上最早广泛使用的一类人工晶状体材料。其屈光指数为 1.49，因而所制成的人工晶状体可以很薄，重量极轻，为 3.0 ~ 5.0mg。自 1949 年进入临床使用以来，经 50 多年的观察，其理化性质非常稳定，生物相容性极佳。用于制作人工晶状体的 PMMA 材料中常掺入少量吸收紫外线的物质，使人工晶状体具有吸收紫外线、减少外界紫外线对视网膜（特别是黄斑）损伤的功能。PMMA 人工晶状体表面还可使用一些物质如肝素、吲哚美辛等处理，可减少术后炎症反应和炎症物质附着于人工晶状体表面。PMMA 作为人工晶状体材料的一个缺点是它在 100℃ 以下较硬，不能弯曲或折叠，因而置入时需较大的手术切口。

（二）硅胶

医疗级别的硅凝胶在眼科有许多用途，如用于做成角膜接触镜、巩膜扣带、青光眼引流阀和人工角膜等，作为人工晶状体材料用于临床也有近 20 年的历史，是最早使用于制作可折叠型人工晶状体的材料。其屈光指数为 1.41～1.46，略低于 PMMA，因而同度数的人工晶状体较 PMMA 制作的稍厚。硅胶人工晶状体的优点是柔软性极佳，折叠后可通过很小（可小至 2.8mm）的切口置入眼内。其主要缺点如下。

（1）激光损伤阈值低，发生后发性白内障需行 Nd：YAG 激光后囊膜切开时易受激光损伤。

（2）弹性过强，特别是遇水变滑，折叠时容易飞脱，使用较不方便。

（3）表面静电较强，易吸除杂质；同时，若以后需行后段玻璃体切割术，则术中人工晶状体后表面可能积聚许多水泡，影响术中观察。如果玻璃体腔需要填充硅油，还会被硅胶材料所吸附。因而对某些以后可能需行玻璃体视网膜手术的病例，最好避免使用这类人工晶状体。

（4）有人推测 20 年后此类材料可能老化变黄，但由于观察时间还不长，未得到证实。

（三）水凝胶

水凝胶广泛用于制作软性角膜接触镜，也是第 2 类较早使用于临床的可折叠式人工晶状体材料，目前使用得较为广泛的有博士伦公司的 Hydroview 系列人工晶状体。这类人工晶状体一般需在水中保存，其屈光指数与其含水量有关，为 1.43～1.47。水凝胶人工晶状体与角膜内皮的黏附力较小，因而术中、术后对角膜内皮的损伤也较小；水凝胶为亲水性材料，葡萄糖、水和电解质可通过扩散进出人工晶状体，有人认为这较符合眼球的生理要求。湿润时，这类人工晶状体较容易折叠，展开也较慢，但干燥时则不容易折叠，因而置入前最好将它湿润。

（四）丙烯酸酯

丙烯酸酯是最新的一类可折叠型人工晶状体材料，可分为疏水性和亲水性两种。使用较早较广泛的为疏水性人工晶状体，如美国 Alcon 公司生产的 AcrySof 系列人工晶状体。其屈光指数为 1.51，是所有人工晶状体材料中最大的，因而可做成更薄的人工晶状体。这类人工晶状体的优点为：展开速度较慢，3～5s 才完全展开（而硅胶展开时间在 1s 以内），因而易于操作；这类材料与 PMMA 结构非常相近，理化性质稳定，生物相容性也极佳；激光损伤阈值较高，不易受 Nd：YAG 激光损伤。其缺点是价格较贵，所需切口比硅胶人工晶状体大，温度太低（＜0℃）时折叠易出现裂痕，因而天冷时需稍加温后才折叠。

近年来，又出现了各种亲水性丙烯酸酯人工晶状体，其中以法国 Corneal 公司的 Quattro 系列和美国 MDR 公司的 SC60B - OUV 型亲水性丙烯酸酯人工晶状体较早进入我国。理论上，这类材料具有疏水性丙烯酸酯的各种优点，而且浸在水中受环境温度影响不大，其亲水性质使其生物相容性更佳，因而可能是一类更好的材料。但由于观察时间还不长，使用时需持审慎态度。虽然法国 Corneal 公司的 Quattro 系列 5 年来的观察并未发现任何问题，但已发现部分 MDR 公司生产的 SC60B - OUV 型亲水性丙烯酸酯人工晶状体术后 6 ~ 12 个月发生人工晶状体浑浊现象。有人发现，这些浑浊的人工晶状体中含有未结合的紫外线吸收物质的单体，因而推测人工晶状体的浑浊可能与这些单体有关，而与亲水性丙烯酸酯材料本身无关。

（五）襻材料

单体型人工晶状体的襻与光学部材料相同，三体型人工晶状体的襻多用 PMMA 制成，部分三体型人工晶状体的襻用聚丙烯制作，如美国 Allergan 公司的 SI30 系列人工晶状体。聚丙烯襻的优点是柔软不易断裂，缺点是记忆性较差，即变形后不易复原，使人工晶状体位置的稳定性欠佳；病理检查发现置入睫状沟后，它常被纤维膜或巨噬细胞包绕。有研究表明，PMMA 襻人工晶状体在囊袋内的稳定性优于聚丙烯襻人工晶状体。

三、常用人工晶体

（一）TECNIS 一片式非球面人工晶状体

TECNIS 一片式非球面人工晶体（型号：ZCBOO，图 14 - 8）具有以下特点。

1. 零球面像差　可通过波前设计非球面前表面将全眼球面像差矫正至零，从而提供更安全、更清晰的视力。

2. 低色差　可通过产生与其他 IOL 和自然晶状体相比更低的色差来提供更清晰的成像质量。

3. 透过健康的蓝光　可完全透过对于暗视力和昼夜节律所必需的健康的蓝光，相对于蓝光阻断型人工晶体，可获得更好暗视觉和更佳的昼夜节律。

4. 最佳质量的材料　可减少被称作闪辉的晶体内气泡存在的风险，而闪辉会导致对比敏感度甚至视力的下降。

5. 新式的一片式设计　易于置入的同时，还通过新式的一片式设计提供 360° 连续的方形屏障边缘，可以紧贴后囊，从而限制晶状体上皮细胞的移行，降低 PCO 的发生率。

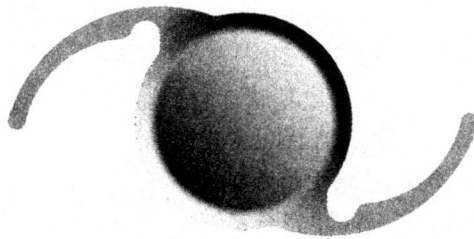

图 14 - 8　TECNIS 一片式非球面人工晶

（二）TECNIS 多焦点人工晶体

TECNIS 多焦点人工晶体（型号：ZMAOO，图 14 - 9）是一款具有非瞳孔依赖性的非球面全光学面衍射型人工晶体，可在所有距离和所有光线条件下提高不依赖瞳孔的视觉表现，是目前唯一一款全光学面衍射型非球面多焦点人工晶体。可使患者在各种光照环境下，如清晨、黄昏、雨雪雾天、楼梯间等条件下，都能拥有清晰、安全的远、中、近视力，方便患者的工作和生活。TECNIS 多焦点人工晶体也可同时降低球差和色差。它采用疏水丙烯酸酯材质，可最大限度地降低色差，同时其前表面的非球面技术旨在将全眼球差抵消到 0。球差和色差的降低为患者提供了更清晰、敏锐的视远、中、近视力。同时，不阻断健康所必需的蓝光，相对于蓝光阻断型人工晶体，提供了更佳的暗视力和更优的昼夜生物节律。

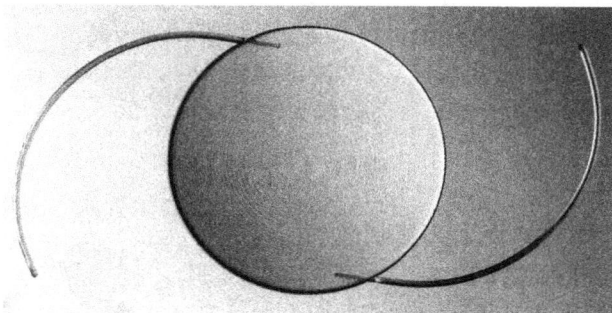

图 14 – 9   TECNIS 多焦点人工晶体

（三）TECNIS 一片式多焦人工晶状体

2011 年 AMO 在中国新上市了新型 TECNIS 一片式多焦人工晶状体（型号：ZMB00，图 14 – 10），包括如下特点。

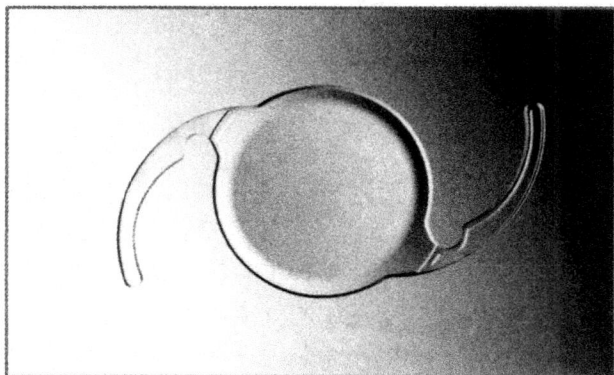

图 14 – 10   TECNIS 一片式多焦人工晶状体

1. 衍射多焦设计   可提供良好的远、中、近全程视力，脱镜率达 90％。
2. 全光学面衍射设计   视力表现不依赖于瞳孔大小，即使在暗光下仍能获得良好的远、近视力。
3. 非球面设计   矫正全眼球差到零，获得更敏锐的视力。
4. 晶体材质   所有人工晶体材质中最高的阿贝数，色差最低、视力更清晰。
5. 视力   高质量的中距离视力且不以影响近视力为前提。
6. 暗视力   完全透过对健康必不可少的蓝光，提高暗视力并使患者恢复健康的生物节律。
7. 新一代一片式设计   360°后方边设计，有效预防 PCO。

四、人工晶状体的选择

无论用何种方法摘除白内障，一般均首选置入后房型人工晶状体。临床实践已充分证明，后房型人工晶状体是迄今矫正白内障术后无晶状体眼屈光异常最理想的方法。

1. 主要优点

（1）后房型人工晶状体引起的像差很小，为白内障术后提供了最好的屈光矫正。

（2）更接近于正常晶状体的生理位置，所形成的拟虹膜–晶状体隔较佳。

（3）远离角膜和避免与虹膜发生摩擦，减少了术后角膜和虹膜等并发症。

（4）对瞳孔的影响较少，术后可自由扩瞳，利于观察眼底。

2. 注意事项

（1）置入后房型人工晶状体时，一般尽量将人工晶状体置入在囊袋内，此时可选择可折叠式人工晶状体和小光学面人工晶状体。尸体解剖和动物实验的结果显示，如果后房型人工晶状体襻位于囊袋内，人工晶状体襻对睫状体几乎没有影响，也没有炎症反应。然而，如果该襻置入于睫状沟，襻可深深地陷入睫状体内，引起多发性微血管阻塞而导致缺血、虹膜红变或新生血管性青光眼。

（2）当囊袋不完整、一半以上悬韧带离断等情况时，可将人工晶状体置入在睫状沟，此时应避免使用单体型的折叠式人工晶状体，因为其襻太短太软，在睫状沟不足以固定人工晶状体。人工晶状体襻在囊袋内固定比睫状沟固定略后移，所起的屈光作用稍小，如果人工晶状体襻一个置入囊袋内，另一个置入睫状沟，则可导致人工晶状体光学面倾斜，引起有效人工晶状体屈光力减少和散光。

（3）置入睫状沟的人工晶状体总长应为 12.5～13.5mm，置入囊袋内的人工晶状体总长应为 12.0～13.0mm。

（4）若白内障摘除术所用的切口 >5.5mm，最好置入 PMMA 人工晶状体，一方面它经过 50 年的观察性能极佳，另一方面，置入折叠式人工晶状体是一个浪费。

（5）当由于某些原因使后囊膜不能支撑人工晶状体时，可选择行后房型人工晶状体缝线固定术或前房型人工晶状体置入术。后房型人工晶状体缝线固定术的优点与普通后房型人工晶状体相同，但手术较为复杂，术中可能引起虹膜或睫状体出血。而前房型人工晶状体置入术手术较为简单，但离角膜较近，容易与角膜内皮发生摩擦，可能发生慢性角膜内皮损伤而最终引起大疱性角膜病变；房角支撑型可能引起房角粘连，虹膜支撑型则对虹膜、瞳孔的影响较大，术后不利于观察眼底。多数人认为小儿应禁忌置入前房型人工晶状体，而年龄较轻者也尽量不要置入前房型人工晶状体。

（6）若患者术前瞳孔较大，或偏向一侧不能使之居中，可选择光学部直径较大的人工晶状体，以免术后人工晶状体光学部不能完全遮盖瞳孔而产生单眼复视。若估计大光学部的人工晶状体仍不能遮盖全部瞳孔，则应选用带虹膜隔的人工晶状体或在虹膜缺损的区域置入人工晶状体时同进置入虹膜隔。

（周妍丽）

第三节　人工晶状体度数计算与选择

人工晶状体度数计算十分重要，若其度数计算不准确，可能导致患眼术后高度远视或近视，给患者带来较大的痛苦。随着白内障手术技术的提高，以及患者对视力质量要求的提高，术后屈光不正越来越多地成为术后患者投诉的原因，因此人工晶状体度数的计算马虎不得。

一、计算公式与方法

（一）SRK 公式

SRK 公式诞生于 80 年代初，由 Saunders、Retztaff 和 Kraff 等总结得出，他们在患者置入人工晶状体后，回顾分析了数以千计的患者术后的残余屈光度、人工晶状体度数与各种影响因素之间的关系，通过统计回归的方法，得到了角膜屈光度、眼轴长度与人工晶状体度数之间的数学关系，公式表达式如下。

$$P = A - 2.5L - 0.9K$$

式中：P 是预计使术眼术后为正视眼的人工晶状体度数，单位为 D；A 是人工晶状体常数；L 是眼轴长度，单位为 mm；K 是角膜屈光度的平均值，单位为 D。

上述公式对大多数病例都非常准确，但对于一些特殊病例，如高度近视和高度远视的患者，则常常产生一些偏差，因而后来 Saunders 等对上述公式进行了改良，改良后的公式称为 SRK Ⅱ 公式，而将原来的公式称为 SRK Ⅰ 公式。经临床验证，SRK Ⅱ 公式较 SRK Ⅰ 公式在计算有屈光不正眼的人工晶状体度数时，准确性有了进一步的提高，成为目前临床上使用得最广的人工晶状体度数计算公式。

SRK Ⅱ 公式：$P = A1 - 2.5L - 0.9K$

A1 的计算方法如下：如果 $L < 20$，$A1 = A + 3$；如果 $20 \leqslant L < 21$，$A1 = A + 2$；如果 $21 \leqslant L < 22$，$A1 = A + 1$；如果 $22 \leqslant L < 24.5$，$A1 = A$；如果 $L > 24.5$，$A1 = A - 0.5$。

1. 眼轴长度 L 的测量　此处指视轴方向的眼轴长度，即角膜前表面顶点到黄斑的距离，一般需用 A 型超声波测定。使用 B 型超声波测量的值往往偏小，而用 CT 测得的值则更加偏小，这种方法常常使术后患者发生近视。在理想的状态下，A 超也会产生 0.03mm 的误差，但如果测量技术不熟练，可以产生较大的误差，其中测量时超声波探头偏离视轴、或将眼球压陷是最常见的原因。眼轴长度的误差对人工晶状体度数计算的准确性影响较大，根据公式可知，1mm 的误差将使人工晶状体度数产生 2.5D 的偏差。一般正常人 A 超测得的眼轴为 23～24mm，若所测得的数值偏离这一数值较远，则宜反复多测几次，以便减少测量误差。

2. 角膜屈光度 K 的测量　一般需测量最大和最小角膜屈光度及它们的轴向，在规则性散光的病例，这两个轴一般垂直。最大角膜屈光度与最小角膜屈光度的平均值即为上述公式的 K 值。角膜曲率测量是影响生物测量值的另一个重要原因，测量时患者不合作，眼球有外力压迫（如眼睑）、测量区域偏离光学中心 3mm 以外、角膜上皮不完整以及角膜曲率计的照射轴向与眼轴不一致等均可明显影响其准确性。正常眼角膜屈光度平均值为 43.5～44.0D，若所测得的值相差较大，宜反复多次测量以减少误差。

有时因某些原因不能测出患眼的角膜屈光度，可采取两种办法估计。其一是使用对侧眼的角膜屈光度，另一是使用正常人平均角膜屈光度的值，即垂直向 44D，水平向 43.5D。两者的选择取决于计算者估计哪种方法更接近实际值。

测量角膜曲率时宜常规记录其轴向，以便手术中对高度角膜散光的患者进行附带的散光性角膜手术。

3. A 常数　它是一个将人工晶状体度数与眼轴长度、角膜屈光度联系起来的理论值，没有单位，由人工晶状体厂商根据其设计、材料、预计在眼内的置入位置等而计算出来，并标明在人工晶状体包装盒上以备查考。不同的人工晶状体型号有不同的 A 常数，一般前房型人工晶状体的 A 常数值为 113 ~ 116，后房型人工晶状体的 A 常数值为 116 ~ 119。

（二）理论公式

人工晶状体度数计算还可使用各种理论公式，这些理论公式是用数学的方法在简化眼的基础上推导出来的。以前，由于理论公式计算繁琐，而且计算的准确性并不优于 SRK 公式，因而很少使用。近年来，由于微型计算机的使用日益广泛，新一代的理论公式也比以前更为准确，不少测量眼轴的 A 型仪上装上了这类软件，其中有许多备选的新一代人工晶状体计算公式，常见的有 SRK - T、HolladayH、Hoffer Q、Binkhorst、Colenbrander 和 Haigis 等公式，检查者只需选择一个公式，再根据公式用 A 超对患眼做生物测量，然后输入角膜屈光度值，A 超仪可自动计算出人工晶状体度数，极为方便。临床观察表明，对于眼轴在 22 ~ 25mm 的病例，理论公式并不优于回归公式（SRK Ⅱ 公式）；但对于眼轴 < 20mm 或 > 30mm 的患者，理论公式的计算值更为准确。由于回归公式是根据正视眼的原始数据推导，所以眼球越趋于正视眼，其准确性越高，用理论公式与回归公式计算的度数就越接近。而在近视眼，理论公式计算的人工晶状体度数低于回归公式计算值，反之，在远视眼，理论公式计算人工晶状体度数高于回归公式计算值。

（三）根据术前屈光度计算

这种方法的准确性较低，一般不主张采用，但可用于粗略检查用上述回归公式或理论公式所计算的度数是否准确。对于一些没有条件进行生物测定、或因特殊情况不能做生物测定的医疗单位，偶尔也可采用此方法。术前屈光度一般需获取以前的病史、患白内障以前的验光记录或体检记录才能得到。如果无法确定患者原始屈光状态，也没有眼科用的超声波测量仪，可采用非眼科用的超声测量仪粗略测量眼球长度，排除轴性高度近视和高度远视的存在，再估计人工晶状体度数。

计算公式：P = PM + 1.25 × 术前屈光度

式中：PM 为术前为正视眼的病例需置入的人工晶状体度数。不同类型的人工晶状体其 PM 值不同，前房型人工晶状体 PM = + 18.00D，后房型人工晶状体 PM = + 21.00D。

二、临床选择

通过上述公式计算出来的人工晶状体度数，有时还不是实际应该置入的度数，术者还应根据患者的职业需要、生活习惯及对侧眼的屈光状态等因素对度数进行调整，最后决定该置入人晶状体的度数。

（一）置入最好人工晶状体

目前的人工晶状体度数间隔为 0.5D，但用 SRK Ⅱ 公式计算出来的度数常常并不正好是 0.5 的倍数，此时的取舍并不是四舍五入，而最好是所有尾数均"入"。例如，计算出来的值为 21.6D，但目前只有 21.5D 和 22.0D 的人工晶状体，此时宜选择置入 22.0D 的人工晶状体。轻度的近视比不小心造成远视要好得多。

（二）置入比正视眼过矫 + 0.5D 的人工晶状体

由于目前常规置入的人工晶状体绝大多数为单焦点人工晶状体，若术后远视力好，则近视力差，患眼需戴"老花镜"；若近视力好则远视力差，术后需戴"近视镜"。一般均尽量使患眼术后的屈光状态为正视或轻微近视（置入实际需要度数或稍大于实际需要的度数），而看近时戴"老花镜"。因为这样比较接近正常生理，且看远时多在户外，不戴镜较为方便；而看近时多在户内，即便戴眼镜也影响不大。但千万不要将术眼置成远视（置入的度数比实际需要的低），这样患者看远和看近均需戴镜，极不方便，常常成为患者投诉的原因。由于手术技术的差异及眼球的生物可变性，术后难免出现屈光不正，甚至偏离预测的屈光状态超过 1.0D，因而，为了防治术眼术后出现远视倾向，一般置入比正视眼过矫 +0.5D的人工晶状体为宜。

（三）根据职业因素选择

对于工作或生活需要良好远视力的患者，如司机、演员等，应尽量选择使患眼在术后达到正视眼的人工晶状体。对于大部分时间要进行阅读或进行其他近距离工作者，如会计、知识分子等可使术后造成一定程度的近视。农村妇女患者常常需做家务，有时还做些针线活，置入人工晶状体使术后变成一定的近视，患者可能更为满意。在为患者设计为术后轻度近视时，术前宜向患者解释清楚。

（四）其他选择

1. 另一眼有近视者　必须考虑维持双眼单视，不要产生术后屈光参差。因而对这类病例需作周全的考虑：若另一眼晶状体完全透明而有一定的屈光不正，则应考虑使术眼术后屈光状态也与对侧眼相近；若估计另一眼也很快需行白内障手术，应使术眼术后屈光状态基本为正视。

2. 屈光状态　为减小人工晶状体度数计算和选择上的错误，常常需询问患者术前的屈光状态，如有无近视，是否需戴老花镜及开始戴老花镜的年龄、度数等，借此可进一步核对公式计算的度数是否准确。

3. 其他　儿童、角膜屈光手术后及硅油填充眼的人工晶状体度数计算及选择较为复杂，可参考其他有关专著。

三、注意事项

一般在选择人工晶状体时，应注意以下几点：①睫状沟置入，避免选用单体型的可折叠式人工晶状体，因为这类人工晶状体的总长较短，且襻柔软，置入睫状沟后可能位置不稳定。②瞳孔较大时，宜选用光学部直径较大的人工晶状体，或带假虹膜隔的人工晶状体，否则，人工晶状体光学部不能全部被瞳孔遮盖，可能引起单眼复视。③儿童患者不宜选用前房型人工晶状体，这类人工晶状体具有潜在损伤角膜内皮的危险，久之可能导致角膜内皮功能失代偿。

另外，在选用国外产品时应特别注意产品说明书对各种产品的适应证和禁忌证（表 14-1）。

表 14-1　美国和法国人工晶状体说明书节选

国别	公司名称	主要产品	适应证	禁忌证
美国产品	爱尔康*	MA30BA、MA60BM、MA50BM、MA60MA、SA30AL人工晶状体	60 岁及以上年龄、白内障囊外摘除术或超声乳化术后，适合于囊袋内置入	以下情况可能不适合置入，术前需仔细评价其得失：脉络膜出血、严重的慢性葡萄膜炎、伴有严重的眼部疾病、过多玻璃体脱失、前房极浅、药物难以控制的青光眼、小眼球、非年龄相关性白内障、严重增殖型糖尿病视网膜病变、严重角膜营养不良、严重视神经萎缩、后囊膜破裂和晶状体悬韧带离断（缝线固定除外）

国别	公司名称	主要产品	适应证	禁忌证
		TYPE 系列 PMMA 人工晶状体	后房型人工晶体是用于白内障浑浊晶体囊外摘除术后患者的视力恢复，人工晶体也可以预防弱视并能保持外伤性白内障和先天性白内障的年轻患者的双眼视觉	严重的慢性葡萄膜炎、风疹性白内障、增殖性糖尿病视网膜病变（重症）、先天性小眼球、合并眼科其他重症疾病。术中禁忌证：脉络膜出血、大量玻璃体脱出
	博士伦	Hydrovlew 水凝胶人工晶状体	60 岁及以上年龄、白内障囊外摘除术或超声乳化术后一期置入，适合于囊袋内置入	反复前段或后段炎症、置入人工晶状体后可能影响对后段疾病的观察、诊断和治疗者、术中发生并发症（如持续性出血、明显虹膜损伤、过多玻璃体脱失等）、囊膜不能支撑者、置入时可能损伤角膜内皮者、可疑病原微生物感染、2 岁以下的儿童、后囊膜破裂和晶状体悬韧带离断者
		LI6IU 及 LI5IU 系列硅胶人工晶状体	60 岁及以上年龄、白内障囊外摘除术或超声乳化术后，适合于囊袋内或睫状沟置入。不宜使用于 18 岁以下患者	以下情况可能不适合置入：双侧先天性白内障、不明原因的反复前段或后段炎症、置入人工晶状体后可能影响对后段疾病的观察、诊断和治疗者、术中发生并发症（如持续性出血、明显虹膜损伤、过多玻璃体脱失等）、独眼患者、药物难以控制的青光眼、增殖型糖尿病视网膜病变、角膜内皮营养不良
		IOLAB 系列 PMMA 人工晶状体	用于 60 岁以上已摘除白内障的一期置入，其中后房型人工晶状体适用于已进行囊外摘除术后使用，前房型人工晶状体适用于已进行白内障囊内摘除术或囊外摘除术后一期或二期置入时使用	以下任何一种症状的患者不适合置入人工晶状体，包括先天性双眼白内障；病因不明的复发性眼前段或后段炎症；患者的眼睛前节较短或小眼球或者某些类型的慢性闭角型青光眼；置入人工晶状体后可能会影响对患者后段疾病的观察、诊断和治疗；在进行白内障摘除术的过程中出现手术困难，可能会增加并发症的发生率如持续出血、虹膜严重损伤、不能清除前房内的玻璃体、严重的玻璃体脱出、或者严重的前房积血；患者只有一只眼可能恢复良好的视觉；药物不能控制的青光眼；角膜内皮营养不良；增殖性糖尿病视网膜病变
	眼力健	SI30NB 硅胶人工晶状体	用于 60 岁以上已摘除白内障的一期置入，可进行睫状沟或囊袋内置入。不宜使用于 18 岁以下患者	先天性双眼白内障、病因不明的反复性前段或后段炎症、置入人工晶状体后可能影响对后段疾病的观察、诊断和治疗者、有视网膜脱离史或易感因素者、术中发生并发症（如持续性出血、明显虹膜损伤、过多玻璃体脱失等）、独眼患者、药物难以控制的青光眼、增殖型糖尿病视网膜病变、角膜内皮营养不良

国别	公司名称	主要产品	适应证	禁忌证
法国 产品	科尼尔	Alliance 系列 亲水性丙烯酸 酯人工晶状体	老年性白内障、先天性 白内障和外伤性白内障术 后无晶状体眼	双侧先天性白内障、小眼球、年龄＜12 个月、 角膜营养不良、慢性葡萄膜炎、活动性眼病、正 在用氯喹治疗者
		IVI 系列 PM- MA 人工晶状体	老年性白内障、外伤性 白内障、先天性白内障术 后无晶状体眼；二期置入； 前房型人工晶状体置入仅 在后房型人工晶状体置入 无法进行时才施行	双侧先天性白内障、小眼球、年龄＜12 个月、 角膜内皮营养不良、慢性葡萄膜炎、活动性眼病 如糖尿病视网膜病变及未能控制的青光眼等

注：＊丙烯酸酯人工晶状体。

（周妍丽）

第四节　后房型人工晶状体一期置入术

白内障摘除后直接置入人工晶状体称为一期人工晶状体置入术；在白内障手术摘除后过段时间才置入人工晶状体，或在外伤后晶状体内容物已被吸收的无晶状体眼内置入人工晶状体，称为二期人工晶状体置入术。

一、适应证与禁忌证

由于后房型人工晶状体比无晶状体眼镜、角膜接触镜和前房型人工晶状体在矫正无晶状体眼方面有不可替代的优点，因此，一期后房型人工晶状体置入是目前最常使用的技术。

（一）适应证

一般白内障手术后，除非有禁忌证，否则都常规一期置入后房型人工晶状体。但由于尚有其他可替代的方法矫正无晶状体眼，而且人工晶状体是一种置入物，根据目前的观念，宜特别向患者解释清楚置入物的特点，征求患者同意才施行手术。后房型人工晶状体可置入在两个位置：两襻均在囊袋内或均在睫状沟，尽量不要一襻在袋内一襻在沟内。

1. 囊袋内置入　囊袋完整或近于完整的患者，最好将人工晶状体置入在囊袋内。

2. 睫状沟置入　囊袋不完整但后囊膜完整者；前囊撕囊口完整而后囊破裂者；前囊膜和后囊膜均破裂，但其中之一尚残留 2/3 以上并可展开者。

3. 睫状沟缝线固定　前后囊膜均不完整，且残留均少于 1/2 者。

（二）禁忌证

一般认为，下列情况下也不宜置入人工晶状体。

（1）活动性葡萄膜炎，但 Fuchs 葡萄膜炎例外。

（2）术前未向患者解释清楚，患者未能理解此手术；或患者不愿意接受人工晶状体置入术。

（3）眼部伴有严重的病变，如小眼球、虹膜红变、广泛先天性眼部异常、眼内恶性肿瘤、先天性青光眼。

（4）1岁以内婴儿。

过去认为，青光眼、糖尿病增殖性视网膜病变、术中玻璃体脱出、对侧眼视网膜脱离、全身正进行抗凝治疗、角膜营养不良、独眼、葡萄膜炎、高度近视等均为人工晶状体置入术的禁忌证，但近年来的观察发现，只要手术技术过关，人工晶状体质量好，这些患者置入后房型人工晶状体是安全的，而且部分病例如青光眼、高度近视、对侧眼曾有视网膜脱离的病例，行后房型人工晶状体置入术对患眼有益。

二、PMMA 人工晶状体置入术

（一）囊袋内置入

适用于行连续环形撕囊的白内障囊外摘除或白内障超声乳化摘除术后，这种方法置入的人工晶状体不与眼内的含血管组织接触，因而术后反应较轻，同时囊袋内置入后的人工晶状体位置也较为居中和稳定。

置入步骤

1. 必要检查　确定晶状体悬韧带无断裂和后囊膜完整。

2. 注射黏弹剂　人工晶状体置入前最重要的是用黏弹剂形成"一个通道和一个空间"。"通道"是指自切口至晶状体囊袋之间需用黏弹剂形成一个无阻碍的通道，以便人工晶状体能达到囊袋；而"空间"是指向晶状体囊袋内注入黏弹剂将前囊膜和后囊膜撑开，以便人工晶状体能置入在囊袋内。操作时可先在瞳孔中央开始注射，逐渐伸向下方囊袋内前囊膜边缘下，最后向上方12点方位的前囊膜下。

3. 扩大切口　小于晶状体光学部直径的切口需扩大，鉴于目前多使用光学部直径5.5mm的PMMA人工晶状体，白内障超声乳化摘除后，需将切口扩大至5.5mm宽，最好用专用的5.5mm宽扩切口刀一次完成，这样切口较为光整，宽度也非常准确。小切口非超声乳化手术的切口多为5.5~7.0mm，一般不需扩大。现代白内障囊外摘除毕常因抽吸皮质而缝线关闭切口，此时需拆除1~2条缝线。

4. 钳夹人工晶状体　将盛放人工晶状体的匣子打开，用人工晶状体置入镊（或无齿打结镊）沿人工晶状体纵轴（二襻顶点连线）夹起人工晶状体，镊子约夹住光学部的2/3。注意将上襻也夹在镊子内，若夹上襻置于镊子两脚的外面则容易发生断襻，并需注意人工晶状体正反面不要弄错，人工晶状体下襻末端指向左、上襻末端指向右则为正面。用BSS冲洗人工晶状体光学部。

5. 置入人工晶状体　单手置入技术（图14-11）目前绝大部分手术医师使用单手置入技术，方法是：先将人工晶状体下襻塞入切口，紧接着人工晶状体光学部也进入切口，此时将人工晶状体下襻稍向下压，使它进入囊袋内。再继续深入，将人工晶状体光学部放至囊袋内，当人工晶状体上襻及光学部连接处进入囊袋内后，将持人工晶状体的镊子松开，退出切口外。再夹住尚露在切口外面的上襻的中点偏末端少许处，向里塞至囊袋上缘时，稍向顺时针方向旋转并向下压，将人工晶状体上襻置入到囊袋内，再用镊子、冲洗针头或人工晶状体定位钩轻轻顺时针旋转人工晶状体光学面，以确定它是否完全进入囊袋内。

双手置入技术（图14-12）：现已较少使用，且多在置入J形襻人工晶状体时使用，方法是：左手用虹膜钩从角膜缘切口进入前房，将1~2点钟方位的虹膜及前囊膜边缘拉向切口，右手以晶状体弯镊夹住上襻的末端并稍内转将其向下及向中央弯曲，使上襻弹入囊袋内。

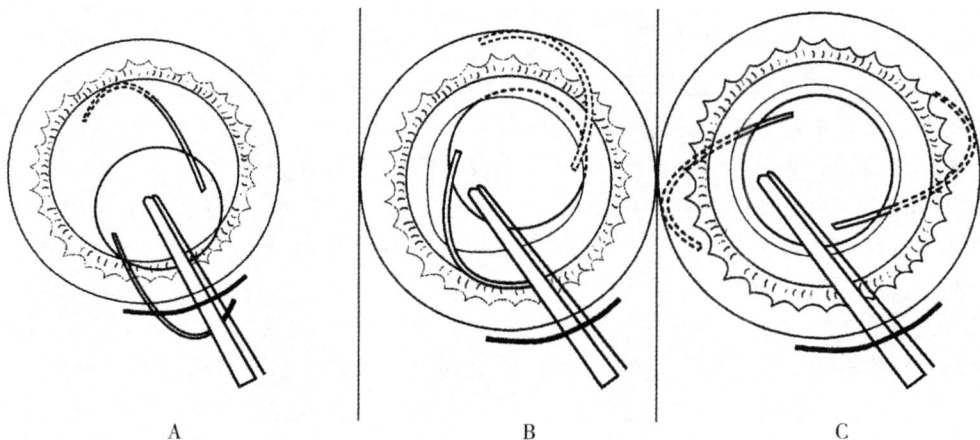

图 14 – 11 单手置入技术

A. 将下襻下压，置入囊袋内；B. 松开镊子，然后夹起上襻中点偏末端处，旋转置入上襻；C. 旋转调整人工晶体

技术熟练的手术医师常可不用更换钳夹位置而一步将人工晶状体置入到囊袋内。此技术的关键是用黏弹剂将囊袋充分打开，用直打结镊沿人工晶状体纵轴夹住人工晶状体光学部上 2/3，将下襻、人工晶状体光学部、上襻与光学部连接点依次送入囊袋后，稍顺时针方向旋转并下压，可将下襻一起置入囊袋内。

6. 清除黏弹剂 黏弹剂吸除不干净，容易导致术后眼压升高，尤其是在一些术前房角滤过功能已经较差的病例。

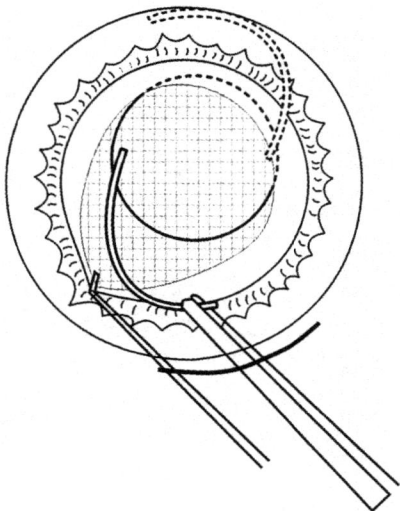

图 14 – 12 双手置入技术

方法是：可用I/A头伸入前房，先将人工晶状体前面的黏弹剂冲洗干净，再将I/A头伸

至人工晶状体后方，将囊袋内剩余的黏弹剂也吸除。但将I/A头伸至人工晶状体后方对技术不熟练者较为困难，有时甚至较为危险，此时可采取以下方法：先将人工晶状体前面的黏弹剂吸除，用I/A头将人工晶状体稍拨离中央，停止灌注让前房变浅，此时可见少量黏弹剂自后面移到前房，用I/A头将之吸除，再多次反复同样操作，可将绝大部分黏弹剂吸除。

7. 缩瞳　可用毛果芸香碱或卡米可林，两者缩瞳作用的强度基本上相似，但以后者不良反应较小。前者的缺点是：缩瞳后不易再散开，可伴有轻度的虹膜脱色素。较好的囊袋内置入术毕常常可以不缩瞳，术后第1天瞳孔将自行缩小至3mm直径以下。

8. 关闭切口　如切口做得适当，5.5～6.0mm常能自行关闭，不需缝合。轻微漏水者可向切口两侧的角膜组织内注射BSS，使切口缘水肿，常可达到自闭。否则就需用10-0尼龙线缝合1～2针。缝合时应对合好，打结不宜过紧，一般只需一针松松地打结防止切口二唇移位就行，过紧的打结反而不易水密。小儿眼球壁较软，不易自行关闭，同时因小儿术后切口漏水的处理需再次全身麻醉，较为困难，常应缝合两针以上，确保切口不会漏水。

（二）睫状沟置入

适合于后囊膜完整，或后囊膜虽不完整但估计经置入人工晶状体等操作后仍可保留2/3以上囊膜展开者，或后囊膜虽完全被破坏但前囊撕开口仍完整者。与囊袋内固定比较，睫状沟固定易引起睫状体炎症反应、糜烂、虹膜后摩擦综合征、虹膜后粘连、瞳孔夹持、人工晶状体偏位等并发症，因此囊袋完整时，一般均将人工晶状体置入在囊袋内，较少采用此技术。然而，睫状沟固定方法较容易掌握，操作时对悬韧带的压力较轻，因此在有部分悬韧带脆弱或断裂时，可采用这种方法。

置入的方法仍可使用单手置入和双手术置入法，多用单手置入法，先将黏弹剂自切口处注入前房并逐渐推向瞳孔区中央，形成"一个通道"，接着注入下方及两侧虹膜后与囊膜之间，形成"一个空间"。钳夹人工晶状体的方法同囊袋内置入法，将下襻、光学部和光学部与上襻连接点依次置入虹膜与囊膜之间，放开置入镊，改为夹住上襻中部稍偏末端处，通过顺时针旋转、下压等动作将上襻置入虹膜与囊膜之间。用人工晶状体调位钩顺时针方向旋转人工晶状体以确定人工晶状体是否置入到位。睫状沟置入人工晶状体后宜常规缩瞳，以防人工晶状体瞳孔夹持。

如果前囊撕囊口居中，直径小于人工晶状体光学部直径，还可将人工晶状体的两襻置入睫状沟，而光学部嵌顿在前囊膜后面。方法是将人工晶状体置入在睫状沟后，向下轻压光学部使之自撕囊口进入前囊膜之后。此法人工晶状体位置较稳，并可减少玻璃体的溢出和玻璃体腔与前、后房的沟通。但若撕囊口偏中心则可能人工晶状体也随之偏中心。

若后囊膜部分破裂，有玻璃体进入前房，宜行前段玻璃体切割。充分的前段玻璃体切割可减少人工晶状体置入通道的阻力，使人工晶状体置入时可不再撕大后囊膜裂口；同时可减轻玻璃体向前的压力，使残留的囊膜得以展开，便于使置入的人工晶状体位置更稳固。人工晶状体置入后宜将瞳孔缩小，若此时发现瞳孔某处有成角，提示有玻璃体未切除干净，可将之切除、剪除或用冲洗针头将之拨回玻璃体腔。术毕切口宜缝合1～2针。

三、可折叠式人工晶状体置入术

主要适用于白内障超声乳化摘除术后，切口长度＜4.5mm者。若切口＞5mm，则使用可折叠式人工晶状体似乎有些浪费，可置入小光学部PMMA人工晶状体，因为到目前为止，除了可以折叠之外，可折叠式人工晶状体并无其他方面明显优越过 PMMA 人工晶状体，而 PMMA 是使用和观察得最久的人工晶状体材料，因而性能比其他任何材料都可靠。同样，若囊袋完整，一般将人工晶状体置入囊袋内；若后囊膜破裂，可将人工晶状体置入睫状沟。

可折叠式人工晶状体置入有折叠镊置入法和推进器置入法两种。

（一）折叠镊置入法

一套折叠镊一般为两把，一把为对折镊，用于将人工晶状体对半折好；另一把为置入镊，作用是将对折好的人工晶状体夹起置入到囊袋内或睫状沟。对折的方式可为横向对折和纵向对折。一般可折叠式人工晶状体均可进行两种对折法，但博士伦的 Hydroview 水凝胶人工晶状体只能纵向折叠。

1. 横向对折（图 14－13） 对折后人工晶状体两襻均位于一侧，置入囊袋后放开折叠镊，双襻即可直接进入囊袋内，置入速度较快。囊袋及前房注射黏弹剂形成"一条通道"和"一个空间"后，先确定人工晶状体正面朝上，将人工晶状体光学部带襻的两侧边缘卡于对折镊两齿上，稍用力夹紧，则人工晶状体沿着与纵轴线（两襻顶点连线）垂直的中线向上折起，双襻被折到人工晶状体的一侧，用置入镊对半夹好人工晶状体，平放进入切口，下压将两襻及光学部置入囊袋中，放松镊子，工人晶状体展开后，可一步到位地置入在囊袋内。

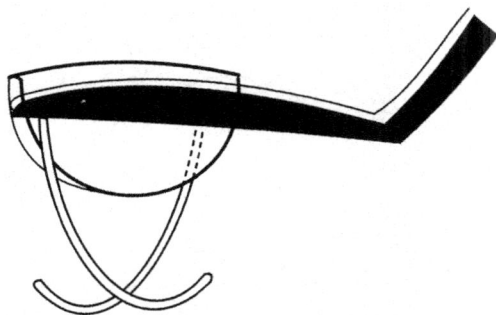

图 14－13 横向对折

2. 纵向对折（图 14－14） 对折后人工晶状体一襻在前，另一襻在后。这种方法置入需补置入上襻，不能一步置入到位，但在后囊膜有破口、前囊撕囊口不完整时用此法比较安全。使用时先将人工晶状体正面朝上，光学部两侧边缘卡于对折镊两齿上，稍用力夹紧，则人工晶状体沿纵轴线向上折起，用置入襻夹好人工晶状体，平放进入切口，将下襻及光学部先置入下方囊袋内，旋转90°使光学部折叠中线朝上，襻与光学部的连接点朝下，松开折叠置入镊，让人工晶状体光学部展开，再以置入 PMMA 人工晶状体的方法（旋转、下压）将上襻置入囊袋内。

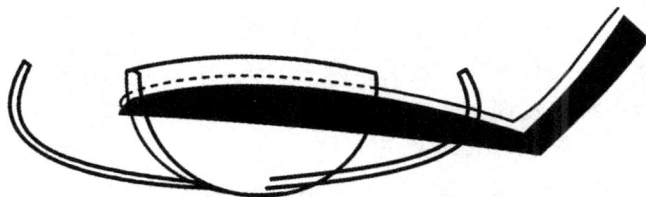

图 14－14 纵向对折

为了手术医师操作方便，商家们不断改进可折叠式人工晶状体的包装，一些人工晶状体已不需这么复杂的折叠过程，包装时已将人工晶状体边缘卡于一次性支架上（但人工晶状体光学部仍然展开），使用时只要持置入镊轻轻下压，即可将之折叠并夹起，再置入眼内，这种包装方式称预夹持（pre - holded），使用这种包装的有博士伦的 Hydroview 水凝胶人工晶状体、法国 Corneal 公司的 Alliance 系列亲水性丙烯酸酯人工晶状体等；有的人工晶状体已折叠并夹好，使用时夹起直接置入眼内即可，这种包装称预折叠（pre - folded），如 CibaVision 公司的记忆型人工晶状体等。

（二）推进器置入法

使用时仍需用黏弹剂形成"一个通道"和"一个空间"。先在推进器塑料匣内注射少量黏弹剂（起润滑作用），再将人工晶状体沿纵轴放入此匣，使其一襻在前另一襻在后，将塑料匣置于推进器上，旋转推进，先将人工晶状体前襻推至塑料匣前端但不要露出来，再将塑料匣前端伸入前房，缓慢推进，将人工晶状体前襻和光学部推入囊袋内，将推进杆反向旋转退回到塑料匣中，将塑料匣前端拔出前房，这时人工晶状体的前襻和光学部已进入囊袋内，而后襻留在前房内、囊袋外，用置入镊或调位钩将人工晶状体后襻转入囊袋内（图 14 - 15）。

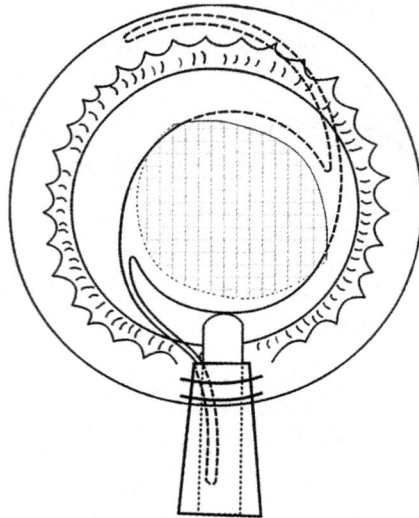

图 14 - 15　推进器置入法

四、并发症及其处理

（一）术中并发症

1. 切口过小　小切口有许多优点，但置入人工晶状体时，不宜过分强求减小切口，切口长度不足可能引起人工晶状体表面划痕、襻变形或断裂、角膜后弹力层撕脱、切口变为鱼嘴状不能自行闭合等多种并发症。

2. 人工晶状体襻损伤　包括襻变形和断裂。记忆性好的襻如 PMMA 襻、单体型可折叠式人工晶：体襻，变形后可逐渐自动复原，不必做特殊处理；但记忆性差的襻如聚丙烯襻（眼力健 SI30 系列人工晶状体）和部分 PMMA 襻（博士伦 LI 系列人工晶状体），襻变形后不易复原，导致术后人工晶状体偏位，因而，变形严重者需另换人工晶状体。对于所有人工晶状体襻断裂者均应更换：人工晶状体，若断襻的人工晶状体已置入眼内，仍应将之取出。

3. 眼内出血　术中少量前房积血多来源于损伤的球结膜、巩膜和虹膜小血管。如果积血较多，渗入前房可降低前房的能见度，当前房积血发生时，应作冲洗，或找寻出血点。如果是球结膜或表层巩膜出血，可烧灼止血；对于虹膜或切口深层巩膜出血，如果冲洗不能控制，可在前房内注入空气泡，压迫止血，并可防止血液渗入前房。如果虹膜根部断离范围超过 1/6 周长，应作修补，此时可用尼龙线将断离的虹膜间断缝合于切口后唇上。驱逐性脉络膜下腔出血是白内障摘出与人工晶状体置入术中最严重的并发症之一。

4. 瞳孔过小　般能允许摘除白内障的瞳孔均不影响人工晶状体置入术，若术中操作使瞳孔越来越小，以至看不清撕囊口，可向前房内注射少量 1 ：1 000 浓度的肾上腺素，再用黏弹剂将瞳孔撑开。

5. 玻璃体脱出　发生于人工晶状体置入阶段的玻璃体脱出主要是由于置入人工晶状体的下襻时将后囊膜撑破或者置入上襻时人工晶状体在囊袋内受到过度推移，使人工晶状体光学部的赤道超过瞳孔水平中线，导致赤道区晶状体囊膜破裂或悬韧带断裂。置入前充分注射黏弹剂形成"一个通道"和"一个空间"对预防后囊膜损伤有重要意义。若人工晶状体光学部尚未置入前房，应将人工晶状体取出，把前房内的玻璃体切除，然后将后房型人工晶状体置入睫状沟内，否则，因人工晶状体下襻没有支撑，而容易沉入玻璃体腔内。若人工晶状体已完全置入前房，则应将人工晶状体襻旋转至囊膜支撑最稳固的位置，再将进入前房的玻璃体切除干净。置入后用 I/A 头清除黏弹剂时宜小心，吊瓶不宜太高，否则可能引起人工晶状体脱位或增加玻璃体溢出。术毕宜将瞳孔缩小，这样一方面可防止人工晶状体瞳孔夹持，另一方面通过检查瞳孔情况可发现前房的玻璃体是否切除干净。为防止漏水和感染，常常将切口缝合 1~2 针。

（二）术后并发症

几乎所有白内障摘除术可能发生的术后并发症均可在人工晶状体置入术后发生，其中主要包括切口渗漏、脉络膜脱离、大疱性角膜病变、眼内出血、感染性眼内炎、青光眼和视网膜脱离等，其原因及处理方法与白内障术后引起者相似。以下主要介绍与后房型人工晶状体的置入有关的并发症。

1. 人工晶状体瞳孔夹持　是指后房型人工晶状体的光学面前移并被夹于瞳孔内，多发生于睫状沟置入的人工晶状体。其成因尚不清楚，但与以下因素有明显的关系：术后虹膜重度炎症反应、瞳孔阻滞、浅前房、术中玻璃体脱出、襻没有前倾角的人工晶状体、人工晶状体前后面反转置入、襻的置入位置不对称（一襻位于睫状沟，另一襻位于囊袋）、儿童患者、术后早期用长效散瞳药物散瞳。虽然小范围的瞳孔夹持可使瞳孔变形，但对视力无明显影响，也不会导致严重后果，但瞳孔夹持范围较大，日久可致瞳孔括约肌损伤、虹膜纤维化、青光眼和人工晶状体倾斜。

（1）预防措施：选用人工晶状体襻与光学面有一定前倾角的人工晶状体、有玻璃体脱出时尽量切割干净、前囊撕开口稍小于人工晶状体光学部并将人工晶状体置入囊袋内、良好的手术切口缝合以防止浅前房、睫状沟置入时术毕缩瞳、对出现瞳孔阻滞时行虹膜周边切除术、减少虹膜炎症等均可有效地预防瞳孔夹持的发生。

（2）早期处理：若术后早期发现瞳孔夹持，可在使用短效散瞳药及表面麻醉后，用棉签或小玻棒按压人工晶状体襻顶点所在区的巩膜面，当人工晶状体位置恢复正位后立即缩瞳。若上述处理不能奏效，夹持范围较大而且又是进行性的，或伴人工晶状体倾斜、青光眼等，则需手术复位。手术时向前房注入黏弹剂后，小心分离虹膜与囊膜、人工晶状体之间的粘连，再用黏弹剂注射针头或人工晶状体调整钩（Sinskey 钩）将人工晶状体调整到合适的位置上。

（3）晚期处理：此时虹膜、人工晶状体、晶状体囊膜之间往往已有重度粘连，处理较为困难，常常可引起虹膜撕伤、眼内出血、人工晶状体襻断裂、人工晶状体失去支撑，并增加视网膜脱离的机会，因而需衡量得失才进行手术处理。手术处理包括分离人工晶状体与虹膜、晶状体囊膜的粘连，并将人工晶状体复位。若分离后已无可靠囊膜支撑人工晶状体，则需先行人工晶状体取出，再行后房型人工晶状体缝线固定术；若人工晶状体襻或光学部损伤，则需行人工晶状体置换术。

2. 人工晶状体脱位　后房型人工晶状体脱位是指晶状体囊膜不能有效地支撑人工晶状体，人工晶状体位置发生大幅度偏移。可以向下脱位进入玻璃体腔，在上方瞳孔区可见人工晶状体光学面的赤道部，这种现象称"日落"综合征（图14－16）。若进一步发展，整个人工晶状体可进入玻璃体腔甚至与视网膜接触。也可以直接脱入玻璃体腔，在瞳孔区完全见不到人工晶状体。

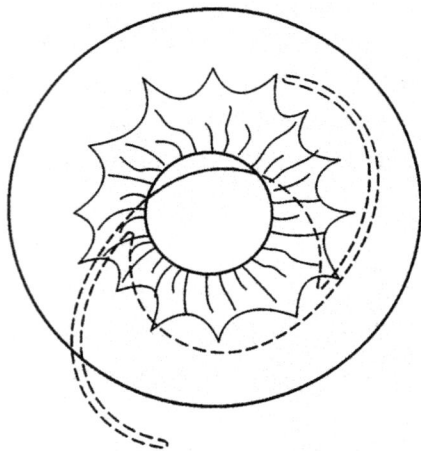

图 14－16　"日落"综合征

（1）原因：人工晶状体睫状沟置入时，下方悬韧带已断裂、较广泛的后囊膜破裂但手术时未被察觉，未作任何处理仍然将人工晶状体置入在后房，或置入人工晶状体时囊膜或晶状体悬韧带受损伤未予处理。

（2）临床表现："日落"综合征可导致患者视力下降，单眼复视。半脱位的人工晶状体可刺激睫状体引起轻度葡萄膜炎症、疼痛和黄斑囊样水肿，甚至人工晶状体可进一步脱位，整个脱入玻璃体腔里面，与视网膜接触，造成视网膜损伤。因此必须尽快进行手术复位。

（3）处理措施：如果仅仅是下方部分悬韧带断裂引起的轻度人工晶状体移位，可旋转人工晶状体，使其襻转到悬韧带完整的方向；如果人工晶状体襻伸入后囊膜破裂口，但尚存在周边后囊膜，可在人工晶状体取出后将前房的玻璃体切除，然后将人工晶状体置入于睫状沟内；如果后囊膜和悬韧带损伤的范围过大不足以支撑人工晶状体，应考虑将人工晶状体取出，再用聚丙烯缝线将人工晶状体固定于睫状沟。若整个人工晶状体已脱入玻璃体腔，则需借助后段玻璃体切割技术将人工晶状体取出，再一期或二期行人工晶状体缝线固定术或置入前房型人工晶状体。

3. 人工晶状体偏离中心　人工晶状体的中心偏离视轴称人工晶状体偏离中心（decentration），多简称为人工晶状体偏位。临床上有时因瞳孔偏位不能复位至居中，而有意使置入的人工晶状体偏向瞳孔，使瞳孔完全遮盖光学部以防复视，称有益性偏离中心。有时瞳孔居中而人工晶状体偏向一侧，这多是由于囊膜纤维化或人工晶状体襻过于柔软，不能抵抗囊膜的纤维收缩力；或襻过短不能有效地固定人工晶状体。其中，人工晶状体偏向下方者构成轻度的"日落"综合征，多见于眼球较大而人工晶状体相对较小，重力作用使人工晶状体下垂；人工晶状体下襻断裂或变形而未予处理，上襻置入囊袋而下襻位于睫状沟等情况。人工晶状体向上移位，人工晶状体的较大部分位于上方虹膜后，光学面的下缘可在瞳孔区见到，称为"日出"综合征（图 14 – 17），主要是由于人工晶状体上襻不在囊袋内，而支撑人工晶状体下襻的囊袋发生粘连收缩所致。有时人工晶状体虽然居中，但瞳孔偏向一侧，致使人工晶状体只能遮盖部分瞳孔，习惯上也称为人工晶状体偏离中心。有时置入睫状沟的人工晶状体太短（襻及晶状体的直径在 12mm 或以下），不能使人工晶状体固定，眼球转动时，人工晶状体可以像钟摆样左右摆动，称"挡风玻璃刮水器"综合征。

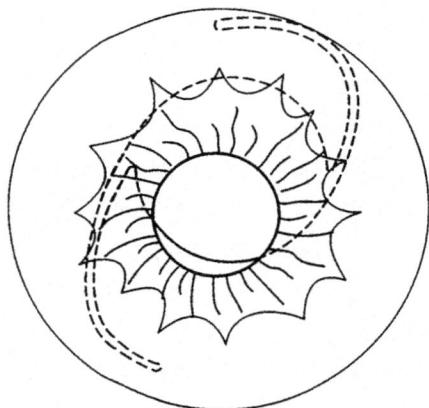

图 14 – 17　"日出"综合征

如果出现复视、眩目及视力下降，不能用缩瞳药减轻者，应手术处理。手术方法包括人工晶状体位置调整、人工晶状体单襻或双襻固定、人工晶状体置换等。

4. 人工晶状体倾斜　置入眼内的人工晶状体光学部平面宜与视轴相互垂直，当两者的关系并非垂直而是成一角度时，称人工晶状体倾斜。人工晶状体倾斜的原因可能是部分后囊膜破裂或部分悬韧带断裂、玻璃体对晶状体两侧的压力不均等，或后房有粘连，致使人工晶状体旋转而发生倾斜。倾斜角度 <10° 时，可不引起任何症状，此时无需处理。但当倾斜角度 >15° 时，则可能引起视力下降、眩光等，严重者需手术处理，其方法包括前段玻璃体切割、人工晶状体调位、人工晶状体多襻固定等。

5. 术后中高度屈光不正

（1）原因：由于术前人工晶状体度数计算不准确所致。引起术前人工晶状体度数计算错误的因素有眼轴测量错误、角膜曲率测量错误、计算错误和计算公式本身的缺点。使用

SRK-Ⅱ公式计算高度近视、高度远视患者的人工晶状体度数较易出现偏差，硅油填充眼、角膜屈光手术后的病例也不能简单用常规公式计算。

（2）处理：低度的近视一般患者较易耐受，超过 +1D 的远视和超过 -3D 的近视，患者可能不能忍受。对于不能忍受的病例，可考虑做人工晶状体置换术。自原切口或另做切口进入，向前房及人工晶状体周围注射黏弹剂，用调位钩松动人工晶状体，并将之自囊袋内旋转出前房。若置入的是 PMMA 人工晶状体，可将切口扩大取出；若置入的是可折叠式人工晶状体，可在将其光学部剪成两半后分别取出。再向囊袋内或后房注入黏弹剂，根据囊袋完整情况和粘连情况，将另一合适度数人工晶状体置入囊袋内或睫状沟。

6. 人工晶状体过敏性葡萄膜炎　人工晶状体术后严重的葡萄膜炎多发生于术后第 7~8 天，可表现为角膜粗大色素性或羊脂状 KP、人工晶状体前渗出物、房水明显浑浊甚至出现前房积脓、玻璃体浑浊等，患眼视力明显受影响。部分患者对药物反应较好，但常有复发现象；少部分患者对药物反应极差。

（1）病因：本病近年来已较为少见，发生率在 0.1% 以下。主要与患者的特殊体质有关，但使用生物相容性好、表面有肝素处理等优点的人工晶状体，以及将人工晶状体置入在囊袋内可能减少其发生。如果在睫状沟置入表面抛光差、单体杂质含量高的人工晶状体，由于经常与虹膜接触，除可引起葡萄膜炎外，还可能引起一种罕见 UGH 综合征，即葡萄膜炎、前房积血和继发性青光眼综合征。

（2）处理：一般应用皮质类固醇、前列腺素抑制药及散瞳药等药物治疗，若药物治疗不能奏效，可考虑行人工晶状体取出术。

7. 青光眼

（1）短暂性眼压升高：人工晶状体术后一般有短暂眼压升高过程，这可能与前房内的黏弹剂潴留、睫状体受刺激后反应性房水生成增加有关，若不超过 35mmHg，可不需特殊处理，在 24h 内可逐渐降至正常。即使前房残留多量的透明质酸钠，数天内吸收后眼压也自然下降。若术后眼压超过 50mmHg，患者有眼痛、头痛、呕吐等症状，检查发现角膜上皮明显水肿，前房较深，视力为手动或光感，甚至光定位不准，此时需按急症处理。可使用甘露醇静脉滴注、口服乙酰唑胺等，若药物治疗效果不佳，可采取放房水的方法。最简单的方法是轻压角膜缘切口放出少量房水，技术熟练者可在裂隙灯下进行，表面麻醉后用消毒小棉签或消毒针头轻压切口后唇，可见少量黏稠的液体流出（注意必须保留一定深度的前房），此时眼压下降，患者症状缓解，角膜水肿也不久就明显消退，视力明显提高。技术不熟练者或裂隙灯下放液效果不佳者，可在手术室进行，用冲洗针头将前房内的黏弹剂冲洗出来，或用 I/A 头灌注抽吸消除前房内的黏弹剂。

若发现眼压升高伴前房变浅，则可能为瞳孔阻滞或恶性青光眼，不宜用放房水的方法处理。

（2）持续性眼压升高：人工晶状体术后的持续性眼压升高的发生率约为 2.5%。眼压升高的原因主要见于：术前已存在的青光眼、晶状体皮质残留较多、长期大量应用皮质类固醇、炎症、瞳孔阻滞、玻璃体-睫状环阻滞、虹膜前粘连、眼内出血、上皮置入和纤维内生等。

治疗应在局部和全身进行降压处理的同时进行病因治疗。如炎症者加强抗炎，皮质类固醇性者停用皮质类固醇。瞳孔阻滞者早期可用强散瞳药散瞳、局部应用皮质类固醇减轻炎症反应、全身使用高渗剂，但最根本的措施还是重新形成前后房的沟通，可通过虹膜切开术，YAG 激光进行周边虹膜切开来完成。对前房内残留大量的晶状体皮质、眼内积血者应进行前房冲洗或玻璃体切割术。对于由于滤过功能不足引起者，可考虑进行小梁切除术。

8. 单眼复视　常常由于瞳孔过大或偏位，致使人工晶状体不能完全被瞳孔遮盖，或较大范围的虹膜根部离断等原因，造成双瞳效应，形成两个影像，可根据具体原因进行处理。

9. 人工晶状体浑浊或钙化　PMMA 人工晶状体经历了五十年的考验，其优良的理化性质及生物相容性均符合人工晶状体的要求。随着各种小切口白内障手术的开展，其唯一的缺点暴露了出来：它不能折叠，切口长度必须在 5mm 以上。于是，多种可折叠的材料相继用于制作人工晶状体，首先是硅胶，然后是水凝胶，再是丙烯酸酯，近年又推出了亲水性丙烯酸酯。实践证明，这些可折叠材料性能均非常优良，特别是亲水性丙烯酸酯，其生物相容性比以前的材料更为优越。但是，由于制作工艺的不同，这些人工晶状体在临床上曾出现过一些问题，比如，有报道说博士伦的 Hydroview 水凝胶人工晶状体出现表面钙化现象；由于人工晶状体中的紫外线吸收物质发生变性，MDR 亲水性丙烯酸酯人工晶状体光学部发生浑浊的现象。这些现象告诉我们，在购买人工晶状体时，一定要查看其有效证件；而且，即使有效证件齐全，在使用一种不熟悉的新型号人工晶状体初期，不应立即大量使用，宜少量使用并有一定时间的观察期，确定安全后才大量使用。

（刘　刚）

第五节　后房型人工晶状体二期置入术

与人工晶状体一期置入相比，二期置入不同的是常需分离虹膜后粘连；晶状体囊袋已不能张开，人工晶状体常常只能置入在睫状沟；瞳孔常有变形而需修复，并需根据瞳孔情况选择人工晶状体；术后人工晶状体位置不良的发生率较高。但由于此时残留的囊膜已有一定程度的增殖，往往支撑作用较强。

一、适应证

1. 有较好的矫正视力　人工晶状体置入术等同于将外戴的眼镜移至眼内，以增大视野、缩小放大率并方便生活。若戴镜矫正视力不佳，则置入人工晶状体后视力也不可能很好，术前宜纠正患者及其家属"置入人工晶状体能增加视力"的观念。但有时视轴上后囊膜有一定程度的浑浊，影响视力预后的判断，对此有条件者可行激光后囊切开再检查矫正视力，无条件者只能依据临床经验去评价。至于矫正视力达到多少才手术，没有固定标准，一般认为≥0.5，但需根据患眼的条件及患者的要求而决定。

2. 具备置入条件　虹膜后粘连分离后，晶状体后囊完整或大部分存留者，可直接行二期人工晶状体置入术；晶状体后囊膜不完整估计不足以支撑人工晶状体者，需行后房型人工晶状体缝线固定，或行前房型人工晶状体置入。

二、禁忌证

同"后房型人工晶状体一期置入术"。

三、术前准备

1. 视功能预测　遇到无晶状体眼，首先想到检查其矫正视力，判断是否有二期置入人工晶状体的价值，然后向患者充分解释手术预后情况，才决定手术。

2. 瞳下检查　先小瞳下检查并记录瞳孔的大小和位置，以便术中进行瞳孔成形。再用快速散瞳药散瞳检查，了解后囊膜存留和虹膜后粘连情况。

3. 其他检查　包括眼部和全身检查，排除手术禁忌，以便手术安全进行。

4. 人工晶状体度数测量　选择人工晶状体时注意参照瞳孔情况。

四、麻醉

表面麻醉或球周、球后麻醉，小儿加基础麻醉。

五、手术方法

1. 结膜瓣与巩膜隧道式切口　同"白内障超声乳化摘除术"。

2. 前房内注入黏弹剂　先用注黏弹剂的针头探查并将虹膜与晶状体囊膜分离，若粘连较紧，可用囊膜剪剪开。视轴上囊膜发生浑浊者需做囊膜切开术。

3. 后房内注射黏弹剂　形成人工晶状体置入的通道和空间，仔细检查后房全周的粘连是否均已分离。

4. 扩大切口　扩大到人工晶状体光学部置入所需长度，用单手法或双手法置入后房型人工晶状体，所置入的人工晶状体同样可为 PMMA 或可折叠式人工晶状体，其方法与一期置入基本相同。

5. 瞳孔成形　如可能，对虹膜进行修剪或缝合，使瞳孔基本居中。

6. 关闭切口　清除眼内的黏弹剂后关闭切口。

（周妍丽）

第六节　后房型人工晶状体缝线固定术

后房型人工晶状体置入术为目前矫正无晶状体眼性屈光不正的最佳方法，但由于某些原因如白内障术中出现并发症、晶状体脱位、以前的白内障囊内摘除术以及人工晶状体置换术等，使晶状体囊膜受到损伤而不完整或缺如，不足以支撑人工晶状体时，后房型人工晶状体置入可能发生困难，此时可选择前房型人工晶状体置入术或经巩膜后房型人工晶状体缝线固定术（transscleral fixation）。前房型人工晶状体虽然方法简单，但其人工晶状体不符合生理位置，并有长期慢性损伤角膜内皮的危险，且常常没有准备合适度数的前房型人工晶状体；而后房型人工晶状体缝线固定术虽然操作较为复杂，但术后的良好视力效果，对角膜内皮损伤少，而且不用更换人工晶状体，直接使用原先准备好的后房型人工晶状体即可。因而在晶状体囊膜支撑力不足的情况下，多数手术医师较倾向于选择这种手术方式。

一、术前准备

1. 术前用药　常规用抗生素眼药水点眼；由于可能术中出血，故最好术前适当给予促凝血药物如维生素 K 和卡巴克洛等口服。

2. 器械准备 后房型人工晶状体置入术的所有器械。另外，还必须准备聚丙烯缝线一条，最好是带长针的。其他准备还包括固定上直肌的针、线、直肌镊、纹式持针器，做巩膜瓣用的烧灼器、刀片等。

3. 患者准备 与白内障摘除术基本相同。应注意术前了解患者未散瞳时的瞳孔大小、形状和位置，以便术中处理人工晶状体与瞳孔的位置关系；记录角膜散光的轴向，便于术中顺带处理角膜散光问题。

二、手术方法

固定人工晶状体的缝线要求能够保存终身，而普通的尼龙线在一定时间后会发生降解，因而行人工晶状体缝线固定术时，一般使用聚丙烯线。人工晶状体缝线固定术可根据晶状体囊膜残留的大小而行单襻固定或双襻固定，若残留较多囊膜，则可试行单襻固定；若囊膜缺如或仅存少量囊膜，则需行双襻固定。固定人工晶状体所用的针可以为弯针，也可以用直针。双襻固定的方位可根据手术医师的习惯，选择顺手的方位，但需相隔 6 个钟点，否则会引起人工晶状体偏位。根据固定缝线穿入巩膜的方向，可将人工晶状体缝线固定技术分为内路法（ab interno）和外路法（ab externo），大多数人工晶状体缝线固定为睫状沟固定，但也有人行虹膜固定或平坦部固定。

1. 单襻固定与双襻固定 有时囊膜部分存留，这时就要求手术医师准确判断是否需要固定、双襻均固定还是只固定一襻即可，较少的固定缝针数可以减少对眼球的损伤及手术并发症，但固定点数不够则可能发生人工晶状体位置不稳定。一般地说，直径 <7mm 撕囊的前囊膜或下方 2/3 囊膜可支撑人工晶状体，可以不需固定；若能保证置入人工晶状体后仍有上 2/3 囊膜残留或下 1/2 囊膜残留并展开，则需固定一针；否则需行双襻固定。如不能判断时，还是以多固定一针为佳。单襻固定时，有两点需特别注意。

（1）襻上的固定位置：固定线宜绑扎在人工晶状体襻离光学部中心最远点，这样可避免由于人工晶状体襻上的杠杆作用而引起人工晶状体离中心。

（2）固定点的方位选择：固定点应选择在固定效率最高的方位上，对于一个有一半囊膜存留的病例，其固定效率最高的位置在囊膜存留侧和其对侧，固定效率最低点在囊膜存留区边缘。

2. 内路法与外路法

（1）内路法（图 14-18）：先做角膜缘切口进入前房，聚丙烯线固定人工晶状体襻后，带针一端自切口进入前房，转向后房，在虹膜后面刺入睫状沟，穿过巩膜并拉出聚丙烯线。置入人工晶状体后，将线拉紧，打结固定于巩膜上。若需固定双襻，则另一襻以同法固定。

（2）外路法（图 14-19）：用一根长针自巩膜外刺入，依次穿过其下的睫状沟、后房，至瞳孔区，再用一个一次性 OT 针头，在对侧相隔 6 个钟点的位置自巩膜外刺入睫状沟，进入后房，将缝线的针套入 OT 针管内，拉出 OT 针，将聚丙烯缝线引出至对侧巩膜外。做角膜缘切口，从角膜缘切口伸入镊子，将眼内线段拉出，中间剪断，两线端各固定人工晶状体一襻。将人工晶状体置入睫状沟后，将聚丙烯线两端拉紧，各自打结固定于巩膜上。

另一种外路法（图 14-20）：先做角膜缘切口，两根聚丙烯线末端相套，使一条线上两端各带一针，将其中一根缝针自巩膜外进针，穿过睫状沟至其下后房，再至前房，自角膜缘切口出针，剪除角膜缘切口侧的缝线，将人工晶状体襻上固定在已预置好的固定缝线上。置入人工晶状体，拉紧缝线并固定于巩膜上。如需双襻固定，则用同样的方法固定人工晶状体另一襻。

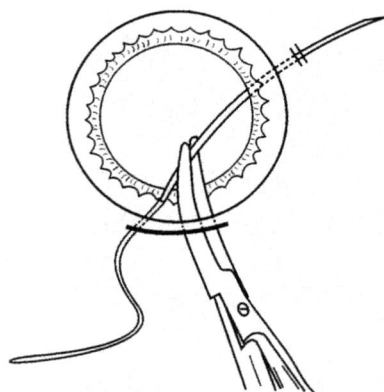

图 14 - 18　内路法

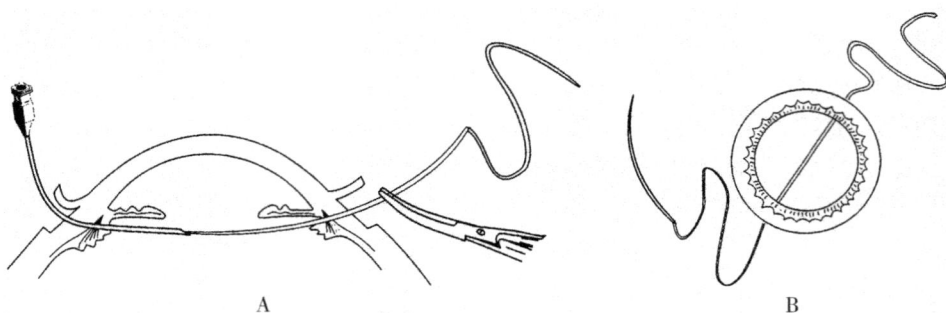

图 14 - 19　外路法（1）

A. OT 针头引出缝针；B. 缝线位于后房，自角膜缘做切口拉出

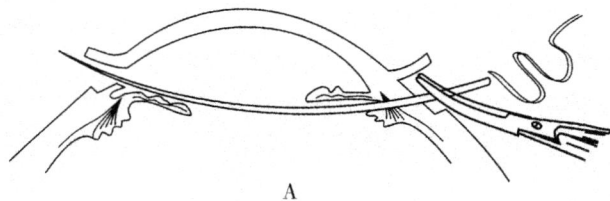

图 14 - 20　外路法（2）

A. 缝针自对侧角膜缘切口出针；B. 缝线自后房经瞳孔进入前房

内路法与外路法比较：至于这两种方法哪种较好，存在不同意见。Trimarchi 等认为 3 ~ 9 点方位行内路法效果最好。而 Gabic 等比较了 70 例内路法与 109 例外路法后发现，外路法患者术后视力较好，且并发症较少。Tomikawa 等虽然体会到，由于固定人工晶状体需使用长针，若使用内路法，由于持针器夹持在针的后部，针尖到持针器的距离长，即使持针器有轻微的运动，通过杠杆的放大作用，也会使针尖产生较大幅度的运动，因而其杠杆效应会使尖针处的运动放大（图 14 - 21），有损伤睫状沟周围组织的危险。而外路法具有减少眼内操作、容易进入睫状沟的优点。但仍认为，内路法与外路法不相上下，其选择完全取决于手术医师的偏好。

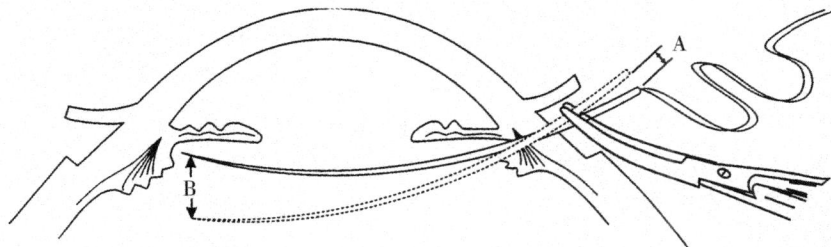

图 14 - 21 杠杆效应

3. 虹膜固定 在文献中不多见。Navia - Aray 报道了 30 例用此法施行的人工晶状体固定术，将四条线连于后房型人工晶状体光学部的四个孔上，其中两条由一直针引导缝于下方虹膜上，另两条线由一弯针引导，缝于上方虹膜上。术后持续性黄斑囊样水肿 1 例，人工晶状体表面色素沉积 4 例。

4. 睫状沟固定 睫状沟区血管较少，且此处固定较接近晶状体的正常位置，因而绝大多数人工晶状体缝线固定术是睫状沟固定。由于睫状沟位于虹膜根部与睫状突之间，位置比较隐蔽，难以直接看见，临床上往往用它与角膜缘的位置关系来估计其位置。Duffey 等研究了 21 只人眼以寻找最安全的巩膜进针位置，发现缝针在睫状沟垂直穿出巩膜后，其出针位置为：6 ~ 12 点方位在角膜缘后 0.83 ± 0.1mm，3 ~ 9 点方位在角膜缘后 0.46 ± 0.1mm。Kinoshita 等得出，若垂直于巩膜面进针，则宜在角膜缘后 1.0mm 处；若平行于虹膜进针，则宜在角膜缘后约 2.0mm 处。Davis 等也研究了 19 只人尸体眼，在睫状沟刺入并垂直于巩膜面出针，测得角膜缘至出针位置的平均距离为 0.9mm。Yasukava 等认为，垂直于巩膜面进（出）针重复性好，安全范围较大，但有引起房角闭塞的危险；平行于虹膜面进（出）针虽无引起房角闭塞的危险，但安全范围小，且由于针刺入巩膜内较长距离而穿透位置易受巩膜厚度影响，并有引起虹膜根部离断的危险，从而提出最佳的进针方向为介于两者之间的角度。

5. 平坦部固定 平坦部无重要结构，亦无粗大血管，玻璃体切割时常选择此处做切口。但使用平坦部做人工晶状体固定位置的术者也不多。Teichmann 认为，平坦部固定能减少术中术后出血的危险，减少人工晶状体与虹膜、睫状突的接触。由于只有睫状体平坦部的非色素内层与人工晶状体襻直接接触，因而色素播散减少。Maggi 等在平坦部固定 3 个襻的人工晶状体，认为此法可避免过多接触眼内组织。

三、并发症

Solomon 等对 30 例人工晶状体固定术病例进行了平均 23 个月的观察，发现其主要并发症为：线结露出巩膜（73%）、线结露出结膜（17%）、人工晶状体位置不良（10%）、开角型青光眼（17%）、脉络膜下出血（3%）。Uthoff 等总结 624 例人工晶状体缝线固定术后病例，发现以下并发症：人工晶状体偏位（1.9%）、缝线外露（17.9%）、黄斑囊样水肿（5.8%）、视网膜脱离（1.4%）、玻璃体积血（1.0%）、重度葡萄膜炎（0.5%）。近年来，人工晶状体倾斜普遍受到人们的重视。Teichmann 等实验发现，大部分人工晶状体襻在固定后受到扭曲，致使人工晶状体发生了倾斜。除襻受扭曲外，固定位置不准确、只有两个固定点均可成为人工晶状体倾斜的原因。因此，人们对以下几方面做了一定的研究。

1. 直视下缝针　Steiner 等用超声生物显微镜检查了 17 例（18 眼）睫状沟人工晶状体缝线固定术后的病例，发现 36 个人工晶状体襻中，只有 12 个襻在睫状沟内，18 个襻（50%）在睫状沟后，6 个襻（17%）在睫状沟前。位置不准确的睫状沟固定可能引起术中虹膜或睫状体出血、术后人工晶状体位置不良（偏位或倾斜）等，因此有些手术医师对如何准确缝线进行了探讨。Vajpayee 等设计了一种特殊的持针镊，可以用来直接在睫状沟缝针。Tsai 等设计了一种用反光镜做的持针器，用这种持针器对两个尸体眼进行睫状沟缝针，可以在看见睫状沟的直视条件下进针，从而使固定位置更准确。Jurgen 等用 Endo Optiks 公司的显微内镜来直接观察睫状沟，对三只无晶状体眼进行了睫状沟缝线固定，发现术后所有晶状体均准确地固定在睫状沟内，术眼的术后视力均良好。

2. 多点固定法　大多数作者报道的人工晶状体缝线固定均用双襻的人工晶状体，属两点固定，这在虹膜无后粘连、前段玻璃体切除较干净的患者，若双襻均固定在睫状沟内，人工晶状体的位置可能较正。但当虹膜有难于分离的后粘连或玻璃体切除不大干净时，由于粘连组织及玻璃体会对人工晶状体襻及光学部施加作用力，致使固定襻的两点不能固定一个光学面，因而人工晶状体光学面容易发生倾斜。据此，有的手术医师对多点固定进行了探讨。Maggi 等选用一个有 3 个等距襻，每襻各预制有一条连针缝线的人工晶状体，用特制的持针器将各缝线缝于睫状体平坦部，术后发现尽管有不对称纤维化及囊膜残留物存在，人工晶状体的位置仍一直保持稳定。Teichmann 等将人工晶状体襻加粗至 0.3mm（普通为 0.2mm），再在两襻上各钻两个直径 0.1mm 的孔，两孔相距 2mm，将聚丙烯线穿过两孔后，两端各自穿过相应位置的巩膜，并打结固定于巩膜上，从而通过 4 个点使人工晶状体稳固地固定在睫状沟内。Chakrabarti 等选用两襻各带一个固定孔的人工晶状体，一线穿过固定孔后，两端分别固定在巩膜的两个点上，形成另一类型的四点固定，但其人工晶状体上仍是两个点的固定。

（周妍丽）

第七节　前房型人工晶状体置入术

开放弹性襻的前房型人工晶状体的问世，使曾经一度被淘汰的前房型人工晶状体置入术可以成为后房型人工晶状体缝线固定术的补充。其显著的优点是操作简单。

一、缺点

（1）由于前房大小的个体差异，常较难精确地预测人工晶状体的大小规格，过小的人工晶状体可发生眼内旋转、移位而引起间歇性角膜内皮接触，最终使之失代偿而发生大疱性角膜病变。

（2）由于不是常备物品，选择时远不如后房型人工晶状体方便。

（3）引起青光眼的危险：过大的人工晶状体可致长久前房角接触而引起前房角损伤、粘连；并有瞳孔阻滞性青光眼发生的可能。

因而前房型人工晶状体在临床的应用远少于后房型人工晶状体。

二、适应证

理论上，前房型人工晶状体可以置入各类白内障手术后的无晶状体眼，但是对有后囊膜支撑的人工晶状体置入术，仍应首选置入后房型人工晶状体。即使无后囊支撑，也应先选择后房型人工晶状体缝线固定术，前房型人工晶状体只应作为后房型人工晶状体的补充，如不熟悉缝线固定的术者或有特殊疾病如凝血功能障碍者，可考虑使用。下列情况不宜置入前房型人工晶状体。

（1）儿童或年轻患者。

（2）前房较浅者。

（3）房角异常（房角关闭或有新生血管）者。

（4）虹膜前粘连者。

（5）瞳孔散大或明显偏位者。

（6）角膜内皮细胞数低于 1 000 个/mm^2 者。

三、术前准备

1. 眼部及全身常规检查　包括眼科必要的特殊检查，如前房角镜检查、角膜直径测量、角膜内皮细胞检查和前房深度测量，排除人工晶状体置入的全身及眼部的禁忌证。

2. 前房型人工晶状体基本数据测算　如人工晶状体度数、人工晶状体规格等。国内术者常常忽略了人工晶状体大小规格的测算，这是不对的。

（1）度数计算：仍然使用后房型人工晶状体度数计算的公式，多用 SRK Ⅱ 公式，只是其 A 常数比后房型人工晶状体的要小 2~3D，在包装盒上可以查见。

（2）规格计算：一般使用公式：人工晶状体总长－角膜横直径＋1mm。

（3）角膜横直径可使用测距规或测量尺在眼球外部测量，即为水平的"白至白"距离。

3. 术前沟通　术前一定要向患者解释前房型人工晶状体的特点、术后注意事项和定期复查的重要性，争取患者的配合。

4. 点抗生素眼药水　术前 1~3d 点抗生素眼药水。若为二期置入，术前半小时宜点缩瞳眼水将瞳孔缩小。

四、麻醉

一般采用表面麻醉即可，对于技术不甚熟练的手术医师或比较紧张的患者，可采用球周或球后麻醉。

五、手术方法

1. 做结膜瓣　若采用巩膜隧道切口，需做以穹隆部为基底的结膜瓣，长度为 5~6mm。但多数前房型人工晶状体的光学部直径在 5.0~5.5mm，往往可以采用角膜缘隧道切口而不需行结膜瓣。

2. 巩膜或角膜缘切口

（1）沿上方角膜缘做长 7mm 的切口，在置入 Choyce Mark Ⅷ型人工晶状体时，如原来在 12 ：00 点方位已作过虹膜周边切除，必须避开虹膜周边切除区，应在水平方向置入人工晶状体。这时角膜缘切口必须选在颞侧，切口长度也是 7mm。若要先行白内障摘出术，角膜缘切口则需向颞上方做相应延长。

（2）若为白内障囊外摘除术中发生玻璃体溢出的手术眼，必须部分关闭切口后，使用前段玻璃体切割器将前房的玻璃体切除，直至瞳孔完全恢复圆形为止。最后也留 7mm 长的角膜缘切口暂不缝合。

3. 缩瞳　检查前房内有无玻璃体残留，在玻璃体残留者最好用玻璃体切割器切除干净。用缩瞳药（0.1% 乙酰胆碱或 0.1% 毛果芸香碱注射液）注入前房，并用冲洗针头整复瞳孔，将瞳孔尽量缩小。

4. 虹膜周边切除术　以前行前房型人工晶状体置入术时需行 1 ~ 2 处虹膜周边切除，以防止瞳孔阻滞。随着玻璃体处理技术的进步，越来越多的术者倾向于不做虹膜周边切除术，但若玻璃体处理不够彻底，仍以做虹膜周边切除较为安全。

使用隧道式切口时，做虹膜周边切口可能比较困难，可使用以下方法：向前房注入黏弹剂后，在准备做虹膜周边切除处的虹膜后方多注射些黏弹剂，将晶状体囊膜剪伸到虹膜后方，直达虹膜的根部，剪尖向上在虹膜周边剪开一处虹膜，再用冲洗针头探查切口大小是否适当和是否通畅。虹膜周边切口尽可能做在鼻上或颞上方，因为此处有上睑遮盖，不会引起单眼复视。

5. 人工晶状体置入　向前房内注入黏弹剂，与后房型人工晶状体置入一样，也需形成"一条通道"和"一个空间"，以保证人工晶状体置入时有足够的手术操作空间。常见的前房型人工晶状体有房角支撑型和虹膜支撑型（虹膜爪形）两类，我国使用的多为弓形襻的房角支撑型前房型人工晶状体，其置入方法如下。

（1）滑板导入法：①先从切口向前房内插入聚乙烯膜制成的导板，然后将滑板的顶端插至对侧房角。②用镊子夹住人工晶状体上襻，沿着滑板表面将人工晶状体从切口滑入前房直至下襻接触对侧前房角后抽出导板。③检查人工晶状体下方固定的位置是否正确，瞳孔是否变形。检查位置正确后，再将镊子夹住人工晶状体上襻的中点，用另一镊子将切口后唇掀起，轻轻将上襻送入上方房角。④再次检查人工晶状体位置及瞳孔是否变形，若位置不正确，可用虹膜钩调整，或用黏弹剂帮助虹膜复位。

（2）直接置入法：①先将下襻的末端从切口伸入前房，先向左移推进襻的末端，然后向右移将下襻的另一端也推入前房。②检查认为下襻位置合适后，将人工晶状体往下送，直至下襻的两端与下方前房角接触为止。③用镊子掀起切口的后唇，并将上襻轻轻往下压，上襻即可送入上方房角内。

6. 清除前房内的黏弹剂　可用双腔管或 I/A 系统抽吸。

7. 关闭切口　向前房注入 BSS，检查切口是否自闭，切口漏水者可用 10 - 0 尼龙线作间断缝合或连续缝合。

六、手术并发症

虽然随着前房型人工晶状体设计的改进，其术后并发症已逐渐减少，但仍需记住，其潜在并发症多于后房型人工晶状体置入术，人工晶状体的大小不适当在引起其术后并发症中起相当重要的作用。

1. 术中并发症 种类较多，但较常遇到的为瞳孔变形和前房积血等。瞳孔变形发生的原因多为前房内玻璃体处理不干净，牵拉瞳孔缘，或人工晶状体襻拉住虹膜周边部所致。术前缩瞳、术中充分切除前房内的玻璃体并用黏弹剂形成充足的通道，有利于防止瞳孔变形。

2. 术后并发症 前房型人工晶状体置入的术后并发症较多，以下仅介绍一些主要的并发症。

（1）大疱性角膜病变：由于前房型人工晶状体大小不合适，或置入位置不正确，使人工晶状体在前房内的固定不稳，加上患者用手揉擦眼睛和前房过浅等原因，人工晶状体光学面或襻经常与角膜接触，这种接触常导致睫状充血、相应部位的角膜水肿，角膜内皮细胞慢性进行性损伤，反复性虹膜炎及黄斑囊样水肿而形成间歇接触综合征。为了防止角膜失代偿的发生，必须及早治疗。一旦确诊为间歇接触综合征，应做手术矫正，如分离前粘连及做抗感染治疗。对顽固的接触综合征病例，应取出人工晶状体，或更换为另一种类型的人工晶状体。若已合并角膜失代偿，必须联合施行穿透性角膜移植术。

（2）继发性青光眼：主要有三种原因：①黏弹剂残留：一些大分子黏弹剂不易降解，难于通过小梁组织排出眼外，即使残留少许黏弹剂也可导致眼压一过性升高。处理方法与后房型人工晶状体置入术后黏弹剂残留相同。②瞳孔阻滞：由于前房型人工晶状体的光学面阻塞瞳孔，造成房水无法通过瞳孔而积聚于后房，形成眼压升高，视力下降。此并发症的预防是作前房型人工晶状体置入时，必须行周边虹膜切除术，甚至须做两个周边虹膜切除术，才可以保证前后房的房水流动通畅。在治疗上可用 Nd：YAG 激光行周边虹膜切除术。③前房角损伤：房角支撑型人工晶状体的襻直接压迫房角组织，如果襻过长，将对房角产生较大的压力；或襻较硬或较粗糙，可以直接损伤房角。置入人工晶状体时不够细致，人工晶状体襻牵拉虹膜而没有处理，久之，虹膜根部与房角或角膜组织发生粘连，导致房角关闭。预防上应该选择尺寸合适的人工晶状体，术前充分缩瞳，操作要轻巧。

（3）葡萄膜炎、青光眼、前房积血综合征：简称 UGH 综合征，主要由于前房型人工晶状体的硬襻粗糙，光学面与襻之间扭曲变形，造成葡萄膜炎、前房反复积血以及继发性青光眼。常需取出前房型人工晶状体才能控制炎症。同时要使用抗炎药物与降低眼压药物，并加强对症治疗。由于前房型人工晶状体制作技术和质量的提高，这一综合征目前已少见。

（4）人工晶状体脱位：前房型人工晶状体脱位在新型的人工晶状体已经少见，主要发生在选用过小的人工晶状体病例，尤其是采用硬襻的前房型人工晶状体。术后患者可自觉畏光、眩目，眼部充血长期不退。检查可见人工晶状体光学面的中心点偏离视轴，向下移位；襻的位置出现异常，例如，下襻在房角的位置而上襻已远离房角，顶端前贴角膜背。由于这种位置的异常，常发生与虹膜和角膜摩擦而造成损伤。因此，必须更换大小合适的人工晶状体。

（周妍丽）

参考文献

[1] 任霞，贺经，冯延琴．原发性开角型青光眼治疗进展．国际眼科杂志，2016，16（3）：458－461.

[2] 刘素平，周妤．影响糖尿病性白内障患者早期诊治的原因分析．包头医学院学报，2016，32（2）：107－109.

[3] 陈丽欣．葡萄膜炎眼科临床类型与病因探讨．文摘版：医药卫生，2015，0（12）：217－217.

[4] 姚克．复杂病例白内障手术学．北京：科学技术出版社，2004.

[5] 施玉英．现代白内障治疗．北京：人民卫生出版社，2006：31－32.

[6] 葛嫣然，邵宏超，王福海．雌激素对兔缺血再灌注损伤视网膜神经节细胞凋亡的影响及其机制探讨［J］．2015，55（20）28－30.

[7] 葛嫣然，邵宏超，王福海．雌激素预处理对兔视网膜缺血再灌注损伤组织中谷氨酸水平的影响［J］．2015，55（16）33－34.

[8] 卢昌辉．治疗高度近视眼合并白内障手术的疗效观察．甘肃医药，2014，33（1）：62－63.

第十五章

白内障联合手术

第一节　青光眼白内障联合手术

在过去的几十年中，联合手术的适应证完整地进行了循环式演变。早在 20 世纪 70 年代末和 80 年代初，人们认为单纯的白内障手术有助于青光眼的长期控制。虽然其确切的机制并不清楚，但是白内障手术的大切口常常使一些术眼形成滤过泡，这有助于青光眼的眼压控制。当时的联合手术操作非常复杂，手术风险大，成功率低。为了避免手术并发症，常常采用分期手术的方式，使得患者的康复时间更长。80 年代时，随着囊外手术技术的提高和更安全的人工晶体诞生，白内障患者可以更早地进行手术。80 年代末和 90 年代初，白内障手术切口更加安全密闭，并且对术后眼压升高的危险因素也更加关注，使得许多临床医师对白内障和青光眼联合手术表现出更加浓厚的兴趣。然而，由于有的临床医师认为联合手术比单纯的小梁切除术滤过性更差，这股热情被扼制了。后来，由于联合手术中使用抗代谢药物抑制瘢痕形成，提高滤过效率，使得联合手术的适应证更加广泛。人们期待能通过一次手术治疗白内障和青光眼，使得青光眼患者能完全停用降眼压药物并短期和长期地控制眼压。但是，抗代谢药物的使用可导致一些发病率不高但严重的并发症，例如：滤过泡漏、低眼压、"滤过泡炎"和眼内炎，这些并发症在白内障手术中较罕见。

目前的微创超声乳化和人工晶状体置入技术使得单纯的白内障手术后眼压的升高较少见，因而成为高眼压、可疑青光眼和早－中期青光眼的手术方式。当青光眼患者需要两种以上药物控制，或者眼压控制后视野损伤仍在进展时，可采用联合手术治疗。

一、术式选择

在任何手术开始之前都必须考虑到该手术方式的优缺点，还应了解疾病的严重程度、对侧眼的情况、药物治疗和随访的依丛性、患者的经济状况等。毫无疑问，联合手术为同时患有青光眼和白内障的患者提供了一次手术解决两个问题的机会，然而，联合手术并非对每一位这种患者都是最好的选择。

1. 单纯白内障手术　对于大部分患者来说，白内障手术可迅速提高视力，但都有术后眼压升高的风险。通常来说，如果两种或更少药物就能控制的青光眼且视野无进行性受损时可单纯行白内障手术治疗同时患有白内障和青光眼的患者。建议采用透明角膜切口白内障超声乳化摘除术，其他手术方式如囊外摘除术常常需要更大的手术切口，术后炎症反应重，导致术后眼压升高造成青光眼损害的可能性更大。上方的大切口，尤其是巩膜隧道切口将增加未来可能需要做的小梁切除术的难度，因而建议青光眼患者行白内障手术时采用颞侧透明角膜切口。

2. 单纯行小梁切除术　当最大药物剂量仍无法控制的青光眼患者，白内障尚不影响视力时可考虑单纯行小梁切除术。然而，即使手术无任何并发症，术后白内障的进展也会加速。对于眼压显著升高（例如伴有角膜水肿、新生血管性青光眼、外伤性青光眼等）的青光眼合并白内障时，应先行小梁切除术或青光眼阀置入术，待眼压控制良好后再考虑行白内障摘除手术。如果考虑为晶状体诱导的青光眼，最佳的选择为联合手术。

3. 联合手术　联合手术（白内障超声乳化摘除＋后房型人工晶状体置入＋小梁切除术）的目的是通过一次手术同时解决白内障和青光眼的问题。这种手术方式必须根据患者的具体情况个体化地选择。合并有青光眼的患者小梁网受损，房水流出途径受阻，白内障术后眼压升高的发生率显著增加。因此，药物控制眼压不理想或不适合用药物控制眼压的患者是联合手术的最佳适应证。有研究报道称，联合手术中使用丝裂霉素可进一步降低眼压，并减少术后用药的数量。如果既往曾行滤过手术，但滤过泡功能不良或需要两种以上降眼压药物维持治疗，亦可考虑行联合手术。

二、适应证

见表 15 – 1。

表 15 – 1　白内障单纯手术或联合手术适应证

术式		适应证	
		主证（白内障的影响）	次证
单纯手术	超声乳化术	影响视力或妨碍视盘检查	（1）使用两种以下的药物可控制眼压。 （2）对余降眼压药物无禁忌。 （3）未损害注视功能的轻、中度视野缺损。
	小梁切除术	尚未影响视功能或视盘的检查	（1）可预测期内白内障不会进展至需要手术治疗的程度。 （2）采用最大可耐受药物治疗仍无法控制眼压。 （3）不是由晶状体膨胀所致的眼压严重升高（如伴角膜水肿）。
联合手术		影响视功能或视盘检查，或者单纯行小梁切除术后可能发生影响视功能或视盘检查	（1）采用两种或以上药物不能控制眼压。 （2）采用两种以下药物不能控制眼压，但对其他降眼压药物有禁忌证。 （3）因经济条件、依从性、躯体限制等原因不能采用药物治疗。 （4）术中需牵拉扩张瞳孔或伴广泛虹膜后粘连者。 （5）广泛虹膜前粘连。 （6）中重度视野损害或影响注视功能。

三、术前准备

术前 1d 可给予糖皮质激素眼液和抗生素眼液点眼。术前 30min 给予 β 受体阻滞药类降眼压药物，术前散瞳。

四、麻醉

通常采用2%~4%利多卡因和0.75%丁哌卡因1：1混合液行球后或球周麻醉，尤其是需行瞳孔牵拉扩张或有虹膜后粘连的患者。

五、手术要点

1. 制作结膜瓣　结膜瓣的制作有两种方法，一种是以角膜缘为基底的结膜瓣（图15-1A），距角膜缘8~9mm处剪开结膜和Tenon囊，做长12~14mm的平行于角膜缘的切口，钝性分离暴露巩膜。另一种是以穹隆为基底的结膜瓣（图15-1B），自角膜缘或角膜缘后1.5mm处剪开结膜和Tenon囊，作长约7mm的平行于角膜缘的切口，钝性分离暴露巩膜。

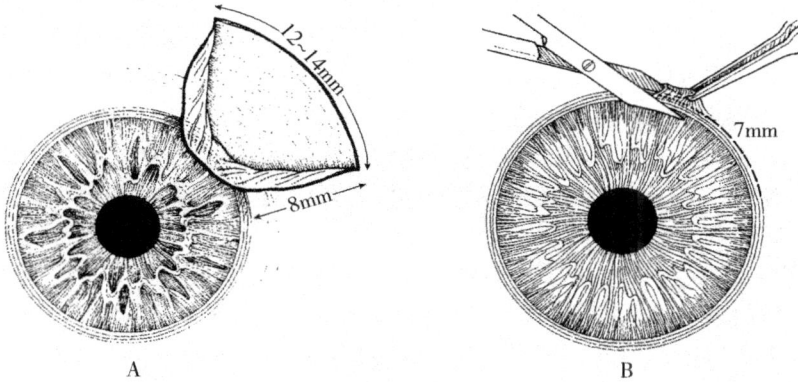

图15-1　基底的结膜瓣

A. 角膜缘；B. 穹隆

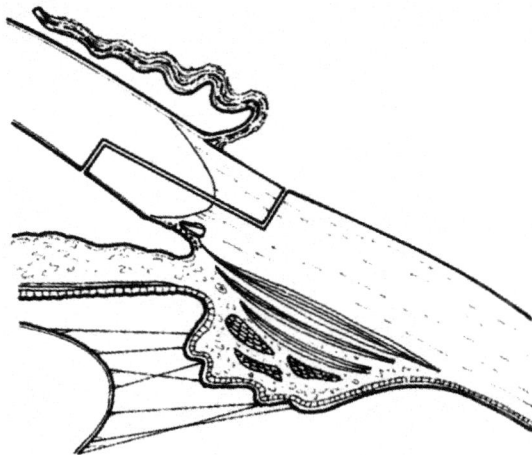

图15-2　三段式巩膜板层隧道切口

2. 制作巩膜瓣　制作三段式巩膜板层隧道切口（图15-2）：自角膜缘后约2mm处做垂直切口，深约1/2巩膜厚度，长约3mm；然后向角膜缘方向水平板层分离巩膜，至角膜缘内 1~2mm；最后用角膜刀垂直穿刺进入前房。

3. 小瞳孔和虹膜后粘连的处理　小瞳孔是青光眼患者常见的并发症之一，一方面可能因为长期使用降眼压药物（尤其是缩瞳药），另一方面可能存在不同程度的瞳孔后粘连。不同严重程度的白内障要求的瞳孔大小也有所差异，如果晶状体核较软，只需将瞳孔中等度扩大即可，而棕色白内障时需较大的瞳孔。手术处理小瞳孔的方法较多，包括黏弹剂分离、晶状体钩、虹膜拉钩、瞳孔扩张环、瞳孔括约肌放射状切开等，较常用的是黏弹剂分离和晶状体钩。

4. 撕囊　采用撕囊镊或截囊针行连续环形撕囊术。撕囊口的大小可能会受瞳孔大小的限制，太小的撕囊口会影响后面的操作，也会增加囊膜放射状撕裂的风险。但应尽量避免虹膜后的盲目操作，使撕囊范围尽可能控制在瞳孔范围内，因此对小瞳孔的处理非常重要。

5. 水分离、水分层　应紧贴囊膜下进行水分离，一个很好的判断标准是晶状体核能否转动。

6. 超声乳化与抽吸皮质　超声乳化过程与常规白内障超声乳化摘除术相同。需注意的是，小瞳孔时可使用虹膜钩将虹膜推向周边部，避免超声乳化过程中损伤虹膜，而抽吸皮质时可采用弯注吸头抽吸虹膜后面的皮质，以彻底清除。

7. 置入人工晶体　人工晶体的置入同常规手术。

8. 小梁切除术　与常规小梁切除术不同的是必要通过狭窄的隧道切口完成手术操作，有一定难度。有两种方法。

（1）咬切法：也有两种方法，一种是将显微咬切器通过隧道切口，一直伸至内切口前端，确定巩膜后唇顶端进入咬切器口后咬切下 1~1.5mm 的深层巩膜组织（图 15-3A）。另一种是先将隧道切口一侧剪开，用尖刀片于隧道切口前 0.5~1mm 处作平行于角膜缘的深层巩膜切口，将显微咬切器自此切口伸入，咬除切口前端的巩膜组织（图 15-3B）。

（2）切除法：先将隧道切口一侧剪开，用尖刀片于隧道切口前 0.5~1mm 处作平行于角膜缘、长约 3mm 的深层巩膜切口，两侧向前垂直剪开 1mm，然后以显微剪将深层巩膜瓣剪除（图 15-3C）。该方法易使切除位置偏后而切除睫状体甚至脉络膜，操作时应注意避免这种情况的发生。

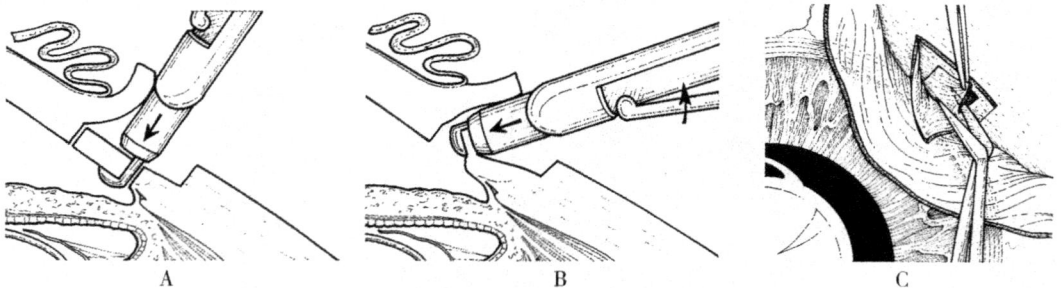

图 15-3　小梁切除术
A、B. 咬切法；C. 切除法

9. 周边虹膜切除术　用显微有齿镊自小梁切除口将周边虹膜拉自切口外（图 15-4A），用 Vannas 剪剪除周边虹膜组织，剪除的范围以超过小梁切除大小为宜（图 15-4B）。

10. 缝合巩膜瓣　巩膜隧道外切口以 10-0 尼龙线缝合二针，中间则作可放松性缝合。

缝合方法见图 15 - 5。这种缝合方法的线结是一个活结，术后滤过形成不理想需要放松切口时，可通过牵拉角膜侧线尾将其拆除。如果滤过形成良好，则无须拆除缝线，只需将外留线尾自角膜平面剪除，轻压角膜将缝线埋入角膜里即可。

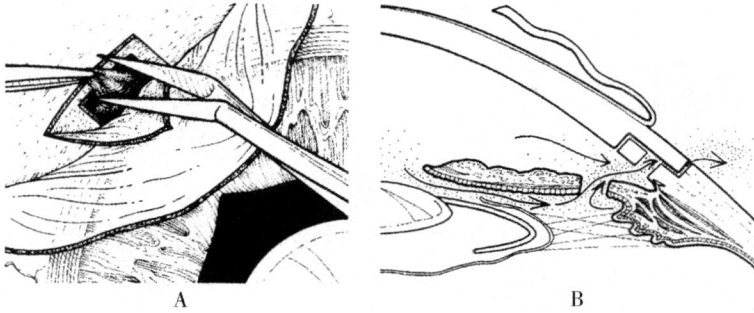

A　　　　　　　　　B

图 15 - 4　周边虹膜切除术

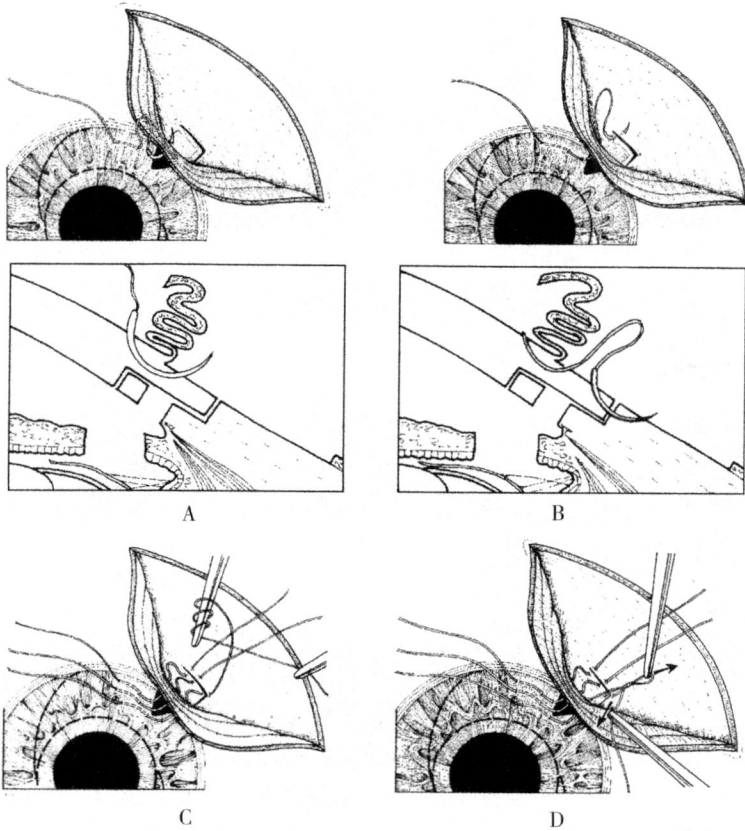

A　　　　　　　　　B

C　　　　　　　　　D

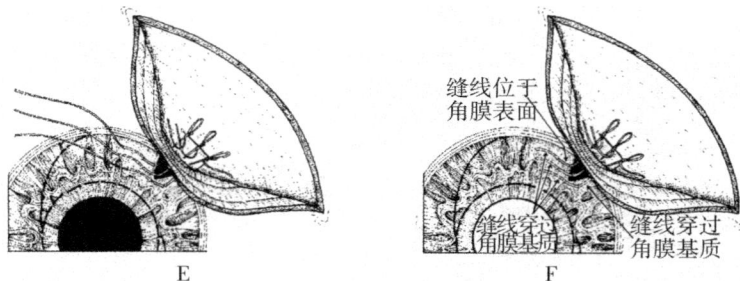

图 15 – 5　巩膜瓣缝合术

11. 缝合结膜瓣　Tenon 囊与结膜应分层缝合（图 15 – 6）。以角膜缘为基底的结膜瓣可采用连续缝合法；以穹隆为基底的结膜瓣可采用褥式缝合和边续缝合相结合的方法，也可采用重叠连续缝合法。

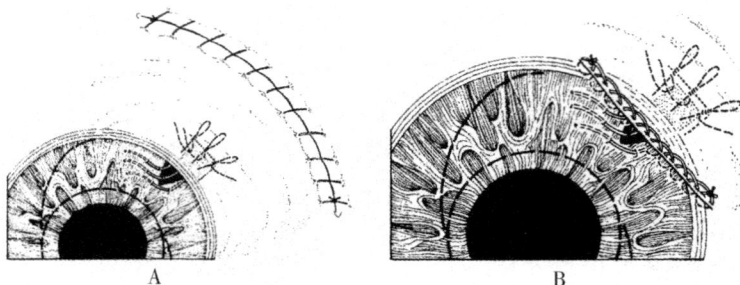

图 15 – 6　结膜瓣缝合术

六、术后处理

术后早期的观察至关重要，因为这一时期眼压升高的发生率高，及时的干预效果好。术后第 1 天开始就应进行随访观察，术后 1 个月内每周至少观察 1 次。术后给予皮质类固醇眼药水，6/d，于术后 3 个月内逐渐减量停用；非甾体抗炎眼药水，3/d，连续 3 周；抗生素眼药水，4/d，连续 7 ~ 10d。

七、术后并发症

1. 高眼压　术后早期的眼压升高多与术后炎症反应、黏弹剂残留、玻璃体或虹膜堵塞滤过口、出血等因素有关，应详细观察整个滤过通道，特别是前房角镜的检查。术后晚期的眼压升高通常与滤过泡的瘢痕化有关，但是还是有必要行前房角镜检查，观察滤过通道内口是否受阻。

如果术后早期滤过通道内口被血凝块或纤维渗出膜堵塞所致的高眼压，可在前房内注射组织型纤溶酶原激活物；如果是虹膜、玻璃体、晶状体囊膜等堵塞内口，可考虑行 Nd：YAG 激光或氩激光治疗或手术治疗；部分虹膜嵌顿所致的眼压升高可给予缩瞳药，但难以避免其复发，可在滤过口附近的虹膜行氩激光虹膜成形术，防止虹膜松弛，预防虹膜嵌顿的复发。

若术后早期的眼压升高是因滤过不畅所致，可拆除可放松性缝线（图 15 – 7）。一般来说，术后 1 周内拆除缝线导致低眼压的可能性大，术后第 2 周时拆除较为安全，而术后第 3 周时拆除是安全的，但增加滤过的效果亦较差。

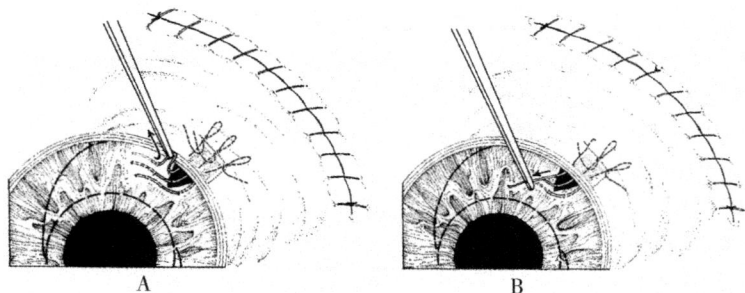

图 15－7　拆除可放松性缝线

2. 低眼压　引起术后低眼压原因包括滤过过度和房水生成不足。滤过过度的原因包括滤过泡漏、睫状体分离、巨大滤过泡等；而睫状体炎可导致房水生成不足。

（张振才）

第二节　视网膜脱离白内障联合手术

玻璃体切割术最初是为治疗玻璃体视网膜病而设计的，它解决了许多眼底疾病，如较严重的视网膜脱离、增殖型糖尿病视网膜病变、玻璃体积血、黄斑病变等。近年来，随着手术设备不断更新，手术技术不断进步，手术经验不断丰富，手术并发症越来越少，使得玻璃体手术的应用范围日益拓宽，与白内障手术的联系也越来越密切。如今，玻璃体手术不仅用于处理一些伴有玻璃体视网膜病变的白内障，以及白内障手术并发症，如白内障术中核坠入玻璃体腔，术后感染性眼内炎、玻璃体积血、脉络膜下腔积血等，还用于进行一些复杂的白内障手术，比如对角膜内皮细胞较少的病例，我们试行后路白内障摘除法以减少对角膜内皮细胞的进一步损伤。又如晶状体脱位入前房或夹持于瞳孔区，以前的做法是大切口下行白内障囊内摘除术，但近年我们试行玻璃体切割联合晶状体咬切术，其效果更佳，手术更安全。

气体长时间大面积接触晶状体后表面，会引起后囊下羽毛状白内障。在年龄较轻的患者，这种白内障是可逆的，待气体大部分吸收后，后囊膜变湿润，晶状体逐渐恢复透明。但在年龄较大的患者，则即使气体全部吸收，白内障仍继续发展，直到全部皮质白色浑浊。因而，50 岁以上患者玻璃体切割术后，若需行长效气体如 C3F8 或 S2F6 填充，就得考虑白内障的处理问题。不少手术医师主张同时行白内障摘除，或者行超声乳化吸除，或者行晶状体咬切，均不困难。而不同时摘除的话，术后常常遭遇两难尴尬：白内障发生后，玻璃体切割术后的白内障超声乳化吸除术中往往前房过深，较为困难，而玻璃体腔有气体存在时将更为困难；若不摘除白内障，则眼底不易观察随访。

一、适应证

如前所述，玻璃体手术的应用范围正日益拓宽，它在白内障手术中的适用范围也势必越来越大。下面只列举一些常见的适应证，随着玻璃体手术的不断发展，其适应证将不断增加。

（1）玻璃体视网膜疾病合并老年性白内障。

（2）玻璃体视网膜疾病并发白内障。

（3）硅油眼并发白内障。

（4）眼外伤同时造成白内障和视网膜玻璃体损伤。

（5）50 岁以上玻璃体视网膜疾病患者玻璃体切割术后需行长效气体填充者。

二、术后并发症

（1）白内障术中核坠入玻璃体腔。

（2）白内障术后感染性眼内炎。

（3）玻璃体积血。

（4）脉络膜下腔积血。

（5）人工晶状体脱位。

三、并发症处理

1. 术中白内障核坠入玻璃体腔　小的软核块可能并不产生严重并发症，有时发生轻度慢性葡萄膜炎，因而不必急于处理，可暂观察；大的硬核块若不及时处理，常常诱发严重葡萄膜炎和继发性青光眼，这种青光眼眼压不易用药物控制。一般需行玻璃体切割，软核者行晶状体咬切，硬核者行超声粉碎（Colyer，2011）。

2. 感染性眼内炎　一旦眼底检查或 B 超发现玻璃体已有浑浊脓点，宜尽快行玻璃体切割和眼内抗生素注射，过迟手术往往影响视力效果和抢救成功率。详见白内障并发症章节。

3. 驱逐性脉络膜大出血　由于超声乳化手术切口不大，驱逐性脉络膜大出血者已很少见，但偶尔也可见亚急性脉络上腔出血者；有时术中后囊膜破裂，改行大切口手术或行人工晶状体固定术中发生较严重的脉络膜出血。发生此类并发症时，首先宜迅速关闭眼球切口，等待出血停止和吸收。当出血较多 2 周后仍无明显吸收时，可试用玻璃体切割的技术，通过巩膜或视网膜切开，清除部分积血，常常可挽救部分视力。

四、复杂手术

1. 大疱性角膜病变　除部分角膜内皮功能较差的患者，特别是青光眼术后长期浅前房者，若直接行白内障超声乳化吸除，很可能造成大疱性角膜病变而不得不行角膜移植术。角膜供体材料的缺乏，患者术后因视力差和眼痛造成的心理影响，使我们试图用玻璃体切割和晶状体咬切的办法摘除晶状体，以减少对角膜内皮的进一步损伤。邹玉平等（2012）对 13 例术前有角膜内皮细胞重度减少、角膜仍保持透明的患者施行玻璃体切割和晶状体咬切术，检查发现术后角膜内皮数与术前基本无变化，所有患者角膜仍保持透明。

2. 晶状体全脱位　有前房脱位、瞳孔夹持和坠入玻璃体腔三种类型。坠入玻璃体腔的晶状体只能通过玻璃体切割、晶状体咬切的方法摘除，而前两种位置的脱位是可以从前段摘除的，常用的方法是白内障囊内摘除术，即通过一个 14mm 左右长的角膜缘切口，将整个晶状体连同完整囊膜一起摘除。这么大的切口，加之术前常伴高眼压，手术风险是可想而知的。近年来，不少手术医师改行经平坦部玻璃体切割和晶状体咬切术，手术切口大大减小，术中并发症明显减少，术后视力恢复快，术后视网膜并发症也不多。Oh 等（2010）对 40 例（46 眼）不同原因的晶状体脱位患者施行经平坦部玻璃体切割和晶状体咬切术，结果术后平均视力从术前的 20/185 提高至 20/30，术后并发症包括视网膜脱离（6.5%）、短暂性玻璃体积血（13.0%）、脉络膜脱离（4.3%）和黄斑囊样水肿（13.0%）。

3. 顽固性浅前房 临床上有时会遇到一种棘手的问题：青光眼术后的病例前房很浅，白内障手术时，向前房内注射黏弹剂很难加深前房，即使从侧切口注射黏弹剂，注射多少则溢出多少，面对这一问题如何处理？后段医师很容易想到，从平坦部伸个玻璃体切割头切除部分前部玻璃体，降低后房压力，即可顺利进行白内障超声乳化吸除术。10 年来，我们共行此手术 16 例（邹玉平，in press），在角膜缘后 3.5mm 处做巩膜穿刺，伸入玻璃体切割头（玻璃体切割机的切割头或超声乳化仪所带的前段玻璃体切割头均可），切除前段玻璃体致眼压偏低，关闭巩膜穿刺口后，均能顺利用黏弹剂加深前房进行撕囊，碎核过程中一直保持较深的前房，既保证手术顺利完成，又减少了对角膜内皮的损伤。近 4 年来使用 25G 和 23G 玻璃体切割头，更加简单快捷。类似的做法文献中也有报道（Chalam，2005；Data，2007）。

4. 中前房过深 高度近视、玻璃体切割术后的白内障患者，超声乳化吸除术中经常遇到前房过深现象。过深的前房不但影响手术操作，增加手术并发症发生率，还由于对晶状体悬韧带过度牵拉，增加患者手术中的痛苦，影响其耐受性和依从程度。此时，若像玻璃体切割术那样在下方平坦部放个灌注头，最好是 23G 或 25G 灌注头，调节吊瓶的高度，可减小并稳定术中前房深度，方便手术顺利进行。

五、争论焦点

临床上常常碰到以下问题，不同的手术医师有不同的观点，尚存争论。

（1）分期手术还是联合手术？对于一个既有后段手术指征、又有白内障手术指征的患者，可以有三种选择。①分期手术：先摘除白内障，以后再行后段手术；②分期手术：先行后段手术，以后再行白内障摘除；③联合手术：同时行后段手术和白内障摘除。

许多手术认为，玻璃体切割联合白内障超声乳化吸除术（phacovitrectomy）在处理合并有白内障的葡萄膜炎（Androudi，2005）、黄斑裂孔（Kim，2006）、增殖型糖尿病视网膜病变（Romero，2006；Diolaiuti，2006）和其他眼底病（Mochizuki，2006；Wensheng，2009；Jain，2007）时，均为一种安全而有效的手术方式。联合手术有助于减少患者的痛苦，缩短诊疗与住院时间，并在一定程度内减少诊疗费用。但有手术医师发现，联合手术（玻璃体切割同时联合白内障超声乳化吸除和人工晶状体置入术）在处理增殖型糖尿病视网膜病变时，术后眼内炎症反应如前房纤维渗出明显比分期手术多见（Treumer，2006），提示在较为复杂的眼底手术的病例，联合手术时应强调术后炎症反应的控制。Rivas–A guif 等（2009）则发现，联合手术在处理增殖型糖尿病视网膜病变时，术后玻璃体积血发生率较高。

在不能确定眼底手术可行性，如当白内障影响眼底评价，不能判断眼底情况：可否选择外路（巩膜扣带）手术？手术是否有价值？手术是否可能成功？取出硅油是否有风险？如果术前这些问题不能明确，建议先摘除白内障，再根据眼底情况决定进一步手术否。

在无玻璃体手术条件下，先摘除白内障，再转院行眼底手术，这是不少基层医院所持的观点。这个观点本身没错，问题在于这时不该急于置入人工晶状体，尤其是后囊膜不完整时。置入人工晶状体可能增加其后的玻璃体手术操作如气液交换、硅油填充等的困难，有时甚至不得不取出人工晶状体。

（2）玻璃体切割联合白内障超声乳化吸除还是晶状体咬切？玻璃体切割联合白内障摘

除术中，白内障摘除的方式是选择白内障超声乳化吸除，还是选择晶状体咬切，这取决于不少因素。其中，晶状体核的硬度、玻璃体视网膜条件、超声乳化和玻璃体切割设备和手术医师的偏好等因素较为重要。

与联合晶状体咬切相比，联合超声乳化吸除术的优点为：不惧怕硬核，摘除白内障所需时间短；保留的是没有晶状体上皮细胞的后囊膜，术后囊膜浑浊发生率低；玻璃体腔操作较少，可以减少对玻璃体腔和视网膜的骚扰；人工晶状体可置入在囊袋内。其缺点是：前房内的操作，对角膜内皮损伤较大；由于担心损伤晶状体后囊膜，前部玻璃体切割可能不彻底；需另做角膜或角膜缘切口，需另备超声乳化设备；手术费用相对较多。

（3）一期置入 IOL 还是二期置入 IOL？由于眼底病变给白内障手术添加了许多不确定的因素：①视网膜复位术后是否复发？②视网膜脱离或硅油填充时测定人工晶状体度数是否准确？③眼底手术后能否恢复一定的视功能？④后段手术如眼内填充物是否影响人工晶状体术后位置？

虽然一期人工晶体置入具有缩短诊疗时间，方便患者和减少医疗费用等优点，但在上述问题得不到明确答案的情况下，一期人工晶状体置入可能带来一些不利影响：若视网膜脱离复发，则人工晶状体可能影响再次手术操作；因测量度数不准确，术后变成较高度远视或近视状态；若术后视网膜功能不能恢复，则置入人工晶状体无疑是置入了一个没用的异物；若术后需行气体或硅油填充，气体可能影响人工晶状体的位置，硅油会影响术后的屈光状态。

关于视网膜脱离和硅油填充眼的人工晶状体度数测量，普通的 A 超生物测量是非常不准确的。有人认为，用 MRI 或 CT 测量眼轴比超声波测量准确，但用 MRI 或 CT 测量眼轴以计算人工晶状体度数本身就不准确。有人把希望寄托于先进的 IOLMaster（Habibabadi HF，2005；Parravano M，2007；El – Baha SM，2009），但是，当晶状体核较硬，或白内障较成熟时，IOL Master 所测出的度数也偏差很大。也有人通过术中检影的方法（Patwardhan SD，2009），或术中 A 超测量眼轴的方法来估计人工晶体度数，效果也不确切。

笔者认为，在不能完全确定上述四个问题时，以二期置入人工晶状体为佳。只有在上述四个问题都能肯定回答，即视网膜脱离不会复发、人工晶状体度数测量准确、术后视网膜能恢复视功能和术后人工晶状体位置不受影响的情况下，才可放心地一期置入人工晶状体。

六、手术方法

1. 白内障摘除联合巩膜扣带术 　一般先行白内障超声乳化吸除术，之后再行巩膜外硅压或环扎、放液、冷凝等（Rishi，2009）。参考步骤如下。

（1）球周或球后麻醉。

（2）白内障超声乳化吸除术：注意术中术毕保持瞳孔散大，必要时前房使用 1/1 000 肾上腺素。暂不置入人工晶状体。切口可能漏水者缝合一针。

（3）直肌吊线：球结膜下注射少许麻醉药，做结膜瓣，在两两直肌间紧贴巩膜壁分离巩膜与筋膜。在所需暴露巩膜区域做直肌吊线。

（4）预置硅胶固定缝线：在估计裂孔位置处预置 5 – 0 丝线，做前后 8 字缝合状，两针宽度比预置入的硅胶宽 1 ~ 2mm。预置缝线数量依巩膜扣带所需而定。

（5）放液：若视网膜下积液较多，此时需适当放液。在视网膜隆起最高处，但避开正对裂孔位置的巩膜上，用 25G 针头斜行刺入巩膜，缓慢行进，边进边压后唇，一旦感觉有液体流出，即停止行进，继续轻压后唇将视网膜下液放出。

（6）冷凝：最好在间接眼底镜直视下进行，用冷凝头顶住裂孔，采下冷凝机脚板，直至裂孔边缘及周围 1~2mm 区变灰白。此时再次标志定位裂孔后缘。

（7）硅压或环扎：检查预置 8 字缝线是否与标志的裂孔位置一致，如果不一致，则做相应调整。再将硅胶条或环扎带置入预置缝线内，打结拉紧，完成硅压或环扎。

（8）间接检眼镜下检查裂孔是否位于外加压手术嵴前坡，否则需做位置调整。

（9）如需置入人工晶状体，此时可以进行。

2. 超声乳化白内障吸除联合玻璃体切割术　一般先装好玻璃腔灌注管，再行白内障超声乳化吸除，然后行玻璃体切割等后段手术操作，最后再置入人工晶状体。但也可根据情况改变顺序。以 23G 玻璃体切割为例，参考步骤如下。

（1）球周或球后麻醉。

（2）白内障超声乳化吸除：注意术中术毕保持瞳孔散大，必要时前房使用 1：1 000 肾上腺素。暂不置入人工晶状体。切口可能漏水者缝合 1 针。

（3）23G 切口袖管安置：于颞下、2 点、10 点 3 个方位、角膜缘后 3.5mm 处，用 23G 切口刀斜行刺入玻璃体腔，确定进入玻璃体腔后，拔出刀芯，留下袖管。

（4）玻璃体手术：拉下非接触广角镜，在上述 3 个袖管内分别插入灌注管、导光纤维和玻璃体切割头，打开灌注，完成玻璃体切割，增殖膜、前膜或内界膜剥离，气液交换，眼内光凝等操作。

3. 玻璃体切割联合晶状体咬切术　除非晶状体核很软，否则用 23G 或 25G 是没有优势的，因为用微切割技术时晶状体咬切会非常耗时。以下以 20G 玻璃体切割为例，参考步骤如下。

（1）球周或球后麻醉。

（2）常规三通道切口：在颞下、2 点、10 点 3 个方位、角膜缘后 3.5mm 处，做结膜瓣，止血，用 20G 穿刺刀做巩膜穿刺。在颞下穿刺口缝上玻璃体腔灌注头。

（3）前部玻璃体切割：伸入导光纤维和玻璃体切割头，高切割速率、低负压参数下，先切除前部玻璃体。

（4）后囊膜切开及切晶状体沟：将玻璃体切割机参数改为低切割速率、高负压，用切割刀做一个约 3mm 直径的晶状体后囊膜中部切口，再在晶状体中间反复用切割刀前后切割，形成一条深达 80% 晶状体厚度的深沟。

（5）晶状体皮质吸除和前囊膜抛光：扩大后囊膜切口直径至 7mm 左右，将晶状体推入玻璃体腔，将玻璃体切割机置于"Cut off"状态，吸除残留于囊膜上的皮质。再在低负压下抛光前囊膜后表面，尽量将晶状体上皮清除干净。

（6）咬切晶状体核：拉下非接触广角镜，焦点调至玻璃体腔后部，咬切晶状体核。可在深沟处分开晶状体核，再以导光纤维作劈核刀，不断将核劈分后再切除（Byeon，2009）。

（7）晶状体核超声粉碎：如果晶状体核较硬，如超过Ⅲ级硬度，则玻璃体切割头咬切晶状体核速度很慢，甚至咬切不动，此时需行超声粉碎。将玻璃体切割头换成无袖套的后段超声粉碎头，在玻璃体腔内将晶状体核超声粉碎后吸除，此时同样可以使用超声乳化劈核的手法"分而粉碎之"。

（8）玻璃体手术：换回玻璃体切割头，完成玻璃体切割，增殖膜、前膜或内界膜剥离，气液交换，眼内光凝等操作。

4. 超声乳化白内障吸除联合硅油取出术　硅油取出的方法有多种，有的通过睫状体平坦部三切口取油，有两只需两切口。前者优点是术中可行气液交换将剩余油泡清除，即硅油取出较干净，但多一个切口多一处创伤；后者的特点正好相反。在联合白内障超声乳化吸除时，更有通过超声乳化手术切口取出硅油，认为这样可进一步减少创伤（Boshra，2009）。但若为重硅油，一般需三切口，通过气液交换或液液交换将重硅油交换出来，当然也有用其他方法者（Clark，2008）。以下步骤可供参考。

（1）联合二切口轻硅油取出法：①球周或球后麻醉。②在颞下和10点两个方位、角膜缘后3.5mm处，做结膜瓣，止血，用20G穿刺刀做巩膜穿刺。在颞下穿刺口缝上玻璃体腔灌注头，暂不开灌注管以免眼内压过高影响白内障超声乳化吸除术，若已觉后房压力过高，可自10点切口先抽出少许硅油。其中，灌注管也可通过23G或25G灌注管来进行，但10点钟处抽吸硅油的切口不宜太小，否则抽油速度太慢。③白内障超声乳化吸除，暂不置入人工晶状体。④打开灌注管，用10mL或20mL注射器将16G针头，自10点穿刺口进入玻璃体腔，缓慢将玻璃体腔硅油抽吸干净。⑤缝合关闭巩膜穿刺口。用注水针头注水调整眼内压。

（2）联合三切口重硅油取出法：①球周或球后麻醉。②白内障超声乳化吸除：注意术中术毕保持瞳孔散大，必要时前房使用1∶1 000肾上腺素。暂不置入人工晶状体。切口可能漏水者缝合1针。③23G切口袖管安置：于颞下和2点两个方位、角膜缘后3.5mm处，用23G切口刀斜行刺入玻璃体腔，确定进入玻璃体腔后，拔出刀芯，留下袖管。在颞下袖管内插入23G灌注管，打开灌注。此管的上端连三通管，三通管的另两端分别连接液体吊瓶和气交管。④20G笛形针入口：在10点方位、角膜缘后3.5mm处，做结膜瓣，止血，用20G穿刺刀做巩膜穿刺。⑤放下非接触广角镜，三通管通向气交管，伸入23G导光纤维和20G气交管，通过气液交换的方法，用笛针将重硅油清除。⑥拔除23G袖套，缝合20G巩膜切口，调整眼压至正常。

（张振才）

第三节　角膜移植白内障联合手术

当患者同时患有导致视力下降的角膜疾病和白内障时，单纯行角膜移植或白内障手术都不能使视力恢复。而且，角膜移植术手术创伤、术后炎症反应及皮质激素的使用可加速白内障的发展。在1960年以前，标准的手术方式为角膜移植术后行二期白内障手术，但白内障手术可导致内皮细胞的丢失，手术创伤也加大了角膜植片排斥反应的发生率，甚至导致植片的浑浊。1966年，Katzin和Meltzer首次报道了白内障摘除和角膜移植的联合手术。1976年，Taylor报道了白内障摘除、人工晶体置入联合角膜移植三联手术。此后，随着白内障及角膜移植手术技术的发展，三联手术的成功率越来越高。

一、适应证

1. 伴有各种角膜疾病　如Fuchs角膜内皮营养不良、角膜白斑、圆锥角膜、单纯疱疹病毒性角膜炎、基质炎等合并白内障。

2. 白内障伴随表现　如角膜内皮细胞计数少于600/mm³；角膜厚度超过0.62mm；角膜

大疱病。

二、麻醉

可使用全身麻醉或局部麻醉。局部麻醉使用2%利多卡因和0.5%丁哌卡因等量混合行球后麻醉或球周麻醉。

三、手术方法

1. 扩瞳和软化眼球　是联合手术成败的关键步骤，尤其是软化眼球。通常于术前30min给予25%甘露醇注射液250mL，快速静脉滴注，并于局部麻醉后使用手掌或Honan充气垫（30mmHg）行眼部按摩，至少按摩20min，以降低眼内压，减少术中玻璃体脱出、脉络膜上腔出血等并发症。

2. 开睑　应避免加压于眼球，建议采用缝线开睑法；睑裂小者可行外眦角切开。

3. 植片切刻　植片应比植床大0.25～0.5mm，植片切刻要求边缘整齐、垂直，取下的植片内皮面朝上放置，其上点数滴平衡盐溶液，滴Viscoat保护角膜内皮。

4. 植床切刻　通常情况下植床直径大7.0～8.0mm。切刻前先做中心标志。切口亦要求边缘整齐、垂直。大多数医师使用Hessburg - Bsrron真空环钻。一旦切穿前房，立即去除负压装置，以免环钻损伤虹膜及晶状体。

5. 晶状体摘除　如果角膜的透明度不影响白内障手术操作，可先按常规行白内障超声乳化摘除+人工晶体置入术，再行角膜移植术。大多数情况下角膜的浑浊程度会使得白内障手术无法进行。穿透性角膜移植和角膜内皮移植手术时白内障的摘除方法有所差别，分别介绍如下。

（1）穿透性角膜移植术：白内障手术为"开天窗"式摘除。首先行前囊膜的连续环形撕囊（图15-8），为了能顺利剜出晶状体核，撕囊口的直径需达7mm以上。由于后房的压力推挤作用，撕囊时囊膜容易撕裂至赤道部，因此可使用铲形针轻压晶状体核中心，对抗后房的压力。一旦囊膜裂向赤道部且无法再连续撕囊，可使用囊膜剪截囊。然后水分离使晶状体核脱出于囊袋外，再用晶体套圈剜出晶状体核（图15-9）。最后用灌注抽吸系统将皮质冲洗干净。如果采用超声乳化机注吸系统抽吸皮质，难以避免地会吸除前囊膜和撕裂晶状体悬韧带，因此建议采用手动注吸针头抽吸（图15-10）。

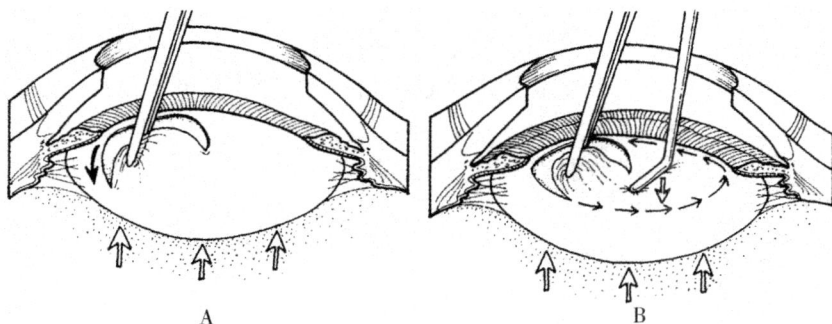

图15-8　连续环形撕囊

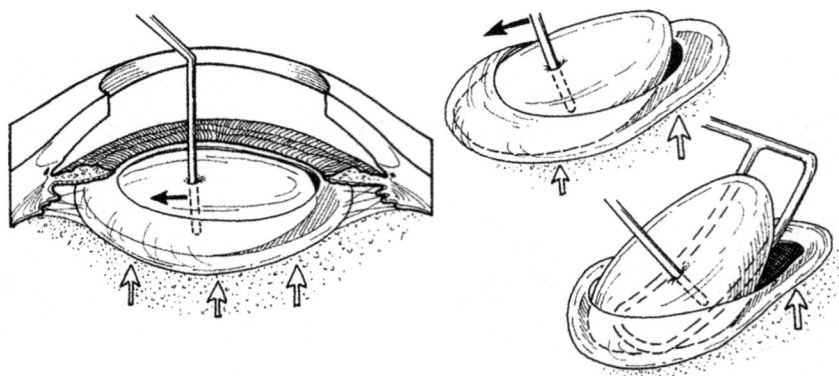

图 15 - 9　剜出晶状体核

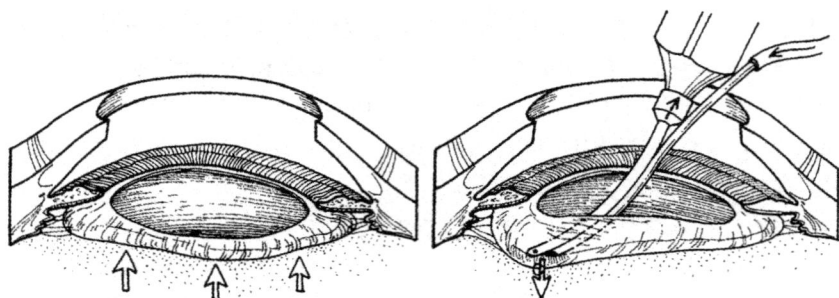

图 15 - 10　手动注吸针头抽吸

（2）角膜内皮移植术：可采用标准的白内障超声乳化摘除术摘除白内障，但某些步骤需作调整。首先是根据手术医师的习惯调整切口的大小和位置。例如，如果某位医师在做角膜内皮移植时习惯在上方做巩膜隧道切口，白内障时习惯做颞侧透明角膜切口，而联合手术时最佳的选择应该是颞侧巩膜隧道切口。其次，撕囊时可使用台盼蓝染色以增加囊膜的可视性，然而由于异常的角膜内皮可被染色，因此应先在前房内注入高黏附性黏弹剂后再注入染色剂，避免染色剂着染角膜内皮。

6. 置入人工晶体　人工晶体度数的选择较为困难。如果对侧眼可检测，可参考对侧眼的度数；如果无法测定，则通常要手术医师凭经验估计。置入人工晶体时，若为连续环形撕囊者，可囊袋内置入人工晶体。如果囊膜已破，但尚有足够支持，可囊袋内或睫状沟置入人工晶体。如果没有足够支持，可选择前房型人工晶体、虹膜支持型人工晶体或睫状沟固定后房型人工晶体。

7. 植片缝合　前房注入少许黏弹剂，盖上植片，分别于 12 点、6 点、3 点、9 点做一间断缝合，然后行另外 8 针间断缝合外加 12 针连续缝合，或行 12 针的双连续缝合，两连续缝合的力矩相反。缝合深度应达 90% 角膜厚度，每针跨度为 1.5 ~ 2.0mm。线结为 2 - 1 - 1 方式。缝合完毕后修剪线结，并将线结埋于植床。

四、手术并发症

许多研究表明，白内障、角膜移植分期手术并不比联合手术具有更多优点，相反，联合手术可以避免分期手术的一些缺点，如一期角膜移植手术可影响二期手术的进行，二期白内障手术可造成已移植的植片内皮细胞的损害，延长术眼恢复时间。目前的研究结果也表明联合手术并未增加手术的并发症。

1. 术后散光　为最常见的术后并发症，通常难以避免。可通过提高缝合技巧减少散光程度。

2. 玻璃体压力增高、玻璃体脱出　常见原因为开睑器加压于眼球、术中紧张、咳嗽等。为了减轻开睑器对眼球的压迫作用，可采用 Schott 或 Smirmaul 开睑器。不管采用何种开睑器开睑，一旦发现后玻璃体压力增高，应立即重新放置开睑器及采取相应处理措施；如玻璃体压力无法减轻，可能导致后囊膜破裂或悬韧带断裂，玻璃体脱出，可用钻石刀做睫状体扁平部切口，行玻璃体切除，必须注意的是应将前房的玻璃体清除干净，否则极易嵌顿于角膜移植手术切口中，并导致瞳孔变形、黄斑囊样水肿等并发症。

3. 暴发性脉络膜上腔出血　是最严重的手术并发症，表现为玻璃体压力急骤增高、后囊破裂、玻璃体溢出、眼底红光反射消失、眼内容物脱出等。穿透性角膜移植手术过程中必须始终警惕此并发症的发生，一旦确诊，应立即关闭切口，用具有足够张力的缝线紧密缝合，防止眼内容物继续脱出，等待眼内解剖结构稳定后再重新手术。

4. 植片内皮失代偿　各种原因导致植片内皮细胞丢失过多，发生率为 6%～20%，低于白内障摘除、角膜移植分期手术的发生率。

5. 植片排斥　发生率为 0～11%。同时行白内障手术并不增加植片排斥反应的发生率。

6. 青光眼　1.5%～19%患者术后发生青光眼。

7. 后囊混浊　发生率（7%～10%）同常规白内障手术。

8. 黄斑囊样水肿　发生率为 0～6%。

9. 视网膜脱离　发生率为 0～2%。无明显证据表明三联手术增加视网膜脱离的发生率。

10. 眼内炎　0～1%患者发生眼内炎。

五、注意事项

1. 巩膜支持　可常规使用巩膜支持环，尤其对于年幼患者、近视眼圆锥角膜及视网膜玻璃体手术眼，应使用 Flieringa 环或 MeNeill – Goldman 开睑器支持巩膜，以防巩膜塌陷。缝合时应避免眼球变形，减少术后散光。

2. 黏弹剂使用　整个手术过程都应使用黏弹剂，以便手术顺利进行，提高手术效果。植片切刻后可使切口边缘整齐垂直，并可避免损伤虹膜、晶状体；晶状体摘除时保护内皮；方便置入人工晶体；缝合植片时形成前房、保护眼内组织。

3. 人工晶体度数计算　与常规人工晶体计算相同。

4. 人工晶体的选择　如果瞳孔大小及形态正常，选择光学面为 6.0mm 的人工晶体。如果瞳孔较大，或形态异常，应选择光学面为 6.5mm 的人工晶体，以减少术后眩光等问题。

5. 置入人工晶体　睫状沟或囊袋内置入人工晶体时，因玻璃体的压力可将人工晶体推出，可轻轻将晶体下压，并缓慢旋转晶体，使其正位，然后缩瞳。术毕将前房内黏弹剂冲洗干净。

6. 控制术后散光　首先要正确缝合 12 点、6 点、3 点、9 点的间断缝线。然后行 12 针的双连续缝线，两者力矩相反。或用 10 - 0 缝线行 12 针间断缝合，再用 10 - 0 缝线行 12 针连续缝合，连续缝线的张力要小些。术后可根据角膜散光拆除相应间断缝线，最早可于术后 1 个月进行。

7. 其他　对于无后囊膜支撑的人工晶体置入，按照人工晶体双襻固定方法进行手术。

（张振才）

参考文献

[1] 王宁利. 眼科疾病临床诊疗思维. 北京：人民卫生出版社，2011.

[2] 曾继红，何为民. 眼科护理手册. 北京：科学出版社，2015.

[3] 詹汉英. 眼科护士培训手册. 湖北：湖北科学技术出版社，2014.

[4] 王宁利. 整合眼科学. 北京：人民卫生出版社，2014.

[5] 刘虎. 白内障和屈光手术. 辽宁：辽宁科学技术出版社，2009.

[6] 刘家琦，李凤鸣. 实用眼科学. 北京：人民卫生出版社，2012.

[7] 葛嫣然，邵宏超，王福海. 雌激素预处理对兔视网膜缺血再灌注损伤组织中谷氨酸水平的影响［J］. 2015，55（16）33 - 34.

第十六章

青光眼及手术

第一节　原发性开角型青光眼

原发性开角型青光眼（Primary Open Angle Glaucoma，POAG）的病因、发病机制、早期诊断和治疗都是眼科领域内的棘手问题。因为它的病因和发病机制至今尚不明确，所以直接影响了早期诊断和针对性治疗的进行。

一、病因和发病机制

尽管 POAG 的病因研究尚无定论，但目前已知一些因素与其发病有着密切的关系，比如：随年龄增大，POAG 的患病率逐渐升高；黑人 POAG 患病率较白人高的种族差异；POAG 具有遗传倾向；高度近视人群中的 POAG 患病率升高；POAG 患者对皮质类固醇的高敏感性；POAG 患者中血流动力学或血液流变学异常的发生率高等。我们将以上种种现象称之为 POAG 的危险因素。

综合近几十年来的大量研究结果，对于 POAG 的发病机制，主要倾向于两种理论：一是小梁细胞的形态和功能异常，包括小梁细胞的胞外基质成分和含量的改变和小梁细胞内细胞收缩骨架的异常，使小梁网眼狭窄、僵硬，房水外流通路的阻力增大，眼压升高，机械压迫造成视神经萎缩。二是血液流变学和血流动力学的异常，如全血血黏度增高、供应眼部的主要血管血流量下降等，引起视神经缺血，激发了神经节细胞凋亡的过程。

二、诊断要点

（一）临床表现

因表现隐匿，故对诊断不是很有价值。早、中期多数 POAG 患者并无自觉症状，部分患者可有眼胀、视疲劳、虹视等不适。随着病情隐匿性进展，视野的损害逐渐显现出来，待引起患者警觉而就诊时，往往已到中晚期。合并近视的患者可表现为屈光度不断加深，需频繁地更换眼镜。中心视力多能较长时间保持尚佳水平，有些晚期患者视野已成管状，但中心视力仍能达到 1.0。

（二）眼压

早期的 POAG 患者有一段眼压正常至较正常稍高的波动时期，表现为 24 小时中某一时段眼压升高，24 小时眼压最高值与最低值的差大于 1.07 kPa（8mmHg）。此时较难与正常眼压性青光眼鉴别。最好测量 24 小时眼压曲线，捕捉眼压升高的时段，了解眼压波动范围。提倡使用 Goldmann 压平式眼压计，因为压陷式眼压计受巩膜硬度影响较大。

（三）前房深度和前房角

一般来讲 POAG 患者前房不浅，即使在高眼压下房角仍是开放的。有些高龄 POAG 患者由于晶状体增厚，使房角变窄、前房变浅，此时在高眼压下进行房角检查是与 POAG 鉴别的有力手段。

（四）乳头改变

有多种形式的视盘改变与 POAG 有关，有诊断价值的是盘沿的局限性变窄，尤其是颞下和颞上方的变窄；双眼视杯不对称；视杯同心性扩大。有时可观察到视盘旁小片状或线状出血，多认为是视野损害进展的先兆。

（五）青光眼性视网膜神经纤维层缺损

颞下方的弓形纤维往往最先受损，其次为颞上方的弓形纤维，以局限性裂隙状的 RNFL 缺损最为典型，病情继续进展，缺损演变为楔状甚至扇形。另一种缺损类型为弥漫性损害，视网膜神经纤维层（RNFL）弥漫性变薄，颜色变暗，血管裸露。

（六）青光眼性视野损害

1. 早期表现　最常见旁中心暗点，单个或数个。暗点多分布在上下方 Bjerrum 区内，在上方 Bjerrum 区尤其靠近生理盲点处多先出现，对应着 RNFL 的最易先受损区。由于水平线上下方的 RNFL 受损程度不对称，尚有部分患者表现为鼻侧等视线压陷即鼻侧阶梯。

2. 进展期损害　旁中心暗点或鼻侧阶梯，位于 Bjerrum 部位的多个暗点相互融合形成弓形暗点，上下弓形暗点相连形成环形暗点，逐步向鼻侧视野侵犯并侵及周边视野，形成鼻侧视野缺损。

3. 晚期表现　大部分视野丧失，最终仅剩中心 5°～10° 的管状视野或颞侧岛样视野改变。

4. 其他　弥漫性视网膜光敏度阈值增高、生理盲点扩大、周边视野缩小等也见于 POAG 患者，但缺乏特异性，受被检者的合作程度、年龄、屈光间质混浊等因素影响大，故不作为青光眼的特异性视野改变。

已经出现典型明确损害体征的 POAG 诊断不难，这也是目前青光眼医生的一个无奈之处，也就是说，只有视功能损害真的发生了，才能下定论，实际上视网膜神经节细胞的死亡早在视野损害出现数年前就已发生了。有很多眼压稍高，视杯较大，视野有 1～2 个不太典型的旁中心暗点的就诊者，很难说就是早期的 POAG。所以 POAG 的早期诊断问题，仍然是新世纪眼科医师面临的一个巨大挑战。

三、早期诊断

（1）眼压≥2.7kPa（21mmHg），或日眼压波动≥8mmHg。
（2）已经具有青光眼视盘改变及视网膜神经纤维层缺损。
（3）具有典型的青光眼视野改变。
（4）眼压高时前房角也开放。

为早期诊断提供依据的检查方法进展：以往对视盘形态和视网膜神经纤维层缺损的观察带有很大的主观性，近年来许多眼科学以及其他相关学科的专家学者正在致力于开创能够准确、客观、敏感地反映视盘和 RNFL 正常与病理改变的仪器。例如视盘立体照相与计算机分析、光学相干断层检查（OCT），共焦扫描激光眼底镜（CSLO）、多焦 VEP 与 ERG 等，期望从视盘、RNFL 的物理定量测量、眼底微循环和电生理等方面早期诊断青光眼。虽然这些仪器共同的着眼点是希望提供一种较眼底镜下直接观察视盘和 RNFL 更客观、更定量的手段，但由于缺乏基于大量样本的正常值范围、青光眼与正常人群的参数重叠区大、仪器的可重复性问题、青光眼病因学的不明确等因素，还不能满足设计者的初衷。视盘立体照相与计算机分析、光学相干断层检查（OCT）以及共焦扫描激光眼底镜（CSLO）更多地被用于青光眼患者的随访和病情监测。

四、治疗原则

原发性开角型青光眼的治疗是一项非常复杂的工作，治疗的目的是降低眼压，改善视神经血流供应，阻止或延缓视神经损害的进展。药物治疗仍然是首选方法，当应用最大剂量可耐受的药物不能控制病情发展时，则加用激光或手术治疗。

五、药物治疗

（一）抗青光眼药物

药物治疗目前仍然是原发性开角型青光眼治疗的首选，原则上应从单种药物的最低剂量开始，根据需要增加药物浓度直至联用药。

1. 前列腺素衍生物　这类药物的出现是青光眼药物治疗中的一个里程碑，促进葡萄膜巩膜房水外流成为另一重要的降眼压通路。第一个应用于临床的局部前列腺素类抗青光眼药物是 Latanoprost（Xalatan），它的作用为非眼压依赖性，不受表层巩膜静脉压的影响，昼夜降眼压的效果稳定且维持时间长，不影响正常房水生成，全身不良反应小。主要的不良反应为引起虹膜、眶周和睫毛的色素改变。Bimatoprost（Lumigan）是新近合成的前列腺酰胺衍生物，是目前降眼压效果最强的局部抗青光眼药物。Rescula 能够同时增加葡萄膜–巩膜通道和小梁网通道房水外流，且对虹膜色素的影响小。目前，在国外 Xalatan 已经成为临床一线药物，在国内由于经济问题，仍然没能普及。

2. β-肾上腺素能受体阻滞剂　19 世纪 70 年代便应用于临床，也是我们常称的 β-受体阻滞剂。常用的药物有 0.25%～0.5% 噻吗洛尔、0.25%～0.5% 贝特舒（Betaxolol，Betopic）、0.5% 贝他根（Levobunolol，Betagan）、1%～2% 美开朗（Mikelan）等，降眼压原理能减少房水的分泌，准确的降眼压机制还不十分明确。最有代表性的药物为噻吗洛尔，有研究表明，噻吗洛尔直接阻断了睫状突中的 β-受体，点药后房水流量减少 30%～50%。噻吗洛尔可以应用于各类青光眼，每日仅滴 2 次，无缩瞳及调节痉挛作用，但其对心血管系统及呼吸系统方面的不良反应，而使之应用受到限制。对有支气管哮喘、严重阻塞性肺病、心动过缓、房室传导阻滞等必须禁忌使用，国外有报道因点药后死亡的病例，应用前应该特别注意。

3. 肾上腺素能药物　经典的药物是 1%～2% 的肾上腺素，能减低房水的分泌速率，但因其易引起全身和局部的多种不良反应且不便保存，已经逐渐被肾上腺素前体药物地匹福林

（Dipivefrin，DPE）所取代。DPE 具有高亲脂性，容易穿透角膜转化为有活性的肾上腺素发挥降眼压作用。0.1% 即为有效的降眼压浓度，故心血管不良反应极轻微。同时有轻度的散瞳作用。

4. α₂ - 肾上腺素能受体激动剂　目前认为这类药物可以减少房水生成并增加葡萄膜巩膜外流。代表药物有阿泊拉可乐定（Apraclonidine）和 0.2% 阿法根（Brimonidine，Alphagan）。前者不良反应较多，可引起中枢性血压下降、过敏反应，目前已很少使用。阿法根克服了前代药物的不良反应，降眼压效果良好，全身和局部的不良反应均很轻微，并且动物实验证明它可以保护视网膜神经节细胞，可能有潜在的视神经保护作用。Alphagan – P是一种改进剂型，它的独特之处在于摒弃了常规的保存剂 BAK，而采用了二硫化铁（Purite），后者遇到空气便迅速降解，几乎不在患者眼内存留，适宜长期使用。

5. 碳酸酐酶抑制剂　口服碳酸酐酶抑制剂如乙酰唑胺（Diamox）通常用于眼压显著增高时的急诊治疗和术前准备，由于其不良反应明显，不宜长期服用。1995 年第一个碳酸酐酶抑制剂滴眼液 Trusopt 问世。目前，我国第一个局部用碳酸酐酶抑制剂 1% Brinzolamide 派立明（Azopt）滴眼液，已在临床中使用。对正常人和青光眼患者昼夜房水生成均有抑制作用，降眼压效果较强，尤其在夜间仍能发挥作用，并且能改善视网膜和视盘微循环。2% Trusopt（Dorzolamide）是首先应用于临床的这类药物，但较易引起明显的眼部不适，而稍后上市的 1% Brinzolamide（Azopt）局部不良反应少，其舒适度明显优于同类其他产品，并有满意地降眼压效果。

6. 缩瞳剂　毛果芸香碱是最早发现的治疗青光眼药物，它主要作用于睫状肌，使其收缩，牵开小梁网孔，促进房水的排出，从而可以增加开角型青光眼的房水流量。在开角型青光眼的药物治疗中，毛果芸香碱多与 β - 受体阻滞剂联合应用，其单独应用时的治疗作用不如它在原发性闭角型青光眼治疗中的那么突出，且用药次数多，每天需 4～6 次，引起调节性近视，故影响患者的依从性。目前在开角型青光眼治疗中已逐渐失去其首选地位。

（二）抗青光眼药物的联合应用

当单一的药物不能控制眼压时，应根据眼压及视功能的改变考虑不同的联合用药。但是，在同一类药物不能联合应用，例如：目前临床种类较多的 β - 受体阻滞剂，要结合患者的全身情况，选择一种适用而不良反应又较小的应用。同时应用 2 种以上滴眼液时，医生应该为患者教授指导点药方法及制定点药时间。

（1）Azopt 与 β - 受体阻滞剂联合应用，可以再降低眼内压约 20%。

（2）毛果云香碱与 β - 受体阻滞剂联合应用，既可以减少房水生成，也可以使小梁网扩张，促进房水外流，有效地控制开角型青光眼。

（3）毛果云香碱与噻吗洛尔联合应用，前者轻度增加心率，后者会减少心率，不良反应互补。

（4）β - 受体阻滞剂与前列腺素类药物 Latanoprost（Xalatan）联合应用，要注意：由于夜间房水生成量减少，所以噻吗洛尔晚间应用效果不明显，应该早晨 5 点及下午 5 点应用；而夜间房水排出主要经葡萄膜 - 巩膜通路排出，Xalatan 的应用要安排在睡前。派立明（碳酸酐酶抑制剂滴眼液）单独应用可以有效降低眼内压约 20%，与 β - 受体阻滞剂联合应用，可以再降低眼压 20%。

毛果云香碱不能与 Xalatan 联合应用，因为前者使睫状肌收缩，引起睫状肌间隙明显缩小，从而减少了葡萄膜－巩膜外流，两者相克。

（三）视神经保护剂

青光眼致盲的直接原因是青光眼性视神经萎缩，所以近年来关于视神经保护剂的研制成为青光眼治疗中新的热点。不可否认理想地控制眼压是保护视神经的首要手段，但对其他非眼压因素所致的视神经损害的防护亦不容忽视。在已经投入临床使用的降眼压药物中，发现一些药物可能通过不同的途径起到增加视神经血流、清除或拮抗神经毒性因子、减少神经节细胞凋亡、增加神经营养因子从而保护视神经的作用。另外尚有多种经动物实验证明具有视神经保护作用或分子生物学研究已证实其作用机制的药物有望在不久的将来应用于临床。

1. 选择性 β_1 － 肾上腺素能受体阻滞剂贝特舒（Betalol） 兼有 Na^+ 通道和 Ca^{2+} 通道阻滞作用，可阻断兴奋性谷氨酸兴奋 Na^+ 通道引起的神经节细胞水肿和开启 Ca^{2+} 通道导致的 Ca^{2+} 超载，使神经节细胞凋亡减少；并且 Betalol 的钙拮抗作用还可以增加视盘血流。

2. α_2 － 肾上腺素能受体激动剂阿法根（Alphagan） 在大鼠模型中已证实其独特的视网膜神经节细胞保护作用。

3. 谷氨酸受体拮抗剂 在青光眼进程中由于高眼压和缺血而损伤或死亡的神经节细胞释放其内的谷氨酸到细胞外，过度刺激其他神经节细胞表面的 NMDA 受体，引起这些细胞的胞内 Ca^{2+} 超载，形成恶性循环，导致神经节细胞加速凋亡。Memantine（美金刚）是一种非竞争性 NDMA 受体拮抗剂，在神经科用于神经系统疾病的治疗已有 20 余年历史。在大鼠玻璃体腔内同时注射谷氨酸和 Memantine 可保护神经节细胞免于死亡，此外还可以改善视网膜缺血动物的缺血再灌注损伤。所以 Memantine 有望作为一种新型的视神经保护剂用于青光眼患者。

4. Ca^{2+} 通道阻滞剂 Ca^{2+} 通道阻滞剂除了阻断谷氨酸介导的 Ca^{2+} 超载以外，同时还有抑制自由基、减少视网膜血管阻力、防止血管痉挛和稳定细胞膜的多重作用。另外还能促进房水外流降低眼压。给予 POAG 和 NTG 患者口服维拉帕米，青光眼性视神经损害的进展明显慢于对照组。

5. 其他 NO 途径的抑制剂、自由基清除剂和多种外源性神经生长因子尚在动物实验阶段。

（四）如何为 POAG 患者选择适宜的药物

（1）局部抗青光眼药物 1～2 种，无或仅有轻微的全身/局部不良反应，能够耐受，保证良好的治疗依从性。

（2）眼压能够平稳控制在 20mmHg 以下，如能控制在 15mmHg 以下则更为安全。

（3）能够保持夜间眼压平稳。

（4）尽量选择增加生理性房水外流的药物，以免影响眼前段结构的营养供应。

（5）具有一定的增加视盘微循环血流和神经保护作用。

（6）联合用药应是具有良好的协同作用的用药组合。上述几大类抗青光眼药物之间一般均存在协同性。属于同类的药物不宜联合应用，如不能同时使用两种 β － 肾上腺素能受体阻滞剂。缩瞳剂因减少葡萄膜－巩膜房水外流，故不宜与前列腺素类药物联合应用。

（7）结合我国国情，适当考虑患者的经济承受能力。

六、激光治疗

原发性开角型青光眼的激光治疗主要有激光小梁成形术（Laser trabeculoplasty）及激光巩膜切除术（Laser sclerostomy）。下面以氩激光小梁成形术和钬激光巩膜切除术为例简述。

（一）氩激光小梁成形术（Argon Laser Trabeculoplastv，ALT）

1. 应用原理　激光的热效应致烧灼区胶原皱缩和瘢痕收缩，使小梁环变小，并向前房中心方向移位，从而牵拉小梁条带使小梁间隙加宽，并可使 Schlemm 管的管径扩大。改善房水流出易度，增加房水流出。并且激光的生物热效应可促进小梁网内皮细胞的分裂和生长，引起细胞外基质的生物学变化。

2. 治疗操作方法　表面麻醉后，使用连续波氩激光器在裂隙灯下通过 Goldmann 三面镜或镀膜房角镜进行治疗。清晰明确地看清楚，睫状体前缘及 Schwalbe 线之间的组织结构。光凝部位选择有色素与无色素小梁网的交界处（后 1/3 与前 2/3 小梁网交界处），注意不要过于偏后，否则易引起房角粘连。

（1）激光参数：50μm 大小的光斑为宜，曝光时间为 0.1 秒，功率一般为 800～1 200mW，具体病例应根据组织对激光的反应来确定治疗能量。小梁色素较多的病例对能量吸收较多，可以适当减少激光功率，一般开始用 800mW，根据组织反映情况调整功率（按 100mW 增量上调）。

（2）激光反应：在有色素区以激光后出现色素脱失为准，无色素区以激光后小梁呈苍白色点或出现小气泡为准。

（3）治疗范围：一般开始做 180°范围，共 50 点，点与点之间相隔 4°。观察 2～4 周，如眼压控制不理想，可再做另外 180°范围治疗。一次治疗 360°易引起术后眼压急性升高。

3. 并发症

（1）眼压升高：是比较常见的严重并发症，发生率为 3.35%～37%。常出现治疗后的早期，眼压高峰时间多在治疗后 0.5～2 小时，眼压升高幅度 1～20mmHg 不等。多数病例为暂时性眼压升高，可在 24 小时内逐渐恢复，少数病例眼压升高幅度较大，持续时间长，可造成视功能的进一步损害，Thomas 报告晚期青光眼患者激光后眼压升高造成中心视力丧失。

影响眼压升高的因素：激光位置偏后；激光治疗范围过大，一般认为一次治疗 360°较 180°引起术后眼压升高的概率大，能量过大。

为预防术后眼压升高，可于激光后立即滴用抗青光眼药物，眼压升高明显时可口服乙酰唑胺。

（2）虹膜炎：表现为轻度房水闪光，偶见前房内浮游细胞。一般滴用点必舒眼液即可控制。

（3）出血：发生率为 2.3%～6%，出血量很少，一般用房角镜压迫即可止血，也可直接用激光烧灼止血，能量为 250mW，时间为 0.2 秒，光斑为 250μm。

（4）角膜损伤：可引起轻度局限性角膜内皮烧伤。

（5）虹膜周边前粘连：激光位置偏后或能量过强引起。

4. 激光疗效评估　ALT 近期成功率在 85% 以上，降压幅度在 7～10mmHg，随着时间推移成功率呈下降趋势，治疗成功者中每年约 10% 失败，至 5 年以后成功率在 50% 以下，10年后仅 25% 左右眼压控制正常。

影响疗效的因素：

（1）年龄：年轻患者，有60%需要再次做滤过手术；而年龄越大，疗效越好。远期成功者仅见于65岁以上患者。

（2）房角色素：色素吸收激光能量较多，小梁网上有色素和色素多者疗效好。激光还可以清除妨碍房水排出的色素。

（3）术前眼压：对于原发性开角型青光眼，ALT术后平均眼压下降≤30%，所以术前眼压>30mmHg者比<30mmHg者成功率低。

（4）种族：有作者报道黑人成功率高。

近年来一些作者报道二极管半导体激光小梁成形术（Diode Laser Trabeculoplasty，DLT），其疗效与ALT相近，并发症较轻，仅表现轻度的前节炎症及轻度眼部刺痛。此外，连续波Nd：YAG激光小梁成形术疗效与ALT相近，但术后前节炎症反应明显，限制了临床应用。

（二）钬激光巩膜切除术

激光巩膜切除术又称激光巩膜造瘘术，即激光滤过手术。传统滤过手术要做结膜瓣，术后可因瘢痕形成致滤道阻塞，手术失败。而激光巩膜切除术结膜切口小，对结膜损伤小，可大大减少术后结膜瘢痕形成，提高成功率。此外，激光各项参数可精确控制，对临近组织损伤小，术后反应轻，并发症少；失败后可重复激光治疗，在全周角膜缘均可手术；传统滤过手术失败者也可再进行该项治疗；激光巩膜切除术操作简单，门诊即可进行，因此20世纪90年代初期即得以开展。

可选用的激光包括准分子激光、钬激光（THC：YAG激光）、铒激光（Er：YAG激光）、连续波Nd：YAG激光、高能氩激光、666nm染料激光等。该手术要求激光能精确地切割巩膜形成滤过通道，同时对邻近组织损伤小，因此钬激光、铒激光和准分子激光效果最好。

激光治疗方法可通过内路及外路两种方法进行。内路激光巩膜切除术即在前房内用激光自小梁网向巩膜击射，射穿全层巩膜形成滤过通道，又分接触性与非接触性两种方法。接触法：通过导光纤维将激光探头直接伸至小梁网处进行治疗。非接触法：激光束经房角镜反射到小梁网上进行治疗。外路激光巩膜切除术是用激光自巩膜表面向小梁网方向击穿全层巩膜，形成滤过通道。外路方法简便，比较多地被应用。

1. 治疗方法

（1）设备：THC：YAG激光器包括激光棒和石英光导纤维和探针。钬激光波长2 100 nm，光导纤维直径为200~320μm，外有保护壳，末端为探针，末端结构可使激光呈90°角转折，从而垂直作用于巩膜表面。

（2）操作技术（外路方法）：球后或球周麻醉后，距角膜缘巩膜切口10~15mm切开结膜2~3mm，将结膜和Tenon囊错位剪开，术后可不用缝合结膜切口。激光探针在Tenon囊下进入巩膜切口部位，氦氖激光瞄准束垂直角膜缘。钬激光切开巩膜，能量为80~120mJ/脉冲，速率5脉冲/秒，巩膜切口直径为300~350μm。巩膜切穿后前房可见氦氖红色瞄准光，并在前房内见到气泡，同时虹膜有震动。

2. 并发症

（1）术后低眼压：部分患者术后可出现暂时性眼压过低，可用大直径软角膜接触镜压迫。

（2）结膜烧伤：由于操作失误或能量过高引起，准确操作可避免。

（3）虹膜与巩膜切口粘连：是由于激光对虹膜表面热烧伤，同时术后低眼压浅前房，使虹膜与巩膜切口相贴，时间过久可形成永久性粘连。所以术后低眼压应积极处理，如有粘连发生，可用 Nd：YAG 激光在房角镜下分开粘连。

（4）晶状体损伤：由于切开巩膜时连续释放高能量引起。

（5）术后脉络膜渗漏或出血：罕见。

3. 疗效　近期成功率在 70% ~ 90%，随着时间推移成功率有下降趋势，一年以后成功率在 60% 左右，主要是由于瘢痕形成，滤道阻塞引起，在年轻患者或既往有手术史者疗效较差。

铒激光波长为 2 940nm，此波段的光极易被组织内体液吸收，所以热向邻近组织扩散极少，故热损伤少。Er：YAG 激光巩膜切除术比 HCT：YAG 激光及连续波 Nd：YAG 激光巩膜切除术效果好。外路铒激光巩膜切除术操作步骤同钬激光，激光参数：能量 6 ~ 8mJ/脉冲，总能量 215 ~ 436mJ。

激光治疗与滤过手术治疗效果的比较：激光治疗较滤过手术具有安全易行，严重并发症少，术后恢复时间短的优势。两者远期降压效果的比较各家报道不一，一般来讲，滤过手术控制眼压的时间较激光治疗长一些，但都有随时间延长而下降的趋势。对于初始眼压不太高或高龄、全身情况欠佳的患者，激光治疗仍是一个有效、安全的选择。

七、手术治疗

在 POCG 患者接受药物治疗期间或已经过激光治疗后，需定期随访眼压控制的情况、视野损害进展的情况、视盘、视网膜神经纤维层的变化。如果病变有进展，则需考虑手术治疗。一些患者用药期间由于种种原因，治疗的依从性不好，不能正规地应用抗青光眼药物，也可优先考虑手术治疗。

（一）经典的小梁切除术

小梁切除术由 Sugar 在 1961 年首先报道，他的本意是切除部分已无引流功能的病变小梁组织，开放 Schlemm 管，增加内引流，但未获成功。1968 年 Carins 在 Sugar 术式的基础上加以改进，未将巩膜瓣严密缝合，而是使房水能够从瓣下引流至结膜下，取得了成功，并观察到了滤过泡的出现。时至目前，这种术式得到了许多眼科医师的改进，但基本的模式仍然是一种双瓣下（结膜瓣、巩膜瓣）巩膜板层切除联合周边虹膜切除术，建立了一条新的房水外引流的通路，但"小梁切除术"的名称沿用至今。

小梁切除术的基本操作是眼科医师的基本功，由于内涵已经被现代复合式小梁切除术所代替，故这里不再赘述以往式。

（二）复合式小梁切除术

1. 设计思路　任何一个手术方法，都是随着手术的例数及时间的推移，而不断发现其利弊。现代复合式小梁切除手术，就是针对经典的小梁切除手术容易发生的一系列并发症而设计的，其重新设计内容包括如下。

（1）在手术中一次性应用抗瘢痕药物。

（2）术中前房穿刺缓放房水，调控眼压。

（3）应用可拆除调整缝线缝合巩膜瓣。

（4）术毕前房注水，检查巩膜瓣滤过状况。

（5）术毕将眼内压调控至基本正常。

2. 手术方法

（1）结膜瓣：由于青光眼是终生疾病，有些患者一生多次手术，所以，第一次手术部位最好选在左上方（图16－1），其余部位留给下一次青光眼或白内障手术。选择合适的手术部位，做小于1/4象限的、以穹窿为基底的结膜瓣。在分离结膜瓣时，提起结膜，轻分离结膜下的筋膜组织，一定不能损伤巩膜表面血管，以避免手术部位大片状出血。

（2）前房穿刺：对术前眼压偏高者，先做前房穿刺，放出少许房水，使眼压降至正常。一般用做Phaco的1.5mm穿刺刀，（如果没有穿刺刀，可以用1mL注射器针头代替）在角膜缘内1mm处做角膜隧道穿刺（图16－2）。注意穿刺刀必须锐利，前端不可卷尖，特别对前房较浅的固定大瞳孔患者，要掌握好进刀的方向、深度，以免损伤晶状体。穿刺时，轻压后唇，放出适量房水。

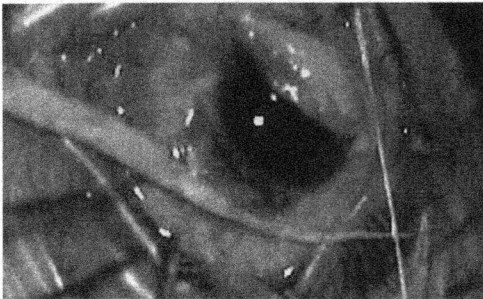

图16－1　第一次手术做在左上方　　　　图16－2　角膜缘内1mm做角膜隧道穿刺

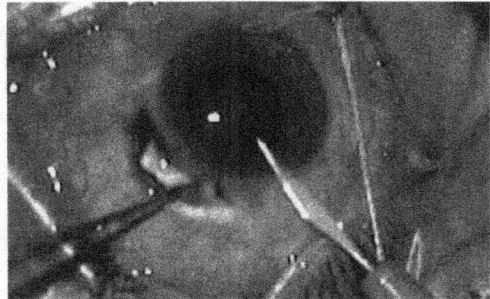

（3）巩膜瓣：应用丝裂霉素（MitomycinC，MMC）者，巩膜瓣1/2厚度，4mm×5mm大小，防止滤过过强；对不用MMC者，做一个偏薄的巩膜瓣，多为1/3厚度，4mm×5mm大小（图16－3），以便减少房水滤过阻力。巩膜瓣分离至灰线前1mm。

（4）应用MMC：对滤过手术失败的患者，我们发现基本为瘢痕机化膜覆盖于巩膜瓣表面，所以MMC应用的方法应该根据临床的不断发现而不断调整。将0.4mg/mL的MMC浸湿棉片，放置巩膜瓣上下1~3分钟后用生理盐水冲洗（图16－4）。

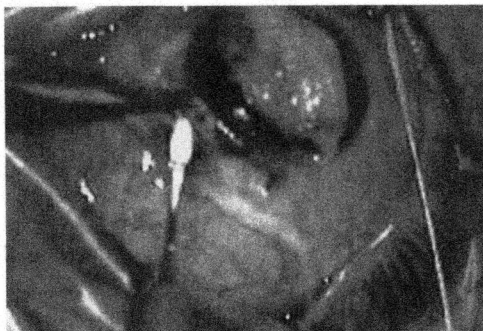

图16－3　巩膜瓣为4mm×5mm大小　　　　图16－4　MMC浸湿棉片，放置巩膜瓣下

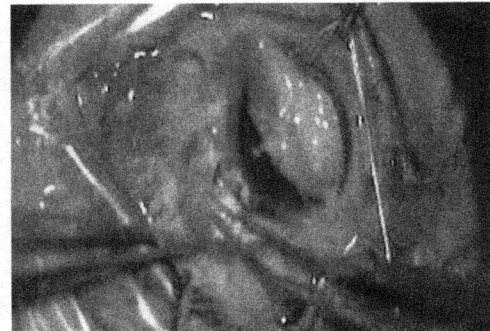

（5）前房穿刺：从穿刺口再缓放房水，进一步降低眼压，并使前房变浅，这样可以避免虹膜脱出而影响小梁切除的操作再者，也可以防止房水流出过快而引起晶状体－虹膜隔前

移，导致恶性青光眼。

（6）小梁切除：灰线前 1mm，做 1mm×1.5mm 小梁切除（图 16-5）。

切开巩膜时，还要控制房水流量，让房水缓缓流出，但是不能让虹膜脱出，以防影响小梁切除范围。若有虹膜脱出，可以用显微剪将虹膜剪一小口，放出后房水，再轻将虹膜恢复原位。如果虹膜不易恢复，必要时先做周边虹膜切除，然后再做小梁切除。

（7）虹膜切除：虹膜自然脱出，夹虹膜全层组织，看到瞳孔轻度上移时，沿角膜缘剪除（图 16-6）。冲洗切口，观察虹膜切除是否全层，同时用冲洗的弯针头轻压上方角膜恢复虹膜至瞳孔圆形，切不可从周切口内恢复虹膜。

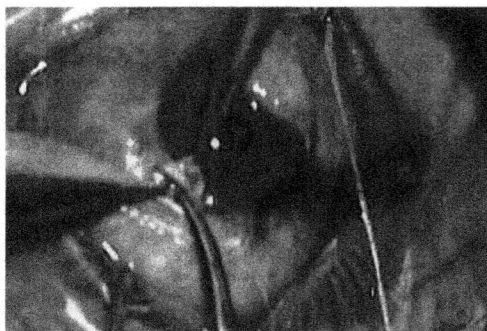

图 16-5　小梁切除 1.5mm×1mm

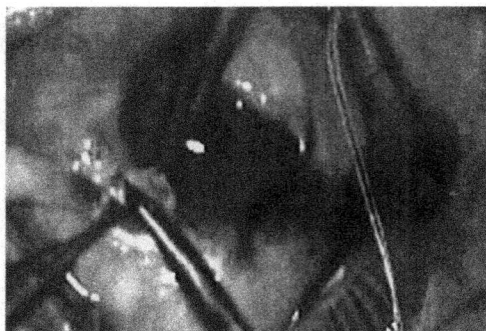

图 16-6　虹膜切除

（8）做可调整缝线：做 1~2 针可以灵活拆除的缝线，以便手术后对早期高眼压进行调整。10-0 尼龙线从穹窿外结膜穿入（图 16-7），再常规做巩膜瓣缝合（图 16-8），做三环活结（图 16-9），穹窿结膜外的线也做活结，避免过长的线头飘在眼外引起污染。

（9）恢复前房：从穿刺口注入生理盐水加深前房（图 16-10），观察巩膜瓣渗漏的情况，同时调整眼压。若前房不能维持，必须在巩膜瓣渗漏明显的根部再缝合一针。

（10）缝合球结膜：将结膜瓣铺平（图 16-11），100 尼龙线分别缝合 2 针。这 2 针应该稍微带巩膜组织，可以使结膜瓣牢固愈合，避免结膜瓣后退，减少伤口渗漏。

3. MMC 的应用选择　丝裂霉素 C（Mitomycin C，MMC）是头状链霉菌产生的一种抗肿瘤抗生素，具有烷化作用，与 DNA 分子的双螺旋形成交联，抑制增殖期 DNA 的复制。目前手术中最常用的抗瘢痕药物 MMC，可以有效地防止滤过区域的瘢痕形成，使得术后不仅结膜下组织增生减少，而且还增加了功能性滤过泡的形成。

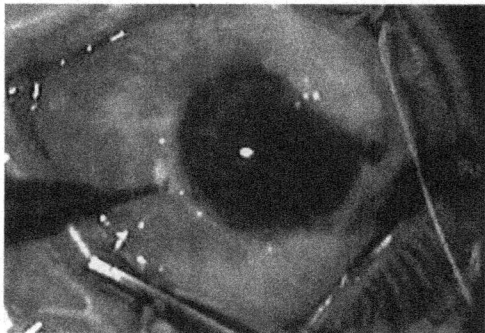

图 16-7　10-0 尼龙线从穹窿外结膜穿入

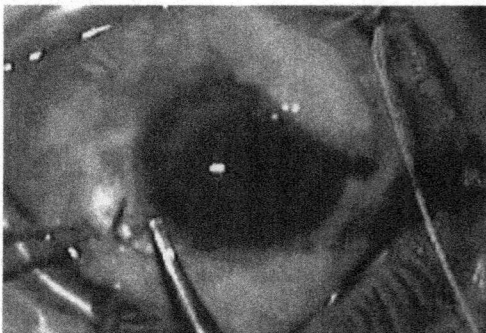

图 16-8　再常规做巩膜瓣缝合

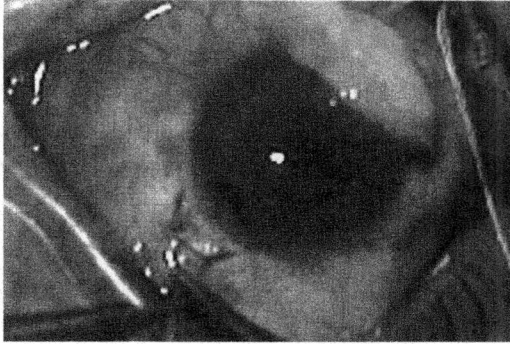

图 16 - 9　绕三环打活结

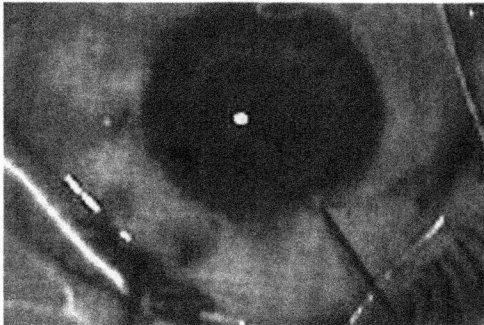

图 16 - 10　从穿刺口注入生理盐水加深前房

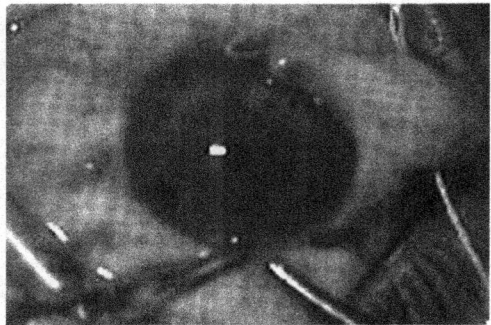

图 16 - 11　结膜瓣铺平缝合

可以应用 MMC 的患者为：二次以上手术者、开角型青光眼、白内障术后青光眼、外伤性青光眼、新生血管性青光眼、葡萄膜炎继发青光眼、虹膜角膜内皮综合征、YAG 激光术后等，总之，对前房或虹膜有过骚扰的，引起血 - 房水屏障破坏过的青光眼，均应该在手术中应用 MMC。

慎用 MMC 的患者为：第一次手术者、结膜及巩膜较薄者、结膜有损伤的、巩膜瓣分的又薄又小或厚薄不均者，既往曾患巩膜炎、眼球扩张的先天性青光眼等均应慎用或不用。

MMC 较常见的并发症是持续性低眼压。

应用 MMC 使滤过手术的成功率明显提高，但术后低眼压（<5mmHg）的发生率也随之增加。考虑与两个原因有关，一是 MMC 对成纤维细胞的抑制作用使滤过过强；二是 MMC 对睫状上皮细胞的毒性作用使睫状突分泌房水减少。持续性低眼压的发生率与 MMC 的浓度和时间呈正相关性。有些低眼压者观察数日至数周可自行好转，部分出现低眼压性黄斑病变，同时视力有减退趋势，对有视力下降时，应及时治疗。多采用巩膜瓣探查术，尽量采取限制滤过过强的处理方法。

4. 应用 MMC 的浓度和时间　应用的浓度及时间，要根据术者临床经验及长时间的细心观察、总结而决定。一般为 0.2~0.4mg/ml；30 秒~5 分钟不等。在应用前要做以下判断如下。

（1）手术前判断：手术前根据患者的年龄、青光眼种类、病程的长短、病情的轻重、是否局部已多年用药或已曾经做过手术、是否合并有其他眼病等，选择不同的浓度和时间。

（2）手术中再判断：手术中根据患者结膜的厚薄、筋膜的多少、巩膜组织的健康程度、手术中自己对结膜的保护程度、巩膜瓣分离的厚薄、巩膜瓣的大小等，再选择不同的浓度和时间。

5. 应用 MMC 的方法　一般的青光眼滤过手术，应用 MMC 者，巩膜瓣 1/2 厚度，约 4mm×5mm 大小；不用 MMC 者，巩膜瓣 1/3 厚度，约 4mm×5mm 大小。

用与巩膜瓣大小相同的棉片，放在巩膜瓣下方，30 秒~1.5 分钟不等。对于做以穹窿为基底的低位结膜瓣，尽量将 MMC 棉片避开结膜缘伤口，然后用生理盐水冲洗；对一些难治性青光眼的滤过手术，充血明显的、难以控制的发作性青光眼，不仅时间可以在 3~5 分钟不等，而且，MMC 棉片可以大于巩膜瓣，以及结膜、筋膜下面也应该用。

初学者最好先采用以角膜缘为基底的结膜瓣，因为在高位结膜瓣缝合时，首先缝合筋膜组织层，然后再返折回来缝合结膜组织层，这样两层缝合，应用 MMC 时一般结膜伤口不易发生渗漏。

初用 MMC 的医师，在手术前及手术中认真从多种角度判断，你要做的青光眼患者是否应该用 MMC，根据是什么？应该用多少浓度、用多长时间等，而不能千篇一律用一个时间或一种浓度去治疗所有的患者。对每一个应用的患者，术后密切观察滤过泡的形态，包括滤过泡是否弥散隆起、滤过泡的颜色、滤过泡的厚薄、有否粗大血管逐渐伸入等。

见于青光眼滤过手术的伤口愈合是十分特殊的，我们希望巩膜滤过口不愈合，并终生有房水不断流出到结膜下，形成大而弥散的功能性滤过泡。而紧密临近的结膜伤口，倒希望他尽快密闭愈合，不要有房水渗漏。这就要求我们，不仅需要恰如其分的掌握好 MMC 的临床应用，而且，对结膜缝合的技巧也必须要一板一眼。总之，对于 MMC 的临床应用，必须善于精细的观察、不断总结、经验的逐渐累积，才能应用的得心应手。

6. 可拆除调整缝线的结扎方法及调整眼压的方法　为了调整术后早期眼压的稳定，以减少术后低眼压引起的浅/无前房、脉络膜脱离以及术后早期高眼压等并发症，术中应用便于调整眼压及前房深度的可调整缝线，使得手术后常见而又棘手的各种并发症明显减少，从而大大提高了手术成功率。可拆除的调整缝线，不仅让我们对自己手术后的眼压、前房及滤过泡可以理想地自如调整，并且也代替了昂贵的激光拆线，既方便又简单，符合我国国情。

应用可拆除调整缝线目的有两点：一是为了防备手术后早期高眼压；二是为防止术后滤过太强而引起的一系列并发症，从而可以减少手术后浅前房、低眼压、脉络膜脱离、恶性青光眼等并发症。拆线的时间完全根据术后眼压高低、前房深度或滤过泡的形态而决定。

（1）穹窿部缝线方法：持针器反向夹针，将 10-0 尼龙线从距角膜缘 7~8mm 处的穹窿结膜穿入（图 16-12）。

再用持针器常规正向夹针，缝合巩膜瓣，结扎时绕 3 环打活结（图 16-13），将此线头剪极短，以免从结膜伤口露出。

最后将穹窿部结膜外的移行线头做一结扎（图 16-14），避免眼球活动时，线头缩至结膜内。

此路径要尽量避开筋膜内血管及避免刺伤巩膜浅层血管组织，否则，结膜下大片出血不仅影响功能性滤过泡的形成，而且从外观看很不舒服。

此方法的优点：是将线结放在穹窿部，患者没有异物感。拆线的方法极简单，并且，可以不用着急拆线。

（2）手术后拆线的时机：一般拆线的时间是根据术后，眼压高低、滤过泡形态及前房深浅而决定。手术后第一天，眼压高于20mmHg以上，前房正常，滤过泡平可以轻按压，使眼压降低至10mmHg左右，滤过泡更隆起一些。如果滤过泡隆起，眼压下降，可暂时不拆线。但是，如果眼压不易按压下来，手术后第一天就可以拆除缝线，拆线后，马上再按压，一定要在术后3天之内将眼压稳定地控制在10~15mmHg的水平。如果眼压、滤过泡、前房深浅一直比较理想，可以在术后2~4周左右再拆线。

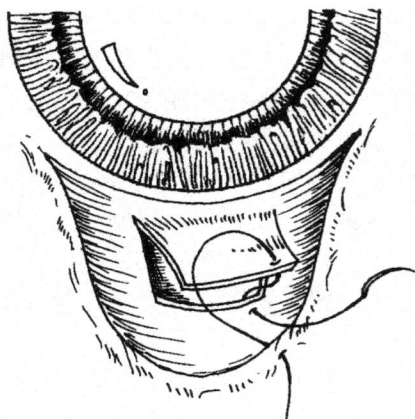

图16-12　缝线从穹窿结膜穿入　　图16-13　结扎时绕3环打活结

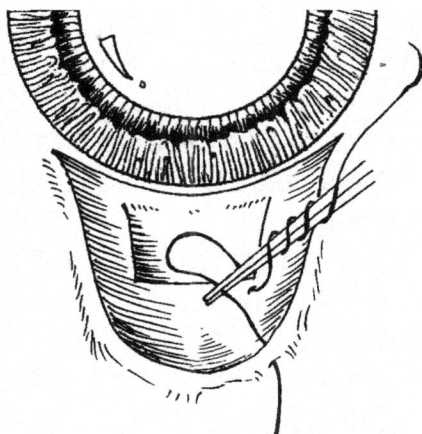

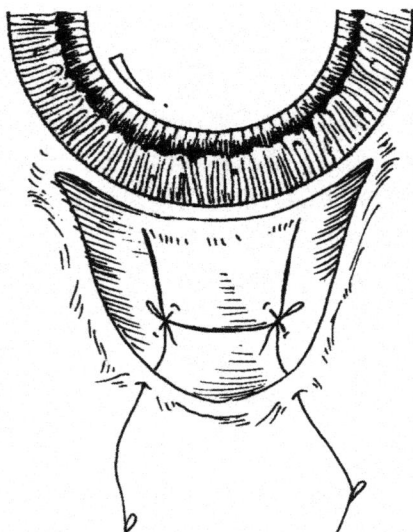

图16-14　穹窿部结膜外的移行线头做一结扎

（3）拆除缝线的方法：拆线的方法很简单，并根据患者手术后时间长短而有所不同，术后1周之内拆线，是比较容易的。让患者坐在裂隙灯下，局部点表面麻醉剂后，仅右手用镊子将线头轻轻向上拉出即可。若术后2周或更长时间以上拆线，此时，线头与组织之间愈合较紧密，若不易拉出，应该左手用镊子夹线并向上提起，右手用剪子向下压着结膜，尽量剪到线根部，不必强硬拉线。也不要仅将结膜外的线头剪掉，使结膜内残留一根肉眼就能看到的长线头，很不好看。

（4）拆线后并发症：拆线时机掌握不好，最容易发生的就是巩膜瓣稍微翘起或松开，引起滤过过强，轻者发生前房变浅，伤口渗漏，严重者角膜失代偿，并发白内障，所以，正确掌握术后拆线时机是很重要的。如果发生前房改变，可以稍微做加压包扎，必要时还要做巩膜瓣再缝合。

7. 前房穿刺调控眼压　前房穿刺的作用有三：手术中做小梁切除前做前房穿刺，先缓缓放出少许房水降低眼压，避免小梁切除时虹膜脱出；防止切穿眼球时，眼压突然下降，造成晶体－虹膜隔前移，引起恶性青光眼及眼内出血的发生；在手术结束前，根据前房深度、眼压高低，应用此穿刺口，向前房内注入眼内平衡液。最后一点的目的主要是：一则检查巩膜伤口有否明显渗漏；二则恢复前房，使晶体－虹膜隔后移，预防恶性青光眼的发生；三则提高眼压，减少手术后因眼压低而引起的脉络膜脱离及其他并发症的发生。

前房穿刺在角膜缘有血管的部位，刀尖撤出时稍扩大内口，并同时放出少许房水以降低眼压。对于瞳孔较大者，在做穿刺时必须注意穿刺刀尖的入路及方向，避免对晶状体损伤。

8. 此种技术对传统青光眼滤过手术的贡献

（1）减少术后低眼压引起的各种并发症：前房浅、脉络膜脱离、低眼压性黄斑病变、脉络膜上腔暴发性出血等。

（2）避免恶性青光眼的发生：术毕时前房内注入液体恢复前房，使得晶体－虹膜隔后移，加大了睫状环与晶状体赤道部的间距。

（3）调整术后早期高眼压：对术后早期眼压偏高的患者，若前房正常，应该立刻做按摩，将房水按摩出半滴后，使前房稍微变浅，眼压降低。若房水不易流出，眼压仍高，可以马上拆除一根缝线，拆线后再按摩，直到将眼压降下来为止。

（4）调控滤过泡的形态：在手术后根据观察滤过泡的大小、颜色、弥散的范围等，决定按摩的时间及力度。若功能性滤过泡仍不能出现，可以先拆除一根缝线，拆线后马上轻按压，必须将房水压出少许流至结膜下，形成弥散而水汪汪的滤过泡。特别是对新生血管性青光眼，或多次手术后的顽固性青光眼等，重要的是调整出功能性滤过泡的形态。

当然，随着新的设计，也会出现一些新的手术后并发症，如伤口渗漏、术后滤过泡易变薄、低眼压黄斑病变等。但是，如果掌握其规律，这些问题均可迎刃而解，也不会影响手术成功率。

青光眼的各种手术改良及创新设计，是随着为减少术后并发症、眼部病变的复杂性、手术设备的不断改进、个人手术技巧的逐渐娴熟程度以及多年丰富的临床经验，不断地进行思考、研究、总结而进展。

（三）非穿透小梁手术（Non－Penetrating Trabecular Surgery，NPTS）

1. 产生背景　传统的小梁切除手术，术后早期常出现滤过过强、浅前房、恶性青光眼、持续性低眼压、脉络膜脱离等一系列有连带关系的并发症，引起失明的范例屡见不鲜，这使得青光眼临床医师感到棘手。所以眼科医师们希望寻求一种能够有效降低眼压而并发症又少的手术方法。一直到 20 世纪 80 年代 Zimmerman 研究的外露小梁切除等，才姗姗来迟地走到"非穿透"之列。1984 年 Fyodorov 采用了一种"深层巩膜切除术"，在表层巩膜瓣下再切除一层巩膜组织，近角巩膜缘一侧达小梁网－Descemet 膜，形成一个"减压房"，房水通过这层菲薄的膜渗透到"减压房"内，再通过多种途径吸收。

为了维持"减压房"的存在，使新建的外引流通道保持通畅，Kozlov 在深层巩膜切除术基础上加用了胶原植入物。此后，透明质酸钠凝胶、Healon GV、羊膜、自体巩膜等相继应用于临床。植入物的作用主要是机械隔离巩膜瓣和巩膜床，减少术后粘连，保持滤过道通畅。

到90年代初，部分国内外学者广泛展开思路，不断进行改良、更新。1990年Kozlov首先开展了深层巩膜切除联合胶原植入物手术。以后根据植入物的不同，如：可吸收透明质酸钠生物胶（SKGEL胶）、非吸收亲水丙烯酸假体（T-FLUX）等，使手术方法有所改变，随之相应的房水引流机制也各有所长。

此类手术近年来被引进我国，使得现代的非穿透小梁手术（Non-Perforatmg Trabecular Surgery，NPTS）正式亮相于青光眼的手术舞台，开始为我国开角型青光眼走出手术效果差的治疗误区。

2. 手术适应证　非穿透小梁手术一般应用于开角型青光眼、无晶体性开角型青光眼、人工晶体术后开角型青光眼、新生血管性青光眼的房角开放期等，基本属于开角型青光眼的专利。但是，对于原发性闭角型青光眼，在检查房角镜后，确实认为房角无粘连，可以在先做虹膜成形术后，做YAG激光虹膜打孔，解除瞳孔阻滞及加深前房，之后再行非穿透小梁手术，也是可行的。

3. 植入材料　我们常用的两种植入材料为，可吸收性透明质酸钠生物胶（SKGEL）和非吸收性亲水性青光眼引流器（T-FLUX），两者在临床各有千秋。

（1）透明质酸钠生物胶（SKGEL）：透明质酸钠是一种高纯度高分子量的生物高聚物，由细菌酵解获得，属于氨基酸聚糖类。其经过生物合成，被制成网状，不溶于水，是一种透明质酸的钠盐，既是生物学物质又是由流体生理学分子的排列形式，故有生物相容性。

当切除深层巩膜瓣后将其全部放在巩膜瓣下，Schlemm管的切除部位可以保持形成的空间，增加房水流出。

具有可吸收性，3~6个月吸收，完全吸收之前，在巩膜瓣与巩膜床之间形成蓄水池，使房水流向结膜下的空间及维持一定的排水量。

底边长3mm，顶边长0.5mm，高4.5mm，厚450μm。

（2）非吸收性亲水性青光眼引流器（T-FLUX）：由Poly-Megma（亲水性丙烯酸）材料设计生产，组织相容性好，减少细胞增殖，阻止瘢痕形成，最大限度地降低了组织纤维化的风险。

臂长4mm，体高2.75mm，厚度0.10~0.30mm。

4. NPTS降眼压机制

（1）结膜下外滤过：房水渗透到结膜下形成滤过泡。一般滤过泡随时间的推移而减少以至消失。UBM图像显示为手术区结膜下的空隙。

（2）经葡萄膜巩膜房水流出通路引流：房水经菲薄的巩膜床渗透到巩膜床下的睫状体上腔，再经葡萄膜巩膜房水流出通路引流出眼球。此通路是主要和持久的。

（3）经Schlemm管断端引流：房水通过已切开的Schlemm管断端，到达Schlemm管，然后经集合管进入体循环。

葡萄膜巩膜房水流出通路的房水引流阻力最大的部位是睫状肌前端，此手术切除了深层巩膜、Schlemm管外侧壁，使房水能经残留的小梁组织、巩膜床渗透到脉络膜上腔，绕过了阻力最大的地方，从而使房水流出易度增加，房水流出量增多，眼压下降。

5. 手术方法　此手术是一个很精细的手术，做到关键部位时，甚至需要屏住呼吸，大气不敢出，此时，若双手稍微有一点哆嗦，手术立刻失败。

（1）巩膜瓣与 MMC 应用：浅层巩膜瓣大于深层巩膜瓣；深层巩膜槽要大于植入物，便于房水循环。浅层巩膜瓣 1/3 厚度，植 TFLUX 时，做以角膜缘为基底的（5×3×1.5）mm 梯形巩膜瓣；植 SKGEL 胶时，做以角膜缘为基底的（5×4×1.5）mm 梯形巩膜瓣。浅层巩膜瓣前缘达透明角膜内 1mm。巩膜瓣下放置 MMC 0.2～0.4mg/mL，1～3 分钟后生理盐水冲洗。

（2）"减压房"的形成：深层巩膜瓣 1/3 厚度，分离到近角膜缘约 1.5mm 时，可以看到瓷白色环行纤维带，继续向前便是 Schlemm 管外壁，呈现出约 0.7mm 左右宽的黑色带，深层巩膜瓣同其外壁一起分开并剪除，这样就初步形成了"减压房"（图 16 - 15，图 16 - 16）。

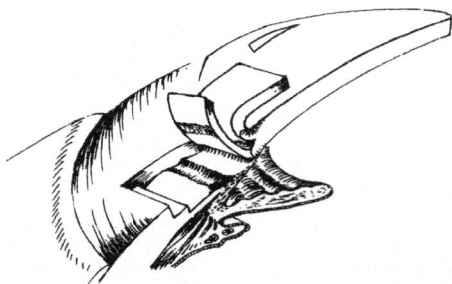

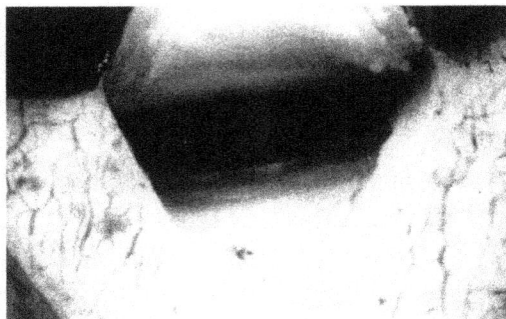

图 16 - 15，图 16 - 16　切除深层巩膜瓣形成了"减压房"

1）正确找到 Schlenun 管：掌握 NPTS 的关键在于对解剖关系的准确把握，主要是指巩膜突纵行纤维与 Schlemm 管的解剖关系。初学者对一次性准确地定位 Schlemm 管比较困难。紧邻 Schlemm 管的后壁，原本随机排列的巩膜深层纤维过渡为规则的纵行排列，汇集为巩膜突。如果清楚地看到这种变化，说明深层巩膜瓣的深度合适，继续向前即为 Schlemm 管外壁。对深层巩膜瓣要切的深，达 4/5 的深度，看到巩膜突的纵行纤维，即可找到 Schlemm 管。确实切开了 Schlemm 管外壁，可以看到房水缓缓渗出，而且在对应 Schlemm 管的位置可以观察到一条灰黑色窄槽，在切除的组织块对应部位是棕黑色的 Schlemm 管组织（图16 - 17）。

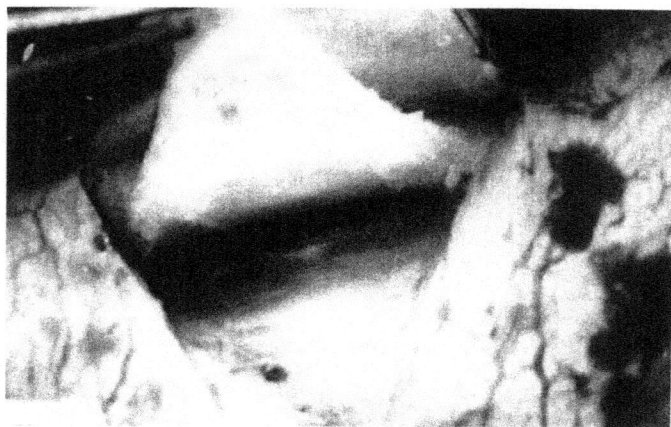

图 16 - 17　棕黑色的 Schlemm 管组织

2）而对于每位术者的最大难点在于完整撕掉 Schlemm 管内壁，而不使之穿透。在切开外壁后，可以用刀轻划 Schlemm 管内壁表面，划开后用无齿镊将内壁撕开。用棉签或吸血海绵擦拭估测房水流出量。若房水流出不畅，可以用小梁切开刀轻刮 Schlemm 管内壁，并用纤细的平镊将松动的内膜轻轻撕下，使得小梁网更具有渗透性。处理 Schlemm 管内壁时，术者大气不能出，在关键时候，瞬间是需要屏住呼吸才可完成的。

（3）固定巩膜下植入物

1）透明质酸钠生物胶植入在巩膜槽中（图 16 – 18），分别缝合巩膜瓣及结膜瓣。透明质酸钠生物胶的材料特性柔软、脆弱，无论是从瓶中取出放置在巩膜槽中，还是缝合固定在巩膜槽内，不可使用镊子挟取，应用蘸有盐水的棉签将其蘸出来，轻放在巩膜槽内，此时切记不可用水冲洗术野，否则生物胶极易丢失。缝线时不可将结扎过紧，否则生物胶易折断或碎成块状。

2）若使用 T – FLUX 时放在巩膜槽内，两臂插入 Schlemm 管内，用 10 – 0 尼龙线通过缝线孔轻轻将其固定在巩膜浅层（图 16 – 19），浅层巩膜瓣覆盖 T – FLUX，应用可调整缝线做巩膜瓣缝合，10/0 尼龙线缝合结膜。T – FLUX 植入物比较好固定，并且可以应用可调整缝线，当术后早期眼压高时，拆除可调整缝线，调整眼压。

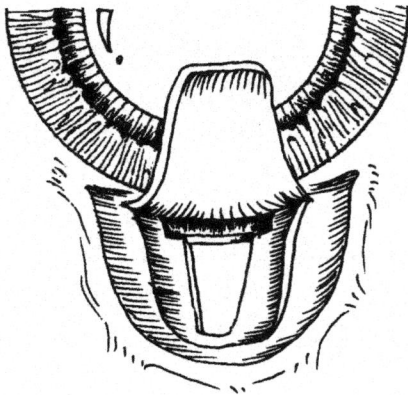

图 16 – 18　SKGEL 胶植入在巩膜槽中

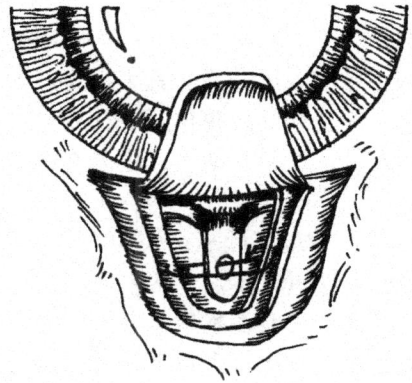

图 16 – 19　T – FLUX 在巩膜槽内两臂插入 Schlemm 管内，通过缝线孔轻轻将其固定在巩膜浅层

6. 手术中并发症的原因及处理

（1）葡萄膜小梁网及邻近的 Decement 膜穿破：锋利刀刺破可造成小而整齐的破口，无虹膜嵌顿时，不必处理，可按原计划完成。若破口较大，并有虹膜嵌顿时，应改做小梁切除术。由于仅剩一大而薄的巩膜瓣，小梁切除术应小一些，或巩膜瓣较密闭缝合，以防房水引流过量，而导致手术后滤过过强。

（2）深层巩膜床穿破：术中要求深层巩膜切除达透见睫状体的深度，所以术中可能发生穿破深层巩膜床及损伤睫状体组织。对于小破口可不予处理，大破口应缝合。

（3）非穿透区小梁网表面组织残留过多（小梁网表面的巩膜组织有所残留）此一般多发生于初学者，担心小梁网穿破。此类术后眼压很快上升或一直未降，一般做 UBM 可以发现，无 UBM 时，若术后眼压一直不降，在术后 1 周应考虑做手术探查。也可用 YAG 激光，通过前房角镜击射手术区残留的 Descemet 膜，击穿一小孔，使房水透过，但要注意不要击射过多的小梁网。否则易导致滤过量大，而引发相应的并发症。

（4）前层巩膜瓣撕裂：主要由于切除的巩膜厚度掌握不好，切的过于薄，或操作不当造成巩膜瓣撕裂。若损伤较大，深层巩膜瓣可做部分保留、用异体巩膜覆盖修复，并对撕裂部位加密缝合。

（5）切除 Schlemm 管时定位不准：手术要求切除 Schlemm 管外壁、内壁及邻近的组织，所设计的手术区内，仅保留葡萄膜小梁网（Uveal meshwork）。和邻近小梁网的角膜后弹力层。初学者往往对 Schlemm 管定位不准，切除位置过于靠前，仅残留角膜的 Decement，此膜无法透过房水。应重新定位，将深层巩膜瓣分离稍厚，巩膜槽内组织薄，比较容易找到巩膜突及 Schlemm 管。

7. 术后早期并发症的原因及处理

（1）减压房内积血：由于术中止血不彻底，或术中眼压降低，血液经 Schlemm 管返流进入减压房形成积血阻碍房水渗出，一般早期眼压上升。用 UBM 检查可以发现减压房内的积血及观察积血吸收的情况。用房角镜检查可见滤过区小梁网呈暗红色，若眼压持续升高，应再次手术打开减压房清除积血。

（2）周边虹膜堆积堵塞滤过区小梁网：术前准备不足，如未点缩瞳药，患者术后稍有"使劲"因素，加之滤过区房水引流量大，周边虹膜易随房水流动向小梁网移动，将滤过区堵塞，此时眼压升高。其表现为当瞳孔轻度上移时，瞳孔变形。其治疗方法为：尽早点缩瞳剂，将前粘连的虹膜拉开。若周边虹膜堆积堵塞滤过区小梁网时，可以用氩激光行周边虹膜成形术，使虹膜变薄，或用激光的方法将虹膜推开。预防的方法是术后常规应用 Pilocarpine 缩瞳 2 周。

（3）滤过泡低平：SKGEL 胶、Healon 等植入物在术后逐渐吸收（SKGEL 胶约 6~9 个月吸收，Healon 术后 6 天左右吸收），T-FLUX 也是比较扁平，使得术后部分滤过泡低平，眼压升高。此时在术后早期可采用 YAG 激光房角击射术，打通小梁网 Descemet 膜，50%~83% 的患者眼压可满意下降并保持较长一段时间的稳定。

（4）自发性和按摩后残留小梁网破裂：手术区小梁网非常薄，易在外力作用下破裂，引起虹膜前粘连，因此术后嘱患者不要用力揉眼。尽量避免任何外力对眼的作用。应用房角镜可以观察滤过区小梁网的情况。

（5）角膜基质水肿：由于术中剖两层巩膜瓣时切除角膜组织过于靠前，房水渗入角膜基质形成水肿。

（6）角膜干凹斑：术后早期滤过泡隆起明显，使得闭睑时睑结膜不能很好地与该侧周边角膜贴近，该处泪膜形成困难，导致角膜干凹斑的形成。此类患者多发生在手术区鼻侧，应给予人工泪液及营养角膜药。

（7）浅前房及睫状体脉络膜脱离：早期时由于房水有多种途径引流（结膜下滤过、经葡萄膜巩膜引流、经 Schlemm 管断端引流等），可发生轻度的浅前房及睫状体脉络膜脱离，一般不需要做任何处理，可观察自行恢复。

（8）巩膜局限性膨出：曾有一例 12 岁虹膜睫状体炎、继发性青光眼患者行 NPTS 术后眼压再次升高时在深层巩膜切除部位发生巩膜膨出。这一病例提示临床医师对年龄较轻、巩膜壁薄的患者手术时要谨慎。

8. 非穿透小梁手术的优点

（1）减少了晶体－虹膜隔前移的因素，避免了恶性青光眼的发生。

（2）减少了术后浅前房及睫状体脉络膜脱离的发生。

（3）由于房水流出的限制，减少了眼压大幅度变化，从而避免了术中暴发性脉络膜上腔出血的发生。

（4）对高度近视患者，减少眼压大幅度变化，不至于引起视网膜脱离。

9. 如何提高非穿透小梁手术的成功率

（1）医师因素：术前常规准备要细心，不能忽略术前降眼压及缩瞳剂的应用，这两个措施主要预防虹膜前粘于非穿透的手术部位。手术前对患者进行全身检查，避免不利因素的存在。

（2）手术因素：术前准备很重要，降眼压及缩小瞳孔是非常必要的。解剖定位准确、迅速、正确地找到 Schlemm 管外壁。手术技巧是关键，剪除深层巩膜瓣时，剪刀的走行、方向要把握，稍有不慎，便可将 Schlemm 管撕破。在撕 Schlemm 管内膜前，先用刀在膜的水平面轻拨一下，可以帮助你很清楚地看到内膜的形态，这时可以直接用刀尖将内膜挑开，再用无齿镊将其夹起、撕开。在探内膜的过程中，只能在水平方位动作，而绝不能有一点向下方的力量，否则就会前功尽弃。所用手术刀要快，使用要稳、轻，关键时候提着刀切。

（3）患者因素：手术后必须将一些注意事项告知患者及家属，如：术后减少探视，少说话，不能咳嗽、打喷嚏、擤鼻涕，对便秘者可以用一些缓泻药等，患者有使劲的动作，容易造成虹膜上移至非穿透小梁部位，使得手术失败。必须要得到患者的密切配合，才能提高手术的成功率。

青光眼滤过手术再熟练的医生，一旦改做非穿透小梁手术时，均可能有一个难堪的时期，但是也因人而异，这个时期的长短是不一样的。取决于每个人的自信心、手术技巧、胆大心细，以及娴熟地手术应变技巧。

NPTS 确是一个很有意思的手术，在刚接触这类手术时，因为总怕切穿而有一种畏惧的感觉，但是，只要熟练掌握，其这种感觉就会大不一样。在手术中全身心地投入，确有在精雕细刻着一件精美艺术品之感。

八、对开角型青光眼治疗的临床评估

传统观念认为开角型青光眼的手术效果较差，一般多采用药物治疗的方法。但是，部分患者往往因为眼压控制不理想，而使视野逐渐缩小，甚至成为管状视野后，才不得已考虑手术治疗。20 世纪 90 年代以后随着设备的引进，对药物治疗的开角型青光眼患者，我们采取有计划地密切监测检查视功能的改变，根据具体病情调整用药，一经发现病情变化，及时建议手术治疗。目前手术技巧日益娴熟，手术方法不断改进，如：应用抗组织瘢痕药物、巩膜瓣下支架、可拆除调整缝线等，使得手术成功率大大提高，即使管状视野的晚期患者，目前应用表面麻醉剂代替球后麻醉，加强了手术的安全性，使术中发生失明的可能降到了最低。

（张振才）

第二节　先天性青光眼

一、定义及分类

先天性青光眼是指胎儿发育过程中，前房角、小梁网及 Schlemm 氏管等眼的排水系统发育异常，不能发挥有效的房水引流功能，从而使眼压升高以及造成眼球解剖结构和视功能受损害的一类青光眼。它主要分为原发性婴幼儿型青光眼、青少年型青光眼、合并其他全身异常的先天性青光眼，以及眼部其他病变引起的继发性青光眼四个类型。原发性婴幼儿型青光眼是指发生在 3 岁以前的先天性青光眼，是先天性青光眼中最常见的类型，约占先天性青光眼的 50% 左右。因此我们这里讲的先天性青光眼主要是指原发性婴幼儿型青光眼。

二、流行病学与遗传

先天性青光眼的患病率国外统计为 1/10 000 ~ 1/12 500，国内统计为 0.002% ~ 0.038%。在美国约有 5% 的视力障碍患儿患有青光眼，我国先天性青光眼的盲目率占先天性眼病致盲的 1.3%，位于第 6 位。在美国，盲人院中先天性青光眼致盲者占 2% ~ 15%，在我国占 3.4% ~ 7.8%。先天性青光眼男性多见，在欧美，男女之比为 3：2，在我国李志辉报道为 2.8：1.2/3 双眼受累。

关于原发性婴幼儿型青光眼的遗传方式有不同的学说。一种认为是常染色体隐性遗传，一种认为多因子遗传，目前这方面的研究还在继续，并没有一个明确的结论。

原发性婴幼儿型青光眼的子代发病率较低，若父母之一患病，子女有 5% 的可能，第一胎生育患儿后，第二胎发病机会则大大提高。据国外报道，在一个家庭中，如第一胎确诊为原发性婴幼儿型青光眼，第二胎发病与否与性别有关，第一胎为男孩，第二胎发病概率为 3%，若为女孩，第二胎发病概率几乎为零。

三、发病机制

虽然婴幼儿型青光眼眼压升高的机制是由于房角发育异常所致，但房角异常的精确概念以及如何产生此种异常，尚存在大量有争论的问题。

1. Barkan 氏膜理论　1955 年 Barkan 基于房角镜检查所见，认为原发性婴幼儿型青光眼前房角覆盖一层无渗透的薄膜，阻碍房水流出。Worst 支持这一理论，并认为该膜为残存的中胚叶组织的无渗透性表面膜，正常情况下应裂开，但在先天性青光眼却持续存在。Hansson 等用扫描电镜观察证明小梁网有连续的内皮表面层，正常时在胎儿发育的最后数周形成空腔，而原发性婴幼儿型青光眼则这一无渗透性膜继续残留。国内王金爽等人则用扫描电镜发现和证实了 Barkan 氏膜的存在。房角切开术（Goniotomy）就是根据这一理论设计的。

2. 小梁网发育异常　Maul 等发现原发性婴幼儿型青光眼，构成小梁网的"小梁束"（Trabecular beams）异常变粗，内侧小梁间隙开放，但较深的外侧小梁间隙消失。在 Schlemm 管区内皮下可见到一种无定形物质，学者们推测小梁网和 Schlemm 管壁异常，使房水流出阻力增高，是导致眼压升高的原因。

3. 小梁压迫学说　Maumenee 认为，巩膜嵴发育不良，故睫状肌纵行纤维不是附着于巩膜嵴，而是越过它直接附着于小梁。因睫状肌纵行纤维异常附着于小梁，肌肉收缩时，使小梁薄板紧密，小梁间隙封闭，引起房水流出阻力增加。Maul 在做组织学检查时发现红细胞可穿过内侧的小梁间隙，而在受压缩的外侧小梁间隙及邻近 Schlemm 管区则未见红细胞，表明病变发生于该部位。

4. 房角萎缩学说　Mann 提出正常房角的形成并不是由于分裂而是因中胚叶间质萎缩，原发性婴幼儿型青光眼的病因学基础是这种中胚叶组织未完全萎缩所致。

5. 神经嵴细胞学说　Kupfer 等提出先天性青光眼中有些类型的缺陷系神经嵴细胞的移行或胚胎感应器的终末诱导缺陷所导致的发育异常。这个学说可以解释一些合并其他异常的继发性青光眼（如 Rieger 综合征），因神经嵴组织变化可影响其他组织，如面部、骨、齿乳头、软骨和脑膜之发育。

6. 其他　Anderson 指出，前房角的发育过程除了分裂和萎缩外，还包括与角膜和巩膜有关的色素膜组织的后移以及葡萄膜的各层次沿巩膜内面复位的过程，如小梁的胶原性网过早的成熟或过度形成，则可阻止睫状体和周边虹膜的后移而导致原发性婴幼儿型青光眼。

7. 合并其他发育异常　继发性青光眼伴有其他发育异常者，如 Rieger 及 Axenfeld 综合征、SturgeWeber 综合征及母体风疹综合征等。此类异常多数致病原因与原发性婴幼儿型青光眼根本不同。且对用于治疗原发性婴幼儿型青光眼的房角切开术、外路小梁切开术等效果很差。偶有小梁发育不全与其他发育异常同时存在，可以用受损组织为同一神经嵴细胞来源解释。有些病例如青光眼合并 SturgeWeber 综合征，其前房角在组织学上与原发性婴幼儿型青光眼相同，仅在虹膜根部可以见到一些血管。在青光眼的病因上，巩膜静脉压的增高可能是附加原因。母体风疹综合征的前房角在临床上和组织病理学上均与原发性婴幼儿型青光眼相似。有些关于原发性婴幼儿型青光眼的报道，实际上是不明显的或临床症状不明显的母体风疹综合征。

总之，至今为止对于原发性先天性青光眼的发病机制还不是很明确，仍然存在着不同的观点。在我国，尤其来检患儿均较晚期，来时角膜水肿，以及检查设备的不够完善，以至直接影响对病因的进一步研究。

四、临床表现

原发性婴幼儿型青光眼常具有典型的临床症状及体征。

1. 畏光、泪溢和眼睑痉挛　此三联症是原发性婴幼儿型青光眼的主要症状，也是大部分患儿家长的就诊主诉。畏光和流泪是由于眼压高导致角膜水肿刺激了角膜上皮内丰富的感觉神经所致。在婴幼儿或幼年儿童出现其中的一个症状就应高度怀疑有青光眼之可能。

三联症的出现可先于角膜直径扩大（大角膜）、眼球扩大、后弹力层破裂（Haalo 线）、角膜水肿及视盘等发生改变之前。

2. 眼压升高　婴幼儿型青光眼的眼压在发病早期呈缓慢升高趋势，患儿的不断啼哭（一般家长很难联系到眼睛的问题）、三联症的出现，以及由于患儿巩膜壁硬度富有较大的弹性，均不易引起察觉。往往当出现角膜水肿后眼睛发雾时，才引起家长的足够重视。对于眼压的测量，是必不可少的检查手段，必须让患儿在安静状态下测量眼压，而不主张在患儿哭闹时指测眼压。可以应用 6.5% 的水合氯醛口服液，让患儿睡眠后仔细测量眼压、测量角膜直径及做眼底视神经盘的检查。应用氯胺酮做全身麻醉后测量眼压，往往测量值是偏高的。

3. 眼球扩大　婴幼儿型青光眼的眼部表现基本是随着眼压的变化而各异。在正常新生儿的角膜直径为 10~10.5mm，生后第一年增加 0.5~1.0mm。在发病的早期，随着眼压的缓慢升高，主要出现间歇性、轻度的角膜雾样水肿，往往不易发现。如果眼压没有得到及时控制，就会出现眼球本身的改变，首先为眼球扩大。眼球扩大的原因，是由于新生儿眼球的角膜及巩膜的硬度还不足以抵抗眼压增高，故造成角膜、前房角、巩膜、视神经、巩膜管及筛、板等组织的延伸，特别是在角巩膜连接处，可以看到角巩膜移行缘明显加宽。生后第 1 年角膜直径超过 12mm 应高度怀疑为婴幼儿型青光眼。由于眼压增高所致的角膜扩大主要发生在 3 岁以前，而巩膜的改变较晚，有的延至 10 岁左右。

眼球的进行性、过度的扩张，所引起各层组织的拉长，而导致容易发生的严重并发症多见于：

（1）晶状体脱位：晶状体悬韧带可部分断裂，手术前即可发现虹膜震颤，晶状体脱位。部分患者可能在做滤过手术中，切开巩膜，放出房水的同时，发生晶状体脱位。手术中动作粗暴，也可使已有病理改变的悬韧带断裂。

（2）视网膜脱离：变薄的视网膜对手术操作的承受能力较差，手术后眼压较低时，容易发生视网膜脱离。

（3）轴性近视：由于眼轴逐渐扩张，可以发现在短期内近视呈进行性加深，并且难以矫正。

（4）眼内出血：眼球的过度扩张，使其对外界任何动作的影响均没有很好的承受能力，极轻度的外伤也可能引起眼球破裂，导致眼内出血、视网膜脱离，严重者就此完全失明及眼球萎缩。

4. 角膜扩大、水肿及后弹力层破裂　眼压继续增高，使角膜也不断扩张，引起后弹力膜破裂，导致房水通过破裂口进入实质层和上皮层，角膜水肿加重，出现角膜水肿、上皮脱落，以及角膜糜烂和溃疡；当眼压下降至正常，角膜可以恢复透明，内皮细胞移行，覆盖后弹力层破裂区，仅留下残存的痕迹，即为 Haab 线。Haab 线位于角膜近中央部分呈典型的水平方向线纹。但如发生在周边部，则线纹与角膜缘平行或呈曲线状。在角膜直径小于 12.4mm 时一般不会出现后弹力层破裂，3 岁以后也很少发生因眼压增高而造成的后弹力层破裂。婴幼儿型青光眼在出生时约有 25% 的眼出现 Haab 线，6 个月时有 60% 以上有 Haab 线。

巩膜也可因眼压增高而缓慢扩张。由于巩膜变薄，在新生儿可显露下面脉络膜的颜色，有"蓝巩膜"的外观。

5. 视盘凹陷　原发性婴幼儿型青光眼的视神经改变与成人青光眼不同。视盘凹陷可在婴儿患者中早期迅速发生，且可能随眼压正常化而逆转，眼压控制越早，年龄越小 C/D 比的正常化率越高。成年人则不然，眼压下降后，视盘凹陷很难恢复。关于婴幼儿视盘凹陷可发生逆转有以下 3 种解释。

（1）星状神经胶质细胞增生：视盘凹陷是由于眼压升高引起的星状神经胶质细胞缺损所致，当眼压控制后，此细胞还可以再增生，使视杯恢复正常。

（2）巩膜筛板组织回弹：凹陷是因巩膜筛板向后扩大、移位所致，当眼压下降后，组织弹性回缩。

（3）液体移位：眼压升高时，血液及组织液移位，使视盘内细胞外液的改变产生凹陷，当眼压下降后，组织复水，液体回位，视杯恢复正常。总之，由于新生儿早期筛板结构组织尚未成熟，所以视盘病理凹陷可逆性的理论是有说服力的，而且，我们在临床也见到早期手术的患儿，仅一次手术便可使眼压维持永远，视盘病理凹陷荡然无存。对与年龄稍大后手术的患儿，如果眼压正常后，视盘的损害还不能逆转，则表明结缔组织的伸延已属永久性改变或轴索及胶质已丧失。

五、鉴别诊断

需与原发性婴幼儿型青光眼鉴别的疾病有几种，主要是因为这些疾病有1、2个症状与原发性婴幼儿型青光眼相似，但不会同时出现泪溢、畏光、眼睑痉挛、眼球扩大和视盘凹陷等全部特征。

1. 先天性大角膜　指角膜直径大于14mm者，通常在14～16mm左右。大角膜是一种少见的先天异常，属隐性连锁性遗传。90%发生于男性。双眼发病。先天性大角膜和先天性青光眼的鉴别要点如下。

（1）角膜透明，无后弹力层破裂，看不到Habb线。

（2）无眼压增高及视盘凹陷等先天性青光眼征象。

（3）有屈光不正，但其他视功能均正常。

（4）病情为非进行性。

对任何大角膜病例均应加强随访，注意有无眼压变化。大角膜因眼前段增大，同样可造成悬韧带断裂，晶状体半脱位，以致引起继发性青光眼。

2. 产伤　用产钳助产时，如损伤了新生儿眼球，可因角膜后弹力层破裂导致角膜水肿。这种后弹力层破裂常呈垂直方向分布。鉴别要点如下。

（1）这种损伤常为单眼，左侧多于右侧（因胎儿多为左枕前位）。

（2）可有角膜水肿，角膜后弹力层破裂，但角膜直径、眼压和眼底均正常。

（3）眼睑皮肤及眼眶周围组织常同时有外伤征象。

（4）有使用产钳的历史。

3. 泪道阻塞　可有泪溢和眼睑痉挛，但无畏光。压迫泪囊常有脓性分泌物。必要时可在全麻下测眼压并做泪道探通以证实有无阻塞存在。

4. 先天性遗传性角膜内皮营养不良　为出生时的一种常染色体隐性遗传性疾病。其特点是双眼角膜水肿、角膜实质层极度增厚，但角膜大小正常，无眼压升高。

5. 轴性近视　轴性近视与原发性婴幼儿青光眼的眼球增大易混淆。但轴性近视眼的视盘入口倾斜，周围巩膜环（近视弧）以及脉络膜萎缩斑等均很少见于原发性婴幼儿型青光眼。

6. 先天性视盘缺损及生理性大视杯等　鉴别要点为：①角膜大小正常；②眼压正常；③多为单眼发病；④非进行性。

六、治疗

（一）药物治疗

先天性青光眼的药物治疗主要分为短期和长期治疗两种。

1. 短期治疗　手术前降低眼压，为手术做准备。常用1%~2%的毛果芸香碱缩瞳，以便手术中看清房角结构，并减少手术中和手术后的并发症，也可局部应用碳酸酐酶抑制剂派立明滴眼液等。

2. 长期治疗　用于手术后眼压未能完全控制者，或其他由于全身情况等原因无法手术者。

常用1%~2%的毛果芸香碱缩瞳剂，4%毛果芸香碱凝胶是比较理想的剂型，可以减少多次点药的麻烦。但是对于眼球明显扩张者，应该慎用强缩瞳剂，以免引起视网膜脱离等并发症。碳酸酐酶抑制剂可以减少房水生成，可以用于治疗先天性青光眼，尤其是新型的局部用碳酸酐酶抑制剂是治疗先天性青光眼的较为理想的药物，全身应用此类药物要注意患儿的全身不良反应，长期应用需和儿科医生共同处理确定用药的量。目前，由于肾上腺素类药物和β-受体阻滞剂类药物的不良反应，在先天性青光眼应用中要注意。其他一些新药如适利达等虽然在成人青光眼患者取得很好的疗效，但是目前还没有在先天性青光眼患儿中应用的实验报告。

（二）手术治疗

先天性青光眼一经发现就应立即手术治疗，即使是出生后几天的患儿，也是应该尽快决定手术。手术治疗的方法，根据病因及房角的病理改变设计有所不同，最常用的有以下几种。

1. 房角切开术（Goniotomy）　房角切开术在西方国家仍是第一次手术最为广泛应用的方法，是治疗先天性青光眼的经典手术。由Barkan（1938）设计，从房角内路切开覆盖于小梁的残膜使虹膜后退，异常附着的睫状肌不再牵拉小梁纤维，减少对Schlemm管的挤压，重新打开房水循环的生理通路。

（1）适应证

1）应用房角镜检查时，可见小梁组织表面有胎生期中胚叶膜样组织残留。

2）Schlemm管正常或接近正常。

3）虹膜根部高位附着。

（2）禁忌证

1）Schlemm管狭窄或闭塞者，即使做了房角分离术，眼压也不能控制。

2）角膜异常扩大及角膜水肿的晚期患儿。此类患儿有时伴有晶状体半脱位、虹膜震颤、角膜溃疡、角膜穿孔等。

（3）准备及方法

1）术前准备

A. 术前可适当应用毛果芸香碱及其他抗青光眼药物。按全身麻醉做准备。全身麻醉成功后，应详细进行眼部检查。如测量角膜直径、眼压；观察角膜的透明度、虹膜及瞳孔的状态；检查眼底视神经的改变及房角的形态；有条件时应做眼压描记，测量房水流出率。

B. 手术前一日晚结膜囊涂1%~2%毛果芸香碱眼药膏缩小瞳孔，以便于手术中观察房角和房角部位的异常膜。如因角膜水肿影响前房角的可见度，局部滴消毒甘油脱水，或用刀片刮去角膜上皮。

2）手术方法

A. 术者站在右侧位，患儿头偏向术者对侧45°，术者的位置与手术眼呈直角（图

16 – 20）。

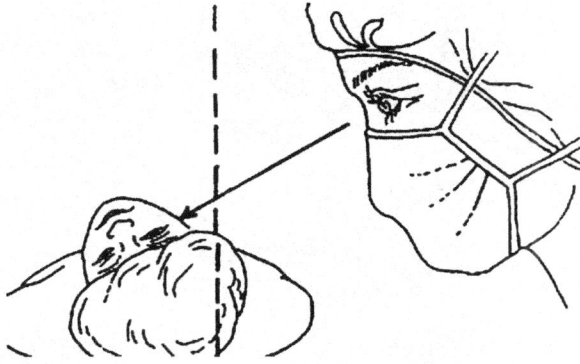

图 16 – 20　术者的位置与手术眼的关系

B. 用开睑器或 Barkan 房角镜开睑，使镜面略偏鼻侧露出颞侧进刀部位，助手用有齿镊酌情夹往上、下直肌止端（或用缝线）协助术者固定眼球或转动眼球。

C. 用 Barkan 型或 Koeppe 房角镜全面检查房角结构（图 16 – 21）。观察 Schwalbe 线、小梁组织、巩膜突、虹膜突（疏状韧带）等。

先天性青光眼房角镜下特点：虹膜附着于小梁组织；Schwalbe 线突出；小梁组织表面可有膜样组织形成。用房角镜压迫角巩膜缘，使上巩膜静脉压上升，观察有否 Schlemm 管血液逆流现象，以判断 Schlemm 管是否通畅。房角组织异常及 Schlemm 管无阻力者，是此手术适应证。

D. Barkan 房角切开刀（图 16 – 22）：从颞侧角膜缘内 1mm 处垂直角膜入前房，进入前房后将刀尖平行于虹膜表面，然后在 10 ~ 16 高倍率显微镜直视下，将刀尖沿虹膜表面到达鼻侧房角并紧靠 Schwalbe 线的下方，然后顺刀方向一侧切开小梁组织 100° ~ 200°，或分别从刺入点两侧各切开小梁组织 50° ~ 60°（图 16 – 23）。

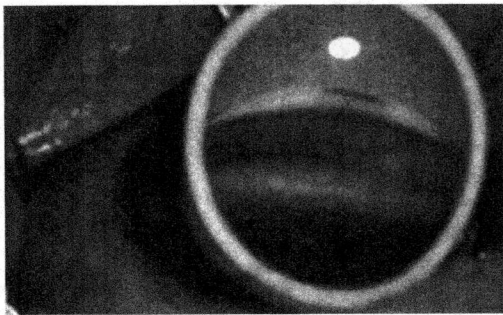

图 16 – 21　应用 Barkan 型房角镜全面检查房角结构

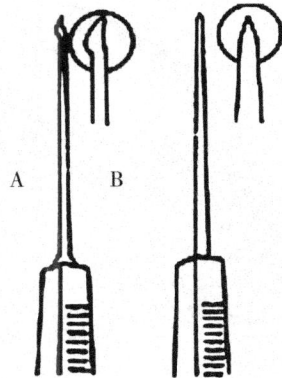

图 16 – 22　Barkan 房角切开刀

从相反方向切开时要将刀刃翻转，只用另一侧刀刃切开 60° 小梁组织即可。切开成功后可以在房角镜下见到一条细白色组织分离线，同时虹膜后退隐窝加深（图 16 – 24），进一步可见到巩膜突、小梁组织及虹膜的正常附着部位。切开的范围至少 1/4 周，如果能切开 1/3 周，眼压便可控制比较理想。

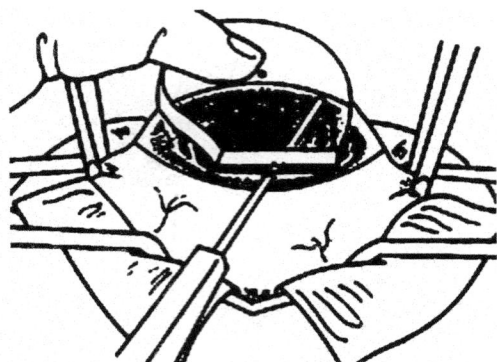

图 16 - 23　刀尖沿虹膜表面紧靠 Schwalbe 线的下方切开小梁组织

E. 此时将刀尖轻转向角膜方向，即从原路迅速平稳退刀，以避免房水溢出。术后如果前房消失，可在前房内注入 2/3 消毒空气泡，并将切口缝合一针。

F. 术毕结膜下注射妥布霉素 0.5mL，地塞米松 1mg，及涂缩瞳眼膏及双眼包扎。

（4）手术中注意事项

1）要求定位准确：进行房角切开时，务必看清切口部位，切忌盲目操作。刀尖碰到组织时，不可有抵抗感，稍微有感觉即说明切口过深，可能损伤 Schlemm 管或穿通巩膜；切口如果靠前偏向 SchWalbe 线者，手术无效；切口偏后损伤睫状体可致严重出血，影响手术继续进行。

2）房角切开范围不得小于 1/4～1/3 周（图 16 - 25），否则达不到预期降眼压效果。

3）整个手术过程要维持前房，以免损伤眼内组织，如果术中前房消失，可灌注平衡液、生理盐水或粘弹性物质使其恢复，术毕尚可注入消毒空气维持前房。

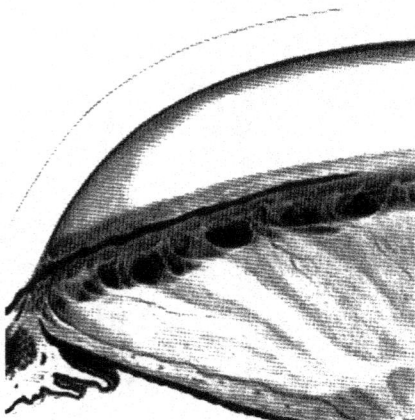

图 16 - 24　房角切开线

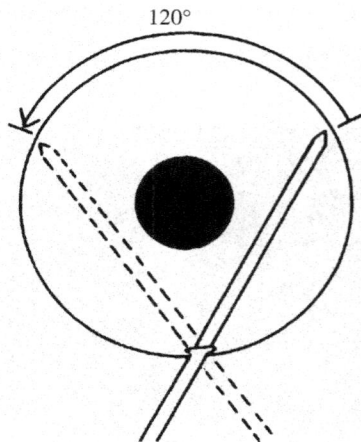

图 16 - 25　房角切开范围

（5）术中并发症

1）浅前房：术中可在前房内注入生理盐水或粘弹性物质，维持前房，防止损伤眼内组织。

2）前房出血：房角切开的部位应为 Schwaloe 的下缘或小梁部位。如果切的过于深或到达睫状体部时，可引起大出血。

3）巩膜穿孔：切口深度掌握不好时，可将巩膜切穿。

（6）术后并发症

1）前房出血：少量出血，可在 3 天内自行吸收，大量出血应及时冲洗前房。

2）虹膜根部离断及小范围睫状体脱离，由于术中角膜不清晰，房角可见度差，切口位置偏后所致，一般在高倍显微镜直视下细心操作，是可以避免的。

3）小范围房角粘连：在手术中及时恢复前房，术后及早全身或局部应用类固醇激素控制炎症及适当应用缩瞳剂可以预防。

（7）术后管理

1）术后卧床 1～2 天，头侧位以保持房角切开部位在上方，从而避免前房下沉着物（炎细胞、出血等）堵塞切口。

2）术后隔日换药，口服及局部点抗生素，皮质类固醇激素 3～5 天。

3）为使切口开放，术后 1～2 周内持续点缩瞳剂，每日三次点眼，炎症反应重者例外。

4）术后 1～2 周，可在全身麻醉下或口服镇静剂（小儿口服 6.5% 的水合氯醛比较安全）后，待患儿入睡后测量眼压，做眼底检查。有条件者可做 A 超检查，测量眼轴长短的变化；做眼压描记检查，了解房水排出的情况。以后并终生要不断地监测视功能有否改变，密切观察青光眼控制的程度。

2. 小梁切开术（Trabeculotomy） 小梁切开术又称外路小梁切开术（Trabeculotomy ab externo），由 Smith 和 Burian（1960）首先报道。作用原理同房角切开术，但不需要特殊的房角镜，适合于角膜横径小于 13mm 的婴幼儿型先天性青光眼，有效率达 63%～82%，而再次手术的成功率在 90%。并发症较少，但对操作技巧要求较高，必须在手术显微镜下进行手术，并要用特制的小梁切开刀，术中能否准确地对 Schlemm 管定位是手术成功的关键。

（1）手术目的：从眼球外巩膜面找到 Schlemm 管后，切开小梁及 Barkan 膜，疏通 Schlemm 管内壁与小梁间的房水引流受阻部位，从而恢复生理性房水排出途径。

（2）适应证

1）房角发育异常的先天性青光眼。

2）二次房角切开术失败者。

3）因角膜水肿混浊，妨碍用房角镜观察而无法进行房角切开者。

4）Schlemm 管前阻滞的青少年型青光眼也可采用小梁切开术。

（3）手术准备

1）手术前充分用毛果芸香碱缩瞳及降低眼内压。

2）手术显微镜：放大倍数 6～10 倍，照明良好。

3）特殊器械准备：Harms 型小梁切开刀。

Harms 小梁切开刀（图 16–26）为直径 0.2mm 的平行上下排列两根金属针，相距 3mm，长 10mm，并有一与角巩膜缘弧度相同的 6mm 弯曲半径。下方一根用于做小梁切开，而上方一根作为标志，可随时观察小梁切除的程度。

（4）手术方法

1）麻醉：同房角切开术。为了暴露充分，应该做上直肌牵引线。

2）结膜瓣：在偏鼻上方选择以穹窿为基底的结膜瓣，可以使手术野暴露得较充分。

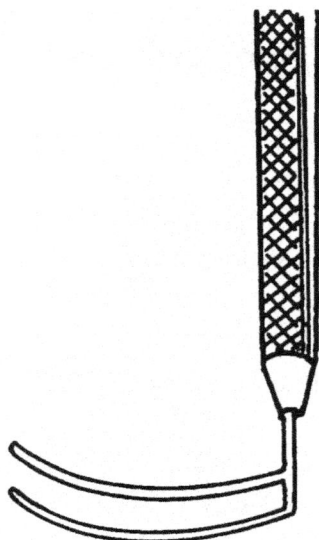

图 16 - 26　Harms 小梁切开刀

3）巩膜瓣厚度：做 2/3 厚度的板层巩膜瓣，要厚于小梁切除术，使显露的巩膜床呈淡蓝色，深层巩膜留的越薄越容易找到 Schlemm 管。为看清楚角巩膜缘的解剖境界，可在制作巩膜瓣时要分离到透明角膜内 1mm，也以便于临时改做小梁切除术。患儿眼球壁较薄，要小心分离切勿穿破。巩膜瓣大小范围应根据角膜越大，Schlemm 管位置越往后，巩膜瓣也相应制作稍大。再者，在必要时还可能改做小梁切除术。一般巩膜瓣应 4mm × 5mm 左右。

4）Schlemm 管定位：是否能够找到 Schlemm 管，是手术成败的关键。往往由于眼球的极度扩张，而 Schlemm 管的位置有很大的变异。手术中应耐心、细致地应用多种方法 Schlemm 管的位置。一般用放大 16 ~ 20 倍的手术显微镜（技术熟练者，一般在普通放大倍数下即可找到 Schlemm 管）。

有以下多种方法可供探查 Schlemm 管的位置。

A. 放射状切口：手术显微镜放大 16 ~ 20 倍，以角膜缘后界巩膜嵴稍前方半透明区灰蓝色带内为中心，于此垂直向前后做 1mm 长的板层切口，动作要轻巧细致，边加深切口，边将巩膜纤维向切口两旁推移，当切口边缘出淡血水或清亮液体时，切口之两端可见圆形或裂隙状小黑点，此处即为 Schlemm 管的断端（图 16 - 27）。

用 5 - 0 尼龙线无阻力探入约 1mm 时（图 16 - 28），同时左右摆动亦不穿入前房，则证实位置正确。也可用透照法再验证一下尼龙线的位置是否在 Schlemm 管，经验丰富的术者，可不必插尼龙线而直接用小梁切开刀进入 Schlemm 管。

B. Schlemm 管充血法：前房穿刺降低眼压后，可促进 Schlemm 管被动充血，在切口处仍不断渗出淡血水或清亮液体，即可证实切口位置准确。

C. 广切口法：制作巩膜瓣后，在巩膜床内相当于 Schlemm 管部位切除 2mm × 2mm 的 Schlemm 管外壁，使管腔显露，这样更有利于插入小梁切开刀。

D. 透照法：关闭显微镜照明，利用光导纤维在下方角膜缘外向角膜投光，当光透过前房角时，角膜缘由里及外即呈现出透明（角膜）、半透明（内藏 Schlemm 管）与不透明（睫状体所在）三个区域，以 12 点最宽。在不透明区向内 0.5mm，即角膜缘的后界，相当于巩膜嵴处向内 0.5mm 的半透明区，呈现出明亮的细反光线条，于此线做好标记，并垂直切开即可直达 Schlemm 管外壁，见不断有淡淡的血水渗出，可为 Schlemm 管。此方法很少应用。

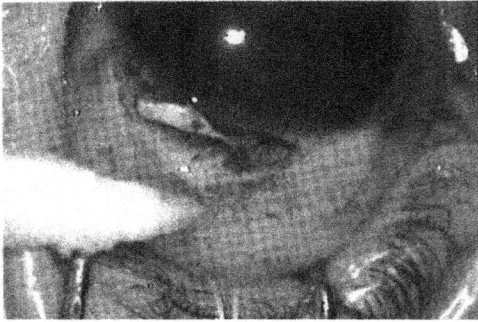

图 16 - 27　切口端可见小黑点，即为 Schlemm 管

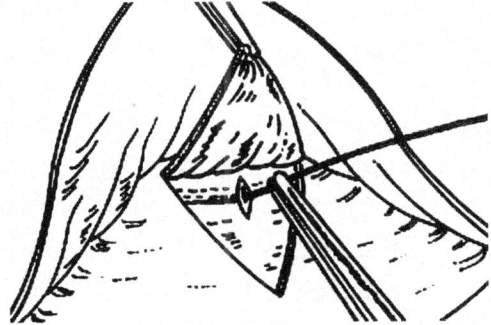

图 16 - 28　5 - 0 尼龙线无阻力探入约 1mm

5）切开 Schlemm 管内侧壁及小梁：为扩大手术野，可将显微镜降低到 6 ~ 7 倍，持一对分别以左右手操作的双刃 Harms 钝头弧形小梁切开刀。将一刃插入管内做小梁切开，另一刃在管外做引导（图 16 - 29）。

顺角膜缘方向推进 60°，管内膜一般几乎无任何阻力，然后旋转刀柄进入前房（图 16 - 30）。

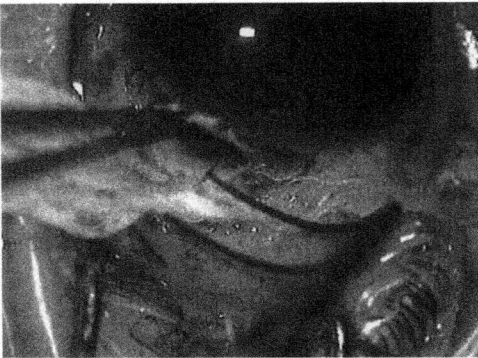

图 16 - 29　将一刃插入管内做小梁切开，
另一刃在管外做引导

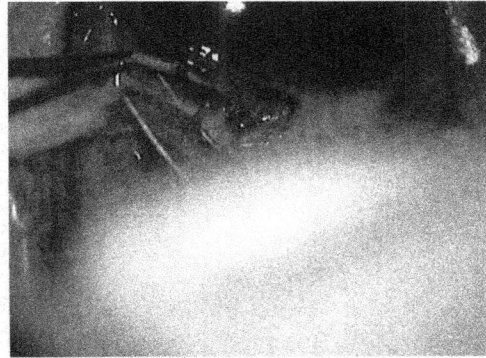

图 16 - 30　旋转刀柄切开小梁进入前房

从虹膜面与角膜间操刀切开 Schlemm 管内壁及小梁（图 16 - 31），最后顺其弧度小心退刀，然后换左手持另外一把刀，在相反方向重复同样动作，共切开 120°范围。

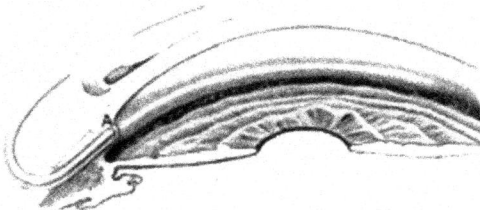

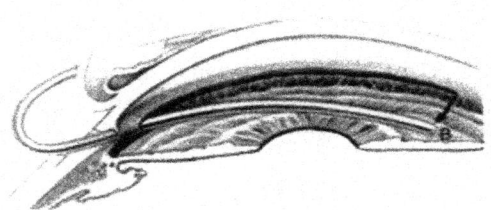

图 16 - 31　从虹膜面与角膜间切开 Schlemm 管内壁及小梁

（5）术中注意事项

1）暴露手术野：为了不损伤眼内组织，术中患者保持正位，并用适当倍数的手术显微镜，例如寻找 Schlemm 管的位置，可以将显微镜放大 10～16 倍，在 Schlemm 管定位准确后，再将其回到 6 倍左右，以便使手术可见范围扩大，便于操作。

2）手术操作要精细熟练：为做到这一点，在进刀以前可先在角膜缘外操练旋转及前进后退等动作，以免进刀后旋转过度，而过快的进出容易造成切开范围不足。持小梁切开刀时密切注视刀尖方向及深度，如有阻力应退刀，调整后再继续，以免形成假道，损伤眼内组织。还应注意小梁切开刀的前端，避免刀前端先进入后房，损伤晶状体。

3）避免形成假道：找到 Schlemm 管时，应先用柔韧的 5－0 尼龙线缓慢插入，在插入线的同时，密切观察是否有阻力以及线是否进入前房。若非常顺利，又无任何阻力的插入 1cm 后，前房仍未见到线时，说明位置正确。反之，前房可以见到线，或可以看到伸入的线将虹膜碰动，说明已经穿透前房。

4）在巩膜槽内的垂直切口尽量偏向一侧，以备小梁切开失败后，可以立刻改变手术方式。

5）手术切开必须在 1/3～1/2 圆周范围。

（6）手术并发症及处理

1）前房出血：出血程度可轻重不等，少量出血一天即可完全吸收。严重出血者，可能与损伤虹膜根部组织有关。文献报告，术后前房出血的发生率为 62%。处理同房角切开术。

2）虹膜根部离断：由于小梁切开刀靠后与虹膜卷缠所致，术中一旦发现虹膜被牵动，应立即向后退刀，重新调整方向再插入，如果因此引起大出血，应行前房穿刺排出积血。

3）晶状体损伤及脱位：在极度扩张的眼球，晶状体悬韧带已被拉长，甚至部分断裂。手术中小梁切开刀在向前房内旋转时，误进入虹膜下面，直接损伤已不健康的晶状体悬韧带而造成晶状体脱位，严重者至晶状体损伤。此外要注意，小梁切开过程中由于房水流出，前房变浅或消失，因此在切开过程中，要边切开边向外逐渐退刀，以免刀尖至瞳孔区损伤晶状体。

4）角膜后弹力层撕脱：可因小梁切开偏向角膜一侧，划伤角膜的后弹力层，造成后弹力层脱离。如范围小不会引起任何症状，如范围较大，可出现角膜水肿。此时将小梁刀退出，重新调整方向，并且立即从预先做好的角膜穿刺口注入空气，迫使后弹力层复位。

5）结膜滤过泡形成：由于巩膜瓣没有缝紧，房水渗漏引起，一般 3 个月左右可能消失。

6）巩膜葡萄肿形成：术后眼压控制不理想，使手术部位较薄的巩膜瓣或缝合不牢固的巩膜瓣不能承受较高的压力所致。

7）Schlemm 管定位困难：多见于眼球明显扩张的晚期患者，角膜横径超过 14mm、角巩膜缘异常增宽变薄、Schlemm 管先天发育异常或缺损、Schlemm 管隔膜影响、手术操作的错误等均可造成定位困难。此类情况下，选择小梁切除术更为妥善。

（7）术后管理同房角切开术。

（8）此手术易失败的原因

1）Schlemm 管定位不准确或造成假道。

2）小梁切开的范围不够大。

3）手术后被切开的中胚叶残留组织又重新粘连愈合。

4）虹膜前粘连：手术操作粗暴，或手术前后没有注意缩小瞳孔。

（9）手术成功的标志：先天性青光眼的手术成功率与手术时机有密切的关系。发现早、手术及时效果则好；反之手术很容易失败，手术成功的标志主要为：①眼压控制正常、角膜水肿消退、视力有所提高、眼底检查，视神经杯/盘比，有回弹现象。②眼轴较术前减小。③房角镜观察：手术范围小梁网呈裂隙状。在相当于 Schlemm 管的位置两侧小梁组织卷缩成白色沟状；有作者认为在中度指压下，巩膜浅静脉血液通过 Schlemm 管经裂隙返流至前房。④眼压描记检查应该与手术前对比 C 值有所改进。

3. 小梁切开联合小梁切除术　本手术适用于虹膜附着位置较高，遮盖于 SchWalbe 线的先天性青光眼、角膜横径介于 13～14mm、眼轴大于 23mm、房角切开以及小梁切开手术失败的患者。

（1）手术方法

1）麻醉及结膜瓣全身麻醉成功后，做以穹窿为基底的结膜瓣，充分暴露巩膜并烧灼止血。

2）巩膜瓣：做以角膜缘为基底 2/3 厚及 4mm×5mm 大小的巩膜瓣，分离至清亮角膜内 1mm。

3）小梁切开：在巩膜床内相当于 Schlemm 管外壁巩膜峙前约 0.5mm 处做放射形切开，寻找 Schlemm 管。方法及步骤见小梁切开手术。

4）前房穿刺：在右手方便部位，角膜缘内 1mm 有血管处，用穿刺刀做隧道试穿刺口。为手术后及时恢复前房，提高眼压，防止术后并发症而备。

5）小梁切除：青光眼患儿角膜扩张以后，角巩膜移行缘很宽，此时必须注意小梁切除部位的选择。一定不要被扩张的角膜缘迷惑，要以结膜返折处作为标志，否则切口稍微靠后，便可引起玻璃体脱出，导致手术失败。待 Schlemm 管内壁及小梁切开成功，继续在板层巩膜内切除小梁组织 1.5mm×1mm（图 16-32A，图 16-32B），及周边虹膜切除。

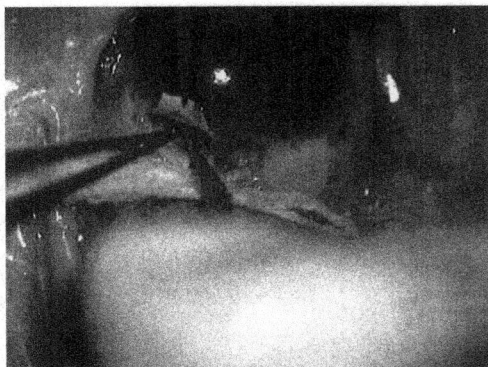

图 16-32A　切除小梁组织的正确部位　　　　图 16-32B　小梁切除范围

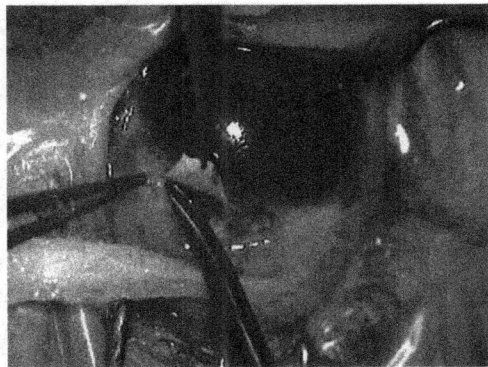

6）用 10-0 尼龙线缝合巩膜瓣 2 针，结膜组织间断缝合 2 针。

（2）注意事项：基本与小梁切开术及小梁切除术相同，唯联合手术较前两者更为精细。切口不宜靠后，以防出血及玻璃体脱出。有作者习惯切通之前可预先行前房穿刺，留于手术结束时前房注气或注入平衡液以维持前房，为减少手术后的并发症并提高手术疗效。有关联合手术的并发症及术后处理均类似小梁切开术和小梁切除术。

（3）手术优点

1）联合手术为青光眼患者提供了眼内引流及眼外引流两条通路，因此即使一条通路堵塞，眼压仍可基本维持正常。

2）角膜混浊者可首选此手术。

3）由于 Schlemm 管精确的定位，保证了小梁切除的准确性。

4. 对先天性青光眼手术措施的讨论以及治疗方法的评价　目前多数学者对原发性婴幼儿型青光眼早期患儿都主张采用房角切开术或外路小梁切开术。手术失败者可重复行上述手术。小梁切除术对晚期患者或无条件做房角切开或小梁切开术的患者可以作为首选手术，其余的各种滤过手术也可采用，睫状体冷冻或睫状体光凝手术一般只用于滤过手术失败者。

关于各种手术方法效果的评价，一般认为房角切开术和外路小梁切开术的疗效相当，即使手术失败也多是患者个体问题。小梁切开术一次手术的成功率为 50% ~70%，2~3 次手术的成功率为 75% ~95%。但 Mc Pherson 等发现外路小梁切开术作为首次手术的统计学成功率 83%，比房角切开术 33% 高得多。我国大部分患儿就诊时角膜已经混浊，采用房角切开术受到一定的限制，所以应用外路小梁切开手术是比较普遍的。

对于多次手术后眼压仍然控制不理想，可以再选择硅管植入手术。手术成功率 1 年之内多在 70% 以上，但是随着时间的推移，成功率逐渐呈下降趋势。再者，还可以选择睫状体手术，如：二极管睫状体光凝手术或睫状体冷冻手术，此类手术的能量需求，要根据眼压高低及多次手术的治疗次数掌握，主张可以少量多次，宁可缓降眼压，不可一次做过，造成眼球萎缩。

对于眼压控制，但角膜仍混浊并影响视力的患儿，应该考虑早一些做穿透性角膜移植手术，以便减少弱视的发生率。

（张振才）

第三节　新生血管性青光眼

新生血管性青光眼（Neo Vascular Glaucoma，NVG）总是伴随着其他眼部异常而发生，最多见于眼部缺血性疾病，如：视网膜静脉阻塞、糖尿病性视网膜病变、视网膜血管炎等，另外在一些较晚期的眼病，如：眼内肿瘤、晚期青光眼、视网膜脱离、葡萄膜炎等也是较为常见。其特征为虹膜和房角表面的纤维血管膜收缩，形成周边前粘连导致眼压升高。1963年 Weiss 等人提出新生血管性青光眼这一名称，因为它更符合此病的病理生理过程。在此之前，文献中曾出现不同的术语，如出血性青光眼、血栓性青光眼、充血性青光眼、红变性青光眼、糖尿病性青光眼等，所有这些都是目前称之为的新生血管青光眼。虹膜红变（Rubeosisiridis）这一名称现多被虹膜新生血管出现所代替。

一、组织病理特征

各种原因引起的新生血管性青光眼，其眼前段组织病理学是一样的。组织病理学检查发现其新生血管均起源于虹膜和睫状体的微血管床。新生血管的形成是以瞳孔缘小动脉环的毛细血管内皮细胞芽开始的，然后内皮细胞芽可以出现在虹膜的任何部位。这些内皮细胞芽可发展为小球样的血管丛，由于血管内皮细胞胞壁非常薄，这些血管丛可渗漏荧光。

随后出现临床可见的纤维血管膜，这种膜包含具有收缩功能的肌成纤维细胞。它的收缩使虹膜上皮的后色素层前移，导致葡萄膜外翻，持续膜收缩也将导致周边虹膜前粘连，最终导致房角永久性粘连闭合。纤维化的、无反应的虹膜及固定散大的瞳孔常见于晚期的新生血管性青光眼。

二、发病机制

关于新生血管性青光眼的发病机制，普遍接受的理论为缺血的视网膜释放出血管生成因子，这些因子向前扩散引起虹膜和房角的新生血管形成。毛细血管阻塞或缺血是起因，实体肿瘤产生的血管生成因子进入眼内也可引起视网膜或虹膜的新生血管。已经研究发现许多血管生成因子，包括成纤维细胞生长因子（FGF），血管内皮生长因子（VEGF），血小板源性内皮细胞生长因子，转移因 $-\alpha$，转移因子 $-\beta$，肿瘤坏死因子 $-\alpha$。其中 VEGF 是最重要的因子之一。研究表明 VEGF 在新生血管性青光眼患者的房水内的浓度是正常人的 $40 \sim 100$ 倍。已经分离出许多抗血管生成因子，但是各种因子是如何调节的，现在仍不十分清楚。在正常状态下，许多抑制剂可以控制新生血管的形成，然而当缺氧（如外伤、炎症、血管阻塞或肿瘤刺激）时，视网膜微血管内皮细胞、周细胞、视网膜色素上皮细胞均产生 VEGF，促进眼内新生血管的产生，房角出现新生血管膜，新生血管膜牵拉导致周边虹膜前粘连，最终导致房角永久性粘连闭合。在此过程中，由于房水流出受阻，引起眼压升高。

三、伴随新生血管性青光眼的常见眼病

伴随新生血管性青光眼的眼病有很多种，但是多数都与视网膜缺血、眼缺血或慢性炎症有关。最近的研究表明，新生血管性青光眼中有 1/3 为视网膜中央静脉阻塞，1/3 为糖尿病视网膜疾病，1/3 为其他疾病，其中颈动脉阻塞性疾病占多数。Gartner 等根据病因将其分为以下几大类。

（一）视网膜缺血性疾病

1. 糖尿病性视网膜病变　糖尿病性视网膜病变是最常见的新生血管性青光眼的起因之一。新生血管性青光眼通常出现于增殖性糖尿病性视网膜病变眼，但也可见于有大面积毛细血管无灌注区的非增殖性糖尿病性视网膜病变眼。新生血管性青光眼的发生与糖尿病的患病时间长短有关，同时也受是否并发其他疾病如高血压的影响。糖尿病患者玻切术后 6 个月内容易出现新生血管性青光眼，尤其是在无晶体眼，在增殖性糖尿病性视网膜病变眼，及在术前存在虹膜新生血管的眼。囊内白内障摘除术后，很容易出现新生血管性青光眼，而囊外白内障摘除术后发生新生血管青光眼的概率显著降低。因此晶状体后囊 - 玻璃体前界膜屏障是很重要的，其除了是稳定的房水屏障外，也可能产生抗血管生成因子。

2. 视网膜中央静脉阻塞　视网膜中央静脉阻塞后 $20 \sim 48$ 小时，毛细血管即有发生闭塞，其分为两种类型，缺血型和非缺血型。在非缺血型视网膜中央静脉阻塞眼的自然病程中无一例会发生新生血管性青光眼，而在缺血型中，由于大片毛细血管无灌注区，则 $29.7\% \sim 66.7\%$ 会发生新生血管型青光眼。眼底荧光血管造影，对判断视网膜中央静脉阻塞是有重要的诊断价值。视网膜毛细血管无灌注区越大，新生血管形成的机会就越大，新生血管出现在虹膜及房角并堵塞小梁网，久之房角关闭，眼压升高。新生血管性青光眼 80% 发生在视网

膜中央静脉阻塞后 3~4 个月左右，而且有 1/3 非缺血型视网膜中央静脉阻塞病例可以在 3 年内转变为缺血型，故定期随诊及复查眼底荧光血管造影很重要。视网膜中央静脉阻塞后发生的青光眼有两种：一种为继发新生血管性青光眼，发生在缺血型者，其发病率约为 10%~20%。另一种为合并有原发性开角型青光眼，主要对另眼做除外青光眼的检查。

3. 视网膜中央动脉阻塞　视网膜中央动脉属于末梢动脉，正常情况下无任何交通支相互连接，所以对血循环障碍极为敏感，一旦发生阻塞，视网膜便缺血缺氧。长期视网膜灌注压低，缺血缺氧，而诱发新生血管性青光眼，其发生率 15%~20%。

4. 颈内动脉阻塞　颈内动脉阻塞后，引起眼内血流减少，部分可引起视网膜微动脉瘤、静脉扩张等，长期缺血虹膜表面会出现增殖新生血管膜，当其生长至房角时，便会引起眼压升高，导致新生血管性青光眼。

5. 视网膜脱离　视网膜脱离后出现视网膜缺血促使新生血管形成，视网膜复位术后仍约有 8% 的患者出现虹膜新生血管，Jan C 认为术后视网膜周边残余视网膜脱离是最重要的危险因素，再次网脱复位术后虹膜新生血管明显消退。

6. 其他视网膜缺血性疾病　视网膜静脉周围炎、外层渗出性视网膜病变、后长睫状体动脉阻塞、永存原始玻璃体增生症、高安病（上肢无脉症）、巨细胞动脉炎等。

7. 镰刀细胞性视网膜病变。

（二）眼本身疾病

青光眼晚期、视网膜血管病、葡萄膜炎、交感性眼炎、眼内炎等均会导致新生血管性青光眼。

（三）手术、放射线治疗

白内障摘除术、硅油填充术、巩膜环扎术、颈动脉内膜切除术等术后均会产生视网膜缺血，从而出现新生血管性青光眼。眼部大剂量放射治疗会导致视网膜缺血，也会伴发新生血管性青光眼。

（四）眼内肿瘤

脉络膜恶性黑色素瘤为成人常见的眼内恶性肿瘤，随病情进展，可继发新生血管性青光眼。Hudson 等报道一组葡萄膜恶性黑色素瘤的患者，其中眼压升高的 38.3%，有虹膜新生血管的 30%，我国也有类似报道。视网膜母细胞瘤、虹膜黑色素瘤、虹膜血管瘤均会出现新生血管性青光眼。

四、新生血管性青光眼的诊断

详细询问病史及认真检查眼部情况是非常重要的，特别是重点检查眼内组织结构。对于有过眼底出血疾病的患者突然眼睛疼痛，充血，同时伴有眼压高者，裂隙灯检查发现虹膜有新生血管即可诊断。有些较早期的病例，用裂隙灯不能看清新生血管，此时，眼前部荧光血管造影检查可在虹膜瞳孔缘部发现新生血管并有渗漏，这有助于诊断极早期虹膜新生血管。此种新生血管壁薄，易破裂，往往反复发生前房内出血或眼内出血。

若仅单眼发病，同时伴有白内障，虹膜有新生血管，眼底不能窥入时，必须做眼内 B 超检查，以除外眼内肿瘤。

五、新生血管性青光眼临床分期

分期的目的在于，抓住时机选择有效的治疗方法。根据临床经过一般分为三期。

（一）青光眼前期

虹膜新生血管极少，仅能在瞳孔缘部可见。房角可有少量的新生血管存在，尚未形成纤维血管膜，前房正常深浅，眼压一般在正常范围。

（二）青光眼房角开放期

角膜尚清亮，新生血管多仅在瞳孔缘部可见，虹膜表面及房角也可见到一些纤细或中粗的新生血管及纤维血管膜形成。周边虹膜尚无明显前粘连，眼压升高。

（三）青光眼房角关闭期

角膜水肿或水泡形成，纤维性血管膜覆盖房角的滤帘组织及虹膜表面，虹膜表面可见粗大的新生血管，前房变浅，几乎虹膜全周前粘连，瞳孔缘色素层显著外翻，瞳孔开大，眼压升高。可见到前房出血。

六、治疗

新生血管性青光眼属于难治性青光眼之一。即使是非常有经验的医师，对于此治疗也感棘手。所以对新生血管性青光眼前期的治疗，也就是对原发病因的治疗是非常重要的。临床上关键是早期发现虹膜新生血管并进行早期准确而有效地治疗，方可预防新生血管性青光眼的发生并保护有用的视力。

（一）预防性治疗

全视网膜光凝是预防发生虹膜新生血管和新生血管性青光眼的最有效的方法。在缺血型视网膜中央静脉阻塞和糖尿病性视网膜病变中，荧光血管造影显示广泛毛细血管非灌注区或瞳孔缘有荧光素渗漏者，均应进行全视网膜光凝。

（二）青光眼前期

这一期的临床特点是眼压正常，其瞳孔缘虹膜可见小的虹膜新生血管。其治疗包括：

1. 全视网膜光凝术　全视网膜光凝术的目的在于保护黄斑不受累及，光凝破坏新生血管区，封闭新生血管及供养血管，并促进视网膜出血、水肿及渗出的吸收，停止释放血管生长因子，预防再有新生血管形成及其他并发症的发生。可用氩激光（波长 4 880nm）和氪红激光（波长 647.1nm），屈光间质混浊者首选氪红激光。

全视网膜光凝可根据眼底病变程度于 2 周至 1 个月内分 3~4 次完成，积累治疗量 1 500~2 500 点。疗效随光凝面积的增加而提高。我国王燕琪等人报告 94% 的视网膜、虹膜、房角新生血管在 2~4 周内消退。

2. 全视网膜冷凝术　对于眼底可视性不好及行全视网膜光凝术有困难的患者，可以行全视网膜冷凝术。掌握好全视网膜冷凝手术技巧，可以有效地使新生血管消退，而不引起视力减退。方法：沿角膜缘一圈剪开球结膜，分离至赤道部，四条直肌做牵引缝线。距角膜缘 7mm、10mm、13mm 各冷冻一排，每排冷冻约 20~24 个点。10 − 0 尼龙线间断缝合球结膜。有研究报告，治疗后数天至 1 周新生血管开始消退，1 个月基本可以完全消退。

3. 光动力学治疗（PDT）和经瞳孔温热疗法（TTT）　光动力治疗的原理现在一般认为通过静脉内注射光敏剂，由于光敏剂可选择性与脉络膜新生血管内皮结合，在特定波长的光线照射下，激发产生单态氧，使血管内皮受损，导致细胞脱颗粒，随后启动凝血机制，从而使新生血管阻塞。在靛青绿血管造影（ICGA）指导下，应用光动力疗法治疗脉络膜新生血管已经取得了很好的疗效。Lanzetta 等人应用 TTT 治疗具有脉络膜新生血管的 64 只眼，术后 1 周时新生血管区渗漏增加，2～3 周时渗漏开始减轻，4 周时治疗区显示低荧光，没有荧光素渗漏。TTT 可以有效地封闭脉络膜新生血管，复发率较低。

（三）青光眼房角开放期

1. 药物治疗　新生血管性青光眼一般不主张用缩瞳剂治疗，因会增加充血和炎症反应。可局部用 β - 受体阻滞剂如 0.5% 噻吗洛尔，或局部用碳酸酐酶抑制剂派利明，以减少房水生成。对还有部分视力或疼痛症状明显者，可以应用高渗剂降低眼压。此外，局部可用皮质类固醇激素滴眼液和 1% 阿托品滴眼液，以减轻炎症反应和疼痛。药物治疗效果较差。

2. 手术治疗

（1）滤过性手术：施行滤过手术前，要详细查房角，选择少或无新生血管的部位手术。若有新生血管，应先行氩激光光凝，将房角新生血管封闭。待新生血管消退后，可根据患者青光眼的程度及个人手术技巧，来选择式式。如：巩膜下咬切、小梁切除术、青光眼引流阀植入术等。手术中根据患者的青光眼程度、结膜厚度、年龄大小、新生血管多少等，决定应用 MMC 的部位、范围及时间。Palmer 认为术中应用 MMC，眼压控制的总有效率占 84%，成功的特点是可以形成大而隆起的无血管的功能性滤过泡。

新生血管性青光眼的单纯滤过手术，在病程的中晚期成功率较低，多名学者报告，其成功率只有 11%～21%。造成手术失败的原因多见于以下情况。

1）术前极难以控制的高眼压所造成的眼组织充血、水肿，在术中分离球结膜时出血较多，以至术后房水滤过部位渗出膜形成，而导致眼压升高。

2）房角小梁新生血管网的形成，术中眼压下降时，房角新生血管破裂，出血后形成血膜，直接影响房水的滤过。

3）小梁切除的内口被来自虹膜的纤维血管膜阻塞也使手术趋向失败。

4）血 - 房水屏障的破坏，有关的血浆蛋白异常渗出，也刺激了成纤维细胞的增生，影响功能性滤过泡的形成。

另外 Herschler 在新生血管性青光眼的滤过术中对虹膜和睫状突进行局部烧灼，成功率达 33%。Allen 等报告的新生血管性青光眼中，手术成功率达 67%，采用术前全视网膜光凝、控制炎症和术中充分止血及应用 MMC 可提高手术成功率。

目前采取滤过手术联合巩膜支架植入联合 MMC 术中应用，治疗新生血管性青光眼也取得了较好的效果，如：巩膜瓣周围先应用 MMC 1～3 分钟不等，然后再将青光眼引流器（T - FLUX）直接插入房角、羊膜植入巩膜瓣下等也是有一定的疗效。

（2）Ahmed 青光眼阀植入术：青光眼房角开放期多采用各种房水引流装置放入眼内，这些都是对组织反应小，组织适应性好的合成高分子化合物。1969 年 Moltemo 首先介绍青光眼引流管植入治疗难治性青光眼，之后临床上进行了大量的研究不断改进，现在常使用改良 Molteno、Ahmed、Krupin 等几种植入物。手术成功率多在 50%～80% 之间，术中、术后联合应用抗组织瘢痕药物（MMC、5 - FU 等），使手术成功率大大提高。

此设计是在前房和结膜下间隙之间，通过植入物装置保持沟通，将房水引流至赤道部，以望获永久性房水外流通道。大而宽阔的扩散装置因各植入物类型不同而各异，其曲度均与巩膜弧度相吻合。手术后房水可以直接流入巩膜外硅胶盘周，形成一个与硅胶盘外表面积相同的包裹囊腔，成为经典的功能性滤过泡。房水可经滤过泡囊壁排出或渗透及通过眼周围组织微血管或淋巴管排出。术后眼压主要由滤过泡囊壁的总面积及囊壁对房水排出阻力的大小而定。

根据植入物引流管内是否有限制房水流动装置可分为以下两种。

1）非限制性植入物（Molteno，Schocket、Baerveldt）

2）限制性植入物（Krupin、Joseph、White、Optimed、Ahmed）

我们曾用过的植入物有 Ahmed、Krupin 及 Optimed。其引流管远端均设置了对压力敏感的阀门、瓣膜或微孔。从理论上讲，这一装置能够按照预设的压力阈值，根据眼压水平的高低而自行单向开闭，以稳定、调节房水外流为目的，从而预防术后眼压过低及浅前房的发生。这一点在手术后早期，巩膜外硅胶盘周围尚未形成囊样包裹之前是非常重要的。

3）手术适应证

Ⅰ. 无晶状体眼。

Ⅱ. 房角开放期的新生血管性青光眼。

Ⅲ. 眼外伤后房角后退性青光眼。

Ⅳ. 多次滤过术后眼压仍失控的开角型青光眼。

Ⅴ. 部分先天性青光眼。

Ⅵ. 首先具有深前房或无晶状体的患者应该首选。

4）手术禁忌证

Ⅰ. 房角狭窄的青光眼。

Ⅱ. 眼前外部球结膜及巩膜组织结构破坏的继发青光眼。如：视网膜脱离术后、玻璃体切除术后、硅油注入术后、过氟化碳液应用术后、严重的眼前节外伤、多次手术后等。

Ⅲ. 眼内组织结构破坏的继发青光眼。如：虹膜周边广泛前粘连、虹膜大量粗大新生血管、穿通性角膜移植术后浅前房等。

5）手术方法：Ahmed 青光眼引流阀（图 16 - 33）是目前我们最常用的一体性带瓣膜阀门的眼内植入引流物，由进液管及硅胶盘组成。其进液管长 25mm，管腔内经为 0.5mm；其后部有一与巩膜弧度相同的宽大的硅胶盘，盘宽 13mm，盘长 16mm，厚度 1.9mm，前表面积为 184.0mm^2。它不仅可以起到固定作用，而且还可以形成功能性滤过泡，使房水滤过有足够的空间。在硅胶盘的一端有一瓣膜阀装置，当眼压超过预定值 1.06 ~ 1.33kPa（8 ~ 10mmHg）时，瓣膜阀装置自动打开，房水流出，眼压下降。

此引流植入物的材料为医用硅胶，其有很好的组织相容性，不仅对组织刺激小，而且进液管弹性极佳，便于植入前房及术后进液管的调整。

Ⅰ. 选择放置青光眼阀部位（图 16 - 34）

A. 在两条直肌之间，首选鼻上方，依次颞上方、鼻下方、颞下方。因为在颞下方放置青光眼阀，下睑皮肤隆起，很似下眼袋的隆起，直接影响外观。

B. 被选部位的结膜要有弹性，因 Ahmed 青光眼引流阀的厚度为 1.9mm，其表面还要覆盖板层异体巩膜，如果周围瘢痕较多，不仅影响伤口愈合，而且对眼外观也不雅。

C. 对有晶状体眼者，瞳孔应该可以缩小，在进液管部位必须有足够的虹膜保护，否则极易造成相应部位的局限性白内障。

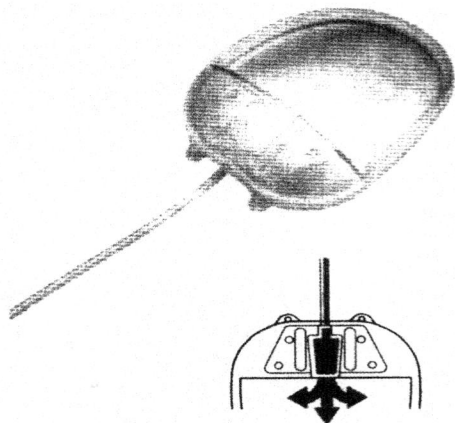

图 16 - 33　**Ahmed 青光眼引流阀**

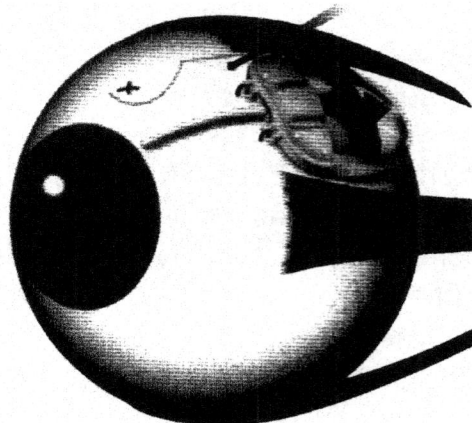

图 16 - 34　**Ahmed 青光眼引流阀放置位置**

D. 选择具有一定的深前房区域。青光眼阀的进液管径为 0.5mm，必须使其位置居于虹膜与角膜之间，不能因微贴两者组织而引起医源性损伤，特别要避免造成角膜内皮失代偿。

Ⅱ. 做结膜瓣及应用 MMC：做以穹窿为基底的结膜瓣，放射状向两侧剪开。分离结膜下组织，充分暴露两条直肌之间的巩膜至赤道部。对已经做过手术者，一定充分分离筋膜组织，暴露出巩膜后再将浸有 MMC 药液的棉片沿巩膜表面放入在赤道部（图 16 - 35），必要时棉片的一丝露出做记号。5 分钟后将其取出并用生理盐水充分冲洗。切忌将 MMC 棉片放在筋膜内，容易迷失，不易找出。

Ⅲ. 以角膜缘为基底制作自体巩膜瓣，大小约 4 ~ 5mm，1/2 巩膜厚度（图 16 - 36）。

Ⅳ. 取出包装中的 Ahmed 青光眼引流阀，用 1mL 注射器针头从进液管前端注入生理盐水，将管腔内的空气排出（图 16 - 37），此时若有阀门排水不畅，一定要更换新青光眼引流阀。

Ⅴ. 用无齿镊夹硅胶盘缓缓顺巩膜弧度放入赤道部，不用牵拉直肌，调整好位置后，试将松解的结膜拉向前，尽量使结膜宽松一些。全方位合适后，再用 6 - 0 可吸收线固定于巩膜浅层。

Ⅵ. 进液管入眼内的长度：根据眼内结构的改变，进入眼内的长度及部位而各异。有晶状体眼，进液管入前房长度约 2mm；无晶状体眼，根据情况可将进液管放置在前房、后房或玻璃体内等，其进入长度要求也不同。放置在后房及玻璃体内的进液管，原则为应用裂隙灯检查时，可看到进液管的尖端。将其剪一向上的斜面（图 16 - 38），一则便于进入眼内，二则减少对角膜内皮的损伤。

Ⅶ. 进液管插入眼内：进液管插入眼内的技巧是手术成功的关键，也是避免部分手术并发症的关键，如：并发白内障、角膜内皮失代偿等。再者，进液管插入眼内的部位也是根据眼内现有的结构而有所不同，如：a. 插入玻璃体内。对无晶状体眼的浅前房、穿通角膜移植术后，虹膜前粘连眼压不易控制者，进液管可以直接插入玻璃体内，但是，必须应该先做前部玻璃体切除，以防成形的玻璃体被吸入进液管内而堵塞；b. 插入后房（虹膜与人工晶体之间）。对于插入后房者，视情况再决定是否需要做玻璃体切除；c. 一般患者均插入前房适中的位置。

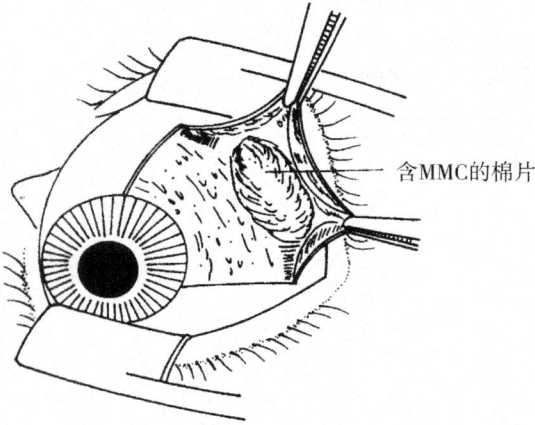

图 16 - 35　放置浸有 MMC 药液的棉片　　图 16 - 36　巩膜瓣大小约 4mm × 5mm，1/2 巩膜厚度

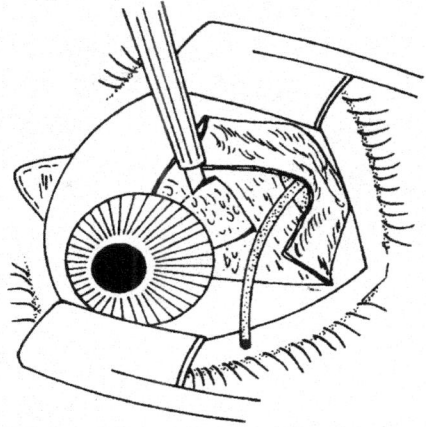

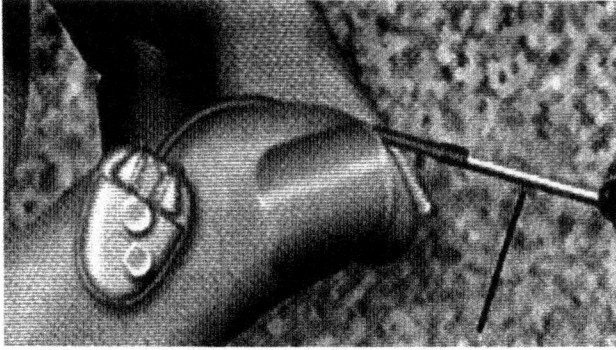

图 16 - 37　排出管腔内的空气

进液管插入眼内的方法：应用 2mL 注射针头，在自体巩膜瓣下，灰线后 1 ~ 1.5mm，沿虹膜表面针尖轻向下倾斜，使穿刺隧道偏向虹膜组织，以便进液管远离容易损伤的角膜内皮（图 16 - 39）。

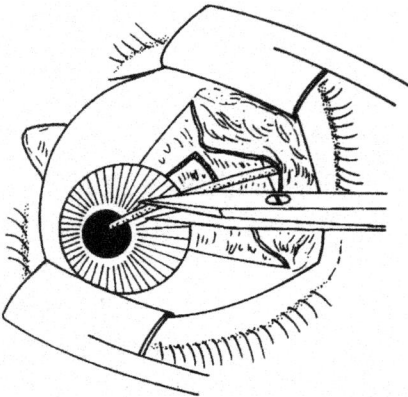

图 16 - 38　将进液管剪一向上的斜面　　图 16 - 39　用针头在角巩膜缘后 0.5mm 处刺穿

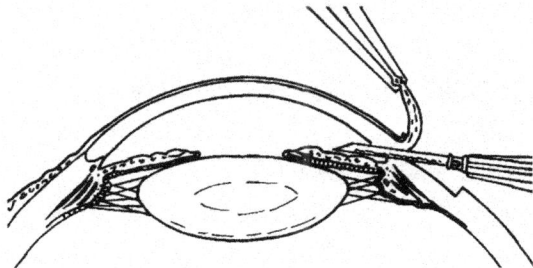

在临床可以看到一些患者手术后角膜失代偿，绝大多数是因为进液管位置不正确，与角膜内皮相蹭后引起；也有部分是因为手术适应证选择不当，对前房较浅的患者，也选择此手术，从而导致因放置进液管的空间不足引起角膜失代偿。

Ⅷ. 自体巩膜瓣覆盖进液管：巩膜瓣覆盖进液管后缝合与否取决于进液管的位置。进液管位置偏前时，可以不缝合。因缝合过紧，压迫进液管后部，其前部易翘起，碰伤角膜内皮；反之，则缝合（图 16 - 40）。

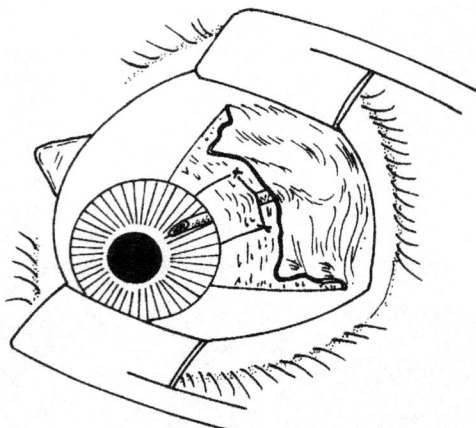

图 16 - 40　自体巩膜瓣覆盖进液管表面

Ⅸ. 异体板层巩膜瓣覆盖：由于青光眼引流阀的盘部质地较硬，对于结膜较薄的患者，容易造成结膜破裂，或在眼痒时，因揉眼不慎将结膜揉破，严重时可导致眼内感染。所以，最好应用稍大一点的异体板层巩膜瓣再覆盖在自体巩膜瓣的偏后部（图 16 - 41），同时要覆盖住引流阀的缝线和部分盘部，使青光眼阀与自身正常组织之间的摩擦减到最小。最后缝合球结膜切口（图 16 - 42）。

6）术中并发症：前房变浅；进液管插入位置不合适；穿刺口出血等。

7）术后并发症：术后低眼压；前房出血；术后脉络膜脱离，浅前房；进液管接触角膜、虹膜或晶状体，引起角膜内皮失代偿或局限性白内障；进液管前端堵塞（积血、玻璃体、渗出物）；进液管在前房内移位；青光眼阀暴露；青光眼阀盘部包裹，眼压升高；持续性低眼压；脉络膜上腔驱逐性出血等。

8）主要并发症的预防及处理

Ⅰ. 术后低眼压的预防及处理

A. 对植入进液管的穿刺口必须严格控制大小，防止房水漏出。

B. 进液管二期植入：先将青光眼阀的盘部固定于赤道部的巩膜表面，而进液管放置在直肌或盘的下方，待 4~6 周后，待盘周围形成具有囊壁的滤过泡后，再做二次进液管植入前房，可以限制部分房水排出。

C. 缝线技术：应用管内缝线阻塞法，将可吸收缝线伸入进液管腔内或用可吸收线将进液管结扎，以增加房水排出阻力。缝线多在 60 天左右逐渐吸收，这样可以限制房水排出量。

D. 黏弹性物质：从前房穿刺口部位注入黏弹性物质，以提高术后眼内压。

Ⅱ. 浅前房的预防：植入进液管的穿刺口，尽量与进液管的前端直径相同，或稍小，不能过大。穿刺针入前房后，应该尽快撤出，否则，房水流出过多，易引起前房变浅。再者，术后可以从穿刺口注入消毒空气，提高眼压，以避免术后早期低眼压而导致的脉络膜脱离。

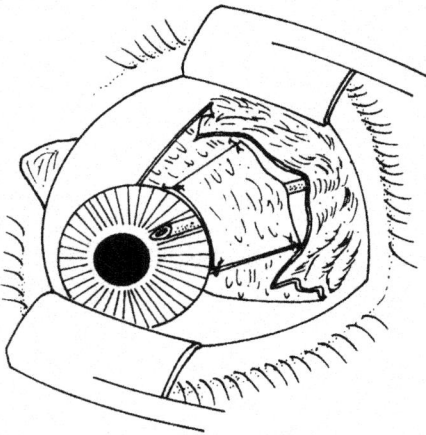

图 16－41　异体板层巩膜覆盖于进液管表面

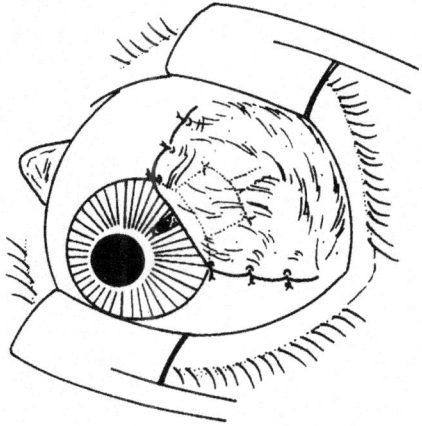

图 16－42　缝合球结膜

Ⅲ. 进液管内口堵塞：防止前房或玻璃体出血，避开穿刺口内的血凝块。必要时联合玻璃体切除，可以明显减少进液管内口堵塞，若因此而引起术后眼压升高时，应及时做进液管内口探查，并冲洗进液管。

Ⅳ. 进液管移位：将进液管放置在巩膜赤道部，用 6－0 可吸收缝线牢固地将其缝合在巩膜浅层。若发现进液管移位于前房内，应尽快行手术再复位。

（四）青光眼房角关闭期

到达此期的新生血管性青光眼已是很晚期，在治疗上最为棘手。往往因虹膜表面生长较粗大的新生血管，或瞳孔被新生血管膜牵拉扩大，前房变浅，完全丧失做滤过手术的时机。此种情况一般多采用睫状体冷冻术、全视网膜冷凝联合睫状体冷冻术、睫状体切除术、微波破坏睫状体及二极管激光经巩膜睫状体光凝术等。

1. 睫状体冷冻术　治疗的目的在于破坏睫状上皮和睫状血管系统，以减少房水的产生。冷冻范围首次限于 180°范围，最多不超过 300°。冷冻时间为 3 及 9 点持续 60 秒自融后，再冻 60 秒。其他部位持续冻 30 秒自融后，再冻 30 秒。温度为 －80℃（图 16－43）。

见于冷冻手术给人的恐惧感，是对组织损伤较大，术后疼痛、眼睑、结膜充血水肿，或眼内出血渗出等。目前我们一般应用激光的方法对睫状体进行治疗。而与患者谈手术时也尽量避免应用"睫状体破坏手术"等这样可怕的字眼。而告知睫状体手术是有效地控制房水生成的比较好的方法，这样更人性化，患者也很容易接受。

2. 经巩膜睫状体光凝术　半导体激光经巩膜睫状体光凝术（TSCPC）。

采用 G 探头的 OcuLight SL 红外线激光是代替睫状体冷冻方法之一。治疗前必须做球后麻醉。将 G 探头与眼球视轴平行，窄边靠近角膜缘，探头的底部曲面与眼球的弧度相吻合（图 16－44）。

各种参数：能量 1 500mW，上下调整，每次 100mW，直到听见组织爆破声后，再上下调整能量，至刚好不出现爆破声为准。"爆破声"表明到了需求能量烧灼的阈值，时间 2 秒。

光凝点定位在角膜缘后 1.2mm（图 16－45）。首先照射范围 270°，共击射 17～19 个点，但是根据眼压及眼部情况，决定做光凝点数量有所不同。

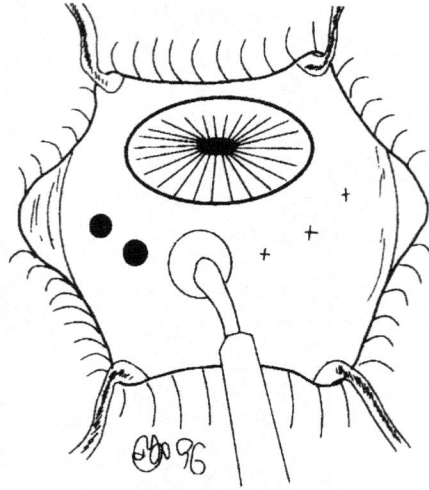

图 16 - 43　睫状体冷冻手术

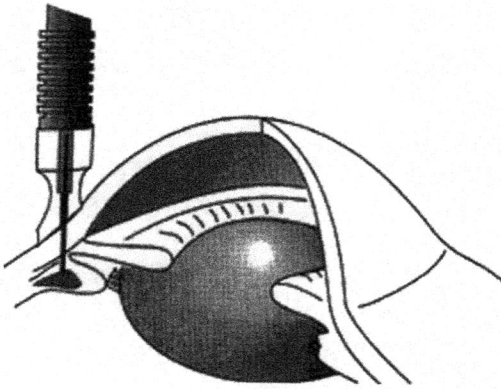

图 16 - 44　G - 探头放置于眼球表面的位置

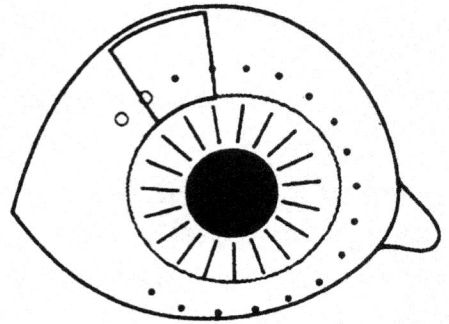

图 16 - 45　光凝点在角膜缘后的位置

半导体二极管激光较 Nd：YAG 激光具有巩膜穿透性强，可以被黑色素较好吸收的潜在优势，因此做睫状体光凝术时，使用能量较少。实验室研究显示巩膜光凝后，睫状突均匀变白，皱缩；组织学检查发现睫状肌凝固性坏死。

术后报道低眼压发生率 3% ~ 5%，目前无眼球萎缩的报道。Schuman 报道 140 只眼在 Nd：YAG 激光术后，有 4 只眼眼压 <5mmHg，Hugh 报道 14 例经半导体二极管激光术后无 1 例眼压过低发生。手术降眼压成功率为 52% ~77% 。

此手术的优点：手术操作简单、安全及时间短，患者容易接受；对结膜及巩膜的影响极小，术后几乎无疼痛及眼部反应；术后低眼压发生率较低，无眼球萎缩的报道；必要时可以重复操作。

3. 经瞳孔氩激光睫状突光凝术　方法：用附设裂隙灯装置的氩离子激光器。局部点表面麻醉剂。Goldmann 房角镜置于睑裂部，激光瞄准光源聚焦在可见的睫状突上。照射条件：输出功率 500 ~ 1 000mW，光斑 100 ~ 200μm，时间 0. 20 ~ 0. 30 秒。照射范围：根据临床情况，每次 1 ~ 2 个象限（每个象限 18 ~ 20 个睫状突）。要求角膜、前房必须清亮；瞳孔必须可充分散大；用房角镜检查可见足够的睫状突。此方法可以在直视下进行，术者能够很好地掌握光凝的程度，明显减少了眼球萎缩的发生率，术后基本无前房内炎症反应。眼压控制总有效率 73.8%。

4. 经眼内内窥镜睫状体光凝术　经内窥镜做眼内睫状体光凝是近年来开展的一项较新的技术。1992 年，Uram M 首次应用内窥镜二极管睫状体光凝术治疗新生血管性青光眼。方法：①入路：经角膜缘入路和经睫状体平坦部入路。②激光参数能量：200～800mV，时间：1～2 秒，范围：90°～180°。③光凝效应：每个睫状突击射 2～3 次，正常效应为睫状突变白、皱缩；光凝过度为出现气泡、色素播散、假性剥脱物和组织爆破音。

Uram M 对 10 例新生血管性青光眼进行经内窥镜光凝，随访 9 个月，眼压术前43.6mmHg，术后 15.3mmHg，9 例眼压控制，无眼球萎缩等。YanivB 对一多次睫状体光凝术后患者使用内窥镜睫状体光凝术，术中发现患者的睫状体拉长，不同于常规解剖位置，在内窥镜指示下再次行睫状体光凝术，术后 6 个月眼压控制在 20mmHg 以下。提出内窥镜可以准确地观察睫状体的位置及解剖特征，在其指导下进行光凝术，提高了治疗的精确性和成功率，并使并发症减少。内窥镜睫状体光凝术同样具有睫状体破坏手术的并发症。包括眼内出血，炎症，低眼压，视力下降，术后疼痛，多次治疗等并发症。但并发症的出现概率大为减少，另外它可能的并发症还有晶状体的损伤，晶状体悬韧带断裂，视网膜脱离，眼内炎等由于眼内操作增加带来的危害，但至今还没有这些方面的相关报道。我们一般应用在无晶体性青光眼、摘除晶状体的恶性青光眼以及晶状体玻璃体切除后的外伤性青光眼等。

七、展望

目前各种治疗研究趋向于减少或抑制血管生成因子的产生。Adamis 在缺血性视网膜病变动物模型的玻璃体中注入 VEGF 的单克隆抗体，达到了明显降低虹膜新生血管的作用，而且毒不良反应不大。虽然拮抗 VEGF 的研究仍处于试验阶段，但是为新生血管性青光眼的治疗提供了广阔的前景。

（张振才）

第四节　恶性青光眼

1869 年 Von Graefe 首次提出恶性青光眼的概念。这种传统概念认为，它是一种发生在闭角型青光眼术后的罕见的严重并发症。其发生率为 2%～4%，常常于术后停用散瞳剂或滴用缩瞳剂时发生。甚至在行通畅的虹膜周边切除的情况下出现，常规的抗青光眼治疗无效。因而成为一种令人望而生畏的青光眼术后并发症。然而，随着人们深入的研究，发现它不仅仅发生在闭角型青光眼术后，也可发生于许多其他眼科手术后，并与许多因素相关。由于眼部影像学的进展，近年来，对于恶性青光眼的病因、发病机制又有了新的认识，并提出了一套对恶性青光眼的规范治疗方法。

一、定义及分类

经典的恶性青光眼正如 Graefe 描述的那样，一直被认为是一种继发性闭角型青光眼，通常发生于青光眼滤过手术后。其特点为：浅前房和高眼压；使用局部降眼压药（缩瞳剂、β 受体阻断剂、肾上腺素能药）不能使眼压下降；经典的青光眼手术治疗无效；但是在许多病例中对睫状肌麻痹剂有明显的缓解反应。在临床工作中人们还逐渐发现，恶性青光眼也可发生于青光眼手术之前，及与手术无关的一些眼病。另外，许多诱因也均可导致恶性青光眼的发生。

在此基础上 Levene 提出了恶性青光眼的新概念，把恶性青光眼分为传统性和非传统性两大类。所谓传统性的恶性青光眼是指，发生于闭角型青光眼术后的恶性青光眼。此组患者具有一定相关的解剖因素，如：小眼球、小角膜、浅前房、窄房角、晶状体厚，而睫状环窄小等解剖基础。而非传统性的恶性青光眼是指由于使用缩瞳剂、炎症反应、外伤及阅读等引起的恶性青光眼。近年来国内刘磊等利用超声生物显微镜（Ultrasound Bio Microscope，UBM）研究恶性青光眼的发病机制，主张将恶性青光眼分为原发性和继发性两大类：原发者指眼部无其他继发因素而发病者，相当于 Levene 所指传统性恶性青光眼的大部分；继发者系指眼部其他疾患引起的恶性青光眼，相当于 Levene 所指的非传统性青光眼。

另一种恶性青光眼的分类方法是把它分为有晶状体眼、无晶状体眼和人工晶体眼三种情况。这种分类方法比较简单，有利于认识玻璃体在恶性青光眼中的作用。

睫状肌麻痹剂能治疗恶性青光眼，因此，现在有一种倾向就是把对扩瞳剂和对高渗药物有反应的非典型性青光眼命名为恶性青光眼或睫状环阻滞性青光眼，并不考虑其确切的机制。这类青光眼有不同的病因，有些病例与闭角型青光眼或青光眼的治疗毫无关系；有些病例既未曾做过手术又未曾有原发的房角关闭；而且不能用同一个机制解释。它们的特点不同，几乎涉及所有的眼科亚学科。如果按严格的临床和病理定义来衡量，这些病例不是恶性青光眼，但是它们确实相重叠。因此把这类青光眼放在恶性青光眼的诱因中做一些讨论。

二、恶性青光眼的诱因

1. 手术诱因

（1）青光眼滤过性手术：青光眼滤过性手术是恶性青光眼的主要诱因。陈彼得报道，滤过性手术占所有诱因的 56.47%，其中巩膜咬切术占 39.3g%；巩膜灼滤术占 18.18%；虹膜切除术占 12.12%；小梁切除术和巩膜分层咬切术占 6.06%；虹膜嵌顿术占 3.03%。何以小梁切除术所诱发的恶性青光眼少，还不是很清楚。抗青光眼手术之所以诱发恶性青光眼的原因，大部分患者是因为手术前具有眼轴短或晶体悬韧带先天异常的解剖结构，手术中，房水放出的同时晶体 - 虹膜隔随之前移；部分是由于手术刺激后造成睫状体水肿前移，从而引发晶状体和睫状环之间间隙缩小所致；再者，术后前房一直延缓形成，并不能及时处理，如瞳孔阻滞等，由于正常房水排出受阻，从而导致房水不能通过正常排出通路到前房，以至迷流进入玻璃体内，玻璃体容积增加，继续向前推挤晶体 - 虹膜隔，以至往返以复的恶性循环。

（2）虹膜周边切除术：单纯周边虹膜切除术而诱发的恶性青光眼很少，原因可能是该手术对虹膜睫状体的刺激较小，但是若一眼已发生恶性青光眼，则另一眼做周边虹膜切除时应加倍小心。在周边虹膜切除术后发生恶性青光眼的病例中，可以观察到一个值得注意的现象，即通过周边虹膜切口，可以见到肿胀的睫状突与晶体周边相贴，而当眼压下降后，睫状突和晶状体周边又分开，相隔一定距离；这进一步支持恶性青光眼是由于睫状环阻滞的推论。

近年来 Nd：YAG 激光虹膜切除术后发生恶性青光眼的病例时有报道。但是有作者对此说法提出质疑，认为行激光打孔的病例往往有用毛果芸香碱眼药的历史，因此究竟是何机制有待研究。

（3）白内障、人工晶体手术：白内障摘除术后，恶性青光眼的发生率为 0.03%。囊内囊外摘除均可诱发恶性青光眼，但术式的差别与诱发率无关。囊内摘出时，发生青光眼的原因多是睫状体玻璃体阻滞；而囊外摘出时，发生的原因多由于睫状体与晶体囊膜阻滞造成；再者，残留的皮质也容易引起睫状体炎症，造成睫状突水肿，前移等。

1984 年 Epstein 等报道 3 例前房型人工晶体诱发恶性青光眼。近年来随着后房型人工晶体的普及，诱发恶性青光眼仍时有报道。Duy、Halkias 和 Melamed 等人相继报道后房型人工晶体植入术后诱发恶性青光眼的病例。并认为除上述原因外，与手术外伤及人工晶体作为一个屏障阻碍了房水的正常向前流动有关。

（4）全视网膜光凝：在激光治疗视网膜疾病的同时和治疗后数小时，均有发生高眼压的可能；但这种高眼压随时间而缓解，少数也需药物治疗。值得注意的是，在全视网膜光凝术治疗糖尿病性眼底病变时，Mensher 等报道在 45 例患者中，有 44 例前房变浅，14 例（31%）发生房角关闭，且检眼镜下可见脉络膜和睫状体平坦部水肿或脱离，超声波测量睫状体变厚，眼压可达 55mmHg，且缩瞳剂治疗无效。据推测是因脉络膜渗出液进入玻璃体腔和环状脉络膜脱离造成晶体－虹膜隔前移而引起。

（5）视网膜脱离手术：Weiss 等报道一例视网膜脱离行巩膜扣带术后两天，前房变浅及脉络膜广泛脱离，服用甘油和滴用毛果芸香碱后前房更浅，排放脉络膜上腔液未能控制青光眼，经用睫状肌麻痹剂略有缓解，最后行巩膜切开，晶状体摘出和虹膜切除术方可控制。在手术中发现睫状突覆盖于晶状体赤道部前。Smith 报道 1 000 例巩膜缩短术，恶性青光眼的发生率为 4%。

（6）手术后并发症：手术后并发症，如严重的炎症反应，术后的脉络膜脱离，术后局限性脉络膜出血，均可诱发恶性青光眼。

2. 非手术诱因

（1）缩瞳剂的使用：占非手术诱因的第一位，国内报道占恶性青光眼的 24.7%。不仅单独应用缩瞳剂可诱发恶性青光眼，术后应用缩瞳剂也同样可引起恶性青光眼。国内报道手术后应用缩瞳剂而诱发恶性青光眼者占恶性青光眼的 14.12%。最初报道在闭角型青光眼用缩瞳剂诱发恶性青光眼，随后也有报道开角型青光眼应用缩瞳剂而诱发恶性青光眼。其发病机理是缩瞳剂虽可使滤帘间隙开大，增加房水流出；但另一方面，减少了房水经葡萄膜和巩膜间的排出量，而加大了前后房之间的压力差而造成前房更浅及晶体－虹膜隔前移。同时，缩瞳剂使睫状肌痉挛，从而使睫状环缩小，促使恶性青光眼的发作。

（2）葡萄膜炎：前段及后段的葡萄膜炎均可诱发恶性青光眼。国内报道占恶性青光眼的 7.4%，其发病机制与炎症导致的睫状体水肿、增厚和脱离有关。另外，风湿病及原田病所致恶性青光眼的直接诱因与葡萄膜炎症有关。

（3）外伤：Levene 报道由外伤所致的恶性青光眼。单侧的外伤造成患者的暂时近视，同时，外伤也引起睫状体的水肿和炎症，从而造成睫状环的缩小而引起睫状环阻滞。

（4）视网膜中央静脉阻塞：Hyams 等（1972）和 Grant（1973）报道闭角型青光眼由于中央静脉阻塞而诱发恶性青光眼；Weber（1987）报道开角型青光眼由于中央静脉阻塞而有诱发恶性青光眼。其发病机制认为是液体由闭塞的视网膜静脉渗漏至玻璃体，造成了晶体－

虹膜隔前移所致。Eisner 用眼底荧光血管造影证实，有明显的渗漏进入视网膜和玻璃体内。1977 年 Bloom 用房角镜检查发现睫状突增大，提出其发病机制为睫状体肿胀和移位的假说。Hyams 的病例用毛果芸香碱有效，而 Bloom 的病例用睫状肌麻痹剂有效，因此很难评价这两种假说。

（5）真菌性眼内炎：Jones（1955）提出真菌性眼内炎的概念。认为由于虹膜与晶状体粘连，造成房水流向改变而致恶性青光眼。Mclean（1963）认为玻璃体脓肿可致前房变浅。Lass（1981）报道一例星形诺卡菌感染，其前房浅，眼压增高，行部分虹膜切除无效后，又行玻璃体抽吸联合前房注气，术后前房恢复。据此建议，细菌性玻璃体脓肿和眼内炎伴有恶性青光眼样改变者应及早手术治疗。

（6）早产儿视网膜病变：早产儿的增殖性视网膜病变可发生闭角型青光眼。Hittner 等和 Pollard 认为青光眼是因晶体 - 虹膜隔前移所至。而 Kushner 等报道用睫状肌麻痹剂可解除房角闭塞，且玻璃体抽吸术和晶状体摘出术可治愈这类青光眼。

3. 其他　除上述诱因外，还有一部分恶性青光眼没有明显的诱因。Schwartz 报道一例没有明显用药史和手术史的恶性青光眼，他认为恶性青光眼的定义应做修改，不一定有青光眼手术史，这与 Levene 的观点一致。Disclafani 报道一例青光眼小梁切除术后，用氩激光拆除巩膜瓣缝线后发生了恶性青光眼，真可谓五花八门各显其能，谁都想沾这"恶性"之边来吓唬我们，目前，我们对其已经不再恐惧了，可以说，现在的系列规范治疗是完全可以把它彻底治愈。

三、发病机制

1963 年 Grant 通过虹膜切除的缺损区，看到睫状突尖端与晶状体接触，且多向前移位，在有些病例中与晶状体发生紧密的粘连。因此提出，前玻璃体、睫状突和晶状体周边部三者之间的关系在恶性青光眼的发病中起重要作用。他还注意到，在无晶状体眼的玻璃体向前移位，睫状突并与之粘连。

1976 年 Frayer 等在家兔眼上滴前列腺素 E_2，睫状突随之迅速充血、水肿，充满后房，压在晶状体上或前玻璃体膜上，经悬韧带间隙的房水排流受阻，房水潴留在玻璃体内形成水囊。

1978 年 Shaffe 等认为睫状环阻滞是主要因素，并提出将恶性青光眼改称为睫状环阻滞性青光眼。

Herschler（1980）认为，炎症和缩瞳剂可引起睫状突水肿，使睫状体与晶体赤道部的间隔减小。睫状肌麻痹剂应用 3～5 天可缓解青光眼，表明睫状体对发病的重要性。

由此可见，睫状体、玻璃体前界膜和晶状体三者关系的异常是恶性青光眼发病的主要原因。

1. 恶性循环学说　在上述临床观察的基础上，1979 年 Epstein 等进行了动物实验，进一步阐述了玻璃体、玻璃体前界膜、高眼压和房水逆向流动在恶性青光眼发病中的作用，提出了"恶性循环"学说。

Epstein 等在小牛眼上作了进一步的研究认为，当眼灌注压增加时，液体从玻璃体向前流动的阻力明显增加，眼内压降低时这种阻力也随之降低。因此当眼内压增高时，不仅玻璃体容积增大，而且造成玻璃体膜的通透性下降。Epstein 等还证实了一个先前 Grant 的发现，即在眼内压下降后房水的外流不能回复至先前的水平。这一结论与玻璃体容积减小后房角不总是能立即开放相一致。Epstein 进一步推论，由于眼压增加而造成的玻璃体阻力增高，使玻璃体容积增大，从而导致浅前房和高眼压。膨胀的玻璃体向前压迫玻璃体前界膜至睫状体平部，使本来可以进行液体交换的前界膜关闭。这样又造成远期的继发性玻璃体膜的通透性下降。总之，高眼压会导致玻璃体容积增大，能够进行液体交换的玻璃体前界膜的面积减少和经玻璃体的液体流动阻力增大，导致浅前房和高眼压的恶性循环。

我们在临床中发现，恶性青光眼患者并不只发生在手术前眼压高的患者，而一定发生在具有眼轴较短的患者。这些患者眼前节组织之间间隙狭窄，在手术动荡之后，只要某一个组织有移位或水肿增大，均可能造成某些组织的位置异常，以至引起眼前节组织更加拥挤不堪。但是，在青光眼手术后引起恶性青光眼的首要因素就是晶体－虹膜隔前移，它可以引起房角关闭；瞳孔阻滞；晶状体赤道部与睫状环间距消失等，如果这些因素不能立刻解除，随之而来的便是房水找不到自己的正确出路，便迷流至玻璃体中，由此而引起玻璃体容积增多、前拥，以至晶体－虹膜隔更进一步向前，导致周而复始地再也不易控制的恶性循环。

2. 无晶体眼恶性青光眼的发病机制　玻璃体手术在治疗恶性青光眼中的成功，说明玻璃体在恶性青光眼发病中的重要作用，这一点在无晶体眼恶性青光眼中也很清楚。无晶体眼恶性青光眼伴有玻璃体和玻璃体前界膜的前突，它们和瞳孔、虹膜后表面或睫状体平齐，房水无法进入后房而直接进入玻璃体中；为了进入前房，房水必须通过玻璃体，并且穿过玻璃体前界膜；而前界膜限制了房水进入前房；于是房水就存储在玻璃体的某处或周围，使前房变浅。因此，必须通过某种方法打破作为液体转运屏障的玻璃体前界膜。

离体正常人眼玻璃体后房灌注实验说明，在房水流动的正常情况下，玻璃体和前界膜对房水流动没有明显阻力，而恶性青光眼的情况不能用正常玻璃体解释。1972 年 Simmon 曾写道：尽管已经观察到玻璃体前界膜在无晶体眼恶性青光眼中的作用，但是没有证据支持这种观点。

3. 人工晶体眼恶性青光眼的发病机制　近年来，随着后房型人工晶体的植入，诱发恶性青光眼者时有报道。许多作者对其发病机制都做了阐述，认为其发病机制为：残存的晶状体皮质引起睫状体的炎症反应，从而导致睫状突与玻璃体的粘连和房水的反向流动；第二个原因是手术创伤导致玻璃体基底部与睫状体平部的分离，这样反向流动的房水就进入玻璃体形成水囊，而完整的晶状体后囊和后房型人工晶体作为一个屏障阻碍了房水向前房流动，导致人工晶体－虹膜隔的前移，开始了恶性青光眼的恶性循环。

四、恶性青光眼的诊断与鉴别诊断

（一）临床诊断标准

（1）青光眼滤过手术后前房变浅（包括中央前房和周边前房）或消失。

（2）眼压升高或正常。

（3）UBM 显示睫状突位置前移、与晶体赤道部相贴。

（4）虹膜周边切除通畅。

（5）未见脉络膜上腔渗漏液。

（6）缩瞳剂及其他青光眼治疗均无效。

（二）鉴别诊断

1. 脉络膜上腔出血　可以发生在手术中、手术后数小时或数天。表现为突然眼疼、视力下降、眼压升高、前房变浅或消失，用眼底镜检查发现眼底可见棕红色脉络膜隆起，严重者用裂隙灯检查便可以看到晶状体后面有棕红色球状隆起。可以采取后巩膜切开等方法治疗。

2. 瞳孔阻滞　手术前的瞳孔阻滞，虹膜膨隆，周边前房极浅，UBM 检查，显示后房较深。一般应用 YAG 激光后，可以使前房明显加深。手术后的瞳孔阻滞，多见于长期局部点缩瞳剂者，在手术后瞳孔不易散大，使后房水不能正常进入前房，而导致前房形成缓慢。应该注意虹膜周切口是否通畅，并尽量采用一切方法散大瞳孔。

3. 脉络膜脱离　青光眼手术后脉络膜脱离，一般是前房浅、眼压低，眼底检查可见灰色球状脉络膜隆起，B 超及 UBM 可以帮助诊断。治疗方法可以采用脉络膜上腔放液联合前房形成手术。

五、恶性青光眼的治疗

（一）药物治疗

从 Von Graefe 提出恶性青光眼的概念以后，人们就在不断地寻找有效的治疗方法。1877年 Heuser 首次提出使用阿托品，他报道一例青光眼术后无前房的患者用 10% 的阿托品后前房形成，由于当时没有使用恶性青光眼这个词，所以非常遗憾的是他的报道没有引起人们的重视。1962 年 Chandler 等重新提出使用睫状肌麻痹剂治疗恶性青光眼，认为睫状肌麻痹剂可使悬韧带紧张，晶状体后退，部分恶性青光眼得以缓解。同年，Tiberi 等提出静脉滴注尿素治疗恶性青光眼；第二年 Weiss 等提出应用甘露醇，浓缩玻璃体，以减少玻璃体的容积。直到 1972 年 Simmons 提出采用综合疗法，并确实有效地控制了恶性青光眼，便形成至今一直为人们所接受的早期药物治疗的系列方法。

在临床恶性青光眼一旦发生，采取常规抗青光眼治疗有导致病情恶化的危险，滴用缩瞳剂不仅不能降低眼压，反而会使前房更浅、眼压更高。而及早采取特殊的多种药物联合治疗，可使部分患者有所好转，药物治疗的有效率可达 50%。

1. 局部应用睫状肌麻痹剂　早期应用可减轻睫状肌痉挛，并增强晶状体悬韧带的张力，使晶体 – 虹膜隔后移，解除瞳孔阻滞、房角阻滞及睫状环阻滞，继而前房形成，房水循环恢复正常，眼压下降。应用方法极为重要：局部点 1% 阿托品眼水，每日两组，每组三次，每 10～15 分钟一次，这样可以使得睫状肌充分麻痹，频点眼药水时，必须按压泪小点，避免全身吸收引起中毒。睡前点 1% 阿托品眼膏。点散瞳药后，必须及时观察瞳孔散大的情况。如果效果不好，应及时在角膜缘做结膜下注射混合散瞳剂 0.2～0.3mL。

2. 全身用高渗剂　包括 50% 甘油，1～2g/kg；20% 甘露醇，1.5～2g/kg。应用高渗剂可以使玻璃体脱水、浓缩、体积减小；有利于晶体 – 虹膜隔后移，前房加深。使用方法为：上午静脉点滴 20% 甘露醇，下午口服 50% 盐水甘油。对于糖尿病及肾功能不好的患者要特别注意，前者不能口服甘油盐水，应用甘露醇时也应该与内科医师共同协商是否需要同时加用胰岛素等；后者及体弱患者，应用高渗剂前后，应不断检查血电解质的改变，以便有问题后早期纠正。

3. 眼局部及全身应用皮质类固醇激素　减轻炎症反应，减轻组织水肿及渗出，并避免组织之间的相互粘连。

4. 口服醋氮酰胺，以减少房水的产生及向玻璃体返流　应用全身药物时，要密切观察全身情况，定时做肾功能及钾、钠、氯等离子的检查。通过以上多种药物的联合治疗，如病情好转，眼压稍控制，前房逐渐形成，就可以将药物减量。减药方法：先停用高渗剂，然后依次停碳酸酐酶抑制剂、皮质类固醇激素，最后必须长时间保留1%阿托品眼膏或每日一次快速散瞳剂，甚至维持终生。

（二）手术治疗

青光眼滤过手术后引起恶性青光眼主要因素，是由前向后 - 房水流出，晶体虹膜隔前移，引起原本就狭窄的眼前节各组织之间的阻滞；而治疗恶性青光眼原则，确是由后向前 - 切除玻璃体后，使得眼前节各组织之间间距宽松，晶体 - 虹膜隔后移，眼前节各组织回到原位，恶性循环得以缓解。由于引起恶性青光眼的首要因素就是晶体虹膜隔前移，所以，在治疗中必须使之恢复到原来的位置，才能打破恶性循环的恶性因素。

我们在做青光眼滤过手术结束时，前房注水形成，并将眼压提高到正常水平，使晶体 - 虹膜隔回到原位，是预防恶性青光眼的有效措施。在所有恶性青光眼病例中，均有房水异常返流至玻璃体中形成水囊。因此，毫不奇怪，手术治疗的方法多设计为：抽吸玻璃体水囊或前部玻璃体切除、前界膜切开、晶体 - 虹膜隔后移、前房形成。其关键的目的在于，前者使玻璃体容积减少，是为后者各组织回到原位提供了有效的空间。

总之，恶性青光眼手术治疗方法，是随着人们对其发病机制的不断认识、手术设备的更新、手术技巧的逐渐娴熟而设计各异。

1. 抽玻璃体水囊联合前房形成术　对于经药物治疗无法控制的恶性青光眼首选该术式。

这一传统手术方法首先由 Chandler（1968）所提出，主要用于治疗恶性青光眼，此手术简单易行，即使无显微手术器械，也可较好地完成，所以，对于用药物不能缓解的恶性青光眼，应尽早采取此手术方法，这也是青光眼医师必须掌握的手术技巧。

（1）手术时机选择：青光眼术后眼压高、无前房考虑为恶性青光眼时，应尽早进行局部及全身综合治疗，2~3天若不见效，应根据情况可采取以下简单的联合手术治疗。

（2）手术中及术后注意事项

1）进入玻璃体内的针头前端12mm部位必须用线结扎做一标志，以防术者手不稳误入过深或过浅时造成附近组织不必要的损伤。

2）针头必须垂直眼心方向进入玻璃体，否则易伤晶状体及视网膜。

3）针头伸入后，应在瞳孔区直视下操作。如恰好伸入水囊，则可很容易抽出液体；若抽不出液体时，针头在小范围内缓慢移动，探查水囊。

4）抽吸水囊时，用力要轻而均匀，若用力过猛，易造成玻璃体对视网膜的牵拉。

5）术后坚持应用睫状肌麻痹剂，必要时全身应用高渗剂及皮质类固醇激素。根据眼内稳定情况，再逐渐减药。

曾报道有一例患者双眼滤过术后均发生恶性青光眼，其中一眼经抽吸4次玻璃体，同时前房注气，才使恶性青光眼缓解，术后视力、晶状体均同术前。所以，对年轻而晶状体正常的患者，尽量避免摘除具有调节力的晶状体。

2. 玻璃体切除联合前房形成　Sugan（1972）和 Kaerner（1980）提出经睫状体平部的

玻璃体切除术来治疗恶性青光眼，以保持房水向前引流，这一术式行之有效，更适合于晶状体还清亮，视力可望恢复的患者。1986 年 Lynch 等也报道了玻璃体切除术在人工晶体眼恶性青光眼治疗中的应用。在其他方法无效的情况下，玻璃体切除术现已经成为治疗有晶状体眼，无晶状体眼和人工晶体眼所引起恶性青光眼的有效方法之一。

我们所采用的玻璃体切除术是经睫状体平部的闭合式、一个切口的玻璃体切除术。其手术方法同"抽玻璃体水囊联合前房形成术"，只是将抽吸玻璃体改为切除玻璃体，这样可以减少对玻璃体的扰动，同时避免因不能一次抽吸出玻璃体而反复操作对眼组织的损伤。手术方法的改变是随着设备的更新（玻璃体切割机的引进）而不断改进设计，其操作技巧并不复杂。目的就是减少玻璃体腔内的容积，使前后房沟通，缓解眼前节的拥挤现象，解除房水返流的"恶性循环"。

对于人工晶体眼的恶性青光眼，Lois（2001）报道了一种新的手术方法：于下方角巩膜缘做一穿刺口，置前房维持器以维持前房；于原虹膜周切处之外约 1 ~ 2 个钟点的角巩膜缘再做一穿刺口，切割头由此直接到达原虹膜周切口处，切除此处的悬韧带、晶体囊膜、玻璃体前界膜和前部玻璃体，使得前后房沟通。

3. 抽玻璃体水囊联合前房形成房角分离联合现代白内障囊外摘除及人工晶体植入　对于恶性青光眼伴晶状体核硬度在 IV 级或 V 级以上者，同时无玻璃体切割仪器时可以采取此手术方式，也同样可以达到预期的效果。

（1）手术时机

1）角膜与晶状体紧密相贴。

2）经联合用药 2 ~ 3 天后，眼压不易控制且前房仍不恢复。

（2）手术方法

1）麻醉：近年来，眼局部麻醉有较多的改进，多采用表面麻醉及球后麻醉，即可以很好地完成手术的全部。

2）牵引缝线：置上下直肌牵引线，对暴露比较好的眼可以不做牵引线。

3）切口：可以在原手术部位操作，上方沿角膜缘做结膜瓣，打开原巩膜瓣，沿巩膜缘向两侧做板层切开。

4）抽玻璃体及前房形成：巩膜槽内角膜缘上 3.5mm 处。平行切开约 0.5mm，向眼心方向伸入 9 号针头，抽吸玻璃体液体 1 ~ 1.2mL。从此切口向前房注入粘弹剂，并同时分离房角组织及虹膜后粘连，密闭缝合此切口。

5）截囊：截囊针从角膜缘切口伸入前房，再充分分离虹膜后粘连，最好将瞳孔大至 3.5 ~ 4mm 以上，然后采用开罐法截囊。

6）娩出晶状体核：角巩膜缘全层剪开，根据瞳孔大小采用不同的娩核方法，正确的小瞳孔娩核方法是手术成败的关键。正确方法为：截囊后进行囊与核的水化分离，同时将晶状体核活动，并将上方的晶状体核缘翘起至瞳孔外。用粘弹剂注入晶状体核表面及后方，以保护角膜内皮及晶状体后囊，圈套器完全伸入晶状体核后方将其娩出，10 - 0 尼龙线间缝合 2 ~ 3 针，充分注吸晶体皮质。

小瞳孔娩核，手法巧妙，并且需要有悉心备至的精细操作技巧。

7）植入人工晶体：前房注入粘弹剂，将人工晶体植入囊袋内，并调整晶状体位。

8）扩大原虹膜周切口：确实看清楚虹膜周切口是否通畅，避免粘连后发生瞳孔阻滞。

而且防备手术后前房再次消失时，此部位方便做 YAG 激光。

9）缝合切口：10-0 尼龙线间断缝合巩瓣及连续缝合角巩膜缘切口。

10）结膜下注射妥布霉素及地塞米松；阿托品眼膏涂结膜囊。

（3）手术中及术后注意事项：此手术切口大于超声乳化切口，手术前眼压高，又无前房，如何使得手术既安全又成功，这是手术前需要认真考虑的主要问题。在白内障手术前必须首先降低眼压，形成前房。手术中采用抽玻璃体水囊降眼压时，手的动作不可过大，以防损伤晶状体后囊及视网膜。

小瞳孔娩核必须先想办法将晶状体核上缘翘出瞳孔外，直视下将圈套器伸入晶状体核后方，避免看不见晶状体核上缘，而强行伸入套晶状体核，这样容易损伤上方的晶体悬韧带，引起晶状体脱位，玻璃体外溢。

手术的最后，一定要考虑到术后再无前房的处理对策，做一个较大的虹膜周切口，以便日后做 YAG 激光，沟通前后房。

手术后根据前房情况决定是否坚持局部用睫状肌麻痹剂，少部分患者可能需要终生应用。

4. YAG 激光玻璃体前膜截开术

（1）手术适应证

1）白内障手术后（人工晶体眼及无晶体眼）发生的恶性青光眼患者。

2）治疗恶性青光眼手术中，摘除晶状体后没有将晶体后囊、玻璃体前界膜以及相应部的前玻璃体切除，未能使前后沟通的患者。

（2）激光部位及方法：一般选择在原虹膜周切口部位，或瞳孔散大后人工晶体光学部与瞳孔之间。

激光能量较低，多为 1.6 ~ 2.5mJ；激光时便可看到水样玻璃体缓缓涌向前房，前房逐渐加深，激光成功。而有些患者激光后前房无明显加深，应该尽快选择手术治疗。

5. 氩激光经瞳孔睫状突光凝术 Herschler（1980）将虹膜缺损区可见的睫状突进行氩激光光凝，激光后部分睫状突变白皱缩，使得睫状突与晶状体赤道部的距离增大，解除了睫状环阻滞。同时坚持散瞳药物治疗，可使部分恶性青光眼获得缓解。

（1）手术适应证

1）瞳孔可以充分散大，应用前房角镜检查可以看到足够多的睫状突。

2）多次手术后瞳孔不能散大，但是从虹膜周切口可以看到多个睫状突。

（2）激光部位及方法：持前房角镜或三面镜直视下，用氦氖激光瞄准束聚焦于睫状突。

所用能量为 0.5 ~ 0.8W；对瞳孔可以散大者，应该照射睫状突 20 个左右；而瞳孔不能散大者，对虹膜周切口内的睫状突全部照射，尽量使睫状突皱缩离开晶状体赤道部。

目前，对恶性青光眼治疗的成功率已经有了明显的飞跃，其成功的关键在于对手术的决策及操作的妙手。对手术的决策在于正确的思维判断，能够快速反应每一个患者的手术时机；根据不同病情，正确设计术式和手术范围；对手术中可能出现问题的各种防范对策等，只要决策正确，妙手才能发挥作用。

恶性青光眼是临床上的一种难治性青光眼，尽管对它有了一定的认识，但是与其他类型青光眼相比，对发病机制的认识及手术治疗都是很棘手的。虽然近年随着设备仪器和手术技术的不断发展和进步，使得在发病机制和手术治疗方面均有极大的提高，但是有许多方面还不是很清楚，比如脉络膜上腔液的作用，它究竟是恶性青光眼的原因还是其结果，不同的作者有不同的认识，因此，还需要不断探索及研究。

（张振才）

第五节　难治性青光眼

目前难治性青光眼基本涉及眼科领域内的各亚科，并随着各类手术的广泛开展，由此引起的不同类型的难治性青光眼有增多趋势。但是，由于现代技术设备的不断更新，而这些现代的技术就像从天空中飘落的精灵，使得很多难治性青光眼在医师巧手的编织下，不可思议地、从容地一个一个被治愈。

一、难治性青光眼定义和种类

所谓难治性青光眼系指虽经常规滤过性手术或联合应用抗代谢药物，甚至于睫状体破坏手术，以及辅加最大耐受量抗青光眼药物的联合治疗，而依然难于将眼压控制在正常范围以内的那些青光眼。

根据定义，顽固性青光眼包括如下各种情况下治疗后眼压控制不良的病例。

（1）多次滤过手术眼压仍不能控制者。

（2）复杂眼外伤后引起的青光眼，如晶状体脱位等。

（3）因眼外伤后并多次手术引起的青光眼。

（4）白内障手术后无晶体性青光眼、人工晶体性青光眼。

（5）视网膜、玻璃体术后青光眼。

（6）硅油注入术后青光眼。

（7）眼部及全身血管性疾病引起的青光眼，如新生血管性青光眼。

（8）一些复杂的继发青光眼，如 ICE 综合征、恶性青光眼、术后长期无前房等。

（9）角膜移植术后青光眼。

（10）先天性青光眼。

（11）伴有葡萄膜炎的青光眼。

难治性青光眼手术失败的原因和常规抗青光眼手术是一样的，仍然是由于滤过通道的瘢痕化。所不同的是，难治性青光眼导致瘢痕化的危险因素更加明显，如何克服这些因素是提高手术成功率的关键。

二、滤过手术的组织病理学

1. 滤过手术伤口愈合的过程　青光眼滤过术后伤口愈合的过程其实就是一个炎症反应的过程。一方面，损伤因子直接或间接造成组织和细胞的破坏，另一方面，通过炎症充血和渗出反应，以稀释、杀伤和包围损伤因子。同时通过实质和间质细胞的再生使受损伤的组织得以修复和愈合。为了研究的方便，人为地把这一过程可分为三期：炎症反应期、增殖期和成熟期，这三期是相互关联的。

伤口愈合的初始阶段是炎症反应期。它的主要特点是血管扩张、通透性增加和白细胞渗出。

血管内的血液成分（如血浆及蛋白）渗出至血管外，它主要是对于直接的血管破坏的一种反应（包括结膜、巩膜上组织和虹膜的血管）；也是对于伤口局部的炎性介质的一种反应，这些炎性介质包括：①细胞释放的炎性介质：如血管活性胺（组胺和五羟色胺）、花生四烯酸代谢产物（前列腺素和白三烯）、细胞因子（白介素和肿瘤坏死因子等）、血小板激活因子等；②体液中产生的炎性介质：如激肽、补体和凝血系统。

血管通透性的增加导致纤维蛋白原、纤维连接蛋白及血小板在组织损伤处聚集，通过凝集反应形成凝血块，凝血块的形成则有利于其他组织成分向伤口处移动。

化学性趋化因子、补体系统的部分成分及血小板分泌的一些成分促使中性白细胞向伤口处聚集，在损伤的第2天中性白细胞达到高峰以防止伤口的感染。随后来源于周围组织以及由单核细胞转化而来的巨噬细胞激活缓冲因子，从而刺激成纤维细胞的移行和增殖，这一反应在损伤的第3天达到高峰至第5天开始减弱。

来源于血液间充质细胞和周围组织（Tenon氏囊及巩膜上组织）的成纤维细胞通过纤维连接蛋白和组织因子（如五羟色胺和前列腺素）黏附于伤口处，成纤维细胞在第3天开始出现，在第5天时成为伤口处的主要成分。成纤维细胞对于瘢痕的形成是必要的。成纤维细胞向细胞外间隙分泌胶原前体物质，之后胶原前体物质在细胞外间隙中转化为原胶原。随后原胶原分子聚集成不成熟的可溶性胶原纤维，胶原纤维又经过交链形成成熟胶原，成纤维细胞还分泌一种粘多糖使得胶原支架更加稳定。

成纤维细胞形成后开始出现新生血管。受损处组织的小静脉基底膜的破裂使得血管内皮细胞增殖，和增殖的成纤维细胞一起形成的纤维血管组织称为肉芽组织。

伤口闭合是由两个过程组成的，即上皮细胞化和纤维收缩。伤口周围上皮细胞的增殖和移行对于表浅伤口的愈合是必要的；对于深部伤口而言，伤口周围肌纤维细胞向中间的运动，即纤维收缩，对于伤口闭合是必需的。肌纤维细胞来源于成纤维细胞，它能合成胶原，其许多特点类似于平滑肌细胞，这种收缩开始于第5～7天，最长在4～5周后仍可观察到。

伤口愈合的最后阶段称为塑型期。他开始于成纤维细胞化期间可持续超过1年，随着胶原成熟及转化为Ⅰ型胶原，成纤维细胞转化为纤维细胞，毛细血管开始闭合、退化、消失，这样肉芽组织就逐渐转化为瘢痕组织。

以上瘢痕愈合过程可见于成功与不成功的青光眼滤过手术中。

Addicks等报道，和成功的滤过泡相比，失败的滤过泡中可见到厚而致密的纤维血管组织，成功的滤过泡中可见到较为疏松的上皮下结缔组织、散在的胶原纤维和结膜下隧道样的空间。从临床上看，成功的滤过性手术以形成功能性滤过泡为特征，Addicks等描述这种功能性滤过泡可以是薄壁和多囊状的，也可以是较弥漫平坦、壁较厚但相对周围结膜组织是少战无血管的。失败的滤过性手术的滤过泡也有2种：一是滤过泡完全消失而形成纤维瘢痕；另一是在滤过口处形成局限的、肥厚的Tenon氏包裹性囊肿，或称包囊状滤过泡，这种滤过泡虽有形态但失去房水引流作用。

2. 不同类型难治性青光眼的危险因素　关于新生血管性青光眼的发病机制，普遍接受的理论为缺血的视网膜释放出血管生成因子，这些因子向前扩散引起虹膜和房角的新生血管形成。新生血管造成血-房水屏障的破坏和伴随的血浆蛋白渗漏，更刺激成纤维细胞的增生，纤维血管膜长入滤过口，直接导致滤过泡失败。

对于先天性青光眼和发育性青光眼以及其他发生在年轻人的难治性青光眼而言，滤过性手术失败，主要是由于 Tenon 氏囊成纤维细胞的强烈增生而引起的活跃的伤口愈合反应，在大多数病例中，尽管最大限度地应用了抗代谢药物，也无法对抗这种异常活跃的增殖活动。

对于无晶体和人工晶体眼，有多种因素影响手术后滤过泡的形成，比如原先结膜手术瘢痕，滤过口处可能的玻璃体嵌顿等。也有人认为主要原因是由于无晶体眼的玻璃体能释放成纤维细胞刺激素，刺激成纤维细胞增生。

葡萄膜炎性引起的青光眼的局部炎症反应明显，手术引起血管反应强烈反应。血－房水屏障的破坏，房水生物特性的改变，均易于激活成纤维细胞增生。研究表明，原发房水可以抑制成纤维细胞的增生，而继发性房水可以促进成纤维细胞的增生。

在另外一些病例中，并无上述的种种因素但却易于发生滤过泡失败，提示可能有瘢痕体质等。总之，失败者多因滤过口的成纤维细胞过度增生所致，但各种青光眼有其自己的原因所在。

三、难治性青光眼的手术治疗

（一）难治性青光眼术式方案设计的选择策略

根据我们的临床经验，对于不同的眼部情况，应设计不同的手术方案。

1. 根据房角宽窄的形态设计术式　对于宽房角结构的患者，一般仅用青光眼阀植入联合术中应用一次性 MMC，如无晶状体性青光眼、人工晶体术后青光眼、多次滤过术后眼压仍失控的开角型青光眼、晚期先天性青光眼、部分新生血管性青光眼等。

而对于房角偏窄的患者，我们同时联合白内障超声乳化或囊外摘除联合人工晶体植入术及术中一次性应用 MMC。

2. 根据眼部复杂情况设计术式　对于复杂的眼外伤，房角结构完全破坏、较多的晶状体皮质已与眼内组织粘连、广泛的虹膜组织损伤、或有植入性虹膜囊肿、因外伤后已行多次手术者等，应设计白内障超声乳化术联合青光眼阀植入及同时应用 MMC，或者晶状体玻璃体切除联合内窥镜眼内睫状突光凝术等。

3. 根据眼病设计术式　例如对于葡萄膜炎引起的瞳孔膜闭，同时并发白内障者，手术后易有炎细胞活跃及色素的脱失，均可堵塞青光眼阀进液管的内口，所以应设计白内障超声乳化术联合人工晶体植入术联合玻璃体切除联合青光眼阀植入并同时应用 MMC。

对于白内障手术后的顽固性青光眼，应该青光眼阀植入并同时应用 MMC，必要时联合前部玻璃体切除术。

（二）治疗难治性青光眼的各类联合手术

自从玻璃体切除手术问世以来，其手术设备不断改进，使得一些眼前、后节疾病的治疗取得了突破性的进展，随着手术技巧娴熟及经验的积累，其手术的适应证也不断扩大。自80 年代初，北京同仁医院将玻璃体切除技术应用于治疗难治性青光眼，使手术成功率获得明显提高，挽救了大量濒于失明的顽固性青光眼患者。

为了解决各类难治性青光眼，根据眼部情况不同，我们为此设计了多种联合手术方案，尽量一次达标，也就是一次控制眼压、提高视力。而有些难治性青光眼不能只靠一次手术就能治愈，而要打破常规、担多次风险，反复设计系列手术方案才能达到预期的效果，但是，必须要患者的密切配合才能完成。

青光眼的联合手术一般分为三大类：青光眼白内障的联合手术；对各类手术后并发症再治疗的联合手术；对难治性青光眼的联合手术。

临床常用对难治性青光眼的联合手术见于以下。

（1）前部玻璃体切除术＋青光眼引流阀植入术＋异体巩膜覆盖术。

（2）前部玻璃体切除术＋前房形成房角分离＋白内障超声乳化术＋人工晶体植入术＋前后房沟通术。

（3）前部玻璃体切除术＋前房形成房角分离＋白内障囊外摘除术＋人工晶体植入术＋前后房沟通术。

（4）滤过泡修补术＋白内障超声乳化术＋人工晶体植入术。

（5）二极管激光＋板层角膜烧灼术（或羊膜移植术、板层角膜移植术）。

（6）脱位晶状体摘除术＋前部玻璃体切除术＋人工晶体睫状沟缝合术。

（7）脱位晶状体摘除术＋前部玻璃体切除术＋人工晶体睫状沟缝合术＋青光眼阀植入术。

（8）脱位晶状体摘除术＋前部玻璃体切除术＋人工晶体睫状沟缝合术＋内窥镜眼内睫状突光凝术。

（9）晶状体、玻璃体切除＋人工晶体睫状沟缝合术。

以上各种联合手术均是对于难治性青光眼复杂病情的术式设计，必须根据患者的眼部病情、组织结构条件、经济条件、术者的手术技巧、临床经验、术中应变能力等综合分析后再制定，不可照猫画虎、生搬硬套，不可勉强应用，对于不同情况要设计不同的、正确的手术方案。

（三）主要介绍治疗晶状体脱位继发青光眼的联合手术

晶状体脱位继发青光眼的手术一次性治疗成功，取决于术前正确的决策，手术前的详细问诊，认真检查很重要。若手术式设计不正确，不仅术后眼压得不到控制，而且还可能因为人工晶体未能植入而视力全无，这样往往导致以后再多次手术，以至造成对眼组织的过多损伤。

近年来，随着医疗设备逐渐改善及手术技巧的不断提高，使晶状体脱位后继发青光眼的手术治疗方法得到了迅速的发展，其术后效果也显著改善。由于晶状体脱位范围、部位的不同，继发青光眼的程度不同，而晶状体超声乳化联合张力环植入术、缝合人工晶体的手术方法以及联合何种青光眼术式也不尽相同。

1. 晶状体脱位的原因及类型

（1）晶状体脱位的原因：外伤后晶状体脱位（包括手术引起）、合并于遗传疾病的晶状体脱位（Marfan syndrome、Marchesani syndrome、同型胱氨酸尿症等）、继发于其他眼病（先天性青光眼、高度近视等）、不明原因的晶状体脱位等。

（2）晶状体脱位的类型：晶状体半脱位、晶状体全脱位（前房或玻璃体内）。

2. 晶状体脱位的临床表现

（1）虹膜震颤：晶状体脱位后的第一个体征就是虹膜震颤，但是小范围的脱位是不容易被发现的。应该注意虹膜表面微细的变化。

（2）瞳孔区玻璃体：瞳孔区有少量散在带有色素的玻璃体，也是晶状体脱位的一个表现，多见于外伤后，也可见于自发性引起。

（3）前房全部加深：晶状体向后全脱位时，晶状体可以位于视盘或黄斑的前表面，患者可以感觉眼前有黑影遮挡。前房明显加深，房角变宽，散瞳查眼底后可以发现其所在部位。

（4）前房部分变浅或加深：晶状体部分脱位时，悬韧带断裂的部位后移，此处前房加深；而有些明显的晶状体半脱位，可以造成部分前房变浅，导致房角关闭。

（5）晶状体位于前房：一般见于球形晶状体。当悬韧带断裂后，瞳孔稍大，球形的晶状体便脱出至前房。当瞳孔缩小而晶状体未来及回到后房时，便可发生晶状体后凸部位压迫瞳孔，造成前后房不能沟通，导致房水的正常循环受阻。

（6）晶状体虹膜夹持：多见于晶状体1/2以上半脱位者，部分晶状体位于虹膜前表面，部分位于虹膜后面。

（7）晶体悬韧带松弛：裂隙灯检查可见前房均匀一致极浅，晶状体向前移位，做超声生物显微镜（UBM）检查可以帮助诊断。

详细了解晶状体脱离的位置、玻璃体有否异位、房角是否异常、对手术术式的设计是极其重要的。大部分患者通过散瞳后，均可发现晶状体脱位的方向及范围。

3. 晶状体脱位后引起青光眼的原因

（1）瞳孔阻滞：晶状体完全脱位至前房，同时瞳孔正常大小时，由于晶状体后凸度紧密压迫瞳孔，使得后房水不能进入前房，而引起眼压突然升高，药物也不易控制。最多见于球形晶体的患儿，一般在晚间瞳孔稍大，脱位的球形晶体便自由出入前后房，一旦患儿睡着后瞳孔缩小，脱位的球形晶体未能及时退回虹膜后，便可引起瞳孔阻滞，眼压升高。或白天未能及时退回，瞳孔稍微缩小，也可造成瞳孔阻滞，眼压升高，临床较为多见。再者，正常晶状体向前脱位，如外伤后，手术后，或晶状体悬韧带先天异常等，使晶状体向前移位，导致晶状体与瞳孔紧密相贴，前后房不能沟通，眼压升高。

（2）瞳孔及房角同时阻滞：晶状体向一侧半脱位，使得一侧前房明显变浅，造成此侧房角关闭，另侧在瞳孔区，玻璃体脱入前房，而引起瞳孔及房角（虹膜周边前粘连）阻滞，眼压升高。

（3）玻璃体引起瞳孔阻滞：严重的顿挫伤使得晶状体全脱位于玻璃体内，玻璃体进入瞳孔区，引起玻璃体瞳孔阻滞或玻璃体房角阻滞，眼压升高。

（4）睫状体分泌房水增多：晶状体脱位于睫状体部位，刺激其组织产生过多的房水，眼压升高。

（5）房水排出受阻：晶状体脱位刺激小梁网水肿影响房水排出，眼压失控。

4. 晶状体脱位的手术治疗时机　掌握脱位晶状体摘除的手术时机，对避免视功能丧失是很重要的，根据多年临床经验，我们认为在以下情况应尽快手术。

（1）晶状体脱位于前房及瞳孔区，即使晶状体正常清亮，也应将其尽早摘除。

（2）晶状体完全脱位于玻璃体中，并引起青光眼、视网膜病变及眼内炎症反应者。

（3）因晶状体脱位而影响视力或出现复视者。

5. 临床手术术式设计　传统的晶状体脱位摘除方法多为双针法、捞出法、囊内冷冻法等，往往手术后并发症严重，如：视网膜脱离、玻璃体出血等。而现代对晶状体脱位摘除的方法，是随着手术设备的不断改进、手术辅助材料的不断更新以及术者手术技巧的不断进步，对其有了更多的选择余地。

由于晶状体脱位的部位不同，时间不同引起青光眼的程度也各有所异，在术前要仔细询问病史，如：脱位的时间、外伤的时间、眼压高的程度，以及是否用药可以控制等；做详细的裂隙灯及眼底镜检查，根据眼部情况精心设计不同的手术方案。曾经报道一例患儿，双眼晶状体向上方脱位多年，手术时发现，脱位的晶状体与上方虹膜及睫状体已有明显的粘连，应用单纯摘除的方法是完全不可能的，改为晶状体、玻璃体联合切除后使手术成功。所以，在手术设计时，应该根据以上检查结果综合考虑：脱位的晶状体用什么方法摘出来最安全；是否需要植入人工晶体；是否联合抗青光眼手术，联合什么样的青光眼术式；各手术入路；各手术的相互衔接；术中易出现并发症的预防及防范措施等，必须经过综合分析后再设计术式及进行手术。这样的手术不仅可以一次成功，而且可以使患者在最短的时间内，获得对生活有用的视力。

6. 晶状体摘除的方法　根据晶状体脱位的形态、部位而采用的摘除方法各有不同。

（1）晶状体全脱位入前房：对有硬核晶状体，应该将眼压降到一定程度再取出晶状体。首先采用高渗剂，若仍无效，再做前部玻璃体切除，待眼压确实下降至正常偏低时，再扩大角巩膜缘切口，用圈套器直接将晶状体捞出。对较软的晶状体可以做小切口，在晶状体的前囊做一字形切开，用注吸针或超声乳化仪器中的 I／A 系统将核与皮质一并吸出，最后用镊把囊拉出。

（2）晶状体半脱位≤90°：可以考虑做白内障超声乳化术联合张力环植入。手术时必须动作轻柔，不可对晶状体悬韧带再有任何压力，同时左手可用晶体定位钩在囊袋内协助保护悬韧带，尽量避免再有新的悬韧带断裂。

（3）晶状体半脱位≥90°

1）角巩膜缘切口法：对晶状体核较硬的患者，应该做囊内或囊外摘除时，可以选择角巩膜缘切口。其优点为，一次将晶状体摘除，避免晶状体的硬核掉入玻璃体中而增加手术的难度。

2）睫状体平部切口法：对晶状体核较软的并准备同时联合玻璃体切除患者，可以应用从睫状体平部切口，做晶状体粉碎并同时联合玻璃体切除。其优点为，手术切口小，减少了手术中的并发症。

（4）晶状体全脱位入玻璃体中：过氟化碳液（Perfluorocarbon）摘出法一般用于晶状体全脱位及晶状体切除时，部分晶状体核掉入玻璃体中。确认掉入玻璃体中晶状体的位置后，采用三切口闭合式玻璃体切除方法，先将晶状体取出通道及周围的玻璃体切除（图16－46），在晶状体的下方注入过氟化碳液（图16－47），使晶状体浮到瞳孔区，再剪开角巩膜缘，将晶状体捞出（图16－48）。然后，将过氟化碳液全部吸出（图16－49）。其优点为，明显减少了手术对周围视网膜的骚扰，尽量避免视网膜的并发症。

7. 人工晶体植入的方法

（1）囊袋内植入法：晶状体半脱位≤90°，对晶状体核超声乳化顺利完成，并囊袋完整者，可以将人工晶体植入囊袋内，人工晶体一襻放置于脱位侧，以对囊袋起一支持的作用。

（2）睫状沟固定法：晶状体半脱位≥90°，对仍有部分前囊或后囊残留者，可以将人工晶体直接放置在虹膜及晶状体囊之间。

（3）经巩膜睫状沟缝合法：人工晶体睫状沟缝合术自 Malbran 及 Hu 等报告以来，临床缝合人工晶体的各种方法不断推出。

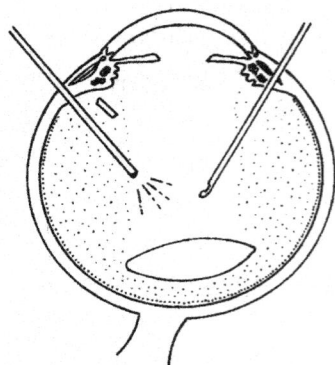

图 16 - 46　将晶状体取出通道及周围的玻璃体切除

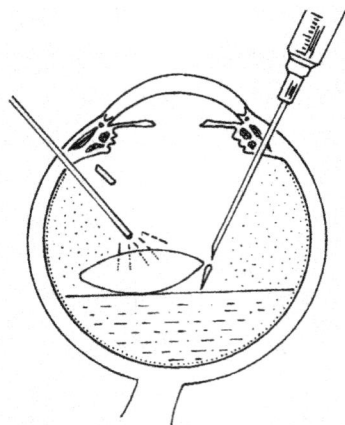

图 16 - 47　在晶状体的下方注入过氟化碳液

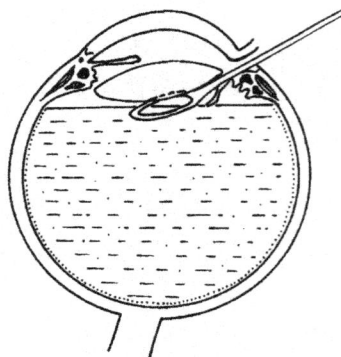

图 16 - 48　晶状体浮到瞳孔区,再剪开
角巩膜缘,将晶状体捞出

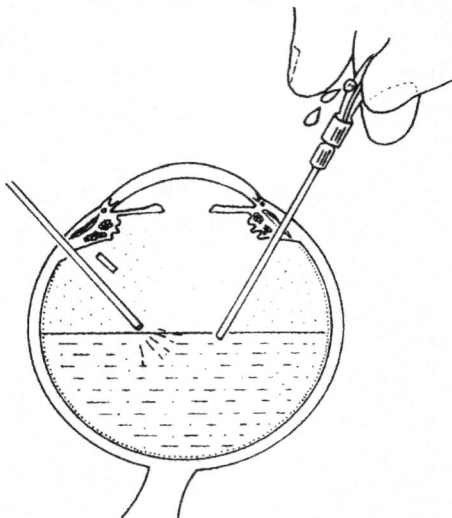

图 16 - 49　将过氟化碳液全部吸出

1）经巩膜接力缝合法:用 1mL 一次性注射器针头从 3 点角膜缘外 1mm 处刺入,再用双直针 10 - 0 进口聚丙烯线的一直针,从 9 点角膜缘外 1mm 处刺入,从虹膜后方伸入至瞳孔区,两针在瞳孔中心处汇合（图 16 - 50）,将直针的针头插入注射针头内,然后左手轻轻将注射针头抽出,同时右手使直针随注射器一并带出;将缝线结扎于人工晶体襻的中央（图 16 - 51）;折叠人工晶体后并植入眼内（图 16 - 52）,也可以稍微扩大切口直接植入;调整人工晶体位置后,分别结扎巩膜外人工晶体缝线（图 16 - 53）。此种方法定位准确,同时也大大减少了对睫状体的损伤,减少了眼内并发症的发生。

2）经瞳孔缝合法:先将上方角巩膜缘切穿,用 10 - 0 双直针聚丙烯线,从角巩膜缘切口处伸入眼内,分别从 3 点及 9 点虹膜下睫状沟部位穿出角膜缘外 1mm 的巩膜处（图 16 - 54A,图 16 - 54B）。将上方切口处缝线剪开,并分别结扎在人工晶体襻的中部,植入人工晶体,拉紧缝线,调整晶体位置后,结扎缝线（图 16 - 55A,图 16 - 55B）。此方法不易一次准确定位,反复定位很易造成眼内出血。

对有玻璃体脱出的患者，在缝合人工晶体前，先做玻璃体切除术，否则日久玻璃体牵拉易造成视网膜脱离，临床报道亦不少见。

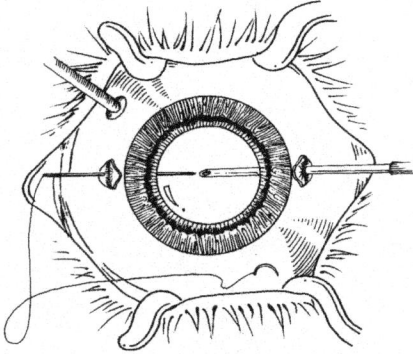

图16-50 直针插入注射针头用接力法将线引出

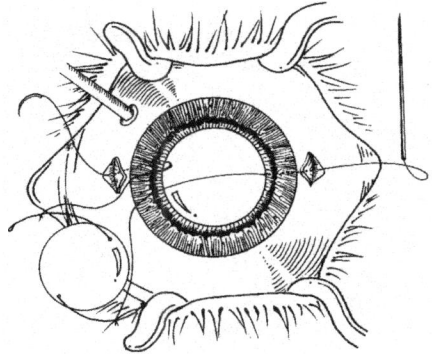

图16-51 将线结扎于人工晶体襻的中央

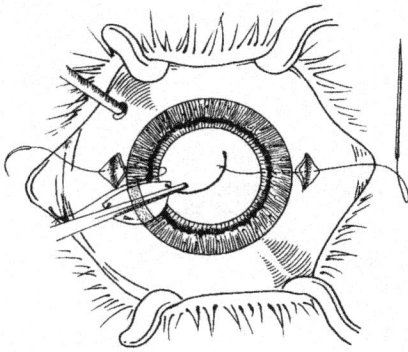

图16-52 折叠人工晶体后植入眼内

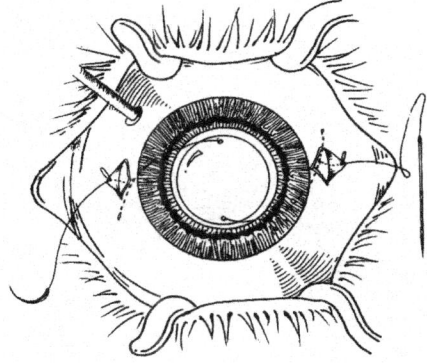

图16-53 结扎巩膜外缝线

8. 联合青光眼的手术方法 对眼压难以控制的患者，在手术技巧上必须认真考虑，在哪个环节容易发生问题？而这问题又如何处理？术后眼压降到多少合适？如何使眼压一直维持理想水平？如何防止术后眼压增高？如何减少手术中及手术后的并发症？等等。只有在手术前深思熟虑多一些，手术的成功率才能提高。

晶状体脱位引起青光眼的原因与脱位的部位、程度而各异，还有部分因外伤后晶状体脱位引起的继发青光眼，其原因更是比较复杂，所以，正确地选择抗青光眼的手术术式，对今后是否需要再多次手术，起着决定性的作用。尤其是第一次手术就准备做玻璃体切除者，必须要认真研究、设计手术方案，不可匆匆只想到将脱位的晶状体摘除就万事大吉了。这样，不仅对以后的再次手术可能将造成较大的困难，而且，增加了对眼组织不必要的损伤。

晶状体脱位后继发青光眼的术式选择，有时是比较困难的。

对于仅有瞳孔阻滞的早期患者，尽早做晶状体摘除，不用再联合青光眼手术便可治愈。为了避免因手术后虹膜后粘连再引起瞳孔阻滞，必要时可以同时做虹膜周边切除，使得前后房沟通。而一部分患者必须联合不同的抗青光眼手术，手术中还要加强防范各种问题的措施。以下介绍目前经常联合的抗青光眼手术。

（1）朕合复合式小梁切除术

1）适应证：此手术适用于晶状体半脱位≤90°；瞳孔阻滞发生时间1周左右，或眼压需要用2种以上药物才可以控制的青光眼患者。

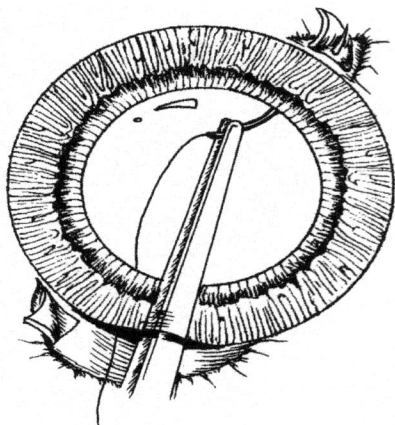

图 16－54A　缝针从角巩膜缘切口伸入眼内再从睫状沟部位穿出眼外

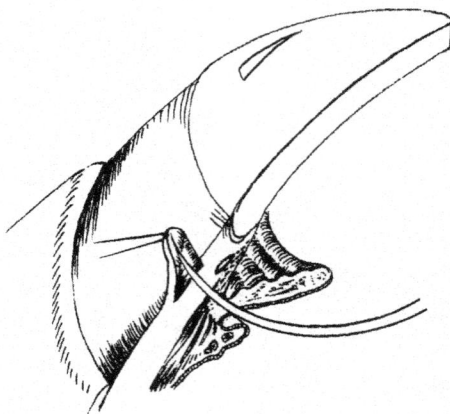

图 16－54B　从睫状沟出针的部位

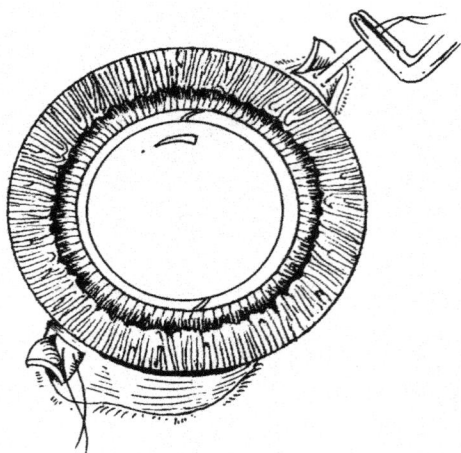

图 16－55A　人工晶体植入眼内，拉紧缝线调整晶体位置

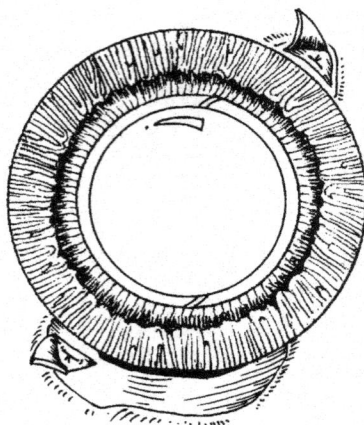

图 16－55B　结扎缝线

2）切口部位：多个联合手术的切口部位设计，对手术的成败、对眼组织的损伤程度均不可低估。这个手术的切口包括：固定灌注头切口、小梁切除口、玻璃体切除口及白内障超声乳化切口（预备白内障囊外切口）。

Ⅰ.固定灌注头切口：灌注头切口可以放在不影响其他手术的任何部位。此手术情况较为复杂，置眼内灌注，对手术中每一时期眼内压的维持起到很重要的作用，特别可以防止因切口过多，造成的眼压过低或手术中低眼压时间过长而导致的暴发性脉络膜上腔出血。再者，眼压低时，有些手术不易操作，如：低眼压时做巩膜瓣是有一定困难的。这联合手术的第一步固定灌注头，其不仅可以早一点降低眼压，而且还可以稳定地维持正常眼内压，使得后续手术安全完成。

Ⅱ．小梁切除口：设计在没有晶状体脱离的方位，以免手术时，发生玻璃体从滤过口处脱出，或因玻璃体堵塞小梁切除口而导致手术失败。

Ⅲ．白内障超声乳化切口（预留白内障囊外切口）：尽量选在右手利的部位。如果为软核晶状体脱位≤90°，可以采用白内障超声乳化切口；如果为硬核晶状体脱位，并≥90°范围，应该考虑采用白内障囊外切口。

Ⅳ．玻璃体切除口：简单玻切，也在右手利的白内障切口部，角膜缘后3.5～4mm，仅做一个切口便可，手术时必须将前房内的玻璃体处理干净；若晶状体掉入玻璃体内，除了玻切头入口，还应该再设眼内照明入口。

3）联合手术相互衔接及手术方法：联合复合式小梁切除手术与白内障及玻璃体手术的相互衔接如何考虑，这是最重要的，否则手术中就会发生难以弥补的严重问题。以下为常用的联合手术衔接法。

Ⅰ．先做眼内灌注头固定，将眼压维持在正常水平；角膜缘内1mm处做隧道式穿刺口备用。

Ⅱ．在选择好的部位，先做3mm×4mm大小的巩膜瓣，并在巩膜瓣下放置0.4mg/mL丝裂霉素C（MMC）1.5～2分钟，生理盐水冲洗。

Ⅲ．根据晶状体的软硬程度、脱离到哪个部位、脱离的范围等，决定做白内障及植入人工晶体的方法（具体方法见以上）。

Ⅳ．在整个手术中，玻璃体切除的早晚、切除量及部位，取决于眼压的高低；玻璃体脱出的部位及程度；晶状体脱离的位置；是否影响人工晶体植入的正常等。对需要将人工晶体缝置在睫状沟部位者，其睫状沟附近的玻璃体应该做切除，以防日后人工晶体偏位。

Ⅴ．待人工晶体完全植入并调整至正常位置后，将眼压也调整至正常，再做小梁切除，此时可以用缩瞳剂将瞳孔缩小后再做虹膜周边切除。同时根据瞳孔缩小的情况判断前房内是否还有玻璃体的存在，必要时对瞳孔区的玻璃体再做进一步处理，直至瞳孔缩小及变圆。巩膜瓣缝线采用可调整缝线，其对手术后发生的早期高眼压有一定的帮助。

Ⅵ．以上所有操作完成后缝合全部伤口，调整眼内压，再取下灌注头。取了灌注头以后，对眼压仍然偏低者，可以从角膜缘内的隧道穿刺口注入灌注液，再次调整眼压至15mmHg左右，以防因术后眼压低而导致严重并发症。

（2）联合眼内引流阀植入术

1）适应证：晶状体半脱位≥90°；应用3种以上局部降眼压药水，或必须依靠口服降眼压药物，仍难以控制的顽固性青光眼；晶状体脱位同时伴眼压升高，时间在2周以上患者；复杂眼外伤后的晶状体脱位，伴继发青光眼等应该选择联合青光眼阀植入术。否则在血-房水屏障受过破坏的眼，它所释放的成纤维细胞刺激素，直接影响滤过泡的正常形成。在临床可以看到，很多患者虽然同时做了小梁切除手术，但是术后眼压仍不能控制。

2）切口部位：青光眼引流阀（Ahmed Glaucoma Valve，AGV）有一个与巩膜弧度相同且宽大的硅胶盘。其盘宽13mm，盘长16mm，厚度1.9mm。见于这样大而质硬的材料，必须避开几条直肌，所以，在应用Ahmed青光眼引流阀时，首先选择其放置在两条直肌之间的部位，与白内障操作的部位要分开。

3）联合手术相互衔接及手术方法

Ⅰ．先固定青光眼阀，因为植入青光眼阀时，对眼球有一定的压力，所以在眼球无任何切口的情况下，将引流阀的盘部固定于眼球赤道部。

Ⅱ. 选择一个结膜无瘢痕、弹性好的两条直肌之间的部位，做以穹窿为基底的结膜瓣；充分分离结膜下筋膜组织至赤道部，并充分烧灼巩膜表面的血管，将含有 MMC（0.4mg/1mL）5mm×7mm 大小的棉片，放置在近赤道部的巩膜表面，5 分钟后取出，并用生理盐水充分冲洗；做 4mm×5mm 大小的巩膜瓣，1/2 厚度，以保护进液管；取出青光眼引流阀，从进液管前端注入生理盐水，将进液管内的空气排出；无齿镊夹住硅胶盘缓缓顺巩膜弧度放入赤道部，盘的前缘距角膜缘 7~8mm，用 6-0 可吸收线穿过硅胶盘的固定小孔，将其缝合固定于巩膜浅层；根据进液管放入前房长度，剪一向上的斜面后，将其放置一旁待用。

硅胶盘放入的位置不可过于偏前或偏后，一般应放置在角膜缘后 7~8mm 处。放置过于偏前，在睑裂部可见一较大的滤过泡，易引起患者的不适感及恐惧，而且平时揉眼后易造成结膜破裂（眼前部结膜组织较薄弱）。放置过于偏后时，整个硅胶盘易后滑，久之进液管可从眼内退出。

Ⅲ. 固定灌注头后，继续做晶状体摘除、玻璃体切除及人工晶体植入（手术同以上方法）。密闭缝合白内障及玻璃体切除的切口。

Ⅳ. 插入进液管的方法：进液管插入口的位置是手术成败关键之一。在用针穿刺之前，应根据患者眼部情况仔细判断刺开的部位及进液管插入后的位置，是否为最佳部位，然后再作穿刺。

用 7 号针头在巩膜瓣下的角巩膜缘外 1mm 处刺穿，无齿镊轻夹进液管前端，顺切口伸入前房内约 2mm。进液管在前房内伸展平，斜面向上，并于角膜及虹膜稍有距离。进液管插入的眼内位置，取决于眼内组织结构，既可以插入前房、后房、人工晶体前后，也可以插入玻璃体内。但是，后者一定要做前部玻璃体切除，以免进液管的虹吸作用，将玻璃体吸入管口，而造成房水排出不畅，导致眼压升高。

如临床遇到复杂情况，可灵活掌握进液管的放置位置。曾有一位患者，是外伤后无晶状体眼，曾行白内障摘除及穿通角膜移植术，术后由于虹膜全部与角膜相贴，造成无前房导致眼压增高，术前戴镜矫正视力 0.6。我们应用前部玻璃体切除联合青光眼阀植入术，直接将进液管放置在虹膜后的玻璃体内。术后眼部无任何反应，角膜移植片及进液管均清亮，眼压控制理想。术后戴镜矫正视力 0.7，眼压 1.63kPa（12.23mmHg）。

Ⅴ. 自体巩膜瓣覆盖进液管部位，10-0 尼龙线间断缝合 2 针。然后再用稍微大于自体巩膜瓣的板层异体巩膜，覆盖于硅胶盘表面，以避免结膜与青光眼阀长久地直接接触，摩擦后造成结膜瘘。对异体巩膜瓣缝合时，可仅缝合角膜缘部位，后方巩膜瓣仅铺平即可。

Ⅵ. 此时再检查人工晶体及进液管的位置，是否正常，若没有问题，调整眼压，取下灌注头。密闭缝合结膜切口。

（3）联合经内窥镜做眼内睫状体光凝术：随着设备技术的发展，更为智能化地带有激光装置的眼内窥镜在 20 世纪 90 年代被应用于临床，在难治性青光眼的治疗领域内，有其独特的风格，形成最佳效果。可以在显示屏幕上直接观察到精确地激光能量对睫状突接受治疗后的形态，其定位准确，可以不损伤周围组织，也减少了眼球萎缩的发生率。

1）适应证：由于角膜混浊、水肿，不易直视下进行前房操作的顽固性青光眼；在治疗青光眼复杂病例的联合手术中，同时摘除晶状体眼的难治性青光眼。

2）切口部位选择：眼内窥镜手术入路一般有两种方法：一则从睫状体平部入路，此方法直接进入玻璃体，适用于无晶状体眼及联合晶状体摘除的眼；二则从角巩膜缘入路，在前后房充满粘弹剂的情况下，内窥镜探头可以经瞳孔进入虹膜后，对睫状突进行光凝；也可以在角膜混浊的情况下，进入前房角手术操作。对难治性青光眼，一般采用从睫状体平部入路的方法。

3）联合手术相互衔接及手术方法：手术设计准备用眼内窥镜进行睫状突光凝者，均在做完以上所有手术操作后，再做此术式。可以在玻切完成后，用同一个切口（由于光纤与激光装置设计在一个探头上，所以仅用一个切口即可）。探头平直伸入眼内，探头顶端距睫状突 0.5mm 左右，看清睫状突时进行光凝。通常使用的能量参数为，功率 0.2 ~ 0.3W；时间 2 秒；每个睫状突做 2 ~ 3 个点，睫状突皱缩、变白；光凝范围 90° ~ 180°。光凝完毕后，密闭缝合所有切口。

由于此手术技术要求较高，并且需要一定的显微手术技巧，而且手术设备昂贵，确实限制了该手术的发展。

（4）联合经巩膜二极管睫状体光凝术：近年来，二极管激光对难治性青光眼的治疗，逐渐在我国开展起来。其对巩膜的穿透性较强，睫状体的色素组织对此红外光有较高的吸收率，对组织的作用表现为热效应，其使得睫状体及其血管发生凝固性坏死。

1）适应证：已经做过多次手术的患者；结膜瘢痕多；眼部条件差。以上几种情况对术式的选择受到限制，不得已时可以选择经巩膜二极管睫状体光凝术。

2）联合手术相互衔接及手术方法在整个联合手术过程中，首先做二极管睫状体光凝术，一般选择在下方照射 180°；功率为 1 ~ 1.75W 左右，时间 2 秒；照射时，以出现轻的爆破音为准，对功率做调整。操作后睫状突组织皱缩、坏死，使房水生成减少。激光手术结束后，先做灌注头固定；然后做白内障摘除、玻璃体切除、人工晶体植入术（手术操作步骤及技巧同以上）。

9. 手术并发症　此手术虽然较复杂，但是如果选择好手术适应证，设计好手术入路，那手术中及手术后的并发症是比较少见的。

（1）术中并发症

1）进液管切口稍大：用不合适或过粗的注射针头做穿刺口，使得房水从进液管周边渗出。

2）进液管位置欠妥：多由于注射针头穿刺方向不正确引起。在注射针头刺入眼内通道之前，必须已经决定好将进液管插入什么地方，然后再判断注射针头穿刺的方向。过于向上刺入，多偏向角膜，过于向下刺入，便易刺入虹膜或直接损伤晶状体。在插入进液管时，不可操持过急，将注射针头在自体巩膜瓣下的角膜缘外 1mm 处反复判断，针尖是水平刺入还是稍微向下倾斜刺入？进入后穿刺隧道是否合适？穿刺隧道是进入前房还是后房？是进入人工晶体后还是直接进入玻璃体内？进液管位置是否满意？等，要细察深思，反复推敲，细心琢磨。

3）穿刺口出血：进液管插入时将穿刺口的出血带入前房，堵塞进液管内口。可以将进液管拉出，清理后再重新插入，但是必须注意不可让房水过多地流出，以免造成眼压低、前房浅，导致再次插入的困难。

4）前房消失：注射针头穿刺时动作太慢，或进液管插入时不顺利，造成房水流出过多，导致前房消失。在做进液管穿刺口之前，先在角膜缘内 1mm 处做前房穿刺口备用，一且发生前房消失，可从角膜穿刺口注入生理盐水、消毒空气或粘弹剂。

5）人工晶体偏位：在人工晶体固定部位，有成形的玻璃体阻挡，使得晶体位置向一侧偏斜。如果拉紧固定人工晶体缝线时发现有位置偏离现象，必须立刻对偏离对侧的玻璃体敛适当地处理。

（2）术后早期并发症（术后1个月之内）

1）低眼压或浅前房：插入口偏大时，房水从进液管旁流出；应用非限制性眼内引流装置，在早期硅胶盘周围尚未形成组织包裹，造成引流功能过强引起浅前房、低眼压、脉络膜脱离，严重者发生角膜内皮损伤或暴发性脉络膜上腔出血等。所以，在选择眼内引流装置时应该考虑选择限制性眼内引流装置，如：目前最常用的青光眼引流阀（AGV）或Molteno引流装置等。这些引流装置可以限制房水的外流量，只要手术轻柔，技巧正确，不仅可以将眼压控制在正常水平，前房稳定，而且，手术后前房无任何异常。再者，手术结束时要注意眼压高低、前房深度、青光眼阀的位置及瞳孔的大小，必要时做适当地调整。

2）进液管口堵塞：堵塞物可由凝血块、前房渗出物、晶状体碎屑及玻璃体等，部分患者几天后自行吸收，若因此而引起眼压升高，可以应用YAG激光将进液管口堵塞物质击散或击开，使其远离管口。若无效或眼压不能控制，必要时可以马上采取玻璃体切除手术，将进液管内口旁的堵塞物质或玻璃体切除干净。

3）人工晶体偏位或脱落：手术中对玻璃体处理的不够彻底；人工晶体缝合不牢固，或在巩膜外结扎缝线时，缝合针碰伤从眼内穿出的缝线，此种情况在手术结束时看不出晶体脱落，一旦手术后眼球活动较多时，便很快引起一侧的脱落。对此种情况在手术时，千万不可存有侥幸心理，宁可稍微延长一点手术时间，也要必须重新缝合碰断的这一针，否则避免不了二次手术再修补。

有2例患者为手术中不慎，将固定晶体襻的缝线碰断，因当时晶体位置无改变，抱有侥幸心理，故术中未做处理。术后均发生晶体一侧襻掉入玻璃体中，而又手术再次复位。

4）炎症：眼内情况复杂，手术操作及对组织骚扰较多，特别是对虹膜组织操作过多，术后反应大。手术后可以应用皮质类固醇激素。

5）进液管退缩到房角或进入前房过多：其主要原因是由于硅胶盘位置偏赤道后，当术后眼球活动较多，其容易滑向眼球后方，造成进液管退缩到房角，严重者，完全退出前房，裂隙灯检查看不到进液管的内口；或者对近赤道部的筋膜组织分离不充分，使得硅胶盘不能顺畅地放置于眼球赤道部，即使术中勉强固定，当术后眼球活动较多时，便可引起进液管的前移。

6）高眼压：多由于进液管内口堵塞。如：前房有形物质、玻璃体组织等。如果看到玻璃体组织，应该立刻做前玻璃体切除术，特别将进液管内口堵塞的玻璃体切干净。

7）暴发性脉络膜上腔出血：一般多发生于手术前眼压持续高并难以用药物控制者；因眼外伤曾多次手术者；手术后眼压过低，同时伴有剧烈咳嗽或动作过猛者等。预防的方法，在手术结束时调整眼压至15mmHg左右；术后充分告知患者注意事项等。若发生出血，不要惊慌，进行双眼包扎，嘱卧床休息，减少活动，给予对症的相关治疗，并全身应用止血剂、高渗剂降低眼压，以促进出血尽快吸收。部分患者以上治疗效果显著，并且可以完全恢复原有视力。对药物治疗无效者，可以考虑手术脉络膜上腔放血或同时做玻璃体切除等。

（3）术后晚期并发症（术后 3 个月以上）

1）眼压升高：硅胶盘周围过度地纤维化而形成的纤维包囊，导致房水引流受阻，手术失败。这一点与小梁切除手术失败原因类似，可能它们存在类似的病理解剖基础。近年来，由于在青光眼阀植入术中联合应用丝裂霉素 C，使得滤过区域成纤维细胞的增殖大大地受到抑制，但是有报道其发生率仍为 6.1% ~ 7.3%，尤其多见于比较年轻的患者以及有过多次手术史的患者。推测可能是年轻患者的过度的纤维化和过去的手术刺激反应增加了瘢痕的形成。一般多发生在术后半以后，眼压逐渐升高，包裹的盘部呈一较大的泡样改变。治疗的方法为：打开结膜，切除硅胶盘表面的纤维包囊，减轻房水排出阻力。有时需要反复地进行多次切除机化包裹的手术。仍不见效，可以应用二极管睫状体光凝补充（击射 1/4 ~ 1/2 象限）。

2）角膜失代偿：由于穿刺针进入眼内通道的方向偏上，造成进液管向上翘，内口的尖端与角膜内皮相贴；再者，进液管在前房的位置偏前，整个进液管均与角膜内皮相贴。对角膜仅有一点点的相贴，若不及时纠正，就会造成不可挽回的后果，角膜失代偿，视力明显下降或丧失。尽快手术调整进液管位置。

3）青光眼阀移位：缝线松或脱落；眼压较低时，青光眼阀可以向前移位，同时进液管也前移。可以尽快手术调整。

4）青光眼阀暴露：可能与排斥反应有关系。我们有一个患者，双眼的青光眼阀均暴露至角膜部，不得已将其全部取出。也有患者结膜较薄，久之，进液管或盘部暴露于外，若不及时修补，可能导致眼内感染。可以采用异体巩膜修补。

5）人工晶体再脱位：有一例患者术后半年，一侧晶体袢掉入玻璃体中，经手术再次缝合，恢复正常。

6）眼内炎：我们有一位患儿 5 岁，术后近半年，因急性结膜炎揉眼后，引起结膜破裂，造成细菌进入眼内，导致眼球萎缩。对年龄较小或年轻人，可以在青光眼阀的表面，覆盖板层异体巩膜，以减少其相互摩擦所造成的损伤。

7）复视：硅胶盘位置不合适，压迫了眼外肌；或较大的滤过泡对附近肌肉的影响；术后瘢痕对眼外肌的影响。在手术时操作温柔，尽量减少对周围组织的损伤。

8）视网膜脱离：视网膜脱离是眼内引流植入手术后十分少见而严重的并发症之一。常由于严重的渗出性或出血性脉络膜脱离所致，也可由于玻璃体疝入导管后牵引视网膜或术中粗心造成巩膜穿孔而引起。在某些病例中，由于视网膜附近的玻璃体的炎症反应和纤维化所引起。

Ⅰ. 手术应该注意的问题：此类患者，均为眼部情况复杂，手术中可能出现的意外情况也很多，所以，做此手术时，保证眼内压的稳定非常重要，必须先做好灌注头的固定，以减少术中因眼压过低，而对术者造成的紧张心理，另外，可以从容地处理任何情况所导致的并发症，不会使之措手不及。由于目前有过氟化碳液的应用，使得晶状体全脱位手术变的安全、方便。但是手术中对玻璃体切除必须彻底，否则过氟化碳液不易取干净，日后眼压仍不易控制；在做人工晶体睫状沟固定缝合时，应将前部玻璃体及缝合部位的玻璃体切除干净，以免术后人工晶体偏位或日后视网膜脱离；在进液管插入眼内时，必须注意与角膜及虹膜的关系，尽可能将进液管靠近虹膜侧，以避免损伤角膜，而引起角膜失代偿。

Ⅱ. 对手术的临床评估：晶状体脱位后所引起的最严重并发症之一就是继发性青光

眼。此病一次性正确的治疗难点在于，眼部情况复杂及手术医师技巧全面性欠缺。由于每位患者的病情各自不一，其所造成的损伤程度也不尽相同，所以，在手术方案制定时，往往取决于术者对病情及手术预后的判断、丰富的临床经验和自己娴熟手术技巧的全面程度。手术的设计，不能勉强一次到位，必须根据自己的经验及手术技巧，有时可以先将脱位的晶状体摘除，同时联合抗青光眼手术，以后再根据情况行人工晶体二次植入。同时做抗青光眼手术，青光眼的术式选择也是很重要的。在临床可以见到一些因为青光眼术式选择错误，而造成患者又多次手术。如：选择小梁切除术或者眼内睫状体剥离，眼压失控较多，后又再做青光眼阀植手术或二极管睫状体光凝术。但是，有些患者在摘晶状体时便同时做了玻璃体切除者，对结膜组织损伤较多，对以后再次青光眼手术部位的选择及操作均造成很大的困难。

一个完美的手术，技巧只占40%，其余60%是决策。什么是决策呢？决策就是正确的选择手术适应证，并能对式式做最合理的设计，甚至对手术的入路、切口方法、对可能出现的问题，加以深思考虑，制定出严密的防范措施。只有这样，手术技巧才会发挥作用。目前，由于手术设备比较完善，所以，手术术式的选择有了更广阔的前景，让我们将自己的思维、判断、设计及手术技巧合为一体，不断创新，为提高难治性青光眼的治疗水准而不断努力。

（吴秋云）

第六节　手术虹膜切除术

一、适应证

原发性闭角型青光眼临床前期的患者，或原发性闭角型青光眼慢性期、继发性闭角型青光眼患者的前房角功能性小梁开放范围≥1/2周时，可以周边虹膜切除术治疗。目前激光虹膜切除术的疗效和安全性可与手术虹膜切除术媲美，而且更为方便，因此对于大部分需做虹膜切除术的患者来说，激光手术可代替手术虹膜切除术。但下列情况下仍需做手术虹膜切除术。

（1）因全身情况等原因，患者不能安坐在激光器前或不合作行激光虹膜切除术时。

（2）因角膜混浊不能看清虹膜时。

（3）激光虹膜切除术未能将虹膜穿通时。

（4）因慢性炎症等原因，激光虹膜切除孔反复关闭时。

二、禁忌证

（1）非瞳孔阻滞因素引起的青光眼。

（2）前房角广泛性粘连关闭者不宜单纯做虹膜周边切除。

（3）眼前节有急性或严重炎症不宜内眼手术者。

三、术前准备

（1）滴用抗生素眼药水。

（2）瞳孔较大时可以滴用 1% 或 2 % 毛果芸香碱滴眼液缩瞳。

（3）检查前房角，证实前房角未关闭或关闭范围不超过 1/2 周。

（4）测量眼压。

四、麻醉

（1）表面麻醉。

（2）球结膜下麻醉。

五、操作方法及程序

（1）置开睑器分开上下睑。

（2）做结膜瓣：颞上或鼻上方角膜缘后 3 ~ 4mm 做长约 5mm 的以角膜缘为基底的结膜瓣，沿巩膜面将其向角膜侧分离，直至角膜缘，或者直接剪开角膜缘结膜 3 ~ 5mm，向后分离暴露角膜缘灰蓝色半月区。

（3）做角巩膜缘切口：用尖刀在角膜缘灰蓝色半月区的前 1/3 垂直全层切入前房。切口应与角膜缘平行。切口长 2 ~ 3mm，内外口的长度必须一致。

（4）切除虹膜：用显微手术镊或虹膜恢复器突然、短暂地轻压切口后唇，周边部虹膜会自动脱出于切口之外。用虹膜镊垂直于角膜缘切线方向将脱出的虹膜轻轻夹起，将微型虹膜剪或 Vannas 剪平行于角膜缘、紧贴角膜缘切口平面将脱出的周边部虹膜剪去。

（5）恢复虹膜：用虹膜恢复器头部将嵌于切口内的虹膜组织轻轻送入前房，用虹膜恢复器或斜视钩的膝部自切口沿角膜表面向角膜中心方向往复性按摩。使上移的虹膜退回，瞳孔恢复圆形并达到正中的位置，并能看到周边部虹膜缺损处。

（6）缝合伤口：角膜缘切口一般无需缝合。也可用 10 – 0 尼龙线缝合一针。用 10 – 0 尼龙线或 5 – 0 丝线间断或连续缝合球结膜伤口。

（7）术毕时，球结膜下注射妥布霉素 2 万 U，地塞米松 2 ~ 5mg。滴用抗生素眼膏。

六、术后处理

（1）术后一天检查眼部，注意前房深度、眼前节炎症反应、虹膜切口是否通畅等。

（2）常规滴用抗生素滴眼液和糖皮质激素滴眼液，每日 3 ~ 4 次，持续 1 ~ 2 周。

（3）前节炎症明显时，为活动瞳孔，可临时滴用 0.5% 托吡卡胺眼药水。

（4）如用丝线缝合结膜伤口，术后 5 ~ 7d 拆除之。

七、注意事项

（1）手术最好在手术显微镜下进行。

（2）术前不宜过分滴用毛果芸香碱缩瞳，以避免术中脱出虹膜困难。

（3）角巩膜缘切口不宜过分靠前，内外口长度应一致，否则脱出虹膜困难 = 可将刀尖伸入切口向上反挑，既可方便地扩大切口，又可避免损伤晶状体。

（4）如果眼压过低、前房过浅，术中脱出虹膜将会很困难。

（5）术中尽量避免将器械伸入前房，以免损伤晶状体等眼内组织。

（6）术后如发现虹膜切除处未全层穿通，可行激光虹膜切除术。

（7）术后如有浅前房、眼压升高，但虹膜切口通畅时，应怀疑是否发生恶性青光眼。

（8）术后如有角巩膜缘切口对合不良，房水外渗，则前房会变浅，并有滤过泡，可先加压包扎，如无效时应尽早缝合。

（吴秋云）

第七节　小梁切除术

一、适应证

（1）应用最大耐受量药物和激光治疗后，仍不能阻止进行性视神经损伤和视野缺损的各类青光眼患者。

（2）对药物治疗的效果不佳、不能耐受、依从性差或有严重不良反应的患者。

（3）由于患者的视神经损伤和视野缺损，应用药物和激光治疗所维持的眼压水平仍有可能使视神经发生严重损伤的危险时。

二、禁忌证

（1）眼睑或球结膜有急性炎症者。

（2）眼前节有严重炎症者。

（3）球结膜大量瘢痕者。

三、术前准备

（1）调整术前应用的降眼压药物。

（2）术前滴用抗生素眼药水。

四、麻醉

（1）表面麻醉。

（2）球后阻滞麻醉。

（3）球结膜下麻醉。

五、操作方法及程序

（1）置开睑器，以及上直肌牵引线或角膜缘牵引线。

（2）做角膜缘侧切口，前房穿刺。

（3）做以角膜缘或以穹隆部为基底的球结膜瓣。球结膜瓣的位置一般选择于上方，或稍偏鼻侧。根据需要，也可选择于其他象限。对于球筋膜较厚的患者，可以切除球筋膜。

（4）做以角膜缘为基底的巩膜瓣，向前剥离，直至清亮的角膜缘内 1mm。巩膜瓣形状可为四边形或三角形等。巩膜瓣厚度约为 1/2 或 1/3 巩膜厚度。

（5）对于具有滤过泡失败因素的患者，如年龄小于 40 岁、人工晶状体或无晶状体者、以前的滤过手术失败者、活动性葡萄膜炎、新生血管性青光眼、先天性青光眼、穿通性角膜移植术者，以及接受过巩膜环扎术的患者，在完成巩膜瓣之后，可应用 0.1~0.5mg/mL 的丝裂霉素 C 棉片贴敷巩膜瓣和结膜瓣下组织 1~5min，然后用至少 30mL 平衡盐水冲洗伤口。

（6）切除角巩膜深层组织：于巩膜床前端清亮的角膜区用锐刀尖切穿前房，于此切除或用咬切器咬除角巩膜组织 1.5mm×1mm 或 2mm×1.5mm。

（7）周边部虹膜切除：用镊子夹住角巩膜切口中暴露的虹膜组织，做周边部虹膜切除。然后用虹膜恢复器恢复虹膜。

（8）缝合巩膜瓣将巩膜瓣复位：于其两游离角各用 10-0 尼龙线间断缝合一针，打结。然后将平衡盐水经角膜穿刺处注入前房，观察巩膜瓣侧边液体外渗情况。如果外渗过多，应加巩膜瓣缝线。如果外渗过少，表明巩膜瓣缝线太紧，应予调整。如考虑术后方便地拆除巩膜瓣缝线，可按可拆除缝线方式缝合。

（9）缝合球结膜伤口：如果是以角膜缘为基底的球结膜瓣，用 10-0 尼龙线间断或连续褥式缝合伤口。如果是以穹隆部为基底的球结膜瓣，于球结膜切口的两端角巩膜处各缝一针，或以平行于角膜缘的褥式缝线间断缝合球结膜伤口。

（10）恢复前房缝合球结膜伤口后，经角膜穿刺处向前房内注入平衡盐水，以便恢复前房和了解结膜伤口渗漏情况。如果发现渗漏，应加缝线。

（11）术毕时，球结膜下注射妥布霉素 2 万 U 或者阿米卡星 2mg，地塞米松 2.5mg。滴用抗生素眼膏和 1% 阿托品眼膏。

六、术后处理

（1）术后 1d 开始滴用抗生素眼药水，每日 3~4 次，持续 1 个月。滴用 1% 泼尼松龙滴眼液，每日 4~6 次，持续两个月，以后逐渐减量。滴用 1% 阿托品眼药水或 0.5% 托吡卡胺眼药水，每日 2~3 次，并根据眼部情况逐渐减量，一般持续 2~3 周。

（2）对于具有滤过泡失败因素的患者，不论术中是否用过丝裂霉素 C，可于术后 1~2d 给予 5mg 氟尿嘧啶球结膜下注射。注射部位应在滤过泡对侧结膜下。一般每日注射 1 次，每次 5mg，持续 1 周。以后隔日 1 次，持续 1 周，总注射剂量一般为 50mg。

（3）氩激光松解巩膜瓣缝线：如发现巩膜瓣缝线过紧，房水经巩膜瓣外渗不畅，可用氩激光松解巩膜瓣缝线。

（4）指压眼球是眼外滤过术后重要的辅助治疗，可促使房水经角巩膜切口处外渗，形成一个有功能的滤过泡。如果眼压超过 12mmHg，前房已经形成，就可以开始指压眼球，每日 2~3 次。开始时应由医师在裂隙灯下进行。指压部位应位于滤过泡的对侧，例如滤过泡位于上方时，应将指头放于下睑，向眼球中心加压。持续 10s，松开 5s，连续 3~5min。注意不能过度指压眼球，防止前房消失、前房积血和伤口裂开。

七、注意事项

（1）手术须在手术显微镜下进行。

（2）术后有可能发生滤过泡瘢痕化，因此术中或术后可加用抗代谢药物。

（吴秋云）

第八节　非穿透性小梁切除术

非穿透性小梁切除术（non – penetrating trabecular surgery，NPTS）是指在切除深层角巩膜组织的过程中，板层样地切除外侧部分的小梁网，制成减压室（decompression space），同时保留了菲薄的内侧葡萄膜小梁网和邻近的后弹力膜形成小梁网 – 后弹力膜窗（trabelular – descemet membrane，TDM），房水通过这层薄膜渗入减压室中，再经过多种途径吸收。超声生物显微镜检查显示了 3 个房水引流征象：滤过泡的形成提示外引流的存在；睫状体上腔低同声带提示葡萄膜巩膜途径引流；减压室周围巩膜内低回声带提示巩膜组织内新形成的房水引流通道。

非穿透性小梁切除术主要有三种术式：深层巩膜切除术（deep sclerectomy，DS）；深层巩膜切除术联合不同植入物于减压室中，如胶原植入物、透明质酸钠生物胶（SKGEL）植入物、非吸收性亲水丙烯酸假体（T – Flux）植入物及羊膜等；黏弹物质小管切开术（visco-canalostomy，VCS）。这三种手术方式具有共同的基础，即在较薄的表层巩膜瓣（1/4 ~ 1/3 巩膜厚度）下切除深层角巩膜组织以及外部小梁的切除。

非穿透性小梁切除术与传统小梁切除术的主要区别在于前者保留了小梁网 – 后弹力膜窗，无前房内操作，从而降低了滤过过强相关并发症，术后炎症反应极轻微。NPTS 中常于减压室中植入不同类型的植入物，可在一定时间内维持减压室的存在，减缓结膜及巩膜的瘢痕形成。目前常用的植入物为：胶原植入物，在术后 6 ~ 9 个月内缓慢吸收；透明质酸钠生物胶和用于黏弹物质小管切开术的 Healon，4 ~ 5 天被吸收；T – Flux 是不可吸收性植入物。

一、适应证与禁忌证

非穿透性小梁切除术适用于原发性开角型青光眼和部分继发性开角型青光眼，如无晶状体性开角型青光眼、人工晶状体术后开角型青光眼、房角后退性青光眼、玻璃体切割术后开角型青光眼、激素性青光眼、色素性青光眼以及假性剥脱综合征。也有医师应用于先天性青光眼、青少年性青光眼和 Sturge – Weber 综合征。原发性开角型青光眼是其最佳适应证，因为此术式恰好去除了房水外流阻力最大的 Schlemm 管内壁和邻管组织。

不适用于房角粘连关闭的青光眼，如原发性闭角型青光眼、葡萄膜炎继发房角粘连的青光眼等，另外也不适用于新生血管性青光眼以及晶状体位置严重异常的青光眼。

二、手术步骤

1. 麻醉　多采用2%利多卡因结膜下麻醉，如患者配合差者可采用球后阻滞麻醉。
2. 牵引　作上直肌或角膜牵引缝线。
3. 结膜瓣　多采用以穹隆部为基底的结膜瓣，以便清楚地暴露手术视野，在角膜缘上方结膜附着处沿角膜缘弧度作 8 ~ 10mm 切口，向上分离 6mm 左右暴露手术区巩膜。亦可选用以角膜缘为基底的结膜瓣，则切口应位于角膜缘后方 8 ~ 10mm，宽 12 ~ 15mm，切口两端离角膜缘后 5mm，分别剪开球结膜、筋膜囊和表层巩膜组织，注意三层切口不要在同一线上，随后向前钝性分离结膜瓣，直至角膜缘区及球结膜附着处清晰暴露。
4. 浅层巩膜瓣　轻微烧灼巩膜表面血管后，作 6.0mm×5.5mm 大小和 1/4 ~ 1/3 巩膜厚度的舌形浅层巩膜瓣，向前剖入透明角膜内 1.0mm。也可依术者习惯做梯形、矩形巩膜瓣（图 16 – 56）。

5. 深层巩膜瓣 足够深的剖切是鉴定巩膜突解剖标志和顺利打开 Schlemm 管外壁的关键。在浅层巩膜瓣下居中剖切大小约为 4mm×4mm 的深层巩膜瓣，先做两侧切口，再做后切口，可通过深层巩膜床上透见葡萄膜的颜色来判断剖切的深度，此时剩余的巩膜厚度为 5% ~ 10%（图 16 – 57）。

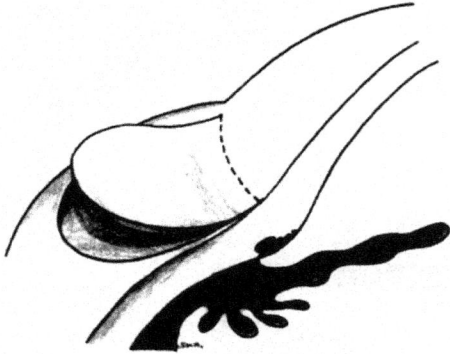

图 16 – 56 浅层巩膜瓣的制作   图 16 – 57 深层巩膜瓣的制作

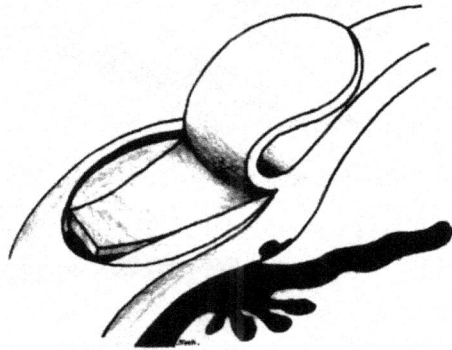

6. 丝裂霉素使用 在浅、深层巩膜瓣下、瓣周围的结膜下放置浓度为 0.4mg/mL 的丝裂霉素棉片 1 ~ 3 分钟。去掉棉片后，用生理盐水或平衡盐溶液充分冲洗手术区。注意避免棉片与结膜切口接触。

7. Schlemm 管外壁打开及内壁的撕除 当向前剥离深层巩膜达到巩膜突的位置时，向前剥离的阻力突然减小，发现剖切面后部巩膜纤维呈现不同方向随机排列，而前部巩膜纤维呈整齐的环形排列，同角膜缘平行，即为 Schlemm 管后方的巩膜突。由左向右沿后缘切开 Schlemm 管。Schlemm 管外壁连同深层巩膜瓣一起被打开（称为一步法）。或用尖刀在两端垂直角膜缘向深处轻轻分离，寻找到 Schlemm 管外壁，见到有淡黄色的液体渗出，再将基底巩膜及 Schlemm 管外壁剥离切除（称为两步法）。Schlemm 管外壁打开后，继续向前分离角巩膜组织，达到前部小梁和后弹力膜前方 1 ~ 1.5mm。

在两侧深层巩膜瓣的根部做两个放射状的切口，然后使用钻石刀或一次性穿刺刀在靠近深层巩膜瓣的基底部预切，再用显微剪将深层巩膜瓣切除。一定不要用力提深层巩膜瓣，否则易发生穿孔。

在高倍和明亮光线照明下，于巩膜突前方的小梁网上（相当于后部 1/2 小梁网），可见一窄条浅灰色组织（相当于 Schlemm 管内壁），其前方为较透亮的前部 1/2 小梁网及后弹力膜。用精细的显微镊子提起并沿整个小梁 – 后弹力膜撕除此灰色 Schlemm 管内壁及邻管组织（图 16 – 58），会再次发现有较多量房水渗出，前房逐渐变浅，小梁网的渗透性得以明显增加。这一操作需要非常细致和柔和。当 Schlemm 管内壁撕除后，实质上仅保留着由内部小梁网（部分角巩膜小梁网和葡萄膜小梁网）和后弹力膜组成的整层渗透性良好的 TDM 窗（图 16 – 59）。

8. 植入物的放置

（1）植入 T – Flux：将 T – Flux 放入巩膜池内，两臂分别插入 schlemm 管内，10 – 0 尼

龙线通过同定孔缝在巩膜池内（图 16 - 60）。

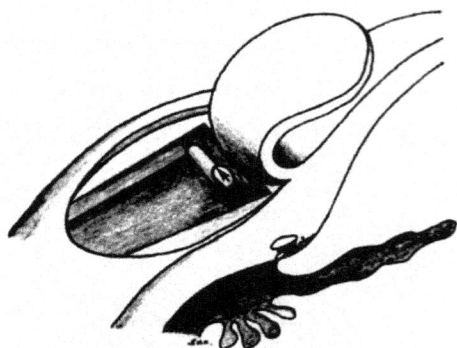

图 16 - 58　撕除 Schlemm 管内皮及邻管组织

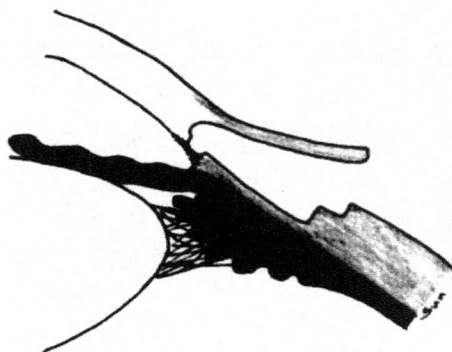

图 16 - 59　TDM 窗剖面图

（2）植入透明质酸钠生物胶：将胶轻轻放置在巩膜池内固定（图 16 - 61）。

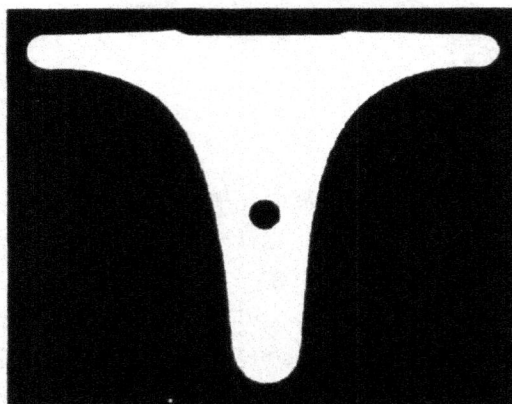

图 16 - 60　非吸收性亲水丙烯酸假体（T - Flux）

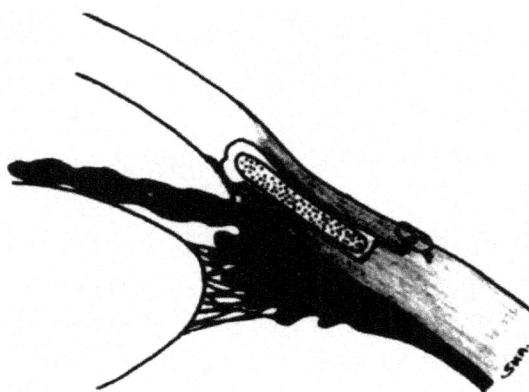

图 16 - 61　将透明质酸钠生物胶放置在巩膜池内固定

9. 缝合巩膜瓣及结膜瓣　用 10 - 0 尼龙线间断缝合巩膜瓣 3 ~ 5 针，两侧缝合较松。间断缝合结膜瓣。

三、术后处理

术后不用睫状肌麻痹剂，尤其 TDM 窗有小裂口者，避免虹膜由此口脱出、粘连而影响术后效果。常规应用皮质类固醇抗生素复合滴眼液、非甾体类抗炎药滴眼液同传统小梁切除术后一样，术后应避免咳嗽、便秘、揉（术）眼，侧卧时保持术眼在上方。

术后禁忌按摩，因菲薄的 TDM 窗可由于按摩施压而破裂造成虹膜嵌顿、手术失败。

四、术中及术后并发症

1. TDM 窗撕裂　此术式对操作者的手术技巧要求很高，不熟练者很容易在撕除 Schlemm 管内壁和邻管组织时造成 TDM 窗破裂、虹膜脱出。如裂口小、虹膜未脱出，可继续完成后续操作；如裂口大、虹膜脱出，则应顺势行虹膜周切，术式改为小梁切除术。

2. Schlemm 管寻找失败　因解剖不清楚所致，只能改为小梁切除术。

3. 前房积血　多发生在手术后 1 ～ 3 天。发生的原因有低眼压，或过早测量眼压，或患者咳嗽、便秘用力等。一般不需处理，2 ～ 3 天可自行吸收。

4. 浅前房　NPTS 术后发生浅前房的概率较传统小梁切除术明显减少，且程度较轻，多为较对侧眼略浅，很少达到浅 II a 级。由滤过过强引起者，可适当加压包扎。多数无需处理便可自行恢复。

5. 伤口渗漏　伤口渗漏轻微的可以进行包扎治疗，必要时伤口探查修补。

6. 脉络膜睫状体脱离　术后 40% ～ 50% 的患者应用 UBM 可观察到周边部脉络膜睫状体浅脱离，一般无需特殊处理。术中深层巩膜切穿会导致虹膜脱出，引起房水大量外溢、眼压下降过快而造成较严重的脉络膜睫状体脱离。此外，伤口渗漏也会造成脉络膜睫状体脱离。显著的脉络膜睫状体脱离要进行高渗剂及激素保守治疗。严重的无前房者，需要通过手术放脉络膜上腔液及前房成形。

7. 低眼压　NPTS 术后眼压可以在 10mmHg 以内，部分患者可低至 5mmHg。一般不需特殊处理，随时间推移眼压逐渐上升。偶尔有患者由于低眼压，出现黄斑水肿，视力下降。

8. 高眼压　术后早期高眼压多由于撕 Schlemm 管外壁及邻管组织时撕除不足引起。随着术后时间延长，TDM 窗纤维化也可造成房水经过 TDM 窗的渗透量下降，眼压逐渐升高。这两种情况都可应用 Nd：YAG 激光行前房角镜下 TDM 窗穿孔术。

五、非穿透性小梁切除术后的激光治疗

1. Nd：YAG 激光 TDM 窗穿孔术　提前用 1% 毛果芸香碱滴眼液缩瞳，表面麻醉后在前房角镜下操作，激光能量 2 ～ 4mJ，瞄准欲切开的 TDM 窗处击射，直至形成鱼嘴样或孔状裂开，术毕可见到滤过泡较术前隆起。

2. 氩激光虹膜周边前粘连分离术　术后 TDM 窗破裂导致轻度的周边虹膜脱出、粘连时，可用氩激光行周边前粘连分离术。

六、非穿透性小梁切除术与传统小梁切除术远期效果的比较

根据一项综合了 3 项以原发性开角型青光眼患者为研究对象的随机对照研究的系统评价，术后随访 12 个月表明传统小梁切除术治疗开角型青光眼的术后眼压降低效果优于非穿

透性小梁切除术，传统小梁切除术的术后成功率更高，随访终末所用抗青光眼药物数量更少，但传统小梁切除术的术后并发症发生率更高。

七、非透性小梁切除的再手术

非穿透性小梁切除术后滤过泡瘢痕化、眼压失控的患者，如药物不能控制眼压，则需再次手术。此时不提倡再行非穿透手术，更倾向于选择小梁切除术，因为再次行非穿透手术而临更高的瘢痕化风险，而且术后不能按摩，无法在术后护理过程中采取减少瘢痕化风险的积极措施。再次行小梁切除术时需要注意以下几点。

（1）选择足够的可用结膜：非穿透手术常占用了正上方较大范围的结膜，再行小梁切除术时选择上方未扰动过的结膜，如不够用需将邻近结膜下瘢痕细致分离，使术后有足够的区域形成滤过。

（2）适当延长丝裂霉素 C 的作用时间。

（3）采用可调整缝线的方式缝合巩膜。

（4）术后加强按摩，适当提前拆除可调整缝线。

（吴秋云）

第九节　房水引流物置入术

对于难治性青光眼，虽然采用滤过手术联合应用抗代谢药物及调整缝线等，手术成功率仍较低。有些患者仍保留一定的视力，但不具备作滤过性手术的条件，如采用睫状体破坏性手术，有发生眼球萎缩的危险。一些学者设计了另一类的抗青光眼手术，即通过房水引流物将房水引流到结膜－眼球筋膜下，以期获得持久的房水外引流通道。

20 世纪 50 年代初期已开始设计此类手术，如用马毛、丝线、铂丝等排液线或用金属、玻璃、胶原、自体软骨等所制成的外植物等。但是常由于眼内炎症和异物反应而致引流道阻塞及较多的并发症，使这些方法未能被广泛采用。经过半个多世纪的研究发展，随着房水引流物制作材料、工艺及手术方法的改进，现代房水引流物置入术的手术成功率明显提高，手术并发症减少，为难治性青光眼提供了一种较为有效的手术方法。

一、房水引流物的降眼压机制及类型

现代房水引流物的材料为医用高分子化合物，如聚丙烯、硅橡胶、聚甲基丙烯酸甲酯等，这些材料对眼组织刺激性小，生物相容性好，引流盘周围炎症反应轻。

现代房水引流物的引流盘置入位置，由早期手术的眼球赤道部之前改为赤道部之后，即距角膜缘 8~10mm 处，此部位的球结膜和筋膜间隙较大，易于扩张，便于引流盘的置入和存留，可在引流盘周围形成一个与引流盘表面积相同的疏松纤维性囊腔和较大的后滤过泡。后部球结膜和筋膜对房水的渗透性较前部强，使房水更有效地被动扩散和渗透到眼眶组织间隙而被毛细血管和淋巴管吸收。

为防止术后早期引流过畅，在现代房水引流物内设置了单向压力敏感活瓣，限制在一定压力下房水单向性外引流。根据是否有限制房水流动的压力敏感阀，现代房水引流物分为两类，一类是非限制性房水引流物，如 Molteno，Schocket，Baerveldt，国产 HAD 房水引流物；

另一类是限制性房水引流物，如 Krupin，Ahmed，Joseph，Whites，OptiMed 房水引流物。有些非限制性者利用阻塞芯线放入引流管内，在引流盘周围纤维囊腔间隙形成之前起到暂时阻塞作用，防止术后早期引流过畅，待纤维囊腔形成后再撤出。

1. 现代房水引流物的降眼压机制　各类房水引流物均由前房引流管及引流盘组成，引流盘的面积应不小于 135mm²。房水引流物置入后，在引流盘周围形成纤维性储液囊腔，即后部滤过泡，房水经滤过泡的疏松纤维性囊壁，并通过压力依赖性的扩散或渗漏进入眼眶组织间隙，由毛细血管或淋巴管吸收而起降低眼压的作用。眼压控制水平取决于囊壁对房水扩散的阻力和囊腔表面积的大小，囊壁越薄，囊腔越大则降眼压效果越好。引流盘周围的纤维囊腔形成至少需要数周，囊腔内表面是一开放性胶原网状结构，没有连续的细胞层衬里，并不是真正的囊，该囊不与引流盘形成牢固的粘连。

2. 常用的现代房水引流物　目前临床上应用的各类房水引流物都是在 Molteno 设计的前房引流物的基础上改良设计的，而且是属于一类后方长管引流置入物。

（1）Molteno 房水引流物：1969 年开始应用于临床，经典的 Molteno 引流物为长引流管单盘型，引流管为硅胶管，外径 0.63mm，内径 0.3mm；长 21mm，可置于前房或玻璃体腔内。引流盘为丙烯酸甲酯制成，为圆形，直径为 13mm，表面积为 135mm²。用于儿童者直径 8mm。引流盘底面为凹形，其弧度与眼球表面一致，盘的前缘两侧各有一个小孔，经此孔将引流盘缝在巩膜表面。朝向巩膜面的盘的边缘较厚且隆起，它使盘的下方与巩膜表面之间形成腔隙。此引流物没有活瓣装置，所以房水流动是双向性的。1981 年 Molteno 将原设计的 16mm 长的引流管改为长管，并用 10mm 长的硅胶管将 2~4 个引流盘连接成双盘或 4 盘装置，以增加引流面积，双盘装置比较常用。后来又有人在引流盘的前部设计压力嵴，使之成为双房单盘引流物，房水先进入前部小房，然后再缓慢流向后部大房，试图在术后早期不阻塞引流管的情况下，减少低眼压的发生。近来有将 Molteno 引流管与引流管内阻塞芯线或胶原栓子联合应用者。

（2）Baerveldt 房水引流物：为无阀门的硅橡胶引流管，外径 0.64mm，内径 0.3mm，及与之相连的含钡硅胶引流盘，为弯曲的长片状，常用的大小有三种规格：250mm²、350mm²、426mm²。含钡的引流盘可用 X 线来检查辨别引流盘的位置。也可用超声波检查确定盘的位置及滤过泡的情况。盘中有数个贯通小孔，可控制滤过泡高度与容量。盘厚度为 0.84mm，较 Molteno 盘（厚 2.16mm）及 Krupin 盘（厚 2.54mm）薄些。可通过一个象限的结膜切口将一个较大的盘置于两条直肌下方，但复视的发生率较高。

（3）Schocket 装置（1982）：又名前房引流管分流入环扎带装置，将外径 0.64mm，内径 0.3mm，长 30mm，硅胶管末端连于环绕眼球赤道部 360° 的 20 号槽状硅胶带内面的沟槽内。其后经过改良，改用 31 号硅胶带加用巩膜条保护硅胶引流管，硅胶带环绕赤道部 90° 而不是 360°，使手术简化，同样可取得满意的降眼压效果。

（4）HAD 房水引流物（1992）：为湖南医科大学二附院蒋幼芹、段宣初教授设计的一种国产房水引流物称 HAD 房水引流物（Hunan Aqueous Drainage Implant，HAD）。为无阀门引流管，外径 0.63mm，内径 0.3mm，引流盘为硅胶制成呈扇形，表面积 180mm²，引流盘前方有三角形压力嵴，将引流管末端围绕在约 18mm² 区域内，对房水流出起一定的阻挡作用，以减少术后早期引流的房水量。引流盘上有多个贯通孔，可限制后滤过泡的高度和容量。盘的两侧各有一个侧孔，如手术失败，再次手术时可连接另一个或多个引流盘而避免再度进入前房。

（5）Krupin 前房引流物（1990）：改良的 Krupin 房水引流物是一种具有单向敏感阀门的长管引流物，管的外径为 0.58mm，内径为 0.38mm，管长约 20mm，末端有水平和垂直裂隙的单向压力敏感阀门，开放压力为 10～12mmHg，关闭压力为 8～10mmHg。与引流管相连的椭圆形硅胶盘表面积为 184mm²，其长宽为 18mm 及 13mm，边缘高 1.75mm，弧度与眼球壁一致，盘前缘有供缝合固定的孔。

（6）Ahmed 活瓣式房水引流物（1994）：硅胶引流管长约 25mm，外径 0.64mm，内径 0.3mm，引流盘为梨形聚丙烯盘，表面积为 184mm²，厚约 1.9mm，在引流盘的前部设计有一个具有物理学缩嘴作用的房水控制室，该室出口处有用弹性硅胶制成的压力敏感活瓣，活瓣在前房压力超过 8～12mmHg 时开放，房水以 2～3μl/min 的速度缓慢排向引流盘。

此外尚有 Joseph 装置（1987），OptiMed 眼压调节器，Whites 青光眼房水分流泵等，此处不作详细叙述。

二、手术适应证

房水引流物置入术需要特殊的手术技巧，且可能发生严重的术中及术后并发症，故此手术仅适用于对常规滤过性手术效果较差的难治性青光眼，葡萄膜炎性继发性青光眼，角膜移植术后青光眼，虹膜角膜内皮综合征，多次滤过性手术失败的青光眼，多次小梁切开术后失败的先天性青光眼，视网膜或玻璃体手术后青光眼等。上述大多数患者应首先考虑选择联合应用抗瘢痕化药物的小梁切除术，而以下情况可首选作房水引流物置入术：新生血管性青光眼，角膜缘周围结膜有广泛瘢痕形成的青光眼，广泛虹膜周边前粘连的闭角型青光眼，因为这种前位粘连会妨碍小梁切除口与前房沟通而致手术失败。

三、术前准备

因为难治性青光眼患者可能存在较复杂的眼部及全身情况，故术前应作详细检查及相应的处理，如控制血糖、血压，新生血管性青光眼应尽可能术前先作全视网膜光凝，控制活动性葡萄膜炎及高眼压。如虹膜膨隆明显，可先用 Nd：YAG 激光作虹膜打孔沟通前后房，加深前房。

根据患者病情，术后拟得到的靶眼压水平，眼部条件包括可利用的结膜范围，前房深度，是否需行视网膜脱离复位手术或玻璃体切除手术及引流物的特点，选择合适的房水引流物，确定手术部位和适当的联合手术。

如术后拟得到较低的眼压，可选择表面积较大的双盘 Molteno 引流物或大面积的 Baerveldt 引流物，但需有较大的可利用手术区域。但是对于伴有房水生成减少或曾作过睫状体破坏性手术的患者，应使用小的引流物。对于术后有可能发生浅前房的病例和有晶状体眼最好选择限制性房水引流物，如 Ahmed 或 Krupin 引流物。无晶状体眼可选择非限制性房水引流物，如 Molteno、baerveldt 或 HAD 引流物。Schocket 由于引流管和环行硅胶带相连，手术范围大，可用于同时需作视网膜复位或玻璃体手术者。Whites 房水引流泵由于在术后有人工控制眼压的特点，适用于有高度纤维增生的病例。OptiMed 眼压调节器置入的远期效果差，目前已很少应用。

（1）手术部位的选择：根据球结膜状况，前房深度，房角是否有新生血管，考虑引流物置入的位置最好选择颞上象限，操作空间大，离视神经最远，其次是鼻上和颞下象限，尽量避开以前手术结膜结瘢处。

（2）手术方式的选择：对于一些难治性青光眼，不能单靠一次手术就能治愈，而要根据眼部不同情况设计不同的手术方案。对于新生血管性青光眼及年轻患者，术中加用丝裂霉素 C，在完成结膜瓣后，充分暴露两条直肌间的巩膜至赤道后，将浸泡于 0.4mg/mL 的 MMC 棉片或海绵片放置于引流盘位置的巩膜表面 1 ~ 5 分钟，然后用氯化钠溶液 50 毫升冲洗。无晶状体眼囊膜缺损者，应行玻璃体切除联合房水引流物置入术。对于严重眼外伤眼部损害严重或葡萄膜炎而致瞳孔膜闭合并白内障者，应作玻璃体切除或晶状体玻璃体切除联合房水引流物置入术。对于活动性新生血管性青光眼，应考虑行玻璃体切除联合眼内氩激光光凝及房水引流物置入术。

四、手术方法

（一）限制性房水引流物置入方法

以 Ahmed 引流物为例。

（1）作结膜瓣：于两条直肌之间作以穹隆为基底或角膜缘为基底的结膜瓣达 90°，分离筋膜与巩膜达赤道部后方。作以穹隆为基底的结膜瓣，结膜切口两侧作放射状切开；作以角膜缘为基底的结膜瓣，切口离角膜缘 6 ~ 8mm。

（2）固定引流盘：先用装有平衡盐液的 1mL 注射器针头插入引流管，注液冲洗，排出引流管腔内空气并检查引流管是否通畅，通畅者从引流盘前部小孔中有液体射出，如不通畅则不能用于手术。

将引流盘放入结膜筋膜瓣下并向后推送，使其前缘距角膜缘约 8 ~ 10mm。用 5 - 0 聚丙烯线经引流盘前端两个固定孔缝合固定在巩膜浅层。

（3）修剪引流管：将引流管放在角膜表面，从角膜缘观察确定引流管置入前房内所需的长度，一般在角膜缘内约 2mm 处用直剪将引流管斜向剪断，所产生斜面向上。

（4）角膜缘处穿刺：选择恰当的部位，使引流管处于舒展自然的位置，在该处作为引流管进入眼内的穿刺口，此前先在距此较远处作透明角膜的前房穿刺口，以备注射黏弹剂加深前房时用。先将 23 号针头在距针尖约 1cm 处作 90°弯曲，针的斜面向上，这样便于操作。进入前房的穿刺通道是手术的关键步骤，因其位置方向将决定引流管在眼内的位置及方向，即是否不与角膜内皮或虹膜接触。于角膜缘后缘稍后处进针，使针平行于虹膜进入眼内，而且要使针的斜面及其后小段无斜面部分进入前房，这样所造成的通道宽度恰好适于引流管通过而又不发生管周围房水渗漏并防止管的移动。迅速撤出针头，可能有少量房水流出，前房变浅，可从前房穿刺口注入少量黏弹剂，以加深前房。如穿刺失败，可在其附近再作穿刺。引流管在前房内的长度应为 2.5 ~ 3mm，儿童稍长一些约 3 ~ 4mm。若引流管进入太长，需重新修剪；太短则需将引流盘稍向前移动重新固定。

（5）置入引流管：用结线镊夹住引流管前端从角膜缘穿刺通道将其插入前房内，在维持适当的前房深度情况下，观察引流管的位置，使其位于角膜与虹膜之间与二者均不接触。如位置不当与虹膜或角膜接触，则应重新穿刺，不可凑合，否则术后将产生并发症。在巩膜表面的引流管作 1 ~ 2 针 8 字缝合固定在巩膜上，以防其移动或后退。

（6）异体巩膜瓣遮盖引流管：将 6mm × 8mm 巩膜瓣覆盖在引流管行程上，前端需达角膜缘，遮盖穿刺口。用 10 – 0 尼龙线在其 4 角缝合固定于浅层巩膜。

（7）缝合结膜：其前端应遮盖巩膜瓣，必要时在前部加一针褥式缝合，将结膜瓣缝在透明角膜上。结膜下注射氟美松 2.5mg，庆大霉素 2 万单位，结膜囊涂抗菌素眼膏盖术眼。

（二）非限制性房水引流物置入术

以 HAD 引流物为例。

手术方法与前述 Ahmed 引流物置入术基本相同，只是在引流管固定后，为防止术后早期引流过畅先作引流管结扎。在引流管与引流盘连接处稍靠前的引流管旁放置长 20mm 的 5 – 0 聚丙烯线，用 6 – 0Vicryl 可吸收缝线，将引流管后端与聚丙烯缝线一起结扎，使引流管腔完全阻断，聚丙烯线两端分别置于结膜下。如术后早期眼压升高，药物不能控制，可在表面麻醉下将聚丙烯线拔除，使引流管腔部分通畅，眼压降低。

对非限制性房水引流物，除结扎引流管外，还可采用其他缝线技术，包括引流管周围的结扎线、放在管腔内可以去除的缝线，以限制术后早期的房水引流量，减少术后早期浅前房和低眼压的发生。

另外有采用分两期完成手术者。第一期将引流盘固定在浅层巩膜上，不将引流管放入前房，但常在其他部位作小梁切除术；第二期，2～6 周后，将引流管置入前房，此时引流盘周围已有纤维囊膜形成，对房水排出产生阻力作用，避免术后浅前房的发生。分期手术用于术后有高度危险发生脉络膜上腔出血和浅前房的眼睛。

五、术后处理

局部滴抗菌素眼液 2 周，滴糖皮质激素眼液 6～8 周。随访观察引流管在前房内的位置及管口情况。观察眼压，必要时加用抗青光眼药物。术后早期出现药物治疗下不能控制的高眼压，则可随时在表面麻醉下去除引流管的调节线。

六、并发症

房水引流管置入术的并发症中许多与滤过性手术者相同，另外尚有一些与引流管有关的并发症。

1. 术中并发症　角膜缘处穿刺位置偏后，可能发生前房出血、睫状体出血、玻璃体脱出。如穿刺通道不与虹膜面平行，引流管可能弯曲、与角膜内皮、虹膜或晶状体接触。如角膜缘穿刺口过大，则术后可能发生引流管周围渗漏。

2. 术后并发症

（1）引流管近端及眼前节的并发症：管口阻塞，引流管与角膜内皮或虹膜接触，引流管从前房内退出，浅前房，低眼压，前房积血，脉络膜脱离，瞳孔阻滞，慢性葡萄膜炎，角膜失代偿等。

（2）沿引流管部位的并发症：结膜糜烂，引流管外露，缝线结扎过紧阻塞管腔。

（3）引流管远端开口处纤维膜形成的阻塞。

（4）后部滤过泡过度纤维化形成包囊型滤过泡。

3. 几种有关并发症的原因及处理

（1）浅前房、低眼压：为房水引流物置入术后常见的并发症，发生原因为引流管周围渗漏、脉络膜脱离、拆除结扎线后引流过畅等。先用药物治疗如糖皮质激素、阿托品等，如脉络膜脱离明显引流管与虹膜、角膜接触，应作脉络膜下腔积液引流及黏弹剂前房成形术。

（2）引流管口及管腔内阻塞：引流管前房内开口阻塞可能因引流管置入位置偏后或术后浅前房持续时间较长，引流管口被虹膜阻塞，或被前房积血的血凝块阻塞；或被无晶状体眼的玻璃体或硅油阻塞；或术后葡萄膜炎反应重被炎性渗出质或炎症碎屑堵塞。处理为积极控制葡萄膜炎，及时重建前房，促进前房出血吸收，必要时用 Nd：YAG 激光去除阻塞物，或作玻璃体切除术使引流管口重新开放。或用装有平衡盐液的注射器及 27 号针头，经前房穿刺进入前房，并由引流管口伸入管腔内，轻推液体冲洗管腔使其通畅。如受阻发生在引流管远端，需于术后 2 周于引流管中部作管腔纵行小切口用小钩清除管腔内阻塞物。

（3）眼压升高：先用降眼压药物，拆除引流管结扎缝线及调节缝线。

（4）后部滤过泡瘢痕化：发生在术后数周，早期加用抗代谢药物，拨离滤过泡，如无效则作纤维化囊壁切除。

（5）引流管外露或引流盘脱出：如术中应用异体巩膜片自角膜缘到引流盘前端将引流管全部遮盖，一般很少发生引流管外露。如果引流盘固定位置离角膜缘太近，无厚实的眼球筋膜或巩膜瓣覆盖，或引流盘固定缝线刺激结膜致结膜糜烂，引流管外露或引流盘脱出。引流管外露应修补，以免引起眼内感染，可用异体巩膜片遮盖和结膜修补术。引流盘脱出需将其取出，另选位置置入新的房水引流物。

（6）角膜内皮失代偿：由于前房延缓形成或消失，引流管与角膜内皮接触等引起。主要是预防，避免上述情况发生。

（7）眼外肌功能障碍：多见于双盘 Molteno 或 Baerveldt 装置，因引流盘面积大可影响眼外肌运动而出现复视、斜视和眼球运动受限。轻者可用三棱镜矫正，重者需将引流物取出。

（吴秋云）

第十节　睫状体剥离术

一、适应证

经最大耐受量药物、激光和其他类型的青光眼手术治疗后仍不能控制眼压、年龄为 60 岁以上、视力为 0.1 以上的开角型或闭角型青光眼。可与白内障囊内摘除术，或白内障囊外摘除和后房型人工晶状体植入术联合进行。

二、禁忌证

新生血管性青光眼。

三、术前准备

（1）必须用裂隙灯显微镜检查是否有巩膜变薄区或巩膜葡萄肿。如有，则避免在这些区域行睫状体剥离术。

（2）仔细进行前房角镜检查，确定前房角无新生血管和周边虹膜前粘连。

（3）至少术前 1 周停用阿托品滴眼液。术前 1d 滴用毛果芸香碱滴眼液。

四、麻醉

（1）表面麻醉。

（2）球后阻滞麻醉。

（3）球结膜下麻醉。

（4）儿童可采用基础麻醉。

五、操作方法及程序

（1）开睑器分开眼睑：如果患眼已植入后房型人工晶状体，而其祥位于睫状体沟时，应避开祥的部位进行睫状体剥离术。根据选定的手术部位，置上直肌或下直肌牵引线。

（2）角巩膜缘内约 1mm 处做前房穿刺，并用冲洗针头向前房内注入平衡盐水。

（3）做放射状球结膜切口，长约 5mm，其中央部在角膜缘后 4~5mm。沿球结膜切口稍作球结膜下分离。烧灼止血。

（4）于球结膜切口内用锐刀片做巩膜放射状半切开，然后夹住巩膜切口一侧，用较钝的 15 号刀片加深切口，直至暴露脉络膜。巩膜切口的外口长度约为 3.5mm，内口长约 3mm，远端距角膜缘不能超过 8.5mm。

（5）放松上直肌牵引线：将睫状体剥离器经巩膜切口伸入脉络膜上腔，紧贴巩膜内面，左右摆动进入睫状体上腔。

（6）缓慢移动睫状体剥离器头部，直至偏离巩膜切口位 1~2 钟点角巩膜缘，并能在前房内看到剥离器头部。固定剥离器弯曲处不动，头部向前房内移动，并保持剥离器紧贴巩膜内壁，直至其头部到达巩膜切口的角巩膜缘。

（7）保持睫状体剥离器头部紧贴巩膜内壁，将其撤回脉络膜上腔。然后以相同的方法进行另侧睫状体剥离。

（8）将睫状体剥离器从已完成的睫状体裂隙的一侧移向另一侧，分离可能仍与巩膜相连的细丝状组织。撤出睫状体剥离器。

（9）此时出血可能进入前房，或从巩膜切口流出，前房变浅。术者应立即经角膜穿刺处向前房内注入消毒空气泡或平衡盐水，升高眼压，阻塞可能的出血。如有血液持续进入前房，可将睫状体剥离器再次伸入脉络膜上腔，分离脉络膜和巩膜突，使血液从前房经睫状体裂隙进入脉络膜上腔，尽量避免大量血液潴留于前房内。

（10）用 10-0 尼龙线间断缝合巩膜切口，褥式缝合球结膜伤口。

（11）术毕时，球结膜下注射妥布霉素 2 万 U，地塞米松 2.5mg。滴用抗生素眼膏。

六、术后处理

（1）术后几小时，给予最大耐受量的降眼压药物，包括 0.5% 噻吗洛尔，每日两次；碳酸酐酶抑制剂（乙酰唑胺或甲醋唑胺）；以及 5%~10% 去氧肾上腺素（新福林），每日 2~3 次。开始滴用 1% 泼尼松龙，每日 4 次；抗生素眼水，每日 4 次；缩瞳剂，每日 4 次。

（2）保持切口位于正上方的体位，防止出血阻塞睫状体分离裂隙。

（3）术后48h内应卧床休息，限制活动。

（4）术后2~3d应测量眼压，并根据眼压水平，逐渐减少降眼压药物。一般先撤碳酸酐酶抑制剂，然后β肾上腺素受体阻滞剂，最后拟交感药物。滴用的肾上腺皮质激素也逐渐减量，术后4~6周时停药。缩瞳剂应长期滴用。以便保持睫状体分离裂隙的开放。如果停用其他所有降眼压药后，术眼仍处于低眼压状态，则应减少缩瞳剂滴药次数至每日1次。

七、注意事项

（1）需在手术显微镜下进行手术。

（2）巩膜切口应避开3，6，9，12点钟有睫状前动脉的部位，以免出血。

（3）术后给予缩瞳剂和去氧肾上腺素的目的是让其共同作用，有助于睫状体剥离裂隙的开放。

（4）可向巩膜切口内注入透明质酸钠代替睫状体剥离器进行睫状体剥离术。

（吴秋云）

参考文献

[1] 吕林，张静琳．正确看待视网膜静脉阻塞的各种治疗．眼科，2005，14（4）224－227.

[2] 黎晓新．我国早产儿视网膜病变特点和筛查指南．中华眼底病杂志，2004，20（6）384－386.

[3] 周文炳．临床青光眼．第2版．北京：人民卫生出版社，2000.

[4] 戴锦晖，陈冲达，褚仁远，等．机械法准分子激光角膜上皮瓣下磨镶术矫治高度近视．中华眼科杂志，2005，41：211－215.

[5] 周行涛．表层切削的适应证和技术规范．中国眼耳鼻喉科杂志，2008，8：344－347.

[6] 葛嫣然，邵宏超，王福海．雌激素对兔缺血再灌注损伤视网膜神经节细胞凋亡的影响及其机制探讨［J］.2015，55（20）28－30.

[7] 陈建平，周妍丽，付选香，等．儿童弱视治疗依从行为的心理因素分析及提高治疗依从性的途径探讨．现代生物医学进展，2015，0（9）：1708－1710.

第十七章

视网膜与视神经病变

第一节　视网膜血管病

一、视网膜动脉阻塞

视网膜动脉阻塞（retinal artery occlusion，RAO）是发生于视网膜中央动脉或分支动脉或视网膜睫状动脉的阻塞，由于相应区域视网膜缺血、缺氧，视细胞迅速死亡，使视功能急剧下降。

本病起病急骤，多发生于 50 岁以上有高血压、动脉硬化、糖尿病、全身或局部炎症性血管病的患者，部分患者有视网膜低灌注（如低血压、高眼压等），少数患者可以发生于全身各种介入治疗后。

（一）诊断步骤

1. 病史采集要点

（1）视力下降或视野暗区发生的时间，是否突然发生，有无伴有眼痛、头痛。

（2）发病前有无一过性黑矇病史。

（3）是否有高血压、动脉硬化、糖尿病等心血管疾病病史。

（4）近期是否有其他疾病介入治疗病史。

2. 体格检查要点

（1）一般情况：体温、血压、脉搏、身高、体重等。

（2）视力及矫正视力。

（3）眼前段：结膜有无充血，角膜是否透明，前房深度是否正常，房水情况，虹膜有无新生血管。

（4）瞳孔：大小、直接及间接对光反射是否存在。

（5）眼底：视盘颜色是否变浅，视网膜动脉管径是否变细或呈粗细不均匀，血柱有无节段状或中断，视网膜有无水肿及水肿的位置、范围，黄斑有无"樱桃红斑"。

（6）眼压：是否在正常范围内。

3. 辅助检查要点

（1）眼底荧光素血管造影（FFA）：FFA 检查对视网膜血管性疾病的诊断有重要价值，FFA 可以判断动脉阻塞的类型、阻塞的程度和范围，FFA 检查时要注意观察早期视网膜的循环状况，有无毛细血管无灌注及侧支循环等。

（2）实验室检查及其他特殊检查

1）血、尿常规、血糖、血沉、血脂、血黏度等。

2）心电图，必要时做超声心动图。

3）颈动脉彩色多普勒检查。

4. 进一步检查项目

（1）视网膜电图（ERG）：ERG有助于评价本病的预后，为客观判断治疗效果提供有价值的依据。

（2）视觉诱发电位（VEP）：VEP对急性期视网膜动脉阻塞诊断意义不大，但对病程后期或鉴别诊断有意义。

（3）视野检查：对于临床表现不典型的患者，可行视野检查以鉴别诊断。

（二）诊断对策

1. 诊断要点

（1）病史：50岁以上突然出现无痛性视力下降是本病的特点，大部分患者有高血压、动脉硬化、糖尿病等心血管疾病病史，在病史询问中要特别注意。

（2）临床表现：具有典型病史、视力、瞳孔及眼底表现，即可做出诊断。但有些患者发病数周甚至数月之后才来就诊，眼底已无典型表现，则需做进一步的检查。

（3）辅助检查：FFA、ERG、VEP、颈动脉彩色多普勒、超声心动图等检查均可提供诊断及鉴别诊断依据。

2. 临床类型

根据动脉阻塞的部位，可以分为以下三种。

（1）视网膜中央动脉阻塞（central retinal artery occlusion，CRAO）：是指发生于视网膜中央动脉主干的阻塞。其特点如下。

1）单侧性、无痛性突然视力下降或丧失，视力可迅速下降至指数、光感甚至无光感。

2）瞳孔散大，直接对光反射迟钝或消失，间接对光反射存在。

3）视盘苍白。

4）视网膜动脉高度狭窄，呈线状，常可见血柱呈节段状或串珠状，部分动脉小分支已看不到，静脉也变细。

5）整个视网膜，特别是后极部视网膜呈乳白色水肿，黄斑中心凹处因没有视网膜内层而不受视网膜中央动脉阻塞的影响，呈圆形暗红色斑，称为"樱桃红斑"。

6）有些患者发病数周以后才就诊，视网膜水肿已消退，可呈现正常色泽，但视网膜动脉仍很细窄，可出现白鞘或呈白线化。

7）FFA：由于患者从起病至就诊的时间间隔长短不同，阻塞程度不同，阻塞后循环代偿情况也不同，FFA所见也变化很大，常见的有以下几种。

a. 视网膜中央动脉无灌注。

b. 臂 – 视网膜循环时间（arm – retina circulation time，ARCT）延长，正常ARCT为10～15秒，CRAO时可延长至30～50秒甚至更多。

c. 视网膜循环时间（retinal circulation time，RCT）延长：视网膜循环时间指由视网膜动脉在视盘见到荧光充盈时算起，到某一静脉出现荧光的时间。正常RCT为1～2秒，

CRAO 时可延长到 5~20 秒。

d. 动脉小分支无灌注和毛细血管无灌注：由于视网膜动脉血流受阻，阻塞远端动脉内灌注压低，某些动脉小分支出现无灌注及该动脉供血区的毛细血管无灌注。

e. 毛细血管扩张及侧支循环：视盘上及毛细血管闭塞区周围常有反应性的毛细血管扩张和侧支循环形成。

f. 动脉充盈时间正常：在动脉阻塞数周或数月后，原来阻塞的动脉已复通，FFA 可表现动脉充盈时间正常。

8）ERG：CRAO 的 ERG 表现主要有

a. 振荡电位变小或消失，它可以判断视网膜内层因缺血而产生的损害程度。

b. b 波降低或消失：常见于阻塞较重的 CRAO。

c. 负波型 ERG。

（2）视网膜分支动脉阻塞（branch retinal artery occlusion，BRAO）是发生于视网膜某一分支动脉的阻塞，最常见于颞上分支。其特点如下。

1）单侧性、无痛性部分视野缺损，可有不同程度视力下降。

2）眼底分支动脉狭窄，血柱呈节段状。有时在阻塞动脉近端可见栓子，多数在血管分叉处。

3）在该分支动脉分布区域的视网膜呈乳白色水肿。

4）FFA：早期可见该支动脉无灌注或充盈迟缓，相应静脉回流时间延长，部分患者可见阻塞点管壁着色，阻塞区小动脉及毛细血管无灌注。

（3）睫状视网膜动脉阻塞：在我国，约有 15% 的人有睫状视网膜动脉阻塞，在有睫状视网膜动脉阻塞的人中，其动脉阻塞如下。

1）单纯性睫状视网膜动脉阻塞：中心视力急剧下降，在视盘 - 黄斑区视网膜出现水肿。

2）CRAO 合并睫状视网膜动脉阻塞。

3. 鉴别诊断要点

（1）与前部缺血性视神经病变（anterior ischemic optic neuropathy，AION）鉴别，该病有以下特征。

1）早期出现局限于某一象限的视盘水肿。

2）视网膜血管可见高血压、动脉硬化的相应表现，但看不到节段性或串珠状血栓。

3）视野检查可见与生理盲点相连的弓形或扇形暗点。

4）FFA：显示早期弱荧光或视盘充盈迟缓或缺损。

5）VEP：以振幅降低为主。

（2）与眼动脉阻塞鉴别：眼动脉阻塞时，视网膜中央动脉及睫状动脉血供同时中断。有以下特征。

1）患者视力常无光感。

2）视网膜水肿更严重，范围更广泛，超过后极范围，黄斑区不能见到樱桃红斑。

3）FFA 显示脉络膜背景荧光呈弱荧光或无荧光。

4）ERG 检查，a、b 波降低或消失。

（三）治疗对策

本病的治疗原则是：一经确诊，立即治疗。

1. 急诊处理

（1）立即吸氧：吸95%氧＋5%二氧化碳混合气体。

（2）按摩眼球。

（3）血管扩张药物：亚硝酸异戊酯吸入或舌下含服硝酸甘油。

（4）前房穿刺：对发病数小时以内的患者，前房穿刺可迅速降低眼压，改善眼球血液灌注。

（5）口服降眼压药物。

2. 后期处理　经急诊处理后，部分患者视功能有所恢复，继续以下治疗。

（1）继续口服血管扩张剂。

（2）神经营养药的应用。

（3）体外反搏或高压氧治疗。

（4）请内科会诊，治疗内科病，如高血压、糖尿病、高血脂等。

（四）疗效判断

视网膜动脉阻塞的预后与阻塞的部位、程度及阻塞的原因及发病至开始治疗的时间等有关。一般而言，分支阻塞比主干阻塞预后好，不完全阻塞预后较好，发病数小时内治疗者预后较好。

（五）出院后随诊

出院后1个月内每周复查1次，以后视病情可适当延长随诊时间。眼科检查主要有以下几个方面。

（1）视力、眼底情况。

（2）虹膜、房角、眼底有无新生血管。

（3）眼压。

（4）全身情况：血压、血糖、血脂等。

二、视网膜静脉阻塞

视网膜静脉阻塞（retinal vein occlusion，RVO）是临床上常见的一种视网膜血管性疾病，是较易致盲的眼病。发病的原因是多因素的，可有血管壁的改变、血液流变学的改变及血流动力学的改变等，眼局部的病变和某些开角性青光眼对本病也有影响。发生本病大多数是50岁以上老年人，常伴有心血管疾病，部分年轻人也有发病，以血管炎多见。

（一）诊断步骤

1. 病史采集要点

（1）视力下降或视野缺损发生的时间，单眼或双眼发病，有无伴有眼痛、头痛。

（2）过去有无心脑血管疾病、糖尿病、系统性红斑狼疮、结节病、血液病等全身性疾病。

（3）过去有无眼部疾病（如葡萄膜炎、青光眼等），有无一过性黑矇。

2. 体格检查要点

（1）一般情况：血压、脉搏、体重等。

（2）眼科检查，包括以下几点。

1）视力。

2）裂隙灯检查：注意有无虹膜新生血管。

3）瞳孔：大小，直接和间接对光反射是否存在。

4）眼底检查：扩大瞳孔检查眼底。视盘是否水肿，生理凹陷是否扩大，视网膜静脉是否迂曲扩张，是各个象限静脉还是某分支静脉受累，视网膜有无出血及出血范围，黄斑有无水肿。

5）眼压：是否在正常范围内。

6）房角镜检查：房角是否有新生血管。

3. 辅助检查要点

（1）FFA：FFA 有助于检测视网膜缺血、水肿及有无新生血管，可以了解血管阻塞的程度、毛细血管无灌注的范围、有无新生血管形成及视网膜静脉和毛细血管有无渗漏等情况。在病程早期的急性阶段，由于视网膜广泛出血使视网膜小血管及毛细血管的观察受影响，只能观察未被出血遮蔽的区域，而 4～6 周后，产生新生血管的危险性增大，此时 FFA 检查较发病几天内检查更有意义。但对于临床诊断不明确的患者，则需发病早期 FFA 检查以明确诊断。

（2）实验室检查及其他特殊检查

1）血、尿常规、血糖、血脂、血黏度、血沉等检查。

2）心电图、胸部 X 线照片。

3）必要时行颈动脉彩色多普勒检查。

4. 进一步检查项目

（1）OCT 检查：OCT 检查可以清楚地显示 RVO 时视网膜浅层或深层出血、渗出、黄斑水肿、视盘水肿、视网膜厚度等情况，对于有 FFA 禁忌证而未能行 FFA 检查的患者特别适用。

（2）ERG：ERG 主要用于 RVO 的预后判断。

（3）B 超检查：对于视网膜出血量多、突破内界膜进入玻璃体而形成玻璃体积血使眼底不能看见时，B 超检查可以了解玻璃体混浊的程度及有无视网膜脱离。

（二）诊断对策

1. 诊断要点

（1）病史：对于突然出现单眼无痛性视力下降或视野缺损的患者，应高度怀疑 RVO 及详细询问有无全身性心脑血管疾病。

（2）临床表现：对于眼前段未见明显异常而视力下降或视野缺损，眼底有典型改变的患者，诊断并不困难，但应双眼散瞳检查，以排除全身性疾病的眼底病变。

（3）辅助检查：FFA、OCT、ERG、B 超等检查均可提供诊断依据。

2. 临床类型　根据阻塞的部位，可以分为视网膜中央静脉阻塞（central retinal vein occlusion，CRVO）、某分支静脉阻塞（branch retinal vein occlusion，BRVO）和视网膜上（下）半中央静脉阻塞（hemi central retinal vein occlusion，HCRVO）。

（1）CRVO：发生在筛板或其后水平的视网膜中央静脉阻塞。其特点如下。

1）单侧性无痛性视力下降，视力下降的程度依据阻塞的程度而不同，严重者可降至眼前指数。

2）眼底表现：视盘充血水肿，各个象限视网膜静脉扩张、迂曲，全视网膜散在火焰状、线状、片状出血，越靠近视盘出血越多，后极部常见棉绒斑，视网膜水肿。

3）FFA：在病程早期，视网膜内大片出血 FFA 显示大片遮蔽荧光，在未被出血遮蔽的区域出现毛细血管无灌注区，静脉回流迟缓，视网膜静脉和毛细血管荧光渗漏，在造影后期黄斑区形成花瓣样强荧光。病程晚期，随着出血的吸收，可以清楚显示毛细血管无灌注区，在其周围可以看到扩张的毛细血管和微动脉瘤，可以看到各种异常径路的侧支循环，新生血管可以见于视网膜任何部位，但在视盘上和无灌注区周围更常见，新生血管大量渗漏荧光素，黄斑周围毛细血管扩张渗漏，形成黄斑囊样水肿的花瓣样高荧光。

（2）BRVO：发生于视网膜某一分支静脉的阻塞，颞上支最常见，其次为颞下支。其特点如下。

1）单侧性无痛性部分视野缺损，视力可正常或降低。

2）眼底表现：视网膜某一分支静脉迂曲扩张，在该静脉分支引流区域视网膜出血、水肿、渗出，病变累及黄斑时出现视力下降。

3）FFA：同 CRVO，但局限于某一分支区域。

（3）HCRVO：临床表现同 BRVO，病变范围为上方或下方视网膜。

根据阻塞的程度，可以分为不完全阻塞（非缺血型）和完全性阻塞（缺血型）。

（1）非缺血型

1）视力：轻、中度下降。

2）眼底表现：静脉轻度迂曲、扩张，视网膜出血较少，视网膜轻度水肿。

3）FFA：无或有较少的毛细血管无灌注区。随着病情进展，部分患者可转变成缺血型。

（2）缺血型

1）视力：严重下降，多数患者在 0.1 以下。

2）瞳孔：可有瞳孔直接对光反射迟钝或消失。

3）眼底表现：视网膜静脉高度迂曲、扩张，部分被视网膜出血和水肿掩盖而呈节段状、腊肠状，视网膜广泛出血、明显水肿，有多量的棉絮斑，视盘水肿。

4）FFA：可见广泛大片的毛细血管无灌注区，病程长的患者可见新生血管。

3. 并发症

（1）黄斑囊样水肿：是视网膜静脉阻塞最常见的并发症，也是本病视力下降的主要原因之一。发生率 CRVO 高于 BRVO，发生的时间根据病情轻重而有不同，病情严重者发生早，可在发病一个月内发生，也可在发病数月后出现。

（2）新生血管性青光眼：新生血管性青光眼是本病最严重的并发症，通常发生在缺血型患者，预后极差。

（3）黄斑前膜形成。

4. 鉴别诊断

（1）CRVO 需与下列疾病鉴别

1）眼缺血综合征：视网膜出血多位于中周部，且出血较少，毛细血管异常、无灌注区和微动脉瘤也多位于视网膜周边部，FFA 检查，可见脉络膜充盈迟缓或呈斑块状充盈。

2）糖尿病视网膜病变：常为双眼患病，无明显的视网膜静脉迂曲扩张，硬性渗出多，FFA 显示视网膜循环时间正常。有糖尿病病史，血糖高。

3）视盘水肿：多为双眼患病，视网膜出血少且靠近视盘，视盘周围视网膜轻度水肿，远离视盘的视网膜多无水肿。

（2）BRVO 需与下列疾病鉴别

1）高血压性视网膜病变：多为双眼患病，视网膜出血不局限于某一区域，视网膜动脉明显细窄，反光增强，无明显的视网膜静脉迂曲扩张。有高血压病史。

2）渗出性老年性黄斑变性：病变局限于黄斑部（颞上、下血管弓之间），视网膜静脉无迂曲扩张，可见玻璃膜疣，FFA 黄斑部可见脉络膜新生血管。

（三）治疗对策

1. 一般治疗　急性期无特殊治疗。可给予神经营养药物改善视网膜营养，活血化瘀中药促进出血吸收、改善微循环。大约 8～12 周后视网膜出血已大部分吸收，视网膜水肿也已好转。但不能以出血吸收作为治愈的标准，复查 FFA 是必不可少的，因为此时 FFA 可以发现视网膜隐匿性病变，尤其对缺血型视网膜中央静脉阻塞。

2. 激光治疗

（1）局部视网膜光凝：若 FFA 发现视网膜有小片的毛细血管无灌注区或血管渗漏，可行局部视网膜光凝。

（2）广泛视网膜光凝：出现以下情况时，应行广泛视网膜光凝：①FFA 显示视网膜有大片的毛细血管无灌注区或新生血管形成。②虹膜或房角发现新生血管。③发生新生血管性青光眼。

（3）黄斑光凝：黄斑区视网膜血管渗漏引起黄斑水肿，应行黄斑格栅状光凝。

（4）激光诱导脉络膜视网膜静脉吻合术：近年来国内外学者陆续报道了激光诱导脉络膜视网膜静脉吻合术治疗非缺血型视网膜静脉阻塞，但由于激光诱导脉络膜视网膜静脉吻合术后部分患者发生了一些较严重的并发症，影响了该手术的普遍开展。

3. 手术治疗

（1）玻璃体视网膜手术：已发生玻璃体积血，经保守治疗后无好转或已发生牵拉性视网膜脱离者应行玻璃体切除术，术中同时行病变区视网膜光凝或广泛性视网膜光凝。

（2）玻璃体腔内注射曲安奈德：曲安奈德是一种长效糖皮质激素，其玻璃体腔内注射可用于治疗多种原因引起的黄斑水肿，减少增生性玻璃体视网膜病变的发生。

（3）视网膜动静脉鞘膜切开术：视网膜分支静脉阻塞常发生在动静脉交叉处，此处动静脉共处于同一鞘膜中，当动脉管壁硬化或鞘膜增厚时，导致静脉受压，管腔狭窄，血流缓慢，继而引起管壁内皮肿胀坏死和出血，诱发栓塞。近年来不少学者报道施行动静脉鞘膜切开术后，静脉灌注恢复，使视网膜内出血、水肿减轻。

（4）放射状视神经切开术：放射状视神经切开术是近年来国内外学者治疗缺血性视网膜中央静脉阻塞的一种手术方法，用显微玻璃体手术刀从视盘鼻侧边缘穿刺直至筛板，松解巩膜环、筛板和临近视盘的巩膜，为中央静脉减压。对此，也有不少学者对放射状视神经切开术提出了争议。

（四）随访

视网膜静脉阻塞患者随访是非常重要的。前 4 个月每 2 周复查 1 次，以后每月复查 1 次，每次均查视力、裂隙灯检查和眼底检查。裂隙灯检查主要检查虹膜（尤其瞳孔缘）有无小红点状新生血管，如虹膜出现新生血管应立即行广泛性视网膜光凝。

对于已行激光治疗后的患者，复查时应注意观察眼压、虹膜新生血管和眼底情况，部分患者在出血吸收后需补充光凝。

视网膜静脉阻塞患者新生血管的出现约在发病后 3 个月左右，部分严重者可以提前，因此，发病 3 个月时，应进行一次 FFA 检查。

三、视网膜静脉周围炎

视网膜静脉周围炎（periphlebitis of netina）又名 Eales 病，是 1882 年由 Eales 首先阐明玻璃体积血与视网膜静脉的关系，并予以详细报道。近年来有不少学者称之为特发性视网膜血管炎。本病多见于青年男性，常双眼先后发病，其特点为反复发生视网膜玻璃体积血，双眼周边部小血管闭塞，引起增殖性玻璃体视网膜病变，有时可合并新生血管性青光眼。本病的病因不明，曾有学者认为与结核病有关。

（一）诊断步骤

1. 病史采集要点

（1）患者年龄、性别。

（2）是否双眼先后发病。

（3）过去是否出现突然视力下降数日后视力又有所好转。

（4）有无糖尿病、系统性红斑狼疮、类肉瘤病、Behcet 病、多发性动脉炎等疾病，有无全身结核病史。

2. 体格检查要点

（1）一般情况：血压、脉搏、身高、体重等。

（2）眼科检查

1）视力。

2）裂隙灯检查：前房有无细胞浮游、有无 Tyndall 现象，虹膜有无新生血管。

3）眼底：必须充分散大瞳孔检查，病变部位主要位于周边还是后极部，视网膜小血管有无迂曲扩张，有无白鞘，病变附近视网膜有无出血，有无新生血管，是否双眼患病。

4）玻璃体：有无积血及纤维增殖。

5）眼压。

3. 辅助检查要点

（1）FFA：患者玻璃体积血不多，尚能看清眼底时，FFA 检查非常必要。造影时要注意观察周边部小血管是否渗漏、管壁染色，有无视网膜无灌注区及新生血管。

（2）B 超：当玻璃体积血多而不能看到眼底时，B 超可显示玻璃体情况及有无视网膜脱离。

（3）实验室检查：血常规、尿常规、血糖、风湿及免疫方面的血液学检查等。

（4）胸片：检查有无结核或类肉瘤病。

（二）诊断对策

1. 诊断要点

（1）病史：对于青年男性，突然出现视力下降和眼前黑影飘动，过去曾有类似发作史，应高度怀疑本病。

（2）临床表现：常双眼发病，周边视网膜小血管迂曲扩张或有白鞘，其附近视网膜有出血，可伴有玻璃体积血。

一眼玻璃体积血而眼底看不见时，尽管另眼无症状，亦应充分散大瞳孔后详细检查眼底，尤其是周边部，如在周边部看见有一处或多处小静脉充盈迂曲或有白鞘，即可做出 Eales 病的临床诊断。

（3）FFA：FFA 对诊断 Eales 病及鉴别诊断很有帮助。FFA 可显示受累的周边小静脉荧光素渗漏，管壁染色，有的患者周边视网膜有无灌注区及新生血管形成。

（4）B 超：玻璃体积血多或出现视网膜脱离时有相应的超声显示。

2. 鉴别诊断

（1）视网膜分支静脉阻塞：多为单眼发病，老年人多见，病变位于阻塞静脉分支区域，多在后极部。

（2）糖尿病视网膜病变：病变以后极部为主，硬性渗出多，有糖尿病病史，血糖高。

（3）系统性红斑狼疮、类肉瘤病、Behcet 病等可以引起视网膜血管炎的疾病。Eales 病是指特发性视网膜血管炎，应通过全身检查及各种实验室检查等辅助检查排除系统性红斑狼疮、类肉瘤病、Behcet 病等疾病。

（三）治疗对策

1. 止血药物治疗　玻璃体大量出血时，应给与止血药物治疗，嘱患者注意休息，避免剧烈运动。

2. 碘剂及活血化瘀药物治疗　在病情稳定、玻璃体仍有积血未吸收者可试用。

3. 激光治疗　在玻璃体积血基本吸收后，激光光凝病变区。

4. 手术治疗　严重的玻璃体积血经保守治疗无吸收或发生增殖性玻璃体视网膜病变，应作玻璃体手术和眼内激光光凝。

5. 病因治疗　有结核病者应行抗结核治疗。

（四）随访

因 Eales 病易复发，患者应根据医嘱定期随访。复诊时应散大瞳孔检查眼底周边部，必要时复查 FFA。若 FFA 显示周边视网膜出现无灌注区，可行激光补充光凝。

四、Coats

Coats 病又称为外层渗出性视网膜病变，由 Coats 于 1908 年首先报道。本病好发于男性青少年，多单眼发病，偶有双眼发病。病程进展缓慢，早期常无自觉症状不易察觉，直至视力显著下降或出现白瞳或外斜时才引起家长注意。主要的临床特征是眼底呈现大片黄白色渗出，视网膜小血管扭曲、串珠状，毛细血管迂曲扩张，微动脉瘤形成，病程进展可发生渗出性视网膜脱离、并发性白内障和新生血管性青光眼等。

（一）诊断步骤

1. 病史采集要点

（1）患者年龄、性别。

（2）发病时间，单眼或双眼，是否足月顺产，出生时体重及身体状况，有无吸氧史，有无发热或全身性疾病史。

（3）母亲孕期有无风疹等疾病，家族中有无类似病史等。

2. 体格检查要点

（1）一般情况：血压、脉搏、身高、体重等。

（2）眼科检查

1）视力：4～5岁以上儿童可测视力，较小的儿童可检查患儿抓物、追光等。

2）眼前段检查：结膜有无充血，角膜是否透明，双眼瞳孔大小是否一致，瞳孔内的颜色，有无白色、黄色、灰白色等异常反光，晶状体是否混浊。

3）眼底检查：扩大瞳孔检查，视网膜有无大片黄白色或灰白色渗出或团块，视网膜血管有无异常迂曲扩张，有无微动脉瘤，有无视网膜脱离。

4）玻璃体：有无灰白色团状物质或混浊，有无纤维增殖。

5）眼压：是否正常。

6）眼位及眼球运动。

7）由于多数患儿检查不合作，必要时可给予口服镇静剂后进行详细检查。

3. 辅助检查要点

（1）FFA：有助于了解视网膜血管的异常形态及有无新生血管。

（2）B超：了解玻璃体及视网膜情况，有助于鉴别诊断。

（3）CT：有助于鉴别诊断，特别是与视网膜母细胞瘤鉴别。

（4）彩色超声多普勒：有助于与视网膜母细胞瘤鉴别。

（5）实验室检查：血常规、尿常规、血生化检查等。

（二）诊断对策

1. 诊断要点

（1）眼底有大片黄白色视网膜下渗出物，有时可间杂有发亮的胆固醇结晶，病灶区有点状、斑状出血。

（2）视网膜血管异常：多在视网膜血管第二分支后，出现扭曲、扩张或串珠状，可有微动脉瘤。

（3）FFA：病变区视网膜血管扩张迂曲，毛细血管扩张，荧光素渗漏，有时可见毛细血管无灌注区及新生血管。

（4）当诊断不能确立时，B超、CT、彩色超声多普勒检查均有助于鉴别诊断。

2. 鉴别诊断要点

（1）与白瞳症鉴别：见视网膜母细胞瘤节。

（2）视网膜静脉周围炎：常双眼发病，周边视网膜小血管迂曲扩张或有白鞘，其附近视网膜有出血，可伴有玻璃体积血，多数患者无大片视网膜下渗出。

（3）视网膜静脉阻塞：多为单眼发病，老年人多见，视网膜静脉迂曲扩张，FFA显示循环时间延长，无大片视网膜下渗出。

（三）治疗对策

1. 激光光凝 适用于病变早期，神经上皮下积液少时，激光封闭病变区异常血管和无灌注区，促使渗出吸收。

2. 冷凝　如神经上皮下积液多，渗出范围广时，可对病变区放液后巩膜外冷凝或冷凝后联合激光治疗。

3. 玻璃体视网膜手术治疗　对于玻璃体和视网膜增生严重或发生视网膜脱离，可考虑行玻璃体视网膜手术。

五、早产儿视网膜病变

早产儿视网膜病变（retinopathy of prematurity，ROP）是早产儿和低体重儿发生的一种视网膜血管增生性病变，本病绝大多数见于胎龄小于 32 周、体重小于 1 500 克的早产儿，有出生后吸高浓度氧病史。ROP 是发生在早产儿的眼部疾病，严重时可导致失明，胎龄、体重愈小，发生率愈高。早期筛查和治疗可以阻止病变的发展。

2004 年卫生部印发《早产儿治疗用氧和视网膜病变防治指南》，指导医务人员规范开展早产儿、低体重儿抢救及相关诊疗工作，以下所述均参照该《指南》。

（一）诊断步骤

1. 病史采集要点

（1）出生时胎龄、体重及身体状况。

（2）有无吸氧史。

2. 体格检查要点

（1）一般情况：体温、脉搏、体重、发育等。

（2）眼科检查

1）强调散瞳检查，使用间接检眼镜，必要时联合巩膜压迫器。可给予镇静剂后进行检查。

2）注意检查眼底后极部视网膜血管有无扩张、迂曲，周边部有无血管区、分界线、隆起的嵴及纤维血管增生，有无视网膜脱离。

3. 辅助检查要点

（1）荧光素眼底血管造影（FFA）：了解眼底血管的异常情况及有助于鉴别诊断。

（2）B 超：有助于鉴别诊断。

（二）诊断对策

1. 诊断要点

（1）早产儿、低体重儿。

（2）双眼发病。

（3）眼底表现：病变早期在视网膜的有血管区和无血管区之间出现分界线是 ROP 临床特有体征。分界处增生性病变，视网膜血管走行异常，以及不同程度的牵拉性视网膜脱离，应考虑 ROP 诊断。

（4）病变晚期前房变浅或消失，可继发青光眼、角膜变性。

2. ROP 的国际分类

（1）病变分区：病变部位分 3 个区。

Ⅰ区：以视盘为中心，视盘中心至黄斑中心凹距离的 2 倍为半径画圆。

Ⅱ区：以视盘为中心，视盘中心到鼻侧锯齿缘为半径画圆的 Ⅰ区以外的环形区域。

Ⅲ区：Ⅱ区以外剩余的部位。

病变范围以时钟钟点表示。

（2）病变分期：病变严重程度分为 5 期。

1 期：在眼底视网膜颞侧周边有血管区与无血管区之间出现分界线。

2 期：分界线隆起呈嵴样改变。

3 期：嵴上发生视网膜血管扩张，伴随纤维组织增殖。

4 期：纤维血管增殖发生牵引性视网膜脱离。

4A 期：黄斑以外的视网膜脱离。

4B 期：包括黄斑的部分视网膜脱离。

5 期：视网膜全脱离。

（3）Plus 病：指后极部视网膜血管迂曲、扩张。

（4）阈值前病变

包括：Ⅰ区的任何病变、Ⅱ区 2 期合并 Plus 病、Ⅱ区 3 期无 Plus 病及Ⅱ区 3 期（比阈值病变的钟点少）合并 Plus 病。

（5）阈值病变

包括：Ⅰ区或Ⅱ区 3 期病变、范围达 5 个连续钟点并伴有附加病变；Ⅰ区或Ⅱ区 3 期病变、范围累积达 8 个钟点合并 Plus 病。

3. 鉴别诊断要点

（1）见 Coats 病。

（2）家族性渗出性玻璃体视网膜病变，本病特征为：①无早产和吸氧史。②为常染色体显性遗传，有家族史。③FFA 显示视网膜血管分支众多，分布密集，在赤道部附近呈扇形并终止，荧光素渗漏。

（三）治疗对策

1. 治疗原则

（1）对Ⅲ区的 1 期、2 期病变定期随诊。

（2）阈值前病变密切观察病情。

（3）对阈值病变行间接检眼镜下光凝或冷凝治疗。

（4）对 4 期和 5 期病变可以进行手术治疗。

2. 筛查标准

（1）出生体重 <2 000 克的早产儿和低体重儿。

（2）对于患有严重疾病的早产儿筛查范围可适当扩大。

（3）首次检查应在出生后 4 ~ 6 周或矫正胎龄（孕周 + 出生后周数）32 周开始。
检查时由有足够经验和相关知识的眼科医生进行。

3. 随诊

（1）阈值前病变每周检查 1 次。

（2）血管仅发育到Ⅰ区，无 ROP 时，1 ~ 2 周检查 1 次。

（3）Ⅱ区无 Plus 病时，2 ~ 3 周检查 1 次。

4. 终止检查的时间

（1）视网膜已血管化（鼻侧已达锯齿缘，颞侧距锯齿缘 1 个视盘直径）。

（2）矫正胎龄达 45 周，以往无阈值前病变。

（3）视网膜血管已发育到Ⅲ区，以往无Ⅱ区的病变。

（陈　艳）

第二节　视网膜变性疾病

一、视网膜色素变性

（一）概述

视网膜色素变性为双眼视网膜慢性进行性遗传性营养不良性病变。主要遗传方式有常染色体隐性、常染色体显性、X 连锁隐性、线粒体及双基因遗传。

（二）临床表现

（1）最早发生的症状是在昏暗光线下视力下降（即夜盲）。晚期中心视力下降和辨色困难。

（2）进行性视野缩小。

（3）检眼镜下可见视网膜骨细胞样色素改变：首先出现在视网膜赤道部，随病程延长范围增大。视盘呈蜡黄色。视网膜血管一致性狭窄。这三种体征构成视网膜色素变性三联征。

（4）非典型改变

1）无色素性视网膜色素变性时色素较少，其余改变与典型的视网膜色素变性相同。

2）单侧性视网膜色素变性，病变只累及单眼。

3）象限性视网膜色素变性，病变只累及部分象限。

4）中心性视网膜色素变性，色素改变在黄斑区内，患者畏光，视野表现中央部暗点。

（5）视网膜电图：早期潜伏期延长，振幅进行性降低或消失。

（三）诊断

（1）根据患者夜盲、视力下降等病史和检眼镜下所见可以诊断。

（2）电生理检查有助于确定非典型性病变。

（3）OCT 常有不同程度的 IS/OS 层和 RPE 层的萎缩变薄。

（四）鉴别诊断

（1）假性视网膜色素变性可引起眼底改变与视网膜色素变性相。

1）酚噻嗪（phenothiazine）中毒：有服药史，色素异常位于视网膜色素上皮细胞水平。

2）视网膜梅毒：梅毒血清学检查阳性。视野不对称，可有复发性葡萄膜炎史，无视网膜色素变性家族史。

3）先天性风疹：眼底呈椒盐状改变，合并小眼球、白内障、耳聋、先天性心脏异常或其他全身异常。ERG 多为正常。

4）视网膜脱离复位后：有视网膜脱离史。

5）色素性静脉旁视网膜脉络膜萎缩：视网膜色素上皮变性，色素沉着位于静脉旁，可以是非进行性的。

6）严重钝挫伤后：常由于钝挫伤引起的视网膜脱离自发性恢复后造成的。

（2）引起夜盲的其他疾病

1）回旋形脉络膜萎缩：眼底出现界线清楚的扇形全层萎缩区，黄白色，萎缩区边缘薄，有色素。病变由视网膜周边向黄斑区发展。患者血、尿、房水和脑脊液中鸟氨酸水平高。ERG 异常，视野缺损，高度近视和白内障常见。

2）无脉络膜症：脉络膜萎缩合并散在分布的色素颗粒。无骨细胞样结构。为 X 连锁隐性遗传。

3）维生素 A 缺乏：常由营养不良而引起，显著夜盲，结膜出现 Bitot 斑，周边视网膜深层可见无数黄白色、境界清楚的小斑。补充维生素 A 后症状消失。

4）先天性静止性夜盲：出生后就有夜盲，屈光不正，眼底可正常或异常，不进展。

（五）治疗

尚无有效疗法，基因治疗和干细胞治疗有希望阻止病变进展。

二、结晶样视网膜病变

（一）概述

结晶样视网膜病变又称 Bietti 结晶状视网膜营养不良。多于 20～40 岁发病。结晶样物质多位于眼底后极部及中周部，部分患者近角膜缘部角膜实质浅层也可见到沉积的结晶。多为常染色体隐性遗传。

（二）临床表现

（1）夜盲，进行性视力减退和视野缩小。

（2）视网膜不同层次上可见较多不规则的黄色结晶样反光点，眼底后极部和黄斑区较密集。同时也可见色素的游离及增殖性改变。

（3）视网膜电图（ERG）和眼电图（EOG）结果异常。

（三）诊断

根据患者夜盲和眼底典型改变可以基本诊断，基因筛查可明确诊断。

（四）鉴别诊断

与引起夜盲的其他疾病，如回旋形脉络膜萎缩、无脉络膜症、维生素 A 缺乏和先天性静止性夜盲相鉴别。这些疾病都没有眼底结晶样改变。

（五）治疗

无有效治疗方法。

三、眼底黄色斑点症

（一）概述

眼底黄色斑点症与 Stargardt 病是本质相同的疾病，具有遗传性，多数为常染色体隐性遗传，少数为显性遗传。

（二）临床表现

（1）常发生于青少年，双侧发病。

（2）早期的视力下降程度与检眼镜下所见改变不成比例。

（3）眼底所见

1）眼底后极部散布着黄色或黄白色斑点，形状与大小均可有变异。位于视网膜血管后色素上皮水平。旧的斑点消退后，新的斑点还可出现，可伴有少许色素斑点。

2）疾病早期，视盘、视网膜血管与周边眼底均为正常。但在晚期病例，视盘颜色变浅，视网膜血管狭窄。中周部也能发现黄色斑点，在远周边部，这些斑点形成网织状。

（4）荧光素眼底血管造影

1）暗脉络膜背景荧光，且双眼对称。

2）黄斑中心凹弱荧光，环以一圈窗样透见的强荧光有如"牛眼"外观。中心区外有斑驳状窗样缺损。

3）晚期，脉络膜毛细血管与视网膜色素上皮完全萎缩，可暴露出脉络膜大血管。

4）在病变进展期，斑点不仅见于黄斑，也延至中周部及后极部。在远周边眼底，这些斑点形成网织状形态。荧光造影呈现出不规则的低荧光线条，外围以强荧光。

（5）视功能暗适应多正常或轻度减低：多数患者闪光视网膜电图（ERG）正常。EOG亦正常或稍低。

（三）诊断

（1）根据眼底改变，可以诊断。

（2）FFA 检查有助于诊断。

（四）鉴别诊断

1. 眼底白色斑点（fundus albipunctatus）　常染色体隐性遗传，是静止型夜盲的一种。眼底白点斑点分布于赤道部。暗适应曲线异常，ERG 和 EOG 经足够长的暗适应后可变为正常。

2. 白点状视网膜变性（retinitis punctata allbescens）　临床表现与眼底白色斑点的改变相类似。但视力、视野和夜盲进行性地加重。ERG 明显异常。

3. 显性玻璃膜疣　常染色体显性遗传，20 岁后眼底出现亮黄色斑点。40～50 岁可出现干性黄斑变性，视力下降，视物变形。

4. Kandori 斑点　常染色体隐性遗传，是静止型夜盲的一种。眼底可见少量不规则较大的黄色斑点，视功能特点与眼底白色斑点相同。

5. 视锥或视锥-视杆细胞营养不良　可出现牛眼样黄斑病变，同时有显著的色觉异常和特征性的 ERG 改变。

6. 氯喹或羟氯喹黄斑病变　有用药史，病变程度与用药剂量和疗程相关。

（五）治疗

无有效疗法。

四、视网膜劈裂症

（一）获得性视网膜劈裂症

1. 概述　视网膜劈裂症是指视网膜神经上皮层层间裂开。获得性视网膜劈裂症发生于邻近内核层的外丛状层。有双眼对称发病的倾向。多见于老年人，发病与性别、屈光状况无明显关系。

2. 临床表现

（1）早期病变位于眼底颞侧周边部，进行期之前无症状出现。以后可出现眼前飞蚊幻视、闪光感及视力减退。

（2）眼底所见

1）早期：在视网膜劈裂前缘有一窄的囊变区将劈裂区与锯齿缘隔开。

2）进行期：玻璃体内球形隆起的突出面为劈裂的内层，其上可见视网膜血管，常有白鞘伴随，受牵拉可破裂出血。可见大小与形态不一的蜂窝或筛孔样圆形或卵圆形的孔洞。

（3）劈裂向后发展致黄斑受累，常出现绝对性视野缺损。

（4）中心凹周围的视网膜劈裂常合并有周边的视网膜劈裂。劈裂腔位于中心凹的外周。

3. 诊断　根据与眼底相应的视力症状，和眼底改变，可以诊断。

4. 鉴别诊断

（1）视网膜囊肿：多见于年轻人长期脱离的视网膜上，常位于近赤道的下方。视网膜囊肿的两层壁上均无裂孔，囊肿内积液似水一样。视网膜劈裂的内外层均可出现裂孔，劈裂腔内所含液较黏稠。

（2）视网膜脱离：视网膜的透明度减低并形成皱褶，且有一定活动度。若球形视网膜脱离合并有马蹄形裂孔时，常为孔源性视网膜脱离，而非视网膜劈裂症。

（3）脉络膜黑色素瘤：间接检眼镜下很容易发现视网膜下实体性隆起，光彻照检查不透光。视网膜劈裂症的内壁为半透明膜，腔内为液体，有时透过此膜可以见到脉络膜的纹理。

5. 治疗

（1）早期视网膜劈裂，只需每年随诊 1~2 次，复查眼底与视野，记录病变区是否扩大。当病变区不断扩大时，可考虑作预防性治疗。

（2）光凝或冷凝整个劈裂区，促使进行性劈裂完全平复。

（3）当劈裂外层有裂孔尚未隆起时，患者可定期复查，至少每半年一次。

（4）若视网膜劈裂的内外层上均有裂孔，常有发生广泛视网膜脱离的危险，应立即手术。

（二）先天性视网膜劈裂症

1. 概述　先天性视网膜劈裂病变主要位于内层视网膜。常为双侧发病。主要为 X 连锁隐性遗传。

2. 临床表现

（1）绝大多数为男性：常在儿童期视力不佳病。

（2）可合并斜视、眼球震颤等。

（3）眼底所见

1）玻璃体：非典型的细纤维凝聚、空泡形成、后脱离与浓缩。

2）劈裂的内层上血管经常可见白鞘。该层上可出现多发性圆形与卵圆形裂孔。劈裂的外层上可能也有很小裂孔。双层均有裂孔时可能发生视网膜脱离。如劈裂仅局限于后极部，通常不发生裂孔。

（4）黄斑区视网膜劈裂与获得性者相类似，OCT 可清晰显示劈裂的层次和程度。

（5）相对性中心暗点或小环形暗点。

（6）玻璃体积血常见于年轻患者进行期中：积血在玻璃体内机化、收缩与牵拉，可产生全层视网膜裂孔与固定的视网膜皱褶。

3. 诊断　根据自幼患眼视力差，眼底所见及 OCT 检查，可以诊断。如有与眼底改变相符的视野缺损可证实诊断。如眼底不清，ERG 为负波形可协助诊断。

4. 鉴别诊断

（1）视网膜脱离：先天性视网膜劈裂的内层菲薄，常伴有圆形或椭圆形裂孔，又多位于周边眼底，往往仅能查见裂孔的内侧缘，故极易误诊为锯齿缘离断所引起的视网膜脱离。但仔细检查眼底，透过裂孔所见为变性的视网膜外层，呈颗粒样外观，而不是橘红色的脉络膜。且患者从无突然的视力障碍，无自觉的视野缺损。

（2）获得性视网膜劈裂：一般发生于 50 岁后，非遗传性，早期无症状，黄斑受累少见，外层裂孔比内层多见，玻璃膜形成或出血少见，视功能常正常。

（3）早产儿视网膜病变：为双侧性，在眼底形成限局性血管膜或局部视网膜脱离，有机化组织与之相连并延伸至周边眼底。多见于出生体重轻的有吸氧史的早产儿。

（4）增生性玻璃体视网膜病变：当先天性视网膜劈裂内层与玻璃膜粘连，或膜增厚并向玻璃体内伸展，极似增生性玻璃体视网膜病变，但其上为视网膜血管，而非机化组织上不规则。

5. 治疗

（1）视网膜劈裂如无发展，可只定期随诊。

（2）如有玻璃体积血，卧床休息几天，1 个月无吸收或出现机化牵拉视网膜，需手术治疗。

（3）一旦发生视网膜脱离，需手术治疗。

（陈　艳）

第三节　年龄相关性黄斑变性

年龄相关性黄斑变性（age related macular degeneration，AMD），既往称之为老年性黄斑变性，顾名思义是指与年龄增长、人体老化直接相关的，发生在黄斑区的一种退行性改变。

一、流行病学

在发达国家，AMD 是 65 岁以上老年人中首位的致盲原因。在我国，随着生活水平的提高及人均寿命的延长，AMD 的发病率也逐年上升。在国外，关于 AMD 的流行病学调查已经开展了多年，其中比较著名的研究项目有 beaver dam eye study（BDES）和在澳洲开展的 blue mountains eye study（BMES）。我国在这方面的研究近年也有报道。

1. 年龄　是目前公认的 AMD 的最主要的危险因素。

2. 种族　来自世界不同地区的流行病学资料显示白色人种 AMD 的患病率高于黑色人种。

3. 吸烟　是目前比较肯定的 AMD 的危险因素。有研究显示，同年龄组吸烟者发生干性和湿性 AMD 的概率分别是不吸烟者的 2.54 倍和 4.55 倍。

4. 心血管疾病　血脂，血压，心脑血管疾病与 AMD 的发生可能有一定的相关性，但结论仍然存在争议。

5. 饮食习惯 研究表明，饮食中的叶黄素和玉米黄素能够降低 AMD 的发生率，此外，多不饱和脂肪酸的摄入也能降低 AMD 的发生。

二、发病机制

1. 氧化应激 视网膜组织的耗氧量高，同时长期暴露在光照射下，随着年龄增长，光氧化反应过程中产生的活性氧中间物质（reactive oxygen intermediates，ROI）在视网膜局部逐渐积累，ROI 对光感受器细胞及视网膜色素上皮（retinal pigment epithelium，RPE）细胞中的类脂质、核酸、蛋白质产生损伤作用，导致 RPE 细胞吞噬消化感光细胞外节膜盘的能力下降，消化不全的膜盘物质在 RPE 细胞内堆积形成脂褐素颗粒。此外，ROI 还能激活细胞凋亡及促进新生血管生成。

2. 老龄化学说 随着年龄增长，Bruch 膜的厚度明显增加，使得 RPE 与脉络膜毛细血管之间通过 Bruch 膜的物质交换效率降低，RPE 的代谢产物在 Bruch 膜的内胶原纤维层中沉积，形成玻璃膜疣（Drusen）。

3. 炎症免疫学说 在 Drusen 内发现有大量免疫球蛋白轻链、补体成分。2005 年在 Science 上连续发表的三篇文章提出补体因子 H（complement factor H，CFH）的多态性与 AMD 的发生有关。

三、临床分型

萎缩型 AMD（干性 AMD）、新生血管性 AMD（湿性 AMD）。

四、萎缩型 AMD（干性 AMD）

干性 AMD 占 AMD 患者的绝大多数（90%）。干性 AMD 的主要病理改变是黄斑区的 RPE 细胞发生退行性改变和萎缩。

（一）临床症状

早期可无症状，随后出现渐进性的视力下降，通常双眼受累。

（二）体征

干性 AMD 的特征性改变是出现 Drusen 和 RPE 异常。

1. Drusen Drusen 是在黄斑区的 RPE 细胞深层出现的黄色的沉积物。BMES 发现 40 岁以上的白种人群中约 90% 在至少一眼的黄斑区有 1～2 个小的硬性 Drusen。在组织学上，Drusen 代表了 Bruch 膜内层的异常增厚，在电镜 T 将局部沉积的物质分为板层状沉积物和线状沉积物两类。按照大小可以将 Drusen 分为大（直径≥125μm）、中（直径 64～124μm）、小（直径 <64μm）三个等级，按照病变边界形态又进一步将 Drusen 分为三类：散在分布而境界清楚的称为硬性 Drusen，无固定形态而境界不清的称为软性 Drusen，几个 Drusen 相互融和相连时称为融和 Drusen。年龄相关性眼病研究（age related eye diseasestudy，AREDS）的结果显示，大量、大的 Drusen 比少数、小的 Drusen 更容易进展为地图样萎缩或湿性 AMD；软性 Drusen 及融和 Drusen 较硬性 Drusen 更容易进展为地图样萎缩或湿性 AMD。因此可以这样理解，Drusen 的存在代表了组织的老化，它并不是 AMD 所特有的，但是特定形

态 Drusen 的出现却高度提示 AMD 的可能。

2. RPE（视网膜色素上皮细胞）异常　干性 AMD 时出现的 RPE 异常可以分为以下三种形式。

（1）地图样萎缩：RPE 萎缩或消失相连成片，其上的神经视网膜及其下的脉络膜毛细血管层一并萎缩变薄，可以透见深层的脉络膜大血管。

（2）非地图样萎缩：RPE 萎缩尚未连接成片，而呈现出斑驳状的脱色素改变。

（3）局灶性的色素沉着：在外层视网膜出现的散在的色素沉着。

（三）眼底荧光血管造影表现

在 FFA 上，Drusen 由于晚期着染或染料积聚而呈现出高荧光。RPE 萎缩表现为透见荧光，而色素沉着则表现为荧光遮蔽。

（四）鉴别诊断

1. Drusen 的鉴别诊断

（1）家族性 Drusen：发病年龄轻，有家族遗传性，眼底表现为无数的，大小不等的Drusen，范围常常超出血管弓，也可以到达视盘鼻侧。在 FFA 上表现更为明显，出现"满天星"的改变。

（2）糖尿病硬性渗出：也可以表现为黄斑区黄色点状病变，但病变的层次是在视网膜内，而 Drusen 是在 RPE 下。而且除硬性渗出外，通常还伴有糖尿病的其他眼底改变。

（3）眼底黄色斑点症（Stargardt 病）：典型病例伴有特征性的临床三联征，即黄斑区萎缩，眼底 RPE 层散在分布的黄色斑点，以及 FFA 时脉络膜背景发暗。发病年龄远早于AMD，是重要的鉴别要点。

2. RPE 异常的鉴别诊断

（1）高度近视眼底：RPE 萎缩不局限于黄斑区，伴有其他高度近视眼底改变。

（2）视锥细胞营养不良：可以出现黄斑区牛眼样的萎缩病变，发病年龄早，明视 ERG的异常是重要鉴别点。

（3）中心性晕轮状脉络膜营养不良：表现为黄斑区境界清楚的圆形或椭圆形的 RPE 和脉络膜毛细血管萎缩灶，但发病年龄早，有家族遗传史可与 AMD 相鉴别。

（4）中心性浆液性脉络膜视网膜病变：可以造成黄斑区的色素改变。但发病年龄轻，不伴有 Drusen，常常伴有多发的小的 RPE 浆液性脱离。

（5）RPE 图形样萎缩：为遗传性视网膜营养不良，40～60 岁发病，通常无自觉症状或仅有轻微的视物模糊，往往在常规体检时发现。黄斑区可以出现黄白色的病灶或色素改变，FFA 早期表现为病灶中央遮蔽荧光，周围透见荧光。而造影晚期病灶中央着染变为高荧光，有助于与 AMD 鉴别。

（6）视网膜药物毒性：如氯喹所致的视网膜毒性，也可以造成斑驳样的脱色素改变，类似 RPE 非地图样萎缩。仔细询问有无用药历史对鉴别诊断有所帮助。

（五）治疗

（1）干性 AMD 至今没有有效的治疗方法，重在预防。

（2）AREDS 的研究结果显示，抗氧化剂（大剂量的维生素 C、维生素 E 和 β 胡萝卜素）和锌剂的联合使用，能够延缓中期（大量中等大 Drusen；至少一个大 Drusen；非中心性的地图样萎缩）和晚期（因 AMD 一眼视力丧失）AMD 患者疾病的进展和视力的丧失。因此 AREDS 建议，对于中期和晚期 AMD 患者，应该给予抗氧化剂和锌剂的联合治疗，但对于吸烟的患者最好不补充 β 胡萝卜素，因为 β 胡萝卜素会增加吸烟者肺癌的发病率。初期的 AMD 患者不必补充微量元素，仅需要维持均衡饮食并戒烟。

（3）紫外线照射与 AMD 的发生没有肯定的因果关系，但外出戴遮阳镜并无坏处。

（4）预防性光凝：以往的研究认为对干性 AMD 的患者进行预防性光凝治疗会增加脉络膜新生血管的发生率。目前有两项大规模的随机临床试验，CAPT（complications of age related macular degeneration prevention trial）和 PTAMD（prophylactic treatment of AMD trial），正在进行当中。这两项试验主要探索使用低能量的格栅光凝能否降低干性 AMD 患者视力丧失的风险。

五、新生血管性 AMD（湿性 AMD）

湿性 AMD 的发病率虽低，只占 AMD 患者的 10%，但它能够引起严重的视力损害（指任何一眼视力≤0.1）。AMD 患者出现严重视力损害的原因有 90% 是因为湿性 AMD 所致。

顾名思义，新生血管性 AMD 最重要的特点是有脉络膜新生血管（choroidal neovascularization，CNV）的存在，由于 CNV 的渗漏导致视网膜下及视网膜内部液体和血液的积存，所以又名湿性 AMD。

组织病理学上，CNV 通常与纤维组织并生，形成纤维血管复合体。Gass 根据纤维血管复合体的部位将其分为两型：位于 RPE 下的纤维血管复合体被定义为 Gass Ⅰ型，在组织学上它主要表现为 Bruch's 膜内层的增生和异常增厚；位于视网膜感光细胞与 RPE 细胞之间的纤维血管复合体被定义为 Gass Ⅱ型。但是随着病程的进展，RPE 层最终将被纤维血管组织所破坏，纤维血管复合体与 RPE 之间的相对位置也就很难界定了。

（一）临床症状

主要的临床症状是视物模糊和视物变形，特别是近视力变形明显。其他可能伴随的症状有视物变小及中心或旁中心暗点。病变初期，视物模糊和视物变形的主要原因是由于 CNV 的渗漏导致视网膜下及视网膜内部液体和血液的积存。当 CNV 累及到黄斑中心凹时，患者出现急剧的视力下降。在病变后期，纤维血管组织导致的视网膜感光细胞及 RPE 细胞不可逆的破坏将造成永久性的视力损害。

（二）体征

湿性 AMD 典型的眼底表现是黄斑区的出血、脂质渗出，以及黄斑区的浆液性脱离。出血可以发生在多个层次，它可以局限在 RPE 下，也可以穿透 RPE 进入到视网膜下或视网膜内部，甚至可以突破视网膜进入玻璃体腔。其中，视网膜内出血可能是视网膜血管瘤性增殖（retinal angiomatous proliferation，RAP）病变的早期表现，RAP 是联系 CNV 与视网膜血循环的血管吻合。当使用裂隙灯加前置镜检查时可以观察到黄斑区精细的立体图像，在某些患者可以看到 RPE 的局限性隆起，还有些患者可以观察到视网膜下深在的灰绿色隆起的 CNV 组织，其表面的视网膜往往有浆液性脱离。在少数患者，黄斑区的浆液性脱离是提示 CNV 存在的唯一体征。在病程久的患者中，可以看到由 CNV 和纤维组织所构成的盘状瘢痕。在瘢痕的周围可能伴有新的出血、渗出，使得病灶的范围进一步扩大。

此外，湿性 AMD 还可能伴有一些特殊体征，比如视网膜色素上皮脱离（retinal pigment epithelial detachments，PED），与神经上皮脱离不同，PED 表现为一个境界非常清楚的圆顶样的隆起。PED 的出现并非代表一定有 CNV 存在。AMD 患者出现 PED 有四种可能的原因：①Drusen 样的 PED：是由软性 Drusen 大面积融合导致的 PED，没有 CNV 存在；②纤维血管性的 PED（fibrovascular PED）：是隐匿性 CNV 的一种类型；③浆液性的 PED：其下可能有 CNV 存在；④出血性的 PED：由 CNV 出血所致。这四种 PED 单纯从眼底表现上很难鉴别，但是在荧光造影时却有不同的表现（见荧光造影部分）。单独的 PED 无法确定 CNV 的存在，但如果在 PED 的周围同时伴有出血、脂质渗出及浆液性脱离这些体征的话，就高度提示在 PED 下面可能存在 CNV。有时，在色素上皮脱离区（PED）与未脱离区的交界处会发生视网膜色素上皮破裂（Retinal pigment epithelial tears），色素上皮破裂游离的边缘发生收缩并向内翻卷。Gass 认为色素上皮破裂的原因可能是因为脱离的 RPE 细胞不堪承受其下的 CNV 渗出液体或纤维血管组织本身的张力而发生破裂。

（三）辅助检查

1. 眼底荧光血管造影（FFA）

（1）CNV 的分类：FFA 是 CNV 诊断和分类的金标准。根据 FFA 可以将 CNV 分为两种主要形式：①典型性 CNV（Classic CNV）：造影早期（脉络膜充盈期）即出现境界清楚的花团状高荧光，在造影的中、晚期，病灶的荧光强度进一步增强，由于 CNV 的渗漏导致病灶的边界在后期变的模糊（图 17-1）。②隐匿性 CNV（Occult CNV），又进一步分为两种：a. 纤维血管性 PED（fibrovascular pigment epithelial detachment，FVPED）：在造影剂注入后 1~2 分钟出现斑驳的高荧光，立体造影成像下可以观察到 RPE 不规则的隆起。造影晚期可能不出现病灶边缘的渗漏。b. 造影晚期出现的不明来源的渗漏（late leakage of an undetermined source）：指在造影晚期出现脉络膜渗漏，但在造影早期或中期没有明确对应的典型性 CNV 或 FVPED 出现。它表现为斑驳的高荧光，同时伴有视网膜下染料的积存。通常这一类型 CNV 的边界很难界定，包含这一成分的病灶不能进行光凝治疗（图 17-2）。

（2）FFA 中的名词概念：在 FFA 影像中，一个病灶通常由多种成分组成，典型性 CNV 和隐匿性 CNV 可以同时存在。当典型性 CNV 超过或等于整个病灶面积 50% 时，称作主要典型性（predominantly classic）；典型性 CNV 占整个病灶面积的 1%~49% 时，称作微小典型性（minirnally classic）；当整个病灶不包含典型性 CNV 而只有隐匿性 CNV 时，称作隐匿性（occult with no classic）。此外，在 FFA 中，经常用"边界清楚"和"边界不清"来描述整个 CNV 病灶与正常未受累的视网膜之间界限的清晰程度。应该注意不要混淆的是，"边界清楚"并不等同于"典型性"，"边界不清"也不等同于"隐匿性"。典型性 CNV 可以边界不清，隐匿性 CNV 也可以边界清楚。

（3）四种 PED 在 FFA 中的不同表现：FFA 对 PED 的鉴别诊断具有重要价值。

Drusen 样的 PED（drusenoid PED）：造影早期表现出微弱的荧光，晚期不增强，范围相对较小。

1）纤维血管性的 PED（fibrovascular PED）：造影中期出现的斑驳状荧光，造影晚期可能伴有神经上皮下的染料积存。

2）浆液性的 PED（serous PED）：造影早期出现的均匀一致的明亮的高荧光，造影中期显示出光滑清晰的轮廓，晚期可能有很少量的渗漏。

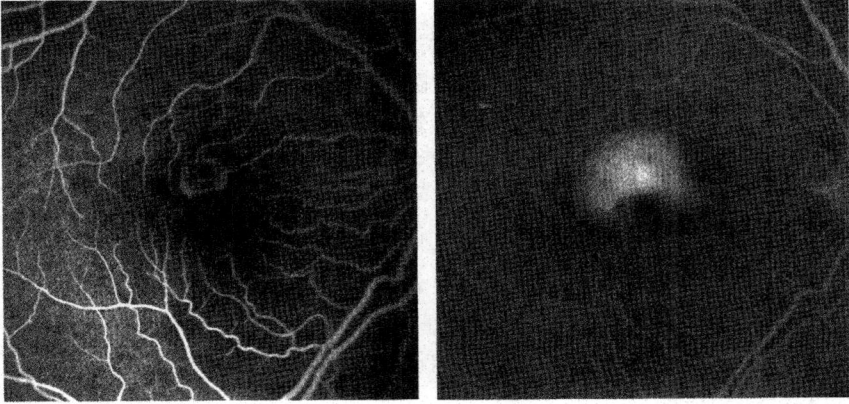

图 17 - 1 典型性 CNV，FFA 造影早期（左图）即出现境界清楚的花团状高荧光，到造影晚期（右图）由于 CNV 的渗漏导致病灶的边界变的模糊

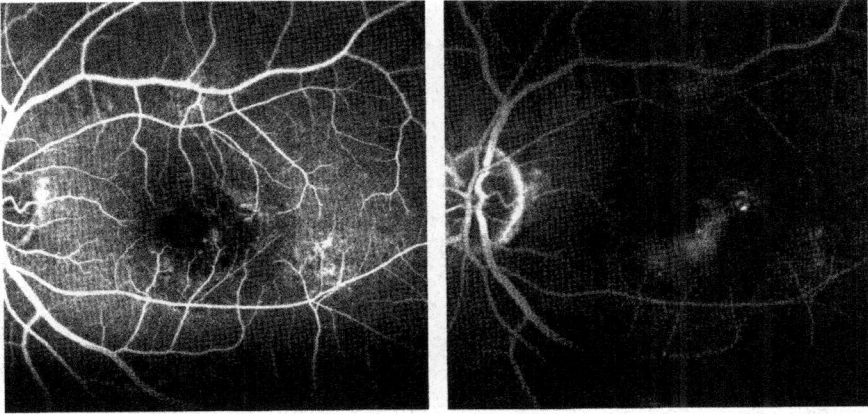

图 17 - 2 隐匿性 CNV，FFA 造影早期（左图）黄斑区仅见散在点状高荧光，没有明确的 CNV 病灶。造影晚期（右图）出现不明来源的渗漏，表现为斑驳的高荧光，边界很难界定

3）出血性的 PED（hemorrhagic PED）：表现为脉络膜荧光遮蔽。

（4）视网膜色素上皮破裂具有典型的 FFA 表现：色素上皮破裂的区域表现为早期高荧光，后期脉络膜与巩膜着染，很少有渗漏；色素上皮折叠的区域表现为早期遮蔽荧光，晚期可能因其下的 CNV 出现渗漏。

2. 吲哚菁绿血管造影（ICG） 与 FFA 使用的造影剂荧光素钠不同，吲哚菁绿染料发出的是近红外波长的荧光，它可以穿透出血的遮挡，提高隐匿性 CNV 的诊出率。CNV 在 ICG 上主要有三种表现形式。

（1）热点（hot spot）：在造影中期出现的点状强荧光，面积≤IPD。

（2）荧光斑（plaque）：在造影中晚期出现的边界清晰的强荧光，面积 > IPD。

（3）边界不清的荧光：此外，ICG 造影对于湿性 AMD 与息肉样脉络膜血管病变（polypoidal choroidal vaculopathy，PCV）的鉴别有着重要价值。

3. 光学相干断层扫描（OCT） 是一项具有高分辨率的无创检查。可以清楚地显示神经上皮脱离及 PED，并有助于显示 CNV 与 RPE 的相对位置，CNV 在 OCT 上表现为高反射的光带。

4. 微视野　可以在小瞳状态下将彩色眼底照相与自动微视野检查的结果叠加，使视网膜光敏度与眼底病变很好地对应起来。在眼球跟踪系统的监视下，能够对视网膜的特定位置进行准确地投射刺激，增加了检查的可信度，较传统的视野检查更直观、准确。同时它还能对患者的固视位置及固视稳定性进行分析。微视野检查对黄斑部病变的定位及治疗前后的对比随访很有价值。

5. 多焦视网膜电流图（mfERG）　可以同时刺激视网膜上多个不同的部位，记录不同部位的混合反应，通过转换将各个部位的波形分离提取出来，并将各个部位的反应振幅综合成一个三维的地形图，可以很直观地反映黄斑区视网膜的功能。mfERG 对黄斑部病变的定位及治疗前后的对比随访很有价值。湿性 AMD 的 mfERG 在病变对应的区域振幅明显下降，地形图上中央高峰缺如或明显降低。

（四）鉴别诊断

1. CNV 的鉴别诊断　除 AMD 外，其他可引起 CNV 的常见原因还有眼组织胞浆病，病理性近视，血管样条纹，脉络膜破裂，特发性 CNV。

（1）眼组织胞浆病：因荚膜组织胞浆菌感染之后遗留的眼部并发症，以眼底中周部和后极部出现小的脉络膜－视网膜萎缩灶为主要特点，可以伴发 CNV。

（2）病理性近视：通常指近视度数超过 − 8.0D，眼轴长度超过 32.5mm 的近视患者。眼底出现特征性的改变，包括视盘的倾斜，视盘旁的脉络膜视网膜萎缩，漆样裂纹，Fuchs 斑，后巩膜葡萄肿，视网膜的萎缩、变性，裂孔形成，可以伴发 CNV。

（3）血管样条纹：典型的眼底改变为从视盘放射状发起的深红色或棕色的不规则条纹，类似视网膜血管的走行，但所在层次更为深在，它代表了 Bruch 膜的不连续或破裂，严重者可以出现 CNV。血管样条纹可以与某些全身疾病伴发，最常见的伴随疾病是弹性假黄瘤。

（4）脉络膜破裂：有眼部钝挫伤的历史。眼底后极部可见因脉络膜破裂遗留的新月形的瘢痕，凹面朝向视盘。由于 Bruch 膜破裂，可以继发 CNV。

（5）特发性 CNV：病因不明。

2. 黄斑区出血、渗出性病变的鉴别诊断

（1）视网膜大动脉瘤：也可能造成视网膜前，视网膜内或视网膜下的出血，当出血累及到黄斑区时容易与湿性 AMD 混淆。FFA 可见沿视网膜小动脉走行分布的动脉瘤扩张的管腔，有助于鉴别。

（2）息肉样脉络膜血管病变（polypoidal choroidal vasculopathy，PCV）：以反复发作的多灶性浆液性或出血性 PED 为特点，有些患者眼底可能看到多发的橘红色结节。PCV 的 FFA 表现与 AMD 相似，常常误诊为 AMD，ICG 造影对两者的鉴别至关重要，PCV 病例 ICG 造影可见典型的息肉样病变。

（3）Sorsby 黄斑营养不良：眼底表现与 AMD 几乎完全一样，但具有家族史，常染色体显性遗传，因 TIMP3 基因突变所致。

（4）中心性浆液性脉络膜视网膜病变：少数的湿性 AMD 仅表现为黄斑区的浆液性神经上皮脱离，容易误诊为中心性浆液性脉络膜视网膜病变。因此，对于年龄在 50 岁以上的浆液性 PED 病例建议做 FFA 除外 AMD。

（5）糖尿病黄斑水肿：有的糖尿病视网膜病变，黄斑区水肿、渗出、出血较重，而周边部病变较轻，若不仔细检查也可能误诊为 AMD。

（6）黄斑分支静脉阻塞：可以表现为黄斑区的浓密出血，FFA 见黄斑分支静脉充盈迟缓，有助于鉴别。

（7）视网膜毛细血管扩张症：包括特发性黄斑中心凹旁的毛细血管扩张、Leber 粟粒样动脉瘤、Coats 病三种形式，均可以表现为黄斑区的渗出和出血，但发病年龄较轻，FFA 见到异常扩张的毛细血管是主要鉴别点。

（8）脉络膜肿瘤：特别是脉络膜黑色素瘤，与出血性 PED 的眼底表现类似，均可表现为视网膜下圆顶形隆起的棕黑色肿块。超声检查脉络膜黑色素瘤具有特征性的内部低回声，有助于鉴别。

3. 玻璃体出血的鉴别诊断　当湿性 AMD 患者以玻璃体出血为首诊表现时，需要除外其他常见的玻璃体出血的原因，如糖尿病视网膜病变，视网膜静脉阻塞，视网膜裂孔等。仔细询问病史，检查对侧眼以及眼部 B 超有助于对出血原因做出鉴别。

（五）治疗

1. 激光治疗

（1）传统的激光治疗（thermal laser）：利用热凝固效应使渗漏的新生血管封闭。适应证局限，只适用于黄斑中心凹外或中心凹旁的，边界清楚的典型性 CNV。此外，在封闭 CNV 的同时对其表面的 RPE 细胞和神经视网膜也有破坏作用，会产生永久性的旁中心或中心暗点。

（2）光动力治疗（photodynamic therapy，PDT）：通过静脉注入光敏性药物之后，用红外波长的低能量的光照射病变组织，增殖的新生血管内皮细胞含有高水平的低密度脂蛋白（LDL）受体，它可以摄取与 LDL 结合的光敏性药物，受激发的光敏剂在病灶局部发生光化学反应产生活性氧，使局部的毛细血管内皮细胞受损，产生血栓，闭塞 CNV。与传统的热效应激光相比，PDT 的优势在于能选择性地作用于 CNV 组织，对视网膜色素上皮和神经上皮没有损害，因此适用于治疗黄斑中心凹下的 CNV。关于 PDT 治疗 AMD 有两项重要的临床试验研究：TAP（treatment of AMD with photodynarnic therapy）和 VIP（verteporfinin photodynamic therapy）研究。基于 TAP 和 VIP 的研究结论，FDA 目前已经正式批准 PDT（Verteporfin）用于治疗具有主要典型性 CNV 的 AMD 患者。对于符合 VIP 研究入选条件（近期病变有进展，病灶小，基线视力较差）的单纯隐匿性 CNV 以及小范围的微小典型性 CNV 患者，也可酌情进行 PDT（Verteporfin）治疗，尽管它们目前还未得到 FDA 的正式批准。PDT 的缺陷在于它只是暂时让已经形成的新生血管稳定不发生渗漏，但无法阻止新的血管形成，因此治疗后存在较高的复发率。除 TAP 和 VIP 研究以外，目前还有几项有关 PDT（Verteporfin）的研究正在进行当中，包括 VIO（visudyne in occult CNVtrial），VERITAS（visudyne plus intravitreal triamcinolone or pegaptanib study），VISTA（visudyne and triamcinolone acetonide trial）。

（3）经瞳孔温热疗法（transpupillary thermotherapy，TTT）：利用 810nm 的近红外二极管激光，对靶组织产生温热效应。促使 CNV 闭合的机制还不明确。然而，TTT4CNV 试验（transpupillary thermotherapy for CNV trial）的结果表明 TTT 对于面积 $<3\,000\mu m$ 的单纯隐匿性 CNV 没有显示出明显的治疗效果。

2. 药物治疗　曲安耐德玻璃体腔注射：具有减轻眼内水肿和抑制新生血管增殖的作用。

（1）Macugen（Pegaptanib）：阻断 VEGF165。玻璃体腔注射，每 6 周一次。Macugen 在 2004 年 12 月正式得到 FDA 批准，用于新生血管性 AMD 的治疗。

（2）Avastin（Bevacizumab）：抗 VEGF 单克隆抗体。

（3）Lucentis（Raniloizumab）：抗 VEGF 单克隆抗体的 Fab 片段。目前正处于三期临床试验中。

（4）RETAANE：抑制血管生成的类固醇药物。目前正处于三期临床试验中。

（5）Sirna－027：一种小 RNA 干扰药物，特异性靶点是VEGF－R1，能显著降低 VEGF－R1 的 mRNA 表达。

（6）VEGF－Trap：是 VEGF－R1 和 R2 的双重阻断剂。

（7）基因治疗：腺病毒携带的色素上皮衍生因子（AdPEDF），具有抑制新生血管形成的作用，目前正处于一期临床试验中。

3. 放射治疗　主要原理是放射线可以抑制新生血管的增殖。放射治疗在湿性 AMD 中的应用目前还缺乏大样本的随机对照试验，放射的剂量和疗效还存有争议。

4. 手术治疗　对于大面积黄斑下出血的病例，激光治疗无法进行，等待出血吸收的结果将是黄斑下纤维瘢痕的形成和视力的永久丧失。对于这样的病例，特别是有一眼已经因为 AMD 失明的病例，在患者全身条件允许的情况下，应该抓住时机积极地采取手术干预。

（1）黄斑转位手术：由于 AMD 的根本病因在于 RPE－loruch's 膜－脉络膜毛细血管复合体的病变，视网膜神经上皮层的损害是继发的，黄斑转位的机理即在于在这种继发损害发生之前或者还不太严重的时候，将黄斑区的神经上皮移到一片相对正常的土壤上，继续行使功能。黄斑转位手术分为大范围转位和局限转位两种。基本的手术步骤是常规三通道玻璃体切除后，人工视网膜脱离，然后在接近锯齿缘的位置行 36°或 180°视网膜切开，在重水的辅助下以视盘为中心将视网膜顺时针或逆时针旋转，从而将黄斑区的神经上皮移至周围相对正常的色素上皮区。术毕眼内硅油填充。二期硅油取出联合眼肌手术矫正旋转性复视。局限转位则是通过局部折叠缩短后极部的巩膜脉络膜组织造成黄斑区视网膜的相对移位，PVR 的发生较大范围转位少，且无需联合眼肌手术。但适应证比较狭窄，只适合病灶比较小的病例，而这些病例往往也可以进行 PDT 治疗。

（2）眼内注气联合眼内注射 tPA（组织纤溶酶原激活剂）：玻璃体腔注射 tPA 促使黄斑下出血液化，然后玻璃体腔内注入膨胀气体，术后让患者保持俯卧位，依靠气体的顶压作用将黄斑下的出血驱赶到黄斑区周围，使患者的视力得到短暂的提高。

（3）手术取出黄斑下新生血管膜/清除积血：通过玻璃体手术，视网膜切开，掀起颞侧的视网膜，直视下取出 CNV 复合体，彻底去除病灶。黄斑下手术（SST，submacular surgery Trial）研究小组的随机对照试验的结果显示手术组与非手术组之间无明显差异。

（4）手术取出黄斑下新生血管膜联合色素上皮移植：由于 CNV 的解剖位置，在手术取出黄斑下 CNV 时往往不可避免地将局部的 RPE 细胞一并带下，留下 RPE 的缺损区，术后患者的中心视力也自然不会恢复。因此，有学者尝试在手术取出 CNV 的同时联合色素上皮移植，尽可能恢复黄斑区正常的组织解剖。这一设想的最大困难是色素上皮的来源问题。同种异体的 RPE 植片具有一定的排斥性；带全厚脉络膜的自体游离 RPE 植片由于组织过厚在视网膜下难免以萎缩和纤维化告终；自体 RPE 细胞的悬液视网膜下注入的方式对细胞的活性和数量有所要求，且反流入玻璃体腔内的 RPE 细胞可能会促使 PVR 的发生；带脉络膜毛细血管的自体游离 RPE 移植是一种比较有前景的手术方式，目前正处于探索阶段。

（陈　艳）

第四节　视网膜肿瘤

一、视网膜母细胞瘤

视网膜母细胞瘤（retinoblastoma，RB），旧名视神经胶质瘤（gliomaretinae）是一种起源于视网膜胚胎性核层细胞的恶性肿瘤。患者以婴幼儿占绝大多数，多发生于 5 岁以下儿童，偶见于成人。男女发病率无明显差异，可侵犯单眼或双眼，双眼发病率约占 1/4。但第二眼的肿瘤也为原发性者，并非由另眼转移而来。

（一）病因

确切病因不明。6% 为常染色体显性遗传，94% 为散发病例。其中 25% 为遗传突变，余为体细胞突变。也有人认为与病毒感染因素有关。

（二）临床表现与检查

临床上可分为四期。

1. 眼内生长期　外眼无炎症表现，常因视力减退而发生斜视或眼球震颤。由于视力丧失，瞳孔开大，经瞳孔可见黄色反射，名黑矇猫眼（amaurotic cat eye）表现为白瞳症（leukocoria）的特点。

早期病变可发生于眼底任何部位，但以眼底后极部偏下方为多见，可为圆形或椭圆形，边界清楚，白色或黄色的隆起结节，表面不平，有新生血管。结节大小不一，自 1/2 ~ 4PD 或更大，可单独发生，也可同时发生数个大小相近的结节。如肿瘤起源于视网膜内核层者，易向玻璃体内生长（内生性肿瘤），呈致密不规则块状隆起，表面可见新生血管或出血。起源于视网膜外核层者，易向脉络膜生长（外生性肿瘤），发生继发性视网膜脱离。

由于肿瘤组织脆弱易碎，在玻璃体内可见大小不等的白色成团的玻璃体混浊，肿瘤团块也可播散于前房，形成假性前房积脓，角膜后沉着，以及在虹膜表面形成灰白色肿瘤结节。

视力的影响与肿瘤发生的部位有关，如肿瘤位于后极部，体积虽小，常可较早地引起视力障碍，出现斜视。如肿瘤位于眼底周边部，且体积较小，则对视力影响较小，如果瞳孔区已出现黄色反射，视力多仅余光感，或更坏。

2. 眼内压增高期（青光眼期）　眼内肿瘤继续增大，以致眼压升高，引起眼胀、头痛等急性青光眼的症状。由于儿童眼球壁弹性较大，致使眼球膨大，角膜变大，形成牛眼及巩膜葡萄肿，晶状体可发生脱位。

3. 眼外扩展期　眼外扩展最常见的途径是沿视神经蔓延到眶内或颅内，也可穿透巩膜形成眶内肿物，使眼球突出，也可穿通角膜或角巩膜缘形成突出于睑裂的溃疡巨块，暴露在眼外的肿瘤常有出血和坏死。

4. 全身转移期　瘤细胞可经血管或淋巴管向全身转移，到脑、脑膜、骨骼、肝、脾等脏器，直至死亡。

极个别病例，瘤组织坏死并发生剧烈的炎症，使眼球萎缩，肿瘤停止发展，表现为临床自愈，但此种情况极罕见。可以是暂时性的。也有数年后又复发的。另外肿瘤的生长也不一定完全按照上述四期的顺序发展，例如生长在视盘附近的肿瘤，常不经过青光眼期，肿瘤早已扩展到眼外。

除作检眼镜检查外，眼科影像检查很重要。包括：①眼眶 X 线检查显示钙斑，同时注意视神经孔是否扩大。②超声波检查可探测出实性肿块回波。③CT 检查可见眼球内局限性密度增高不均匀的肿块，常伴以钙化斑，若肿瘤向颅内蔓延，则视神经变粗，视神经孔扩大。

实验室检查：患者尿中香草苦杏仁酸（vanilmandelicacid，VMA）和高香草酸（homovanillic acid，HVA）含量增多，阳性结果可协助诊断，但阴性结果不能除外肿瘤。测定房水及血清中乳酸脱氢酶（LDH）的浓度，当房水中浓度与血清中浓度比值在 1.5 以上时，有诊断价值。

（三）诊断及鉴别诊断

根据本病的临床表现与检查即可作出诊断。本病应与以下疾病鉴别。

1. 眼内炎　外因性者有外伤或手术史，内因性者多有原发感染，有发热病史及体内炎症病灶等，X 线检查和超声波检查均显示眼球内无实体性病变或钙化现象。

2. Coats 病　多见于 5 岁以上，男性多见，多单眼发病，病程较长发展缓慢，眼底可见黄白色渗出物外，也可见胆固醇结晶及微血管瘤，病变并非实体。

3. 晶状体后纤维增生症　多发生于接受过氧气治疗的早产婴儿，瞳孔区发白。眼底可见纤维血管组织由视网膜颞侧周边部向视盘及晶状体后方，纤维组织周边部可以见到被牵引向中心移位的睫状突，是本病有特征性的改变。

4. 原始玻璃体残存增生　晶状体后残存有血管增生的灰白色组织，晶状体周围可见比正常小而长的睫状突，常有进行性后囊下混浊。病眼几乎均为小眼球，浅前房。

（四）治疗与预后

早期病例，肿瘤仍在眼内者，应尽早将眼球摘出，愈早愈好。摘出眼球时视神经剪除愈长愈好，并将视神经断端作病理检查。如视神经断端已有肿瘤浸润，或眼球摘除术中已发现视神经明显增粗者，或肿瘤已穿破眼球向眶内蔓延，或 X 线片上已有视神经孔扩大者，应立即施行彻底的眶内容剜出术。并加用深层 X 线治疗和化学疗法，以挽救患儿的生命。

化学疗法可应用长春新碱和环磷酰胺。三乙烯三聚氰胺（TEM）也有一定疗效。

放射治疗：用于早期体积较小的肿瘤。双眼患者的非手术眼、不宜手术治疗者及手术前后的辅助治疗。目前主要采取深部 X 线及 ^{60}Co 正侧位双野照射。

此外也有应用光凝或冷冻治疗者。

本病为小儿恶性肿瘤，预后很差，根据文献统计，一侧患者，5 年存活率为 50%。双侧者如一眼摘除，另眼行其他治疗，5 年存活率为 35%。

二、髓上皮瘤

髓上皮瘤（medullo - epithelioma）是一种罕见的视网膜肿瘤，瘤细胞分化程度较高，恶性程度较低，组织学上起源于睫状体无色素上皮，其病理形态上很像胚胎时期视网膜组织，故又称为视网膜胚瘤（dictyoma）。

（一）临床表现与检查

临床症状与视网膜母细胞瘤很难区分。多发生于婴幼儿（3 ~ 6 岁），病程进展缓慢，常伴有小眼球等先天畸形，仅累及单眼，无家族史和遗传性。肿瘤由扁平的膜样组织所构成，自睫状体表面可向前覆盖睫状体、虹膜，甚至长入前房，将房角阻塞引起青光眼。肿瘤逐渐长大，可充满于睫状体和晶状体间的空隙，将晶状体推向一侧，使晶状体脱位，肿瘤向后可产生视网膜脱离。长期继发青光眼可使眼球扩大。本病也可破坏睫状体及巩膜，扩展到眼外。也可侵入颅内或发生全身转移。

（二）诊断与鉴别诊断

视网膜母细胞瘤、神经上皮瘤（neuro-epithelioma）和髓上皮瘤，这三种视网膜肿瘤在临床上症状常易混淆，不易区分，一般统称为视网膜神经胶质瘤。诊断多是依靠病理检查，视网膜母细胞瘤（RB）与神经上皮瘤均起源于视网膜核层原始细胞，而前者属未分化型细胞，恶性程度高，为最常见的一种，后者则属分化型细胞，恶性程度低。髓上皮瘤系起源于睫状体无色素上皮，类似视网膜和睫状上皮的原始细胞，恶性程度较低，并可有色素上皮、神经胶质或软骨成分，属分化型细胞。另外还应与其他可形成白瞳症的病变相鉴别。

（三）治疗与预后

未影响视力的早期病例可在严密观察下，行放射治疗或其他保守疗法。如肿瘤限局在眼内而视力已遭破坏者可行眼球摘除术。如已蔓延到眼外，则需行眶内容剜出术。

本病发展虽慢，但属恶性肿瘤，一旦侵入颅内或全身转移，则危及生命。

三、视网膜血管瘤病

视网膜血管瘤病（retinal angiomatosis）为斑痣性错构瘤病之一。Von Hippel 于 1895 年和 1911 年先后两次从临床角度及病理角度首先报告。故又称为 Von Hippel 病。1926 年 Lindau 从病理证明视网膜血管瘤病为全身血管瘤病的一部分，其中以小脑血管母细胞瘤最为多见，其次为延髓、脊髓、肾上腺、胰腺、肾、肝、副睾及卵巢等器官的肿瘤及囊肿。视网膜血管瘤如合并中枢神经系统或其他器官病变者，称为 Von Hippel Lindau 病。有的仅有颅内或其他器官病变而无视网膜血管病，亦有与之相反者。Von Hippel 病很可能是 Von Hippel Lindau 病的早期。

（一）病因

病因不明。可能为外胚叶发育不全或为一种中胚叶起源的肿瘤。本病为常染色体显性遗传疾病。其基因缺损的部位，已被定位在第三号染色体上，子代有 50% 的发病可能。

（二）临床表现与检查

男女均可受累，男性稍多。年龄多发生在 20~50 岁。单眼或双眼发病，双眼发病者约占 30%~50%。有家族遗传性，约 1/5 病例有家族史。

临床上一般将本病分为五期。

1. 早期 可见小血管瘤或毛细血管扭聚成团，有时因瘤体较小，在检眼镜下不易发现，但通过荧光血管造影可以发现小动脉与小静脉之间的毛细血管网出现微小的血管瘤。

2. 血管扩张及血管瘤形成期 多在视网膜颞侧，受累的视网膜动脉及静脉怒张、纡曲，循其血管走行至周边部，可见此动静脉连接处的毛细血管高度扩张成球状血管瘤，此后逐渐增大，可达 2~3PD 或更大，瘤体红色，呈圆形或卵圆形，此时由于血管瘤多局限于周边部，患者多无自觉症状。

3. 渗出及出血期　血管瘤处及其附近有局限性水肿和渗出，可伴有出血，由于血管瘤渗漏使瘤体表面和周围视网膜呈灰白色混浊，病程日久，渗出液中水分被吸收，脂质沉着，血管周围出现环状或弧形黄白色大片硬性渗出，当渗出波及黄斑部时，患者视力明显减退。

4. 视网膜脱离期　随着血管瘤不断增大，渗出亦逐渐增多，视网膜发生渗出性脱离。患者有明显视力减退及视野缺损症状。

5. 末期　病变继续发展可引起继发性青光眼、葡萄膜炎、并发白内障或眼球萎缩，致视力完全丧失。

眼底荧光血管造影：对本病诊断非常重要。动脉期在动脉显影的同时血管瘤迅速显影，此时其他静脉均未显影，但从血管瘤回流的静脉已见明显层流。后期血管瘤显强荧光，瘤壁四周有荧光素渗漏。

（三）诊断及鉴别诊断

本病初期有时瘤体较小，检眼镜下不易发现，作荧光血管造影可肯定诊断。当进入第二期后血管瘤已很明显，根据其临床表现及检查所见即可诊断，本病应与下列疾病鉴别。

1. 视网膜蔓状血管瘤　为先天性动静脉的直接吻合，动静脉均粗大纡曲且形成藤蔓状纠缠在一起的血管，但无血管瘤及黄白色脂质沉着物。

2. 脉络膜血管瘤　多位于眼底后极部视盘周围。视网膜血管正常，且荧光血管造影所见也完全不同。

3. 视网膜血管瘤样肿块（hemangiomalike masses ofthe retina）　Campochiaro 及 Conway（1988）报告本病的表现与 Von Hippel – Lindau 病非常相似，但此病无粗大纡曲的视网膜血管，单眼发病，无家族史及颅内或其他器官病变。

（四）治疗与预后

1. 光凝　对中、小扁平的血管瘤，光凝效果最好，对其周围组织损伤最小，并可同时光凝其供养的动脉，但勿光凝静脉。直接光凝血管瘤体比光凝供养血管更能保存视野。Lane 等（1989）报告对视网膜血管瘤采用多次小剂量激光光凝瘤体表面，可以治愈大到 4.5mm 的视网膜血管瘤，甚至在伴有范围达到一半的渗出性视网膜脱离者均获得了成功。

2. 冷凝　若已发生渗出性视网膜脱离者，则冷凝效果最好。

3. 电透热　在血管瘤相应的巩膜表面作巩膜全层或板层透热，使供养动脉闭锁成白线，血管瘤渐萎缩而形成瘢痕。

总之，血管瘤愈小，治疗愈早，疗效愈好。血管瘤愈大，则效果愈差。有视网膜脱离者则预后更差。

四、神经纤维瘤病

神经纤维瘤病（neuro – fibromatosis，NF）属先天性斑痣性错构瘤病之一，又名 Von Reck – linghausen 病，系 1882 年该氏通过病理研究所证实。

（一）病因

不明。本病为先天性常染色体显性遗传疾病。为一种全身多发性肿瘤疾患。

（二）临床表现与检查

临床特征为多发性形状大小不一的瘤样肿块，除累及视网膜等眼部组织外，也可累及皮肤、神经系统、骨骼及其他器官。病变呈结节状、丛状或象皮病样，触之松软，边界不清，内有条索感觉。

皮肤有咖啡斑样改变，呈浅棕色，称为牛乳咖啡色斑，大小形状不一，通常见于躯干和四肢，也可见于颜面部。皮肤色素沉着在基底层的黑色素细胞中，常呈多发性斑点，有 5 个或以上时，几乎可作为本症的重要征象。White－house 曾指出，体表有 5 个大于 0.5cm 横径的咖啡色斑，即应考虑本病。

在神经系统，以侵犯颅内及周围神经为主，交感神经也可受累，颅内肿瘤多为双侧听神经瘤，也可为视神经、视交叉瘤。颅内肿瘤可引起头痛、智力减退、听力或视力减退，周围神经瘤的部位可有疼痛或感觉异常。临床上只要是原发于视神经或视交叉的肿瘤伴有身体其他部位多发性神经鞘瘤，或皮肤上伴有牛乳咖啡色斑者，即可明确神经纤维瘤病的诊断。

眼部的神经纤维瘤除晶状体、玻璃体及泪器不受直接侵犯外其他组织均可受累。主要累及视神经、视网膜及眼睑，此外眼眶、葡萄膜等均可受累，眼睑常发生结节状肿瘤，弥漫性增殖可使眼睑呈不同程度下垂，严重者眼球随之移位，眼睑皮肤粗糙变厚。眼底视网膜可有多发性灰白色结节样肿瘤，有的视盘呈灰色半球形向前突出，边界不清，表面呈小结节状，附近视网膜可见不规则渗出斑点，颅内压高者可出现双侧视盘水肿。小梁及葡萄膜也可受累。如眼眶内有肿瘤则产生眼球突出，有时眶骨部分缺损，蝶骨大翼消失，视神经孔扩大，或伴有搏动性眼球突出。

（三）诊断与鉴别诊断

根据本病的临床表现与检查所见即可诊断。本病应与结节性硬化症鉴别，后者具有智力不足、癫痫及皮脂腺瘤三大特征。皮脂腺瘤多发生于颜面部，病变多侵及中枢神经。

（四）治疗与预后

目前尚无积极有效的治疗方法。某些病例可考虑手术，如单侧视神经胶质瘤及视神经脑膜瘤。如发生于视交叉的神经胶质瘤早期尚局限于一侧者，可行手术切除，晚期患者即使施行手术也不能挽救患者双眼失明。

五、结节性硬化

结节性硬化（tuberous sclerosis）为先天性斑痣性错构瘤病之一。Boumeville（1880）描述 10 例生前痴呆，尸检发现脑皮质有结节性硬化改变，故本病又称为 Boumeville 病。vander Hoeve（1920）首次发现患者视网膜上有肿瘤。

（一）病因

不明。本病有家族性和遗传性，为不规则染色体显性遗传疾病。

（二）临床表现与检查

发病常在儿童早期，影响皮肤、脑、眼底和其他内脏器官。具有三大特征：即智力低下、癫痫和皮脂腺瘤。最重要而有诊断价值的改变为皮脂腺瘤。其典型病变多为圆形或椭圆形红褐色小丘疹突出于皮肤面，分布在鼻梁两侧呈蝴蝶状，丘疹常伴有扩张的毛细血管网。头颅 X 线照片有钙化点也是本病特征之一。CT 可显示脑室有结节状病灶。气脑造影可见脑发育不全或脑萎缩。

眼睑皮肤呈现血管纤维瘤、皮脂腺瘤。眼底检查在视网膜上的肿瘤为灰白色、圆形或椭圆形，大小约为 1/2PD，稍隆起。此种扁平视网膜肿瘤多见于视网膜周边部，可以单发，也可以多发。一般和血管无关，其周围视网膜也无任何变化。在视盘的肿瘤，一般较大，约为1PD 或更大，呈灰白色隆起，并向玻璃体内突出。这种肿瘤也可在视盘邻近的视网膜上，呈桑葚状，其表面可见有色泽的小颗粒。肿瘤有时破裂飘浮于玻璃体内，并种植在视网膜上而发生转移。眼底除典型病变外，尚可见到视盘水肿，脉络膜萎缩灶、血管白鞘、渗出、出血及色素等。

（三）诊断及鉴别诊断

根据临床表现，特别是具有皮脂腺瘤，智力低下及癫痫三大特征者即可肯定诊断，但临床上三大主征不一定同时出现，皮脂腺瘤，几乎见于所有的患者，眼底病变常在会诊时才发现，本病应与下列疾病鉴别。

1. 神经纤维瘤病　躯干部皮肤有咖啡色斑及多发性神经纤维瘤，多发于周围神经。而结节硬化多侵犯中枢神经。

2. 视网膜母细胞瘤　结节性硬化症在视网膜上出现胶质组织错构瘤，初起时为灰白色，表面平滑，边缘不清晰，易误认为视网膜母细胞瘤，应注意鉴别。

（四）治疗与预后

本病目前无特殊治疗。本病一般进行缓慢，很少影响视力。但如全身组织广泛被侵犯，多数患者常在 25 岁前死于恶液质、癫痫或因心肌瘤而突然死亡。

六、视网膜蔓状血管瘤

视网膜蔓状血管瘤（retinal racemose hemangioma）是一种罕见的斑痣性错构瘤。本病是先天性视网膜动静脉的直接吻合，无毛细血管网介于其间。如同时中脑有血管畸形出现脑症状者，则称为 Wybum – Mason 综合征，其特征为中脑的一侧或双侧有静脉畸形或同侧的视网膜动静脉瘤，皮肤也有类似的血管样改变。

（一）病因

不明。为常染色体显性遗传性疾病，也有人认为无遗传性。

（二）临床表现

发生在青少年时期。为中脑和视网膜的动静脉交通，表现为动静脉血管瘤。临床主要为中脑动静脉瘤和脑膜、皮肤血管瘤病的表现，面部血管痣伴以智力改变、惊厥或抽搐。眼部视网膜非进行性动静脉瘤，通常为单侧性但也有报告为双侧性者。视网膜及视神经盘受累，病变血管扩张弯曲，数目比正常者多，动静脉二者色近似，不易区分，正常毛细血管缺损，血管畸形、动静脉交通或动静脉结合，在动静脉之间缺乏毛细血管床。眼底病变范围和严重程度极不一致，范围小者局限于一个象限，大者累及整个眼底。常伴发眼睑下垂、斜视、眼肌麻痹、复视、视力减退和搏动性眼球突出。荧光眼底血管造影，见吻合的静脉于初期动脉期充盈。其他动静脉充盈时间正常。无渗漏，可见瘤体下部荧光被掩盖，形成特征性的"帽状"荧光染色现象。

（三）诊断与鉴别诊断

根据本病的临床表现即可诊断。极少数病例在患眼同侧有沿三叉神经分布的皮肤火焰状血管瘤及皮下动静脉扩张，与Sturge-Weber综合征类似，本病应注意与视网膜血管瘤病鉴别，后者在动脉静脉之间有红色或紫红色圆形肿瘤。

（四）治疗

目前无有效的疗法。

（陈　艳）

第五节　视网膜先天异常

一、先天性黄斑缺损

先天性黄斑缺损（congenital coloboma of macula）是黄斑部的先天性发育不全。

（一）病因

本病的病因仍不清楚，目前有两种学说。

1. 遗传学说　有家族遗传倾向，家系调查可发现父子、母子或兄弟姊妹间患同样病变。

2. 宫内感染说　现在不少人认为系胚胎期内由于弓形虫、结核、梅毒等感染导致的胎儿脉络膜炎症所引起。通常孕妇在妊娠期后三个月感染弓形虫病，易引起胎儿发生黄斑部损害，炎症痊愈后，留下巨大瘢痕，出生后表现为黄斑缺损。

（二）临床表现与检查

本病多侵犯一眼，但也有双侧者。

眼底可见黄斑部有边界清晰的平坦的或轻度凹陷的脉络膜视网膜缺损区，病变范围大小不一，为1～3PD，呈圆形或椭圆形，病变区内可见一些不规则的色素沉着。由于RPE及脉络膜毛细血管萎缩，缺损区内可见粗大的脉络膜血管在白色或带有色素的巩膜上，视网膜血管走行正常，或沿缺损区边缘绕过缺损区分布。

Mann（1927）根据黄斑缺损形态及缺损内巩膜暴露程度与色素多少将本病分为三种类型：①色素型缺损：即缺损区有色素堆积，脉络膜毛细血管缺如，但可见脉络膜大血管，视网膜血管跨越缺损区。②无色素型缺损：此型可累及视网膜及脉络膜血管，底部为白色巩膜，缺损边缘可见色素沉着，视网膜血管不进入缺损区，缺损区球壁常向外扩张，可高达20D以上。③黄斑缺损伴有异常血管、缺损区表现与无色素型相似，不同的是缺损区脉络膜血管与视网膜血管有吻合，或者血管自缺损区发出后向玻璃体延伸，有时甚至达晶状体后面。

荧光血管造影：病变区早期呈低荧光（脉络膜毛细血管萎缩及色素遮挡），但可见脉络膜大血管显影，后期巩膜染色呈高荧光。

患者中心视力严重障碍，视野有中心比较性和绝对性暗点。

可伴小眼球，视神经脉络膜缺损，无虹膜或其他先天异常，如伴有指（趾）缺损或畸形等称为Sorsby综合征。

（三）诊断及鉴别诊断

根据本病的临床表现及检查所见即可诊断。应与陈旧性中心性视网膜脉络膜炎鉴别，于黄斑区可见瘢痕组织，边缘不整齐，该处有大量色素和机化渗出物，为炎症的后果，眼的其他部分无先天异常。

（四）治疗

无特殊疗法。

二、先天性视网膜皱襞

先天性视网膜皱襞（congenital retinal fold）是一种少见的先天性视网膜发育异常。首先于 1928 年由 IdaMann 报告。

（一）病因

为视杯发育不正常所致，于胚胎 13mm 时期发生，此时胚裂已闭合，由于原始玻璃体与视杯的内层组织粘连，因而影响第二玻璃体的形成，所以在皱襞上可见玻璃体动脉遗迹，也可由残存的玻璃体动脉将视网膜内层牵引而形成皱襞。本病有家族遗传性。

（二）临床表现

可单眼或双眼发生，双眼者皱襞位置多为对称性。患者视力不佳，常有眼球震颤和斜视。本病可伴有眼部的先天发育异常如小角膜、黄斑异位、视网膜结构不良等。

眼底表现：皱襞可见于眼底任何部位，但多位于颞侧及颞下方。自视盘起有一灰白色实质卷起的束状物，多呈水平位伸向颞侧锯齿缘，也可达晶状体颞侧赤道部。皱襞内含有视网膜血管，玻璃体动脉常附着其上，宽约 1/2～1PD，隆起约 1～8PD。

（三）诊断与鉴别诊断

根据本病典型的眼底改变，患者自幼视力不良及病变非进行性等临床特点，诊断并不困难，但应与下列疾病鉴别。

1. 增生性视网膜病变　眼底可见视网膜机化条索及新生血管，多见于视网膜静脉阻塞及糖尿病视网膜病变。

2. 遗传性视网膜劈裂　双眼颞下象限有对称性半透明膜，自视网膜向玻璃体内伸展，越向周边部隆起越高，膜上有视网膜血管及破孔。

3. 晶状体后纤维增生症　见于体重不足 1 600g 的早产儿，有给氧病史，在出生后 3～5 周双眼发病。眼底自颞侧周边部起有灰白色不透明有畸形血管的纤维血管膜，位于晶状体后前部玻璃体内。

（四）治疗

无治疗法。

三、视网膜有髓神经纤维

正常视神经纤维，由视交叉至巩膜筛板，皆围绕以髓鞘。因此在视盘上或视网膜上，视神经纤维皆无髓鞘。如有一部分视神经髓鞘与视神经纤维一同进入眼内，在眼底即可见到雪白色的有髓神经纤维（myelinated nerve fibers）。这种异常出生时并不多见，而在出生后数月内才出现，所以这是一种出生后的发育异常。

（一）病因

哺乳类动物有筛板者，视神经纤维的髓鞘都终止于筛板后面。而某些动物如家兔的眼球没有筛板，眼底视神经纤维有髓鞘，因此人眼底出现有髓视神经纤维可能与筛板发育异常有关，也有人认为是生成神经纤维鞘的少突细胞自视神经异位于视网膜所致，本病大多数无明显遗传因素，少数表现为遗传性者多半为常染色体隐性遗传。

（二）临床表现

本病男性发生率约为女性的一倍，多数为单眼发病，双眼者约为20%。一般对视力无大影响，若黄斑受累则影响视力较大，环绕视盘周围者可有生理盲点扩大。

眼底可见于视盘周围，尤其是上、下方的视网膜上有雪白色有光泽的斑块，斑的边缘呈羽毛状，斑块的面积大小不一，可呈环形、弓形或不规则形，视网膜血管可以部分或全部被白色羽毛状斑块埋没，斑块常由视盘边缘开始，较少位于视盘上或遮盖整个视盘。有少数情况，白色斑块在视网膜上呈几个孤岛状，不与视盘相连。黄斑区可被上、下方不透明白色弧形区包绕，黄斑本身很少受累。

此病可伴有高度近视（约占50%），还可伴其他畸形，如视网膜脉络膜缺损、黄斑缺损等。其他伴发的先天异常可能有颅骨发育异常，如尖头畸形及颅面骨发育异常。

（三）诊断及鉴别诊断

根据本病的临床表现即可作出诊断。

本病应与下列疾病鉴别。

1. 炎症渗出斑　为白色棉絮状斑块，可见于眼底任何部位，伴有其他炎症表现，大小不一，且不沿视神经纤维分布。

2. 外伤性视网膜震荡　有外伤史，病变多位于后极部，呈大片青灰色浮肿区，形状不整齐，伴有视力减退。

3. 视网膜中央动脉分支阻塞　突然出现视力障碍及视野缺损，病变处动脉明显变细，视网膜呈灰白色。

（四）治疗

无需治疗。

四、视网膜斑痣样色素沉着

视网膜斑痣样色素沉着（nevoid pigmentation of retina）又称为视网膜黑变病（melanosis retinae）为罕见病，系先天性色素异常。

（一）病因

为视网膜色素上皮的色素细胞增殖所致。

（二）临床表现

为单眼或双眼，非进行性。如无其他异常，一般不影响视力，有时视野中可查出小盲点。

眼底可见斑痣性质的色素群沉着，这些色素斑点常呈扇形聚积于眼底的一角，其顶端向着视盘。斑点的边缘清楚，呈灰黑或棕黑色，一般呈小圆形或成角形，常聚集似兽类的足迹，有的成链状，也有聚集成团者，斑点的大小各异，由针尖样至视乳头大小。一般由4～10个斑点聚集在一起，色素多位于视网膜与脉络膜之间，斑点之间的视网膜正常。

（三）诊断

根据本病的临床表现即可诊断。

（四）治疗

无法治疗。

五、白化病眼底

白化病眼底（fundus of albinoism）为先天性遗传性色素缺乏病。除眼部色素缺乏外，毛发、皮肤色素也缺乏。仅少数病例病变限于眼部。

（一）病因

系先天性色素缺乏。完全性白化病是由于缺乏酪氨酸酶，在正常情况下，此酶能转化蛋白质代谢的中间产物 dopa（即 3，4 - 二羟苯 α - 氨基丙酸）为黑色素。缺少酪氨酸酶则色素细胞颗粒不能形成色素沉着。部分白化病则可能是这种酶系统的功能性不足或酶的缺陷所致。

眼内葡萄膜色素的多少，在正常人各不相同，但视网膜色素上皮的色素量则比较恒定，眼白化病的程度，以视网膜色素上皮色素缺少为标准。

（二）临床表现

眼底呈橙红色，视网膜、脉络膜的血管以白色巩膜为背景明显可见。视盘的红色与其周围的橙红色不易分辨，眼底检查不易发现黄斑及中央凹。

患者视力显著减退，视野常缩窄并有中心暗点。因缺少色素遮光，过多弥散光线入眼，常有眩晕及羞明。患眼均为高度屈光不正，常为近视，且有高度散光。因黄斑发育不良，常有眼球震颤，多为水平性，也可为旋转性，且速度较快（100～150 次/分钟）。

本病常伴有眼部其他先天异常。眉毛及睫毛一般皆为白色，虹膜呈浅灰色，有时因血管中的血液而呈红色，瞳孔呈红色反射。

患者色觉及暗适应一般皆为正常。

（三）诊断

根据本病的临床表现即可作出诊断。

（四）治疗

本病的治疗，主要为戴有色眼镜或着色的接触镜片以减少畏光目眩症状。酶的治疗效果尚无定论。

六、视网膜前血管袢

视网膜前血管袢（preretinal vascular loops）也称为视乳头上血管袢，系指在视盘上或邻近的视网膜血管扭曲呈袢状的一种先天性血管异常。Liebrich（1871）首次报告此病。

（一）病因

视网膜前血管袢可能是在胚胎 4～7 个月时玻璃体动脉形成血管芽的过程中发生的异常。也有人认为由于过多的牵拉等原因，使新生的视网膜血管枝在视盘表面或边缘处向前延伸或扭转形成血管袢。

（二）临床表现与检查

视网膜前血管袢可分为动脉性血管袢、静脉性血管袢及动静脉性血管袢三种，动脉性血管袢占绝大多数。动脉性血管袢可两端都在视盘上，或一端在视盘上而另一端在视盘附近的视网膜上。它可与视网膜平面一致，也可突出于玻璃体中。血管袢有时呈螺旋形盘旋，有时扭成"8"字形，也可呈马蹄形。检眼镜下有时不易分辨其为动脉袢或静脉袢，特别是动脉袢色较深时，易误认其为静脉袢。但如行眼底荧光血管造影（FFA），根据其充盈时间则容易鉴别。在 FFA 问世前，曾认为 80% ~ 85% 的视网膜血管袢为动脉袢。但根据作过 FFA 检查的资料统计，近 95% 的血管袢为动脉袢。FFA 检查时动脉袢与其他视网膜动脉同时充盈，但由动脉袢供应的视网膜不如非动脉袢供应的视网膜充盈快。

视网膜动脉袢可并发玻璃体视网膜出血，视网膜动脉分枝阻塞及前房积血等，患者可有一过性黑矇症状。

（三）诊断及鉴别诊断

根据本病的临床表现即可诊断。

本病应与下列疾病鉴别。

1. 视盘上的侧支循环　多在视网膜静脉阻塞后形成，视网膜及静脉于上有阻塞后的残余征候，如静脉弯曲扩张、血管白鞘、残余出血或渗出等，FFA 检查时侧支循环在静脉期充盈，阻塞支静脉充盈延缓及管壁渗漏等。

2. 永存性玻璃体动脉　从视盘上伸入到玻璃体中后不再绕回到视盘上，最长可达晶状体后囊。而视网膜动脉袢向玻璃体伸出的长度不超过玻璃体腔的 1/3 长度，伸出后又回到视盘及其附近，血管腔中均有血液。

（四）治疗

目前尚无有效疗法。

（陈　艳）

第六节　视盘水肿

视盘水肿即非炎症性被动水肿，故又称瘀血乳头。视盘水肿是多种病变的共同眼底表现，故在确诊视盘水肿后，应进一步确定其病因，给予准确、及时的治疗。

一、概述

（一）发病机制

1. 颅内压升高　视盘水肿最常见和最重要的原因是颅内压升高，所以对此有很多的研究和解释，其中较为公认的是静脉回流受阻学说。首先 Von Graefe 提出，当颅内压升高时压迫颅内血管如海绵窦，造成眼内静脉回流障碍，产生视盘瘀血。但不是所有的海绵窦阻塞均产生视盘水肿，有人提出增高的颅内压传导至视神经周围鞘间隙，压迫其间的视网膜中央静脉所致，但这不能解释所有的视盘水肿现象。曾有人发现视神经周围间隙和它与脑相应间隙相通以后，认为颅内压增加迫使蛛网膜下液进入视神经周围间隙和神经内，造成视盘水肿。但从进一步的解剖研究，这种解释是不正确的。以后 Hayreh 发现仅仅视神经减压术可以减轻视盘水肿，但颅内压并不减少，这说明是颅内压而不是蛛网膜下液在传导，这压力作用在神经和乳头上，造成液体的阻滞。

2. 轴浆流学说　这是目前公认的视盘水肿的发病机制。Weiss 和 Hiscoe 首先注意到沿神经轴索有分子颗粒的流，即现在广泛认识的轴浆流。经进一步研究，目前知道有三种不同的轴浆流成分。第一是正的快流，每天以 200～1 000mm 的速率移动，其功能主要是促进突触的传导。第二是正的慢流，每天以 0.5～3mm 速率移动，其功能是维持轴索的生长和代谢稳定。第三是逆流，以每天 50～75mm 速率移动，它的作用是使轴索从它的环境取样和送信息回到细胞体。不同的损害影响不同的轴浆流成分。贫血倾向阻滞快的轴浆流，而颅内压增高主要影响慢的轴浆流，是否快的成分也受影响，目前还不清楚。视盘水肿的电子显微镜发现轴浆聚集的特别位置在筛板视网膜和视盘周围视网膜，可见到在轴索内线粒体的聚集，这是轴浆的重要成分。以往用光镜检查水肿的视盘也发现轴索的肿胀，但当时认为是由于吸收间质液所致。用轴浆流理论还可以解释单眼的视盘水肿和为何萎缩的视神经不肿胀。由于萎缩的神经没有轴索，所以没有轴浆流。从不同的临床情况，根据视神经功能状态可以估价轴浆流阻塞的类型。如在很高的眼压、视力丧失，可以用很高眼压使所有轴浆流均阻塞、或由于贫血使快的轴浆流阻塞来解释。不论何种机制，这轴索不能再接受由快轴浆流的营养而死亡所致。而颅内压增高仅影响慢轴浆流，快轴浆流没有明显受影响，所以视功能不受损。

（二）病因

1. 颅内　致使颅内压增高的原因很多，但最多见为颅内肿瘤。不是所有的颅内肿瘤均产生视盘水肿，它与肿瘤的部位及发展速度有关，尤其与部位关系更密切。一般在后颅窝幕下肿瘤较早地引起视盘水肿，而颅底幕下肿瘤很少产生视盘水肿。除了脑肿瘤外，脑脓肿、脑出血、脑水肿、脑膜炎、颅内动脉瘤、海绵窦血栓以及良性高颅压症（假脑瘤）等均可致视盘水肿。除此之外因颅腔比正常小，而脑组织在有限的空间内继续发展，引起颅压增高和视盘水肿，如尖头畸形。

2. 眶内　不论任何原因压迫视神经均可产生视盘水肿，如眶内肿瘤、脓肿、眶内炎症以及内分泌性突眼等。

3. 眼内　低眼压常可伴发视盘水肿。常见于眼外伤所致睫状体脱离、手术如白内障摘除、视网膜脱离、抗青光眼外滤过术后的低眼压。葡萄膜炎、后巩膜炎、视盘脉络膜网膜炎等也可产生视盘水肿。

4. 全身病　如糖尿病、白血病、贫血、恶性高血压、妊娠毒血症、肺病、慢性肾炎等。

二、临床表现

1. 主观症状　早期无视症状，有时述一过性视物模糊，持续 10～20s，这可能由于筛板和筛板前区血流灌注压降低所致。另外可伴有致视盘水肿病因的一些症状，如颅内压增高时可伴有头疼、呕吐等。

2. 眼底所见　一般由颅内压增高和全身病所致视盘水肿为双侧，但可程度不等或两侧发展速度不同。在某些特殊情况下也可产生单侧视盘水肿，如额叶肿瘤、嗅沟或蝶骨脊脑膜瘤，肿瘤首先直接压迫一侧视神经，使之萎缩，而以后肿瘤继续长大致颅内压升高，使对侧正常视盘产生水肿，而已萎缩侧不再发生水肿。此外，由于其他原因致一眼已视神经萎缩或一眼为高度近视性视盘改变，则在高颅压下仅对侧眼表现视盘水肿。在由于眼部或眶部原因所致视盘水肿均为单侧。

眼底改变为早期视盘轻度充血、颜色略红，这是由于视盘表面毛细血管扩张所致。视盘鼻侧神经纤维较颞侧更拥挤，故视盘缘开始由鼻侧模糊，视网膜静脉略扩张，手指轻压眼球，不见静脉搏动，视盘隆起不明显，不能测出，但可见视盘的血管呈爬行状。此时不易做出诊断，可借助荧光血管造影和视野确诊。随着病程的延长或病情的加重，视盘水肿更加重，表现为视盘扩大，充血色红，边缘从鼻侧至颞侧均模糊；视盘凹陷不明显，被白色物质充填；视盘隆起明显，甚至呈蕈状突出于玻璃体；视网膜静脉迂曲扩张，视盘周围有线状出血和棉絮斑，此时视盘水肿不难诊断。出血的存在或多少与视盘水肿的程度不成比例，有时在视盘水肿的早期即可有出血，而出血的形态有助于病因诊断。如带白心的出血可能是贫血或白血病；而视网膜前出血尤其在视盘或黄斑前，考虑为蛛网膜下腔出血所致。视盘的隆起程度与水肿的加重相平行，所以视盘的隆起度应以屈光度测量，以便在随访中了解水肿的变化。在严重的视盘水肿或病程较长，视盘颞侧视网膜上可见到垂直的反光弧或皱褶，黄斑有呈星芒状渗出，此时视力受到影响。

如病因未能得到及时治疗，最终可造成继发性视神经萎缩。视盘水肿消退，由于胶质增生和表面毛细血管闭塞，视盘呈灰白色，边缘不清，视盘动、静脉均变细，血管壁有白鞘，此时视力高度减退，甚至丧失。

如病因得到及时治疗，视盘水肿消失、视力仍保持正常。如病因治疗拖延或仅缓解，视盘水肿消退，留有继发性视神经萎缩，但可保留部分视力。

3. 视野改变　生理盲点的扩大是视盘水肿的典型改变，但它还可伴有颅内病变所致的视野改变，故视野改变的类型极为复杂。当视神经萎缩开始时，视野逐渐呈向心性缩小，最后仅留一中央小岛。

4. 眼底荧光血管造影　在视盘水肿早期，检眼镜下很难确诊，而眼底荧光血管造影却可助诊断。其特征为荧光造影动脉期视盘表面扩张的毛细血管即显示荧光，并且很快渗漏，造影晚期整个视盘呈现强荧光。

三、鉴别诊断

本病应与视神经炎、假性视神经炎、视盘玻璃疣等相鉴别。

1. 视神经炎　视盘水肿和视神经炎在眼底的表现基本相同，仅仅前者的视盘水肿更严重，持续时间更长，而后者视盘水肿一般不超过 2 ~ 3 个屈光度，并且一般持续 3 个月左右后视神经即萎缩。重要鉴别点在于视力和视野，前者早期视力正常，视野出现生理盲点扩大，而且多见于双眼；而后者最早的症状即是视力突然显著减退，伴有眼球转动时痛，视野出现中心暗点，且多见于单眼。从病因上，视盘水肿多由颅内压增高产生，而视神经炎多由脱髓鞘疾病或全身或局部病灶引起。

2. 假性视神经炎　属于一种先天异常：由于巩膜管小，视神经纤维通过时拥挤而隆起，眼底改变类似视盘水肿，但无静脉扩张和视网膜出血及渗出。多见于高度远视眼。如从眼底的改变难于鉴别，可做视野或眼底荧光血管造影区别之。视野在假性视盘炎为正常，而视盘水肿有生理盲点扩大。荧光血管造影，前者为正常荧光，后者有视盘表面毛细血管扩张和荧光素渗漏现象。

3. 视盘玻璃疣　视盘玻璃疣常埋藏在视盘深部，又称作埋藏玻璃疣。可挤压视盘使其呈现饱满隆起状，类似视盘水肿，此时两者很难鉴别。随着时间的推移，玻璃疣可逐渐向视盘表面移动，且接近视盘边缘，此时检眼镜下显示视盘似略大，边缘模糊，在其缘部可见桑葚状的小而亮的反光体，此时用后侧照法更易看清。视盘表面或其周围视网膜上可有出血。视野可有生理盲点扩大、弓形暗点或向心性收缩。一般不影响视力，但也有报告，可使视力严重减退。不论埋藏或突出视盘表面的玻璃疣，仅从眼底和视野改变很易误诊为视盘水肿，但视盘玻璃疣在荧光血管造影上有其特征性改变，很易将两者鉴别之。在荧光素注射前用无赤光线检查时即可见到自发荧光，在荧光造影早期即可见到小结节状荧光，一般位于视盘边缘，有时可在中心，随着时间延长，荧光增强，但不扩大，即无渗漏，直到背景荧光消退后，它还呈小结节状强荧光。

视盘玻璃疣是由于视神经纤维轴浆流受阻，神经纤维变性所致。常见于家族遗传，属于常染色体显性遗传，多为双侧性，且视盘一般较小；另外还多见于并发视网膜色素变性，视盘大小正常。

四、治疗

视盘水肿的治疗，关键在于尽快找到病因，针对病因治疗。如为颅内肿瘤或眶内肿瘤，则应尽早行手术摘除，则视力预后好。如拖延手术，即使肿物摘除，视功能也难以恢复。如找不到病因，可对症行视神经减压术或颅内减压术，以缓解视盘水肿，保持一定的视功能。

（姚 杰）

第七节 视神经炎

一、概述

视神经的炎症，根据解剖部位，在球内段称为视神经盘炎，在球后段的炎症称为球后视神经炎。视神经炎多见于青壮年和儿童，大多为双侧性，无明显性别差异，它们的病因、临床表现、病程及愈后大致相同，仅由于开始发病部位不同而眼底改变不同。

（一）病因

1. 局部炎症

（1）眼部炎症：如葡萄膜炎、视网膜炎以及交感性眼炎等。

（2）鼻腔、鼻窦和眼眶炎症：可以直接蔓延至视神经，或通过血流、淋巴间接至视神经。尤其筛窦和蝶窦与视神经间的骨壁菲薄如纸，与眼眶的视神经管相邻，故这些部位的炎症很容易侵及视神经，尤其球后视神经炎，鼻窦的炎症居其病因的首位。

（3）牙、扁桃体等病灶。

2. 全身疾病

（1）脱髓鞘疾病

1）多发性硬化：多发性硬化是反复发作、主要侵及中枢神经系统白质的病变。多见于青壮年，女性多见。早期有下肢无力、酸痛感，以后可有下肢瘫痪。多伴有感觉异常，如面部或肢体麻木、刺痛感等。眼部主要表现为视神经炎。有时视神经炎为最早的体征，易复发。

2）视神经脊髓炎：又称 Devic 综合征。青壮年多见。有反复发作倾向。全身可有发热、头痛、上呼吸道或胃肠道感染症状。眼部表现为视神经炎。可损害脊髓的任何水平，胸段多见，且为横贯型，肢体麻木，灼痛，而后截瘫。

3）弥漫性轴周性脑炎：又称 Schilder 综合征。以脑白质弥漫性脱髓鞘为特征。病程为进行性，偶有暂时缓解。多自枕叶白质开始，故眼部有皮质盲现象以及视神经炎等病损。此病一般发生在婴幼儿，急性者 1~3 个月死亡，少数存活三年以上。

4）急性播散性脑脊髓炎：为变态反应所致的脑脊髓脱髓鞘病变。多见于儿童。常在麻疹、水痘等病毒感染、牛痘或狂犬疫苗接种后发生。大多有发热、头痛、意识障碍、抽搐等症状。眼部可侵及视网膜、视神经、视束等组织。

（2）急、慢性传染病：如感冒、麻疹、猩红热、腮腺炎、结核、梅毒等。

（3）代谢失调：如妊娠、哺乳、糖尿病等。

（4）中毒：如铅、奎宁、呋喃唑酮、烟酒等中毒。

（二）临床症状

1. 主观症状　突然视力急剧减退，伴有眼触痛感，眼球运动时疼痛。

2. 临床检查　视力显著减退，甚至失明。瞳孔略大，直接对光反应迟缓或消失。如视力允许可做视野检查，可见中心或旁中心暗点，或哑铃形暗点，有时可有向心性缩小。对红色视标最为敏感，眼底检查见后。

（三）病程和预后

一般经过积极治疗，发病后数周炎症消退，视力和视野均可恢复正常。如果发生视神经萎缩，则一般预后差，仅保留部分视力，甚至失明。但也有视盘苍白，而视力、视野恢复正常。

（四）治疗

1. 病因治疗　首先发现病因并针对病因治疗。患者须做全身及局部病灶检查，头颅 X 线或 CT 或 MRI 检查，尤其要做神经系统检查。有时在不能发现任何病因的情况下，做筛窦开放术也能取得满意疗效。

2. 全身治疗　全身用抗生素和激素治疗。

3. 支持疗法　如用维生素 B_1、维生素 B_{12}、血管扩张剂、能量合剂等药物。

二、视盘炎

视盘是神经节细胞发出的神经纤维的聚集，所以它的炎症一般总会波及其周围的视网膜，甚至黄斑，故又称视盘网膜炎。

（一）眼底所见

1. 视盘　病情轻者仅可见视盘充血色红，由于肿胀，边缘模糊，此种情况有时很难与正常区别，可用对侧眼作对比。如病情严重者，则可见视盘高度充血色红，此时不仅由于炎症充血使之血红，还加上乳头水肿使静脉回流障碍，产生被动性充血。视盘高度隆起，但一般不超过 2~3 个屈光度。视盘境界不清，视盘凹陷消失，视盘表面可有出血、渗出。

2. 视网膜血管　视网膜中央静脉色略暗红，扩张迂曲，出没于水肿、渗出之中。视网膜中央动脉一般正常或略细。

3. 视盘周围网膜 可以有水肿、渗出、出血，有时黄斑部也可见水肿或呈放射状排列的渗出。后部玻璃体可有轻度混浊；有时须用裂隙灯显微镜才可见，此时称视盘网膜炎。

如炎症控制，出血、水肿均可吸收，视盘表现正常；如果出血、渗出吸收，但病程较长，或开始发病较严重，则可见视盘颞侧色淡，此时视力、视野可恢复正常。最差的是视盘色苍白，视功能有时可部分恢复，有时不能恢复，甚至失明。

（二）诊断

根据病史、视力、瞳孔、眼底及视野的改变，不难做出诊断。

儿童患视神经炎多属于视盘炎或视盘网膜炎，并且其双侧发病率更高，约90%，其发病更急，有时一天即可致黑矇，但经过及时治疗，预后较好。

三、球后视神经炎

黄斑乳头束在离开眼球处位于视神经的颞侧，距眼球 10～15mm 处就移至视神经中央，称为视神经轴束。此束敏感性高，在视神经病变中经常首先受累。球后视神经炎主要侵及黄斑乳头束，故又称为轴性视神经炎。在临床上分为急性和慢性两种，慢性多由中毒引起，而急性则除了中毒病因外的其他病因均可致本病。慢性者预后较急性差。

球后视神经炎与视盘炎不同之处，在于发病时前者无眼底改变即眼底正常，而后者有视盘及其周围视网膜的改变。

本病的病因、临床症状等均已在视神经炎中介绍，不再复述。

（一）诊断

根据病史、视力、瞳孔、眼底及视野改变可以做出诊断，但由于本病眼底表现正常，有时由于视力的严重减退，不能做视野检查，故瞳孔的大小及其对光直接反应的检查显得更为重要。

儿童患球后视神经炎的较少，在做此诊断时要更慎重。因一些颅内肿瘤的突然出血或囊样变性也可导致视力骤减，而无眼底改变，或有视盘萎缩者，应进一步检查，如头颅 X 线片或 CT、MRI 检查，以除外颅内占位性病变。

（二）鉴别诊断

在作球后视神经炎诊断前，应排除以下疾病，以免误诊。

1. 屈光不正 一般屈光不正不会有突然的视力减退，但有时尤其单眼发病者，是患者偶然发现一眼视力差，误认为是突然的视力骤减，必须进行详细认真的远、近视力检查，必要时可做散瞳验光。

2. 癔症 该患者仅有视力障碍，而眼病检查均属正常，也无瞳孔的改变，但患者行动与视力障碍不成比。这需要详细询问病史，有无明显的情绪波动，一次反复视野检查表现为螺旋形视野缩小，必要时可做视觉诱发电位（VEP）检查以助诊断。可做暗示疗法，严密随访。

3. 伪盲 很少见。做此诊断一定要慎重，排除一切器质性病变的可能性。可做伪盲试验，一般不难确诊，必要时可做视觉诱发电位检查。

（姚　杰）

第八节　视神经肿瘤

原发视神经肿瘤不多见，主要有神经胶质瘤和脑膜瘤，在视盘上为黑色素细胞瘤。

一、视神经胶质瘤

多发生在10岁以下儿童。女性多见。一般属于良性或低度恶性。占眼眶肿瘤的40%。发生于成年者其恶性程度较高。多为单侧，发展缓慢。无血行和淋巴转移。

（一）临床表现

肿瘤可发生于颅内或眶内，由于二者相通，有时很难区分，但大多数起于视神经孔附近，向眶内和颅内发展。视神经孔早期即可扩大，易向颅内蔓延，而向眼球后发展可致眼球前突，常致视力减退，且眼底可见肿瘤压迫现象，如视盘水肿或视盘萎缩，或眼底后部被压迫产生放射状条纹。晚期肿瘤明显增大，将眼球推向外下方，眼眶内上方可触及肿块。如肿瘤向颅内发展，有颅内肿瘤症状。

（二）诊断

（1）多发女性儿童，单眼突出，有时眶内上方可触到肿块。
（2）视力减退先于眼球突出。
（3）眼底有视盘水肿或萎缩，或视网膜放射状压迫征。
（4）X线表现视神经孔扩大。
（5）病程缓慢进行。

（三）治疗

应尽早手术切除，一般术后很少复发。

（四）预后

如肿瘤未及时切除，可沿视交叉向对侧视神经蔓延，累及双眼。此时手术切除很难彻底，术后应加用放射治疗。

二、视神经脑膜瘤

视神经脑膜瘤起源于蛛网膜成纤维细胞或硬脑膜内的内皮细胞，故又称蛛网膜成纤维细胞瘤或硬脑膜内皮细胞瘤，为良性肿瘤，但可恶变。多发生在中年，女性多见。发病年龄越小恶性越高。一般生长缓慢，但恶性变后发展快。一般无全身转移。此肿瘤多原发于颅内，原发眶内者较少。

（一）临床表现

（1）眼球向正前方突出，晚期可偏向颞下，并可在眶缘触到坚硬肿块。
（2）眼球突出后视力才逐渐减退。
（3）早期产生眼球运动障碍。
（4）眼底常见受压表现，如视盘水肿、黄斑放射状条纹、视网膜静脉扩张等。晚期为视神经萎缩。

（5）X 线眼眶像可见眼眶普遍扩大，视神经孔扩大或骨质增生、钙化等。

（6）原发于颅内肿瘤，头疼较明显。在无眼球突出前，先有视野向心性缩小。

（二）治疗

仅可手术治疗，但术后可有 15% 复发。对放射治疗不敏感。

三、视盘黑色素细胞瘤

本病较少见，多见于女性。一般认为是良性肿瘤，但近来有人报道少数病例可转为恶性。患者一般无症状，大多在做常规检查时偶然发现。生长缓慢或不增长。视野一般正常，偶然有生理盲点扩大。检眼镜下视盘内或略偏颞侧有黑色微隆起的肿瘤，边界不齐，有时沿视盘周围伸延。荧光血管造影仅在肿瘤所在部位弱荧光，无渗漏。有个别病例报告患者视力有减退，推测是由肿瘤压迫所致。

本病无需治疗。仅需严密随访。

（姚　杰）

第九节　视神经脊髓炎

视神经脊髓炎（Neuromyelitis Optica，NMO）也称 Devic 病，或 Devic 综合征，主要表现为视神经和脊髓的原发性中枢神经系统炎性脱髓鞘疾病。既往认为是多发性硬化（Multiple Sclerosis，MS）的一个变异型，但近年来研究表明视神经脊髓炎可能是一种独立的疾病，这对视神经脊髓炎的治疗及预后有重要意义。视神经脊髓炎多见于东方人，少见于西方人。

一、临床分型

依据临床过程将患者分为单相型和复发型。

二、病理

视神经脊髓炎病理改变为脱髓鞘、硬化斑和坏死空洞形成，伴血管周围炎性细胞浸润。视神经损害主要累及视神经和视交叉，脊髓损害好发于胸段和颈段。脊髓急性期病灶有许多特征性改变。脊髓大体观可见肿胀、软化、空洞形成。镜下可见灰质和白质管周有轻度炎性脱髓鞘或完全出血、坏死等不同程度改变。多数患者有大量中性粒细胞、嗜酸性粒细胞等浸润。嗜酸性粒细胞在 NMO 发病中的作用尚不明确，可能是最初的反应，也可能是继发于补体 C5a 片段的活化。最近关于脊髓标本活检和尸检的免疫病理研究支持视神经脊髓炎与体液免疫相关，在活动性髓鞘破坏区域可发现以 IgG 和 C9 新抗原（补体活化的标记）沉积物，也可见于有血管增生和纤维化改变的血管壁。

三、临床表现

视神经脊髓炎好发于女性，在复发患者中女性是男性的 3 倍多。发病年龄为 5～60 岁，以 21～41 岁常见，许多患者是儿童，60 岁以上的老年人发病少见。

视神经脊髓炎是视神经和脊髓同时或相继受累的急性或亚急性脱髓鞘疾病。

视神经炎的临床表现，可为单侧或双侧视神经炎（Optic Neuritis，ON），伴或不伴球后疼痛，可有不同形式的视野缺损。单侧受累较双侧多见。视神经炎首次发作且病情达高峰时，近 40% 患眼完全失明。大多患者视力经治疗可有改善，尤其单时相病程患者；复发的视神经炎患者则可导致不断累积的视力损伤。研究表明在视神经脊髓炎临床症状未完全出现前，部分患者可能已累及视神经。尸检也证实部分仅有复发性脊髓炎的患者视神经和视交叉存在慢性脱髓鞘改变。

脊髓炎的临床表现，典型急性脊髓炎发作表现为脊髓完全横断，从数小时至数天内两侧脊髓的运动、感觉和括约肌功能严重受损。运动障碍可迅速进展为截瘫或四肢瘫，偶可发生脊髓休克。少数患者病变为非对称性，可表现为 Brown - Sequard 综合征、脊髓中央综合征。在有复发病史的患者中常见 LHermitte 征、发作性痛性肌痉挛、根性疼痛。首次发作的症状多数可缓解。脊髓炎可严重致残甚至死亡。

四、辅助检查

（一）脑脊液（CSF）检查

脑脊液检查结果显示：①脑脊液细胞数在两型患者均有增高，单相型患者全部伴发热和血 WBC 升高，复发型患者不伴发热，仅极少数有 WBC 升高。②两型患者的 CSF 蛋白都呈轻、中度升高。③CSF - IgG 在单相型中测不到，在复发型中呈现不同程度的增高；④蛋白 2 细胞分离现象。

（二）MRI 检查

以视神经炎为首发症状的病例，MRI 检查中可见视神经增粗或视交叉前段视神经出现片状长 T_1、长 T_2 异常信号，累及单眼或双眼，随着病程的反复和进展，MRI 检查可看到视神经变细、萎缩。以脊髓炎为首发症状的病例，MRI 表现：病变均发生在颈段、胸段或颈胸段同时受累；T_2WI 呈条状高信号，T_1WI 呈低信号，Gd - DTPA 增强可见不规则强化，脊髓纵向融合病变，超过 1 或 2 个以上椎体节段；并可表现一定占位征象，常误诊为胶质瘤。脊髓炎在急性期通常可见受累节段水肿、肿胀，强化明显。T_2 加权像上可见混杂信号，典型病灶有空洞或坏死且常位于脊髓中央。大多数视神经脊髓炎患者脊髓病灶累及 3 个或 3 个以上椎体节段，病灶相互邻近，强化明显。随时间延长，NMO 脊髓病灶由水肿、强化明显发展为持续存在的髓内 T_2 异常信号，并有节段性脊髓萎缩。

五、诊断与鉴别诊断

（一）诊断标准

Wingerchuck 等在 1999 年提出了新的视神经脊髓炎诊断标准，其具体内容如下。

必要诊断标准：①视神经炎。②急性脊髓炎。③无视神经及脊髓以外的受累。

主要支持条件：①发病时颅脑 MRI 阴性（正常或不符合 MS 影像学诊断标准）。②脊髓 MRI 有 ≥3 个椎体异常的 T_2 信号。③CSF 细胞数增多（WBC >50mm^3）或中性粒细胞 >5mm^3。

次要支持条件：①双侧视神经炎。②至少一眼视力持续低于 20/200。③和疾病相关的一个或一个以上肢体持续无力（MRC 2 级或以下）。

上述条件中符合全部必须诊断标准和 1 个主要支持条件或 2 个次要支持条件，并除外其他自身免疫疾病所致的视神经脊髓损伤可能性时，可以考虑视神经脊髓炎。2006 年 Wingerchuck 等结合免疫测定，发现血清 NMO - IgG 抗体阳性率在 NMO 患者达 76%，特异性达 94%。因而，将诊断标准进行了修改，去掉了次要支持条件，保留必须诊断标准和主要支持条件的前两条，将第 3 条 CSF、细胞数变化改为血清 NMO - IgG 抗体阳性。

（二）鉴别诊断

长期以来视神经脊髓炎被认为是多发性硬化的亚型或者变异型。多发性硬化是细胞免疫和体液免疫共同参与导致的以脑脊髓白质损害为主的中枢神经系统炎性脱髓鞘疾病。多发性硬化的主要病理特点为脱髓鞘、部分再髓鞘化、轴索损伤和胶质瘢痕的形成。Wingez'chuk 等报道了 71 例视神经脊髓炎患者的人口统计学、疾病谱、临床事件，即视神经炎及脊髓炎特点、CSF 和血清学研究、MRI 的特征和长期病程评估，认为视神经脊髓炎的病程、实验室检查和神经影像学特点均与 MS 不同。另有学者对 13 例视神经脊髓炎患者的临床表现、CSF、电生理学及影像学检查结果进行分析，认为视神经脊髓炎和多发性硬化有所不同。最近，有研究利用间接免疫荧光技术检测 NMO - IgG，为视神经脊髓炎与多发性硬化相区别提供了重要证据。

六、治疗和预后

对于视神经脊髓炎急性期患者通常采用大剂量皮质类固醇治疗，如每日 500 ~ 1 000mg 甲泼尼龙静脉滴注冲击治疗 3 ~ 5 天，之后每天口服泼尼松 60mg，可加速视神经炎的恢复，终止或缩短视神经脊髓炎的恶化，近期有效率 80%；但不良反应较大，对远期预后无改善，不能减少复发率。复发患者通常给予肾上腺糖皮质激素及免疫抑制剂如硫唑嘌呤治疗，可改善症状，减少其复发率。硫唑嘌呤起始剂量为 50mg/d，每次增加 50mg，数周后增加至 3mg/（kg·d）同时加用泼尼松 60 ~ 80mg/d，直至化验结果显示硫唑嘌呤起效（白细胞数持续轻度减少，平均红细胞容积值增大）后缓慢减量，持续数个月。这种联合治疗需要持续监测血常规和肝功能，注意有无感染，采取措施限制骨钙流失，同时避免接种活疫苗。由于血浆置换可以有效清除循环血中的自身抗体及免疫复合物，已被用于该病的二线治疗。由于该病被认为是抗体介导的，有个例报道用大剂量丙种球蛋白静脉滴注冲击治疗［400mg/（kg·d），5 天］，并用预防感染、改善微循环、营养神经药物综合治疗，其安全性好，不良反应小，能迅速有效地控制症状，并被认为能够改善 NMO 的远期预后，减少复发。视神经脊髓炎有再发的倾向，且随着复发次数的增多，病情更难控制。Wingerchuk 等曾报道 33% 的复发型患者发生呼吸衰竭，其中 93% 的患者因此而死亡；而仅 9% 的单相型患者发生呼吸衰竭，并且恢复。复发型患者 5 年生存率为 68%，单相型患者为 90%。单相型患者病情重于复发型，但长期预后如视力、肌力和感觉功能等均较复发型患者好。

综上所述，视神经脊髓炎的临床经过、血清学、神经影像学、免疫病理学方面的特点均与多发性硬化不同。由于 NMO 的复发型有很高的发病率和死亡率，鉴别诊断对于合理治疗是很必要的。CSF 检查、血清 NMO - IgG 检查及 MRI 检查对于 NMO 的诊断和鉴别诊断起了重要作用。对于 NMO 患者通常采用大剂量皮质类固醇治疗，并给予免疫抑制剂及神经营养因子等辅助治疗。大剂量丙种球蛋白静脉滴注以及血浆置换为 NMO 的治疗提供了新的方法。但是 NMO 确切的发病机制，以及如何预防 NMO 的复发，对肾上腺糖皮质激素治疗无效的复发患者如何进行治疗，仍然是有待研究解决的难题。

（姚　杰）

第十节 糖尿病性视网膜病变

糖尿病（diabetes mellitus，DM）是一种由于胰岛素绝对或相对分泌不足所致的以糖代谢紊乱为主的常见疾病。临床上主要分为两型，Ⅰ型，又称为胰岛素依赖型（insulindependent diabetes mellitus，IDDM）；Ⅱ型，也称为非胰岛素依赖型（non‐insulindependent diabetes mellitus，NIDDM）。Ⅱ型远较Ⅰ型多见。糖尿病可引起全身许多组织、器官的广泛损害，在眼部可引起多种疾病，如视网膜病变、白内障、青光眼和眼内、外肌麻痹等，而糖尿病视网膜病变（diabetic retinopathy，DR）则是其中最严重的微血管并发症之一。

一、流行病学

在美国，糖尿病视网膜病变是工作年龄人群首位致盲性眼病。近年来随着人们生活水平的提高和饮食结构的改变，我国糖尿病发病率也逐年增加，据统计，20世纪80年代初为0.67%、90年代中期则增长为2.5%。因此DR也成为我国人群重要的致盲性眼病之一。胰岛素依赖型的糖尿病患者，约10%起病后5～9年左右便可发生视网膜病变，15年后约50%的人发生，25年后有约80%～90%的人出现视网膜病变。非胰岛素依赖型糖尿病患者的糖尿病视网膜病变发病情况与此相似，但因不少患者发病日期难以确定，病程也更难估计。一般说来，约1/4糖尿病患者有糖尿病视网膜病变，约5%有增殖性糖尿病视网膜病变。

糖尿病视网膜病变的发生和发展，不仅取决于代谢障碍的程度，也同时与糖尿病病程时间长短、患病年龄、遗传因素以及患者血糖控制状况等有关。一般而言，随着糖尿病病程的延长和患者年龄的增加，各种类型的DR患病率均随之提高。糖尿病病史20年以上，几乎99%的IDDM患者和60%的NIDDM都会有不同程度的DR发生；患糖尿病30年以上的患者中，约25%患增殖性糖尿病视网膜病变，约2%～7%因视网膜病变失明。糖尿病控制与并发症研究（diabetes control and complication trial research group，DCCT）结果表明，加强血糖控制可降低视网膜病变危险性，并减缓IDDM患者视网膜病变的发展，加强血糖控制还可减慢严重非增生型或增生型DR的进展，降低黄斑水肿的发生率。Wisconsin进行的流行病学研究（WESDR）也显示降低血糖可降低IDDM和NIDDM患者的DR发生和发展。

二、发病机制

迄今为止，DR的发病机制尚不清楚。多年来对本病临床过程观察和研究形成了如下几种学说：山梨醇通路异常激活；组织蛋白非酶糖基化；脂质过氧化和自由基损伤、生长因子合成和释放失调、血液流变学改变和微循环障碍等学说，但总的来讲，许多学者认为本病主要是由于长期的慢性高血糖以及随之产生的一系列内分泌、新陈代谢等改变导致视网膜微血管系统的损害，随后引起视网膜组织一系列的病理变化。

糖代谢机制紊乱是引发糖尿病性视网膜病变的根本原因。由于DR早期病理改变表现为选择性的毛细血管周细胞消失，微血管瘤和毛细血管基底膜增厚等，因而有人推测，高浓度的葡萄糖在醛糖还原酶的作用下转变为山梨醇。而山梨醇在细胞内代谢缓慢，并因其极性而难于透出细胞膜，造成细胞内渗透压升高，水分渗入细胞引起电解质失衡和代谢紊乱，导致周细胞损害和消失，从而减低了毛细血管的收缩力和调节毛细血管血流量的作用。

另外，长期高血糖作用下，血红蛋白中糖基化血红蛋白含量比例增高，使血红蛋白与2，3二磷酸甘油酸结合下降，这样，一方面使红细胞携带氧量降低，另一方面糖基化血红蛋白对氧的亲和力大于正常血红蛋白，使氧不易在包括视网膜在内的一些外周组织中释放，导致组织缺氧且日渐严重。

视网膜的循环障碍和缺血还可能与糖尿病患者血液成分改变、黏度增高、血小板黏着和凝集异常等有关。研究发现血小板的凝集功能随糖尿病视网膜病变的发生和发展有不断加强的趋势。这些异常的血小板黏着和凝聚便可能是引起毛细血管闭塞、视网膜组织缺血缺氧的重要因素之一。观察还发现，糖尿病患者的血液黏度明显增高，容易引起血管内皮损害，形成微血栓。本病患者红细胞凝集性增加和变形能力降低，使之不能穿过管径细小的毛细血管，从而加剧视网膜组织的缺血缺氧的重要因素。

近年有人认为患者体内生长激素分泌水平在其糖尿病视网膜病变发生发展中也起着一定的作用。曾经有作者对一些患有糖尿病的侏儒患者进行了10年以上的随访观察，未发现他们发生糖尿病视网膜病变。据认为生长激素分泌增高可抑制糖代谢，导致细胞内山梨醇积聚，增加糖尿病患者血管中糖蛋白和黏多糖的沉积并加速血管硬化，从而促进视网膜血管和微血管微血栓形成而引起视网膜病变。

研究表明，增生型糖尿病视网膜病变的发生和发展，是由于在视网膜组织缺氧的情况下，产生了一种和/或多种"新生血管因子"所致。此现象本质上与体内许多新生血管性疾病相似，属于机体对缺血缺氧的一种代偿反应，临床上应用全视网膜光凝治疗，能够有效导致患者视网膜和虹膜上的新生血管消退，也在一定程度上间接说明了这种因子的作用。

此外，另有一些研究则显示，糖尿病患者可具有不同的遗传学基础，在免疫遗传学的观察研究中，也发现不同类型HLA抗原与特定的糖尿病视网膜病变类型的发生率有较为密切的关系。

三、临床表现

在DR初期，患者一般无明显眼部自觉症状。当病变进展，则可导致不同程度的视力障碍。如视网膜新生血管或血管破裂使出血进入玻璃体，量少时患者可自觉眼前有黑影飘动；而出血量大时则因大量血液积存于玻璃体腔内，视力可严重丧失，甚至仅存光感。若病变累及黄斑区，可有视野中央暗影，中心视力下降和/或视物变形等症状。另外，如黄斑区以外的视网膜血管闭塞，或增殖性视网膜病变导致视网膜脱离，则引起相应部位的视野缺损等。总之，糖尿病视网膜病变的临床过程为慢性进行性，发展速度不一，体征多样化，为了更好地反映眼底病变的状况和程度，便于临床医师在防治工作中的需要，依据临床上有无视网膜新生血管形成，将DR的整个病变过程分为背景型糖尿病视网膜病变（background diabetic retinopathy，BDR）和增生型糖尿病视网膜病变（proliferative diabetic retinopathy，PDR）。

（一）背景型糖尿病视网膜病变

BDR是糖尿病视网膜病变最常见的类型，以眼底出现微血管瘤、硬性渗出、棉絮斑、视网膜水肿、静脉扩张和出血、视网膜内微血管异常、小动脉异常和局部毛细血管无灌注区等，而尚未形成视网膜新生血管为特征。

1. 微血管瘤（microaneurysm，MA）　微血管瘤是眼底镜下和荧光血管造影最早可查见的糖尿病视网膜病变。微血管瘤在检眼镜下表现为视网膜上边界清晰的红色小点，常呈圆形，颜色深红类似于视网膜深层的小出血点，大小不等。DR 患者的微血管瘤常先出现于眼底后极部，尤其是黄斑区颞侧。随病程延长，则分布于视网膜各处并常密集成簇状。微血管瘤也可发生管壁破坏和透明变性致使血管瘤管腔闭塞。一般而言，在 DR 病变发展过程中，总是新的微血管瘤发生与旧的消失相伴存在。

眼底荧光血管造影可见微血管瘤表现为边界清晰的圆形点状高荧光，在视网膜毛细血管的动静脉两侧均有分布。多数在眼底镜下不易或无法查见的微血管瘤，荧光血管造影检查能使其清楚可见。

导致微血管瘤形成的主要因素是视网膜局部组织的缺氧以及随之产生的毛细血管内皮细胞代偿性增生。由于微血管瘤内皮细胞结构不健全，血中蛋白和其他物质，以及荧光素分子均可渗漏到视网膜组织内，导致其周围视网膜不同程度的水肿，因而其是造成 DR 患者视网膜水肿的重要原因（图 17 - 3）。

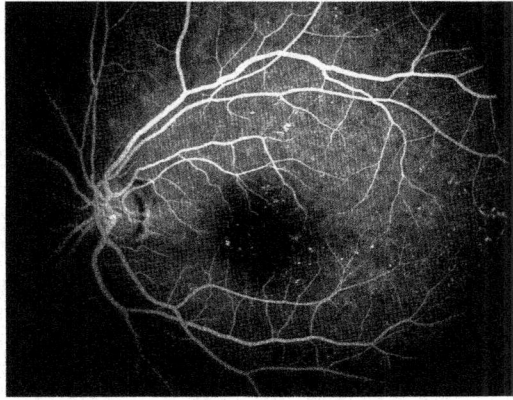

图 17 - 3 背景型 DR 微血管瘤呈现点状强荧光

2. 出血斑 在病程早期，DR 患者的视网膜出血往往位于内核层，呈圆形斑点状，多与视网膜内微血管异常以及微血管瘤相伴发生，很少不发现其他血管异常的单纯出血。随病情进展，可有神经纤维层火焰状出血或条状出血，严重者甚至融合成大片位于内界膜下或突破内界膜成视网膜前出血，表现为上界呈水平线，下界呈现半球弧形的舟状出血。倘若大量出血突破玻璃体后界膜进入玻璃体腔内，则引起玻璃体混浊，导致极度的视力下降。荧光血管造影检查中，出血可表现为完全遮蔽其下面的视网膜与脉络膜荧光，其形态、大小与出血相符合。

3. 棉絮斑（cotton - wool spot） 又称为软性渗出或局部神经纤维层梗死，棉絮斑表现为大小不等（约为 1/4 ~ 1/3 DD 大小）、形状不规则、边界不清的灰白色的斑块状病灶，呈棉絮或绒毛样，位于视网膜神经纤维层。常出现于后极部视网膜距视盘大约 3 ~ 4 个视盘直径的范围内，多数沿大血管附近分布。其本质是视网膜微血管闭塞性损害，组织严重缺血导致神经纤维层发生梗死的表现。荧光血管造影检查时，棉絮斑早期表现为毛细血管无灌注的弱荧光区，后期则显示为荧光染色。而其外围扩张的毛细血管常有荧光素的渗漏。

4. 硬性渗出（hard exudates） 表现为眼底后极部边界清楚的黄白色斑点。这种渗出大小不等，可数个或成簇分布；也可在黄斑区或其附近排列呈环状；或相互融合呈大斑片状。

硬性渗出位于视网膜深部的外网状层，一般认为主要是视网膜毛细血管渗漏物质逐渐吸收以后遗留的类脂质。这种脂质组成的黄白色渗出物在病情好转后，经过较长时间才可逐渐吸收而消失。眼底荧光血管造影检查时，硬性渗出本身不显影，也不似出血或色素那样遮蔽荧光，但却常常在这些渗出斑点的边缘或环形渗出的中央发现明显的毛细血管异常和渗漏，并在这些渗出吸收以后遗留的瘢痕部位表现为高荧光，说明该处有毛细血管和色素上皮的损害。

5. 视网膜血管病变

（1）视网膜动静脉异常：DR 患者的视网膜静脉常常呈现为迂曲扩张和管径不均匀，在其他特征性改变尚不明显时已可检查发现。视网膜病变后期更为突出，静脉血管可呈典型的串珠状或腊肠状改变，血管可盘绕成环形，有的并有血管白鞘状改变。视网膜病变严重者，静脉管壁有荧光素渗漏、染色和滞留，甚至发生分支静脉阻塞。而动脉异常则主要表现为小动脉闭塞和小动脉硬化等。视网膜的动脉血管异常通常在眼底镜下检查常不明显，但荧光血管造影常可显示管径粗细不匀，有节段性的扩张和狭窄。在造影后期，异常血管节段往往呈荧光着色和渗漏，与静脉的表现类似，并常与静脉改变相伴出现。这些改变在有血管闭塞的部位尤为明显。

（2）视网膜毛细血管异常：包括毛细血管扩张、渗漏、无灌注区形成以及视网膜内微血管异常等。毛细血管扩张也是 DR 患者视网膜的早期改变之一。部分糖尿病患者在眼底镜检查尚未查见视网膜病变以前，荧光血管造影即可发现有视网膜毛细血管扩张，其原因可能是由于缺血缺氧，致使部分毛细血管壁的周细胞逐渐消失，内皮细胞增生，管腔逐渐闭塞，其附近毛细血管则呈代偿性扩张。随病程进展，组织缺血缺氧的程度加重，自动调节不能代偿，毛细血管便可发生器质性损害。在较严重的糖尿病视网膜病变，可出现毛细血管明显的异常扩张，粗细不匀和迂曲，可呈 U 字形弯曲或其他形态。临床上将其统称为视网膜内微血管异常（intraretinal microvascular abnormalities，IRMA）。IRMA 出现，标志着局部视网膜的严重缺血状态。也有人认为其实质上是开始生长的视网膜内新生血管。荧光血管造影检查可清晰显示毛细血管的各种异常；黄斑区病变较重者，也能查见黄斑毛细血管拱环变形，甚至拱环毛细血管网破坏而不连续。扩张的毛细血管、IRMA 和微血管瘤，管壁结构通透性异常，在荧光血管造影检查时表现为荧光染料的渗漏，后期成为边界模糊的强荧光团。这种血浆物质自血管内向外的渗漏是视网膜产生渗出、出血和水肿等病变的基础。

其次是毛细血管无灌注区的形成，这是眼底荧光血管造影检查才能发现的较严重和有重要意义的视网膜病变。它的出现说明毛细血管壁细胞破坏并有较严重的小血管闭塞。在荧光血管造影检查是此区表现为大小不等的斑点状或片状无荧光的暗区，此区周围的毛细血管正常形态中断。无灌注区多首先发生于赤道部视网膜，逐渐向后极部和周边部发展。无灌注区波及黄斑区者，在荧光血管造影时常观察到中心凹的无血管区增宽；中心凹周围毛细血管拱环的连续性中断。

（3）动静脉交通：另外，眼底镜下检查有时可见较毛细血管粗大，可将动脉和静脉直接相连接的异常扩张血管。造影检查时，这些血管多数可有管壁荧光着色和较轻微的渗漏，并位于毛细血管闭塞区内。这种血管多系毛细血管闭塞过程中发生的侧支循环，是视网膜血管床试图恢复正常血流的一种表现。

6. 糖尿病性黄斑病变（diabetic maculopathy）　糖尿病性黄斑病变包括黄斑水肿、渗出、出血、微血管瘤、缺血和 PDR 病变等，是严重影响视力的重要原因，其中以黄斑水肿最常见。眼底镜检查时，多数较轻的黄斑水肿仅表现为视网膜的轻度增厚，检查时易于忽略，从而难以做出准确的判断。严重黄斑水肿时，渗漏液体可蓄积于黄斑区中心凹周围呈放射状排列的外丛状层，形成积液的小囊腔，称为囊样黄斑水肿（cystoid macular edema，CME）。眼底镜下观察，严重 CME 时黄斑区视网膜呈增厚不透明外观，中心凹表现蜂窝状隆起。裂隙灯显微镜行前置镜检查时则可发现该处视网膜明显肿胀变厚。CME 可见于 BDR 和 PDR。长期持续的 CME 可导致黄斑囊样变性甚至视网膜穿孔，导致不可逆的视力丧失。

荧光血管造影检查时，早期较轻的水肿仅观察到黄斑部毛细血管、微血管瘤通透性增加呈现轻度荧光素渗漏，造影后期在黄斑区呈模糊的斑片状荧光。严重囊样黄斑水肿，则见黄斑区荧光素渗漏明显，造影晚期呈现围绕中心凹排列的、花瓣状、环形或弥漫性强荧光。另外，黄斑水肿的眼底，还常观察到中心凹周围毛细血管拱环破坏，中心凹无血管区（foveolar avascullar zone，FAZ）扩大，黄斑区毛细血管闭塞等黄斑区的缺血性改变。

（二）增生性糖尿病性视网膜病变（PDR）

新生血管形成是 DR 病情进展到增生性糖尿病视网膜病变的重要标志，也是此期的临床特征。新生血管常常出现在视盘附近或正常与缺血缺氧区交界的视网膜上。视盘上及其周围 IDD 范围内的新生血管称为视盘新生血管（new vessels at disc，NVD），其他任何部位的新生血管均称之为视网膜新生血管（new vessels elsewhere，NVE）。初期细小的新生血管芽位于视网膜内时，在眼底镜下不容易查见，但因其管壁结构异常，大量渗漏荧光素，眼底荧光血管造影检查则易于识别。以后随病情发展，新生血管可穿出内界膜进入玻璃体后表面和/或玻璃体腔内。眼底镜下观察，生长茂盛的新生血管网表现为视网膜大血管邻近蜷曲迂回的纤细血管网状结构。因新生血管壁结构不健全，易于出血，因而 PDR 患者常常伴有视网膜表面或/和玻璃体内的积血。荧光血管造影检查时（图 17-4），静脉早期可显现新生血管的荧光形态，如新生血管位于视网膜平面内时其形态多呈小芽状、线状或花瓣状等；若 NV 超出视网膜平面，则多见呈扇贝状或不规则线团状。另外，与新生血管发生的同时，视网膜组织在新生血管附近逐渐发生纤维细胞增殖，形成纤维条带。这些增殖条带随病程延长而增多，并收缩牵引而导致新生血管出血或视网膜脱离发生。

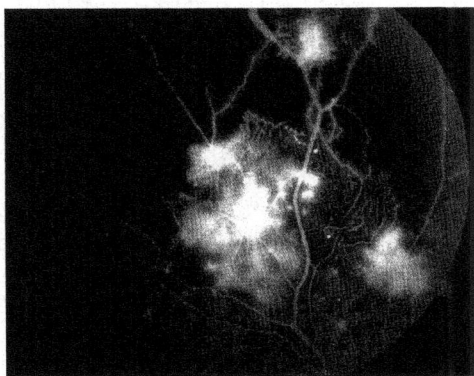

图 17-4 PDR 显示 NVE 和大片的毛细血管无灌注区

四、病理

背景型糖尿病视网膜病变时，视网膜毛细血管壁局部周细胞丧失和血管壁扩张形成微血管瘤。微血管瘤发生初期时常常瘤壁较薄，随后细胞增生并有多层基底膜样物质包绕之，在瘤腔内渐有纤维素和红细胞聚集，聚积量多时可使瘤腔闭塞。另外，背景型糖尿病视网膜病变，还可发现程度不等的视网膜静脉扩张，尤其是小静脉，常呈现襟状、环状等不规则形状。在视网膜内核层或外丛状层内常有毛细血管或微血管瘤破裂出血，严重者血－视网膜屏障呈弥漫性破坏，液体大量渗漏入视网膜内，发生视网膜水肿和硬性渗出，尤以外丛状层为甚。黄斑部视网膜因存在较多放射状排列的 Henle 纤维，常呈现明显水肿。硬性渗出则是血管渗漏的液体和类脂质物质沉积于外丛状层，液体成分逐渐吸收以后所致。白色的软性渗出，则是由于视网膜毛细血管闭塞，导致神经纤维层的灶性梗死所致。与此同时荧光血管造影检查可明确显示视网膜毛细血管无灌注区的存在。

随视网膜组织缺血缺氧程度的加重，可诱发新生血管产生，起源可来自于静脉，或一簇细小的视网膜内微血管异常。新生血管壁内皮细胞之间缺乏紧密连接，因此荧光血管造影时可发现新生血管呈现特征性的大量迅速渗漏荧光染料。一般新近发生的新生血管并无结缔组织成分，以后逐渐相继出现玻璃体视网膜结缔组织增生。长期存在的新生血管在长时间的自然病程中也可渐渐发生退行改变，最后自行萎缩。

五、分期

如上所述，糖尿病性视网膜病变的临床表现形态多样。为了在临床和研究工作中对病变做出准确的记录和描述，便于评价治疗效果和估计预后，不少国内外作者均对糖尿病视网膜病变进行过多种不同的分型和分期。

1984 年 Sigelman 曾提出按黄斑病变轻重不同的分期标准，其主要内容如下。

第一期，背景型糖尿病黄斑病变。眼底荧光素血管造影检查发现视网膜有范围较小和数目较少的缺血性病灶；晚期黄斑区有轻微荧光素渗漏。

第二期，局限性渗漏性黄斑病变。黄斑区有不等程度的硬性渗出斑，眼底荧光素血管造影显示黄斑周围有较多缺血灶，后期相中有来自微血管瘤和扩张毛细血管的较强荧光素渗漏。

第三期，弥漫性渗漏性黄斑病变。检眼镜下有明显弥漫性黄斑水肿，有多量硬性渗出物或形成渗出环；眼底荧光素血管造影显示黄斑区及其周围视网膜有多处缺血灶，晚期相中有弥漫性荧光素渗漏，并形成黄斑区微囊样荧光素积存。

第四期，囊性退变性黄斑病变。眼底荧光素血管造影显示眼底后极有广泛的视网膜缺血灶和强荧光素渗漏，晚期有以黄斑中心凹为中心的花瓣状荧光素积存。

我国现行的糖尿病性视网膜病变分期标准，是 1984 年 6 月在哈尔滨举行的第一次全国眼底病学术会议上制订的，主要依据眼底检查或眼底照相时糖尿病视网膜病变的临床特点，并考虑当时国内眼底病检查仪器水平（多数医院并不具备眼底荧光血管造影机）确定。其分期标准如下表（表 17－1）。

表 17 – 1   糖尿病视网膜病变分期标准 *

分期	视网膜病变		
单 Ⅰ	有微血管瘤或/和并有小出血点	（＋）较少，易数	（＋＋）较多，不易数
纯 Ⅱ	有黄白色"硬性渗出"或并有出血点	（＋）较少，易数	（＋＋）较多，不易数
型 Ⅲ	有白色"软性渗出"或并有出血点	（＋）较少，易数	（＋＋）较多，不易数
增 Ⅳ	眼底有新生血管或并有玻璃体出血		
殖 Ⅴ	眼底有新生血管和纤维增殖		
型 Ⅵ	眼底有新生血管和纤维增殖，并发视网膜脱离		

注"较少，易数"和"较多，不易数"均包括出血病变

* 见中华眼科杂志 1985 年第 21 卷第 2 期第 113 页。

近年来，为了增进世界范围内眼科医师、内分泌科医师和初级社区医师之间有关糖尿病及其并发症方面的交流，在 DR 的 ETDRS 分级标准和有关的 DR 的临床研究、流行病学研究基础之上，新近制定了一个关于糖尿病视网膜病变（表 17 – 2）和糖尿病性黄斑水肿的国际临床严重程度分级标准（表 17 – 3）（Proposed international clinical diabeticretinopathy and diabetic macular edema disease severity scales, Ophthalmology, 2003；110（9）：1677 – 1682）。

表 17 – 2   糖尿病视网膜病变国际临床分类法

建议的疾病的严重程度	散瞳检眼镜可观察的发现
无明显视网膜病变	无异常
轻度非增生性糖尿病视网膜病变	仅有微动脉瘤
中度非增生性糖尿病视网膜病变	程度比仅有微动脉瘤重，但比重度者轻
重度非增生性糖尿病视网膜病变	有以下任一种表现。 4 个象限每个都有 20 以上的视网膜内出血或微动脉瘤 2 个以上象限有确定的静脉串珠状改变 1 个以上象限有明显的 IRMA 无增生性视网膜病变体征
增生性糖尿病视网膜病变	以下一种或更多。 新生血管、玻璃体积血，视网膜前出血

表 17 – 3   糖尿病性黄斑水肿（DME）国际临床分类法

建议的疾病的严重程度	散瞳检眼镜可观察的发现
无明显的 DME	后极部无明显的视网膜增厚或硬性渗出
有明显的 DME	后极部有明显的视网膜增厚或硬性渗出
存在 DME	轻：有些视网膜增厚或硬性渗出，但远离黄斑中心 中：视网膜增厚或硬性渗出趋向但没有累及中心凹 重：视网膜增厚或硬性渗出累及黄斑中心

六、诊断

临床上诊断糖尿病视网膜病变并不困难，根据患者糖尿病史、双眼发病以及特异性的眼

底表现即可确定诊断。

七、治疗

糖尿病视网膜病变的治疗，一般来讲有以下几个方面。

（一）药物治疗

由于糖尿病是终生性疾病，迄今为止尚无根治方法。因而临床上对糖尿病视网膜病变也缺乏有效的药物治疗。目前，对此类患者来讲，首先，应在内分泌科医师指导下进行药物治疗和饮食控制，将血糖控制在正常范围内（糖化血红蛋白＜10%），同时高血压和高血脂也因能够导致血管发生病理改变，从而加速病情的恶化，故也应积极同时治疗使血压和血脂降至正常水平，以尽可能延缓 DR 的发生和发展。其次，20 世纪 60 年代初期发现经水杨酸盐治疗类风湿关节炎同时有糖尿病的患者，糖尿病视网膜病变的发生率极低。阿司匹林对血小板凝集有抑制作用，在临床上并对微循环血栓形成的预防有一定帮助。因此近年有人主张对糖尿病患者进行小剂量阿司匹林口服治疗，以预防视网膜病变的发生。2，5 - 二羟苯磺酸钙（calcium dihydroxy 2，5 - benzenesulfonate），商品名为导升明（doxium），国内同类产品的商品名为多贝斯，均可用于治疗早期糖尿病视网膜病变，有可能减轻糖尿病视网膜毛细血管的渗漏性，降低血液的高黏稠度和血小板的凝聚力，达到减轻糖尿病视网膜病变的目的。另外，对于黄斑部及其周围有环形分布的硬性渗出及血脂偏高的糖尿病患者，应摄取低脂膳食，也可适当服用降胆固醇药物如氯贝丁酯等，有报道证实其可减少视网膜渗出并改善视功能。

（二）激光光凝治疗

激光治疗是目前眼科学界公认的治疗 DR 的首选方法。其原理是光凝可有效破坏一定面积的神经视网膜组织，从而降低了患眼视网膜对氧的需求，以达到减少相关的血管增生因子的释放，从而缓解或清除视网膜缺血缺氧状态和新生血管等病变的发生和发展；再由于激光灼伤需氧量高的外层视网膜，并使之成为瘢痕，导致视网膜组织变薄，可使氧更易于从脉络膜血循环进入内层视网膜。激光光凝治疗具体应用方法如下。

1. 背景型糖尿病视网膜病变　在此期，主要采用局部或格状光凝（focal or grid pattern photocoagulation）方法治疗对中央视力有严重威胁的黄斑水肿或对已经有广泛毛细血管无灌注区形成的患眼施行全视网膜光凝治疗（pan retinal photocoagulation，PRP）。美国糖尿病视网膜病变早期治疗研究组推荐的黄斑水肿激光光凝的适应证为：A. 黄斑中心凹或在离中心凹 500μm 以内的视网膜水肿增厚；B. 黄斑中心凹或在离中心凹 500 μm 以内有黄白色渗出斑。C. 视网膜水肿增厚区≥1DD，且距中心凹不到 1DD。多年的临床实践证明，经激光光凝治疗后，可以有效减轻或消除黄斑水肿；抑制新生血管的产生，从而达到保持部分视网膜，尤其是黄斑区视网膜的视功能的目的。

2. 增生型糖尿病视网膜病变　光凝治疗 PDR 的根本在于封闭新生血管以防止视网膜和/或玻璃体的出血，并阻止继续发生纤维组织的增殖。对有 NVD 或 NVE 的患眼，均需进行弥散性全视网膜光凝治疗，6～8 周后未消退的新生血管可以在新生血管局部加密行直接激光光凝固治疗。全视网膜光凝的范围，为距视盘边缘 1 个视盘直径至眼底赤道部，以及距黄斑中心上、下和颞侧各 2 个视盘直径，避开视盘黄斑束和颞侧上下血管弓之间的后极部视网膜，形成眼底一大片播散光凝点的椭圆形光凝区域。全视网膜光凝治疗虽为现在治疗

PDR 较好的方法，但也存在不少副作用，如患者在术后某些视功能，包括夜间视力、颜色视力和周边视力大多均有减退，光凝近期还常有患眼中央视力轻度下降，以及自觉眼前闪光等症状。如术前已有黄斑水肿者，光凝术后有可能加重。此外，若术前已有严重的纤维血管增殖，术后有可能发生纤维血管膜收缩而导致出血和视网膜脱离。此外，由于 DR 病情的长期性，光凝术后应注意定期随诊观察，及时发现残余或复发的新生血管，以随时进行补充或重复的光凝治疗。

（三）手术治疗

手术主要用于治疗 PDR 的并发症，如新生血管引起的大量玻璃体腔积血经药物治疗不能吸收；或玻璃体视网膜增殖条带牵引导致牵拉性视网膜脱离和/或孔源性视网膜脱离等。若玻璃体积血严重且较长时间不能消散吸收，则应采用玻璃体切除手术联合眼内激光光凝治疗，以达到清除积血，切断和分离机化条索，缓解对眼底组织结构的牵拉，恢复视网膜的正常解剖位置。同时，也便于患者手术后长期的眼底检查随访观察，并有利于进行后续的光凝治疗。

（陈　艳）

第十一节　原发性视网膜色素变性

一、定义

视网膜色素变性（retinitis pigmentosa，RP）是视网膜感光细胞及 RPE 细胞广泛受累的一组遗传性疾病，以进行性的视野丧失及异常的 ERG 为特征。RP 最初的命名主要根据的是疾病的临床特征，而近年来随着分子遗传学的飞速发展，人们发现有多种基因的突变都可以导致临床上出现 RP 的表现，而 RP 又与多种遗传性视网膜脉络膜疾病具有共同的致病基因。因此，目前在文献中，通常将以 RP 为代表的一系列具有相似致病基因的疾病统称为"RP 及其相关疾病（retinitis pigmentosa and allied diseases）"。在此由于篇幅有限，仅对狭义上的 RP 进行重点论述。

二、流行病学

典型 RP 的发病率在全球为 1：5 000，在中国为 1：4 016。

三、组织病理

RP 的病理改变涉及到视网膜的各个层次。最早出现的组织学改变是视杆细胞外节变短，外核层细胞核减少。随后，视锥细胞也出现和视杆细胞一样的病理改变。凋亡是最终引起感光细胞死亡的共同通路。在感光细胞死亡之后，RPE 细胞从 Bruch 膜上脱落下来，并迁移到神经视网膜内，迁移的 RPE 细胞围绕视网膜血管聚集，RPE 脱失区下面的脉络膜毛细血管也随之发生萎缩。在视网膜感光细胞与 RPE 细胞广泛发生凋亡、萎缩的同时，内层视网膜中的细胞也出现相应的病理改变。Muller 细胞发生活跃的胶质增生，星形胶质细胞的增殖，造成视盘的苍白以及视网膜前膜的形成，还有学者发现在各种类型的 RP 患者中，视网膜节细胞的数目都有明显的丢失。

四、遗传方式

常见的三种孟德尔遗传方式在 RP 这个疾病中都有体现：常染色体显性遗传 RP（ADRP），常染色体隐性遗传 RP（ARRP），X 连锁隐性遗传 RP（XLRP）。RP 的遗传方式与患者的发病年龄、疾病进展速度以及最终的视力预后都存在联系。ADRP 发病年龄最晚，进展缓慢，预后相对较好，XLRP 发病年龄最早，进展快，预后最差，ARRP 则介于两者之间。在美国的统计数据显示，ADRP 占 10% ~20%，ARRP 占 20%，XLRP 占 10%，而没有家族史的散发 RP 病例达 40%，散发病例所占比例如此之高可能与家系收集不够完整有关，由于家系中上一位患者在多代之前而难以追溯。此外，线粒体遗传及 X 连锁显性遗传的 RP 也罕有报道（RetNet）。

五、致病基因

目前发现的 RP 及其相关疾病的致病基因超过 84 种（RetNet），这些基因大多在视网膜感光细胞或 RPE 细胞中表达，基因编码的蛋白大多是参与感光细胞外节视觉级联反应（visualcascade）或 RPE 细胞视循环（visual cycle）中的功能蛋白（如 Rhodopsin，RPE65，ABCA4 等）或转录调节因子。同一个基因不同的突变位点，可能产生不同的临床表型。比如 RDS – peripherin 基因突变可以导致 RP，也可以导致锥 – 杆细胞营养不良和图形性营养不良；Rhodopsin 突变除引起 RP 外还可以产生先天性静止性夜盲；CRX 基因突变可以导致 Leber 先天性黑矇和锥 – 杆细胞营养不良。这就要求临床医生不但要认识疾病的临床表现，还要从疾病的本质——基因上重新对疾病进行分类。

六、临床表现

（一）典型性 RP

典型的 RP，又称为杆 – 锥细胞营养不良（rod – cone RP）。

1. 症状　最重要的临床症状是早年（30 岁前）出现的夜盲。RP 患者出现明显临床症状的时间与遗传方式有关，一般而言，X 连锁 RP 发病最早，其次是常染色体隐性遗传 RP，常染色体显性遗传 RP 的发病年龄最晚。

2. 体征　多双眼对称。眼底呈现出斑驳样外观，在血管旁成簇的色素颗粒沉着，被称为"骨细胞样刺样的色素沉积"。动脉变细，视盘蜡样苍白，周边视网膜及 RPE 萎缩表现，黄斑中心光反射通常消失，偶尔可以出现黄斑囊样水肿。在罕见情况下，由于周边视网膜血管病变会导致类似 Coats 病的脂质渗出和浆液性视网膜脱离。大约 3.6% 的 RP 患者会出现。由于视网膜前的新生血管导致的玻璃体出血也有报道。玻璃体也可以出现异常，最常见的是玻璃体腔内出现细小灰尘样的色素细胞。此外，在 RP 的患者中，完全的玻璃体后脱离，玻璃体内棉球样混浊，皮质后间隙纤维交织，梭形的玻璃体浓缩都较正常人常见。白内障是 RP 常见的前节异常，晶状体后囊下混浊是最常见的白内障类型。3% 的患者伴有开角型青光眼。近视非常常见。其他少见的眼部伴随体征还有圆锥角膜、视盘玻璃膜疣等。

（二）特殊类型 RP，非典型性 RP

1. 白点状视网膜炎（retinitis punctata albescens）　从后极部至周边部弥漫分布的白色斑点，但以赤道区最多，白点位于视网膜深层。

2. 节段性 RP（sectorial RP） 不像典型 RP 眼底弥漫性的改变，此型 RP 病变仅累及眼底的 1 个象限（通常在鼻侧）或半侧视网膜（通常在下方），病变区与正常视网膜之间有清楚的分界。双眼多对称分布。大多数病例进展缓慢或静止不发展，但定期随访观察仍然十分必要。

3. 中央型或旁中央型的 RP（central RP，pericentral RP） 色素改变从视盘开始，沿颞侧血管弓发展，也向鼻侧发展。

4. 单侧 RP（unilateral RP） RP 作为一种遗传性眼病，大多为双眼对称发病，但有的病例双眼发展十分不对称，一眼表现为典型的 RP，而对侧眼很多年后方才出现改变。真正的单侧 RP 是非常罕见的，诊断时要十分慎重。

5. 无色素改变的 RP（RP sine pigmento/pauci - pigmentary RP） 实际为没有眼底改变的早期 RP。以往认为它是 RP 的一个亚型，但目前认为将其归为 RP 发展过程中的一个阶段更为合理。

（三）伴有眼部 RP 的系统性疾病

很多全身性的遗传性疾病都伴有眼部的 RP 表现，多数为非典型的 RP。在此只列举几种相对重要的疾病。

1. Bassen - Kornzweig 综合征 伴有脊髓小脑共济失调和棘红细胞增多症，AD 遗传，由于 β 脂蛋白缺陷所致。

2. Refsum 病 伴有多神经病，小脑共济失调，耳聋，嗅觉缺失，心肌病，鱼鳞病，以及脑脊液蛋白增高（细胞白蛋白倒置）。AR 遗传，由于植烷酸 2 - 羟化酶缺陷所致。

3. Usher 综合征 伴有先天性耳聋。AR 遗传。

4. Kearns - Sayre 综合征 与染色体 DNA 缺失有关。

5. Bardet - Biedl 综合征 伴有智力障碍，多指/趾，肥胖和性腺发育不全。

七、辅助检查

1. 视网膜电流图（electroretinogram，ERG） 对 RP 的诊断及分类具有重要价值。明适 ERG 和暗适 ERG 分别测定视锥与视杆细胞的反应，此外 30Hz 光刺反应也反应视锥细胞的功能。RP 患者视杆及视锥细胞的反应都有下降，但视杆细胞受累更为严重，表现为暗适 ERG 异常为主，a 波与 b 波振幅下降，b 波潜伏时间延长，到疾病晚期，甚至出现熄灭型 ERG。

2. 多焦 ERG 能更加准确地显示视网膜各个区域视杆与视锥细胞的反应，有利于对疾病的发展进行动态的随访观察。

3. 视野 是诊断 RP 的另一项重要检查。RP 典型的视野改变为，双眼对称性的中周部环形的视野缺损，视野损害逐渐向中央及周边部扩展，患者通常能保留一定的中心视力，但随着病程的发展最终也会出现中心视力的丧失。

八、诊断与鉴别诊断

典型的 RP 根据夜盲的病史，眼底特征性的改变以及电生理和视野的改变不难做出诊断。关键是不典型的 RP 容易出现误诊和漏诊。

1. 原发性视网膜色素病变与继发性病变的鉴别 对于一个没有阳性家族史的病例或者单眼发病的患者，要首先除外感染、炎症、外伤等后天因素造成的继发性色素改变，如既往有眼动脉栓塞，弥漫性的色素膜炎，梅毒感染，副肿瘤综合征，药物引起的视网膜毒性。还要考虑全身一些代谢性疾病或其他脏器疾病所继发的视网膜色素病变。眼科医生要通过仔细地询问病史及家族史，详细的眼部及全身检查，最终做出正确的诊断。

2. 白点状视网膜炎的鉴别　要与白点状眼底，先天性静止性夜盲，家族性 drusen，眼底黄色斑点症（Stargardt 病）进行鉴别。电生理和视野检查具有重要的诊断意义。

3. Leber 先天性黑矇（Leber congenital amaurosis，LCA）　有些病例也会出现骨细胞样的色素改变。但发病年龄更早，病情更重。典型的 LCA 自出生时即出现严重的视力下降，患儿的视力可以从 0.1 到无光感。常常伴有眼震，ERG 显示视锥和视杆的反应都严重受损。

九、治疗

基因治疗理所应当是治疗 RP 行之有效的方法，但目前仍然处于研究阶段，虽然在动物实验中取得了可喜的成效，但短期内还无法应用于临床。临床医生目前能为患者提供的帮助有以下三个方面。

（1）对患者进行心理安慰：很多 RP 的患者都认为自己得的是不治之症，面临的是双目失明的痛苦。医生应该告诉患者大多数 RP 患者的疾病发展过程是比较缓慢的，患者在较长一段时间内可以保留有用的中心视力，不会在短期内失明。

（2）对 RP 家系进行遗传方式的分析，给予患者必要的遗传学咨询和婚育方面的指导。

（3）治疗并发症，如并发性白内障。

（陈　艳）

参考文献

[1] 刘家琦，李凤鸣. 实用眼科学. 北京：人民卫生出版社，2012.
[2] 王思慧. 谢培英. 低视力学. 北京大学医学出版社，2003：50.
[3] 张薇，牛改玲，张英华，等. 眼部缺血综合征临床观察. 眼科，2005，14（4）249－253.
[4] 廖瑞端，骆荣江. 眼科疾病临床诊断与治疗方案. 北京：科学技术文献出版社，2011.
[5] 姚克. 复杂病例白内障手术学. 北京：科学技术出版社，2004.
[6] 董方田. 眼科诊疗常规. 北京：人民卫生出版社，2013.
[7] 伍志琴，聂尚武. 青光眼滤过术后白内障56例行微小切口超声乳化术疗效分析. 中国实用眼科杂志，2015，33（12）：1390－1392.

第十八章

眼科手术室护理配合

第一节　眼睑手术

一、眼睑脓肿切开术

1. 适应证　眼睑皮肤红肿，出现脓头或脓点，触之有波动感。
2. 麻醉方式　结膜囊滴0.5%丁卡因+脓肿周围皮肤浸润麻醉，禁止用注射浸润麻醉。
3. 手术体位　仰卧位。
4. 特殊用物　0.5%丁卡因，橡皮引流条。

手术步骤与手术配合（表18-1）。

表18-1　眼睑脓肿切开术手术步骤与手术配合

手术步骤	手术配合
1. 于脓肿最高处并与睑缘平行切开皮肤	递结膜有齿镊提夹脓肿边缘的皮肤，11号刀切开
2. 放出脓液	递无菌棉糖棒蘸净脓液
3. 置橡皮条引流	递结膜有齿镊夹持切缘，弯蚊式将橡皮引流条置于切口内
4. 缝合皮肤	递角针5-0丝线缝合
5. 覆盖切口	递斜视钩将金霉素或四环素眼膏均匀涂在切口上，眼垫、纱布覆盖，胶布固定

二、倒睫与乱睫矫治术

1. 适应证　单纯睫毛倒长或乱生，无合并睑内翻。
2. 麻醉方式　眼睑皮肤+上睑穹窿部结膜下浸润麻醉。
3. 手术体位　仰卧位。
4. 特殊用物　睑板垫。

手术步骤与手术配合（表18-2）。

表 18 - 2　倒睫与乱睫矫治术手术步骤与手术配合

手术步骤	手术配合
1. 于穹窿部放睑板垫保护角膜	递睑板垫插入
2. 距睑缘 5mm 处切开皮肤	递结膜有齿镊提夹眼睑皮肤，11 号刀切开，生理盐水棉棒拭血
3. 分离皮下组织，于睑板前剪除眼轮匝肌	递结膜有齿镊夹起切缘，结膜剪分离皮下组织并剪除眼轮匝肌
4. 从切口最高处缝合皮肤	递结膜有齿镊提夹眼睑，角针 5 - 0 丝线缝合
5. 覆盖切口	递斜视钩将金霉素或四环素眼膏涂于切口，眼垫、纱布覆盖，胶布固定

三、睑内翻矫正术

1. 适应证　上、下睑中央部的轻度瘢痕性睑内翻而无深在瘢痕。
2. 麻醉方式　表面麻醉 + 穹窿部结膜下浸润麻醉 + 眼睑皮肤浸润麻醉。
3. 手术体位　仰卧位。
4. 特殊用物　睑板垫。
手术步骤与手术配合（表 18 - 3）。

表 18 - 3　睑内翻矫正术手术步骤与手术配合

手术步骤	手术配合
1. 于穹窿部放睑板垫，保护角膜	递睑板垫插入，垫起眼睑
2. 距睑缘 3mm、与睑缘平行处并延长到内、外眦角切开皮肤和皮下组织	递 11 号刀切开皮肤，生理盐水棉棒拭血
3. 剥离、显露眼轮匝肌	递结膜有齿镊提夹切缘，结膜剪做创缘内上、下剥离显露眼轮匝肌，生理盐水棉棒拭血
4. 切除一窄条眼轮匝肌纤维	递结膜有齿镊提夹眼轮匝肌纤维一侧，结膜剪除一窄条，生理盐水棉棒拭血
5. 削薄睑板	递结膜有齿镊提夹睑板，11 号刀将弯厚的睑板削薄至正常睑板厚度
6. 缝合皮肤	递眼科有齿镊，角针 5 - 0 丝线缝合 5 针，递弯蚊式钳先结扎中央的缝线，然后在 5 针之间各加缝 1 针，扎紧，剪刀剪除缝线
7. 覆盖切口	递斜视钩将眼膏涂于切口，眼垫、纱布覆盖，胶布固定

四、唇黏膜瓣移植眼睑缘间再造术

1. 适应证　烧伤所致的眼睑内翻、倒睫；严重瘢痕沙眼所致倒睫多次手术不能矫正；部分或全部缘间组织缺损。
2. 麻醉方式　眼睑边缘浸润麻醉（麻醉药：0.5% 普鲁卡因 + 2% 利多卡因 1 : 1 比例）。
3. 手术体位　仰卧位。
4. 特殊用物　凡士林油纱条、0.5% 碘伏、睑板垫。
手术步骤与手术配合（表 18 - 4）。

表 18 - 4　唇黏膜瓣移植眼睑缘间再造术手术步骤与手术配合

手术步骤	手术配合
1. 于睑结膜面放睑板垫支撑眼睑,以保护角膜	递眼睑垫插入
2. 自睑缘间组织缺损部的皮肤缘与睑结膜交界处,深度 2~3mm、长度取决于眼睑缘间缺损,切开皮肤、皮下组织	递结膜有齿镊夹持切缘,11 号刀切开,递生理盐水棉棒压迫止血
3. 切除唇黏膜	
(1) 唇黏膜下注射,使其挺起	递 0.5% 碘伏液消毒唇黏膜,递 5ml 注射器抽吸麻药做唇黏膜下注射
(2) 唇黏膜上做 2 条平行切口,其间距为 4mm,深达黏膜下薄肌层,切口两端做箭头样相交	递结膜有齿镊,11 号刀切开
4. 剪取带薄肌层的唇黏膜瓣	递固定镊夹持黏膜瓣上、下缘,眼科弯剪剪取
5. 缝合唇部创面	递角针 5 - 0 丝线连续缝合
6. 移植口唇黏膜	
(1) 缝合眼轮匝肌	递结膜有齿镊,将剪取的唇黏膜瓣立即植入眼睑缘间缺损的切口内;递眼科镊,圆针 5 - 0 丝线做褥式缝合眼轮匝肌
(2) 唇黏膜瓣上缘与切口上缘皮肤、唇黏膜瓣下缘与切口下缘结膜及睑板结节缝合	递眼科有齿镊,角针 5 - 0 丝线间断缝合
7. 覆盖切口	递斜视钩将金霉素眼膏涂于切口,眼垫、纱布覆盖,胶布固定,绷带包扎

五、上睑下垂矫正术

1. 适应证　凡提上睑肌肌力在 4mm 以上和先天性、老年性及外伤性或其他类型的上睑下垂。

2. 麻醉方式　表面麻醉及局部浸润麻醉,另加额神经阻滞麻醉。

3. 手术体位　仰卧位。

4. 特殊用物　睑板垫。

手术步骤与手术配合(表 18 - 5)。

表 18 - 5　上睑下垂矫正术手术步骤与手术配合

手术步骤	手术配合
1. 皮肤切口亚甲蓝定样	递无菌牙签蘸少许亚甲蓝,画出术眼的上睑皱襞(术眼的上睑皱襞应与对侧健眼的上睑皱襞的弧度距睑缘的距离一致)
2. 于睑缘中外 1/3 和中内 1/3 交界处做牵引线	递眼科有齿镊,角针 5 - 0 丝线缝牵引线 2 针
3. 切开皮肤和皮下组织	递 11 号刀逐层切开,深达睑板
4. 分离眼轮匝肌,提上睑肌腱膜	递结膜剪分离,生理盐水棉棒拭血
5. 于睑板上缘上方外眦部剪开腱膜	递眼睑钩牵开切口,递结膜剪纵行剪开腱膜
6. 剪提上睑肌	递结膜有齿镊提夹上睑肌腱膜,结膜剪分离、剪断肌肉
7. 固定提上睑肌	递圆针 5 - 0 丝线将提上睑肌残端缝于睑板上
8. 处理皮肤切口:皮肤切口的下唇剪去一细条眼轮匝肌、切口的上唇剪去一条多余的皮肤	递结膜有齿镊提起切缘,眼科弯剪剪除
9. 缝合切口	递眼科有齿镊,角针 5 - 0 丝线间断缝合

手术步骤	手术配合
10. 覆盖切口	递 5ml 注射器抽吸庆大霉素 2 万 U + 地塞米松 5mg 半球注射 递斜视钩将金霉素眼膏涂于切口上，眼垫、纱布覆盖，绷带包扎

六、上或下直肌徙后术

1. 适应证　上直肌徙后术：病眼上直肌强或下直肌弱或另眼下斜肌弱的上斜视；下直肌徙后术：病眼下直肌强或上直肌弱或另眼上斜肌弱的下斜视。

2. 麻醉方式　表面麻醉及局部浸润麻醉，儿童需全麻。

3. 手术体位　仰卧位。

4. 特殊用物　斜视钩。

手术步骤与手术配合（表 18 - 6）。

表 18 - 6　上或下直肌徙后术手术步骤与手术配合

手术步骤	手术配合
1. 开睑	递开睑器撑开上、下睑或递角针 3 - 0 丝线各缝合 1 针固定于敷料单上
2. 距角膜 1.5mm 处，其范围从 10∶30 ~ 1∶30、再向右面放射状剪开球结膜，长度各为 5 ~ 7mm	递结膜有齿镊提夹球结膜，结膜剪剪开
3. 分离球结膜与筋膜的联系	递结膜剪分离
4. 显露上直肌	递结膜有齿镊提夹上直肌附着点的两侧、结膜剪各剪去一小孔，并垂直分离巩膜充分显露上直肌
5. 沿上直肌向后分离巩膜与筋膜的联系	递结膜弯剪分离
6. 分离上直肌与巩膜的联系	递斜视钩从一侧小孔伸入，顶着巩膜在上直肌下滑动，从对侧小孔穿出，钩住整个上直肌
7. 预置缝线，切断上直肌	递结膜有齿镊夹上直肌附着点后 1.5mm 处的两侧，圆针 5 - 0 丝线做预置缝线 2 针，递结膜剪从附着点处剪断上直肌
8. 将预置缝线固定在新附着点上	递圆规测量巩膜上徙后的距离
9. 缝合球结膜	递眼科有齿镊，角针 5 - 0 丝线缝合
10. 覆盖切口	递 5ml 注射器抽吸庆大霉素 2 万 U + 地塞米松 5mg 半球注射 递斜视钩将金霉素眼膏涂于切口上，眼垫、纱布覆盖，绷带包扎

七、斜视矫正术

1. 适应证　先天性斜视、斜视角恒定、非调节性斜视。

2. 麻醉方式　1% 丁卡因眼球表面麻醉 + 0.5% 利多卡因结膜下浸润麻醉 + 2% 利多卡因球后阻滞麻醉。不能配合者，可采用全麻。

3. 手术体位　仰卧位。

4. 手术切口　根据斜视方向的不同，选择不同的眼内切口。

5. 特殊用物斜视钩、圆规、钢尺、手电筒。

手术步骤与手术配合（表 18 - 7）。

表18-7 斜视矫正术手术步骤与手术配合

手术步骤	手术配合
1. 开睑	递开睑器撑开下、上眼睑或递角针3-0丝线各缝合1针，用蚊式钳固定在敷料单上
2. 在3、6、9、12点处缝合固定眼肌，显露术野	递结膜镊夹持眼肌，4×10圆针5-0丝线缝牵引线，蚊式钳牵引
3. 切口在角膜中1/3外与内1/3交界处的结膜上，剪开结膜囊达巩膜，显露眼肌	递眼科镊，11号刀切开结膜缘，棉棒拭血
4. 分离肌肉与前囊之间的联系，将直肌全部钩在斜视钩上，做肌肉截除术	递斜视钩拉起需要截除的肌肉，4×10圆针5-0丝线在肌腱远处做肌肉缝线，15号刀切除
5. 缝合结膜囊	递眼科镊，4×10圆针5-0丝线缝合
6. 覆盖切口	递眼垫覆盖，绷带包扎

（金泽凤）

第二节 泪器手术

一、泪道探通术

1. 适应证 溢泪，压挤泪囊部有黏液或脓性分泌物自泪点溢出，冲洗泪道不通；新生儿泪囊炎经药物治疗泪道仍不通。
2. 麻醉方式 表面麻醉。
3. 手术体位 仰卧位。
4. 特殊用物泪点扩张器、泪道探针。
手术步骤与手术配合（表18-8）。

表18-8 泪道探通术手术步骤与手术配合

手术步骤	手术配合
1. 扩大泪点	用手指把下睑推向下外方；递泪点扩张器垂直插入泪点，水平转向鼻侧扩大泪点
2. 插入探针，判断阻塞部位	递0号、1号探针垂直插入点，在泪小管内徐徐向前推进，碰到有弹性的抵抗时，有提示泪小管有阻塞，如稍用力能通过，继续进针，依据进针长短判断阻塞部位
3. 留置探针，扩张泪道	一般留针30min左右，再拔针
4. 冲洗泪道	递10ml注射器抽吸生理盐水冲洗泪道，递抗生素眼液注入泪道

二、泪小管泪囊吻合术

1. 适应证 泪小管中段或末段阻塞；总泪小管阻塞。
2. 禁忌证 泪囊急性炎症。
3. 麻醉方式 局部浸润麻醉。
4. 手术体位 仰卧位。
5. 特殊用物 眼科剪、眼科镊、15号刀片、泪道探针。

手术步骤与手术配合（表18 –9）。

表18 –9　泪小管泪囊吻合术手术步骤与手术配合

手术步骤	手术配合
1. 于内眦鼻侧、内眦韧带上方弧形切开皮肤、皮下组织	递眼科有齿镊，15 号刀切开，生理盐水棉棒拭血
2. 分离切口缘至内眦韧带，分离薄筋膜，显露肌层	递弯蚊式钳提起切缘，结膜剪锐性分离
3. 剪断内眦韧带，放置泪囊扩张器	递结膜剪剪断，递泪囊扩张器置入
4. 分离眼轮匝肌纤维，掀起泪隔，显露泪囊前壁	递结膜有齿镊夹提眼轮匝肌，结膜剪锐性分离，蚊式钳掀开泪隔，递生理盐水棉棒拭血
5. 切开泪小管阻塞部	递泪道探针插入泪点，探查泪小管阻塞部。递结膜弯剪垂直剪断
6. 纵行切开泪囊前壁。若中段阻塞，切口在泪囊中部；而末段或总泪小管阻塞，切口偏鼻侧	递蚊式钳夹持泪囊，15 号刀切开
7. 吻合泪小管、泪囊	递结膜有齿镊夹提泪小管断端与泪囊下部、圆针8 –0 丝线端端吻合，其上部做端侧吻合
8. 缝合切口，依次缝合泪隔、内眦韧带及皮肤	递结膜有齿镊夹提，5 –0 丝线依次缝合
9. 覆盖切口	递金霉素眼膏涂于切口上，纱布覆盖、胶布固定

三、泪囊肿物摘除及眼睑成形术

1. **适应证**　泪囊肿物较大，突出于泪囊窝，已涉及眼睑时，在彻底摘除肿物的同时，应施行眼睑成形术。
2. **禁忌证**　结膜及睑部皮肤急性炎症。
3. **麻醉方式**　局部浸润 + 神经阻滞麻醉，必要时，采用全麻。
4. **手术体位**　仰卧位。
5. **特殊用物**　骨膜剥离子、小刮匙、咬骨钳。

手术步骤与手术配合（表18 –10）。

表18 –10　泪囊肿物摘除及眼睑成形术手术步骤与手术配合

手术步骤	手术配合
1. 外眦切口亚甲蓝定样	递无菌牙签蘸亚甲蓝液画出切除肿瘤部位的标记线
2. 切开外眦，剪断外眦韧带下支	递11 号刀切开，递结膜有齿镊提夹切缘，结膜剪剪断
3. 距肿物5mm 切开皮肤、皮下及眼轮匝肌至骨膜	递11 号刀切开
4. 沿下穹窿结膜向眶下缘及外侧游离下眼睑及鼻根部皮瓣，形成眶下缘的长矩形皮瓣	递结膜有齿镊提起结膜，结膜剪游离，生理盐水棉棒拭血
5. 距下睑缘2mm 处做一与睑缘相平行的切口，切口越过外眦部，距睑缘4 ~ 5mm 处再做一与睑缘平行的切口	递结膜有齿镊，11 号刀切开皮肤
6. 缝合长矩形皮瓣与鼻侧皮肤	递角针3 –0 丝线缝合
7. 覆盖切口	递金霉素眼膏涂于切口，眼垫覆盖，胶布固定

四、泪囊鼻腔吻合术

1. **适应证**　慢性泪囊炎鼻泪管阻塞。

2. 禁忌证　急性泪囊炎。

3. 麻醉方式　局部浸润＋神经阻滞麻醉，中鼻道和鼻甲放置麻黄碱和丁卡因浸润麻醉。

4. 手术体位　仰卧位。

5. 特殊用物　泪囊扩张器、骨膜剥离子、咬骨钳、泪囊探针、泪囊牵开器、骨锤、骨凿、枪状镊、二齿拉钩。3－0，5－0，6－0 丝线。

手术步骤与手术配合（表 18－11）。

表 18－11　泪囊鼻腔吻合术手术步骤与手术配合

手术步骤	手术配合
1. 切开皮肤、皮下组织	递 15 号刀切开，生理盐水棉棒拭血
2. 分离、切断内眦韧带	递结膜有齿镊提夹切缘，弯蚊式钳分离、结膜剪剪断
3. 切开、分离骨膜，暴露泪骨前的脊泪囊窝	递 11 号刀切开，骨膜剥离子剥离，生理盐水棉棒拭血
4. 于泪骨骨板做骨孔	递弯蚊式钳将薄的泪骨骨板压破，造成一骨孔，小咬骨钳将孔扩大
5. "I" 形切开泪囊及鼻黏膜	递 11 号刀切开
6. 吻合泪囊及囊鼻黏膜	递结膜有齿镊，角针 5－0 丝线做对端缝合
7. 缝合内眦韧带及皮下组织	递结膜有齿镊提夹，圆针 5－0 丝线缝合
8. 缝合皮肤	递结膜有齿镊，角针 5－0 丝线缝合
9. 覆盖切口	递乙醇棉棒擦拭切口，乙醇纱卷压于切口处，眼垫、纱布覆盖，绷带包扎

五、泪腺部分切除术

1. 适应证　泪腺脱垂。

2. 禁忌证　泪腺炎。

3. 麻醉方式　局部眶深部、眉及其周围组织皮下及眼轮匝肌浸润麻醉。

4. 手术体位　仰卧位。

5. 特殊用物　四爪钩。

手术步骤与手术配合（表 18－12）。

表 18－12　泪腺部分切除术手术步骤与手术配合

手术步骤	手术配合
1. 眉弓下眶中部向颞侧延长约 2cm，稍呈弧形切开皮肤、皮下组织	递 11 号刀切开
2. 分离皮下组织	递结膜剪分离
3. 切开眼轮匝肌，并分离至眶隔	递 11 号刀切开、结膜剪分离
4. 切开眶隔，切除泪腺及水肿的眶脂肪	递弯蚊式钳向眶内稍加压，泪腺自眶隔薄弱松弛处涌出，递 11 号刀切开
5. 固定眶隔	递弯蚊式钳将眶隔相互叠加，角针 3－0 丝线褥式缝合
6. 缝合眼轮匝肌及皮肤	递眼科镊，圆针 5－0 丝线缝合
7. 覆盖切口	递金霉素眼膏涂于切口，纱布覆盖，胶布固定

六、泪囊摘除术

1. 适应证　慢性泪囊炎，泪囊甚小伴严重萎缩性鼻炎，年老体弱不宜行泪囊鼻腔吻合术；泪囊太小做吻合术有困难；严重角膜溃疡、眼球穿通伤以及需做内眼手术；结核性泪囊炎、泪囊肿瘤。

2. 麻醉方式　①浸润麻醉（泪点部、泪囊区皮下、泪囊顶部、鼻泪管上口）2%利多卡因2~3ml。②表面麻醉（下鼻道内）1%丁卡因+0.5%麻黄碱棉片10min。

3. 手术体位　仰卧位。

4. 手术切口　内眦皮肤切口。

5. 特殊用物　鼻镜、枪状镊、各号探针、6-0可吸收线、棉片，鼻泪管手术器械。

手术步骤与手术配合（表18-13）。

表18-13　泪囊摘除术手术步骤与手术配合

手术步骤	手术配合
1. 于内眦切开皮肤，切断内眦韧带，暴露泪囊	递结膜有齿镊，15号刀切开，递眼睑撑开器
2. 分离泪筋膜、泪囊壁。分离泪总管后侧时，从上至下，潜行分离；拉开泪筋膜，将泪囊自泪囊窝与骨壁分开	递骨膜分离器向两侧分离；递血管钳牵拉协助
3. 切断泪总管（尽可能远离泪囊）	递血管钳夹住泪总管，剪刀剪断
4. 检查摘除的泪囊是否完整。若有组织残留，应刮除	递眼科刮匙刮尽鼻泪管上口处
5. 烧灼鼻泪管、泪总管断端及泪囊窝空腔	递3%碘酊或硝酸银棉签烧灼
6. 探查鼻泪管	递探针插入鼻泪管，直达下鼻道
7. 缝合内眦韧带、泪筋膜、皮肤切口	递结膜有齿镊，4×10圆针3-0丝线缝合内眦韧带，6-0可吸收线间断缝合泪筋膜，3-0丝线缝合皮肤
8. 覆盖切口	递金霉素眼膏涂于切口，纱布覆盖。泪囊摘除部放一压迫枕，加压包扎

（金泽凤）

第三节　结膜手术

一、角膜缘球结膜切除术

1. 适应证　沙眼性血管翳；角膜移植术的术前准备；蚕蚀性角膜溃疡的治疗。

2. 麻醉方式　表面麻醉及结膜下浸润麻醉。

3. 手术体位　仰卧位。

4. 特殊用物　角膜镊。

手术步骤与手术配合（表18-14）。

表18－14 角膜缘球结膜切除术手术步骤与手术配合

手术步骤	手术配合
1. 开睑	递开睑器撑开上、下睑
2. 距角膜缘3mm处做一与角膜缘平行的球结膜切口（长度占角膜周长的1/4~1/2），剪开球结膜	递结膜有齿镊起球结膜，结膜剪剪开
3. 与第一个切口平行、等长再做一切口，去除部分球结膜	递结膜有齿镊提起球结膜切缘，结膜剪剪除，生理盐水棉棒拭血
4. 创面止血	点燃酒精灯，烧灼器止血
5. 缝合游离缘的球结膜	递结膜有齿镊，圆针5－0丝线缝合
6. 覆盖切口	递金霉素眼膏涂于切口，眼垫、纱布覆盖术眼，绷带包扎

二、周边虹膜切除术

1. **适应证** 原发性瞳孔或非瞳孔阻滞性闭角型青光眼、继发性瞳孔阻滞性青光眼。
2. **麻醉方式** ①表面麻醉（0.5%丁卡因点眼2次）。②结膜下注射（2%利多卡因0.5ml）。必要时，采用全麻。
3. **手术体位** 仰卧位。
4. **手术切口** 球结膜切口。
5. **特殊用物** 虹膜剪、虹膜复位器、显微手术器械、显微镜、10－0不可吸收线、11号刀片。

手术步骤与手术配合（表18－15）。

表18－15 周边虹膜切除术手术步骤与手术配合

手术步骤	手术配合
1. 开睑	递开睑部撑开上、下眼睑
2. 沿鼻上象限的角巩膜缘做球结膜切开，分离至角巩膜缘后3~4mm	递结膜有齿镊提夹，结膜剪剪开
3. 于角巩膜灰蓝半月区中间做平行于角巩膜缘的切口；前房穿刺，切开角巩膜，使其外口长3mm，内口长2.5~3mm	递结膜有齿镊提夹，11号刀切开
4. 紧贴角巩膜缘剪除脱出的周边部虹膜	递虹膜镊夹持脱出的虹膜，虹膜剪剪除
5. 冲洗角巩膜缘切口，巩膜复位	递生理盐水注射器冲洗，递虹膜复位器将虹膜瓣复位
6. 缝合球结膜（角巩膜切口无需缝合），覆盖切口	递带针10－0不可吸收线缝合；递金霉素眼膏涂于术眼上，眼垫、纱布覆盖包扎

三、翼状胬肉切除术

1. **适应证** 进行性翼状胬肉；胬肉部分或全部遮盖瞳孔；翼状胬肉影响眼球运动；翼状胬肉有碍美观；作为白内障或角膜移植前的先行治疗。
2. **麻醉方式** 表面麻醉＋结膜下浸润麻醉。
3. **手术体位** 仰卧位。
4. **特殊用物** 安全刀片、虹膜复位器，10－0不可吸收线。

手术步骤与手术配合（表18－16）。

表 18 – 16　翼状胬肉切除术手术步骤与手术配合

手术步骤	手术配合
1. 开睑	递开睑器撑开上、下眼睑
2. 尚翼状胬头部切割至角膜前弹力层下面的实质浅层，并越过角巩缘分离至巩膜	递结膜有齿镊夹持胬肉，递直蚊式钳夹持小块安全刀片切割、分离
3. 去除胬肉与结膜下组织	递结膜剪分离、剪除
4. 切除胬肉头颈部及部分结膜	递结膜有齿镊夹持胬肉，结膜剪剪除
5. 于内直肌止端前浅层的巩膜上、距角膜缘 4mm 处缝合固定球结膜，暴露角巩膜创缘	递虹膜复位器将结膜铺平；递结膜齿镊，圆针 8 – 0 丝线将其缝合固定
6. 覆盖切口	递金霉素眼膏涂于切口，眼垫、纱布覆盖术眼，绷带包扎

四、全睑球粘连的矫正术

1. **适应证**　整个上眼睑或下眼睑完全与眼球粘连，睑缘完全丧失，甚至眼睑部分缺损；残余部分结膜囊的严重烧伤后遗症。

2. **麻醉方式**　表面麻醉 + 局部浸润麻醉 + 球后睫状神经节阻滞麻醉。

3. **手术体位**　仰卧位。

4. **特殊用物**　睑板垫。

手术步骤与手术配合（表 18 – 17）。

表 18 – 17　全睑球粘连的矫正术手术步骤与手术配合

手术步骤	手术配合
1. 沿外眦切开皮肤、皮下组织	递结膜有齿镊提夹上或下睑，11 号刀切开
2. 沿粘连处切割、剥下全部粘连性瘢痕	递结膜有齿镊提夹，11 号刀切割，生理盐水棉棒拭血
3. 分离上睑至眼球赤道部以后、下睑至眶缘，剪断瘢痕	递结膜有齿镊提夹，结膜剪锐性分离并剪断瘢痕
4. 依据结膜缺损面积大小，取相应两块唇瓣	配合同本章第一节唇瓣移植（3～5）
5. 修补球结膜缺损，将唇黏膜瓣与直肌显道部浅层缝合固定	递结膜有齿镊提夹一块唇黏膜，角针 6 – 0 不可吸收缝线缝合固定（先赤道部两侧各 1 针、然后再固定其余部分）
6. 将唇黏膜缝于睑结膜及穹窿部创面上，修补睑结膜	递斜视钩翻转眼睑、有齿镊提夹，6 – 0 可吸收缝线缝合
7. 缝合上、下睑切口	递有齿镊，角针 5 – 0 丝线双重缝合
8. 覆盖切口	递 5ml 注射器抽吸庆大霉素 2 万 U + 地塞米松 5mg 球后注射 递斜视钩将金霉素眼膏涂于切口上，眼垫、纱布覆盖，绷带包扎

（金泽凤）

参考文献

[1] 曹允芳，刘峰，逯传凤. 临床护理实践指南. 北京：军事医学科学出版社，2011.

[2] 高占国. 眼眶病临床实践与思考. 北京：人民卫生出版社，2014.

[3] 曾继红，何为民. 眼科护理手册. 北京：科学出版社，2015.

[4] 詹汉英. 眼科护士培训手册. 湖北：湖北科学技术出版社，2014

[5] 刘虎. 白内障和屈光手术. 辽宁：辽宁科学技术出版社，2009.

[6] 刘家琦，李凤鸣. 实用眼科学. 北京：人民卫生出版社，2012.

[7] 伍志琴，吕明，聂尚武，等. 埋藏性视盘玻璃膜疣的影像学诊断分析. 中国实用眼科杂志，2015，33（11）：1272 – 1274.

第十九章

眼科疾病门诊手术护理配合

第一节　睑板腺囊肿（霰粒肿）切除手术的护理配合

睑板腺囊肿（霰粒肿）是因睑板腺出口阻塞，腺体分泌物潴留在睑板内，并对其周围组织慢性刺激所产生的炎性肉芽组织。如经 3~4 周适当治疗后睑板腺囊肿仍未消失，并且患者要求去除睑板腺囊肿，可行睑板腺囊肿切除术，目的在于去除炎性肉芽组织。对于中老年患者，若出现复发性睑板腺囊肿，应高度怀疑睑板腺癌的可能，在切除后送病理检查以进一步明确诊断。

1. 手术流程及配合要点

（1）术前准备

1）医护人员仪表要求

A. 着手术室专用刷手衣，手术室专用拖鞋。

B. 头戴一次性帽子（头发全部遮挡），面部戴一次性口罩（口、鼻全部遮挡）。

C. 双手不能佩戴任何首饰及手表，指甲不能过长，不能涂指甲油。

2）患者准备

A. 进手术室脱掉外衣，穿一次性鞋套和一次性手术衣。

B. 对于意识清楚的患者，洗眼护士可以询问的方式，核对患者的资料（姓名、性别、眼别、手术名称），根据其叙述的情况与手术条核对是否相符。对于智力不足、意识不清的患者，应查看病历手册，并与手术医师及家属进行核对，为患者佩戴具有身份识别功能的腕带标记。

C. 查看术前各项常规检查结果是否正常，患者或家属是否已签字同意手术。

D. 询问患者有无药物过敏史，如有在病历手册首页注明。询问患者有无不适及前三日是否滴用抗生素眼药水，女性患者询问是否月经期。

E. 查看患者术眼有无炎症，滴爱尔卡因表面麻醉剂 1~2 滴，清洁术眼后，用棉签蘸甲紫溶液标记术眼。

F. 评估患者心理状态，对手术的了解及耐受情况、配合程度，对患者进行心理疏导，做好宣教工作，指导患者放松的方法。

3）器械、敷料与物品准备

A. 外眼无菌手术台、弯剪、尖刀、有齿镊、睑板腺囊肿夹、刮匙、弯止血钳、2ml 注射器、适量棉球、棉签、纱布，如需缝合给予持针器、5-0丝线。

B. 表面麻醉剂、0.9%生理盐水、20%利多卡因、盐酸肾上腺素、红霉素眼膏。

C. 全麻手术同小儿全麻手术的护理配合。

4）手术间及设备的准备

A. 做好手术间的清洁卫生，空气消毒后待用。

B. 检查手术灯是否处于正常运转状态，备好灯光照明。

C. 全麻手术同小儿全麻手术的护理配合。

（2）手术过程及配合要点

1）巡回护士根据手术条与患者或腕带标记核对姓名、性别、眼别和手术名称，协助患者摆好手术体位，用治疗巾包好头部，术眼滴表面麻醉剂1~2滴，调节手术床头部，以患者感到舒适为宜。

2）协助手术医师穿手术衣、戴手套，给生理盐水，抽取麻醉药，调节手术灯光。手术开始前，巡回护士再次与手术医师一起核对患者姓名、性别、眼别和手术名称。

3）手术进行时，密切注意手术程序和所需用物，及时供给术中需要的物品。

4）注意观察患者呼吸、脉搏等全身情况。

5）手术完毕，协助手术医师涂红霉素眼膏，术眼覆盖双层无菌敷料，指导患者立即用手掌根部按压手术部位，防止术眼出血。协助患者到观察室。

6）对于需要进行病理检查的标本，巡回护士协助手术医师，将标本放入装有10%甲醛溶液的标本袋内固定保存，核对医师填写的病理单、登记本。

7）全麻手术同小儿全麻手术的护理配合。

（3）术后观察与护理

1）患者到观察室进行观察，无出血或其他不适，更换无菌敷料后方可离院。

2）术眼无缝线患者无需换药及再检查，次日将敷料去除，自用抗生素滴眼液3~5日，每日4次，护士要指导点眼药方法及注意事项。以预防感染和促进创口愈合。术眼有缝线患者隔日到医院进行外眼换药处理，皮肤缝线于手术后7天拆除，在此期间滴用抗生素眼药水，每日4次。

3）嘱患者生活要规律，禁偏食、饮食单调，多吃蔬菜、水果及蛋白质丰富的饮食，多饮水，少吃辛辣刺激性食物。

4）注意保持眼周清洁，前两日每日用干净、潮湿的毛巾擦拭面部，洗脸、洗澡时勿使洗发剂、洗面奶及污水进入眼内。

5）告知患者如再次出现局部红、肿、胀、疼痛或术眼仍有渗血，应尽早就医进行治疗，使疾病在早期得到根治。

6）全麻手术同小儿全麻手术的护理配合。

2. 护士配合关键环节提示

（1）睑板腺囊肿属外眼手术，不可与内眼手术同时进行，以避免交叉感染。

（2）在手术的各个环节，严格执行三方安全核查制度。除特殊情况外，巡回护士不得擅离手术间，必须离开时应另有护士代替，并做好交接工作。

（3）严格执行无菌操作原则，并监督手术人员无菌操作，如有违反者及时指出并改正。

（4）巡回护士告知协助患者摆好手术体位后，指导患者思想放松，尽量不要紧张，如有不适或任何要求及时告知医护人员但不得用手触摸眼部和手术台。

（5）器械护士应备齐不同型号的睑板腺囊肿夹和刮匙，以适应手术的需要。

（6）需要送病理检查时，严格按照标本留取、送检制度进行。

（7）全麻手术同小儿全麻手术的护理配合。

（张爱琼）

第二节　睑内翻矫正手术的护理配合

睑内翻指眼睑、特别是睑缘向眼球方向卷曲的位置异常。当睑内翻达一定程度时，睫毛倒向眼球。需行睑内翻矫正术，目的在于矫正内翻眼睑避免睫毛长期刺激眼球。

1. 手术流程及配合要点

（1）术前准备

1）医护人员仪表要求

A. 着手术室专用刷手衣，手术室专用拖鞋。

B. 头戴一次性帽子（头发全部遮挡），面部戴一次性口罩（口、鼻全部遮挡）。

C. 双手不能佩戴任何首饰及手表，指甲不能过长，不能涂指甲油。

2）患者准备

A. 进手术室脱掉外衣，穿一次性鞋套和一次性手术衣。

B. 洗眼护士与病历医嘱核对患者的姓名、性别、眼别、手术名称。

C. 检查术前各项常规检查是否正常；术眼结膜、角膜有无炎症；家属或患者是否已签字同意手术。

D. 询问患者有无不适及前三日是否滴用抗生素眼药水。

E. 为患者进行眼部准备工作即清洗术眼。

F. 评估患者的心理状态，对手术的了解及耐受情况、配合程度，为患者做好心理疏导，做好宣教工作，指导患者放松的方法。

3）器械准备：外眼无菌手术台、2ml 注射器和 TB 针头、棉球、棉签、眼垫、眼用弯剪、尖刀、有齿直镊、针持、Hozz 板、成型夹、弯止血钳、5-0 丝线。

4）手术间的准备：做好手术间的清洁卫生及消毒，备好手术照明灯。

（2）手术过程

1）巡回护士协助患者摆好手术体位，由手术医师主持核对三方核对单，术前及麻醉前内容并记录，以治疗巾包好头部，术眼滴表面麻醉剂1~2滴。

2）协助手术医师穿手术衣、戴手套；给生理盐水，抽取麻醉药；调节手术灯光。手术开始前，巡回护士再次与手术医师一起核对患者姓名、性别、眼别和手术名称。

3）手术进行时，密切注意手术程序和所需用物，及时供给术中需要的物品。

4）随时巡视患者精神及全身情况。

5）手术完毕前由手术医师主持核对三方核对单术后内容并记录，协助手术医师涂红霉素眼膏，术眼用无菌敷料覆盖，协助患者到准备间。

（3）术后护理

1）已有缝线患者，嘱其隔日到医院进行外眼换药处理，7天拆除缝线，在此期间患者或家属自己滴用抗生素眼药水，每日 4 次，护士要指导点眼药方法及注意事项。

2）嘱患者生活要规律，禁偏食、饮食单调，多吃蔬菜、水果及蛋白质丰富的饮食，多饮水，少吃辛辣刺激性食物。

3）注意保持眼周清洁，前两日每日用干净、潮湿的毛巾擦拭面部，洗脸、洗澡时勿使洗发剂、洗面奶及污水进入眼内。

4）如再次出现局部红、肿、胀、疼痛，应尽早就医进行治疗，使疾病在早期得到根治。

2. 护士配合关键环节提示

（1）睑内翻属于外眼手术，不可与内眼手术同时进行，避免交叉感染。

（2）巡回护士协助患者摆好手术体位后，告知患者思想放松，尽量不要紧张，双手放于身体两侧有任何不适及时告知医护人员但不得用手触摸眼部和手术台。

（3）器械护士准备手术台时应多备眼垫，以应手术需要。

（张爱琼）

第三节　翼状胬肉切除手术的护理配合

它是一种很常见的结膜变性疾患。为睑裂部球结膜与角膜上一种赘生组织，侵犯角膜后日渐增大，甚至可覆盖至瞳孔区而严重影响视力，需行翼状胬肉切除术。

1. 手术流程及配合要点

（1）术前准备

1）医护人员仪表要求

A. 着手术室专用刷手衣，手术室专用拖鞋。

B. 头戴一次性帽子（头发全部遮挡），面部戴一次性口罩（口、鼻全部遮挡）。

C. 双手不能佩戴任何首饰及手表，指甲不能过长，不能涂指甲油。

2）患者准备

A. 进手术室脱掉外衣，穿一次性鞋套和一次性手术衣。

B. 洗眼护士与病历医嘱核对患者的姓名、性别、眼别、手术名称。

C. 检查术前各项常规检查是否正常；术眼结膜、角膜有无炎症；家属或患者是否已签字同意手术。

D. 询问患者有无不适及前三日是否滴用抗生素眼药水。

E. 为患者进行眼部准备工作即清洗术眼。

F. 评估患者的心理状态，对手术的了解及耐受情况、配合程度，为患者做好心理疏导，做好宣教工作，指导患者放松的方法。

3）器械准备：外眼无菌手术台、2ml 注射器和 TB 针头、棉球、棉签、眼垫、尖刀、针持、显微牙镊、显微虹膜复位器、显微弯剪、开睑器、烧灼器、备圆刀、显微针持、10－0 线和酒精灯。

4）手术间的准备：做好手术间的清洁卫生及消毒，备好显微镜。

（2）手术过程

1）巡回护士协助患者摆好手术体位，由手术医师主持核对三方核对单术前及麻醉前内容并记录，以治疗巾包好头部，术眼滴爱尔卡因表面麻醉剂 1~2 滴。

2）协助手术医师穿手术衣、戴手套；给生理盐水，抽取麻醉药；调试显微镜。手术开始前，巡回护士再次与手术医师一起核对患者姓名、性别、眼别和手术名称。

3）手术进行时，密切注意手术程序和所需用物，及时供给术中需要的物品。

4）随时巡视患者精神及全身情况。

5）手术完毕前由手术医师主持核对三方核对单术后内容并记录，协助手术医师涂红霉素眼膏，术眼用无菌敷料覆盖，协助患者到准备间。

（3）术后护理

1）观察有无出血 10 分钟，如无出血方可离院。

2）如患者术眼无缝线则次日换药后将敷料去除，继续滴抗生素眼药水 3~5 日，每日 4 次，护士要指导点眼药方法及注意事项，以预防感染和促进创口愈合。有缝线患者次日到医院进行内眼换药处理，10 天拆除缝线，在此期间滴用抗生素眼药水，每日 4 次。

3）嘱患者生活要规律，禁偏食、饮食单调，多吃蔬菜、水果及蛋白质丰富的饮食，多饮水，少吃辛辣刺激性食物。

4）注意保持眼周清洁，前两日每日用干净、潮湿的毛巾擦拭面部，洗脸、洗澡时勿使洗发剂、洗面奶及污水进入眼内。

5）如再次出现局部红、肿、胀、疼痛及出血渗血等不适，应尽早就医进行治疗，使疾病在早期得到根治。

2. 护士配合关键环节提示

（1）翼状胬肉切除属于外眼手术，不可与内眼手术同时进行，避免交叉感染。

（2）巡回护士协助患者摆好手术体位后，告知患者思想放松，尽量不要紧张，双手放于身体两侧有任何不适及时告知医护人员，但不得用手触摸眼部和手术台。

（3）器械护士准备好转位所用的器械以备术中使用。

（张爱琼）

第四节　泪囊摘除手术的护理配合

泪囊摘除术的指征为患慢性泪囊炎后已发生角膜感染，或患者年老体弱、泪囊萎缩，或鼻腔疾病不适合用泪囊鼻腔吻合的患者。

1. 手术流程及配合要点

（1）术前准备

1）医护人员仪表要求

A. 着手术室专用刷手衣，手术室专用拖鞋。

B. 头戴一次性帽子（头发全部遮挡），面部戴一次性口罩（口、鼻全部遮挡）。

C. 双手不能佩戴任何首饰及手表，指甲不能过长，不能涂指甲油。

2）患者准备

A. 进手术室脱掉外衣，穿一次性鞋套和一次性手术衣。

B. 洗眼护士与病历医嘱核对患者的姓名、性别、眼别、手术名称。

C. 检查术前各项常规检查是否正常；术眼结膜、角膜有无炎症；家属或患者是否已签字同意手术。

D. 询问患者有无不适及前三日是否滴用抗生素眼药水。

E. 为患者进行眼部准备工作即清洗术眼，冲洗泪道。

F. 评估患者的心理状态，对手术的了解及耐受情况、配合程度，为患者做好心理疏导，做好宣教工作，指导患者放松的方法。

3）器械准备：内眼包、尖刀、圆刀、弯剪、直剪、泪囊扩张器、泪小点扩张器、靶子、剥离子、牙镊、针持、弯针头、小碗、探针、烧灼球、直血管钳、弯血管钳、2ml、5ml、5-0线、酒精灯。

4）手术间的准备：做好手术间的清洁卫生及消毒，备好手术照明灯。

（2）手术过程

1）巡回护士协助患者摆好手术体位，由手术医师主持核对三方核对单术前及麻醉前内容并记录，以治疗巾包好头部，术眼滴爱尔卡因表面麻醉剂1~2滴。鼻内喷麻药。

2）协助手术医师穿手术衣、戴手套；给生理盐水，抽取麻醉药；调节手术灯光。手术开始前，巡回护士再次与手术医师一起核对患者姓名、性别、眼别和手术名称。

3）手术进行时，密切注意手术程序和所需用物，及时供给术中需要的物品。

4）随时巡视患者精神及全身情况。

5）手术完毕前由手术医师主持核对三方核对单术后内容并记录，协助手术医师涂红霉素眼膏，术眼用无菌敷料覆盖，协助患者到准备间。

（3）术后护理

1）术眼已有缝线嘱患者隔日到医院进行外眼换药处理，7天拆除缝线。

2）嘱患者生活要规律，禁偏食、饮食单调，多吃蔬菜、水果及蛋白质丰富的饮食，多饮水，少吃辛辣刺激性食物。

3）注意保持伤口清洁。

4）如再次出现局部红、肿、胀、疼痛以及出血渗血等情况，应尽早就医进行治疗，使疾病在早期得到根治。

2. 护士配合关键环节提示

（1）泪囊摘除属于外眼手术，不可与内眼手术同时进行，避免交叉感染。

（2）巡回护士协助患者摆好手术体位后，告知患者思想放松，尽量不要紧张，双手放于身体两侧有任何不适及时告知医护人员但不得用手触摸眼部和手术台。

（3）巡回护士随时调节光线的方向，以便术者操作。

（张爱琼）

第五节　睫状体光凝手术的护理配合

晚期青光眼丧失视功能，有严重疼痛，大泡性角膜病变时，可选择睫状体光凝术。

1. 手术流程及配合要点

（1）术前准备

1）医护人员仪表要求

A. 着手术室专用刷手衣，手术室专用拖鞋。

B. 头戴一次性帽子（头发全部遮挡），面部戴一次性口罩（口、鼻全部遮挡）。

C. 双手不能佩戴任何首饰及手表，指甲不能过长，不能涂指甲油。

2）患者准备

A. 进手术室脱掉外衣，穿一次性鞋套和一次性手术衣。

B. 洗眼护士与病历医嘱核对患者的姓名、性别、眼别、手术名称。

C. 检查术前各项常规检查是否正常；术眼结膜、角膜有无炎症；家属或患者是否已签字同意手术。

D. 询问患者有无不适及前三日是否滴用抗生素眼药水。

E. 为患者进行眼部准备工作即清洗术眼。

F. 评估患者的心理状态，对手术的了解及耐受情况、配合程度，为患者做好心理疏导，做好宣教工作，指导患者放松的方法。

3）器械准备：外眼包、固定镊、开睑器、弯血管钳、5ml 球后针、G 探头。

4）手术间的准备：做好手术间的清洁卫生及消毒，备好手术照明灯及半导体激光治疗仪。

（2）手术过程

1）巡回护士协助患者摆好手术体位，由手术医师主持核对三方核对单术前及麻醉前内容并记录，以治疗巾包好头部，术眼滴爱尔卡因表面麻醉剂 1～2 滴。

2）协助手术医师穿手术衣、戴手套；抽取麻醉药；调节手术灯光。手术开始前，巡回护士再次与手术医师一起核对患者姓名、性别、眼别和手术名称。

3）手术进行时，密切注意手术程序和所需用物，及时供给术中需要的物品。随时根据医嘱调试半导体激光治疗仪能量。

4）随时巡视患者精神及全身情况。

5）手术完毕前由手术医师主持核对三方核对单术后内容并记录，协助手术医师涂红霉素眼膏，术眼用无菌敷料覆盖，协助患者到准备间。

（3）术后护理

1）滴用抗生素眼药水，每日 4 次并指导用药的方法及注意事项。

2）嘱患者生活要规律，禁偏食、饮食单调，多吃蔬菜、水果及蛋白质丰富的饮食，多饮水，少吃辛辣刺激性食物。

3）注意保持眼周清洁，前两日每日用干净、潮湿的毛巾擦拭面部，洗脸、洗澡时勿使洗发剂、洗面奶及污水进入眼内。

4）如出现局部红、疼痛等不适，应尽早就医进行治疗，使疾病在早期得到根治。

2. 护士配合关键环节提示

（1）睫状体光凝术属于外眼手术，不可与内眼手术同时进行，避免交叉感染。

（2）巡回护士协助患者摆好手术体位，告知患者思想放松，尽量不要紧张，双手放于身体两侧有任何不适及时与医护人员沟通但不得用手触摸眼部和手术台。必要时给予患者氧气吸入。

（3）巡回护士聚精会神根据医嘱迅速调试能量。

（张爱琼）

第六节 小儿全麻手术的护理配合

全身麻醉简称全麻，即通过吸入、静脉、肌肉或直肠给予麻醉药物，使患者产生可逆性的意识消失，同时全身失去疼痛感觉。我院对手术时间短、麻醉药用量小的小儿全麻手术安排在门诊进行，均采用以氯胺酮为主的静脉麻醉方式。特点是作用快，苏醒迅速，对呼吸道无刺激，患儿舒适，不燃烧，不爆炸，无污染，无需复杂麻醉设备，操作简单。

1. 手术流程及配合要点

（1）术前准备

1）医护人员仪表要求

A. 着手术室专用刷手衣，手术室专用拖鞋。

B. 头戴一次性帽子（头发全部遮挡），面部戴一次性口罩（口、鼻全部遮挡）。

C. 双手不能佩戴任何首饰及手表，指甲不能过长，不能涂指甲油。

2）患儿准备

A. 由一名家长陪同患儿进入手术室，脱掉外衣，穿一次性鞋套。

B. 洗眼护士与家长核对患儿的资料（姓名、性别、眼别、手术名称），根据其叙述的情况与手术条核对是否相符，为患儿佩戴具有身份识别功能的腕带标记。

C. 查看术前各项常规检查结果是否正常，家长是否已签字同意手术，患儿术眼有无炎症。

D. 询问家长患儿有无药物过敏史，如有在病历手册首页注明。询问家长患儿有无上呼吸道感染、腹泻等其他小儿常见病，是否按要求已经禁食禁水6小时，前三日是否滴用抗生素眼药水。

E. 为患儿测量体重，以便准确给予麻醉药量。

F. 主动热情接近患儿，做好安抚工作，最大限度地减轻患儿心理伤害，避免因哭闹引起缺氧、发绀。同时耐心向家长解释相关情况，缓解家长紧张焦虑情绪，使之主动配合治疗。

3）器械、敷料与物品准备

A. 按手术条准备相应的手术台及器械。

B. 表面麻醉剂、0.9%生理盐水、2%利多卡因、盐酸肾上腺素、红霉素眼膏、氯胺酮、1%阿托品注射液及常用抢救药品。

4）手术间及设备的准备

A. 做好手术间的清洁卫生，空气消毒后待用。

B. 检查手术灯是否处于正常运转状态，备好灯光照明。如果是显微手术，调试准备好显微镜。

C. 连接墙壁氧气、吸引器，准备麻醉呼吸机、血氧饱和度监测仪、开口器、气管插管、喉镜、吸痰管等各种急救设备。

（2）手术过程及配合要点

1）巡回护士根据手术条、腕带标记与家长核对患儿姓名、性别、眼别和手术名称，抱患儿上手术床，解开领扣。

2）巡回护士与麻醉医师、手术医师一起核对患儿姓名、性别、眼别和手术名称。配合麻醉医师进行静脉穿刺，麻醉成功后，给予患儿低流量氧气吸入、肩下垫软枕，保持呼吸道通畅。

3）用治疗巾包好患儿头部，术眼滴表面麻醉剂 1～2 滴，清洁术眼，用棉签蘸甲紫溶液标记术眼。

4）协助手术医师穿手术衣、戴手套，给生理盐水，抽取麻醉药，调节显微镜、手术灯光。

5）手术进行时，密切注意手术程序和所需用物，及时供给术中需要的物品。

6）随时注意观察患儿呼吸、心率情况。

7）手术完毕，协助手术医师涂红霉素眼膏，术眼覆盖无菌敷料。协助麻醉医师将患儿移至推床，护送至麻醉后恢复室，并与恢复室工作人员进行交接。

（3）术后观察与护理

1）患儿去枕平卧，头偏向健侧，口中如有分泌物及时清理，防止压迫术眼及呕吐物进入气管引起窒息。

2）注意给患儿保暖，密切观察患儿意识、呼吸、面色、口唇、四肢皮温、口腔分泌物等情况，出现异常及时通知医师并协助处理。

3）在保证患儿生命安全及不影响手术疗效与护理的前提下，尽量减少对患儿的束缚，并安排 1 名家长在恢复室陪护患儿，使患儿苏醒后能够第一眼看到自己的亲人，减少由于手术给患儿内心造成的恐惧与不安。

4）加强对患儿的看护，防止患儿苏醒后哭闹，撕拽眼部敷料。

5）患儿术后 4 小时可进水、6 小时可进食，过早进食水可引起恶心呕吐。指导家长让患儿多进食蔬菜、水果和富含蛋白质的食物，保持大便通畅。

6）麻醉作用可持续 24 小时，患儿离院后仍可能出现嗜睡或协调能力减弱，在此期间家长应让患儿尽量避免精细操作和需集中注意力的操作。

7）注意保持眼周清洁，术后不要马上给患儿洗澡，以免引起眼部感染。

8）遵医嘱正确、按时使用滴眼液及口服药，按规定时间换药、门诊复查，一旦出现剧烈疼痛、出血不止、恶性呕吐等症状应尽快到医院就诊。

2. 护士配合关键环节提示

（1）由于门诊手术室设备相对简单，患儿术前、术后没有住院，为手术意外抢救和病情观察增加了一定的困难，因此，2 岁以下的患儿严禁在门诊手术室实施全麻手术。

（2）在手术的各个环节，严格执行三方安全核查制度。除特殊情况外，巡回护士不得擅离手术间，必须离开时应另有护士代替，并做好交接工作。

（3）严格执行无菌操作原则，并监督手术人员无菌操作，如有违反者及时指出并改正。

（4）为了缩短患儿与母亲分离时间，避免增加患儿心理伤害，预防患儿因哭闹而引起缺氧、发绀，应尽量在各项准备完成后再接患儿进入手术间。

（5）麻醉恢复期患儿可能出现幻觉与噩梦，表现为哭闹、躁动、精神激动，因此环境要安静，避免外界刺激。同时注意保护患儿，防止坠落、外伤，给予患儿爱抚及言语上的安慰。

（张爱琼）

第七节　白内障超声乳化摘除联合人工晶状体植入手术的护理配合

白内障是发生在眼球里面晶状体上的一种疾病，任何晶状体的混浊都可称为白内障。需行白内障超声乳化摘除人工晶状体植入手术。

1. 手术流程及配合要点

（1）术前准备

1）医护人员仪表要求

A. 着手术室专用刷手衣，手术室专用拖鞋。

B. 头戴一次性帽子（头发全部遮挡），面部戴一次性口罩（口、鼻全部遮挡）。

C. 双手不能佩戴任何首饰及手表，指甲不能过长，不能涂指甲油。

2）患者准备

A. 进手术室脱掉外衣，穿一次性鞋套和一次性手术衣。

B. 洗眼护士与病历医嘱核对患者的姓名、性别、眼别、手术名称。

C. 检查术前各项常规检查是否正常；术眼结膜、角膜有无炎症；家属或患者是否已签字同意手术。

D. 询问患者有无不适及前三日是否滴用抗生素眼药水。

E. 为患者进行眼部准备工作：清洗术眼并点散瞳药三遍。

F. 评估患者的心理状态，对手术的了解及耐受情况、配合程度，为患者做好心理疏导，做好宣教工作，指导患者放松的方法。

3）器械准备：内眼包、白内障盒（穿刺刀15°、裂隙刀3.2、晶状体调位钩、劈核钩、显微牙镊、撕囊镊、晶状体植入镊、显微开睑器备显微针持、显微剪、囊膜剪、水助吸针、弯针头）白内障器械（大剪刀、直弯止血钳、超声乳化手柄、超声乳化手柄配套头、扳子、IA、推助器）、10ml注射器。

4）手术间的准备：做好手术间的清洁卫生及消毒，备好显微镜、白内障超声乳化机及一次性集液盒和平衡盐灌注液，连接好仪器电源，备氧气及心电监护仪，有全麻则做好全麻配合及准备。

（2）手术过程

1）巡回护士协助患者摆好手术体位，由手术医师主持核对三方核对单术前及麻醉前内容并记录，以治疗巾包好头部，术眼滴表面麻醉剂1~2滴共点三遍。

2）协助手术医师穿手术衣、戴手套；给生理盐水；调试显微镜及白内障机。手术开始前，巡回护士再次与手术医师一起核对患者姓名、性别、眼别、晶状体度数和手术名称。

3）手术进行时，密切注意手术程序和所需用物，及时供给术中需要的物品，注意医嘱调节白内障机程序及参数。

4）随时巡视患者精神及全身情况。

5）手术完毕前由手术医师主持核对三方核对单术后内容并记录，术眼用无菌敷料覆盖，及屈光专用塑料眼罩；协助患者到准备间。

（3）术后护理

1）观察患者 10 分钟，如无异常后方可离院。

2）术眼次日换药后将敷料去除，继续滴抗生素眼药水 3～5 日，每日 4 次，以预防感染和促进创口愈合。

3）嘱患者生活要规律，禁偏食、饮食单调，多吃蔬菜、水果及蛋白质丰富的饮食，多饮水，少吃辛辣刺激性食物。不吃坚硬的食物，保持大便通畅。

4）注意保持眼周清洁，前两日每日用干净、潮湿的毛巾擦拭面部，洗脸、洗澡时勿使洗发剂、洗面奶及污水进入眼内。避免剧烈活动。

5）如出现眼胀痛伴头痛、局部红、肿及严重畏光、流泪，应尽早就医进行治疗。

2. 护士配合关键环节提示

（1）白内障手术属于内眼手术，不可与外眼手术同时进行，避免交叉感染。

（2）巡回护士告知患者上手术床后，思想放松，尽量不要紧张，双手放于身体两侧有任何不适可以说话，不得用手触摸眼部和手术台。张开嘴呼吸勿憋气。

（3）术前散瞳、点表面麻醉药很关键，要点够次数，表面麻醉药要求术前 5 分钟开始点药，不可过早，以免损伤角膜上皮。如瞳孔散大不够理想及时查找原因并告知手术医师。

（4）护士应熟知常用晶状体 A 常数，与患者 A 超结果及医嘱认真核对无误后方可将人工晶状体打开在手术台上。

（5）手术进行中巡回护士负责灌注液的及时供给，灌注液不可走空，以确保手术连续顺利完成。

（张爱琼）

第八节　小梁切除手术的护理配合

药物和激光治疗不能阻止进行性视神经损伤和视野缺损的各类青光眼。由于手术技术的改进和抗代谢药物的应用，小梁切除术后的眼压水平可与全层巩膜穿通滤过术后的眼压水平相近，因此现在小梁切除术几乎可以适用于所有需要做眼外滤过术的青光眼。

1. 手术流程及配合要点

（1）术前准备

1）医护人员仪表要求

A. 着手术室专用刷手衣，手术室专用拖鞋。

B. 头戴一次性帽子（头发全部遮挡），面部戴一次性口罩（口、鼻全部遮挡）。

C. 双手不能佩戴任何首饰及手表，指甲不能过长，不能涂指甲油。

2）患者准备

A. 进手术室脱掉外衣，穿一次性鞋套和一次性手术衣。

B. 洗眼护士与病历医嘱核对患者的姓名、性别、眼别、手术名称。

C. 检查术前各项常规检查是否正常；术眼结膜、角膜有无炎症；家属或患者是否已签字同意手术。

D. 询问患者有无不适及前三日是否滴用抗生素眼药水。

E. 为患者进行眼部准备工作：清洗术眼。

F. 评估患者的心理状态，对手术的了解及耐受情况、配合程度，为患者做好心理疏导，做好宣教工作，指导患者放松的方法。

3）器械准备：青光眼包（内眼包、直弯血管钳、巾钳、剪刀、尖刀、针持、开睑器）、穿刺刀、显微弯剪、显微针持、显微牙镊、显微平镊、显微线镊、小梁剪、小碗、1ml、2ml、5ml、10ml、10-0线5-0线，双极电凝。

4）手术间的准备：做好手术间的清洁卫生及消毒，备好显微镜，连接好仪器各电源，备氧气及心电监护仪，有全麻则做好全麻配合及准备。

（2）手术过程

1）巡回护士协助患者摆好手术体位，由手术医师主持核对三方核对单术前及麻醉前内容并记录，以治疗巾包好头部，术眼滴表面麻醉剂1~2滴共点三遍。

2）协助手术医师穿手术衣、戴手套；给生理盐水；调试显微镜及电凝机。手术开始前，巡回护士再次与手术医师一起核对患者姓名、性别、眼别和手术名称。

3）手术进行时，密切注意手术程序和所需用物，及时供给术中需要的物品。

4）随时巡视患者精神及全身情况。

5）手术完毕前由手术医师主持核对三方核对单术后内容并记录，术眼点妥布霉素地塞米松药膏，用无菌敷料覆盖并单眼包扎绷带；协助患者到准备间。

（3）术后护理

1）观察患者10分钟，如无异常后方可离院。

2）术眼次日换药后将敷料去除，继续滴抗生素眼药水3~5日，每日4次，以预防感染和促进创口愈合。

3）嘱患者生活要规律、禁偏食、饮食单调，多吃蔬菜、水果及蛋白质丰富的饮食，多饮水，少吃辛辣刺激性食物。不吃坚硬的食物保持大便通畅。

4）注意保持眼周清洁，前两日每日用干净、潮湿的毛巾擦拭面部，洗脸、洗澡时勿使洗发剂、洗面奶及污水进入眼内。不做剧烈活动。让眼睛尽量休息。

5）如再次出现局部红、肿、胀、疼痛，应尽早就医进行治疗。

2. 护士配合关键环节提示

（1）青光眼手术属于内眼手术，不可与外眼手术同时进行，避免交叉感染。

（2）巡回护士告知患者上手术床后，思想放松，尽量不要紧张，双手放于身体两侧有任何不适可以说话，不得用手触摸眼部和手术台。张开嘴呼吸勿憋气。

（3）术前切勿点散瞳药。

（张爱琼）

第九节 角膜移植手术的护理配合

角膜移植就是用正常的眼角膜替换患者现有病变的角膜，使患眼复明或控制角膜病变，达到增进视力或治疗某些角膜疾患的眼科治疗方法。

1. 手术流程及配合要点

（1）术前准备

1）医护人员仪表要求

A. 着手术室专用刷手衣，手术室专用拖鞋。

B. 头戴一次性帽子（头发全部遮挡），面部戴一次性口罩（口、鼻全部遮挡）。

C. 双手不能佩戴任何首饰及手表，指甲不能过长，不能涂指甲油。

2）患者准备

A. 进手术室脱掉外衣，穿一次性鞋套和一次性手术衣。

B. 洗眼护士与病历医嘱核对患者的姓名、性别、眼别、手术名称。

C. 检查术前各项常规检查是否正常；术眼结膜、角膜有无炎症；家属或患者是否已签字同意手术。

D. 询问患者有无不适及前三日是否滴用抗生素眼药水。

E. 为患者进行眼部准备工作：清洗术眼并点缩瞳药。

F. 评估患者的心理状态，对手术的了解及耐受情况、配合程度，为患者做好心理疏导，做好宣教工作，指导患者放松的方法。

3）器械准备：青光眼包（内眼包、直弯血管钳、巾钳、剪刀、尖刀、针持、开睑器、平镊、牙镊、烧灼器）、显微弯剪、显微针持、显微牙镊、显微平镊、显微开睑器、小碗、2ml、5ml、10ml、10-0线。

4）手术间的准备：做好手术间的清洁卫生及消毒，备好显微镜，备好酒精灯。

（2）手术过程

1）巡回护士协助患者摆好手术体位，由手术医师主持核对三方核对单术前及麻醉前内容并记录，以治疗巾包好头部，术眼滴表面麻醉剂1～2滴。

2）协助手术医师穿手术衣、戴手套；给生理盐水；调试显微镜及电凝机。手术开始前，巡回护士再次与手术医师一起核对患者姓名、性别、眼别和手术名称。

3）手术进行时，密切注意手术程序和所需用物，及时供给术中需要的物品。

4）随时巡视患者精神及全身情况。

5）手术完毕前由手术医师主持核对三方核对单术后内容并记录，术眼点妥布霉素地塞米松药膏，用无菌敷料覆盖并单眼包扎绷带；协助患者到准备间。

（3）术后护理

1）观察患者10分钟，如无异常后方可离院。

2）术眼次日换药后将敷料去除，继续滴抗生素眼药水3～5日，每日4次，以预防感染和促进创口愈合。

3）嘱患者生活要规律，禁偏食、饮食单调，多吃蔬菜、水果及蛋白质丰富的饮食，多饮水，少吃辛辣刺激性食物。不吃坚硬的食物保持大便通畅。

4）注意保持眼周清洁，前两日每日用干净、潮湿的毛巾擦拭面部，洗脸、洗澡时勿使洗发剂、洗面奶及污水进入眼内。不做剧烈活动。让眼睛尽量休息。

5）如再次出现局部红、肿、胀、疼痛，应尽早就医进行治疗。

2. 护士配合关键环节提示

（1）角膜移植属于内眼手术，不可与外眼手术同时进行，避免交叉感染。

（2）巡回护士告知患者上手术床后，思想放松，尽量不要紧张，双手放于身体两侧有任何不适可以说话，不得用手触摸眼部和手术台。

（3）术前切勿点散瞳药。

（4）备好角膜材料。

（张爱琼）

第十节　斜视矫正手术的护理配合

斜视手术的目的是建立双眼单视功能和改善外观。

1. 手术流程及配合要点

（1）术前准备

1）医护人员仪表要求

A. 着手术室专用刷手衣，手术室专用拖鞋。

B. 头戴一次性帽子（头发全部遮挡），面部戴一次性口罩（口、鼻全部遮挡）。

C. 双手不能佩戴任何首饰及手表，指甲不能过长，不能涂指甲油。

2）患者准备

A. 进手术室脱掉外衣，穿一次性鞋套和一次性手术衣。

B. 洗眼护士与病历医嘱核对患者的姓名、性别、眼别、手术名称。

C. 检查术前各项常规检查是否正常；术眼结膜、角膜有无炎症；家属或患者是否已签字同意手术。

D. 询问患者有无不适及前三日是否滴用抗生素眼药水。

E. 为患者进行眼部准备工作：清洗术眼剪掉上下睫毛。

F. 评估患者的心理状态，对手术的了解及耐受情况、配合程度，为患者做好心理疏导，做好宣教工作，指导患者放松的方法。

3）器械准备：内眼包、巾钳、弯血管钳、直血管钳、针持、眼睑拉钩、斜视钩、牙镊、平镊、固定镊、开睑器、直剪、弯剪、规尺、棉签、眼垫、小碗、5ml、6－0线。

4）手术间的准备：做好手术间的清洁卫生及消毒，备好手术照明灯。

（2）手术过程

1）巡回护士协助患者摆好手术体位，由手术医师主持核对三方核对单术前及麻醉前内容并记录，以治疗巾包好头部，术眼滴表面麻醉剂1~2滴。

2）协助手术医师穿手术衣、戴手套；给生理盐水，抽取麻醉药；调节手术灯光。手术开始前，巡回护士再次与手术医师一起核对患者姓名、性别、眼别和手术名称。

3）手术进行时，密切注意手术程序和所需用物，及时供给术中需要的物品。

4）随时巡视患者精神及全身情况。

5）手术完毕前由手术医师主持核对三方核对单术后内容并记录，协助手术医师涂红霉素眼膏，术眼用无菌敷料覆盖，协助患者到准备间。

（3）术后护理

1）由于已有缝线患者，嘱患者隔日到医院进行换药处理，在此期间滴用抗生素眼药水，每日4次。

573

2）嘱患者生活要规律，禁偏食、饮食单调，多吃蔬菜、水果及蛋白质丰富的饮食，多饮水，少吃辛辣刺激性食物。

3）注意保持眼周清洁，前两日每日用干净、潮湿的毛巾擦拭面部，洗脸、洗澡时勿使洗发剂、洗面奶及污水进入眼内。

4）如出现局部伤口红、肿、胀、疼痛，伤口渗血等应尽早就医进行治疗。

2. 护士配合关键环节提示

（1）斜视手术不可与内眼手术同时进行，避免交叉感染。

（2）巡回护士告知患者上手术床后，思想放松，尽量不要紧张，双手放于身体两侧有任何不适可以说话，不得用手触摸眼部和手术台。

（3）器械护士准备手术台时应多备眼垫，以应手术需要。

（4）备好手电，以便医师术中查眼位。

（张爱琼）

第十一节　上睑下垂矫正手术的护理配合

上睑下垂是由于提上睑肌功能不全或丧失，以致上睑部分或全部下垂，遮挡部分或全部瞳孔，有单侧也有双侧。手术的根本目的在于：提高下垂的上睑，恢复正常的睑裂高度，暴露出瞳孔，扩大视野，防止弱视，矫正异常形态，改善面容。总之，既要达到功能上的恢复，又要达到美容目的。

1. 手术流程及配合要点

（1）术前准备

1）医护人员仪表要求

A. 着手术室专用刷手衣，手术室专用拖鞋。

B. 头戴一次性帽子（头发全部遮挡），面部戴一次性口罩（口、鼻全部遮挡）。

C. 双手不能佩戴任何首饰及手表，指甲不能过长，不能涂指甲油。

2）患者准备

A. 进手术室脱掉外衣，穿一次性鞋套和一次性手术衣。

B. 对于意识清楚的患者，洗眼护士可以询问的方式，核对患者的资料（姓名、性别、眼别、手术名称），根据其叙述的情况与手术条核对是否相符。对于智力不足、意识不清的患者，应查看病历手册，并与手术医师及家属进行核对，为患者佩戴具有身份识别功能的腕带标记。

C. 查看术前各项常规检查结果是否正常，患者或家属是否已签字同意手术。

D. 询问患者有无药物过敏史，如有在病历手册首页注明。询问患者有无不适及前三日是否滴用抗生素眼药水，女性患者询问是否月经来潮期。

E. 查看患者术眼有无炎症，滴表面麻醉剂 1~2 滴，清洁术眼，用棉签蘸甲紫溶液标记术眼。

F. 患者由于容貌缺陷，常产生自卑感、孤独感，应多与之沟通，进行心理疏导，告诉患者通过手术可改变外观，鼓励患者积极面对。向患者讲解手术目的、方法，消除患者对手术的恐惧和顾虑，取得患者积极配合与理解，提高手术成功率。

3）器械、敷料与物品准备

A. 内眼无菌手术台、尖刀、弯剪、直剪、巾钳、弯止血钳、直止血钳、持针器、有齿镊、无齿镊、固定镊、眼睑拉钩、斜视钩、HOZE 板、直尺、5ml 注射器、5－0 丝线（6－0 丝线）、适量棉球、棉签、大量纱布、治疗巾两块。

B. 表面麻醉剂、0.9% 生理盐水、2% 利多卡因、盐酸肾上腺素、红霉素眼膏、甲紫溶液。

4）手术间及设备的准备

A. 做好手术间的清洁卫生，空气消毒后待用。

B. 检查手术灯是否处于正常运转状态，备好灯光照明。

（2）手术过程及配合要点

1）巡回护士根据手术条与患者或腕带标记核对姓名、性别、眼别和手术名称，协助患者摆好手术体位，用治疗巾包好头部，术眼滴表面麻醉剂 1~2 滴，调节手术床头部，以患者感到舒适为宜。

2）协助手术医师穿手术衣、戴手套，给生理盐水、甲紫溶液，抽取麻醉药，调节手术灯光。手术开始前，巡回护士再次与手术医师一起核对患者姓名、性别、眼别和手术名称。

3）手术进行时，密切注意手术程序和所需用物，及时供给术中需要的物品。

4）注意观察患者呼吸、脉搏等全身情况。

5）手术完毕，协助手术医师涂红霉素眼膏，术眼覆盖无菌敷料，加压包扎 24 小时。

（3）术后观察与护理

1）患者到观察室进行观察，无剧烈疼痛、敷料渗血等情况方可离院。

2）指导患者进食高蛋白、高维生素、富含粗纤维、营养丰富的食物，注意饮食结构合理，保证充分的营养供给，提高机体抵抗力和组织修复能力，同时也能保持大便通畅，预防便秘。

3）教会家属观察患者睡眠时眼睑闭合情况，如发现眼睑闭合不全需要涂抹大量抗生素眼膏，防止出现暴露性角膜炎。

4）注意保持伤口清洁，伤口上有血痂或分泌物，可用无菌生理盐水或 75% 酒精棉签擦拭。嘱患者勿用脏手用力揉术眼，同时局部给予抗生素眼药水和保护角膜的眼药水、眼药膏。

5）遵医嘱正确、按时使用滴眼液及口服药，按规定时间换药、门诊复查，皮肤缝线于手术后 7 天拆除，一旦切口部位出现红、肿、痛症状应尽快到医院就诊。

2. 护士配合关键环节提示

（1）在手术的各个环节，严格执行三方安全核查制度。除特殊情况外，巡回护士不得擅离手术间，必须离开时应另有护士代替，并做好交接工作。

（2）严格执行无菌操作原则，并监督手术人员无菌操作，如有违反者及时指出并改正。

（3）上睑下垂手术前只需要清洁术眼，不用备皮（剪睫毛），目的是便于术中观察睫毛方向，避免术后出现睑内翻。

（4）术前做好患者的心理护理，嘱患者术中尽量放松，深呼吸，以减轻肌肉牵拉引起的不适。

（5）巡回护士告知患者上手术床后，思想放松，尽量不要紧张，如有不适或任何要求说话，不得用手触摸眼部和手术台。

（张爱琼）

第十二节　眼球摘除手术的护理配合

眼球摘除手术是指眼球的功能已全部丧失，为解除眼剧痛或威胁健眼及生命所采取的手术。手术适应证为：眼内恶性肿瘤、严重的眼球破裂伤、绝对期青光眼、严重的眼球萎缩、角膜穿孔、角巩膜葡萄肿、眼内炎等。手术目的是解除痛苦，保护健眼，消除危及生命的因素及美容等，是一种破坏性手术，也是治疗的最后手段。

1. 手术流程及配合要点

（1）术前准备

1）医护人员仪表要求

A. 着手术室专用刷手衣，手术室专用拖鞋。

B. 头戴一次性帽子（头发全部遮挡），面部戴一次性口罩（口、鼻全部遮挡）。

C. 双手不能佩戴任何首饰及手表，指甲不能过长，不能涂指甲油。

2）患者准备

A. 进手术室脱掉外衣，穿一次性鞋套和一次性手术衣。

B. 对于意识清楚的患者，洗眼护士可以询问的方式，核对患者的资料（姓名、性别、眼别、手术名称），根据其叙述的情况与手术条核对是否相符。对于智力不足、意识不清的患者，应查看病历手册，并与手术医师及家属进行核对，为患者佩戴具有身份识别功能的腕带标记。

C. 查看术前各项常规检查结果是否正常，患者或家属是否已签字同意手术。

D. 询问患者有无药物过敏史，如有在病历手册首页注明。询问患者有无不适及前三日是否滴用抗生素眼药水，女性患者询问是否月经来潮期。

E. 查看患者术眼有无炎症，滴表面麻醉剂 1~2 滴，清洁术眼，用棉签蘸甲紫溶液标记术眼。

F. 应以坦诚的态度与患者进行交谈，建立良好的护患关系，帮助患者正确认识和对待自己的疾病，鼓励患者勇敢地面对现实，做好相应的解释工作，简单讲解手术过程，做好疾病知识的介绍，讲解有关义眼配置方面知识，使其减轻因毁容而产生的心理压力，解除思想顾虑，使其对手术充满信心，以最佳的心理状态接受治疗。

3）器械、敷料与物品准备

A. 内眼无菌手术台、弯剪、直剪、开睑器、巾钳、弯止血钳、直止血钳、持针器、有齿镊、无齿镊、固定镊、眼睑拉钩、斜视钩、钢球、视神经剪、5ml 注射器、6-0 可吸收线、适量棉球、棉签、大量纱布。

B. 表面麻醉剂、生理盐水、2% 利多卡因、丁哌卡因、盐酸肾上腺素、红霉素眼膏、碘仿。

4）手术间及设备的准备

A. 故好手术间的清洁卫生，空气消毒后待用。

B. 检查手术灯是否处于正常运转状态，备好灯光照明。

（2）手术过程及配合要点

1）巡回护士根据手术条与患者或腕带标记核对姓名、性别、眼别和手术名称，领患者上手术床，用治疗巾包好头部，术眼滴表面麻醉剂，调节手术床头部，以患者感到舒适为宜。

2）协助手术医师穿手术衣、戴手套，给生理盐水、抽取麻醉药，调节手术灯光。手术开始前，巡回护士再次与手术医师一起核对患者姓名、性别、眼别和手术名称。

3）手术进行时，密切注意手术程序和所需用物，及时供给术中需要的物品。

4）术中牵拉会使患者感到疼痛、不适，嘱其放松做深呼吸，以减轻痛苦。遇出血较大时，注意观察患者血压脉搏等生命体征变化，协助医师进行处理。

5）手术完毕，协助手术医师涂红霉素眼膏，术眼覆盖无菌敷料，加压包扎24小时。

6）眼球取出，巡回护士协助手术医师，将标本放入装有10%福尔马林溶液的标本袋内固定保存，核对医师填写的病理单、登记本。

（3）术后观察与护理

1）患者到观察室进行观察，无剧烈疼痛、敷料渗血等情况方可离院。

2）指导患者进食高蛋白、高维生素、富含粗纤维、营养丰富的食物，注意饮食结构合理，保证充分的营养供给，提高机体抵抗力和组织修复能力，同时也能保持大便通畅，预防便秘。

3）嘱患者尽量卧床休息，不宜过多转动眼球。

4）术后疼痛多在麻醉作用消失后，患者如自觉疼痛，可给予镇痛剂。

5）注意保持眼周清洁，遵医嘱全身使用抗生素及止血药物，眼局部滴眼药水，防止术后感染。

6）眼部包扎不宜过早解除，按规定时间换药、门诊复查，保持伤口清洁、干燥。

术后7天，球结膜切口愈合好，表面麻醉下拆除缝线。

2.护士配合关键环节提示

（1）眼内炎患者行眼球摘除手术，应在感染手术间进行，术后处置严格按照感染手术处理。

（2）在手术的各个环节，严格执行三方安全核查制度。除特殊情况外，巡回护士不得擅离手术间，必须离开时应另有护士代替，并做好交接工作。

（3）严格执行无菌操作原则，并监督手术人员无菌操作，如有违反者及时指出并改正。

（4）巡回护士告知患者上手术床后，思想放松，尽量不要紧张，如有不适或任何要求说话，不得用手触摸眼部和手术台。

（5）术前应将碘仿从冰箱内取出，使药液尽快溶化，使用前充分摇匀。

（6）术中如患者出现躁动表现，及时安慰患者，取得患者合作，以免影响术者手术操作损伤组织。

（7）器械护士应备齐不同型号的钢球，以适应手术的需要。

（张爱琼）

第十三节　巩膜扣带手术的护理配合

视网膜脱离指视网膜神经上皮与色素上皮的分离，根据发病原因分为孔源性、牵拉性和渗出性三类，巩膜扣带术是治疗孔源性视网膜脱离的常规手术方式。凡是使巩膜变形向内压陷的方法统称为巩膜扣带术，它是通过巩膜壁的压陷使视网膜色素上皮与裂孔处视网膜贴近，以封闭裂孔，缓解和消除玻璃体的牵拉。较常用的方法有巩膜外加压术和环扎术。

1. 手术流程及配合要点

（1）术前准备

1）医护人员仪表要求

A. 着手术室专用刷手衣，手术室专用拖鞋。

B. 头戴一次性帽子（头发全部遮挡），面部戴一次性口罩（口、鼻全部遮挡）。

C. 双手不能佩戴任何首饰及手表，指甲不能过长，不能涂指甲油。

2）患者准备

A. 进手术室脱掉外衣，穿一次性鞋套和一次性手术衣。

B. 对于意识清楚的患者，洗眼护士可以询问的方式，核对患者的资料（姓名、性别、眼别、手术名称），根据其叙述的情况与手术条核对是否相符。对于智力不足、意识不清的患者，应查看病历手册，并与手术医师及家属进行核对，为患者佩戴具有身份识别功能的腕带标记。

C. 查看术前各项常规检查结果是否正常，患者或家属是否已签字同意手术。

D. 询问患者有无药物过敏史，如有在病历手册首页注明。询问患者有无不适及前三日是否滴用抗生素眼药水，女性患者询问是否月经来潮期。

E. 查看患者术眼有无炎症，滴表面麻醉剂 1~2 滴，备皮（剪睫毛），冲洗泪道，清洁术眼，用棉签蘸甲紫溶液标记术眼，点散瞳剂。

F. 与患者进行亲切交谈，详细解释手术情况，让患者有充分的心理准备，消除紧张恐惧心理，保持乐观的情绪，与医护人员密切配合。

3）器械、敷料与物品准备

A. 内眼无菌手术台、尖刀、弯剪、直剪、开睑器、巾钳、弯止血钳、直止血钳、持针器、有齿镊、无齿镊、眼睑拉钩、斜视钩、直尺、规尺、深拉钩、定位器、开窗器、1ml 注射器、2ml 注射器、5ml 注射器、5－0 尼龙线、6－0 可吸收线、适量棉球、大量棉签、纱布、治疗巾两块，根据术式准备不同型号的环扎带。

B. 表面麻醉剂、散瞳剂、0.9% 生理盐水、2% 利多卡因、丁哌卡因、盐酸肾上腺素、典必舒眼膏、阿托品眼膏、甲紫溶液。

4）手术间及设备的准备

A. 做好手术间的清洁卫生、空气消毒后待用。

B. 检查手术灯是否处于正常运转状态，备好灯光照明。

C. 准备 20D 镜头，检查双目间接检眼镜、冷冻机、冷冻笔的状况是否良好，二氧化碳气体气压是否达到 6 以上。

（2）手术过程及配合要点

1）巡回护士根据手术条与患者或腕带标记核对姓名、性别、眼别和手术名称，领患者上手术床，用治疗巾包好头部，术眼滴表面麻醉剂 1~2 滴，调节手术床头部，以患者感到舒适为宜。

2）协助手术医师穿手术衣、戴手套，给生理盐水、甲紫溶液、抽取麻醉药，调节手术灯光。手术开始前，巡回护士再次与手术医师一起核对患者姓名、性别、眼别和手术名称。

3）将环氧乙烷消毒好的镜头、冷冻笔递与术者，调节冷冻机流量及温度。通常流量调至 6MPa 以上，测试冷冻笔，具备速冷冻速解冻的性能。

4）手术进行时，密切注意手术程序和所需用物，及时供给术中需要的物品。

5）术中注意观察患者生命体征，必要时心电监护。

6）手术完毕，协助手术医师涂阿托品、典必舒眼膏，覆盖无菌敷料，包扎术眼甚至双眼。

（3）术后观察与护理

1）患者到观察室进行观察，无剧烈疼痛、恶心呕吐等情况方可离院。

2）嘱患者不用绝对卧床，通常手术当日静卧休息，次日即可坐起自行如厕，一般术后 2 周至 1 个月即可恢复正常生活，但应避免持重物及头部受震荡。

3）指导患者进食清淡易消化，富含维生素的饮食，不宜烟酒、浓茶、咖啡和辛辣等刺激性食物，不吃难以咀嚼与过硬的食物，适量吃水果蔬菜，保持大便通畅。

4）术后常出现不同程度的眼痛，可给予镇痛剂。有些患者因术中牵拉肌肉，手术时间较长，术后出现恶心呕吐，可给予止吐药，严重者暂时禁食和水，给予静脉补液治疗。如因眼压过高引起呕吐应给予降眼压处理。

5）为减少和控制术后眼内细胞增生反应，术后常规给予糖皮质激素。注意询问患者消化系统症状，每周做大便潜血检查，同时给予保护胃黏膜药，以减少不良反应，甚至严重的全身并发症的发生。

6）注意患者全身情况，有全身病者应给予相应的处理及治疗。如高血压患者每日监测血压，给予降压药；糖尿病患者注意血糖、肝、肾功能等全身情况及相关检验和用药，避免出现眼及全身意外的并发症。

7）为避免感染，注意保持眼周清洁，嘱患者不要让污水进入术眼中。

8）遵医嘱正确、按时使用滴眼液及口服药，按规定时间换药、门诊复查。一般，出院后 1 周复查，以后 2 周一次，1 个月一次，其后 3 个月、半年复查一次。一旦出现视力下降、视物变形等症状应尽快到医院就诊。

2. 护士配合关键环节提示

（1）在手术的各个环节，严格执行三方安全核查制度。除特殊情况外，巡回护士不得擅离手术间，必须离开时应另有护士代替，并做好交接工作。

（2）严格执行无菌操作原则，并监督手术人员无菌操作，如有违反者及时指出并改正。在手术医师检查眼底及连接冷冻笔时，注意保持无菌器械台不被污染。

（3）视网膜脱离患者常有不同程度的视力减退或完全丧失，患者感到恐惧、焦虑，心理压力巨大，担心手术失败视力继续下降或不能恢复。不少患者为高度近视或单眼，生活自理有一定的困难，更增加抑郁、悲观情绪，故术前心理护理尤为重要。

（4）保持患者瞳孔充分散大，以便于术中检查。

（5）巡回护士告知患者上手术床后，思想放松，尽量不要紧张，如有不适或任何要求说话，不得用手触摸眼部和手术台。

（6）由于术中要进行眼底检查，巡回护士要根据手术进程开关灯光照明，并协助手术医师摘戴双目直接检眼镜。

（张爱琼）

第十四节　眼球穿通伤手术的护理配合

眼球穿通伤是指眼球被锐器刺破或异物碎片击穿所致。多损伤眼球的前部及角膜和巩膜。眼球组织的构造极为精细，故眼球穿通伤的损害复杂而严重，按照发生部位将穿通伤分为：角膜穿通伤、角巩膜穿通伤、巩膜穿通伤。治疗目的是通过手术缝合，恢复眼球的完整性，防止感染和并发症的发生。

1. 手术流程及配合要点

（1）术前准备

1）医护人员仪表要求

A. 着手术室专用刷手衣，手术室专用拖鞋。

B. 头戴一次性帽子（头发全部遮挡），面部戴一次性口罩（口、鼻全部遮挡）。

C. 双手不能佩戴任何首饰及手表，指甲不能过长，不能涂指甲油。

2）患者准备

A. 进手术室脱掉外衣，穿一次性鞋套和一次性手术衣。

B. 对于意识清楚的患者，洗眼护士可以询问的方式，核对患者的资料（姓名、性别、眼别、手术名称），根据其叙述的情况与手术条核对是否相符。对于智力不足、意识不清的患者，应查看病历手册，并与手术医师及家属进行核对，为患者佩戴具有身份识别功能的腕带标记。

C. 查看术前各项常规检查结果是否正常，患者或家属是否已签字同意手术。

D. 询问患者有无药物过敏史，如有在病历手册首页注明。

E. 术眼滴表面麻醉剂 1~2 滴，清洁术眼，用棉签蘸甲紫溶液标记术眼。

F. 患者对突如其来的创伤打击，大多有悲观、焦虑、恐惧的心理障碍，因此对患者要耐心说明病情及治疗情况，消除紧张心理，使之保持良好心态，以配合手术。

3）器械、敷料与物品准备

A. 内眼无菌手术台、弯剪、开睑器、巾钳、弯止血钳、直止血钳、持针器、有齿镊、无齿镊、固定镊、眼睑拉钩、斜视钩、虹膜复位器、显微剪、显微持针、显微有齿镊、显微无齿镊、2ml 注射器、5ml 注射器、10-0 尼龙线（6-0、8-0 可吸收线）、适量棉球、棉签、纱布。

B. 表面麻醉剂、0.9% 生理盐水、2% 利多卡因、盐酸肾上腺素、典必舒眼膏、阿托品眼膏。

4）手术间及设备的准备

A. 做好手术间的清洁卫生、空气消毒后待用。

B. 调试、检查显微镜是否处于正常运转状态。

（2）手术过程及配合要点

1）巡回护士根据手术条与患者或腕带标记核对姓名、性别、眼别和手术名称，协助患者摆好手术体位，用治疗巾包好头部，术眼滴表面麻醉剂 1~2 滴，调节手术床头部，以患者感到舒适为宜。

2）协助手术医师穿手术衣、戴手套，给生理盐水，抽取麻醉药，调节显微镜亮度。手术开始前，巡回护士再次与手术医师一起核对患者姓名、性别、眼别和手术名称。

3）手术进行时，密切注意手术程序和所需用物，及时供给术中需要的物品。

4）注意观察患者伤情及生命体征变化。

5）手术完毕，协助手术医师涂阿托品、典必舒眼膏，覆盖无菌敷料，包扎术眼。

（3）术后观察与护理

1）患者到观察室进行观察，敷料无渗血或其他不适方可离院。

2）嘱患者多吃蔬菜、水果及蛋白质丰富的饮食，保持大便通畅。

3）防止术后感染，全身及眼局部应用抗生素和糖皮质激素。注意询问患者消化系统症状，每周做大便潜血检查，同时给予保护胃黏膜药，以减少皮质激素等药带来的不良反应，甚至严重的全身并发症的发生。

4）密切观察病情变化，特别是眼压的变化，如出现头痛、恶心、呕吐等高眼压症状应及时处理。

5）嘱患者不要弄湿、污染和自行拆开敷料，眼部有痒感或不适时不要用力闭眼或用手搔抓。

6）遵医嘱正确、按时使用滴眼液及口服药，按规定时间换药、门诊复查，角膜缝线一般两周拆除，一旦出现剧烈眼痛、恶心、呕吐等症状应尽快到医院就诊。

7）术后感染不能控制、眼球萎缩和无视力者，为预防交感性眼炎的发生，保护健眼，必要时摘除受伤眼。

2. 护士配合关键环节提示

（1）在手术的各个环节，严格执行三方安全核查制度。除特殊情况外，巡回护士不得擅离手术间，必须离开时应另有护士代替，并做好交接工作。

（2）严格执行无菌操作原则，并监督手术人员无菌操作，如有违反者及时指出并改正。

（3）清洁术眼时注意：冲洗动作要轻柔，不能翻转眼睑、不能加压眼球，勿因冲眼时疼痛加剧，眼睑紧闭，使眼球内容物脱出，造成不可挽回的损伤。如已发生眼内组织嵌顿，做眼部冲洗时应细心分辨眼内组织与异物。

（4）巡回护士告知患者上手术床后，思想放松，尽量不要紧张，如有不适或任何要求说话，不得用手触摸眼部和手术台。

（5）术中如患者出现躁动表现，及时安慰患者，取得患者合作，以免影响术者手术操作损伤组织。

（6）眼球穿通伤的损害复杂而严重，手术医师在术中会根据伤眼的情况进行处理，器械护士应提前准备相关器械，消毒备用，以适应手术的需要。

（张爱琼）

第十五节　泪小管吻合手术的护理配合

泪小管是泪液排泄的管道，包括上、下泪小管和泪总管，连接泪点与泪囊。外伤时眼睑内眦皮肤破裂，受内眦韧带牵拉波及深部泪小管，泪小管断裂时泪小点远离，冲洗泪道时水从伤口断端溢出。外伤性泪小管断裂是眼科常见急症之一，损伤后如果不及时手术吻合修复，不但可致内眦角畸形，影响美容，而且还会出现较为严重的溢泪。

1. 手术流程及配合要点

（1）术前准备

1）医护人员仪表要求

A. 着手术室专用刷手衣，手术室专用拖鞋。

B. 头戴一次性帽子（头发全部遮挡），面部戴一次性口罩（口、鼻全部遮挡）。

C. 双手不能佩戴任何首饰及手表，指甲不能过长，不能涂指甲油。

2）患者准备

A. 进手术室脱掉外衣，穿一次性鞋套和一次性手术衣。

B. 对于意识清楚的患者，洗眼护士可以询问的方式，核对患者的资料（姓名、性别、眼别、手术名称），根据其叙述的情况与手术条核对是否相符。对于智力不足、意识不清的患者，应查看病历手册，并与手术医师及家属进行核对，为患者佩戴具有身份识别功能的腕带标记。

C. 查看术前各项常规检查结果是否正常，患者或家属是否已签字同意手术。

D. 询问患者有无药物过敏史，如有在病历手册首页注明。

E. 术眼滴表面麻醉剂 1~2 滴，冲洗泪道，再次确认泪小管断裂，清洁术眼，用棉签蘸甲紫溶液标记术眼。

F. 稳定患者及家属情绪，耐心细致解释病情、手术方法及预后，使患者面对现实，积极配合手术。

3）器械、敷料与物品准备

A. 内眼无菌手术台、弯剪、开睑器、巾钳、弯止血钳、直止血钳、持针器、有齿镊、无齿镊、固定镊、眼睑拉钩、斜视钩、显微剪、显微持针、显微有齿镊、显微无齿镊、弯针头、针灸针、探针、泪小点扩张器、2ml 注射器、5ml 注射器、6-0 可吸收线、5-0 尼龙线、腰麻管、适量棉球、棉签、纱布。

B. 表面麻醉剂、0.9% 水、2% 利多卡因、盐酸肾上腺素、典必舒眼膏、双氧水。

4）手术间及设备的准备

A. 做好手术间的清洁卫生，空气消毒后待用。

B. 调试、检查显微镜是否处于正常运转状态。

（2）手术过程及配合要点

1）巡回护士根据手术条与患者或腕带标记核对姓名、性别、眼别和手术名称，领患者上手术床，用治疗巾包好头部，术眼滴表面麻醉剂 1~2 滴，调节手术床头部，以患者感到舒适为宜。

2）协助手术医师穿手术衣、戴手套，给生理盐水，抽取麻醉药，调节显微镜亮度。手术开始前，巡回护士再次与手术医师一起核对患者姓名、性别、眼别和手术名称。

3）手术进行时，密切注意手术程序和所需用物，及时供给术中需要的物品，以缩短手术时间，减少组织水肿，提高泪小管吻合的成功率。

4）严密观察病情，注意患者的呼吸。若患者自诉有憋气、胸闷等缺氧症状时，嘱其在不影响术者操作的情况下做深呼吸。

5）手术完毕，协助手术医师涂典必舒眼膏，术眼覆盖无菌敷料，绷带包扎。

（3）术后观察与护理

1）患者到观察室进行观察，敷料无渗血或其他不适方可离院。

2）嘱患者进食营养丰富、易于消化、无刺激性的半流质饮食，予以营养支持，避免过硬及辛辣食物。

3）防止术后感染，全身及眼局部应用抗生素治疗。换药时注意观察伤口情况，如出现红、肿、胀痛等症状应及时处理。

4）注意保持眼周清洁，洗脸、洗澡时勿使洗发剂、洗面奶及污水进入眼内，避免用不洁的手或手帕擦拭眼睛。

5）遵医嘱正确、按时使用滴眼液及口服药，按规定时间换药、门诊复查。皮肤缝线于手术后7天拆除，留置管3个月后拔除，拔管后连续用生理盐水和抗生素冲洗泪道3天。一旦出现泪道不通、留置管移位或脱落等情况应尽快到医院就诊。

6）向患者讲解术后保持置管在位的重要性及注意事项，经常检查置管的位置，保证置管在位，洗脸时不要擦洗置管固定处，以避免移动置管和防止置管脱落，切忌自行拔管。

2. 护士配合关键环节提示

（1）泪小管断裂多因外伤所致，护士接诊患者时应先进行伤情评估，如有多发伤者，首先抢救生命，待病情稳定后再行眼科处理。

（2）对于眼睑损伤较脏的伤口，应先用双氧水处理后，再用大量生理盐水冲洗，以防止术后感染。眼睑出血不止者，可用消毒纱布压迫止血，局部清洁后覆盖无菌敷料，尽快手术。

（3）在手术的各个环节，严格执行三方安全核查制度。除特殊情况外，巡回护士不得擅离手术间，必须离开时应另有护士代替，并做好交接工作。

（4）严格执行无菌操作原则，并监督手术人员无菌操作，如有违反者，及时指出并改正。

（5）巡回护士告知患者，上手术床后思想放松，尽量不要紧张，如有不适或任何要求就说话，不得用手触摸眼部和手术台。

（张爱琼）

第十六节　手术前眼部清洁消毒操作技术

一、备皮（剪睫毛）技术

1. 操作目的　此操作的目的是手术前剪除睫毛，降低细菌存留的可能性，便于清洁和消毒手术野；防止术中睫毛脱落进入眼内，污染手术野而引起感染。

2. 操作技术流程

（1）评估

1）患者眼部一般情况的评估，眼睑及结膜有无充血、水肿、疼痛，有无创口，有无近期手术史，有无角膜溃疡、穿孔或眼球穿通伤。

2）检查眼睑、皮肤、结膜有无感染灶。

3）评估患者配合程度。

（2）操作前准备

1）操作人员仪表要求：操作人员着手术室专用刷手衣，手术室专用拖鞋；头戴一次性帽子（头发全部遮挡），面部戴一次性口罩（口、鼻全部遮挡）；双手不能佩戴任何首饰及手表，指甲不能过长，不能涂指甲油。

2）患者准备：进手术室脱掉外衣，穿一次性鞋套和一次性手术衣；携带病历手册、手术条及就诊卡。

3）物品准备：表面麻醉剂、抗生素滴眼液、眼膏、甲紫溶液（用于区别术眼和非术眼）、消毒棉签、消毒眼用弯剪、弯盘、医用垃圾桶、快速手消毒液。

（3）操作过程

1）向患者讲解操作的目的、方法、注意事项以取得配合。

2）核对眼别，用棉签蘸甲紫溶液标记术眼，滴爱尔卡因表面麻醉剂 1～2 滴。

3）在已消毒的眼用弯剪上涂适量抗生素眼膏，用棉签将其涂匀。

4）嘱患者平躺于诊床，双眼看自己脚尖，操作者左手拇指及示指将患者上眼睑扒开，右手持弯剪沿睫毛根部剪断上睑睫毛，弯剪尖端朝上，用棉签擦拭弯剪及患者皮肤上掉落的睫毛，尽量避免其掉入结膜囊。

5）嘱患者双眼看自己头顶方向，操作者左手拇指及示指将患者下眼睑扒开，右手持弯剪沿睫毛根部剪断眼睑睫毛，弯剪尖端朝上，用棉签擦拭弯剪及患者皮肤上掉落的睫毛，尽量避免其掉入结膜囊。

6）滴抗生素滴眼液 1～2 滴。

（4）操作后处理

1）操作人员：洗手或使用快速手消毒液消毒手部。

2）用物处理：患者使用过的眼用弯剪清洗干净，高压消毒备用。

3. 操作关键环节提示　眼科门诊手术虽然多为较简单的手术，但每日手术量大，手术种类多，因此严谨的查对制度和熟练的操作技能尤为重要，操作时重点注意以下问题。

（1）严格查对制度，如患者因意识不清或沟通障碍等因素不能清楚表达手术眼别时，应查看病历手册，并与手术医师及家属进行核对。

（2）操作时动作应轻柔，切忌损伤患者眼部皮肤，以免影响手术。

（3）剪掉睫毛后，眼部会有不适感，应向患者做好解释工作。

（4）操作过程中，应尽量避免睫毛掉进结膜囊内，如不慎掉入，嘱患者不要揉眼并立即冲洗结膜囊。

（5）不合作的患儿可全麻后备皮（剪睫毛）。

二、清洁术眼技术

1. 操作目的　术前清洁手术野，去除结膜囊内的细菌，减少细菌数量，破坏细菌生存环境，进而达到抑菌作用，预防眼内感染的发生。

2. 操作技术流程

（1）评估

1）患者眼部一般情况的评估，眼睑及结膜有无充血、水肿、疼痛，有无创口，有无近期手术史，有无角膜溃疡、穿孔或眼球穿通伤，有无翻眼皮禁忌证。

2）化学伤的性质，眼内异物存留情况。

3）术前眼部常规冲洗，要检查眼睑及周围皮肤有无感染灶。

4）室内温度要适宜。

（2）操作前准备

1）操作人员仪表要求：操作人员着手术室专用刷手衣，手术室专用拖鞋；头戴一次性帽子（头发全部遮挡），面部戴一次性口罩（口、鼻全部遮挡）；双手不能佩戴任何首饰及手表，指甲不能过长，不能涂指甲油。

2）患者准备：进手术室脱掉外衣，穿一次性鞋套和一次性手术衣；携带病历手册、手术条及就诊卡。

3）物品准备：表面麻醉剂、抗生素滴眼液、生理盐水、10%肥皂水、75%酒精、甲紫溶液（用于区别术眼和非术眼）、输血器、受水器、消毒棉签、一次性垫巾、浸泡桶、医用垃圾桶、快速手消毒液。

（3）操作过程

1）向患者讲解操作的目的、方法、注意事项以取得配合。

2）核对眼别，用棉签蘸甲紫溶液标记术眼，滴表面麻醉剂1~2滴。

3）协助患者取仰卧位或坐位，洗眼侧颈部铺一次性垫巾，头向冲洗侧倾斜，将受水器紧贴待洗眼一侧的面颊部，由患者自持。

4）嘱患者闭眼用消毒棉签蘸10%肥皂水擦洗术眼，擦洗范围是上至眉弓，下至鼻唇沟，内至鼻中线，外至耳前线。

5）操作者左手分患者上、下眼睑，右手持冲洗器，距眼球3~5cm处进行冲洗。顺序为先皮肤面，后角、结膜，先上穹隆，后下穹隆，再嘱患者转动眼球以便全面冲洗，最后再次冲洗手术备皮区。内眼手术冲洗2个受水器水量，外眼手术冲洗1个受水器水量。

6）冲洗后用消毒棉签擦净眼睑及面部的残余冲洗液，滴抗生素滴眼液1~2滴，用75%酒精消毒备皮区。

（4）操作后处理

1）操作人员：洗手或使用快速手消毒液消毒手部。

2）用物处理：患者使用过的受水器冲洗干净，用浓度为500mg/L的"84"消毒液浸泡消毒10分钟。污染手术患者使用过的受水器，单独用浓度为2 000~5 000mg/L的"84"消毒液浸泡30分钟。

3. 操作关键环节提示　眼内感染作为手术并发症，其发生率为0.3%~1.2%，一旦发生，如不能控制，最终会致盲，甚至摘除眼球。术前眼部的清洁消毒是预防眼内感染发生的最重要步骤。操作时重点注意以下问题：

（1）严格查对制度，如患者因意识不清或沟通障碍等因素不能清楚表达手术眼别时，应查看病历手册，并与手术医师及家属进行核对。

（2）天气寒冷时，冲洗液要加温。一般液温与体温接近，以37℃为宜。加温方法：将冲洗液置于盛有温水的器皿中（可用手背试液体的温度）。

（3）眼部有分泌物或眼膏的患者：操作前应先用消毒棉签轻轻擦去。

（4）眼球壁不完整的外伤患者冲洗时不要用力压迫眼球，冲洗压力不宜太大，动作宜轻柔，以免眼内容物涌出。

（5）角膜的感觉极为敏感，冲洗液不可直射角膜。冲洗器前段不能触及眼部，以防污染冲洗器或碰伤眼部。

（6）洗眼完毕，嘱患者保持眼部清洁。不能用手触摸术眼、揉眼，如有眼部不适及时告知医护人员。对于不能马上进行手术的患者，洗眼后眼部加盖无菌消毒纱布，以保证手术野清洁。

（7）不合作的患儿需全麻后清洁术眼。

（8）浸泡消毒液应现配现用，及时更换。

（张爱琼）

参考文献

［1］徐成惠，曹勋，敬洁.日间眼科手术护理记录单的设计与应用.华西医学，2016，31（4）：611－614.

［2］王岚.流程化护理管理在眼科手术患者中的应用.实用医技杂志，2016，23（3）：326－327.

［3］王亚楠.1例化疗期间进行眼科手术患者预防感染及眼内炎的护理.中日友好医院学报，2015，29（6）：383－383.

［4］许凤，王林菊.连续性护理干预对角膜移植患者术后疗效的影响.中国煤炭工业医学杂志，2015，18（9）：1572－1574.

［5］高群.眼科手术前后点眼药的护理.健康导报：医学版，2015，20（9）：148－148.

［6］尹建娇.局麻眼科手术围手术期的护理风险及措施探讨.世界最新医学信息文摘（电子版），2015，15（35）：225－225.

第二十章

眼科疾患的护理

第一节　结膜炎患者的护理

结膜是一层半透明的薄的黏膜组织，覆盖于眼睑后部和眼球前部，其表面大部分暴露于外界环境中，容易受各种病原微生物侵袭和物理、化学因素的刺激。正常情况下结膜组织具有一定的防御能力。当全身或局部的防御能力减弱或致病因素过强时，将使结膜组织发生急性或慢性的炎症，统称为结膜炎（conjunctivitis）。结膜炎是最常见的眼病之一，结膜炎的致病原因可分为微生物性和非微生物性两大类。微生物性因素是结膜炎最常见的原因，主要是细菌和病毒感染。非微生物性因素主要由于物理性刺激如风沙、烟尘、紫外线等，和化学性损伤如药物、酸碱和气体等。

结膜炎的分类：①按病因分为感染性、免疫性、化学性或刺激性、全身疾病相关性、继发性结膜炎等。②按发病的快慢分为超急性（24 小时内）、急性或亚急性（几小时至几天）和慢性结膜炎（几天至几周）。通常病程小于 3 周称为急结膜病患者的护理性结膜炎，病程大于 3 周为慢性结膜炎。③按病变结膜的主要形态分为乳头性、滤泡性、膜性或假膜性、瘢痕性和肉芽肿性结膜炎。

一、急性细菌性结膜炎

急性细菌性结膜炎（acute bacterial conjunctivitis）是由细菌所致的急性结膜炎症的总称，包括超急性化脓性结膜炎和急性卡他性结膜炎。

（一）病因

1. 超急性化脓性结膜炎　由奈瑟菌属细菌（淋球菌或脑膜炎球菌）感染引起。对于淋球菌性结膜炎，成人主要为淋球菌性尿道炎的自身感染，新生儿主要是分娩时通过患有淋球菌性阴道炎的母体产道被感染。脑膜炎球菌性结膜炎最常见于血源性感染。

2. 急性细菌性结膜炎　是以革兰氏阳性球菌感染为主的急性结膜炎症，俗称"红眼病"。常见致病菌为肺炎双球菌、流感嗜血杆菌和金黄色葡萄球菌等。

（二）护理评估

1. 健康史　评估患者有无传染性眼病接触史，用眼卫生习惯。淋球菌性结膜炎患者应了解其有无淋球菌性尿道炎病史；新生儿患者则应了解其母亲有无阴道炎病史。

2. 身体状况

（1）超急性化脓性结膜炎

1）淋球菌性结膜炎：①新生儿：常在出生后 2～5 天发病，多为双眼。发病急速，表现为畏光、流泪，眼睑、结膜高度水肿和充血；重者球结膜突出于睑裂外，可有假膜形成；常伴有耳前淋巴结肿大；眼部分泌物由初期的浆液性迅速转为脓性，脓液量多，不断从睑裂流出，又称"脓漏眼"。本病具有潜伏期短，病程进展急剧，传染性极强的特点。严重者可引起角膜溃疡、穿孔和眼内炎。婴儿的淋球菌性结膜炎可并发身体其他部位的化脓性炎症，如关节炎、脑膜炎、肺炎、败血症等。②成人：潜伏期为 10 小时至 2～3 天，症状通常较小儿轻。

2）脑膜炎球菌性结膜炎：潜伏期为数小时至 1 天，常为双侧发病，多见于儿童，其症状与淋球菌性结膜炎相似，严重者可引起化脓性脑膜炎而危及生命。

（2）急性细菌性结膜炎（急性卡他性结膜炎）潜伏期为 1～3 天，病程约 2 周，通常有自限性。起病较急，传染性强，可以双眼同时或间隔 1～2 天发病。患者自觉有异物感、灼热感、发痒、畏光、流泪等；检查发现结膜充血、水肿，严重者可有结膜下出血；眼部有较多的浆液性、黏液性或脓性分泌物，晨起时上下睫毛常被粘住，睁眼困难。白喉杆菌感染的结膜炎可在睑结膜表面发现假膜。

3. 辅助检查　结膜分泌物涂片及结膜刮片可见大量多型核白细胞及细菌，必要时还可作细菌培养及药物敏感试验，以明确致病菌和选择敏感抗生素。脑膜炎球菌性结膜炎的特异性诊断为分泌物细菌培养和糖发酵试验。

4. 心理-社会状况　护士应了解患者发病以来的心理状况和疾病对患者工作、学习的影响。急性细菌性结膜炎发病突然，结膜高度充血、水肿和大量分泌物，常影响患者外观；如果患者被实行接触性隔离，容易产生孤独、自卑心理。

（三）治疗要点

祛除病因，抗感染治疗。常用眼药有广谱氨基苷类或喹诺酮类药物，如 0.3% 妥布霉素滴眼剂、0.3%～0.5% 左氧氟沙星滴眼剂或眼膏。淋球菌感染则局部和全身用药并重，局部用药有 5 000～10 000U/ml 青霉素溶液；常用全身药物有大剂量青霉素、头孢曲松钠（菌必治）或阿奇霉素等。

（四）常见护理诊断/护理问题

1. 急性疼痛　与结膜炎症累及角膜有关。

2. 潜在并发症　角膜炎症、溃疡和穿孔。

3. 有传播感染的危险　与细菌性结膜炎的传染性有关。

（五）护理目标

对急性细菌性结膜炎患者的护理目标为，患者能够：①自觉疼痛减轻或者消失。②无角膜炎症、溃疡和穿孔等并发症发生。③自觉执行消毒隔离措施，患者及家属无交叉感染发生。

（六）护理措施

（1）结膜囊冲洗：常选用生理盐水、3% 硼酸溶液冲洗结膜囊；淋球菌感染选用 1：5 000 的青霉素溶液。注意冲洗时使患者取患侧卧位，以免冲洗液流入健眼。冲洗动作要轻柔，以免损伤角膜。如有假膜形成，应先除去假膜再进行冲洗。

（2）遵医嘱留取结膜分泌物，作细菌培养及药物敏感试验。

（3）用药护理根据医嘱选择眼药，急性期每15～30分钟滴眼一次，夜间涂眼膏。症状缓解后改为1～2小时一次，分泌物较多时应先清除再给药。

（4）禁忌包扎患眼，因包盖患眼，使分泌物排出不畅，不利于结膜囊清洁，反而有利于细菌生长繁殖，加剧炎症。健眼可用透明眼罩保护。

（5）严密观察病情变化，特别是角膜刺激征或角膜溃疡症状。

（6）为减轻患者不适感，炎症严重时可用冷敷减轻充血水肿、灼热等不适；为减少眼部的光线刺激，建议配戴太阳镜。

（7）传染性结膜炎急性感染期应实行接触性隔离：①注意洗手和个人卫生，勿用手拭眼，勿进入公共场所和游泳池，以免交叉感染。接触患者前后双手要立即彻底冲洗与消毒。②接触过眼分泌物和病眼的仪器、用具等都要及时消毒隔离，用过的敷料要烧毁。③双眼患病者实行一人一瓶眼药；单眼患病者，实行一眼一瓶眼药；做眼部检查时，应先查健眼，后查患眼。④向患者和家属传授结膜炎预防知识，提倡一人一巾一盆。淋球菌性尿道炎患者，要注意便后立即洗手；⑤患有淋球菌性尿道炎的孕妇须在产前治愈。未愈者，婴儿出生后，立即用1%硝酸银液、青霉素液滴眼，0.5%四环素或红霉素眼膏涂眼，以预防新生儿淋球菌性结膜炎。

（七）护理评价

经过治疗和护理，评价患者能否达到：①疼痛减轻或者消失。②无角膜刺激征或角膜溃疡发生。③无交叉感染发生。

二、病毒性结膜炎

病毒性结膜炎（viral conjunctivitis）是一种常见的传染性眼病。按病程分为急性和慢性两组，前者多见，包括以急性滤泡性结膜炎为主要表现的流行性角结膜炎、流行性出血性结膜炎、咽结膜热、单疱病毒性结膜炎和新城鸡瘟结膜炎等。慢性病毒性结膜炎包括传染性软疣性睑结膜炎、水痘－带状疱疹性结膜炎、麻疹性角结膜炎等。传染力强，曾引起世界性大流行，好发于夏秋季节，通常有自限性。临床上以流行性角结膜炎、流行性出血性结膜炎为最常见。

（一）病因

1. 流行性角结膜炎 由腺病毒8、19、29和37型引起，其中主要为8型。通过接触传播，发病急剧，传染性强。

2. 流行性出血性结膜炎 病原体主要为新型肠道病毒70，也可由柯萨奇病毒A24变种引起，有自限性。主要通过接触传播，传染性强，人群普遍易感，可造成大面积暴发流行。

（二）护理评估

1. 健康史

（1）询问患者有无病毒性眼病接触史，或近期是否去过病毒性眼病流行区域。

（2）询问患者发病时间，评估其潜伏期，流行性角结膜炎多为5～7天，流行性出血性结膜炎常为18～48小时。

2. 身体状况

（1）症状：起病急、症状重、双眼发病。主要表现为眼红、异物感、眼痛、畏光、伴水样分泌物。部分患者可有头痛、发热、咽痛等全身症状，并有耳前淋巴结肿大、压痛。

（2）体征：眼睑水肿，结膜充血，睑结膜滤泡增生，分泌物呈水样，常侵犯角膜，荧光染色可见角膜上点状上皮脱落，流行性出血性结膜炎患者球结膜上有点、片状出血。

3. 辅助检查　分泌物涂片镜检可见单核细胞增多，并可分离到病毒。

4. 心理 – 社会状况　评估患者因被实行接触性隔离后的心理状态，以及患病对工作、学习的影响；了解家庭、朋友给予的支持。

（三）治疗要点

眼部滴用抗病毒药，如干扰素滴眼剂、0.1% 阿昔洛韦、0.15% 更昔洛韦等；如果合并细菌感染，再加用抗生素眼药。

（四）常见护理诊断/护理问题

1. 急性疼痛　与病毒侵犯角膜有关。

2. 有传播感染的危险　与病毒性结膜炎的传染性有关。

（五）护理目标

对病毒性结膜炎患者的护理目标为，患者能够：①患者眼部疼痛减轻或消失。②患者及家属无交叉感染发生。

（六）护理措施

（1）生理盐水冲洗结膜囊，眼局部冷敷以减轻充血和疼痛。

（2）用药护理：根据医嘱选择药物，抗病毒眼液每小时 1 次滴眼；合并角膜炎、混合感染者，可配合使用抗生素眼药水；角膜基质浸润者可酌情使用糖皮质激素，如 0.02% 氟美瞳。角膜上皮病变可选择人工泪液及促进上皮细胞修复药物。

（3）一旦发现本病，应及时按丙类传染病要求，向当地疾病预防控制中心报告。注意做好传染性眼病的消毒隔离，发病期间勿去公共场所、游泳池等，防止交叉感染。

（七）护理评价

经过治疗和护理，评价患者能否达到：①自觉疼痛感消失。②严格消毒隔离，患者及家属无感染及交叉感染发生。

三、沙眼

沙眼（trachoma）是由沙眼衣原体引起的一种慢性传染性结膜角膜炎，因其睑结膜面粗糙不平，形似沙粒，故名沙眼。沙眼是致盲性眼病之一。

（一）病因

由沙眼衣原体感染所致，双眼发病。通过直接接触或污染物间接接触传播，节肢昆虫也是传播媒介。易感因素包括营养不良、卫生条件差、环境酷热、沙尘气候等。

（二）护理评估

1. 健康史　询问患者有无沙眼接触史。了解患者生活居住条件和个人卫生习惯。

2. 身体状况　沙眼多发生于儿童及青少年时期，常双眼发病，起病缓慢，潜伏期 5 ~ 14

天，经过 1～2 个月急性期之后进入慢性期。慢性沙眼可反复感染，病程迁延数年至数十年。

（1）症状：急性期有异物感、刺痒感、畏光、流泪、少量黏性分泌物。慢性期症状不明显，若有角膜并发症，可出现不同程度视力障碍及角膜炎症表现。

（2）体征：急性期：①上穹隆部和上睑结膜血管模糊、充血。②乳头增生：由于炎症刺激导致结膜上皮增生而形成。③滤泡形成：因结膜上皮下淋巴细胞浸润、聚集，形成大小不等的黄白色半透明隆起，内有胶样内容物，称滤泡形成。慢性期结膜充血减轻，仍可见乳头增生和滤泡形成，角膜缘滤泡发生瘢痕化改变称为 Herbet 小凹。慢性期沙眼的特有体征：①角膜血管翳：由于角巩膜缘血管扩张并伸入角膜引起。角膜血管翳记录方法：将角膜水平分成四份，按侵犯的面积以 "P＋" "P＋＋" "P＋＋＋" "P＋＋＋＋" 表示。②睑结膜瘢痕：乳头、滤泡破坏代之以瘢痕，呈白色线状、网状、片状。

我国于 1979 年制定的沙眼分期方法。

Ⅰ期（活动期）：上睑结膜乳头与滤泡并存，上穹隆结膜血管模糊不清，有角膜血管翳。

Ⅱ期（退行期）：除少许活动期病变外，有瘢痕形成。

Ⅲ期（完全瘢痕期）：活动性病变完全消失，代之以瘢痕，此期无传染性。

（3）后遗症与并发症：重症沙眼会留下后遗症与并发症：①倒睫及睑内翻：由于睑板肥厚变形与睑结膜瘢痕收缩。②上睑下垂与睑球粘连：因结膜瘢痕性收缩引起。③慢性泪囊炎：由沙眼病变侵袭泪道黏膜引起。④结膜角膜干燥症：由于结膜瘢痕破坏杯状细胞及阻塞泪腺排出口引起。⑤角膜混浊：因沙眼衣原体可致上皮性角膜炎，角膜血管翳可发生角膜浸润，加以倒睫及睑内翻，最终导致角膜混浊。

沙眼的临床诊断至少要具备下列两项：①上睑结膜滤泡 5 个以上。②角膜缘滤泡或 Herbet 小凹。③典型的睑结膜瘢痕。④广泛的角膜血管翳。

3. 辅助检查　结膜刮片行 Giemsa 染色可找到包涵体；应用荧光抗体染色法或酶联免疫法，可测定沙眼衣原体抗原。

4. 心理－社会状况　护士要评估患者的心理状况。沙眼患者的心理变化比较复杂，部分患者认为沙眼病程长、容易复发，对治疗丧失信心；也有患者认为沙眼症状不明显，对治疗不重视，缺乏坚持治疗的毅力。

（三）治疗要点

1. 局部治疗　用 0.1% 利福平滴眼液、0.3% 氧氟沙星滴眼液等点眼，睡前涂眼膏，疗程至少 10～12 周，重症者需要用药半年以上。

2. 全身治疗　急性期或严重的沙眼，可口服阿奇霉素、强力霉素、红霉素和螺旋霉素等。一般疗程 3～4 周。

3. 并发症及后遗症的治疗　如倒睫可选电解术、睑内翻可行手术矫正、角膜混浊可行角膜移植术。

（四）常见护理诊断/护理问题

1. 舒适受损　眼部刺激症状与结膜感染有关。

2. 有传播感染的危险　与沙眼的传染性有关。

3. 知识缺乏　缺乏沙眼的防治知识。

4. 潜在并发症　倒睫、睑内翻、上睑下垂、睑球粘连、慢性泪囊炎、实质性结膜干燥症、角膜混浊。

（五）护理目标

对沙眼患者的护理目标为，患者能够：①眼部不适症状减轻或消失。②消毒隔离措施到位，无交叉感染发生。③掌握沙眼防治知识。④无并发症发生。

（六）护理措施

1. 保持患眼清洁，分泌物多时，可用生理盐水或3%硼酸溶液冲洗结膜囊，冲洗时头偏向患侧，冲洗液勿流入健眼。操作时注意勿损伤角膜上皮。

2. 按医嘱选用抗生素眼药，教会患者正确滴眼药或涂眼膏的方法，用药时先点健侧再点患侧。观察用药疗效及不良反应，向患者强调坚持用药的重要性，提高其依从性。

3. 严格消毒患者接触过的医疗器械及患者的洗脸用具。

4. 健康指导

（1）向患者宣传沙眼的危害性，重视沙眼的防治，坚持用药；积极治疗并发症，做到早发现、早诊断、早治疗，尽量在疾病早期治愈。

（2）指导患者和家属做好消毒隔离，接触患者分泌物的物品，通常选用煮沸和75%酒精消毒方法。

（3）培养良好的卫生习惯，不与他人共用毛巾、脸盆；不用手揉眼，防止交叉感染。

（4）加强对服务行业的卫生监管，特别是理发店、游泳池、浴室等。

（七）护理评价

经过治疗和护理，评价患者能否达到：①眼部不适症状减轻或消失。②消毒隔离措施到位，无交叉感染发生。③掌握沙眼防治知识。④无并发症发生。

四、免疫性结膜炎

免疫性结膜炎（immunologic conjunctivitis）是结膜对外界过敏源的一种超敏性免疫反应，又称变态反应性结膜炎。临床上常见春季角结膜炎和泡性角结膜炎两种。春季角结膜炎（vemal keratoconjunctivitis）又名春季卡他，多在春夏季节发病，可持续 5～10 年，有自限性。泡性角结膜炎（phlyctenular keratoconjunctivitis）是由细胞介导的、以结膜角膜疱疹结节为特征的迟发性过敏反应，本病易复发。眼部长期用药也可以导致医源性接触性或过敏性结膜炎，有速发型和迟发型。还有一种较常见的自身免疫性疾病引起的免疫性结膜炎，如干燥性角结膜炎、结膜类天疱疮等。

（一）病因和发病机制

1. 春季角结膜炎　病因还不确定，可能是 I 型（速发型超敏反应）、IV 型（迟发型超敏反应）共同作用的结果；过敏源可能为花粉、微生物、动物羽毛等。

2. 泡性角结膜炎　一般认为是对结核杆菌、葡萄球菌、球孢子菌属及沙眼衣原体等微生物蛋白的变态反应。

（二）护理评估

1. 健康史　了解疾病反复发作和季节性的特点，有无接触花粉、烟尘等变应原或在户外活动后症状加重。

2. 身体状况

（1）春季角结膜炎：眼部奇痒、畏光、流泪、异物感，可有大量的黏液性分泌物，夜间加重，好发于男性青年，可有家族过敏史。按病变部位可分3型：①睑结膜型：上睑结膜呈硬而扁平的肥大乳头，呈铺路石样，乳头直径0.1~0.8mm。球结膜呈典型的暗红色。②角结膜缘型：角膜缘充血、结节，外观呈黄褐色或污红色增厚的胶状物，多见于黑色人种。③混合型：上述两种表现同时存在。

（2）泡性角结膜炎：一般有轻微异物感。如侵犯角膜，有明显角膜刺激征：刺痛、畏光、流泪及眼睑痉挛。好发生于女性、儿童及青少年。根据病变部位分为：①泡性结膜炎：在睑裂部球结膜上出现灰红色微小结节隆起，其周围结膜有局限性充血，其结节顶部易破溃形成浅表溃疡，愈合后不留瘢痕。②泡性角膜炎：角膜上有灰白色点状浸润，角膜基层受累，愈合后可遗留角膜薄翳。③泡性角结膜炎：在角膜缘及附近球结膜可见单个或多个灰白色小结节，周围结膜充血。如有溃疡形成，愈合后可遗留浅淡瘢痕。

3. 辅助检查 春季角结膜炎患者的结膜刮片中发现嗜酸性粒细胞或嗜酸性颗粒。

4. 心理-社会状况 常因季节性的反复发作而影响患者的学习、工作和生活，容易产生焦虑和厌烦心理。护士应了解患者的心理状态，以及对疾病的认识。

（三）治疗要点

1. 春季角结膜炎 本病有自限性，以对症治疗为主。局部应用抗组胺药物和肥大细胞稳定剂如色甘酸钠、奈多罗米等可缓解眼部痒、结膜充血、流泪等，物理治疗包括冰敷。症状严重者可结合应用糖皮质激素或2%环孢霉素A滴眼液。疾病发作时，可选用糖皮质激素短时间冲击治疗，可以提高疗效。

2. 泡性角结膜炎 局部滴用糖皮质激素眼药水，如0.1%地塞米松、0.5%可的松眼药水，一般24小时可缓解症状，48小时病灶可以消失。严重者可在球结膜下注射地塞米松。如合并感染要选用抗感染药物治疗。

（四）常见护理诊断/护理问题

1. 舒适受损 患眼痒、异物感与变态反应有关。

2. 潜在并发症 角膜炎。

（五）护理目标

对结膜炎患者的护理目标为，患者能够：①患眼痒、异物感减轻或消失。②无角膜炎发生。

（六）护理措施

1. 用药护理

（1）根据医嘱选用眼药，对于急性期患者可以选择激素间歇疗法：开始时眼部滴药每2小时1次，症状减轻后迅速降低滴药频率，此时提醒患者不能随意使用和停用，告知其危害性。

（2）对于顽固性春季角结膜炎根据医嘱可在睑板上方注射短效激素，如地塞米松钠（5mg/ml）或长效激素如曲安西龙奈德（40mg/ml）。长期用药应警惕激素性青光眼和白内障等严重并发症，注意观察眼痛、头疼、眼压及视力变化。

（3）局部应用抗组胺药物和肥大细胞稳定剂，要观察眼部痒、结膜充血、流泪等症状和体征改善情况。

2. 患眼红肿严重时，可用冰袋裹以毛巾局部冷敷，冷敷过程中注意观察，时间不宜过长，避免眼睑皮肤冻伤。分泌物较多时可用生理盐水冲洗。

3. 饮食指导提供清淡、易消化、足够热量的饮食，多补充维生素，加强营养，改善体质。不宜食用鱼、虾、蟹、蛋类、牛奶等易过敏食物。

4. 健康指导

（1）避免接触致敏原，外出戴有色眼镜，减少与光线、花粉的接触及刺激等。

（2）根据春季角结膜炎发病的季节性和规律性，在发病前 1 个月提早应用抗组胺药物和肥大细胞稳定剂如色甘酸钠、奈多罗米，以预防疾病发作或减轻症状。

（赵维娜）

第二节　干眼症患者的护理

干眼症（dry eye syndrome）又称角结膜干燥症（keratoconjunctivitis sicca），是因泪液分泌质或量的异常，或动力学的异常引起泪膜不稳定，并伴有眼部不适和（或）眼表组织病变的一类疾病。

泪液中水占 98%，还含有免疫球蛋白、葡萄糖、Na^+、K^+、Cl^- 等。泪膜是通过瞬目运动，将泪液均匀覆盖于角结膜表面而形成的超薄膜，它有保护眼表组织的作用。泪膜的结构由外至内分 3 层：①脂质层：睑板腺分泌，减少泪液蒸发、增加表面张力和润滑眼睑。②水液层：泪腺副泪腺分泌，为角膜上皮运输氧气；提供平滑表面增加光学质量；具有抗菌性；冲洗眼表分泌物。③黏蛋白：杯状细胞分泌，降低表面张力、使角膜由疏水转向亲水性表面。

泪膜的主要生理功能：①形成光滑的光学折射面，提供良好的光学介质。②湿润眼球前表面。③向角膜提供必需的营养物质。④通过机械的冲刷及其抗菌成分抑制微生物生长，保护角膜。

一、病因和发病机制

干眼的病因复杂，受多种因素影响，眼表面改变、基于免疫的炎症反应、细胞凋亡、性激素水平降低及外界环界因素等是导致干眼发生发展的主要因素。干眼症临床上通常分为两类：泪液生成不足型和蒸发过强型。①泪液生成不足型；为水样液缺乏性干眼症，部分患者伴有 Sjogren 综合征，它是一种自身免疫性疾病。②蒸发过强型为泪液分泌正常，蒸发过强导致的，如睑板腺功能障碍，暴露过久、长期佩戴角膜接触镜等原因。

二、护理评估

（一）健康史

评估患者性别、年龄，有无长时间用电脑、看电视的习惯，或长时间处于空调或烟尘生活环境；有无沙眼病史或角膜接触镜佩戴史，有无眼部手术史等。

（二）身体状况

最常见症状为眼部干涩感、异物感和视疲劳，其他还有烧灼感、痒感、畏光、视物模糊、不能耐受有烟尘的环境等。严重干眼症多见于 Sjogren 综合征，常伴有口干、关节痛等。眼部体征有球结膜血管扩张、球结膜失去光泽、增厚水肿、皱褶。泪膜的相关检查发现泪河变窄或中断；泪膜不稳定；眼表面上皮细胞损害；泪液渗透压增加等。干眼症早期轻度影响视力，随着病情进展，可以出现丝状角膜炎，症状加重，严重者可以出现角膜溃疡、角膜变薄，甚至角膜穿孔。

（三）辅助检查

1. 泪河宽度　正常情况裂隙灯下检查结膜，泪液沿着睑缘形成一泪液条，其宽度为 0.5～1.0mm，表面为凹状的泪河。如果泪河曲率半径≤0.35mm，提示泪液分泌异常。

2. 泪液分泌试验　常用 Schirmer 试验。Schirmer 试验根据检测方法不同又分为 Schirmer Ⅰ 和 Schirmer Ⅱ 。

（1）Schirmer Ⅰ 试验：测量泪液分泌总量。

方法：用宽 5mm，长 35mm 的滤纸条放入结膜穹隆中外 1/3 处，嘱受试者轻轻闭眼，5分钟后取下滤纸条，观察滤纸条湿润长度。正常值：滤纸条湿润长度为 10～30mm，＜10mm 提示基础分泌和反射分泌减退，水性泪液不足；检查结果结合泪膜破裂时间（BUT）综合考虑。

（2）Schirmer Ⅱ 试验：检查泪液反射性分泌有无缺陷。

方法：在结膜下穹隆滴入眼部表面麻醉药 30 秒后置入滤纸条，5 分钟后观察滤纸条湿润长度。正常值 10～15mm/5min，低于 10mm/5min 为低分泌，低于 5mm/5min 提示干眼可能。

3. 泪膜破裂时间（BUT）　方法为结膜囊内滴荧光素钠溶液，被检查者瞬目几次后平视前方，医生在裂隙灯的钴蓝光下观察，于最后一次瞬目后睁开眼睛至角膜上第 1 个黑斑（即干燥斑）出现的时间为泪膜破裂时间。正常值为 10～45 秒，小于 10 秒为泪膜不稳定。但检查结果受年龄、种族、睑裂大小、温度、湿度等影响，适用于干眼患者的初筛。

4. 眼表上皮活性染色

（1）荧光素染色：方法是结膜囊内滴荧光素钠溶液，抗生素或生理盐水冲洗后，在裂隙灯的钴蓝光下观察，阳性表示角膜上皮缺损。但在干眼早期，多发生结膜上点状染色。

（2）虎红染色：可观察到角结膜失活细胞着色，即为阳性。但因虎红染色刺激性大，患者难以接受。

（3）丽丝胺绿染色：因丽丝胺绿染色无明显刺激性而受临床欢迎。可观察到角结膜失活细胞着色，即为阳性。

5. 泪液的渗透压测定　用微量泪液收集管从泪阜的泪河处采集泪液 0.1μl，用渗透压计测量。如大于 312mOms/L，提示干眼可能。

（四）心理－社会状况

干眼症是慢性病，需长期用药；患者容易产生视觉疲劳，影响工作、学习。护士应评估患者的心理状况，了解有无焦虑、厌烦情绪以及应对方法。

三、治疗要点

根据临床类型选择治疗方法：①泪液生成不足型：补充泪液、保存泪液、减少泪液蒸发、增加泪液分泌、抑制炎症和免疫反应。②蒸发过强型：治疗睑板腺功能障碍，抑制炎症、清洁眼睑、减少泪液蒸发、脂质替代治疗。

干眼的治疗要注意消除诱因，避免长时间使用电脑、空调，或处于烟尘环境。

泪液替代治疗最佳方法是自家血清，但来源受限。临床上常用的是人工泪液。

1. 减少泪液蒸发　佩戴硅胶眼罩、湿房镜、治疗性角膜接触镜；中、重度患者可以选择泪点栓塞；严重者可以选择永久性泪小点闭塞。

2. 促进泪液分泌　口服溴己新、盐酸毛果芸香碱、新斯的明等药物可以促进泪液分泌；Sjogren 综合征可以选择糖皮质激素或雄激素。

3. 抑制免疫反应　重度干眼症可以选择 0.05% ~ 0.1% 的环孢素 A 滴眼剂或 0.05% FK506 滴眼剂。

4. 泪膜重建手术　严重干眼症而颌下腺功能正常者，可行颌下腺导管移植手术。

5. 睑板腺功能障碍　眼睑部清洁、口服多西环素、眼部抗生素滴眼剂；近年尝试局部雄激素治疗，如 3% 睾酮油脂条置于上下穹隆内。

四、常见护理诊断/护理问题

1. 舒适受损　眼部干涩感、痒感、畏光与角结膜缺乏泪液、睑板腺功能障碍有关。
2. 知识缺乏　缺乏干眼症的预防和自我保健知识。

五、护理目标

对干眼症患者的护理目标为，患者能够：①眼部干涩感、痒感、畏光等症状减轻或消失。②掌握干眼症的预防和自我保健知识。

六、护理措施

1. 健康指导

（1）消除诱因：注意用眼卫生，避免长时间阅读和使用电脑等容易产生视疲劳的因素，对于因长期应用电脑等视屏引起的干眼症，应以预防为主，教育患者要保持正确的姿势，视线稍向下，眼与屏幕距离 40 ~ 70cm；一般在用电脑 1 ~ 2 小时后休息 10 ~ 15min，并向远处眺望，按摩眼部，放松眼部肌肉。避免接触烟雾、风尘环境；使用空调时要增加环境湿度。屈光不正者，应佩戴适合度数的眼镜，如选戴角膜接触镜，应配用质量较好的护理液。

（2）用药护理：根据医嘱指导正确用药。干眼症是慢性病，要鼓励患者坚持用药，注意观察药物副作用。

（3）保留泪液：指导患者戴硅胶眼罩、湿房镜、治疗性角膜接触镜（重症者不宜使用）。鼓励患者经常做瞬目动作，保持眼睛湿润。

2. 睑板腺功能障碍者，指导患者进行眼睑的局部清洁卫生，可选择生理盐水或硼酸水清洗眼睑缘和睫毛。睑板腺阻塞时可以先热敷眼睑 10 分钟，再用棉签顺着睑缘方向挤压排出分泌物。为减轻疼痛可在操作前滴表面麻醉药。

3. 泪小点栓塞术的护理　术前向患者解释泪点栓塞术的目的、优点及注意事项，消除患者顾虑。术中协助患者保持头部位置固定，嘱患者眼球转向上方并保持不动。术后嘱患者注意眼部卫生，内眦角处不可揉擦，防止栓子脱出。

4. 颌下腺导管移植手术患者做好手术前后护理。

七、护理评价

经过治疗和护理措施，评价患者能否达到：①眼部干涩感、痒感、畏光等症状减轻或消失。②掌握干眼症的预防和自我保健知识。

（吴京莉）

第三节　细菌性角膜炎患者的护理

细菌性角膜炎（bacterial keratitis）是由细菌感染引起的角膜上皮缺损及缺损区下角膜基质坏死的化脓性炎症，又称为细菌性角膜溃疡。病情多较危重，发展迅速，感染如未及时控制，可发生角膜溃疡、穿孔，甚至眼内感染，最终眼球萎缩。即使药物能控制也残留广泛的角膜瘢痕、角膜新生血管或角膜葡萄肿及角膜脂质变性等后遗症，严重影响视力甚至导致失明。

一、病因

常见的致病菌有表皮葡萄球菌、金黄色葡萄球菌、肺炎双球菌、链球菌、铜绿假单胞菌（绿脓杆菌）等。多为角膜外伤后感染或剔除角膜异物后感染所致，特别与无菌操作不严格、滴用污染的表面麻醉剂及荧光素等有关。一些局部乃至全身疾病如干眼症、慢性泪囊炎、倒睫、糖尿病、免疫缺陷、佩戴角膜接触镜、酗酒等，可降低机体对致病菌的抵抗力，或造成角膜对细菌易感性增加。

二、护理评估

（一）健康史

了解有无角膜外伤史、角膜异物剔除史、戴角膜接触镜史；有无慢性泪囊炎、眼睑异常、倒睫病史等；有无营养不良、糖尿病病史；有无长期使用激素或免疫抑制剂，以及发病以来的用药情况，治疗效果等。

（二）身体状况

起病急骤，有明显的眼痛、畏光、流泪、异物感、视力障碍、眼睑痉挛等症状，伴有较多的脓性分泌物。

常见体征为眼睑、球结膜肿胀，睫状充血或混合性充血，病变早期角膜上出现界限清楚的上皮溃疡，溃疡下有边界模糊、致密的浸润灶，周围组织水肿。浸润灶迅速扩大，继而形成溃疡，溃疡表面和结膜囊多有脓性分泌物。并发虹膜睫状体炎，表现为角膜后沉着物（KP）、瞳孔缩小、虹膜后粘连及前房积脓，是由于毒素渗入前房所致。

不同致病菌引发的特征不同。

1. 革兰阳性球菌角膜感染 常表现为圆形或椭圆形局灶性脓肿、边界清楚，灰白基质浸润。金黄色葡萄球菌、肺炎双球菌所致的匐行性角膜溃疡是典型的细菌性角膜溃疡，常伴前房积脓。

2. 革兰阴性球菌角膜感染 多表现为快速发展的角膜液化性坏死。其中铜绿假单胞菌引起的感染具有特征性，起病迅速、发展迅猛，剧烈眼痛，严重的睫状充血或混合性充血，眼睑及球结膜水肿，角膜溃疡浸润灶及分泌物略带黄绿色，前房积脓严重。感染如未控制，可导致角膜坏死穿孔、眼内容物脱出或全眼球炎。

（三）辅助检查

角膜病变区刮片镜检可发现致病菌；微生物培养，药物敏感试验可进一步明确病因和指导临床用药。

（四）心理－社会状况

患者因眼痛、畏光、流泪、视力下降而烦躁不安，以及对疾病的发生发展、治疗转归缺乏了解，产生紧张、焦虑、悲哀等心理。护士应评估患者的心理状况；了解该疾病对患者工作、学习的影响；了解患者的用眼卫生和个人卫生习惯；评估患者及家属对疾病的认知程度。

三、治疗要点

积极控制感染，减轻炎症反应，促进溃疡愈合，减少瘢痕形成。

1. 药物治疗 局部使用抗生素是治疗细菌性角膜炎最有效的途径。治疗前应常规行角膜刮片、细菌培养和药物敏感试验。治疗过程中应根据细菌学检查结果及药物敏感试验，及时调整用药。并发虹膜睫状体炎者，使用1%阿托品滴眼剂或眼膏散瞳。

2. 手术治疗 药物治疗无效、病情急剧发展，可能或已经导致角膜溃疡穿孔，眼内容物脱出者，可考虑行治疗性角膜移植，是一种以挽救眼球不至于毁坏，保存眼球视功能为目的施行的角膜移植。

3. 支持疗法 局部使用胶原酶抑制剂如依地酸钠、半胱氨酸等，抑制溃疡发展。选用维生素 B_2、C、A、D 等药物，有助于角膜溃疡的愈合。

四、常见护理诊断/护理问题

1. 急性疼痛 与角膜炎症刺激有关。
2. 有传播感染的危险 与细菌的传染性及患者缺乏预防知识有关。
3. 焦虑 与担心疾病预后不良有关。
4. 潜在并发症 角膜穿孔和眼内炎。
5. 感知紊乱 视力下降与角膜炎症引起角膜混浊有关。
6. 知识缺乏 缺乏细菌性角膜炎相关的防治知识。

五、护理目标

对细菌性角膜炎患者的护理目标为，患者能够：①眼痛缓解或消失。②患者及家属掌握防止交叉感染的知识，无交叉感染发生。③了解焦虑的原因，能自我调节，情绪稳定，积极配合治疗和护理。④无并发症发生或发生并发症后得到及时处理。⑤视力提高或稳定。⑥患者或家属理解细菌性角膜炎的病情发展，获得该病的自我护理知识。

六、护理措施

1. 疼痛管理　提供安静、舒适的环境，病房要适当遮光，减少眼睛受光线刺激。向患者解释眼痛的原因，按医嘱及时用药。进行球结膜下注射时，先向患者解释清楚，并充分麻醉后进行，以免加重局部疼痛，必要时给予止痛药，保证患者充分休息、睡眠，减少转动眼球。

2. 隔离护理　①告知患者床边隔离和手卫生的相关知识，严格执行消毒隔离制度。②检查、换药、滴眼药等操作要遵守隔离技术和无菌技术操作原则。③保持患眼清洁，用生理盐水清洁睑缘和眼睑皮肤。④滴眼剂、眼膏及器械应采取专人专眼专用。

3. 心理护理　鼓励患者表达自己的感受，及时给予安慰和理解，消除焦虑和自卑心理，指导患者听喜爱的音乐，想开心的事情，与患者聊感兴趣的话题，分散注意力。

4. 预防角膜溃疡穿孔

（1）治疗操作时动作要轻柔，禁止翻转眼睑，避免加压眼球。

（2）嘱患者不用手擦眼睛，勿用力眨眼。

（3）饮食宜清淡，多吃易消化、富含维生素、粗纤维食物，保持大便通畅，避免便秘，以防增加腹压。

（4）嘱患者头部减少活动，避免低头、咳嗽、打喷嚏。

（5）用眼罩保护患眼，避免外物撞击。

（6）按医嘱使用散瞳剂，防止虹膜后粘连而导致眼压升高。

（7）若角膜后弹力层膨出，可绷带加压包扎患眼，配合全身应用降低眼压药物，嘱患者静卧休息。

5. 病情观察　严密观察患者的视力、角膜刺激征、结膜充血以及角膜病灶和分泌物的变化，并注意有无角膜穿孔的表现。如角膜穿孔，房水从穿孔处急剧涌出，虹膜被冲至穿孔处，可出现眼压下降，前房变浅或消失、疼痛减轻等症状。

6. 健康指导

（1）用药护理：遵医嘱积极抗感染治疗，急性期用强化局部给药模式，即抗生素滴眼液频繁滴眼（每15分钟滴药一次），严重病例，可在开始30分钟内，每5分钟滴药一次，使角膜基质很快达到抗生素治疗浓度。病情控制后，逐渐减少滴眼次数。夜间可使用抗生素眼膏和凝胶剂。频繁滴眼时向患者做好解释工作，让患者了解眼局部用药治疗的重要性。

（2）帮助患者了解疾病有关知识，树立治病信心，保持良好的心理状况。

（3）教会患者正确滴眼药水、涂眼膏。

（4）养成良好的卫生习惯，不用手或不洁手帕揉眼。

（5）注意保护眼睛，避免角膜受伤，外出要戴防护眼镜。

七、护理评价

通过治疗和护理计划的实施，评价患者是否能够达到：①眼痛症状缓解或消失。②患者及家属获得防止交叉感染的知识，无院内感染发生。③心情平稳，积极配合治疗和护理。④角膜溃疡得到控制，无角膜穿孔发生或发生角膜穿孔后得到及时处理。⑤视力提高或稳定。⑥获得该病的自我护理知识。

（吴京莉）

第四节　糖尿病性视网膜病变患者的护理

糖尿病性视网膜病变（diabetic retinopathy，DR）是指糖尿病的病程中引起的视网膜循环障碍，造成视网膜发生缺血和增殖性变化而引起视网膜结构和功能的改变，是糖尿病引起失明的主要并发症。研究表明，糖尿病病史在 20 年以上，1 型糖尿病有 99％，2 型糖尿病 60％以上有 DR。我国糖尿病患者中糖尿病性视网膜病变的患病率达 44％～51.3％，已成为防盲的重要课题。

一、病因和发病机制

DR 的发病机制不确切，高血糖主要损害视网膜的微小血管。视网膜毛细血管内皮细胞受损，失去其屏障功能，发生渗漏，从而引起视网膜水肿及视网膜小点状出血。进一步损害出现毛细血管闭塞，闭塞区附近的毛细血管产生大量的微动脉瘤。同时视网膜长期水肿，留下硬性脂质存留以及黄斑囊样水肿。

二、护理评估

（一）健康史

评估患者的糖尿病病史、血糖控制状况、肾功能情况，是否合并有其他全身并发症。

（二）身体状况

1. 多数患者有糖尿病多饮、多尿、多食和体重下降等全身症状。眼部症状主要表现为不同程度的视力障碍、视物变形、眼前黑影飘动和视野缺损等症状，最终导致失明。

2. 眼底检查可见视网膜微动脉瘤、视网膜出血、新生血管、增生性玻璃体视网膜病变和牵引性视网膜脱离等。

（三）心理-社会状况

糖尿病性视网膜病变晚期严重损害视力，甚至失明，患者可能有严重的焦虑心理。因此要注意评估患者的情绪状态，还有评估患者的年龄、饮食习惯、生活习惯、经济状况，对疾病的认知等。

三、治疗要点

1. 积极控制高血糖　长期控制血糖在正常范围可减少视网膜病变的发生和发展。

2. 控制高血压和高血脂　高血压和高血脂均可使血管发生病理改变加上血糖增高更易使病变恶化。故应积极控制血压和血脂降至正常水平。

3. 眼部治疗　非增生期早期可口服具有调节微血管壁的生理功能、降低血浆黏稠度、调节微循环功能的药物，如导升明、多贝斯、地法明等。对黄斑水肿和黄斑囊样水肿可行氩黄激光局灶或格栅光凝术，减轻水肿。进入高危期或有新生血管时应作全视网膜光凝术。对于玻璃体大量出血或增生膜形成可行玻璃体切割术和（或）膜剥离术。

四、常见护理诊断/护理问题

1. 知识缺乏　缺乏此病的防治知识。
2. 潜在并发症　新生血管性青光眼、牵引性视网膜脱离等。
3. 有外伤的危险　与严重视力下降有关。

五、护理目标

对糖尿病性视网膜病变患者的护理目标为，患者能够：①获取本病的预防及护理知识。②了解并发症的早期表现，及时发现和治疗。③避免外伤的发生。

六、护理措施

1. 健康教育
（1）告知患者控制血糖的意义：指导患者进食糖尿病饮食，并向患者介绍饮食治疗的目的、意义及其具体措施，并监督落实。
（2）指导患者按医嘱用药和复查眼底，以便能早期发现糖尿病视网膜病变，早期治疗。
（3）告知患者如有眼痛、头痛、虹视、雾视、视力突然下降、视野突然缺损，可能是并发症的表现，应立即来院就诊。
（4）视力严重下降的患者，应指导其家属如何在家庭和其他活动环境中保护患者，注意患者的安全，防止意外。
2. 心理护理　关心患者，解释疾病的有关知识和治疗效果，帮助患者树立信心。

七、护理评价

通过治疗和护理计划的实施，评价患者是否能够达到：①掌握有关的护理和保健知识。②识别并发症发生的早期表现。③学会避免外伤的方法。

（金泽凤）

第五节　视网膜脱离患者的护理

视网膜脱离（retinal detachment，RD）是指视网膜的神经上皮层和色素上皮层之间的脱离。发生脱离的病因不同分为孔源性视网膜脱离与非孔源性视网膜脱离，非孔源性视网膜脱离又按其病因分为牵拉性及渗出性视网膜脱离。

一、病因和发病机制

（1）孔源性视网膜脱离发生在视网膜裂孔形成的基础上，液化的玻璃体经此裂孔进入视网膜神经上皮与色素上皮之间积存，从而导致视网膜脱离；孔源性视网膜脱离发生的两大因素：视网膜裂孔的形成和玻璃体牵拉与液化。
（2）牵拉性视网膜脱离是指由眼底其他病变如视网膜血管病变特别是增殖性糖尿病性

视网膜病变、视网膜静脉阻塞或其他视网膜血管炎等所引起的视网膜出血，机化膜形成致牵拉视网膜而脱离；渗出性视网膜脱离是由于病变累及视网膜或脉络膜血液循环，引起液体集聚在视网膜神经上皮下造成。

二、护理评估

（一）健康史

孔源性视网膜脱离应重点评估患者的发病年龄，有无高度近视、白内障摘除术后的无晶体眼和眼外伤病史。非孔源性视网膜脱离应评估患者全身疾病，包括有无妊娠高血压综合征、恶性高血压、肾炎、糖尿病病史；眼部疾病评估包括有无中心性浆液性脉络膜视网膜病变、葡萄膜炎、后巩膜炎、玻璃体出血、糖尿病视网膜病变以及特发性葡萄膜渗漏综合征等。

（二）身体状况

1. 早期症状　初发时有"飞蚊症"、眼前闪光感和眼前黑影飘动、变性的玻璃体和视网膜形成粘连，当眼球运动时，玻璃体振荡激惹视网膜，患者有眼前闪光感。

2. 视力减退　如果黄斑区受到影响则有中央视力明显减退。

3. 视野缺损　相应于视网膜脱离区的视野缺损。

4. 眼压　早期脱离面积不大时，眼压正常或稍偏低，以后眼压随脱离范围的扩大而下降。

5. 眼底检查　脱离的视网膜失去正常的红色反光而呈灰白色隆起，大范围的视网膜脱离区呈波浪状起伏不平。严重者，视网膜表面增殖，可见固定皱褶。

（三）辅助检查

眼底荧光血管造影和 B 超检查协助诊断。

（四）心理 – 社会状况

多数患者担心预后不好，故焦虑、悲观。应注意评估患者的年龄、性别、职业、性格特征、对视网膜脱离的认知程度等。

三、治疗要点

治疗原则：封闭裂孔，缓解或消除玻璃体牵拉。一经确定孔源性视网膜脱离应尽早手术。牵拉性视网膜脱离累及黄斑要做玻璃体手术治疗。渗出性视网膜脱离需针对原发疾病进行治疗，大多不需要手术治疗。

1. 预防治疗　如能早期发现视网膜裂孔和缺血性疾病，尚无视网膜脱离，应及早采用光凝或冷凝封闭，防止进一步发展为视网膜脱离。

2. 手术治疗　常用闭合裂孔手术方式为激光光凝、透巩膜光凝、冷凝，再在裂孔对应的巩膜外作顶压术、巩膜环扎术。复杂的视网膜脱离选择玻璃体内气体或硅油充填术等，使视网膜复位。

四、常见护理诊断／护理问题

1. 感知紊乱　视力下降及视野缺损，与视网膜脱离有关。

2. 知识缺乏　缺乏此病的防治知识和围手术期的护理知识。

3. 焦虑　与视功能损害及担心预后有关。

五、护理目标

对视网膜脱离患者的护理目标为，患者能够：①视力不再下降并有提高。②获取视网膜脱离的预防和护理知识。③焦虑心理减轻或消除。

六、护理措施

（一）手术前护理

1. 术前准备　参见"眼部手术前常规护理"。

2. 心理支持　术前向患者讲述手术的大概过程以及手术前后的注意事项，耐心解答患者的疑问，消除患者不良心理，增强其对手术的自信心，鼓励患者密切配合治疗，争取早日康复。

3. 术眼充分散瞳，详细查明视网膜脱离区及裂孔。病程短并且视网膜下积液较多，不易查找裂孔时，应卧床休息，使眼球处于绝对安静状态，再检查眼底。

4. 安静卧床，并使裂孔处于最低位，减少头部活动，降低视网膜脱离范围扩大的机会。

（二）手术后护理

1. 疼痛管理　由于手术时间较长，大多数患者术后都有不同程度的疼痛，部分患者除眼痛症状外，还出现恶心、呕吐等症状。术后当天疼痛可考虑为手术牵拉眼肌或高眼压所致，判断眼部疼痛的原因，注意观察疼痛的性质、程度，及时通知医生。

2. 体位护理　玻璃体注气或注油患者为帮助视网膜复位和防止晶状体混浊应低头或给予恰当体位，使裂孔处于最高位，待气体吸收后行正常卧位。应告知患者和家属保持正确体位的重要性，即有利于视网膜复位和预防并发症的发生，从而提高患者的依从性，保证治疗效果。同时观察患者有无因特殊体位引起的不适，及时给予指导。护士应指导患者定时变换体位，轮流保持俯卧位、面向下坐位和面向下步行位，辅以额、颈、肩、胸、腰垫，使患者能较舒适、长时间地保持头低位，尽量减少原单一俯卧位引起的不适。原则上应每2小时变换1次，防止压疮的发生。

3. 病情观察　玻璃体注气的种类包括空气、惰性气体 C_3F_8、SF_6，惰性气体有膨胀功能，术后可能引起眼压升高、眼痛等症状；硅油填充术后眼压升高的原因可能有前房硅油颗粒、硅油乳化、周边虹膜前粘连、瞳孔阻滞及硅油毒性导致的小梁网损伤，使得房水流出受阻，引起眼压升高。行巩膜环扎术的患者也会引起明显的眼痛。因此，要严密观察患者有无头痛、眼痛，听取患者主诉，评估患者眼压情况，及时通知医生处理。

4. 心理护理　大部分患者不能适应术后俯卧位，表现出烦躁、不配合，对此应讲解体位在疾病康复和预防并发症发生中的意义。另一方面还要加强护患沟通，建立和谐的护患关系，提高患者的遵医嘱行为。同时，根据患者的不同个性特征、文化背景、社会经历、职业等因素的差异，以及对自身疾病的认识，做好心理护理，树立其战胜疾病的信心。

5. 生活护理　患者卧床期间协助患者生活护理，满足患者各项生活所需。

（三）健康指导

术后恢复期遵医嘱继续坚持适当体位；并且在恢复期内勿剧烈运动或从事重体力劳动，

如抬或扛重物、体育运动等，从而防止视网膜再次脱离；教会患者正确点眼药的方法，嘱患者按时用药，按时复查，如有异常，随时就诊。

七、护理评价

通过治疗和护理计划的实施，评价患者是否能够达到：①视力不再下降并有提高。②获取视网膜脱离的预防和护理知识。③焦虑心理减轻或消除，情绪稳定。

（吴京莉）

第六节　年龄相关性黄斑变性患者的护理

年龄相关性黄斑变性（aged – related macular degeneration，AMD）是发达地区 50 岁以上人群常见的致盲眼病。患者可双眼先后或同时发病并且进行性损害视力。该病是 60 岁以上老人视力不可逆性损害的首要原因，其发病率随年龄增加而增高。

一、病因

AMD 确切的病因尚不明，累及视网膜色素上皮、感光细胞层和脉络膜多层组织。可能与遗传因素、代谢因素、环境因素和黄斑受长期慢性的光损伤等有关。

二、护理评估

（一）健康史

评估患者的发病年龄，视力损害是否呈进行性，有无家族史。

（二）身体状况

AMD 根据临床表现和病理的不同分为萎缩型老年性黄斑变性（干性型）和渗出型老年性黄斑变性（湿性型）两型。

（1）萎缩型老年性黄斑变性（干性 AMD）患者初期自觉视物变形，视力轻度减退，双眼程度相近。眼底特点可见视网膜外层、色素上皮层、玻璃膜、脉络膜毛细血管均有不同程度的萎缩变性，色素上皮下可见大小不一的黄白色玻璃膜疣，视功能有不同程度的损害。

（2）渗出型老年性黄斑变性（湿性 AMD）患者单眼视力突然下降，严重减退，视物变形或出现中心暗点。眼底特点可见后极部视网膜下出血、渗出，有时可见灰黄色病灶，或新生血管膜。神经上皮下或色素上皮下的出血颜色暗红，边缘略红，同时可伴有浅层鲜红色出血，附近有时可见玻璃膜疣，病变区可隆起。

（三）辅助检查

FFA 检查，可见脉络膜新生血管和渗漏。

（四）心理 – 社会状况

由于年龄相关性黄斑变性患者的视力损害严重，甚至中心视功能完全丧失，且目前尚无有效的治疗方法，因此，对患者的生活影响大，患者的焦虑心理比较严重。注意评估患者年龄、职业、生活环境等。

三、治疗要点

由于 AMD 的病因不明，本病至今尚无有效治疗和根本性的预防措施。

1. 激光光凝治疗　软性玻璃膜疣可行激光光凝或微脉冲激光照射，可促进吸收。对于湿性 AMD，新生血管膜位于距中心凹 200μm 以外，为防止继续发展可行激光光凝封闭新生血管，但不能解决复发问题。

2. 药物治疗　目前临床上应用的药物是抑制血管内皮生长因子及抑制新生血管的糖皮质激素类药物。

3. 光动力疗法　利用与脉络膜新生血管（choroidal neovascularization CNV）内皮细胞特异结合的光敏剂，受一定波长光照射激活，产生光氧化反应，杀伤内皮细胞，从而达到破坏 CNV 的作用。目前已被广泛采用。

4. 手术治疗　手术治疗是一种能够根除脉络膜新生血管 CNV 的方法。目前主要的经典手术方式有 2 种：视网膜切开 CNV 取出术和黄斑转位术。CNV 取出后联合自体视网膜色素上皮细胞（retinal pigment epithelial，RPE）脉络膜植片移植是近年来研究探索的新方法。

四、常见护理诊断/护理问题

1. 感知紊乱　视力下降与视网膜色素上皮变性、出血、渗出、瘢痕改变有关。
2. 知识缺乏　缺乏与疾病有关的预防保健知识。
3. 焦虑　与本病治疗效果不佳，担心预后有关。
4. 有意外受伤的可能　与患者双眼视力均下降，自我保护能力下降有关。

五、护理目标

对年龄相关性黄斑变性患者的护理目标为，患者能够：①配合医生完成治疗方案，视网膜病变得到控制。②了解有关本病的防治知识。③情绪稳定，配合治疗。④无意外受伤发生。

六、护理措施

（1）告知患者有关的治疗方法和可能的效果，使患者能积极配合治疗。

（2）健康指导：为避免光损伤造成的光毒性蓄积作用，接受光动力疗法的患者在强光下活动时应佩戴手套、深色太阳镜，并穿长袖衣裤，防止皮肤暴露于阳光下。有条件者定期检查视力。平时注意饮食均衡，可适当增加维生素 B、C 等的摄入。

（3）心理护理：向患者说明黄斑变性的发病机理和疗效，使患者有充分的思想准备，客观对待疾病，保持良好的心理状态。

（4）加强安全防护，指导患者使用视障辅助用具。

七、护理评价

通过治疗和护理计划的实施，评价患者是否能够达到：①积极配合治疗，控制病情发展。②了解有关的保健知识进行自我保健。③客观地认识和接受疾病。④无意外受伤发生。

（金泽凤）

第七节　年龄相关性白内障患者的护理

年龄相关性白内障（age-related cataract）是最为常见的白内障类型，由于多见于老年人，以往称为老年性白内障，但部分患者发生于中年，随着年龄增加，患病率明显升高。常双眼发病，但可有先后，程度也可不一致。

一、病因和发病机制

年龄相关性白内障病因较为复杂，是多种因素长期综合作用导致的晶状体退行性改变。流行病学研究表明，年龄、职业、紫外线照射、过量饮酒、吸烟、营养状况以及糖尿病、高血压、心血管疾病等均是年龄相关性白内障的危险因素。年龄相关性白内障的发病机制尚未十分清楚。一般认为，氧化损伤是白内障的最早期改变，目前已知氧化作用可改变晶状体上皮细胞膜上的 Na^+-K^+-ATP 酶的活性，并氧化水解晶状体的可溶性蛋白成为不溶性蛋白。上述变化使晶状体内结构发生改变，使得通过晶状体的光线发生散射，导致混浊。

二、护理评估

（一）健康史

询问患者视力下降的时间、程度、发展的速度和治疗经过等。了解有无糖尿病、高血压、心血管疾病和家族史等。

（二）身体状况

1. 症状　渐进性、无痛性视力下降。早期患者常出现眼前固定不动的黑点，可出现单眼复视或多视，屈光改变等表现；注视灯光可有虹视现象。由于光线通过部分混浊的晶状体时产生散射，干扰视网膜上成像，可出现畏光和眩光。

2. 体征　肉眼、聚光灯、裂隙灯显微镜下可见晶状体混浊并定量。不同类型的白内障具有其特征性的混浊表现。根据晶状体开始出现混浊的部位不同，可分为 3 种类型：皮质性、核性、后囊下性。以皮质性白内障为最常见。按其发展过程分为 4 期。

（1）初发期：裂隙灯下见晶状体皮质内空泡和水隙形成，散瞳下可见周边楔状混浊，未累及瞳孔区一般不影响视力。

（2）膨胀期或未成熟期：晶状体混浊继续加重，呈不均匀灰白色，视力明显下降，眼底看不清，皮质吸水肿胀，体积增加，将虹膜推移向前，前房变浅，可诱发急性闭角型青光眼。因晶状体皮质层尚未完全混浊，虹膜瞳孔缘部与混浊的晶状体皮质之间尚有透明皮质，用斜照法检查时，光线投照侧的虹膜阴影投照在深层的混浊皮质上，在该侧瞳孔区内出现新月形投影，称虹膜投影，为此期的特点。

（3）成熟期：晶状体内水分逸出，肿胀消退，前房深度恢复正常，晶状体完全混浊至乳白色，患眼视力降至眼前手动或光感，眼底不能窥入。

（4）过熟期：晶状体内水分继续丢失，体积缩小，囊膜皱缩，表面出现钙化点或胆固醇结晶，前房加深，虹膜震颤，晶状体纤维分解液化，核下沉，视力可突然提高。过熟期白内障囊膜变性可使囊膜通透性增加或出现细小的破裂，液化的皮质漏出，进入房水的晶状体蛋白诱发自身免疫反应，引起晶状体过敏性葡萄膜炎。此外，晶状体皮质颗粒或吞噬了晶状体皮质的巨噬细胞容易在房角积聚，堵塞小梁网，产生继发性青光眼，称为晶状体溶解性青光眼。

（三）辅助检查

（1）眼电生理检查，了解视网膜、视神经的功能。

（2）角膜曲率及眼轴长度检查，可计算手术植入人工晶体的度数。

（四）心理 – 社会状况

患者因视力障碍影响工作、学习、日常生活，产生心理不适感，对手术治疗产生恐惧，护士应评估患者的心理状况，了解视力障碍对患者自理能力的影响。

三、治疗要点

至今为止尚无药物可完全阻止或逆转晶状体混浊，手术是主要治疗方法。当白内障的发展影响到工作和日常生活时，即主张手术。手术方法有白内障囊外摘除术联合人工晶状体植入术、超声乳化白内障吸除术联合人工晶状体植入术、激光乳化白内障吸除术联合人工晶状体植入术等。

四、常见护理诊断／护理问题

1. 感知紊乱　视力下降与晶状体混浊有关。

2. 有受伤的危险与视力障碍有关。

3. 潜在并发症　急性闭角型青光眼、术后眼内炎等。

4. 知识缺乏　缺乏有关白内障防治和自我保健的相关知识。

五、护理目标

对年龄相关性白内障患者的护理目标为，患者能够：①视力得到提高。②适应正常生活，能采取预防外伤的措施。③无并发症的发生或发生并发症得到及时处理。④掌握相关的自我护理知识和技能。

六、护理措施

（一）预防意外损伤

（1）有跌倒危险的患者床头悬挂"防跌倒"标识，加强巡视。

（2）做好患者的安全教育，指导患者如何预防跌倒。教会患者使用床头的呼叫系统，将呼叫器放置于患者方便取到的位置，鼓励患者寻求帮助。

（3）评估患者自理能力，根据患者情况协助洗漱、进食等，做好生活护理，保证安全。

（4）病床位置固定，高低适宜，需要时安装床栏。将常用物品定位放置，方便患者取用。提供充足的光线，通道无障碍物。厕所安装防滑垫、扶手等，并教会患者使用。

（二）手术护理

1. 手术前护理

（1）心理支持：了解患者对手术的心理接受程度，耐心解答患者的疑问，安慰患者，给予心理疏导，减轻对手术的恐惧心理。对于老年患者，因感觉器官和神经功能的衰退，不能迅速正确地接受和理解语言信息，护士要注意沟通技巧，交流时语速放慢，耐心细致。

（2）术前准备：①讲解术前各项检查的目的、意义并协助患者完成，包括眼部检查、全身检查、人工晶体度数的测量等。②对合并有糖尿病、高血压、心血管疾病的患者，术前注意控制血糖、血压，评价心脏功能能否耐受手术。③双眼泪道冲洗和术眼结膜囊冲洗。④用散瞳滴眼剂术眼充分散瞳。

2. 手术后护理

（1）术后注意观察术眼有无疼痛不适：术眼胀痛伴同侧头痛、恶心、呕吐等症状，可能为高眼压。术眼剧烈疼痛和视力急剧下降，流泪、畏光可能为感染性眼内炎，应及时通知医生处理。

（2）由于手术的应激，合并糖尿病、高血压的患者血糖、血压可能会升高，注意密切观察全身情况，及时控制血糖、血压。

3. 健康指导　目前大多数白内障患者的手术均在门诊进行，无需住院，所以患者术前术后的健康指导尤为重要，护士应根据患者的年龄、身体状况、自理能力、认知水平等采取不同的健康教育方法以保证达到效果。

（1）向患者讲解年龄相关性白内障的相关知识，指导患者用眼的卫生知识，不宜长时间看电视、电脑和阅读，宜多休息，外出戴防护眼镜。

（2）合并全身性疾病者，积极治疗，尤其是高血压、糖尿病。

（3）教会患者滴眼药水和涂眼膏的正确方法，叮嘱其必须遵医嘱按时滴用眼药水。

（4）术后1个月内术眼的保护：①嘱患者多卧床休息，头部不可过多活动，不要用力闭眼；避免低头、弯腰，防止碰撞术眼；避免重体力劳动和剧烈运动。②不用手或不洁物品擦揉眼睛，指导眼部周围皮肤清洁方法，洗脸时勿用力擦洗。洗头、洗澡时，避免水进入眼睛。③注意保暖，预防感冒，避免咳嗽、打喷嚏、擤鼻涕。④不穿领口过紧的衣服。⑤头部不要过度紧张或悬空。

（5）饮食宜清淡，易消化的食物，少进食坚硬、辛辣的食物，多进食维生素、纤维素的食物，保持大便通畅。

（6）严格按医嘱门诊随访，若出现头痛、眼痛、视力下降、恶心、呕吐等症状，应立即到医院就诊。

（7）术后配镜指导：白内障摘除术后，未植入人工晶体者，无晶状体眼呈高度远视状态，指导患者佩戴框架眼睛或角膜接触镜；植入人工晶体者，3个月后屈光状态稳定时，可验光佩戴近用或远用镜。

七、护理评价

通过治疗和护理计划的实施，评价患者是否能够达到：①视力提高。②无外伤发生。③无并发症发生或并发症得到及时处理。④获得相关的自我护理知识及技能。

（吴京莉）

第八节　糖尿病性白内障患者的护理

糖尿病性白内障患者（diabetic cataract）是指白内障的发生与糖尿病有直接关系的白内障，临床上分为两种类型：真性糖尿病性白内障和合并年龄相关性白内障。

一、病因和发病机制

糖尿病时血糖升高，晶状体内葡萄糖增多，正常的己糖激酶作用饱和，而醛糖还原酶作用被激化，将葡萄糖转化为不能通过晶状体囊膜的山梨醇，在晶状体内大量积聚，使晶状体内渗透压增加，吸收水分，纤维肿胀变性而混浊。

二、护理评估

（一）健康史

询问患者糖尿病发病情况和治疗经过，有无家族史；了解目前糖尿病病情控制情况；评估患者视力下降的时间、程度、发展的速度等。

（二）身体状况

1. 真性糖尿病性白内障　多见于 30 岁以下、病情严重的幼年型糖尿病患者。常双眼发病，病程发展迅速，晶状体可于数天、数周或数月内完全混浊。最初在前、后囊膜下皮质区出现无数分散的、灰色或蓝色雪花样或点状混浊，可伴有屈光改变。血糖升高时，血液中无机盐含量下降，渗透压降低，房水渗入晶状体内使之变凸，形成近视；血糖降低时，晶状体内水分渗出，晶状体变扁平，形成远视。

2. 合并年龄相关性白内障　此型较多见。临床表现与无糖尿病的年龄相关性白内障相似，只是起病年龄更早，病程发展更快。

（三）辅助检查

（1）实验室检查如血糖、尿糖和酮体检查等，了解糖尿病情况。

（2）眼电生理检查，了解视网膜和视神经功能。

（3）角膜曲率及眼轴检查可计算手术植入人工晶体的度数。

（四）心理－社会状况

糖尿病为终身性疾病，漫长的病程和并发症的出现使患者产生焦虑不安或对疾病治疗失去信心。护士应评估患者心理状况，了解患者对糖尿病的认知程度，对治疗护理的依从性等；了解视力障碍对患者学习、工作、生活的影响，家庭和朋友的支持情况。

三、治疗要点

积极治疗糖尿病，当白内障明显影响患者的工作和生活时，控制血糖后行白内障摘除术联合人工晶状体植入术。

四、常用护理诊断/护理问题

1. 感知紊乱　视力下降，与晶状体混浊有关。

2. 自理缺陷　与视力障碍有关。

3. 焦虑　与糖尿病病程漫长，担心引起各种并发症有关。

4. 潜在并发症　术后眼内出血、眼内炎。

5. 知识缺乏　缺乏糖尿病和糖尿病性白内障的治疗、护理的相关知识。

五、护理目标

对糖尿病性白内障患者的护理目标为，患者能够：①适应正常生活，能采取预防外伤的措施。②视力得到提高。③情绪稳定，积极配合治疗。④无并发症发生或发生并发症后得到及时处理；⑤掌握该疾病相关的自我护理知识和技能。

六、护理措施

（1）参考本章"年龄相关性白内障患者的护理"。但要注意糖尿病性白内障术后易发生出血及感染，应密切观察病情变化，注意无菌操作。

（2）根据患者心理状况，进行心理疏导，帮助患者树立战胜疾病的信心。

（3）密切观察血糖变化，提供糖尿病的治疗护理指导，如用药护理、饮食护理、运动指导，预防低血糖发生等。

（4）健康指导

1）向患者及家属讲解糖尿病的有关知识，提高患者对糖尿病的自我管理能力，指导患者自我监测血糖。

2）指导患者到糖尿病专科就诊，严格控制血糖。

七、护理评价

通过治疗和护理计划的实施，评价患者是否能够达到：①无外伤发生。②视力提高。③情绪稳定，配合治疗护理。④无并发症发生或发生并发症后得到及时处理，恢复良好。⑤能应用相关的护理知识及技能自我管理。

（吴京莉）

第九节　先天性白内障患者的护理

先天性白内障（congenital cataract）是常见儿童眼病，指出生时即存在或出生后第 1 年内发生的晶状体混浊，是造成儿童失明和弱视的重要原因。可为家族性或散发性。先天性白内障因晶状体混浊的形态、部位和程度不同，可分为膜性、核性、前极、后极、盘状、缝状、珊瑚状、花冠状、硬核液化和全白内障。

一、病因和发病机制

各种影响胎儿晶状体发育的因素均可引起先天性白内障。常见原因有：①遗传因素：常染色体显性遗传最多见。其他方式还有隐性遗传和伴性遗传等；②环境因素：母亲妊娠期（尤其是前 3 个月内）的病毒性感染，如风疹病毒、单纯疱疹病毒等，是导致胎儿发生白内障的常见原因。此时晶状体囊膜尚未发育完全，不能抵御病毒的侵犯，晶状体蛋白的合成容易受到干扰导致异常，最终引起晶状体混浊。妊娠期营养不良、盆腔放射线照射、服用某些药物（激素、水杨酸制剂、抗凝剂等）、患有系统性疾病等，都可导致胎儿晶状体发育不良。此外，早产儿、胎儿宫内缺氧等也可引起先天性白内障；③原因不明：难以确定遗传因素或环境因素，多表现为散发。

二、护理评估

（一）健康史

询问患儿母亲孕期是否有病毒感染、用药、接触放射线等；了解患儿出生的健康情况；有无家族史；发现患儿白内障的时间。

（二）身体状况

可为单眼或双眼起病，多数为静止期。视力障碍程度可因晶状体混浊发生部位和形态不同而异，因患儿年龄太小，不能自诉，需依赖其父母观察才发现。常合并其他眼病如斜视、眼球震颤、先天性小眼球等。

（三）辅助检查

实验室检查如血糖、尿糖和酮体检查等可以帮助了解病因。

（四）心理－社会状况

患儿父母对患儿视力障碍非常担心，对该疾病的知识缺乏了解。护士应注意评估患儿父母的情绪状况、文化层次、经济状况等，了解患儿父母对该病的认知程度。

三、治疗要点

（1）视力影响不大者，一般不需治疗，定期随访观察。
（2）视力明显影响者，应尽早手术。手术方式可选择白内障囊外摘除术或吸除术。一般考虑在出生 3~6 个月内摘除。白内障摘除后无晶体眼需进行及时屈光矫正和视力训练，防治弱视，促进融合功能的发育。屈光矫正包括框架眼镜、角膜接触镜、人工晶状体植入。

四、常见护理诊断/护理问题

1. 感知紊乱 视力下降，与晶状体混浊有关。
2. 潜在并发症 形觉剥夺性弱视。
3. 无能性家庭应对 与家庭照顾者掌握照顾患儿的相关知识和技能不足有关。

五、护理目标

对先天性白内障患者的护理目标为，患者能够：①视力得到提高。②弱视得到及时治疗。③家庭照顾者掌握照顾患儿的相关知识和技能，有效应对。

六、护理措施

（1）参考"眼科手术患者的常规护理"。
（2）健康指导：主要针对患儿家长。①注意术眼的保护，指导家长修剪好患儿指甲，防止抓伤眼睛；加强安全防护，避免碰伤等意外发生。②指导家长带患儿定期随诊，及时进行屈光矫正和正确的弱视训练，如精细动作训练、遮盖疗法、光学药物压抑法等。③未植入人工晶状体患儿一般 2 岁时可施行人工晶状体植入手术。④内源性先天性白内障具有遗传性，注意优生优育。⑤外源性先天性白内障应做好孕妇早期保健，特别是孕期前 3 个月的保健护理。

七、护理评价

通过治疗和护理计划的实施，评价患者是否能够达到：①视力提高。②能及时进行屈光矫正和视力训练。③家庭照顾者掌握照顾患儿的相关知识和技能，有效应对。

（吴京莉）

第十节　原发性闭角型青光眼患者的护理

原发性闭角型青光眼（primary angleclosure glaucoma）是由于前房角被周边虹膜组织机械性阻塞导致房水流出受阻，造成眼压升高的一类青光眼。其发病有地域、种族、性别、年龄上的差异；主要分布在亚洲地区，尤其是我国；黄种人发病率最高，黑种人次之，白种人最少；女性多见，男女之比为 1：3；多发生在 40 岁以上，50～70 岁者最多。可分为急性闭角型青光眼和慢性闭角型青光眼。本节主要介绍急性闭角型青光眼患者的护理。

一、病因和发病机制

1. 解剖结构因素　特征性的眼部解剖结构包括：眼轴短、角膜较小、前房浅、房角窄、晶状体较厚，位置相对靠前等。发病机制主要是周边部虹膜机械性堵塞了房角，阻断了房水的出路而致眼压急剧升高。

2. 促发因素　情绪激动、暗室停留时间过长、长时间阅读或近距离用眼、过度疲劳和疼痛、局部或全身应用抗胆碱类药物、气候变化、季节更替等，均可直接或间接影响自主神经功能，加重周边虹膜堵塞房角，诱发急性闭角型青光眼。

二、护理评估

（一）健康史

询问患者起病时间、起病的缓急；有无上述促发因素存在；疾病发作次数、有无规律性等；发病时的伴随症状；了解患者有无青光眼家族史。

（二）身体状况

典型的急性闭角型青光眼有以下几个不同的临床阶段（分期）。

1. 临床前期　急性闭角型青光眼为双侧性眼病，当一眼急性发作被确诊后，另一眼即使没有任何临床症状也可以诊断为急性闭角型青光眼临床前期。另外，部分闭角型青光眼在急性发作以前，可以没有自觉症状，但具有浅前房、虹膜膨隆、房角狭窄的解剖特征，暗室激发试验呈阳性表现。

2. 先兆期　表现为一过性或反复多次的小发作，多出现在傍晚时分，突感雾视、虹视，可能有患侧额部疼痛，或伴同侧鼻根部酸痛。上述症状历时短暂，休息后自行缓解或消失。

若即刻检查可发现眼压升高，常在40mmHg以上，眼局部充血或不充血，角膜上皮水肿呈轻度雾状，前房极浅，但房水无混浊，房角大范围关闭，瞳孔稍扩大、光反射迟钝。小发作缓解后，除具有特征性浅前房外，一般不留永久性损害。

3. 急性发作期　表现为剧烈头痛、眼痛、畏光、流泪、虹视、雾视、视力急剧下降，可伴有恶心、呕吐等全身症状。多为一眼，也可双眼同时发作。由于房角突然大部分或全部关闭，眼压急剧上升，多在50mmHg以上，可超过80mmHg；症状剧烈，视力严重减退，可仅存光感。眼部检查可见球结膜水肿、睫状充血或混合充血，角膜水肿，呈雾状混浊、角膜后色素性颗粒沉着（色素性KP）、前房浅、房水闪辉阳性、虹膜水肿、隐窝消失、瞳孔散大，多呈竖椭圆形或偏向一侧，对光反射消失，眼部刺激征等。眼底常看不清，如能看到则见视网膜中央动脉搏动。发病过后，尚可见虹膜脱色素或节段萎缩，晶状体前囊下有灰白色斑点状、粥斑样混浊，称为青光眼斑。临床上凡见到上述改变，即可证明患者曾有过急性闭角型青光眼大发作。

4. 间歇期　指小发作后自行缓解，关闭的房角重新开放，小梁未遭受严重损害，不用药或仅用少量缩瞳剂眼压能稳定在正常水平。但瞳孔阻滞的病理基础尚未解除，随时有再次发作的可能。

5. 慢性期　急性大发作或多次小发作后，房角广泛粘连，小梁功能严重损害，眼压中度升高，视力进行性下降，眼底可见青光眼性视神经盘凹陷，并有相应的视野缺损。

6. 绝对期　指高眼压持续过久，眼组织特别是视神经遭到严重破坏，视力已降至无光感且无法挽救的晚期病例，偶尔可因眼压过高或角膜变性而剧烈疼痛。

（三）辅助检查

1. 房角镜、眼前段超声生物显微镜检查　可观察和评价前房角的结构，对明确诊断、用药以及手术方式的选择有重要意义。

2. 暗室试验　可疑患者可进行暗室试验，即在暗室内，患者清醒状态下，静坐60～120min，然后在暗光下测眼压，如测得的眼压比试验前升高>8mmHg，则为阳性。

3. 视野检查　视野缺损情况反映病变的严重程度。

（四）心理－社会状况

急性闭角型青光眼发病急，视力下降明显且反复发作后视力很难恢复，患者心理负担重，易产生紧张、焦虑、恐惧心理。护士注意评估患者情绪反应的强度和紧张度及性格特征、文化层次；了解患者及家属对本病的认知程度。

三、治疗要点

尽快降低眼压、挽救视功能。首先用药物降低眼压，待眼压降低后，可考虑手术治疗。对于急性发作期，应作急诊全力抢救，在最短时间内控制眼压，减少对视功能的损害并防止房角形成永久性粘连。

1. 药物治疗

（1）缩瞳剂：能将根部虹膜拉离房角，促进房角开放和房水引流，保护房角免于粘连损害。常用1%毛果芸香碱滴眼液。

（2）β－肾上腺素受体阻滞剂：通过抑制房水生成降低眼压，不影响瞳孔大小和调节功能。常用 0.5% 噻吗洛尔、0.25% 倍他洛尔滴眼液等。

（3）碳酸酐酶抑制剂：通过减少房水生成来降低眼压。常用 1% 布林佐胺滴眼液、2% 多佐胺滴眼液，口服乙酰唑胺或醋甲唑胺。

（4）高渗剂：短期内提高血浆渗透压，使眼组织特别是玻璃体中水分进入血液，从而减少眼内容积。常用 20% 甘露醇、异山梨醇。

（5）辅助治疗：局部或全身应用皮质类固醇制剂或非甾体抗炎药，有利于患眼反应性炎症消退和减轻房角组织的炎症水肿，有利于房水引流，减少或避免粘连发生。

（6）视神经保护性治疗：自由基清除剂、抗氧化剂如维生素 E、维生素 C 等，可对受损的视网膜视神经组织起到一定的保护作用。

2. 手术治疗　急性发作的患眼，由于房角多已广泛粘连而丧失功能，只能降眼压后行滤过手术。对于不典型发作者，根据眼压情况和房角的开放范围选择手术方式。手术目的是：①解除瞳孔阻滞，避免房角关闭，阻止病程进展。②建立房水向外引流通道。常见的手术方法有：①激光手术：如激光周边虹膜切除术。②显微手术：周边虹膜切除术、小梁切除术等。

四、 常见护理诊断／护理问题

1. 急性疼痛　与眼压升高有关。
2. 感知紊乱　视力障碍，与眼压升高致角膜水肿、视网膜及视神经损害有关。
3. 焦虑　与担心疾病的预后有关。
4. 有外伤的危险　与视野缺损、视力下降或绝对期青光眼视力完全丧失有关。
5. 知识缺乏　缺乏急性闭角型青光眼的相关知识。

五、 护理目标

对急性闭角型青光眼患者的护理目标为，患者能够：①眼压下降，眼痛、头痛等症状减轻或消失。②视力逐渐提高或稳定。③情绪稳定，积极配合治疗和护理。④熟悉周围环境，无外伤发生。⑤患者获得急性闭角型青光眼的自我护理知识。

六、 护理措施

1. 疼痛管理　提供安静、整洁、舒适、安全的休息环境，按医嘱正确及时使用降眼压药，向患者解释头痛、眼胀痛的原因，帮助患者放松，分散患者注意力。

2. 心理护理　根据青光眼患者性情急躁，易激动的特点，应耐心做好心理疏导工作。教会患者控制情绪的方法，如深呼吸、听音乐等，消除紧张、焦虑心理，保持良好心态。

3. 预防外伤　①提供光线充足的环境。②做好患者的安全教育，指导患者了解预防跌倒的安全措施。③教会患者使用床边传呼系统，并鼓励患者寻求帮助。④协助患者生活护理，厕所、浴室等必须安置方便和安全防护的设施，如坐便器、扶手等，并教会患者使用方法；⑤将常用物品按方便患者的原则定位放置，活动的空间不设置障碍物，避免患者绊倒。

4. 手术护理　按眼科手术患者的常规护理。术后第一天换药，注意询问患者有无眼痛、头痛，密切观察眼压、滤过泡、前房情况，对于滤过过盛、前房形成迟缓合并低眼压者应加压包扎；为预防炎症发生和促进前房形成，遵医嘱使用散瞳剂，必须严格执行查对制度，确认眼别，严防差错的发生。注意保护滤过泡，护理操作要轻巧，不能压迫滤过泡，包眼后外加眼罩保护。

5. 健康指导

（1）用药护理：遵医嘱使用降眼压药，观察疗效和药物不良反应。①眼局部频滴高浓度缩瞳剂（如2%毛果芸香碱）时要压迫泪囊区2~3分钟，减少药物吸收。该药可引起眉弓疼痛、视物发暗、近视加深等副作用，偶可出现胃肠道反应、头痛、眩晕、脉快、气喘、流涎、多汗等全身中毒症状。应及时停药报告医生，给患者更衣、保暖，防止受凉。②β-肾上腺素受体阻滞剂使用时注意观察心率、脉率，发现异常及时停药报告医生。脉率小于60次/min，停止使用，窦性心率过缓或房室传导阻滞患者慎用，有支气管哮喘、肺源性心脏病、心力衰竭病史的患者禁用。③碳酸酐酶抑制剂局部用药副作用小，常有味觉异常，视力模糊等；口服碳酸酐酶抑制剂如乙酰唑胺应少量多次饮水，与小苏打同服，密切观察药物不良反应，如唇麻痹、手足有蚁爬行感，个别患者可能出现血尿、肾绞痛，有泌尿系统结石的患者慎用，用药后定期检查尿常规，一旦出现异常，立即停药。有磺胺过敏史的患者禁用此类药物。④使用高渗剂时应注意观察尿量以及有无电解质紊乱，心、肾功能不全者慎用。20%甘露醇250ml静脉滴注30~40min内滴注完，静脉滴注后患者需卧床休息，防直立性低血压出现。口服利尿脱水药异山梨醇口服溶液后不宜多喝水，可用温开水漱口，注意观察胃肠道的不良反应。使用高渗剂半小时后测眼压，观察用药后的情况。

（2）自我保健知识指导：①向患者及家属讲解青光眼是一种不能完全根治的疾病，对视力的损害不可逆，一旦确诊，需定期复诊。②指导患者遵医嘱按时用药，教会患者正确滴眼药水、涂眼膏，观察药物不良反应。不得随意自行停药、改药。③指导患者及家属识别可能发生急性发作的征象，如头痛、眼痛、恶心、呕吐，应及时就诊。④指导滤过手术后的患者保护滤过泡，避免碰童或用力揉术眼，避免剧烈运动，如打球、游泳等。

（3）避免促发因素：①选择清淡易消化的饮食，少吃辛辣和刺激性强的食物，不宜饮用咖啡和浓茶，多吃粗纤维食品，保持大便通畅。②学会控制情绪，保持心情舒畅，避免过度疲劳，生活规律，睡眠充足，特别注意睡眠时枕头高度要适宜，不能过低。③短时间内饮水不宜过多，应少量多次，但无需限制每天的摄取量。④避免长时间阅读、看电影、电视，不要在暗室久留。不要长时间低头、弯腰，衣领、腰带不要过紧等，减少一切导致眼压升高的因素，减少急性发作的机会。

七、 护理评价

通过治疗和护理计划的实施，评价患者是否能够达到：①眼压得到控制，眼痛、头痛等症状减轻或消失。②视力提高或稳定。③情绪稳定。④无外伤发生。⑤能正确运用急性闭角型青光眼的相关知识并进行自我管理。

（金泽凤）

第十一节　原发性开角型青光眼患者的护理

原发性开角型青光眼（primary open angle glaucoma）具有以下特征：①两眼中至少一只眼的眼压持续≥21mmHg。②房角是开放的，具有正常外观。③眼底存在青光眼特征性视神经损害和（或）视野缺损。这类青光眼的病程进展较为缓慢，多数没有明显症状，因此不易早期发现。在我国的原发性青光眼中开角型少于闭角型，但近年有上升趋势。年龄多分布在 20～60 岁，随着年龄增高，发病率增高。具有种族（白种人较多）和家族倾向性。糖尿病、甲状腺功能低下、心血管疾病和血液流变学异常、近视眼、以及视网膜静脉阻塞等患者是原发性开角型青光眼的高危人群。

一、病因和发病机制

病因尚不十分清楚，房角开放，但房水排出系统病变使房水流出阻力增加造成眼压升高。主要因为小梁网胶原纤维及弹力纤维变性，内皮细胞减少，细胞外基质堆积，小梁间隙变窄或消失，Schlemm 管壁内皮细胞的空泡减少，内壁下有细胞外基质沉着等，但确切的发病机制尚未阐明。

二、护理评估

（一）健康史

评估患者的发病年龄，有无近视眼及视网膜静脉阻塞；询问有无青光眼家族史；有无糖尿病、甲状腺功能低下、心血管疾病和血液流变学异常。

（二）身体状况

1. 症状 早期几乎没有症状，部分患者表现为进行性近视，伴视疲劳；病变进展到一定程度，眼压波动较大或眼压水平较高时患者始有视力模糊、眼胀或头痛等症状，甚至出现虹视或雾视；晚期因双眼视野缩小，可有行动不便和夜盲等表现。中心视力一般不受影响，但视野逐渐缩小。

2. 眼压 早期眼压不稳定，眼压波动幅度增大。眼压可有昼夜波动和季节波动，规律是一般在清晨和上午较高，到下午逐渐下降，至半夜最低，而冬天的眼压则较夏天要高些。随着病情的发展，眼压水平逐渐升高，但很少超过 60mmHg。

3. 眼底表现 ①典型青光眼视神经损害表现为视神经盘凹陷的进行性扩大和加深。②视神经盘上下方局限性盘沿变窄，C/D（杯盘比，即视神经盘凹陷与视神经盘直径的比值。正常人 C/D 多在 0.3 以下，双侧对称。若 C/D >0.6 或两眼 C/D 差值 >0.2，多视为异常，应做进一步检查。）值增大，形成切迹。③双眼视神经盘凹陷不对称，C/D 差值 >0.2。④视神经盘上或其周围浅表线状或片状的出血；⑤视网膜神经纤维层缺损。

4. 视功能 主要表现为视野缺损。一般说来，视野改变与视神经盘的凹陷等体征的严重程度相对应，根据视野的变化，可估计病变的严重程度和治疗效果。

（1）中心视野的损害：中心视野是指中央 30°范围。早期改变最常见的是旁中心暗点，鼻侧阶梯，随着病情发展，可出现弓形暗点、环形暗点。

（2）周边视野损害：在中心视野出现暗点损害的同时或稍后，周边视野开始出现变化，通常先是鼻上方，然后是鼻下方，最后是颞侧。颞侧视野进行性凹陷，并与鼻侧视野缺损共同形成向心性视野缩小，最后仅存颞侧视岛和管状视野。管状视野仍可保留较好的中心视力。如果残存的视野完全消失，则导致失明。

（三）辅助检查

1. 24 小时眼压测定 在 24 小时内，每隔 2～4 小时测眼压一次，并记录。正常眼压低于 21mmHg，大于 24mmHg 为异常；眼压波动应 ≤5mmHg，若 ≥8mmHg 者为病理状态；双眼眼压相差 ≥5mmHg 为异常。

2. 前房角、眼前段超声生物显微镜检查 观察和评价前房角的结构，对明确诊断、用药以及手术方式的选择有重要意义。

3. 视野、光学相干断层成像（OCT）检查 了解视神经的损害情况，反映病变的损害程度。

（四）心理 – 社会状况

开角型青光眼除视野改变外，黄斑功能也受损，严重影响患者的工作和生活，易产生焦虑、抑郁、悲观心理。护士注意评估患者的心理状况，了解患者的自理能力、教育程度和对疾病的认知程度。

三、治疗要点

治疗的目的是尽可能阻止青光眼的病程进展，减少视网膜神经节细胞的丧失，保护视功能。主要治疗方法有药物治疗、激光治疗和手术治疗，可以联合采用。

1. 药物治疗 若局部用 1~2 种药物即可使眼压控制在安全水平，视野和眼底改变不再进展，患者能耐受并配合定期复查，则可选用药物治疗。

（1）拟胆碱作用药物：常用 1% 毛果芸香碱滴眼液或眼膏，其降眼压机制是增加小梁途径的房水引流。

（2）α – 肾上腺素受体激动剂：常用酒石酸溴莫尼定滴眼液，通过抑制房水生成和增加房水经葡萄膜巩膜途径外流而降低眼压。

（3）β – 肾上腺素受体阻滞剂：常用 0.5% 噻吗洛尔、0.25% 倍他洛尔滴眼液等，通过抑制房水生成降低眼压。

（4）β – 肾上腺素受体激动剂：常用地匹福林滴眼液，使小梁网房水流出阻力降低，以及增加葡萄膜巩膜途径房水外流。

（5）碳酸酐酶抑制剂：常用 1% 布林佐胺滴眼液、2% 多佐胺滴眼液，口服乙酰唑胺或醋甲唑胺，通过减少房水生成来降低眼压。

（6）高渗剂：常用 20% 甘露醇静脉快速滴注，异山梨醇溶液口服。

（7）前列腺素衍生物：常用 0.005% 拉坦前列素、0.004% 曲伏前列素滴眼液，主要是增加葡萄膜巩膜途径房水引流的药物。

2. 激光治疗 如药物治疗不理想，目前推荐选择性激光小梁成形术。

3. 手术治疗 常用的手术方式有小梁切除术、青光眼减压阀植入手术。

4. 视神经保护治疗 钙离子通道阻滞剂如倍他洛尔、尼莫地平、硝苯地平，抗氧化剂如维生素 C 和 E，α_2 – 受体激动剂如溴莫尼定；植物药如银杏叶提取液，中药如葛根素、当归素、黄芩苷及灯盏细辛方剂等，有一定的视神经保护作用。

四、常见护理诊断/护理问题

1. 感知紊乱 视野缺损，与视神经纤维受损有关。
2. 焦虑 与担心疾病的预后不良有关。
3. 知识缺乏 缺乏原发性开角型青光眼相关的知识。

4. 有外伤的危险　与原发性开角型青光眼晚期视野缺损、视物模糊有关。

五、护理目标

对原发性开角型青光眼患者的护理目标为，患者能够：①视野损害不再进展。②情绪稳定，积极配合治疗。③患者和家属获取本病的自我护理知识。④熟悉周围环境，无外伤发生。

六、护理措施

1. 参考"原发性闭角型青光眼患者的护理"。

2. 心理护理　鼓励患者表达自己的感受，协助患者树立积极治疗疾病、战胜疾病的信心，克服焦虑、恐惧心理，保持良好的心态，配合治疗护理。

3. 健康指导

（1）用药护理：①参考本章"原发性闭角型青光眼药物治疗的护理"。②α-肾上腺素受体激动剂注意用药后观察有无口干、疲劳、倦怠、眼部充血、异物感等不良反应，从事危险作业者会出现精神集中下降的可能性，应慎用。由于α-肾上腺素受体激动剂对心血管有潜在影响，有心血管疾病者应密切观察生命体征变化。

（2）有屈光不正的患者，应定期验光检查，以得到恰当的处理。

（3）注意饮食卫生，给予营养丰富、易消化、清淡的饮食。一次性饮水不能过多，一般不超过300ml，但无需限制每天的摄取量。

（4）注意用眼卫生，合理分配用眼时间，避免长时间低头弯腰。

（5）强调遵医嘱坚持用药和按时复诊的重要性。

（6）有青光眼家族史者应定期进行眼部检查。

七、护理评价

通过治疗和护理计划的实施，评价患者是否能够达到：①视野损害不再加重。②情绪稳定，恢复社交。③能掌握原发性开角型青光眼的相关知识并进行自我管理。④无外伤发生。

（金泽凤）

第十二节　先天性青光眼患者的护理

先天性青光眼系胎儿发育过程中，前房角发育异常，小梁网-Schlemm管系统不能发挥有效的房水引流功能而使眼压升高的一类青光眼。分为原发性婴幼儿型青光眼、青少年型青光眼和伴有其他先天异常的青光眼三类。

一、病因

病因尚不完全清楚，目前认为是多基因遗传。发育性青光眼在解剖上有3类发育异常：①单纯的小梁发育不良。②虹膜小梁网发育不良。③角膜小梁发育不良。

二、护理评估

(一)健康史

了解患者发病时间、主要症状;询问母亲妊娠期情况、有无家族史、治疗经过。

(二)身体状况

1. 婴幼儿型青光眼(infantile glaucoma) 畏光、流泪、眼睑痉挛是本病三大症状。2~3岁以前发病,眼压升高常导致眼球增大,眼轴增长,角膜增大,横径常大于12mm,角膜水肿,后弹力层破裂,Haab线形成,眼底检查可见青光眼性视神经盘凹陷。

2. 青少年型青光眼(juvenile glaucoma) 一般无症状,多数直到有明显视功能损害时才注意到,有的甚至以失用性斜视为首次就诊症状。除眼压有较大的波动外,其余表现与开角型青光眼基本一致。因为眼压升高开始在3岁以后,通常无眼球增大征,但由于巩膜仍富弹性,可以表现为进行性近视。

3. 伴有其他先天异常的青光眼 这类青光眼同时伴有角膜、虹膜、晶状体、视网膜、脉络膜等的先天异常,或伴有全身其他器官的发育异常,多以综合征的形式表现。

(三)辅助检查

1. 眼压测量。

2. 超声检查 了解眼轴长度和眼内情况。

(四)心理-社会状况

患儿家长对该病的相关知识缺乏了解,担忧疾病的预后,有焦虑、紧张情绪;年龄较大的患儿会出现恐惧、孤单的心理。护士应做好患儿及家长情绪状况的评估,了解患儿的年龄、性别、家庭状况、父母对疾病的认知程度。

三、治疗要点

一旦确诊,及早手术。常用的术式有小梁切开术或房角切开术。抗青光眼药物仅用作短期的过度治疗,或使用于不能手术的患儿。

四、常见护理诊断/护理问题

1. 感知紊乱 视力障碍,与眼压升高、视神经受损有关。
2. 无能性家庭应对 与家庭照顾者掌握照顾患儿的相关知识和技能不足有关。
3. 潜在并发症 前房出血、眼球破裂等。

五、护理目标

对发育性青光眼患者的护理目标为,患者能够:①控制眼压,保护视功能。②家庭照顾者掌握照顾患儿的相关知识和技能,有效应对。③无并发症发生。

六、护理措施

1. 手术护理 参考"眼科手术患者的常规护理"。
2. 饮食护理 保证充足的营养,饮食要均衡,维持患儿生长发育的需要。

3. 健康指导

（1）教会主要照顾者正确为患儿滴眼药水、涂眼膏，定期门诊随访。

（2）帮助患儿及家长了解相关知识，必要时进行遗传基因的相关检查。

（3）婴幼儿出现怕光、流泪和不愿睁眼时，应尽早到医院检查。如遇眼球明显增大的患儿，应特别注意保护眼睛，避免受到意外的伤害而出现眼球破裂。对于年龄较大的患儿要正确引导，做好心理护理，消除自卑情绪，恢复小朋友间的正常交往。

（4）如合并有身体其他器官发育异常要同时进行积极治疗。

七、护理评价

经过治疗和护理计划的实施，评价患者是否能够达到：①眼压得到控制，视神经不再受损。②家庭照顾者掌握照顾患儿的相关知识和技能并有效应对。③无并发症发生。

（金泽凤）

第十三节 眼外伤患者的护理

机械性、物理性和化学性等因素直接作用于眼部，引起眼结构和功能的损害，统称为眼外伤（ocular trauma）。患者多为男性、青壮年。眼外伤往往造成视力障碍甚至眼球丧失，是单眼失明的最主要原因。根据外伤的致伤因素，可分为机械性眼外伤和非机械性眼外伤两大类。前者包括异物伤、钝挫伤、穿通伤；后者有热烧伤、化学伤、辐射伤和毒气伤等。

大多数眼外伤是可以预防的，加强安全生产教育，严格执行操作规章制度，完善防护措施，如应用防护面罩或眼镜等能有效减少眼外伤。

一、眼球表面异物

是指细小的、颗粒状的物体黏附或嵌顿在角膜、结膜表面而不能自行去除称为眼球表面异物。常见有结膜异物和角膜异物。

（一）护理评估

1. 健康史　有明确的外伤史，仔细询问致伤过程。异物常为灰尘、沙粒、金属碎屑、煤屑、谷壳、飞虫或爆炸造成的火药、粉尘等。

2. 身体状况

（1）明显的异物感、眼痛、畏光、流泪、眼睑痉挛、视力下降等。

（2）检查可见结膜充血或混合性充血，结膜异物多位于上睑板下沟或穹隆部结膜及半月皱襞处；角膜异物轻者黏附在角膜表层，重者可嵌入角膜浅层或深层，铁屑异物周围可形成铁锈斑。

3. 心理-社会状况　因眼球表面异物伤突然发生、有明显的异物感、眼痛、视力下降等表现，易产生紧张、恐惧心理。

4. 辅助检查　裂隙灯检查可发现眼球表面异物。

5. 诊断与治疗要点

（1）根据外伤史和典型的临床表现来诊断。

（2）采取冲洗、擦拭、剔除的方法取出异物。

（3）抗生素眼药水点眼，以控制感染。

（二）护理问题

1. 疼痛　与异物损伤角膜上皮，三叉神经末梢暴露在外有关。

2. 舒适改变　与异物刺激有关。

3. 潜在并发症　由于异物带菌，可导致结膜炎、角膜炎、甚至化脓性眼内炎等。

3. 护理措施

（1）指导患者不要用力揉眼。

（2）保持眼局部清洁。

（3）指导患者按时滴抗生素眼药水，预防感染。

4. 病情观察　密切观察视力、结膜充血、角膜情况，对症处理。

5. 治疗配合

（1）结膜异物遵医嘱用生理盐水冲出或消毒棉签蘸生理盐水拭出，点抗生素眼药水预防感染。

（2）角膜异物：遵医嘱滴0.5%丁卡因表面麻醉后，表面异物可用无菌棉签拭去。较深异物可用无菌注射针头或异物针剔除，如有锈斑尽量一次刮除干净，治疗时严格执行无菌操作。术后遵医嘱滴抗生素眼药水及眼膏，无菌包盖，次日复诊。爆炸伤所致的多发细小异物，应分批剔除。

（3）剔除角膜异物时，严格无菌操作。可在裂隙灯显微镜下剔除，以尽量减少对正常角膜组织的损伤。

6. 心理护理　向患者说明异物取出后，注意预防感染，不易发生并发症，消除其顾虑心理。

（三）健康教育

（1）加强安全生产教育，特殊环境戴防护眼镜，避免异物飞入眼内。

（2）异物进入眼内后，不要用力搓揉患眼应及时到医院处理。

二、眼钝挫伤

眼钝挫伤（ocular blunt trauma）是指机械性钝力造成眼球或眼附属器的损伤。致伤物除在打击部位产生直接损伤外，由于眼球是个不易压缩的球体，外力在眼内和球壁传递，可造成各种间接性损伤。

（一）护理评估

1. 健康史　了解有无明确的外伤史，仔细询问致伤过程。常见的致伤原因有拳头、木棒、石块、铁块、球类打击、玩具、跌撞、交通事故及爆炸的冲击等。

2. 身体状况　依据挫伤部位不同，可有不同的症状和体征。

（1）眼睑挫伤：可引起眼睑肿胀、皮下瘀血、眼睑皮肤裂伤、泪小管断裂，以及眶壁及鼻窦骨折伴皮下气肿、眶内出血等。

（2）结膜挫伤：可引起结膜水肿、球结膜下瘀血及结膜裂伤。

（3）角膜挫伤：可引起角膜上皮擦伤脱落、角膜基质层水肿、增厚及混浊、后弹力层皱褶、角膜层间或全层裂伤。

（4）巩膜挫伤：多见于巩膜最薄弱的角巩膜缘或眼球赤道部。裂口小时需结膜下探查才能发现。

（5）虹膜睫状体挫伤：可引起外伤性虹膜睫状体炎、外伤性瞳孔散大、瞳孔括约肌断裂。虹膜根部离断瞳孔呈"D"形（图20-1）及前房积血、挫伤使睫状肌的环行纤维与纵形纤维分离，虹膜根部向后移位，前房角加宽、变深，称房角后退，甚至导致房角后退性青光眼。

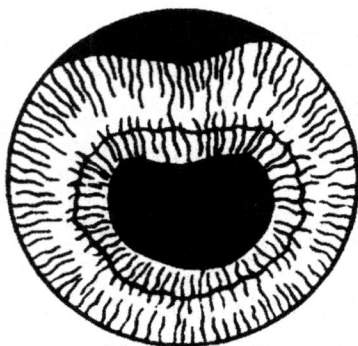

图 20-1　虹膜根部离断瞳孔呈"D"形

（6）晶状体挫伤：可引起晶状体脱位或半脱位及外伤性白内障。

（7）玻璃体积血：因损伤睫状体、脉络膜和视网膜血管引起。

（8）脉络膜、视网膜及视神经挫伤：主要表现为脉络膜破裂及出血、视网膜震荡和脱离以及视神经损伤。

3. 心理-社会状况　眼钝挫伤因受伤突然意处，患者及家属一时难于接受外伤所致的视功能损害或面部形象受损，常有紧张和焦虑心理。

4. 辅助检查　X线、CT、超声等影像学检查，有助于对眼钝挫伤的程度进行判断。

5. 诊断与治疗要点

（1）主要根据外伤史和典型的临床表现来诊断。

（2）根据挫伤部位、症状，进行对症治疗，包括药物和手术治疗。

（二）护理问题

1. 疼痛　与眼组织挫伤有关。

2. 感知改变、视力下降　与眼内积血和眼内组织损伤等因素有关。

3. 潜在并发症　有发生感染、外伤性白内障、继发性青光眼的可能。

4. 焦虑　与担心预后及容貌破坏有关。

5. 自理能力缺陷　与视力下降、眼部包扎等因素有关。

（三）护理措施

1. 一般护理

（1）前房积血者，应取半卧位卧床休息，双眼包扎。

（2）鼓励多进食富含纤维素、易消化的软食，保持大便通畅。

（3）避免用力排便、咳嗽及打喷嚏。

（4）需行内眼手术者，遵医嘱做好术前准备和术后护理。

2. 病情观察　重视患者主诉，密切观察眼部伤情变化，及时向医生报告患者情况。

3. 治疗配合

（1）眼睑挫伤：眼睑组织水肿及皮下瘀血者，通常数日至2周逐渐吸收，一般6小时内冷敷，24小时后热敷；皮肤裂伤或泪小管断裂者，协助医生及时清创缝合或行泪小管吻合术，术后遵医嘱使用抗生素，5~7天拆线；眼睑皮下气肿者禁止用力擤鼻。

（2）角膜挫伤：角膜上皮擦伤者遵医嘱涂抗生素眼膏包扎，通常24小时即可愈合。角膜基质层水肿者遵医嘱用糖皮质激素治疗；角膜层间和小于3mm的全层裂伤不需手术，角巩膜裂伤大于3mm者应在显微镜下行次全层缝合；术后遵医嘱抗感染治疗，换药1天。

（3）外伤性虹膜睫状体炎：遵医嘱用1%阿托品散瞳，以防止瞳孔粘连，指导患者使用抗生素和糖皮质激素类眼药水及眼膏，必要时遵医嘱球结膜下注射用药。

4. 心理护理　加强心理护理，向患者讲解病情和各项治疗目的，消除患者焦虑情绪，积极配合治疗。

（四）健康教育

（1）加强宣传教育，教育青少年应远离致伤物，儿童玩耍不宜使用具有危险性的玩具如气弹枪、木棒等；工作中注意安全生产，加强个人防护如戴防护眼镜等。

（2）受伤后及时就诊，避免延误病情。

（3）眼挫伤后瞳孔外伤性散大者，指导患者外出戴墨镜遮光，以减少强光刺激；晶状体缺如者可选择配戴高度凸透镜或择期行人工晶体植入术。

三、眼球穿通伤及眼内异物

眼球穿通伤（perforating injuries of the eyeball）是指眼球壁被锐器刺破或被异物碎片击穿，常伴有眼内损伤或眼内组织脱出，有时可合并异物碎片存留眼内，称为眼内异物（intraocular foreign body）。眼球穿通伤按其损伤部位可分为角膜穿通伤、角巩膜穿通伤和巩膜穿通伤。

（一）护理评估

1. 健康史　了解有无明确的外伤史，仔细询问致伤过程。临床上以刀、针、剪等刺穿眼球，敲击金属、石头或玻璃飞溅出的碎片击伤眼球，或火器伤、爆炸伤伤及眼球等多见。

2. 身体状况　受伤后突然眼痛，视力下降，自觉"热泪"流出，检查时可见创口。

依据致伤物的大小、性质、形态、速度、部位、污染的程度以及有无眼球内异物存留，可有不同的眼部体征。

（1）角膜穿通伤：角膜有穿通伤口，若伤口较小且规则，常自行闭合，无眼内容物脱出。伤口大且不规则者，常有虹膜脱出、嵌顿，瞳孔呈梨形，前房变浅或消失、部分有积血、眼压偏低，严重者可伴有晶状体破裂及白内障，或眼后段损伤。

（2）角巩膜穿通伤：伤口累及角膜和巩膜，若伤口小自行闭合，常难以发现。较大的伤口，可引起虹膜睫状体、晶状体和玻璃体的损伤、脱出，常合并有眼内出血，甚至眼球塌陷。

（3）巩膜穿通伤：较小的巩膜伤口可被结膜下出血掩盖，不仔细检查，难以发现，球结膜下探察术有助于发现巩膜损伤。大的伤口常伴有脉络膜、玻璃体和视网膜的损伤及眼内出血等。

3. 心理－社会状况　眼球穿通伤及眼内异物多为意外伤害，伤情严重。患者及家属大多没有心理准备，患者常有焦虑、恐惧、因害怕毁容，心理负担很重，易产生悲观绝望心理。

4. 辅助检查　疑有眼内异物者，可行 X 线片、CT 或磁共振成像，可判异物的性质。X线片可测定异物的径线位置，距角巩膜缘后距离、距眼球水平轴与矢状轴距离。

5. 诊断与治疗要点

（1）有明确的外伤史，有角膜或巩膜伤口并出现相应的临床表现，可怀疑异物存留。穿通伤伤口是诊断的重要依据。

（2）急诊手术缝合伤口，取出异物，减少并发症发生。

（3）结合全身及眼局部应用抗生素和糖皮质激素，防治眼内炎。

（二）护理问题

1. 疼痛　与眼组织损伤有关。

2. 感知改变、视力下降　与眼球穿通伤及异物存留有关。

3. 自理缺陷　与视力下降、疼痛、术后眼部包扎有关。

4. 潜在并发症　有可能发生外伤性虹膜睫状体炎、外伤性白内障、继发性青光眼、化脓性眼内炎、交感性眼炎等，与眼组织损伤有关。

5. 焦虑　与眼球穿通伤、担心视力不能恢复有关。

（三）护理措施

1. 一般护理

（1）安静卧床休息，减少活动。

（2）保持眼局部清洁卫生。指导患者不用手揉眼、不用流水洗脸等，预防感染。

（3）给予清淡、易消化的饮食。

2. 病情观察　密切观察伤口情况。

3. 治疗配合

（1）眼球穿通伤及眼内异物属眼科急诊，协助医生做好急诊手术前准备，向患者及家属交代伤情并签手术协议书，立即手术缝合伤口，恢复眼球壁的完整性。

（2）小且规则的角膜伤口可自行闭合，可不缝合；角膜伤口在光学区大于 3mm，如无眼内容物嵌顿且伤口密闭无房水渗漏，前房存在者，可加压包扎，密切观察直至痊愈。

（3）协助医生对有眼内组织嵌顿的伤口，若脱出的虹膜无明显污染，时间在 24 小时内，可用抗生素溶液冲洗后还纳眼内；如伤后时间长、组织污染重或不能还纳者，应予以剪除。

（4）协助医生对较复杂的病例采取分期手术：即初期缝合伤口，恢复前房，控制感染；在 1～2 周内，再行内眼手术，处理外伤性白内障、玻璃体积血、异物或视网膜脱离等。对眼球破坏严重，无法恢复眼球外形和视功能者，可行眼球摘除术。

（5）术后遵医嘱全身应用抗生素和糖皮质激素，注射破伤风抗毒素血清；遵医嘱指导患者用抗生素眼药频繁滴眼，酌情用 1% 阿托品散瞳，以及必要的对症治疗等。

4. 心理护理 术后加强心理疏导，多与患者交谈，介绍伤情和治疗情况，使患者能面对现实，积极配合治疗。

（四）健康教育

（1）眼外伤重在预防。生活中要注意远离危险物品，儿童不要玩弹弓、刀棍、投掷石子等，燃放鞭炮须注意安全；工作时需搞好安全防护，必要时佩戴防护眼镜。

（2）眼部受伤后及时就诊，避免延误病情。

（3）如眼内异物未取出或择期取出者，应注意眼部情况变化，定期复查。

（4）健眼发生不明原因的疼痛、视力下降、眼部充血等应及时就诊，以防发生交感性眼炎。

四、眼化学伤

眼化学伤（ocular chemical injury）是由于化学性溶液、粉尘或气体接触眼部所致的眼部损伤。其中以酸性和碱性烧伤最多见。多发生在化工厂、实验室或施工现场。

（一）护理评估

1. 健康史 了解患者有无明确的外伤史，仔细询问致伤过程。酸性烧伤多为硫酸、盐酸、硝酸；碱性烧伤常为氢氧化钠、生石灰、氨水等。

2. 身体状况 伤眼有明显的疼痛、畏光、流泪、眼睑痉挛、视力下降，甚至失明。

（1）轻度：多由弱酸或稀释的弱碱引起。检查可见眼睑皮肤潮红，结膜充血水肿，角膜上皮点状脱落或水肿。数日后水肿消退，上皮修复，不留瘢痕。

（2）中度：由强酸或较稀的碱引起。检查可见睑皮肤有水疱或糜烂；结膜水肿，出现小片缺血坏死，角膜明显混浊水肿，上皮完全脱落或形成白色凝固层。治愈后可遗留角膜斑翳，影响视力。

（3）重度：大多由强碱引起。检查可见结膜出现广泛缺血性坏死，角膜全层灰白或瓷白色混浊。由于基质层溶解，可导致角膜溃疡、穿孔，碱可立即渗入前房引起葡萄膜炎、继发性青光眼及并发性白内障等；晚期可致眼睑畸形、睑球粘连、结膜干燥症、角膜混浊等。

3. 心理-社会状况 由于严重的眼组织损伤、剧烈疼痛、容貌损毁，以及对治疗效果和经济问题的担心，患者常有焦虑、恐惧、心理负担很重，易产生悲观绝望心理。

4. 辅助检查 可做结膜囊 pH 值测定，确定是酸性还是碱性烧伤。

5. 诊断与治疗要点

（1）根据外伤史和临床表现可诊断。

（2）现场紧急彻底冲洗眼部，根据病情进一步选择药物和手术治疗。

（二）护理问题

1. 疼痛 与化学物质刺激眼部组织有关。

2. 感知改变 与化学物质损害眼组织引起视力下降有关。

3. 潜在并发症 有发生感染、睑球粘连、角膜穿孔、继发性青光眼及白内障的可能，与眼化学损伤有关。

4. 焦虑 与担心视力继续下降及预后有关。

（三）护理措施

1. 一般护理

（1）使用冲洗液彻底冲洗患眼。

（2）涂抗生素眼膏，防止粘连。

（3）按时滴抗生素、散瞳剂等眼药水，防止发生并发症。

2. 病情观察　密切观察角膜、结膜情况，有无感染、睑球粘连的情况。

3. 治疗配合

（1）现场急救及时彻底冲洗眼部，能将烧伤造成的损伤降到最小的程度。争分夺秒，就地取材，用大量清水或其他水源反复冲洗，至少 30 分钟。冲洗结膜囊时，应翻转眼睑，转动眼球，暴露穹隆部，将结膜囊内的化学物质彻底洗出。送至医疗单位后，根据时间的早晚也可再次冲洗并检查结膜囊内是否还有异物存留。详细询问患者眼化学烧伤的时间、致伤物的名称、浓度、量及眼部接触时间，并询问患者是否进行过现场冲洗，如未冲洗或冲洗不彻底，应遵医嘱给予彻底冲洗。

（2）中和治疗，酸性眼化学伤者，遵医嘱用 2% 碳酸氢钠或 5% 磺胺嘧啶钠行结膜囊冲洗及球结膜下注射；碱性眼化学伤者，早期可遵医嘱用维生素 C 行结膜下注射。严重的碱性眼化学伤者，可遵医嘱协助医生行结膜下冲洗（将结膜放射状剪开）或在伤后 3～5 小时内行前房穿刺冲洗术，以清除前房内含碱性物质的房水。

（3）抗炎对症治疗，遵医嘱局部或全身应用抗生素和糖皮质激素，但伤后 2～3 周内角膜有溶解倾向，应停用。虹膜睫状体炎者遵医嘱每天用 1% 阿托品散瞳。

（4）为防止睑球粘连，每天换药时遵医嘱用玻璃棒分离或安放隔膜，并涂大量的抗生素眼膏。

4. 心理护理　心理疏导，稳定患者情绪，关心照顾患者饮食起居等。

（四）健康教育

（1）进行卫生宣教，加强对一线工人的安全防护，配备防护眼镜、衣服；进行安全生产教育和自我急救措施的教育。

（2）讲解眼化学伤的致伤特点，强调现场急救的重要性。

（3）指导患者积极治疗后遗症或并发症如眼睑畸形、睑球粘连、角膜白斑、并发性白内障等。

五、辐射性眼外伤

辐射性眼外伤包括电磁波谱中各种辐射线造成的损害，如微波、红外线、紫外线、X 线、可见光等。本节主要介绍紫外线损伤造成的电光性眼炎。

电光性眼炎（electric ophalmitis）是指大剂量的紫外线长时间照射眼部所引起的结膜和角膜损伤。

（一）护理评估

1. 健康史　了解致伤的原因、部位、时间，受伤后是否经过处理。常见的原因有电焊、紫外线灯、强太阳光，沙漠或雪地及水面反光等发出的紫外线被眼组织吸收后，产生光化学反应，导致眼结膜及角膜上皮细胞损伤。

2. 身体状况

（1）接触紫外线照射后 3~8 小时，常在晚上或夜间，突然出现双眼疼痛、畏光、流泪、异物感、眼睑痉挛等症状。

（2）检查可见双眼眼睑皮肤红肿，结膜充血水肿，角膜上皮脱落，荧光素染色可见角膜上皮点状着色，严重者角膜上皮大片剥脱，感觉减退、瞳孔痉挛缩小。

3. 心理－社会状况　辐射性眼外伤因有双眼疼痛、畏光、流泪、异物感、眼睑痉挛等眼部刺激症状，易产生紧张、焦虑心理。

4. 辅助检查　荧光素染色可以帮助诊断角膜病变。

5. 诊断与治疗要点

（1）有紫外线接触史，结合临床表现可以诊断。

（2）治疗以止痛、预防感染为原则。

（二）护理问题

1. 疼痛、眼病　与紫外线损伤角膜引起角膜上皮脱落有关。

2. 焦虑　与眼痛、视力下降有关。

3. 潜在并发症　有可能发生结膜炎、角膜炎、角膜溃疡。

（三）护理措施

1. 一般护理

（1）嘱患者注意休息，减少活动。

（2）加强营养，预防感染。

2. 病情观察　密切观察患者角膜情况。

3. 治疗配合

（1）遵医嘱早期冷敷、针刺合谷穴可减轻症状，滴 0.5% 丁卡因眼药水 1~2 次可立即消除疼痛。如无感染一般经 6~8 小时可以自行缓解，24~48 小时完全消退。

（2）指导患者按医嘱滴眼药水，严重者遵医嘱双眼涂抗生素眼药膏并包盖，嘱患者注意休息。

（3）遵医嘱适量补充维生素 A，嘱患者勿用手揉眼，防止角膜上皮损伤。

（4）对症处理，减轻疼痛。

4. 心理护理　向患者讲解本病的病因、病程短、预后良好，以消除焦虑心理，积极配合治疗。

（四）健康教育

（1）加强卫生宣教，加强个人防护，电焊、或雪地、沙漠、野外强太阳光下作业时注意戴防护面罩或眼镜预防。

（2）提醒患者眼部损伤后应及时就诊。

（吴京莉）

第十四节　眼科围手术期临床路径宣教

床号_____　　姓名_____　　住院号_____　　诊断_____

项目	内容	责任护士	宣教时间	教育对象	效果评价	改进措施继续宣教
入院宣教	介绍病区环境、陪伴探视制度、安全管理制度、住院规章制度、请假制度、疾病知识、防跌倒、便民措施、医护人员				□掌握 □未掌握	
检查宣教	告知各项检查的目的、注意事项、配合要求，如抽血、冲洗泪道、冲洗结膜囊、眼 A/B 超等				□掌握 □未掌握	
术前指导	①介绍手术的必要性 ②讲解术前准备，如训练眼球转动，全麻者术前 6 小时禁食水、术前半小时用生理盐水冲洗结膜囊，术前按医嘱应用镇静剂以及手术中的注意事项等 ③讲解手术室环境、麻醉准备、有关操作的方法及意义 ④家属宣教				□掌握 □未掌握	
手术当日指导	①术后根据病情选择适当的卧位，勿揉眼睛，头部勿过度活动，严禁低头、大声说笑、用力翻身 ②使用心电监护及给氧的注意事项 ③保持大便通畅，预防感冒 ④各种留置管道注意事项及预防静脉血栓的方法 ⑤观察伤口渗血及疼痛情况，保持皮肤清洁 ⑥冬天勿使用热水袋，防烫伤				□掌握 □未掌握	
术后第 1 天	①饮食：遵医嘱根据病情进软食或低盐低脂饮食 ②活动：尽量平卧，下床活动时注意防跌倒 ③药物相关知识宣教 ⑥观察伤口渗血及疼痛情况，保持皮肤清洁 ⑦家属宣教				□掌握 □未掌握	

床号_____　姓名_____　住院号_____　诊断_____

项目	内容	责任护士	宣教时间	教育对象	效果评价	改进措施 继续宣教
术后第 2~3天	①饮食：进清淡半流质饮食，如稀饭、面条等 ②活动：指导术后锻炼，减轻腹部胀气 ③疾病与药物知识宣教，比如眼药水的用法和作用 ④伤口护理、心理护理 ⑤家属宣教，防跌倒				□掌握 □未掌握	
术后第 4~6天	①饮食：遵医嘱根据病情进食、少食多餐、多食新鲜蔬菜水果，保持大便通畅 ②疾病与药物相关知识宣教 ③伤口护理、心理护理 ④家属宣教				□掌握 □未掌握	
心理支持教育	鼓励患者功能锻炼，积极调整心态适应生活，告知自我护理方法				□掌握 □未掌握	
出院宣教	①介绍办理出院手续流程和相关证件的准备 ②自我护理，活动、饮食休息指导、康复锻炼 ③告知术后1~2个星期门诊复查，不适随诊、咨询电话 ④出院带药的服用方法及注意事项				□掌握 □未掌握	

（吴京莉）

第十五节　白塞病患者的护理

白塞病（Bechet's disease，BD），中文译名为贝赫切特综合征，又称为口-眼-生殖器三联征，是一种原因不明的以细小血管炎为病理基础的慢性进行性多系统损害疾病。BD治疗主要包括对症治疗、眼炎治疗、血管炎治疗。

1. 对症治疗　常用的药物如下。

（1）NSAIDs：主要对关节炎有效。

（2）秋水仙碱：多用于有皮肤粘膜损害者，男性效果较好。

（3）酞胺哌啶酮：可缓解皮肤、粘膜病变，预防眼、关节受累；但停药后易复发，副作用较大。其副作用主要为致畸和外周神经炎等。口腔溃疡反复发作时，可选用该药口服。

（4）糖皮质激素局部应用：口腔溃疡、生殖器溃疡等，可局部涂抹糖皮质激素油膏，以促进愈合，减少疼痛；含糖皮质激素的眼药水或药膏对前葡萄膜炎有效。

（5）其他：长期反复发作者，可选用雷公藤、干扰素等。有结核杆菌感染证据者，应给予抗结核治疗。

2. 眼炎的治疗　葡萄膜炎伴/不伴前房积脓者，可局部用糖皮质激素治疗。后葡萄膜炎、全葡萄膜炎、视网膜炎者，应给予系统的糖皮质激素治疗，并加用免疫抑制剂（如环孢素 A 等）、口服维生素 E 等。

3. 血管炎的治疗　出现眼部损害及大血管、中枢神经系统、消化道等内脏血管炎症和关节肿胀、高热等表现的患者，应使用糖皮质激素及免疫抑制剂治疗。闭塞性动脉炎、血栓性静脉炎或静脉血栓形成等，可服用阿司匹林、潘生丁、丹参片等；亦可用活血化瘀中药。

4. 口服耐受　是近年的研究方向。应注意的腔、外阴、皮肤、眼清洁，避免刺激性食物。局部用药：口腔溃疡：龙胆紫或锡类散等是，不论哪种治疗，均不能完全防止本病的复发或进展。

5. 重症病例卧床休息，保持清洁。

（1）阴部溃疡：抗生素软膏。

（2）眼结合膜炎：皮质类固醇激素软膏。

6. 食疗　秋天气候干燥，燥邪可引起人体生理的微妙变化，使机体抵抗能力下降，又会加重口腔溃疡的发作。因此，秋天须防口腔溃疡多发。首先，应该多食蔬菜水果，保持良好的消化道功能和大便通畅。为减少燥邪的影响，平时可多喝茶水（以绿茶为主，菊花泡茶亦可）。食疗可用薄荷绿豆汤，百合汤，新鲜芦根汤等等。同时，有过口腔溃疡病史的尤其要注意少吃蟹虾等带有硬壳尖刺的食物，或者将蟹、虾等加工为蟹粉和虾仁后进食。

7. 护理

（1）保持室内空气新鲜，每日通风 2 次，每次 15 ~ 30min。

（2）接触病人前后应洗手，不要串门防止医院感染。

（3）正确处理创面：①口腔溃疡：观察溃疡面的大小、颜色、有无渗出；停止使用牙刷，以免进一步损伤口腔粘膜，改用消毒棉球和漱口液；选用两种以上漱口液交替使用，增晚上涂眼膏并用纱布盖好。②会阴部皮肤溃疡：清洁会阴，每日 2 次，然后涂 0.1% 利凡诺液，保持创面干燥。监测体温和血常规。保持皮肤清洁，着全棉内衣。

（张爱琼）

第十六节　眼睑及泪器病

一、睑腺炎

睑腺炎（hordeolum）又称麦粒肿，是常见的眼睑腺体的急性化脓性炎症。睑板腺感染称内睑腺炎；睫毛毛囊或其附属的皮脂腺或变态汗腺感染称外睑腺炎。

（一）护理评估

1. 健康史　了解患者是否为儿童或体质虚弱者，是否有屈光不正、糖尿病等病史，有无不良的卫生习惯及接触史。

2. 身体状况　患处有红、肿、热、痛等典型急性炎症表现。外睑腺炎的炎症反应主要位于睫毛根部的睑缘处，初起时红肿范围弥散，疼痛剧烈。如果炎症反应邻近外眦部，除红、肿、疼痛明显外，可引起反应性球结膜水肿。内睑腺炎发生在睑板腺内，肿胀较局限，有硬结，疼痛和压痛均较外睑腺炎剧烈。炎症反应数日后，可形成黄白色脓点。外睑腺炎的脓点位于睑缘皮肤面，可自行破溃。内睑腺炎的脓点位于相应的睑结膜面，破溃后脓液排入结膜囊。睑腺炎破溃后，炎症可明显减轻。儿童及体弱者可反复发作或同时发生数个。

3. 心理-社会状况　睑腺炎起病急，患者疼痛不适症状比较明显，易出现紧张心理反应。

4. 辅助检查　屈光检查、血糖检验等，如确诊屈光不正、糖尿病可帮助诊断。

5. 诊断与治疗要点

（1）一般根据临床表现及辅助检查可做出诊断。

（2）早期局部热敷或理疗，局部应用抗生素滴眼液或眼药膏，重症患者全身应用敏感抗生素；脓肿形成后切开排脓。

（二）护理问题

1. 急性疼痛　与眼睑腺体的炎症反应有关。

2. 潜在并发症　眼眶蜂窝织炎、海绵窦血栓性静脉炎、毒血症、败血症等。

3. 知识缺乏　缺乏眼部清洁的知识及对睑腺炎正确处理的知识。

（三）护理措施

1. 一般护理

（1）嘱患者安静休息，保证充足的睡眠。

（2）给予清淡易消化的饮食，禁食辛辣刺激性食物。

（3）保持眼部卫生清洁。

2. 病情观察　密切观察患者局部病灶的变化；监测体温，如有全身中毒表现常提示可能发生并发症；手术后患者应观察其脓液引流是否通畅。

3. 治疗配合

（1）指导患者早期局部湿热敷，每天 3 次，每次 15~20 分钟，有助于炎症消散和减轻疼痛。也可用超短波治疗或旋磁疗法。

（2）指导患者正确地滴用抗生素眼药水及涂眼膏，如 0.3% 氧氟沙星眼药水，并指导其正确的点眼方法。重症患者遵医嘱全身应用抗生素治疗。

（3）脓肿未成熟之前，切忌过早切开、挤压或用针挑刺，以免细菌经眼静脉进入海绵窦，导致颅内、全身感染等严重并发症而危及患者生命。

（4）脓肿形成未破溃者，遵医嘱切开排脓。外睑腺炎切口应在皮肤面与睑缘平行，使与睑缘皮纹一致，减少瘢痕形成，不影响美观。内睑腺炎的切口应在睑结膜面与睑缘垂直，以避免损伤过多的睑板腺管。

4. 心理护理　耐心地向患者及家属解释病情，介绍治疗方法，解除其焦虑心理。关心体贴患者，使其积极配合治疗。

（四）健康教育

（1）养成良好的卫生习惯，饭前便后要洗手。不用脏手或不洁手帕揉眼。不与他人共用毛巾、手帕和脸盆等洗脸用具。

（2）反复发作者，应增强体质，提高机体抵抗力。如有糖尿病，应积极控制血糖，按糖尿病常规护理。

（3）不可用手挤压或针挑刺，亦勿让其自行破溃。应及时到医院就诊，并积极配合治疗。

（4）开展家庭卫生宣教，积极预防疾病的发生。

二、睑板腺囊肿

睑板腺囊肿（chalazion）又称霰粒肿，是睑板腺特发性无菌性慢性炎性肉芽肿性炎症。可能与睑板腺分泌功能旺盛有关，使腺体上皮组织过度角化，从而导致睑板腺口阻塞，腺体的分泌物潴留在睑板内，刺激囊壁而产生的一种慢性炎性肉芽肿。好发生于儿童及青壮年，以上眼睑多见。

（一）护理评估

1. 健康史　评估患者是否有慢性结膜炎病史，有无不良的卫生习惯，了解既往患病情况。

2. 身体状况　病程进展相对缓慢，常无明显的自觉症状，多偶然发现。多发生于上睑，也可以上下睑、双眼同时发生或反复发作。在眼睑皮下可触及圆形肿块，大小不一，触之不痛，与皮肤不粘连。相对应睑结膜面略呈紫红色隆起，囊肿有时可自结膜面破溃，排出胶样物而在结膜面形成肉芽肿，加重摩擦感。

睑板腺囊肿如继发细菌感染而形成急性化脓性炎症时，其临床表现与内睑腺炎相似，但症状较轻，手术时切开后有脓性分泌物流出，同时亦可刮出炎性肉芽组织。

3. 心理－社会状况　因疾病症状轻，部分患者不够重视；较大的睑板腺囊肿需手术摘除，患者因为惧怕手术治疗而焦虑。

4. 辅助检查　复发性或老年患者应将手术切除物送病理检查，以排除睑板腺癌。

5. 诊断与治疗要点

（1）根据临床表现及辅助检查可做出诊断。

（2）小而无自觉症状的睑板腺囊肿无需治疗，部分囊肿可自行吸收；有症状或囊肿大者可行睑板腺囊肿摘除术。

（二）护理问题

1. 潜在并发症　有继发感染的可能与睑板腺囊肿未及时就诊有关。

2. 知识缺乏　缺乏睑板腺囊肿防治知识。

（三）护理措施

1. 一般护理

（1）注意眼部清洁卫生。

（2）禁食辛辣刺激性食物。

2. 病情观察　术后用手掌压迫眼部 10～15 分钟，观察无出血后包扎术眼；观察敷料有无渗血情况，必要时更换纱布。

3. 治疗配合

（1）稍大的睑板腺囊肿应遵医嘱局部热敷或用抗生素和糖皮质激素注射于囊肿腔内以促进吸收。

（2）如继发感染，先抗感染治疗。遵医嘱给予湿热敷，点抗生素眼液和眼膏，待炎症控制后再行睑板腺囊肿刮除。

（3）对有症状或囊肿大者应配合医生做睑板腺囊肿摘除术。

1）按外眼手术常规准备：滴抗生素眼液清洁结膜囊、清洁脸部皮肤等。

2）用2%利多卡因行穹隆部浸润麻醉。

3）用睑板腺囊肿镊子固定囊肿并翻转眼睑，取尖刀在睑结膜面垂直于睑缘的方向切开囊肿，用小刮匙刮尽囊肿内容物，分离囊壁并剪除囊壁组织（图20－2），以防复发，术后创口不用缝合。

4）注意复发性或老年人的囊肿，应将标本送病理检查。

5）嘱次日拆除纱布，遵医嘱点抗生素眼液及眼膏。

4. 心理护理　耐心地向患者及家属解释病情，介绍治疗方法，解除其焦虑心理。关心体贴患者，使其积极配合治疗。

（四）健康教育

（1）对儿童和青壮年睑板腺分泌旺盛者应注意眼部清洁卫生。

（2）对已发生睑板腺囊肿的患者应及时诊治，避免继发感染。

（3）对复发性或老年人的睑板腺囊肿应及时就医，以免延误治疗。

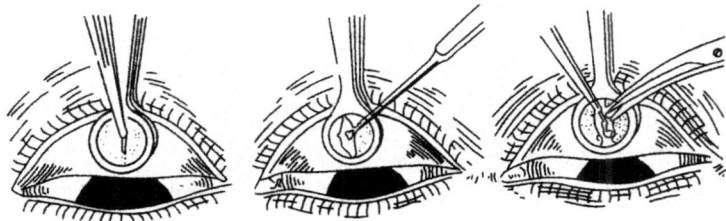

图20－2　睑板腺囊肿刮除术

三、睑内翻与倒睫

睑内翻（entropion）是指睑缘向眼球方向内卷，部分或全部睫毛随之倒向眼球的一种眼睑位置异常（图20－3）。

倒睫（trichiasis）是睫毛倒向眼球，刺激角膜和球结膜而引起一系列角膜结膜继发改变的睫毛位置异常。临床上睑内翻常与倒睫并存，但倒睫不一定有睑内翻（图20－3）。

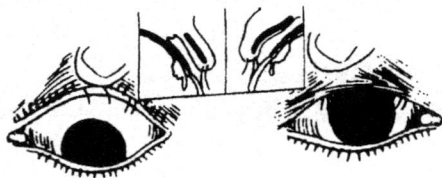

图20－3　倒睫与睑内翻

（一）护理评估

1. 健康史　评估患者年龄，是否为婴幼儿或老年人，询问患者有无沙眼、睑腺炎、结膜烧伤、结膜天疱疮等眼病病史。

2. 身体状况　常见症状为眼部异物感、畏光、流泪、疼痛和眼睑痉挛，角膜混浊时视力下降。检查发现睑缘内卷睫毛倒向眼球摩擦结膜、角膜，致结膜充血、角膜浅层混浊、角膜新生血管、角膜溃疡及角膜瘢痕。

3. 心理－社会状况　眼痛、异物感及视力下降可影响患者的生活、工作，需要手术者常担心手术引起疼痛、手术疗效等而产生焦虑。

4. 诊断与治疗要点

（1）根据临床表现，检查发现倒睫、眼睑位置异常即可做出诊断。

（2）解除睫毛或睑缘对眼球的摩擦。方法有以下几种：①拔出数量少的倒睫；②手术治疗瘢痕性睑内翻；③肉毒杆菌毒素局部注射治疗痉挛性睑内翻；④部分患儿先天性睑内翻随年龄增长可自行消失，应定期复查倒睫的情况。

（3）药物治疗结膜炎、角膜炎。

（二）护理问题

1. 疼痛　异物感、刺痛与睫毛刺激眼球有关。

2. 潜在并发症　角膜炎，角膜溃疡，角膜瘢痕形成。

3. 感知改变　视力下降与角膜混浊有关。

4. 知识缺乏　对睑内翻与倒睫的危害性缺乏认识。

（三）护理措施

1. 一般护理

（1）注意保持眼部清洁卫生。

（2）给予清淡易消化的饮食。

2. 病情观察　注意观察角膜是否有感染的迹象，手术后的患者需观察伤口及睑内翻矫正的情况。

3. 治疗配合

（1）帮助患者寻找病因，针对病因对症治疗，积极防治沙眼。

（2）无睑内翻仅有少数倒睫者如仅有1～2根倒睫，可用睫毛镊拔除，或遵医嘱采用睫毛电解法破坏倒睫睫毛毛囊使其不再生长，从而解除倒睫对眼球表面的刺激。

（3）继发结膜炎、角膜炎等感染者，遵医嘱给予抗生素眼药水及眼药膏点眼，以预防炎症进一步发展。待炎症控制后可配合医生酌情手术矫正治疗。

（4）睑内翻倒睫矫正手术可在门诊手术室进行，术前遵医嘱做好手术矫正的准备（如查血象、测血压、检查心电图、胸透及出、凝血时间等），术后按外眼手术常规护理。术后7天拆线，对矫枉过正者可适当提前拆线。

4. 心理护理　耐心地向患者及家属解释病情，介绍治疗方法，解除其焦虑心理，使其积极配合治疗。

（四）健康教育

（1）养成良好的卫生习惯，积极防治沙眼、睑腺炎，避免损伤眼睑而引起睑内翻。

（2）指导睑内翻患者滴用抗生素眼药水，预防角膜炎的发生。

（3）指导患者尽早诊治，避免并发症的发生。

（4）对先天性轻度睑内翻者，可不予治疗，随着年龄增长，鼻梁发育可自行消失。若

5~6岁时仍有睑内翻可行手术矫正。

四、上睑下垂

上睑下垂（blepharoptosis）是由于上睑提肌功能不全或丧失以致上睑呈现部分或全部下垂，轻者遮盖部分瞳孔，严重者瞳孔全部被遮盖，不但有碍美观和影响视力，先天性者还可造成重度弱视。

（一）护理评估

1. 健康史　了解患者有无动眼神经麻痹、提上睑肌损伤、交感神经疾病、重症肌无力及机械性的开睑运动障碍，如上睑炎症肿胀或肿瘤等病史；有无高血压、糖尿病等其他全身性疾病；询问有无遗传史。

2. 身体状况　先天性上睑下垂者多为双侧，出生时上睑就不能上举，瞳孔被眼睑遮盖，伴视功能障碍及弱视。患儿视力很差，代偿性头位，表现为皱额、耸眉，仰头视物，久之额部可形成较深的横形皮肤皱纹。后天性上睑下垂者多为单侧，有相关的病史或伴有其他神经系统病变，如动眼神经麻痹可能伴有其他眼外肌麻痹，提上睑肌损伤有外伤史，交感神经损伤有Horner综合征，重症肌无力所致上睑下垂的特点为晨轻夜重，且注射新斯的明后明显减轻。

3. 心理-社会状况　上睑下垂可影响患者的容貌使形象受损，容易使其产生自卑心理。后天性上睑下垂因发病急，易引起患者焦虑。需手术者常担心手术效果。

4. 辅助检查　X线或CT检查可排除颅内占位病变。新斯的明肌肉注射后，上睑下垂程度减轻者为重症肌无力，帮助查找病因。

5. 诊断与治疗要点

（1）根据病史、临床表现及辅助检查可做出诊断。

（2）先天性上睑下垂应尽早手术。

（3）后天性上睑下垂应先进行病因治疗或药物治疗，无效时再考虑手术。常用的手术方法有提上睑肌缩短术和额肌瓣悬吊术。

（二）护理问题

1. 自我形象紊乱　与上睑下垂影响面容有关。

2. 潜在并发症　弱视。

3. 知识缺乏　缺乏治疗护理知识。

（三）护理措施

1. 一般护理

（1）全身症状明显的患者应保证充足的休息。

（2）给予清淡易消化、富于营养的饮食。

（3）手术患者应保持伤口清洁干燥。

（4）术后一段时间如出现眼睑闭合不全，必须在睡前涂抗生素眼膏保护角膜，并教会患者及家属涂眼药膏的方法，避免术后发生暴露性角膜炎。

2. 病情观察　术后注意观察角膜有无暴露、眼睑闭合不全、睫毛是否刺激角膜、穹隆部结膜有无脱垂及伤口情况等。

3. 治疗配合

（1）先天性上睑下垂应协助医生尽早手术，避免患儿发生弱视。后天性上睑下垂者应帮助患者寻找病因，以便针对不同病因遵医嘱进行治疗，药物治疗无效后再考虑手术。

（2）按外眼手术护理做好各项术前准备，协助医生进行手术，不需剪睫毛。如果行额肌瓣悬吊术需遵医嘱剃眉毛。保持局部创口干燥，一般术后加压包扎 24 小时后打开滴药或每天换药，术后 7 天拆除缝线。

4. 心理护理　多与患者及家属交流、沟通，向其解释治疗目的和注意事项，解除其焦虑悲观的心理，使他们树立起治愈疾病的信心。

（四）健康教育

（1）向患儿家长介绍先天性上睑下垂应尽早手术治疗，手术时间以 2 岁内为宜。因为小儿 1.5～2.5 岁是视功能发育的高峰期，重度先天性上睑下垂患儿手术可提早到 1 岁左右，以防止弱视发生。

（2）加强营养、增强体质、避免外伤，防止后天性上睑下垂的发生。

五、慢性泪囊炎

慢性泪囊炎（chronic dacryocystitis）是由于鼻泪管狭窄或阻塞，导致泪液滞留于泪囊中，伴发细菌感染引起的慢性卡他性或化脓性炎症。多见于中老年女性，以单侧多见。

（一）护理评估

1. 健康史　评估患者是否患沙眼、泪道损伤、慢性鼻炎、鼻中隔偏曲、鼻息肉、下鼻甲肥大等疾病，了解患者的卫生习惯、生活环境，是否经常用不洁手帕揉眼睛等。

2. 身体状况　溢泪为主要症状。检查可见内眦部皮肤潮红、糜烂、粗糙及湿疹、内眦部结膜充血。用手指挤压泪囊区皮肤有大量黏性或黏脓性分泌物自泪小点溢出。泪道冲洗时，有冲洗液、脓液自上泪小点反流。慢性泪囊炎分泌物中含有大量致病菌，可定期或不定期向结膜囊内排放细菌，使结膜囊长期处于带菌状态。如果发生角膜上皮损伤或施行内眼手术，可导致角膜炎或化脓性眼内炎，对眼球造成严重的潜在威胁，故在内眼手术前对病灶要预先处理。

当合并急性感染成为急性泪囊炎时，患眼充血、流泪，有脓性分泌物。泪囊区皮肤红肿、触之坚硬、疼痛加剧，炎症可扩展到眼睑、鼻梁部及面颊部，甚至引起蜂窝组织炎。严重时可伴恶寒、发热等全身症状。

3. 心理 - 社会状况　患者因长期溢泪、治疗效果不佳可出现自卑、烦躁心理。

4. 辅助检查　可行泪道冲洗术、X 线碘油造影等方法了解泪道阻塞的部位。

5. 诊断与治疗要点

（1）根据病史和典型体征诊断不困难：采用泪道冲洗术、X 线碘油造影等方法了解泪道阻塞的部位有助于诊断，也可取泪道分泌物做细菌培养和药物敏感帮助选择有效的抗生素。

（2）抗生素眼药水点眼，以控制感染；泪道冲洗与探通；泪道冲洗每周 2 次，冲洗无脓时可行泪道探通术、泪道激光手术、鼻泪道置管术等，以上治疗无效时可行鼻腔泪囊吻合术，无法吻合时行泪囊摘除术。

（二）护理问题

1. 舒适改变　溢泪与泪囊慢性炎症有关。

2. 潜在并发症　角膜外伤、内眼手术时可发生角膜溃疡或化脓性眼内炎。

3. 知识缺乏　缺乏慢性泪囊炎对眼球潜在危害性的认识及相关的防护知识。

（三）护理措施

1. 一般护理

（1）鼻腔泪囊吻合术患者术后取半卧位，有利于伤口渗血和积液的引流。

（2）手术当天勿进食过热饮食，以免出血，饮食以半流质饮食为宜。

（3）注意眼部清洁卫生，保持伤口清洁干燥。

2. 病情观察　如果慢性泪囊炎患者泪囊区突然发生红、肿、疼痛及压痛，提示有慢性炎症急性发作；鼻腔泪囊吻合术患者，注意观察鼻腔填塞物有无脱落、鼻腔有无出血，出血量较多者，可行面颊部冷敷。嘱患者勿牵拉鼻腔填塞物及用力擤鼻。若有鼻腔出血流入口咽部时，应嘱其将血液吐出勿咽下，以便观察出血量，并通知医生，给予及时处理。

3. 治疗配合

（1）遵医嘱指导患者正确滴眼药每次滴眼药前，先用手指按压泪囊区，排空泪囊内的分泌物后，再滴抗生素眼药水，每天4~6次，利于药物吸收。

（2）冲洗泪道与探通遵医嘱用生理盐水加抗生素行泪道冲洗，每周2次，冲洗后注入抗生素加糖皮质激素混合液。脓液消失后可遵医嘱行泪道探通术。对多次探通无效者，可考虑手术治疗。

（3）手术护理

1）解释手术过程，鼻腔泪囊吻合术是将泪囊和中鼻道黏膜通过人造的骨孔吻合起来，使泪液经吻合孔流入中鼻道，解除泪道阻塞，炎症也自然消退；泪囊摘除术者，应向患者及家属说明，手术可以消除病灶，但仍可能不能消除泪溢症状。

2）术前3天滴用抗生素眼药水、冲洗泪道。

3）术前1天用1%麻黄碱液滴鼻，以收缩鼻黏膜，利于引流。

4）术后第3天开始遵医嘱冲洗泪道，连续冲洗泪道并保持泪道通畅。

4. 心理护理　向患者及家属解释手术的目的，如向鼻腔泪囊吻合术及泪囊摘除术患者介绍慢性泪囊炎对眼球潜在的危害性，说明通过抗生素药物治疗只能减轻症状、控制炎症，手术是消除病灶的根本方法，介绍术前、术中、术后的注意事项和预后的一般情况，使其心理上有所准备、消除患者紧张及恐惧心理，帮助患者以最佳心理状态主动配合治疗。

（四）健康教育

（1）指导患者用手指压迫泪囊区排空泪囊内的分泌物后，再滴用抗生素眼药水。

（2）向患者及其家属介绍慢性泪囊炎的潜在危害，指导其积极治疗，以预防角膜炎及眼内炎。

（张爱琼）

第十七节　斜视及弱视

　　当双眼同时注视一个目标时，物像分别投射在两眼视网膜黄斑中心凹上或对应点上，视觉冲动通过每眼的视觉传导系统，传到视皮质中枢，被融合成一个完整的、具有立体感的单一的物像称为双眼单视。双眼单视的必备条件：两眼视力相等或接近；双眼具备同时注视同一目标的能力，而且能协调的追随同一目标，有正常的视网膜对应点，视路传导功能正常、融合功能正常，知觉功能正常。其中任何一个环节异常都会破坏双眼单视功能，引起斜视或弱视等眼病。

　　斜视（strabismus）是眼外肌平衡异常产生的眼位偏斜。指双眼不能同时注视一个目标，视轴呈分离状态，当一眼注视目标时另一眼偏离目标称为斜视，临床上分为共同性斜视和非共同性（麻痹性）斜视。

一、共同性斜视

　　眼位偏斜不能被融合机能所遏制，眼球运动无障碍，各种方向注视时斜视程度（斜视角）保持恒定者，称为共同性斜视。主要是调节与集合失调、双眼屈光参差导致融合功能障碍、眼外肌力量不平衡、遗传或解剖等因素所致。如远视眼多需要较大调节与集合力，逐渐促使内直肌力量大于外直肌而产生内斜视；反之，近视眼多引起外斜视。

　　（一）护理评估

　　1. 健康史　了解斜视发生的时间、诊疗经过、转归；患者的出生史、家族史及外伤史；职业性质与工作学习条件；目前视力状况，有无复试和头位偏斜等。

　　2. 身体状况

　　（1）单眼或双眼交替性眼位偏斜，常伴有屈光不正或弱视。

　　（2）运动无障碍，两眼向各个方向转动时偏斜的程度保持不变。常无复视及代偿头位；但在某些高级神经活动的影响下，如在沉睡、麻醉或使用调节集合等不同情况时，其斜度可能有所不同。

　　（3）健眼注视目标，斜视眼的偏斜角（第一斜视角）与用斜视眼注视目标，健眼的偏斜角（第二斜视角）相等。

　　3. 心理 - 社会状况　多数患者为儿童，心理 - 社会评估应包括患者及家属，评估年龄、受教育水平、生活环境、对斜视认识程度。因眼位偏斜影响个人外貌形象，容易产生自卑、焦虑心理。

　　4. 辅助检查　外观有眼球的偏斜，临床常用的检查方法有：遮盖法、棱镜片加遮盖法、角膜映光法、同视机检查等。

　　5. 诊断与治疗要点

　　（1）根据患者临床表现，结合视力检查和斜视定性、定量检查可以诊断。

　　（2）在睫状肌完全麻痹下进行验光，属于调节型者应充分矫正其屈光不正，AC/A 比值高的内斜视，需加用强缩瞳剂或戴双光眼镜治疗。非调节型者应在适当时候进行手术矫正。

　　（3）对斜眼视力已经减退或已形成抑制性弱视的儿童，应及早进行弱视治疗。

　　（4）用同视机或实体镜作双眼单视训练，进一步改善双眼视功能和矫正眼球位置。

（5）手术治疗：原则是增强或减弱眼外肌力量，以矫正眼位偏斜，前者常采用眼外肌截除术，后者采用眼外肌后徙术。手术后根据情况继续配戴眼镜和进行双眼单视训练。

（二）护理问题

1. 感知改变　立体视觉差、视力低下与眼位偏斜有关。
2. 焦虑和自卑　与视力下降、眼位偏斜，面容改变有关。
3. 知识缺乏　患者及家属对斜视早期治疗的必要性缺乏了解。
4. 潜在并发症　斜视性弱视。

（三）护理措施

1. 一般护理
（1）配合医生对 12 岁以下的儿童散瞳、验光以及配镜，矫正屈光不正。
（2）术后患者注意保证充足的休息。
2. 病情观察　正位视训练，力争早日建立正常的双眼视功能。
3. 治疗配合
（1）术者按外眼手术常规准备。协助完成手术患者的术前检查，如棱镜片耐受试验。如可能发生融合无力性复视者，一般不宜手术。
（2）术后双眼包扎，使患眼得到充分休息，防止肌肉缝线被扯脱。
（3）术后换药，每天 1 次，保持术眼清洁。
（4）术后第二日开始指导患者做正位视训练。
（5）部分患者术后可出现复视，但大多可自行消失，须向患者及家属解释清楚。
4. 心理护理　耐心心理疏导，使患者消除自卑感。

（四）健康教育

1. 重视儿童的眼保健，定期检查视力，及时发现和矫正屈光不正。
2. 斜视治疗的疗程长，应坚持戴镜，不可时戴时脱，应遵医嘱定期复查观察疗效、以便及时调整治疗方案，从而巩固疗效和预防并发症的发生。
3. 对于斜视手术患者，指导患者按医嘱用药，并定期随访。

二、非共同性（麻痹性）斜视

由于炎症、肿瘤、外伤、感染等因素，使眼外肌或支配眼外肌运动的神经核或神经发生病变，引起眼外肌麻痹而发生的眼位偏斜，双眼注视各方向时所表现的斜视角不同。

（一）分类

1. 先天性麻痹性斜视　与先天发育异常有关。
2. 后天性麻痹性斜视　主要是由于外伤、炎症、脑血管疾病、肿瘤、内外毒素、全身疾病，以及眼外肌的直接损伤及肌源性疾患（如重症肌无力）等原因所致。

（二）护理评估

1. 健康史　询问疾病发生的时间、诊疗经过、转归；有无外伤、感染、肿瘤等全身病史。
2. 身体状况
（1）单眼眼位偏斜，可伴有头晕、恶心、呕吐、步态不稳等症状。遮盖一眼，症状可消失。

（2）复视及代偿头位。

（3）第二斜视角大于第一斜视角。

（4）运动障碍：眼球不能向麻痹肌作用的方向转动或受到限制。

3. 心理－社会状况　评估患者年龄、受教育水平、职业、生活和学习工作环境、对斜视认识程度。因眼位偏斜影响个人外貌形象，容易产生自卑、焦虑心理。

4. 辅助检查　外观有眼球的偏斜，临床常用的检查方法有：复视像检查、Parks 三步法、同视机等。

5. 诊断与治疗要点

（1）根据患者有无复视、代偿头位及外伤、感染、肿瘤等病史结合临床表现可以诊断。

（2）先天性麻痹性斜视有代偿头位或斜视角较大可以考虑手术治疗。

（3）后天性麻痹性斜视主要为病因治疗和对症处理，如暂时不能消除复视者可以遮盖一眼（常为健眼），遮盖必须双眼轮换进行，防止双眼视功能恶化。对病因消除后药物治疗半年以上无效者可以考虑手术治疗。

（三）护理问题

1. 舒适改变　复视、代偿头位与眼外肌功能障碍有关。

2. 焦虑　与视力下降、突然出现斜视、复视、形象改变有关。

3. 知识缺乏　缺乏对麻痹性斜视相关知识的了解。

（四）护理措施

1. 一般护理

（1）寻找病因，并及时去除病因。

（2）给予营养丰富、易消化的饮食。

2. 病情观察

（1）保守治疗 6 个月后麻痹肌功能不能恢复者，可考虑手术。

（2）遮盖疗法时，防止复视的困扰，最好遮盖健眼，遮盖必须双眼轮换进行，防止双眼视功能恶化。预防拮抗肌发生挛缩。严密观察，在挛缩发生前施行手术。

3. 治疗配合

（1）协助完成手术患者的术前准备和做好术后护理工作。

（2）手术后应再次仔细检查患者的双眼视功能情况，积极进行双眼视功能训练。

（3）支持疗法：给予肌肉注射维生素 B_1、维生素 B_{12}、针灸及理疗，以促进麻痹肌的恢复。

4. 心理护理　进行耐心的心理疏导，使患者消除自卑心理。

（五）健康教育

（1）积极治疗脑炎、感冒、高血压、糖尿病、肿瘤、外伤等疾病，消除引起麻痹性斜视的病因。

（2）指导患者正确的术前和术后用药以及护理的注意事项。

（3）耐心向患者讲解麻痹性斜视的相关知识。

（4）有弱视的患者，应向患者及其家长详细讲解弱视治疗的措施和注意事项，鼓励其坚持规范训练。

三、弱视

弱视（amblyopia）是指在视觉发育期间，由于各种原因导致的视觉细胞有效刺激不足，导致单眼或双眼最佳矫正视力低于0.8，或低于同龄儿童的平均视力，而眼部并无器质性病变的一种视觉状态。大多数弱视是可治疗的视力缺陷性眼病。在学龄前儿童及学龄儿童的患病率约为1.3%～3%。通常大多数弱视越早发现、越早治疗，预后越好。

（一）按发病机制的不同，弱视的分类

1. 斜视性弱视　斜视患者由于物像落在双眼视网膜的非对应点上，引起复视和视觉混淆，使患者感到极度不适，大脑主动抑制由斜视眼传入的视觉冲动，导致黄斑部功能长期被抑制，从而形成了弱视。

2. 屈光参差性弱视　当两眼屈光度数差别大于2.5D以上时，致双眼黄斑上的物像大小与清晰度差别较大，融合困难，所以大脑视皮质长期抑制屈光不正度数大的眼，使视觉得不到有效刺激而发生弱视。

3. 形觉剥夺性弱视　在婴幼儿期，常因为角膜混浊、先天性或外伤性白内障、上睑下垂或患眼遮盖，致使光线不能充分进入眼内，剥夺了黄斑接受正常光刺激的机会，从而产生视觉障碍而形成弱视。

4. 屈光不正性弱视　多见于未经及时矫正的屈光不正（多为高度远视、散光、近视）无法使物像清晰聚焦在视网膜上，使得视觉细胞不能得到充分的刺激，从而引起弱视。

（二）护理评估

1. 健康史　询问患者的出生史、家族史及外伤史；工作学习条件；目前视力状况，有无复视和代偿头位；了解有无眼部疾病及疾病发生的时间、治疗经过、转归。

2. 身体状况

（1）视力差：最佳矫正视力≤0.8，达不到该年龄段的正常视力，矫正视力0.6～0.8者为轻度弱视；0.2～0.5者为中度弱视；≤0.1者为重度弱视。

（2）拥挤现象：对排列成行的视标分辨能力较单个视标的分辨能力差，对比敏感度显著降低。

（3）常伴有眼位偏斜、屈光不正及眼球震颤。

（4）双眼单视功能障碍，立体视觉差。

（5）异常固视弱视眼固视能力不良，多为旁中心注视。

3. 心理-社会状况　由于弱视多为年幼患儿，视力差，治疗时间长，患者及家属担心视力不能恢复，易产生焦虑心理或丧失信心。应评估患儿家长受教育水平，对弱视认识和心理承受能力。

4. 辅助检查　进行正确的验光，常用客观验光包括检影法、电脑自动验光法。常用主觉验光包括综合验光仪，插片法等。视觉皮层诱发电位（VEP）对弱视早期诊断很有意义。

5. 诊断与治疗要点

（1）根据视觉检查，发现屈光异常且最佳矫正视力低于0.8，或低于同龄儿童的平均视力可以诊断。

（2）消除抑制，提高视力，矫正眼位，训练黄斑固和和融合功能，以达到恢复两眼视功能。弱视的治疗效果与年龄及固视性质有关，5~6岁较佳，8岁后较差；中心固视较佳，旁中心固视较差。

（三）护理问题

1. 感知改变　视力下降与弱视、无立体视有关。

2. 知识缺乏　患者及家属对弱视早期治疗的必要性认识不足，不积极接受和配合治疗。

3. 自理能力缺陷　与视力明显下降有关。

（四）护理措施

1. 一般护理

（1）协助医生对有屈光不正的弱视患儿进行散瞳验光矫正屈光不正。

（2）加强营养，给予易消化、富含蛋白质的饮食。

2. 病情观察　观察患儿视功能训练的过程，尤其是遮盖弱视眼的严密程度，先后顺序及时间长短等。

3. 治疗配合

（1）指导患儿进行视功能训练，包括常规遮盖疗法、红色滤光胶片法、压抑疗法、后像疗法、视刺激疗法及增视疗法等。

（2）定期复查视力，了解治疗效果与注视性质，防止遮盖性弱视的发生。

（3）对治疗过程中出现复视的患儿，要仔细检查、分析原因，必要时调整治疗方案。治疗有效时，应鼓励其坚持治疗。

4. 心理护理　向患儿家长详细解释弱视相关知识、治疗方法，让家长知道治疗弱视年龄越小效果越好。治疗弱视必须持之以恒，否则事倍功半，甚至无效。

（五）健康教育

（1）向患儿家长讲解，早期发现弱视是治疗成功的关键。一般6岁之前效果较好，12岁后效果较差。

（2）告知家长要有信心和耐性，弱视治疗时间长，方法复杂，有很多因素可影响疗效，要监督孩子接受治疗。临床治愈者应定期随访，以3年为宜。

（3）及时矫正屈光不正、治疗斜视及去除人为因素。避免发生形觉剥夺性弱视。

（4）进行广泛的卫生宣教，如用眼卫生、眼位姿势的示教；保持身心健康，生活有规律，增强体质。

（张爱琼）

第十八节　屈光不正及老视

人眼球的屈光系统是一种复合的光学系统，人能够看清楚外界的物体，是由于外界物体发出的光线进入眼内，经眼的屈光系统（角膜、房水、晶状体及玻璃体）屈折后，在视网膜黄斑部形成物像，这种功能称为眼的屈光。决定眼的屈光状态的是眼的屈光力与眼轴的长度。表示屈光力的单位为屈光度（diopter，普通缩写为D）。正常眼的屈光状态是眼在调节静止的状态下，来自远处（5m以外）的平行光线，经过眼的屈光系统的屈折后，聚焦在视网膜上，称为正视。正视眼的临床屈光度标准为 $-0.25 \sim +0.50D$。

正常情况下，人眼为了适应看清不同距离的物体而改变晶状体的弯曲度，增强眼的屈光力，这种改变眼屈光力的能力称为调节。当双眼视近时，在调节的同时，双眼内直肌也收缩，同时两眼瞳孔缩小，称为视近反射。这种双眼在调节时两眼同时向内转动称为集合。调节力越强，集合也越大。调节与集合一般是协调的，但也有不平衡的现象，例如：老年人调节力很弱，但是集合功能仍然存在。

当眼在调节静止状态下，来自远处（5m 以外）的平行光线进入眼内，经眼的屈光系统屈折后，不能聚焦在视网膜上，称为屈光不正（ametropia）。屈光不正包括近视、远视和散光。

一、近视

近视（myopia）指眼在调节静止状态下，平行光线通过眼的屈光系统屈折后，焦点落在视网膜之前的一种屈光状态。在青少年近视中，部分因过度使用眼的调节导致睫状肌持续性痉挛，表现出一时性近视现象，用阿托品散瞳后检影检查发现近视消失，称为调节性近视，又叫假性近视。

（一）近视眼形成相关因素

1. 遗传因素 调查发现遗传在近视眼发生发展中起重要作用，一般认为，病理性近视属常染色体隐性遗传，而单纯性近视为多因素遗传，既服从遗传规律又有环境因素参与，以环境因素为主。

2. 发育因素 婴幼儿期眼球较小，为生理性远视，但随着年龄增长，眼球各屈光成分协调生长，逐步正视化。如果眼轴过度发育，即成为轴性近视。

3. 环境因素 研究表明近视的发生主要与长时间近距离阅读、用眼不卫生有关。此外，大气污染、微量元素的不足、营养成分的失调和照明不足、字迹模糊不清等也是形成近视的原因。最新研究提示离焦点理论在近视发展中起重要作用，即外界物体成像于视网膜之后，容易使眼轴变长导致近视产生，如验光配镜过矫。

（二）近视眼的分类方法

1. 近视根据功能分为

（1）单纯性近视：多起自青春期，进展缓慢，近视一般为中低度数，远视力可以矫正到正常，眼底一般无异常，为多基因遗传。

（2）病理性近视：幼年即开始，持续加深，发展快，成年后仍进展，一般近视度数高于 $-6.00D$。眼轴长，眼底表现为豹纹状改变，常有黄斑变性、出血，可能导致视网膜脱离。远视矫正度数常低于 1.0，为常染色体隐性遗传。

2. 根据屈光成分分为

（1）轴性近视：眼轴长度超出正常范围，而眼的屈光力正常。

（2）屈光性近视：由于角膜、晶状体曲率过大或屈光指数增加，眼的屈光力超出正常范围所致。

3. 根据近视程度分为

（1）轻度近视：低于 $-3.00D$。

（2）中度近视：－3.00～－6.00D。

（3）高度近视高于－6.00D。

（三）护理评估

1. 健康史　了解有无近视眼的家族史，营养发育情况及平时用眼卫生是否得当，近视发生时间、进展程度，是否戴镜、是否经过正规验光，以及戴旧镜舒适度等。

2. 身体状况

（1）视力：远视力下降，近视力正常。视远不清是最主要的症状，为了产生针孔效应常常眯眼和皱眉。

（2）视疲劳：常有眼干、异物感、眼胀痛、头痛等视疲劳症状，适当休息后可以缓解。

（3）眼位偏斜：常表现为外隐斜或外斜视，主要由于视近时调节和集合失调而发生。

（4）眼球改变高度近视眼球前后径常变长，使眼球向前突出、前房变深、瞳孔偏大且对光反射迟钝等，多为病理性近视。

（5）眼底改变常见为高度近视，有眼底退行性改变，常有玻璃体异常（液化、混浊、后脱离）、豹纹状眼底、视盘大且色淡，近视弧形斑或环行斑，可发生黄斑出血、色素紊乱、变性；后巩膜葡萄肿、视网膜脱离。

3. 心理－社会状况　评估患者年龄、受教育程度，学习、工作以及生活环境，对近视了解程度和经济情况。部分患者担心戴镜影响个人形象或误解近视度数会因为戴镜而加深；散瞳验光所致的畏光、视物模糊等症状以及屈光手术，易使患者产生焦虑心理。

4. 辅助检查　正确地进行验光，包括客观验光和主觉验光。常用客观验光包括检影法、电脑自动验光法。常用主觉验光包括综合验光仪、插片法等。

5. 诊断与治疗要点

（1）根据患者远视力下降、视疲劳等，结合屈光检查可以确诊。

（2）进行屈光矫正或者屈光手术。

（四）护理问题

1. 感知改变　远视力下降与屈光介质屈光力过强或眼轴偏长有密切关系。

2. 舒适改变　眼胀痛、头痛以及眼干涩等与近视引起的视疲劳有关。

3. 知识缺乏　缺乏与近视相关的保健、防治以及进行手术的相关知识。

4. 潜在并发症　外隐斜、外斜视、玻璃体混浊、视网膜脱离等。

（五）护理措施

1. 一般护理

（1）指导患者注意眼部休息，放松紧张的心情。

（2）多食富含维生素 A 的食物，如胡萝卜等。

2. 病情观察　年龄较小的儿童需要散瞳验光，使用睫状肌麻痹剂，如1%阿托品眼液或眼膏、0.5%～1%托吡卡胺眼液等。注意点眼后指压泪囊区3～5分钟，以免引起不良反应。

3. 治疗配合

（1）配戴框架眼镜是最常用和最好的矫正视力的方法，近视用凹透镜矫正，配镜原则是使患者获得最佳视力的最低度数配镜，以便患者能持续和舒服的用眼。告诉患者及家属配镜后应注意用眼卫生，定期复查，以便及时更换合适度数的镜片。近年推出的青少年渐进多焦眼镜可降低眼的调节，有助于控制中低度青少年近视度数的加深。

（2）角膜接触镜可以增加视野，减少两眼像差，并有较佳的美容效果。角膜接触镜的护理注意事项：①养成良好的卫生习惯；②注意镜片的使用期限，避免超时佩戴；③如有眼部不适症状应停戴并及时到医院就诊；④定期更换镜片；⑤不能戴镜洗澡、游泳，睡前应取下并用专用护理液进行清洁和消毒。

（3）准分子激光角膜屈光手术患者的护理：①向患者及其家属详细讲解手术相关知识、过程和注意事项。②术前3天停用眼部化妆品；术前如戴硬性透氧性角膜接触镜者应停戴1个月以上；戴软性角膜接触镜者应停戴1周以上。③术前配合医生做全面的眼部检查。④指导术前固视训练，嘱术中始终注视激光机上方固视灯，避免用力挤眼和移动眼球。⑤术前点抗生素滴眼液，预防感染，术后点抗生素滴眼液、非甾体抗炎药滴眼液以及糖皮质激素滴眼液等，并注意用药的时间和方法。

4. 心理护理　向患者及家长解释戴镜与近视度数的加深无关，也不会影响个人形象，消除患者对戴眼镜的误会。

（六）健康教育

1. 指导患者养成良好的用眼卫生习惯　端正用眼姿势，用眼距离应保持在30cm左右；用眼1小时后应休息5～10分钟并向远处眺望；不在乘车、走路时看书，不能躺在床上看书。

2. 改善视觉环境　保持阅读环境的光亮度和对比度，不宜在太暗或太强的光线下看书写字，照明应无眩光或闪烁。

3. 做好眼保健工作　定期查视力，注意营养，加强锻炼，保持身心健康，常做眼保健操。

二、远视

远视（hyperopia）指眼在调节静止的状态下，平行光线经过眼的屈光系统屈折后，聚焦在视网膜后的一种屈光状态。

远视常见的原因是眼球前后轴较短（称为轴性远视），眼轴越短，远视程度越高，一般眼轴每短1mm，约有3D的远视。其次是眼的屈光力较弱（称为屈率性远视）。远视可以认为是眼球发育不全，也可以是后天眼病所致，如无晶状体眼等。

（一）远视的分类

1. 根据屈光成分类

（1）轴性远视：指眼的屈光力正常，眼轴相对较短，为远视的最常见原因。多见于儿童或眼球发育不良的小眼球，在儿童时一般常为远视，以后随年龄增长而程度减低。如果发育受到影响，眼轴不能达到正常长度，即成为轴性远视。

（2）屈光性远视：①曲率性远视：由于眼的屈光成分弯曲度变小导致屈光度力较弱所致。如扁平角膜；②屈光指数性远视：由于眼的屈光成分的屈光指数变化所致，主要为晶状体变化引起，如老年人晶状体的改变。③屈光成分缺失：晶状体全脱位或无晶状体眼常表现为高度远视。

2. 根据远视程度分类　远视眼按度数不同可分为：①轻度：小于＋3.00D；②中度：

+3.00 ~ +5.00D；③高度：高于 +5.00D。

3. 根据调节状态分类

（1）隐性远视：未行睫状肌麻痹验光不会发现的远视，这部分远视被调节所掩盖，在充分睫状肌麻痹验光后表现出来。

（2）显性远视未行睫状肌麻痹验光表现出来的远视。

（3）全远视指隐性远视和显性远视的总和，是睫状肌麻痹后的最大正镜度数。

（4）绝对性远视指调节无法代偿的远视，需通过镜片矫正。是常规验光中矫正正常的最小正镜度数。

（5）随意性远视指显性远视和绝对性远视之差，即自身调节所掩盖的远视度数，但在未行睫状肌麻痹验光可以发现的远视。

（二）护理评估

1. 健康史　询问患者有无与用眼有关的视疲劳、视物模糊，是否规范验光，戴镜史以及戴镜后的视力和舒适度。儿童应注意有无内斜视。

2. 身体状况

（1）视疲劳：是远视患者的重要症状，常表现为视物模糊、眼胀痛、眼睑沉重、头痛及视物重影等视疲劳症状，近距离工作不能持久，常常休息后症状缓解。

（2）视力下降：青少年眼的调节力强，轻度远视者远、近视力均可正常；中高度远视者近视力下降或远、近视力不同程度下降；中年人因眼调节作用减弱，度数较高时远、近视力均有不同程度下降，但总体来说远视力优于近视力。

（3）内斜视：远视程度较重的儿童，常因视近时过度的调节引起过度的集合而引发内隐斜或内斜视。

（4）眼底：远视眼眼底呈假性视盘炎表现：即视盘较正常小而红、边界常不清，但视力可以矫正到正常，视野为正常。

（5）并发症：中、高度远视易发生屈光性弱视；远视眼常伴有小眼球、前房浅、房角窄，易引起急性闭角型青光眼。

3. 心理 – 社会状况　由于远视有视物模糊、眼干涩、眼胀痛、头痛、近距离工作不能持久等视疲劳表现，从而使个人的生活、学习、工作受到影响，患者容易产生焦虑、悲观心理。

4. 辅助检查　在睫状肌麻痹状态下进行正确的验光，包括客观验光和主觉验光。常用客观验光包括检影法、电脑自动验光法。常用主觉验光包括综合验光仪，插片法等。

5. 诊断与治疗要点

（1）根据视疲劳、内斜视等，结合屈光检查可以确诊。

（2）用凸透镜矫正：轻度远视是生理现象，一般不需要矫正。如内斜、远视程度高、视疲劳症状重则需要戴镜矫正，一般内斜视需要全矫正。

（三）护理问题

1. 感知改变　视力下降与屈光力过弱或眼轴偏短有关。

2. 舒适度改变　眼胀痛、眼干涩、头痛等症状与视疲劳有关系。

3. 知识缺乏　缺乏远视防治的相关知识。

（四）护理措施

1. 一般护理

（1）告知定期检查视力。

（2）注意用眼卫生，避免用眼过度。

2. 病情观察　戴镜矫正者，应定期验光复查，及时调整镜片度数；原则上青少年应坚持每半年一次验光，避免配戴过度矫正的眼镜。

3. 治疗配合

（1）原则上远视眼的屈光检查应在睫状肌麻痹状态下进行，用凸透镜矫正。配合医生做好对患者进行散瞳检查。

（2）斜视患者，嘱其应及早矫正斜视，进行正位视训练。

4. 心理护理　耐心向患者及家属讲解远视眼治疗的相关知识，使其能主动积极地配合治疗，消除紧张和焦虑心理。

（五）健康教育

1. 保持身心健康，避免影响眼球发育的诸多因素，如营养不良、眼部疾病或外伤，加强锻炼身体。

2. 注意平时身体锻炼，多做些户外活动，以增强体质。

3. 定期进行视力及眼部检查。

三、散光

散光（astigmatism）是由于眼球屈光系统中各屈光面在各径线（子午线）的屈光力不同，从而使眼在调节静止状态下，来自远处（5m 以外）的平行光线进入眼内，经眼的屈光系统屈折后不能形成焦点的一种屈光状态。

散光形成的常见原因是角膜、晶状体因先天发育异常导致的各径线屈光力不一致，通常是相互垂直的两条主径线的差别最大引起的规则散光；不规则散光是因一些后天性角膜疾病如翼状胬肉、角膜溃疡、瘢痕或圆锥角膜等所致角膜屈光面凹凸不平所致。

（一）散光的分类

根据屈光径线的规则性可以分为规则性散光和不规则性散光。

1. 规则性散光　角膜和晶状体表面曲率不等，但最强和最弱的两主径线相互垂直，可用柱镜矫正。

根据两主径线聚焦与视网膜的位置关系可分如下。

（1）单纯近视散光：屈光力强的径线聚焦在视网膜前，屈光力弱的径线聚焦在视网膜上。

（2）单纯远视散光：屈光力强的径线聚焦在视网膜上，屈光力弱的径线聚焦在视网膜后。

（3）复性近视散光：两条主径线均聚焦在视网膜前。

（4）复性远视散光：两条主径线均聚焦在视网膜后。

（5）混合散光：屈光力强的径线聚焦在视网膜前，屈光力弱的径线聚焦在视网膜后。

根据垂直和水平主径线屈光度的强弱比较，又分为：顺规散光、逆规散光、斜轴散光。

（1）顺规散光：两条主径线分别位于垂直和水平方向的（±30°），并且垂直主径线屈光力大于水平主径线屈光力。

（2）逆规散光：两条主径线分别位于垂直和水平方向的（±30°），并且水平主径线屈光力大于垂直主径线屈光力。

（3）斜轴散光：两条主径线分别位于45°（±15°）和135°（±15°）方向。

2. 不规则性散光　眼球屈光系统各条径线的屈光力不相同，同一径线上各部分的屈光力也不同，没有规律，不能用柱镜片矫正。

（二）护理评估

1. 健康史　了解患者的用眼卫生情况，有无视疲劳、视物模糊，是否患有屈光不正、后天性角膜疾病以及视力状况、发生时间、程度等症状，是否戴镜及戴镜后的视力和舒适度。

2. 身体状况

（1）视力：通常根据散光的度数和轴位不同，视力下降的程度往往也不同。轻度散光对视力影响不大；高度散光，看远及看近都不清楚，视物常常有重影。

（2）视疲劳：眼胀、头痛、流泪、看近物不能持久，看书易错行，视物有重影等现象等。

（3）眯眼：为了起到针孔或裂隙作用来看清楚目标，患者常表现为眯眼；散光患者眯眼与近视眯眼不同的是散光看远看近均眯眼，而近视仅在看远时眯眼。

（4）代偿头位：为求得较清晰的视力常常利用头位倾斜和斜颈等自我调节。

（5）散光性弱视：幼年时期的高度散光常引起弱视。

（6）眼底检查：视盘较正常者小呈垂直椭圆形、边缘模糊，通常不能用同一屈光度清晰地看清楚眼底全貌。视力可矫正，随访观察视野无变化。

3. 心理－社会状况　患者常常因反复的视疲劳症状，影响到日常工作、学习、生活，从而产生焦虑、悲观的心理。

4. 辅助检查　常用综合验光仪精确散光的轴和度数。另外屈光检查方法还有检影法、电脑自动验光法、插片法等。

5. 诊断与治疗要点

（1）根据视疲劳、眯眼、代偿头位等，结合屈光检查可以确诊。

（2）规则散光可以带柱镜片矫正，不规则散光可以试用硬性透氧性角膜接触镜（RGP）矫正，目前准分子激光屈光性角膜手术可以矫正散光。

（三）护理问题

1. 感知改变　视物不清与散光导致光线不能聚焦有关。

2. 知识缺乏　缺乏与散光相关的保健知识。

（四）护理措施

1. 一般护理

（1）告知患者避免用眼过度而导致视疲劳。

（2）如伴有弱视，应同时积极治疗。

2. 病情观察　定期复查视力，以便及时调整眼镜度数。

3. 治疗配合

（1）规则散光可通过框架眼镜、角膜接触镜矫正，准分子激光屈光性角膜手术通常可以矫正 6.00D 以内的规则性散光。

（2）不规则散光可试用硬性透氧性角膜接触镜（RGP）矫正。

4. 心理护理　告知患者散光镜片佩戴需要一定适应期，避免患者焦虑不安及紧张。

（五）健康教育

（1）正确指导患者戴镜，告知配戴时的注意事项。轻度散光，可以不必矫正，如出现视物模糊、视疲劳的症状则需要及时矫正。

（2）注意用眼卫生，保持身心健康，合理饮食，积极防治角膜疾病。

四、老视

老视（presbyopia）又称老花，是指随着年龄的增长，生理性调节功能减弱，近距离阅读或工作感觉困难的现象。是一种生理现象，一般出现在 40～45 岁。是由于随着年龄的增长，晶状体核逐渐硬化，弹性减弱，睫状肌功能逐渐减弱，使眼的调节力减弱，近点逐渐远移。这是一种由于年龄的增长，眼组织、细胞自然老化所致的生理性调节能力减弱的现象。

（一）护理评估

1. 健康史　询问患者视力下降的年龄时间，以往视力是否正常，有无患其他眼病情况以及患者戴镜史。

2. 身体状况

（1）视近物或近距离工作困难近点逐渐远移，通常将注视目标放得远些才能看清。

（2）阅读时需要更强的照明度足够的照明可以增加阅读的对比度，同时照明度增加可以使瞳孔缩小，提高视力。

（3）视疲劳近距离阅读工作时由于调节力减弱，故不能持久，同时过度使用集合容易引起眼胀、头痛等视疲劳症状。

3. 心理－社会状况　因老视有眼胀、头痛、看近物不能持久等视疲劳表现，影响了个人的工作、阅读、生活，易产生焦虑、悲观心理。评估其年龄、受教育的水平以及对老视的认识程度。

4. 辅助检查　常用综合验光仪和远、近视力表进行屈光检查。

5. 诊断与治疗要点

（1）根据年龄和视觉症状，结合屈光检查可以确诊。

（2）老视需戴凸透镜，目前有三种配戴方式：单光镜、双光镜和渐变多焦点镜。

（二）护理问题

1. 感知改变　视近物困难，近距离无法阅读书、报及杂志与生理性调节力减弱有关。

2. 知识缺乏　缺乏关于老视的相关知识。

（三）护理措施

1. 一般护理

（1）避免用眼过度导致视疲劳。

（2）给予易消化、富有营养的饮食，多食蔬菜水果。

2. 病情观察　观察患者戴镜后视觉症状是否消失。

3. 治疗配合

（1）根据老视者工作性质和阅读习惯，选择合适的镜片，使患者能持久的、清晰的和舒服的阅读。配戴近用的凸透镜，镜片的屈光度依年龄和原有的屈光状态而定，一般规律是：

1）原为正视眼者：40 ~ 45 岁配戴 + 1.00 ~ + 1.50D；50 岁配戴 + 2.00D；以后每增加 5 岁度数递增 + 0.50D 即可。

2）非正视眼者所需戴老视眼镜的屈光度数为年龄所需的屈光度与原有屈光度的代数和。

（2）中老年人配戴渐变多焦点镜能满足老视患者远、中、近不同距离的视觉需求。

（3）手术治疗有巩膜扩张手术以及射频传导性热角膜成形术等。

4. 心理护理　告知患者配戴渐变多焦点镜需要一定适应期，避免患者初期配戴不适应而产生悲观心理。

（四）健康教育

1. 详细解释老视相关知识，使其能正确进行老视矫正。

2. 指导老视戴镜者根据用眼需要和年龄情况及时调整镜片度数。

3. 保持身心健康，增强体质，锻炼身体，合理饮食。

（张爱琼）

参考文献

［1］杨莺，吴九菊，丁家意，等．安抚和触摸护理对小儿眼科手术患儿心理应激反应及家属满意度的影响．当代护士：专科版（下旬刊），2015，0（8）：86 – 87.

［2］王旭．心理护理在眼科手术护理中的应用效果观察．中国医药指南，2015，13（26）：262 – 262.

［3］祝滢．加强医院眼科手术患者的安全护理管理．中医药管理杂志，2015，0（7）：94 – 96.

［4］朱薇，王林菊，张宏兵．认知护理干预对斜视手术患儿心理情况和护理效果的影响．中国煤炭工业医学杂志，2015，18（7）：1240 – 1243.

［5］王健，王朝松．运用"平行思维"解决工作分歧的体会．中国卫生人才，2015，0（6）：74 – 76.

［6］蔡雅楠．眼科手术室的护理质量规范化管理措施．健康导报：医学版，2015，20（5）：171 – 171.

眼科检查与疾病诊疗

（上）

葛嫣然 等 ◎ 主编

吉林科学技术出版社

图书在版编目（CIP）数据

眼科检查与疾病诊疗/ 葛嫣然等主编. -- 长春：
吉林科学技术出版社，2016.6
ISBN 978-7-5578-0754-2

Ⅰ. ①眼… Ⅱ. ①葛… Ⅲ. ①眼科检查②眼病－诊疗
Ⅳ. ①R770.41②R771

中国版本图书馆CIP数据核字(2016) 第133655号

眼科检查与疾病诊疗
Yanke jiancha yu jibing zhenliao

主　　编	葛嫣然　张振才　楚　妙　卢昌辉　张爱琼　陈　艳
副 主 编	吴秋云　陈　乔　姚　杰　徐　静
	金泽凤　周研丽　吴京莉
出 版 人	李　梁
责任编辑	张　凌　张　卓
封面设计	长春创意广告图文制作有限责任公司
制　　版	长春创意广告图文制作有限责任公司
开　　本	787mm×1092mm　1/16
字　　数	1014千字
印　　张	41.5
版　　次	2016年6月第1版
印　　次	2017年6月第1版第2次印刷
出　　版	吉林科学技术出版社
发　　行	吉林科学技术出版社
地　　址	长春市人民大街4646号
邮　　编	130021
发行部电话/传真	0431-85635177　85651759　85651628
	85652585　85635176
储运部电话	0431-86059116
编辑部电话	0431-86037565
网　　址	www.jlstp.net
印　　刷	虎彩印艺股份有限公司
书　　号	ISBN 978-7-5578-0754-2
定　　价	165.00元

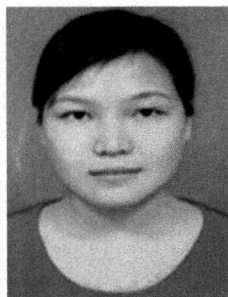

葛嫣然

1978年出生，硕士学位，从事眼科临床、教育及科研工作10多年，对眼科常见病、多发病、疑难病有丰富的诊治经验；擅长黄斑疾病的早期诊断和治疗，对一些难治性及复杂性眼底有丰富的临床经验；对糖尿病性视网膜病变方面有深入的研究。作为项目负责人主持市级课题2项，近年发表医学论文10余篇。

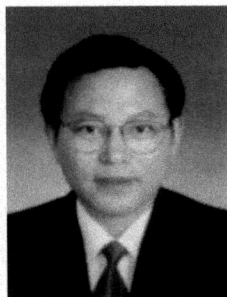

张振才

1953年出生，盐城市第一人民医院（南通大学第四附属医院），眼科主任医师。毕业于南京医科大学，从事眼科临床和教学工作40年，熟练掌握眼科各种手术，擅长视网膜病、复杂性青光眼、白内障、泪器病、斜视、弱视、眼眶病、眼外伤等疾病的诊断与治疗。先后在省级以上杂志发表论文20余篇，获省新技术引进一等奖1项，市科技进步奖4项，参编著作2部。

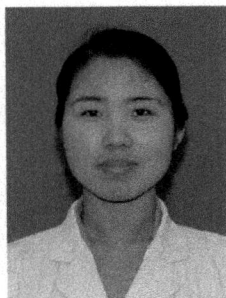

楚 妙

1981年出生，河北省保定人，2008年毕业于河北医科大学，眼科硕士研究生，主治医师，就职于河北医科大学第一医院眼科。擅长于白内障的诊断及治疗，尤其各种疑难手术；并擅长复杂眼外伤的诊治。至今已主持卫计委重点科研课题2项，担任医学书籍主编2部，发表论文10余篇。

编　委　会

PREFACE

前　言

随着我国眼科医学事业的迅速发展，越来越多的眼科医师希望加入到解决一些眼科疾病的行列中，但目前国内现状为：技术水平差异较大、良莠不齐、培训管理尚不规范，因此怎样才能掌握好眼科基本知识，怎样才能有过硬的临床操作技能，基于这种考虑，我们邀请了一批长期工作在临床一线的专家、教授及中青年医师，编写了此书。

术中重点介绍了眼科检查诊断技术、斜视与弱视、屈光不正、眼视光学、眼科常见症状及眼科常见病的诊断和治疗，包括眼睑病、泪器病、结膜病、角膜病、巩膜病、葡萄膜病、晶状体病、青光眼和白内障等疾病，内容夯实，覆盖面广，突出临床实用性，同时对眼科疾病的护理也有编写。可供各基层医院的住院医生、主治医生及医学院校本科生、研究生提供参考。

本书编委均是高学历、高年资、精干的专业医务工作者，对各位同道的辛勤笔耕和认真校对深表感谢！由于写作时间和篇幅有限，难免有纰漏和不足之处，恳请广大读者予以批评、指正，以便再版时修正。

编　者
2016 年 6 月

CONTENTS

目 录

第一章

眼科检查技术

第一节　眼外部一般检查

对所有眼病患者，都应先做眼外部一般检查。眼外部检查，也就是眼前部检查，包括用肉眼可以观察到的眼前方各部分，如眼睑、泪器、结膜、角膜、巩膜、前房、虹膜、瞳孔、晶状体、眼球、眼眶、眼肌、眼压等检查法。

进行眼部检查时，要养成先右后左、从外到内的习惯，以免在记录左右眼时混淆或遗漏。再有，即检查时，应两侧对照，如两眼不同，应先查健眼，再查患眼，尤其在患传染性眼病时，更应如此，以免两眼间交叉感染。

一、眼睑检查法

一般在患者面向自然光线下用望诊即可，必要时则需要用触诊以协助检查。检查眼睑时应同时检查眉毛、睫毛、睑缘和睑板是否正常。

首先应注意有无先天异常，如眼睑缺损、睑裂缩小、内眦赘皮、下睑赘皮、上睑下垂等。有下睑赘皮时，应想到可以因下睑皮肤皱褶压迫睫毛使其倒向后方而摩擦角膜。有上睑下垂时，应鉴别其是真性或假性、部分性或完全性；真性完全性者，应当用两手的拇指分别用力横压在患者两眉弓上方之处，并嘱患者用力睁眼，此时可以发现患侧因不能利用额肌协助提起上睑而完全不能睁开该眼；部分性者，则此时仍可稍微睁开；在有眼睑痉挛或患严重外眼病以后，特别在患有重沙眼的患者，并非由于上睑提肌的损害而发生的暂时性上睑下垂，则为假性上睑下垂，在患有面神经麻痹的患者，为检查患者眼轮匝肌的肌力时，检查者可将双侧上睑各放一只手指，嘱患者用劲闭眼，由于各手指的感觉不同即可比较出两眼睑肌力的不同；再嘱患者似睡眠状轻闭两眼时测量其闭合不全的睑裂大小。如要测量其确切肌力，则须用眼睑肌力测量计检查。额肌或上睑提肌活动幅度检查，可用尺测出 mm 数。

继之再观察眼睑皮肤有无异常，如皮下出血、水肿或气肿（炎性或非炎性）、皮疹、瘢痕、肿瘤等。怀疑有气肿时，用一手之食指和中指轮替轻轻压迫眼睑，可以发出捻发音。如上睑有初起之肿物时，可令患者向下看，在将上睑铺平在眼球上以后，则易于触出；检查下睑时，则令其向上看以后触之。同时应注意肿物之硬度及有无压痛，并检查有无耳前或颌下淋巴结的继发炎症或转移。

检查眼睑有无位置异常，应比较双侧睑裂的宽窄以确定有无上睑下垂或睑裂开大，单纯测量睑裂宽度并不可靠，应在嘱患者向前方直视时检查上睑缘遮盖角膜的宽度（正常情况下，上睑约遮盖角膜上缘 1～2mm，睑裂宽约 10mm 左右），观察上、下睑有无内翻倒睫，倒睫是否触及角膜，观察眼睑有无外转或外翻，并应同时发现各种眼睑位置异常的原因。

令患者向下看，同时检查者可用拇指轻轻向上牵引上睑，就可以显示出上睑缘，在向上看时而以拇指轻轻向下牵引下睑，就可以显示出下睑缘；检查睑缘有无红肿、肥厚、钝圆等现象，观察有无分泌物、痂皮或新生物；注意睑缘间部睑板腺开口处有无阻塞或睫毛生长；检查睫毛的数量、粗细、行数和生长位置，有无过多、过少和过粗、过长现象，或受睑缘疾病影响而脱掉成睫毛秃。注意睫毛颜色，在交感性眼炎、原田病和 Vogt－Koyanagi 病时，睫毛可全部变成白色；更应注意检查睫毛生长的方向和倾斜度的大小，有无倒睫和睑内翻，平视时我国人上睑睫毛倾斜度多为 110°～130°，下睑多为 100°～120°。并应检查睫毛根部有无湿疹、鳞屑、痂皮或脓肿。用拇指和食指可以触知上睑板的宽度（正常约为 3～4mm）和厚度，以确定有无炎症等现象。

二、泪器检查法

1. 泪腺检查法　正常情况下，泪腺是不能被触知的。令患者向鼻下方看，以相对侧手的拇指尽量将上睑外眦部向外上方牵引，就可以将因炎症或肿瘤引起肿胀的睑部泪腺暴露在外眦部上穹隆部结膜下，以便于检查。在检查泪腺的泪液分泌量是否正常时，可用 Schirmer 试验。其方法是在正常无刺激情况下，用一个宽 5mm、长 35mm 的条状滤纸，一端 5mm 处折叠放在下睑外或内 1/3 处的结膜囊内，其余部分就自睑裂悬挂在眼睑之外，眼可睁开，在不要使滤纸条掉出眼外的条件下患者也可以随意瞬目。泪液分泌正常时，5 分钟后，滤纸条可被浸湿 10～15mm。

如反复试验少于此数，甚至仅边缘部湿润，则为分泌减少。如 5 分钟湿及全长，则可为分泌过多。

在疑为眼干燥症患者时，还应进行泪膜破裂时间（BUT）试验，这是测定泪膜稳定性，最可靠的方法。检查前患者先在裂隙灯前坐好，1% 荧光素滴眼，预嘱患者适当延长睁眼时间。用较窄的钴蓝光往返观察角膜前泪膜，当被荧光素染色的泪膜出现黑洞（常为斑状、线状或不规则干斑）时，即表示泪膜已经破裂，在瞬目后至出现泪膜破裂，用秒表记录下来，这时间即为泪膜破裂时间。

正常人泪膜破裂时间为 15～45 秒，小于 10 秒为泪膜不稳定。因检查结果，常是变异很大，宜测 3 次，取其均值。

当瞬目后泪膜不能完整地遮蔽角膜表面，而出现圆点形缺失（干斑），此种情况表示破裂时间为零。

2. 泪道检查法　先用食指轻轻向下牵引下睑内眦部，同时令患者向上看，即可查见下泪点的位置和大小是否正常，有无泪点内转、外转、外翻、狭小或闭塞；在泪囊部无红肿及压痛时，令患者向上看，可在用食指轻轻牵引下睑内眦部的同时，转向内眦与鼻梁间的泪囊所在部位加以挤压，如果泪囊内有黏液或脓性分泌物，就可以看见由上或下泪点流出。如果泪点正常，泪囊部也未挤压出分泌物，但患者主诉为溢泪，则可在结膜囊内滴一滴有色液体，如荧光素溶液或蛋白银溶液等，然后再滴数滴硼酸溶液或生理盐水，使之稀薄变淡；令患者瞬目数次，头部稍低，并于被检眼同侧的鼻孔中放一棉球或棉棍；1～2分钟后，令患者擤鼻，如泪道通畅，则鼻孔中的棉球或棉棍必能被染出颜色。用荧光素等有色溶液试验阴性时，则可用泪道冲洗试验（syringe test）以检查泪道有无狭窄或阻塞。方法是用浸以1%丁卡因或其他表面麻醉剂和1/1 000肾上腺素液的棉棍，放在欲检查眼的内眦部，即上、下泪点处，令患者闭眼，挟住该棉棍5～10分钟，然后以左手食指往外下方牵引下睑内眦部，令患者向外上方看；以右手用圆锥探子或Bowman探子将泪点扩大；再将盛以生理盐水的泪道冲洗器的钝针头插进泪点及泪小管，慢慢注入生理盐水，在泪道通畅时，患者可感觉有盐水流入鼻腔或咽喉；如由下泪点注水而由上泪点溢出，则证明为鼻泪管阻塞，或为泪囊完全闭塞而仅有上、下泪小管互相沟通，如水由原注入的泪点溢出，则证明阻塞部位在泪小管，在注入盐水以前，应嘱患者头稍向后仰，且稍向检查侧倾斜，并自己拿好受水器，以免外溢的液体沾湿衣服。如果想确知泪囊的大小和泪道的通畅情况，可将泪囊照上法冲洗以后，注入碘油，然后作X线摄片检查。

　　注意操作要轻巧，遇有阻力切勿强行推进，以免造成假道。所用Bowman探针，应先从"0～00"号开始，逐渐增加探针号数，直到4号为止。

　　如果泪囊部有急性炎症，应检查红肿及明显压痛区域，并检查有无波动或瘘管。

三、结膜检查法

　　结膜的检查最好在明亮自然光线下进行，但必要时仍需要用焦点光线和放大镜的检查。应按次序先检查下睑结膜、下穹隆部、上睑结膜、上穹隆部，然后检查球结膜和半月襞。

　　检查睑部和穹隆部结膜时，必须将眼睑翻转；下睑翻转容易，只以左或右手拇指或食指在下睑中央部睑缘稍下方轻轻往下牵引下睑，同时令患者向上看，下睑结膜就可以完全暴露。暴露下穹隆部结膜则须令患者尽量向上看，检查者尽量将下睑往下牵引。

　　翻转上睑方法有二：一为双手法，先以左手拇指和食指固定上睑中央部之睫毛，向前和向下方牵引，同时令患者向下看；以右手食指放在相当睑板上缘之眉下凹处，当牵引睫毛和睑缘向前向上并翻转时，右手指向下压迫睑板上缘，上睑就能被翻转。如果用右手指不能翻转上睑，可以用玻璃棍或探针代替右手食指，则易于翻转。另一法为单手法，先嘱患者向下看，用一手的食指放在上睑中央眉下凹处，拇指放在睑缘中央稍上方的睑板前面，用这两个手指挟住此处的眼睑皮肤，将眼睑向前向下方牵引。当食指轻轻下压，同时拇指将眼睑皮肤往上捻卷时，上睑就可被翻转。

　　检查上穹隆部结膜时，在将上睑翻转后，更向上方牵引眼睑。用左或右手之拇指将翻转的上睑缘固定在眶上缘处，其他各指都固定在患者的头顶，同时令患者强度向下方注视，并以另一手之食指和中指或单用拇指，由下睑外面近中央部的睑缘下面轻轻向上向后压迫眼球，做欲将下睑缘推于上穹隆之后面的姿势，上穹隆部结膜就可以完全暴露。也可以用Desmarres牵睑钩自眼睑皮肤面翻转出穹隆部。

　　小儿的眼睑常因紧闭不合作而不容易用以上方法翻转，可用双手压迫法。即当由协助检查者将小儿头部固定之后，用双手的拇指分别压迫上下眼睑近眶缘处，就可将眼睑翻转，睑和穹隆部结膜即能全部暴露。但此法在怀疑患有角膜溃疡或角膜软化症的小儿禁用，以免引起严重的角膜穿孔。

　　球结膜的检查很容易，可用一拇指和食指在上下睑缘稍上及下方分开睑裂，然后令患者尽量向各方向转动眼球，各部分球结膜即可以露出。

分开睑裂后在令患者眼球尽量转向颞侧时，半月襞和泪阜即可以全部被看到。

按次序暴露各部分结膜以后，检查结膜时应注意其组织是否清楚，有无出血、充血、贫血或局限性的颜色改变；有无结石、梗死、乳头增生、滤泡、瘢痕、溃疡或增生的肉芽组织，特别注意易于停留异物的上睑板下沟处有无异物存在。检查穹隆部结膜时，应注意结膜囊的深浅，有无睑球粘连现象和上述的结膜一般改变。检查球结膜时应注意其颜色及其表面情况。

1. 颜色　有无出血、贫血或充血、色素增生或银沉着。球结膜充血有两种，深层者名睫状充血，又称角膜周围充血；浅层者名结膜充血，又称球结膜周边充血；应注意两者的不同点。

2. 表面情况　有无异物、水肿、干燥、滤泡、结节、溃疡、睑裂斑、翼状胬肉、淋巴管扩张或肿瘤。

检查半月襞的时候，应注意有无炎症或肿瘤。

四、角膜检查法

1. 一般的检查　应先在光线好的室内作一般肉眼观察。首先注意角膜的大小，可用普通尺或 Wessely 角膜测量器测量角膜的横径和垂直径。正常角膜稍呈横椭圆形。应先测量角膜的透明部分。我国男女角膜平均的大小，横径约为 11mm，垂直径约为 10mm。一般应同时测量上角膜缘的宽度，我国人上角膜缘约宽 1mm，因为我国人的上角膜缘较宽，所以一般多只以其横径决定角膜的大小。如果横径大于 12mm 时，则为大角膜，小于 10mm 时，则为小角膜。在弥散的自然光线下尚可观察角膜弯曲度之情况，如果怀疑呈圆锥形，则可令患者向下看，此时角膜的顶点就可将下睑中央部稍微顶起（图 1-1），由此更可以证明是圆锥角膜。同时也应注意是否为球形角膜、扁平角膜、角膜膨隆或角膜葡萄肿。

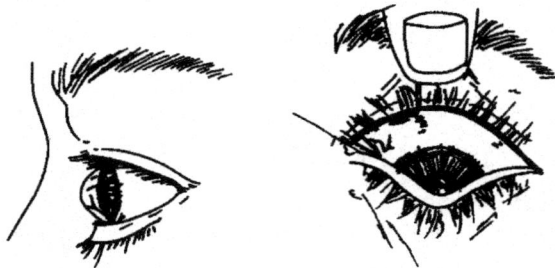

图 1-1　圆锥角膜顶起下睑中央部

2. 照影法和利用 Placido 圆盘的检查法　用照影法检查时，令患者对窗而坐，并且固定其头，检查者与患者对坐，用一只手的拇指和食指分开被检眼的睑裂，使该眼随着检查者另一只手的食指向各方向转动。注意观察照在该眼角膜表面上的窗影像是否规则。

Placido 圆盘（placido disc）是一个有 20cm 直径的圆板，在其表面上有数个同心性黑白色的粗环（图 1-2），中央孔的地方放一个 6 屈光度的凸镜片；检查时令患者背光而坐，检查者一只手拿住圆盘柄放在自己的一只眼前并坐在患者对面，相距约 0.5m 左右，用另一只手的拇指和食指分开被检眼的睑裂，由中央圆孔观察反射在患者角膜上的同心环，并令患者向各方向注视，以便能够检查全部角膜（图 1 - 3）。

如果角膜表面正常，应用以上两种检查方法都可以看出清晰而有规则的窗棂和环形的影像。如果看到各种不同光泽和形状不规则的影像，就可判断角膜表面是否有水肿、粗糙、不平等现象；此外，还可以检查出有无散光，并且可知散光为规则性抑或为不规则性；也可查出角膜有否混浊和异物。这种检查虽然操作简单，但非常实用。

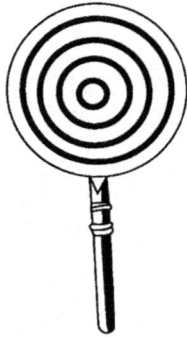

图 1 - 2　Placido 圆盘

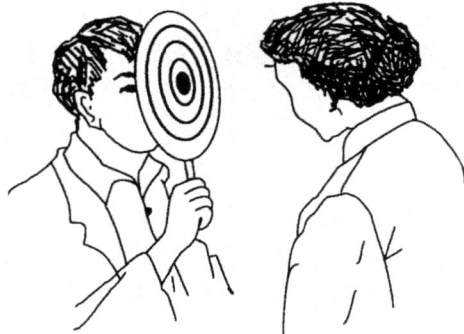

图 1 - 3　Placido 圆盘检查法

3. 角膜染色法　由于结膜囊内不能容纳 $10\mu l$ 以上的液体，也就是不能容纳一正常滴的 1/5，所以如果在结膜囊内滴入一滴染色液时，染色液即会溢出结膜囊而流到下睑和颊部皮肤上，只用玻璃棍的一端蘸少许 2% 荧光素溶液放于结膜囊内，然后再滴 1~2 滴 3% 硼酸水或生理盐水轻轻冲洗结膜囊，一般正常角膜不能被染色，但有时在 60 岁以上的人的正常眼的角膜鼻下方可见有不超过 5~9 个很小的染色点，有时在年龄更大的人也可以见到更多的分布在整个角膜的染色点，这可能与角膜上皮的不断新生有关系，如果角膜表面有上皮剥脱、浸润或溃疡等损害时，即可明显地被染成绿色，应该记录着色处的部位、大小、深浅度、边缘情况和染色的深浅。这种染色法也可以用虎红溶液代替荧光素溶液。另有双重染色法，就是用 2% 荧光素溶液和 0.5%~1% 亚甲蓝水溶液先后各滴少许于结膜囊内，然后用生理盐水冲洗，在有角膜溃疡时，真正的溃疡部位被染成蓝色，其周围之上皮溶解区域则被荧光素染成绿色，在疱疹性树枝状角膜炎时，表现得最为典型。

如果怀疑有角膜瘘存在时，也可用荧光素溶液染色法以确定之；即用拇指和食指分开上下眼睑，同时令患者向下看，将荧光素溶液滴在角膜上缘处，当溶液慢慢流在角膜表面时，注意观察在可疑部位有无房水将荧光素冲出一条绿色小河现象；如果同时轻轻压迫眼球，则房水由瘘孔流出更为明显。

4. 集光检查法　又叫斜照法或焦点映光检查法。现在最常用的是将光源和高度凸镜片放在一起的锤形灯，或为聚光灯泡的手电灯，在明室中就可以得到焦点光线，用时非常方便。这种检查法设备虽然简单，但效果很大，再加用一个 10 倍放大镜做仔细检查，当将被检组织像扩大 10 倍时，更可以看出病变的详细情况。方法是用另一只手的拇指和食指持放大镜，放在被检眼之前，可随意调节放大镜与被检眼间的距离，用中指分开上睑，四指分开下睑而将睑裂开大，以便于检查角膜。

这种集光检查法也适用于结膜、前房、虹膜、瞳孔和晶状体等组织的检查。

用集合光线和放大镜的检查可以检查出角膜的细微改变，如角膜有无混浊，混浊为陈旧之瘢痕抑为新鲜之水肿，浸润或溃疡。还应注意角膜有无异物或外伤，有无新生血管，为深层者抑或为浅层者，有无后弹力膜皱褶、撕裂或膨出，或角膜后壁沉着物。记录以上各种改变都应注明它的形状、深浅度和所存在的部位等，普通角膜病变的部位可按以下的记录法，例如位于周边部或中央部；周边部者应以时钟上各钟点的位置为标准；中央和周边部之间的角膜部位，又可分为鼻上、鼻下、颞上、颞下四个象限的位置来表示。

关于精确决定角膜病变的深浅部位的检查方法，则须利用裂隙灯和角膜显微镜。

5. 角膜知觉检查法　为要证明角膜溃疡区与非溃疡区是否有知觉的不同，或证明三叉神经功能有无减低或麻痹现象，应作角膜知觉检查。树枝状角膜炎是角膜知觉减退最为常见的局部原因之一，带状疱疹也是角膜知觉减退的原因之一。检查时可将一小块消毒棉花搓成一尖形，用其尖端轻触角膜表面；要注意应从眼的侧面去触，最好不要使患者从正前面看到检查者的动作，以免发生防御性的眨眼而混乱正确结果。如果知觉正常时，当触到角膜后，必然立刻出现反射性眨眼运动。如果反射迟钝，就表示有知觉减低现象，如果知觉完全消失，则触后全无任何表现。两眼应作同样的试验，以便于比较和判断。

6. 小儿角膜检查法　在有严重羞明和眼睑痉挛的患者或小儿，可先滴一次 1% 丁卡因表面麻醉剂，然后用开睑器分开上下睑而检查角膜，但应绝对注意避免使用任何暴力，以免可能使有深溃疡的角膜发生人工穿孔。

小儿的眼睛常不容易检查，因其不会合作且不能令小儿安静不动。最好检查者和助手对坐，令小儿仰卧在助手的膝上，助手用肘挟住小儿的两腿，用手紧握住小儿的两手，检查者用两膝固定住小儿之头，用手或开睑器分开眼睑后进行检查。在角膜病状的许可下，如果用手分开眼睑时，最好用两手的拇指将其上下睑缘紧贴角膜表面轻轻分开，这样可以避免结膜将角膜遮盖而不能对角膜做仔细检查。如果用开睑器时，小儿的眼球常往上转，这时可将下睑的开睑器尽量拉向下穹隆，因可以使眼球稍微向下牵引，而便于作角膜的检查。

在检查或治疗 1~2 岁小儿眼时，可用毛毯或床单将小儿紧紧包裹，使其颈部与毯或床单的上方边缘相平，另由一位助手固定小儿的头，再依照上法作检查。

五、巩膜检查法

先用肉眼在自然光线下观察睑裂部巩膜，然后用左或右手拇指和食指分开被检查眼的睑裂，令眼球向上、下、左、右各方向转动而检查眼前部的各部分巩膜。也可用集合光线加放大镜以检查更细微的改变。首先应注意巩膜是否有变色改变，正常为白色，可发生黑色素斑、银染症、贫血或黄疸；老年人的巩膜稍发黄，小儿者稍发蓝，蓝色巩膜乃表示巩膜菲薄，透见深部色素所致。此外，尚应注意有无结节样隆起，在巩膜炎时，结节一般发生在角膜周围，并呈紫蓝色充血。由于巩膜组织变薄，可以出现巩膜葡萄肿。在有高眼压的患者，应特别注意有无前部或赤道部隆起的葡萄肿。前部者尚应鉴别是睫状部的葡萄肿或是间插葡萄肿。不论眼部受过穿孔性或钝挫性外伤后，都应仔细检查有无巩膜破裂；挫伤后引起破裂的部位常是发生在对着眼眶滑车所在部位的巩膜鼻上侧部分。

检查睫状血管时，在正常眼球前部只能看到很细的睫状前血管，它构成角膜周围毛细血管网的上巩膜分支的扩张所致的充血，叫作角膜周围充血或睫状充血。在有眼内压长期增高的患者和有动脉硬化的患者，常可以看见睫状前血管高度扩张和过度弯曲。检查睫状前血管时，可以用明亮的自然光线，用一手之拇指和食指分开睑裂，令患者的眼球随着另一只手的食指向上、下、左、右四个方向转动即可。

六、前房检查法

检查前房应注意其深浅和内容，更应注意前房角的情况。初学者对前房深度的准确认识需要有一定时间的学习。一般是须用集合光线由正前方观察，估计角膜中心的后面与瞳孔缘部虹膜表面间的距离，但是如果部分角膜有混浊时，就需要避开混浊部由侧面查看，正常前房深度（指中央部）约为 3mm 应注意年龄不同（过幼或过老的人前房较浅）和有屈光不正（远视者前房较浅，近视者较深）时前房深浅会各有不同；前房变浅可以是由于角膜变扁平、急性闭角型青光眼、虹膜前粘连或因患肿胀期老年性白内障使虹膜变隆起所致；前房变深可以是由于角膜弯曲度增大（如在圆锥角膜、球形角膜、水眼或牛眼时）或晶状体后脱位及无晶状体时虹膜过于向后所致。前房各部分深浅不同时，应仔细检查有无虹膜前后粘连，或晶状体半脱位。

为观察前房深浅，常可用手电侧照法来决定。即以聚光手电筒，自颞侧角膜缘外平行于虹膜照射。如虹膜平坦，则全部虹膜被照亮；如有生理性虹膜膨隆则颞侧虹膜被照亮，根据虹膜膨隆程度不同，而鼻侧虹膜照亮范围不等。如整个虹膜均被照亮则为深前房；亮光达虹膜鼻侧小环与角膜缘之间为中前房；如亮光仅达虹膜小环颞侧或更小范围，则为浅前房。

正常的前房内应充满完全透明的房水，但在眼内发生炎症或外伤以后，房水可能变混，或有积血、积脓或异物。轻度的混浊不能用肉眼看出，如果有相当程度的混浊则可致角膜发暗，甚至可用集合光线和放大镜看到前房内混浊物质的浮游而出现 Tyndall 征，或可直接见到条状或团絮状的纤维性渗出，积血和积脓可因重力关系沉积在前房的下方，且形成一个水平面，可随患者头部的转动方向而变换液面位置；检查时应注明水平液面的起止钟点。

七、虹膜检查法

检查虹膜要利用集光检查法，另加放大镜。要注意虹膜的颜色，有无色素增多（色素痣）或色素脱失（虹膜萎缩）区。在虹膜有炎症时，常可因虹膜充血而色变暗，但在虹膜异色性睫状体炎时，患侧虹膜则色变浅，这时一定要作双侧颜色的对比。正常时虹膜组织纹理应极清晰，但在发炎时，因有肿胀充血而可以呈污泥状；在正常情况下，一般是不能见到虹膜血管的，但当虹膜发生萎缩时，除组织疏松，纹理不清外，虹膜上原有的血管可以露出；在长期糖尿病患者及患有视网膜中央静脉阻塞后数月的患眼上，常可见到清晰的新生血管，外观虹膜呈红色，称虹膜红变或红宝石虹膜（rubeosis iridis），血管粗大弯曲扩张，呈树枝状分支。在虹膜上也常易发现炎性结节或非炎性的囊肿或肿瘤，位置和数量不定。也应注意有无先天性异常，如无虹膜、虹膜缺损、永存瞳孔膜等。还应检查虹膜的瞳孔缘是否整齐，如果稍有不齐或有虹膜色素外翻时，应返回再检查对照该处之虹膜有无瞳孔缘撕裂瘢痕或萎缩等改变。瞳孔缘撕裂和虹膜根部解离多是由外伤引起；在不能很好检查出有无虹膜后粘连的时候，必要时可以滴 2% 后马托品一次，或结膜下注射 1/1 000 肾上腺素溶液 0.1ml 以散大瞳孔，此法需要在测验瞳孔反应之后应用，以作最后证明。如在虹膜瞳孔缘全部与晶状体一面发生环形后粘连时，房水循环发生障碍，并聚集在虹膜后方，致使后房压力增高，即可引起虹膜膨隆现象，又称虹膜驼背，此时前房即呈一尖端向瞳孔方向的漏斗形。检查虹膜有无震颤，须令患者固定其头，用一只手的拇指和食指分开睑裂，再令患者眼球向上、下、左、右迅速转动，然后向直前方向看，此时则注意观察虹膜有无颤动现象；轻度震颤须在放大镜或裂隙灯下始能看出。

八、瞳孔检查法

检查瞳孔首先可用弥散性或集合光线观察，应注意它的大小（两侧对比）、位置、形状、数目、边缘是否整齐和瞳孔的各种反应如何。瞳孔的大小与照明光线的强弱、年龄、调节、集合等情况有关，所以检查出的结果也各有不同。在检查一位患者的瞳孔大小时，应在弥散光线下令患者注视 5m 以上远距离的某一目标，可用 Haab 瞳孔计（Haab pupillometer，图 1-4）放在内外眦部，与被检眼的瞳孔大小相比较，测出被检瞳孔的横径大小；或用 Bourbon 设计的一种瞳孔计（为直径 5cm 的黑色金属盘，其上有一圈不同大小直径的圆孔，由各孔旁画出有平行的白线，直达盘的边缘）。放于紧挨近眼球的部位，以测量瞳孔的大小（图 1-5）。

正常情况下，瞳孔是一个位置于虹膜中央稍偏下鼻下方、直径约为 2~4mm，且双侧等大、边缘整齐的圆形孔，对于光线及调节集合等作用都有灵敏的缩小反应。在检查比较细致的改变，如有无瞳孔缘虹膜后粘连、瞳孔缘虹膜撕裂、瞳孔区是否为机化膜所遮盖（瞳孔膜闭）、迟钝不明显的瞳孔反应等时，都可利用集光灯加放大镜作检查。

检查瞳孔的反应，无论对于发现眼局部情况，或了解中枢神经系统各部光反射径路的损害，都具有很大的临床意义。

临床上常用的检查方法有三种：①直接对光反应：患者面向检查者而坐，双眼注视 5m 以外远处目标。检查者以锤状灯或聚光手电灯，从侧方照射一眼，瞳孔正常时当光线刺激时应立即缩小，停止照射后随即散大。正常人双眼瞳孔的收缩与扩大反应，应是相等的，若一眼反应迟钝或不能持久，则该侧瞳孔属于病态。②间接对光反应或称同感反应：患者面向检查者而坐，在眼注视 5m 以外远处目标。检查者用聚光手电灯从侧方照射一眼，而观察另一眼瞳孔是否缩小。正常情况下，当光线投射于一侧瞳孔时，对侧瞳孔也同时缩小。③调节反应或称集合反应：先令患者注视远方目标（越远越好），然后再令其立刻注视距离患者眼前15cm左右处竖起的检查者或患者手指，观察瞳孔情况。正常人由远看近时，双侧瞳孔应随之同时缩小。如发现异常情况，应再做进一步检查。

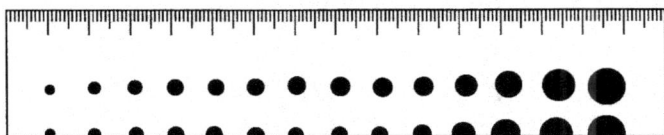

图 1 - 4　Haab 瞳孔计

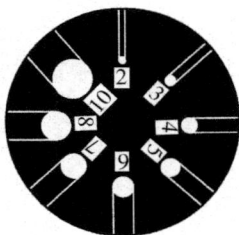

图 1 - 5　Bourbon 瞳孔计

九、晶状体检查法

检查晶状体时应注意晶状体是否透明，也就是观察其有无混浊存在。混浊是晶状体本身的改变抑为晶状体前或后面附着的其他混浊物，或为晶状体内之异物。例如，虹膜后粘连所遗留的色素、不规则形的机化物或炎症后渗出物的机化薄膜，或为晶状体后面的睫状膜。也应注意晶状体的位置是否正常，有无脱位或半脱位；此外尚应注意检查晶状体是否存在。

检查以上各种情况，可以利用集光检查法、透照法（检眼镜检查法）、Purkinje - Sanson 检查法和裂隙灯检查等方法。

实行集光检查法检查晶状体是否有混浊时，应注意与老年性核硬化时瞳孔区所显示的灰白色反射相鉴别，此时必须用透照法作进一步的证明，透照时如瞳孔区呈现出弥漫性红色反射，则并非是晶状体混浊，而为老年性晶状体核硬化。

为了详细检查晶状体的全面情况，于检查前应散瞳，目前常用的散瞳剂为 2.5% 新福林液、复方托品酰胺等快速散瞳剂，也可用 2% 后马托品溶液。对晶状体鼻下方周边部进行细致的检查，可避免遗漏初发期老年性白内障。为观察晶状体是否已完全混浊。可做虹膜投影检查，即用集光光线，以 45° 倾斜度自瞳孔缘投向晶状体，晶状体上即可看出虹膜所造成的阴影。如混浊已位于前囊下，则不能看到虹膜影，表示晶状体已全部变混；如果出现一窄虹膜影；表示晶状体前皮质尚有少量未变混浊；在晶状体混浊位于深层而前皮质尚透明时，则出现较宽之虹膜阴影，以上两种情况都说明白内障尚未达到成熟期。

在检查晶状体有无向一侧倾斜的半脱位时，应用焦点光线注意观察瞳孔缘内能否看到灰白色圆形但边缘稍呈锯齿状的晶状体赤道部，并且应注意前房各部位的深浅改变及有无虹膜震颤，如果怀疑有全脱位，可进一步用 Purkinje - Sanson 法证明晶状体是否仍存在于瞳孔区。可在暗室内，将一个烛光放于被检眼的侧前方 30° 处，检查者在对侧 30° 处观察被检眼瞳孔区的角膜表面。在正常眼，此时可以出现三个烛光像，其中较明亮的中等大直立虚像是角膜表面所形成的，可随烛光作相同方向移动；中央直立最大而较模糊的虚像是晶状体前面所形成，最小而倒立的清晰实像是晶状体后面所形成，与烛光移动方向相反移动，如果看不到这最小的倒像，就可以确定晶状体不存在于原来的位置。

在眼球受外伤后，晶状体可全脱位至前房或玻璃体内，一般都同时伴有严重的继发性青光眼，如发生巩膜破裂时，晶状体也可能全部脱位至结膜下。

透照法检查晶状体有无混浊及位置异常，很有作用。

通过裂隙灯检查，可更精确细致地观察到晶状体的病变。

十、眼球及眼眶检查法

一般是在自然光线下用望诊方法检查。检查眼球时，应注意其大小、形状、有无突出或后陷，并应注意眼球的位置，有无不随意的眼球震颤。在检查大小和形状时，用两手的拇指和食指分别将两眼的上、下眼睑分开，比较两眼球的大小，并同时观察眼前部角膜有无相应的大小改变，以为先天性小眼球或牛眼、水眼的诊断辅助。令眼球尽量向各方向转动，以观察眼球是否呈球形，各方向的弧度是否大致相等。在眼球萎缩时，常见眼球变小，由于受四条直肌的压迫而变成四方形。

眼球在眼眶内可向前或向后移位，可沿眼球的矢状轴用眼球突出计测量眼球的位置；眼球向前移位可能由于眼球后方的肿物或其他占位性病变所引起，或是与内分泌有关。眼球后陷可能由于眶骨骨折或交感神经的损伤所引起。

眼球突出度可以分为绝对性、相对性和比较性三种。绝对性眼球突出度是指仅一次的单侧眼的测量值，这对临床观察无何重要性；相对性的是指对比双侧眼的测量结果，如右眼为12mm，左眼为14mm，则可能患者为左眼球的突出或右眼球的后陷；比较性的是指在一定时间的间隔后，比较同一只眼所测量出的结果，例如第一次测量结果为12mm，相隔一段时间以后，结果为14mm，则可怀疑该眼可能有进行性眼球突出。相对性和比较性眼球突出度的测量，在临床工作中很重要。

检查眼球突出度的方法，可用一两面有刻度的透明尺，尺的一端水平并准确的向直前方向放在颞侧眶缘最低处，检查者由侧面观察。当尺两侧的刻度和角膜顶点完全重合时，记录眶缘至角膜顶点之间的距离，注意点为检查时透明尺必须保持准确的向直前方向，否则容易发生误差。

另一种常用的测量法为使用 Hertel 眼球突出计（exophthalmometer）测量，检查时将突出计平放在两眼前，并将两侧的小凹固定在两颞侧眶缘最低处，令患者两眼向直前方看，观察突出计上反射镜里角膜顶点影像的位置。相当于第二反射镜中尺度上的 mm 数，即为眼球突出的度数。同时应当记录两颞侧眶缘间的距离，以作为下次再检查时的依据。我国人眼球的突出度一般平均为 13.6mm，如果高于或低于此数时，可考虑为突出或后陷，但必须同时测量，且需要在相当时间间隔内测量数次作为比较。突出计的测量对单侧的突出或后陷意义较大。突出计上两个固定的小凹施加压力的大小，突出计上的两侧装置是否平行且放于同一水平都可以影响测量突出的结果，如两侧装置放得过近或过远，同样可使所测出的结果不够准确。所以应注意每次测量时所用的手劲都应当相同，并应注意突出计放置的部位力求准确。

眼球位置的异常对了解眶内肿瘤发生的部位很有意义。有斜视的患者应注明斜视的方向。如果发现有眼球震颤，应注明是引出的还是自发的，并注意震颤的方向，是垂直性、水平性、旋转性、振幅和频率等。

十一、眼肌及眼压检查法

眼球的运动是由六条不同的眼外肌相互配合而成。正常眼球运动范围，向颞侧时，角膜外缘可达外眦处；向鼻侧时，瞳孔内缘可与上下泪点连接成一直线；向上时瞳孔上缘可被上睑遮盖；向下时瞳孔一半被下睑遮盖。在门诊进行一般外眼检查法时，为检查六条肌肉的功能是否同时、等力、平行和协调。检查者与被检查者相对而坐，嘱被检查双眼跟随检查者手指向六个基本方位转动，即内转、外转、鼻上、颞上、颞下及鼻下，如有异常就可发现。注意在检查颞下及鼻下方位时，检查者的另一手须同时把双眼上睑抬起，方能观察得清楚。

如发现异常，疑为眼外肌麻痹时，则应在暗室内行复视试验；有隐斜或共同性斜视时，则应进一步做其他必要检查。

眼压的检查方法，常用的是指测法和眼压计测量法。指测法虽不能十分准确，但在取得经验后，是非常有意义的。临床眼科医师决定是否对患者要进行眼压计测量，常取决于指测法的结果。

指测法是让患者双眼尽量向下看，检查者把双手的中指和无名指放在患者额部作支持，再把两手的食指尖放在患者一侧眼的上睑板上缘，以两手的食指交替轻压眼球，藉传达到指尖的波动感，估量眼球的硬度。眼压正常者以 Tn 为代表，眼压稍高为 T+1，中度增高 T+2，高度增高 T+3；眼压稍低 T-1，中度减低 T-2，极软为 T-3。眼压计检查法详见本章眼压检查。

（楚　妙）

第二节　眼功能检查法

眼功能检查主要是检查患者对事物的认识和分辨能力。眼功能检查包括形觉、色觉和光觉检查。形觉检查就是视力检查，视力可分为中心视力和周边视力。中心视力指视网膜黄斑部的视力。周边视力指黄斑以外的视网膜功能（即视野）。色觉检查是检测眼的辨色能力。光学检查是检测眼辨别明暗的能力。

一、视力检查法

测量视力是用视力表上的字形或图形。每一字形或图形的构成都是根据视角来计算。由一个物体两端发出的光进入眼内，在眼的结点形成的角度称为视角。视角愈大在视网膜上成像愈大。物体距眼愈近，所成视角与视网膜像愈大，距眼愈远，所成视角与视网膜像愈小，也就是视角大小与物体大小成正比，与距离远近成反比（图 1-6）。要分辨两点是分开的，则由此两点发出的光投射在视网膜上的视锥细胞必须是两个不相邻的。两个视锥细胞间要夹有一个不受刺激的视锥细胞，否则两点会融合为一个正视眼能辨识两点间在眼结点最小夹角称为一分（1′）视角。视力表是以 1′视角的标准而设计的，E 字形或缺口环形视标都是 5′视角，每一笔画是 1′视角（图 1-7）视力是视角的倒数，视力 =1/视角。

· 11 ·

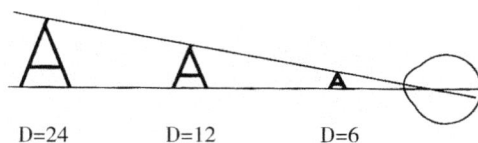

图 1-6　视标大小与距离的关系

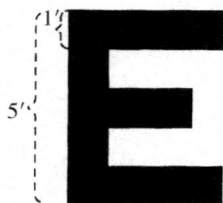

图 1-7　视力表字母各边按 5′视角构成

1. 远视力检查法　目前国内常用的有国际标准视力表和缪天荣教授采用数学原理设计的 5 分制对数视力表（1990 年国家颁布为我国第一个视力表的国家标准），用 E 字形，和航空驾驶员用的 Landolt 缺口环形视力表，都是以小数记录。还有适用于小儿用的图形视力表。国际上使用的 Snellen 视力表以 E 字形在 6m 远看，以分数记录（如 6/60 = 0.1，6/6 = 1.0）。近年来国内多有用投影仪视力表，日本 Nidek 投影器按国际标准视力表的小数记录法，可调出单个视标的视力表，没有一般视力表的字与字间的拥挤现象。

国际标准视力表和对数视力表距离为 5m，在房间不足要求标准时，可将视力表置于被检者坐位的后上方，于视力表的对面 2.5m 处放一平面镜，注视镜内所反映的视力表。视力表应有均匀一致，亮度恒定的人工照明（300 ~ 500Lux）。必须单眼检查，检查时用挡眼板凹面遮盖一眼，常规先查右眼，后查左眼。如戴镜应先查裸眼视力，后查戴镜视力。

国际标准视力表分 12 行，看清第一行为 0.1，第 10 行为 1.0，第 11 行为 1.2，第 12 行为 1.5。如被检者不能认出表上最大视标时，可令其走近视力表，直至能看清最大视标时，记录下其距离。

如在 3m 处方能读出 0.1，则该眼视力为 0.1 × 3/5 = 0.06，余类推。即每减少 1m，则减少 0.02。

如在 1m 处仍不能辨认出最大的视标时，则令患者背光而坐，检查者伸手指在患者眼前，使光线照在手指上，让患者辨认手指数目，记录其能辨认指数的最远距离，如一尺半指数。如果在最近距离仍不能辨认手指数，则可将手在患者眼前摆动，记录能辨认手动的最远距离。如两尺手动。

对只能辨认指数或手动的患者，为更进一步了解眼内部功能，应再检查光感及光定位。检查光感需在 5m 长的暗室内进行。检查时，将患者一眼用手帕完全遮盖，检查者一手持点燃的蜡烛放在患者被检眼前，另一手做时盖时撤的动作，由近及远，记录下患者辨认光感的最远距离（正常者应在 5m 远看到烛光）。然后再置蜡烛光在患者面前 1m 远查光定位。令患者向正前方注视，眼球不动，查左上，左中，左下，正上，正下，右上，右中，右下，记录患者能否正确指出光源的方向。可在光定位好的方向记录 " + "，定位不好的方向记录

"－"。如全无光感，即以"无光感"或"黑矇"记录。

对数视力表远视力安放在 5m 距离。1′视角记 5.0，为正常视力 1.0。10′视角记 4.0，4.0 视力为 0.1。4.0 与 5.0 之间，增加一行视力记录相差 0.1，3.0 为 0.01，2.0 为手动，1.0 为光感，0 为无光感。最好的视力可测至 5.3，（同国际视力表的 2.0）目前已在体检、征兵、招工、学校、青少年视力检查及门诊广泛使用。

2. 近视力检查法　国际标准近视力表分 12 行，在每行侧有小数记法和正常眼检查时所用的标准距离。检查时光源照在表上，应避免反光，通常检查近视力表的距离可以不严格限制，令患者自己持近视力表前后移动，直至能看出最小号字的合适距离。正常者应在 30cm 看清第 10 行字（即 1.0）。

远近视力配合检查有助于疾病的诊断，尤其是屈光不正，利用近视力表可测知调节近点。方法是检查近视力，如能看清 1.0 行则令患者将近视力表渐渐移近。直至刚好能看清 1.0 行（再移近则模糊不清）之处，称为近点。视力表与角膜之距离即近点距离。近视眼的近点距离较正视眼近。而老视眼及高度远视眼近点距离延长。又交感性眼炎早期，交感眼的症状即表现近点距离延长。

John 仿 Jaeger 的近距离视力表制作出的近视力表，表上有大小不同 8 行字，即从 7 到 1a 正常在 30cm 能读出 1，仍延用 Jr 记录…Jr 1 字的大小相当于标准近视力表的 1.0 行的字迹。

Landolt 环用小数记录，最小一行为 2.0。儿童视力表以各种图像代替字母，用分数及英尺记录，用于 2～3 岁儿童。投影仪视力表调整出单个视标也适用于幼儿弱视者检查，另外可消除对视力表的背诵，也可用于伪弱视者。因为他不会知道视标的大小，可能看到 0.4 视标，而看不见 0.2 视标。

3. 激光干涉条纹测视力（laser interference fringes visual acuity，IVA）　激光干涉条纹所测视力在一定范围内不受屈光间质的影响，故能真正反映出视网膜－大脑的视觉功能。

检查者取坐位，头部固定于颌架和额托上，用单眼向激光干涉测试仪的窥视孔内注视，此时可看到圆形红色图像，检查者旋转旋钮，改变空间频率，受检测者即可看到黑红相间的条纹，最大条纹间隔以 1.5 周/每度视野 ＝0.05 开始，再继续旋转旋钮，受检者看到条纹由粗逐渐变细，直到刚好能辨认出条纹为止，再旋转旋钮就不能辨认出，记录能辨认条纹这一挡空间频率值（周/每度视野），此时检查者可从荧屏上看出已换算好的视力值。条纹每挡的间隔为 0.05。最好视力可达 2.0。

4. 目前更新型的视力表是 Smart Ⅱ　是以分数计算，以计算机为基础，整合视力评估系统，医生可以任意选用它所产生的不同的视标，包含有 E 字形、环形、图像、单个字、红、绿色等，在 6 米处检查，适用于各种年龄者，弱视，伪盲，及体检。也可查对比敏感度，在暗光和明室都可作检查。可得出更准确的视力。

二、视野检查法

眼睛注视某一物体时，不仅能看清该物体，同时也能看清注视点周围一定空间的物体，眼睛固视时所能看到的空间范围称为视野。视野的范围是由眼与注视目标的距离和被注视物体的大小决定的。视网膜的敏感度以黄斑中心凹为最高，距黄斑部越远则敏感度越降低。测量中心视力时采用大小不同的视标，测量周围视力亦一样。视力表的视标是按视角的大小制定的，根据视野检查所用视标的大小和检查距离也可同样计算出视角的大小，并借以测量周围视力的好坏。所用视标的大小不同，测量出的视野范围也有所不同。实验证明视标的视角最大限度为9°，超过9°也不会使视野再度扩大，但小于9°则视野就随视标的减小而缩小。

如果用不同大小的视标测出不同大小的视野，按照大小顺序排列，堆积在一个空间内，就能形成一个"视野山"，Traquair称之为盲海中的视岛。岛上任一点的垂直高度即表示为该点的视敏度，在同一垂直高度各点的连线表示视觉等高度的线圈，称为等视线（isopter）。正常视岛的顶峰相当于最敏感的黄斑中心注视点，由此点作一垂直线可将视岛分为鼻侧和颞侧两部分，鼻侧山坡是陡峭的，颞侧山坡是倾斜的。在顶峰附近有一深洞直达水平面，此洞相当于生理盲点区。海拔较低的视岛周边部对应于视野光敏度较低的周边视网膜。

测量视野不仅要测量岛的海岸线，也要测量岛内部的海拔高度。岛的海岸线是用最大视角的视标测出来的范围。顶峰是用小视角的视标测出来的范围而且只限于中心部。视野的大小是相对的，完全取决于视标的大小、颜色和检查距离，所以在检查时必须注意这几点。

周围视野非常重要，因它不仅能使人辨识周围的环境和物体的方位，并可辨识物体移动的速度。没有周围视野就看不清中心视野以外的人和物，这对生活有很大影响。在临床上有很多疾病其视野显示一定的改变，所以视野检查对于眼底病、视路和视中枢疾病的定位和鉴别诊断极为重要。

（一）正常视野

正常视野的大小可因视标的大小、颜色、检查距离、光线的强弱以及背景的不同而有所不同。此外生理解剖的不同，例如睑裂的大小、鼻梁和眼眶的高低以及瞳孔的大小等都可影响视野的范围。单眼的正常视野和双眼的正常视野不同。

1. 单眼视野（monocular field） 正常的单眼视野略近圆形，颞侧稍大于鼻侧。这种视野是视网膜有光感部分的投影，称为绝对视野。正常视野因受眼附近组织的影响而使其鼻侧视野显著减小，称为相对视野。一般视野系指相对视野而言。正常单眼视野的范围以下方为最大，上方最小。一般正常单眼视野外界上方为60°，下方75°，鼻侧60°，颞侧100°。用白色视标查得的视野最大，蓝色者次之，红色者更次之，绿色者最小。北京医学院（1964年）曾用电投影视野计以5mm视标检查31 026只正常眼的视野，发现我国正常人的上方视野比日本人的稍窄，而鼻下视野则比欧美人的稍宽些。

2. 双眼视野（binocular field） 双眼同时注视一点所能看见的视野范围称为双眼视野。双眼视野较单眼视野为大，除双颞侧新月区外，其他部分均为双眼同时都能看见的区域（图1-8）。利用双眼视野可以识别伪盲。

3. 生理盲点（blind spot） 在中心注视点外约15°，水平偏下约3°处有一竖椭圆形的视野缺损，称为生理盲点，由于是Mariotte 1663年发现的，所以又称为Mariotte盲点。生理盲点的横径为6°~8°，相当于视盘的大小，因为视盘处无视网膜，所以无感光功能，因此视野上呈现为绝对暗点。在生理盲点的上下方仔细检查，可见一弧形弱视区，为视盘附近大血管的投影，名为血管暗点（angioscotoma）。当眼压升高或压迫眼球时，血管暗点扩大而且更为明显。

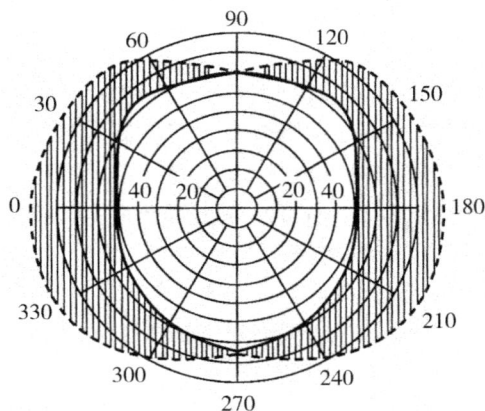

图 1-8　双眼视野

（二）视野改变的类型

视野的改变主要是周边视野改变和视野中出现暗点。

1. 周边视野的改变　周边视野改变可根据视功能损伤的程度分为视野收缩和视功能低下（depression）。

视野收缩是指视野障碍从周边部开始，真正的收缩是指对所有的视标都是全盲，不管刺激的强弱如何，视野缺损都相同，边缘峻陡（steep），这是比较少见的。

大部分视野缺损是视功能低下，这要靠视野的定量检查才能发现，至少要查 2 个等视线或用定量视野计检查。刺激越大，视野越大则等视线就越大。这种视野收缩的边缘是倾斜状的（sloping）。分析视野的收缩或低下对疾病的早期诊断和估计预后有重要临床意义，尤其是部分低下对分析疾病的性质更为重要。功能普遍低下可见于屈光间质不清的患者。

视野的收缩或低下根据缺损的部位又可分为向心性、不规则性、偏盲性和水平性缺损。

（1）向心性收缩或低下：视野形状不变，仅周围界限均等地收缩，患者常有一般性的视力减退，这是由于视网膜周边部的功能相应地丧失所致。轻度的向心性收缩患者并无感觉，高度的向心性收缩（视野呈管状）使患者感到行动极为不便。

（2）不规则收缩：视野周围的境界呈不规则收缩，形状不一，以尖端向中心扇形或三角形者较多见。不规则收缩性状有以下几种：①扇形尖端位于生理盲点，如中心动脉某一分支栓塞；②扇形尖端位于中心注视点如视路疾患；③象限盲：为 1/4 视野缺损如视放射的前部损伤；④鼻侧视野显著收缩如青光眼；⑤颞侧视野显著收缩如视路疾患或视网膜鼻侧疾患。

（3）偏盲性收缩：偏盲是视野的一半缺损，通常为垂直中线所分。真正的偏盲多系双眼同时发生，为视交叉和视交叉以上视路病变所发生的视野缺损。由于病变的位置和程度不同，因而偏盲的形态也有所不同。所以检查视野对脑部病变的定位诊断极为重要。偏盲性收缩或低下有以下几种。

1）同侧性偏盲：为一眼的颞侧偏盲和另一眼的鼻侧偏盲，多为视交叉以后视路的病变所引起，可分为右侧同侧和左侧同侧偏盲；有完全性、部分性和象限性同侧偏盲。部分性同侧偏盲最为多见，缺损边缘呈倾斜性，双眼呈对称性或不对称性。上象限性同侧偏盲见于颞叶或距状裂下唇的病变；下象限性同侧偏盲则为视放射上方纤维束或距状裂上唇病变所引起。

2）异侧偏盲：分为双颞侧偏盲和双鼻侧偏盲。双颞侧偏盲为视交叉病变所引起，程度可以不等，从轻度颞上方视野低下到双颞侧全盲。双鼻侧偏盲不是真正的偏盲，常由一个以上病变所致，为不规则不对称的视野缺损。

偏盲有完全性及不完全性也可以是绝对性或相对性视力低下。双眼视野缺损的形状、大小完全相同者称为一致性缺损，不对称者称为不一致性缺损。前者多见于皮质性疾患。同侧偏盲中心注视点完全二等分者称为黄斑分裂，见于视交叉后视路的前部病变，检查时受检者必须充分合作，否则不易查出。偏盲时注视点不受影响者称为黄斑回避，见于脑皮质后部疾病也可能是缺损的早期，最后形成黄斑分裂。

（4）水平型缺损：为视野上半部或下半部缺损，有单侧或双侧，前者为视交叉前部病变所致，例如视网膜中央动脉的鼻下和颞下支阻塞或下方的缺血性视盘病变可引起上方水平缺损。双上方或下方水平性偏盲见于距状裂的双侧下唇或上唇病变。

2. 暗点　暗点是视野中的岛状缺损，可发生于任何部位，但多位于视野的中心部。当暗点伸到视野的周边或与周边部缺损相连接时则称为"突破"（brokenthrough），例如青光眼的进展期。

暗点按部位可分为：①中心暗点（central scotoma）：位于中心注视点；②中心周围暗点（pericentral scotoma）：缺损部位几乎均等地在中心注视点的周围；③旁中心暗点（paracentral scotoma），亦位于中心部但大部分偏向中心点的一侧，有的接近中心注视点，也有的一小部分和中心注视点相重合。由于偏向的方向不同，又分为上中心暗点、下中心暗点、鼻侧中心暗点和颞侧中心暗点；④周围暗点（peripheral scotoma）：位于视野的周边部，见于周边部视网膜脉络膜疾患或距状裂的前部病变；⑤盲点性暗点（caecal scotoma）：为包括生理盲点在内的暗点如生理盲点扩大，血管性暗点和中心盲点暗点（centrocaecal scotoma）。中心盲点暗点为中心注视点和生理盲点相连的视野缺损，见于轴性视神经炎和烟草中毒等。神经纤维束性暗点也属于盲点性暗点，从生理盲点开始随神经纤维走行分布。

暗点按形状可分为：①圆形。②椭圆形即中心盲点暗点，常呈哑铃形或不规则椭圆形。③弓形或弧形暗点及神经纤维束型暗点，由生理盲点或其附近伸向鼻侧。Bjerrum区的上下纤维受影响则形成双弓形暗点，上下终止于鼻侧水平线上，此类型暗点见于青光眼。如果视乳头鼻侧纤维发生病变，则视神经纤维型的视野呈楔形缺损。④环带型暗点，有的环形暗点的凹面向着中心注视点，但不符合神经纤维的走行。这种暗点可发生于视野的任何部位，典型者见于视网膜色素变性。⑤偏盲性或象限性中心暗点是中心部偏盲或为一象限尖端受影响的缺损，一般很小。半盲性暗点也与全视野的偏盲相同，分为同侧性偏盲和异侧性偏盲。

（三）视野分析的内容

检查视野除注意缺损和暗点的部位和形状外，还要分析它们的大小、致密度、均匀性、边缘、动态、单双侧和其他特殊性质。这些对于了解疾病的性质、定位和预后都是非常重要的。

1. 大小　视野缺损的大小在诊断上意义不太大，但对于预后是非常重要的。必须用不同的等视线来确定缺损和暗点的大小。如果缺损边缘是倾斜的，则用小视标查得的结果比用大视标查出者大而清楚，例如3/1 000等视线检查仅能发现小的中心暗点，而改用1/1 000

检查则出现中心盲点暗点。视野缺损和暗点的大小根据病情的进展和改善随时改变。密度高边缘陡峭的缺损的大小比较稳定，病变恢复也较困难；密度低边缘倾斜者（例如用 5/1 000 等视线查出的缺损很小，1/1 000 者则很大）容易改变，病情恶化时则暗点进一步变为致密，病情好转时则暗点缩小或消失。

2. 浓度　这是由视野缺损区所在部位的视力确定的，程度不等。轻者仅有视力低下，最重者则缺损区完全失明。后者少见。大多数有一定视功能，例如用 1/330 检查是完全失明，但用 20/330 检查则缺损区消失。视野的浓度在自动静态定量视野检查的灰度图上显示得更明显。

高浓度的视野缺损说明神经纤维传导完全受阻。在一个暗点区内可能有一个或几个浓度高的核心，而在其周围有视力减低区。暗点可根据浓度分为绝对性和比较性：比较性者可以分辨一定大小的白色视标，但对较小的白色或其他颜色视标都不能辨识。记录时以平行线表示之。绝对性者对所有视标和光感完全看不见。临床上这种暗点少见，一般为对某一小视标呈绝对性，而对较大视标呈比较性；或者对白色为比较性，而对其他颜色则为绝对性。例如视神经病变患者的中心暗点对红绿色常为绝对性而对黄色则为比较性；相反视网膜疾患引起的中心暗点对黄色呈绝对性，而对绿色则呈比较性。生理盲点对各种颜色都是绝对性暗点。记录时以交叉线条或全涂黑色表示绝对性暗点。

3. 均匀度　视野缺损区内的均匀度可以是一致的，也可以是不一致的。凭借暗点的均匀度和核心的排列可以分析出它的组成部分。这对于了解病变的性质和定位是很重要的。例如颞侧偏盲性暗点的颞上方比颞下方致密则说明病变时以下方直接压迫黄斑部纤维的交叉处，这对诊断疾病性质就有了线索，同样地分析早期青光眼旁中心暗点的均匀度，则可以发现暗点核心的排列呈弓形。均匀一致的高密度暗点用视野计粗略检查即可测出，但有些暗点需要细致的定量方法才能查出它的真实情况。

检查方法：①增加检查距离或用小视标以减小视角，也可既减小视标又增加距离；②用滤光片减低光度或用电流量控制光度；③根据病情用不同颜色的视标检查。

4. 边缘　如果缺损的边界进退较宽和逐渐改变，用不同大小的视标产生不同的等视线，这一种称为"倾斜"边缘；如果可见区与不可见区的分界线很清楚，即所有的等视线都相同而且重叠在一个位置上，这种边缘称为"陡峭"边缘，见于生理盲点和偏盲的正中垂直分界线。分析边缘可以了解疾病进展的情况，例如倾斜边缘的暗点表示病情容易变化，可进展，可逆性也大；陡峭边缘时表示病情稳定，进展缓慢。必须用不同的视标或检查距离确定缺损边缘。

5. 动态　是指暗点的发生和疾病进展急剧或缓慢状态，从而反映出疾病的性质。例如烟草中毒的中心暗点的开始和进展都是缓慢的，而多发硬化症的中心暗点在几小时内即可出现，消失也比较快；又如血管性缺损开始快，压迫性缺损的开始和发展都慢。

6. 单双侧　单眼视野改变多见于视网膜脉络膜疾患和视交叉以前的视路疾病。发生在视交叉后的视路疾患、多发性硬化症、慢性球后视神经炎和中毒性弱视者多为双侧性。当然视网膜、脉络膜也可以双眼受累。

7. 特殊性质　有些暗点在某种情况下特别明显，例如视神经纤维损伤所致的视野缺损用红色视标容易显示出来，视网膜脉络膜疾患所致的暗点用蓝色视标容易检出；有些缺损如青光眼视野在暗光下明显。此外，有的暗点患者自己能感觉到者称为阳性暗点，多发生于视网膜脉络膜疾患。玻璃体混浊视野可发生阳性暗点。有的暗点必须经过检查时才发现，称为阴性暗点，多由于视盘以后的视路传导的一部分或视中枢细胞一部分被破坏而发生。视网膜脉络膜疾病严重者也可出现阴性暗点。

（四）视野检查方法

检查视野时不仅要检查视野周边的界限，而且要检查其中有无缺损区即暗点。注视点30°以内的视野范围称为中心视野，30°以外称为周边视野。世界卫生组织规定无论中心视力如何视野小于10°者属于盲。检查视野的方法分为动态视野检查和静态视野检查。

1. 普通视野检查方法　一般是动态视野检查（kinetic perimetry）是指用同一刺激强度光标从某一不可见区如视野周边部向中心移动，以检测视野可见范围的方法。常用的动态视野检查方法包括对照视野检查法、弓形视野计检查法、平面视野计检查法等。虽然有各种新型视野计，但这些普通视野检查法操作简单、易于掌握、视野计价廉，仍是常用方法。

（1）对照视野检查法：此法系以检查者的正常视野与受检者的视野作比较，以确定受检者的视野是否正常。这种方法只适用于下列情况：①初步视野测量；②急于求得结果；③不能作详细视野检查的卧床患者；④不能很好注视的患者，如小儿和精神病患者。

此法的优点是简单易行，不需要任何仪器而且可以随时随地施行。对于有明显视野改变的视神经萎缩、视网膜脱离和偏盲患者，用此法能立即测知患者视野的大概情况。

检查方法：令受检者背光与医生对坐或对立，彼此相距约为1m，两眼分别检查，检查右眼时受检者闭合左眼（或用眼罩遮盖），医生闭合右眼，同时嘱受检者注视医生的左眼，然后医生伸出手指或持视标于检查者和受检者中间，从上下左右各不同方向由外向内移动，直到医生自己看见手指或视标时即询问受检者是否也已看见，并嘱其看见视标时立即告知。这样医生就能以自己的正常视野比较出受检者视野的大概情况。

（2）弓形视野计检查法：弓形视野计是比较简单的动态周边视野检查计，最常用的弓形视野计是由 Purkinje（1825 年）发明由 Forster 用于临床的，以后又经过多次改进。目前常用电光投影弓形视野计，由一个半径为33cm的半弧形的金属板、发光的照明管和头颏固定架组成。弧形金属板的背面有度数，中央为零度，左右各为90°，半弧板的中央固定在一支架上，固定处有一方向盘，可随意向任何方向转动。照明管向弧板的内面照射出一圆形光点作为光标，在弧形板的中央有 X 形光点为注视目标。视标的光度、大小和颜色均可随意调换。用手操纵转动方向盘使光标在弧板上移动。这种视野计的优点是视标的大小、颜色、亮度都有一定的规格，检查方便、迅速，也便于掌握。

检查方法：将视野计的凹面向着光源，受检者背光舒适地坐在视野计的前面，将下颏置于颏架上，先检查视力较好的眼，使受检眼注视视野中心白色固定点，另一眼盖以眼罩。一般开始用3～5mm 直径白色或其他颜色的视标，沿金属板的内面在各不同子午线上由中心注视点向外移动到受检者看不见视标为止，或由外侧向中心移动，直至受检者能看见视标为止。反复检查比较，以确定视野或缺损的边界，并记录在视野表上。如此每转动30°检查一次，最后把所记录的各点连接起来，就是该眼视野的范围。

（3）平面视野计检查法：平面视野计是比较简单的动态中心视野检查计，常用的视野计是 Bjerrum 屏，为1m见方的黑色屏，在它上面以不明显的条纹按照视角的正切，每5°画一向心性圆圈，其方法如图 1-9 所示。CD 为黑色屏面，O 为屏的中心，A 为眼的位置，AO 为1m的检查距离，＜OAB 为5°角，由 OAB 可求出 OB 的长度。OB = OA × tan ＜OAB，

OB = $100 \times \tan5° = 8.75$cm。所以以 O 为中心，以 8.75cm 为半径所画出的度数即 5°视角的度数，同样 10°视角的度数由 <OAE 可得出。OE = $100 \times \tan10° = 17.63$ cm。所以以 O 为中心，以 17.63cm 为半径所画出圆圈为第二个圆圈，其他以此类推。此外再由中心向外画放射状的直线，每两根直线之间相隔30°角。在视野计的中心放置一5mm 直径的白色圆盘作为注视点。此法主要检查视野 30°以内有无暗点。

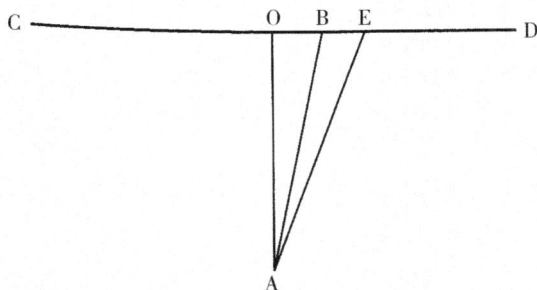

图 1 - 9 平面视野计度数说明图

OB = $OA \times \tan < OAB$。OB = $100 \times \tan5° = 8.75$cm

　　检查方法：令受检者坐在视野计的前面 1m 处（个别情况下用 2m 距离），受检眼注视视野计中央的固定点，另一眼遮以眼罩，置颏于持颏架上，先测出生理盲点，借以了解受检者是否理解检查和回答方法，以及会不会合作注视。然后用 2mm 视标由视野计的正中向周边或由周边向正中移动，在各子午线上检查，同时询问受检者何处看见或看不见视标，随时用小黑头针记录暗点的界限，然后把所得的结果转录在视野表上。

　　（4）Amsler 方格表检查法：Amsler 首先提出用此表作中心注视区的视野检查。方格表是 10cm 见方的黑纸板，用白线条划分为 5mm 宽的正方格 400 个，板中央的白色小圆点为注视目标（图 1 - 10），检查距离为 30cm。这也是一种普通简单的检查方法。

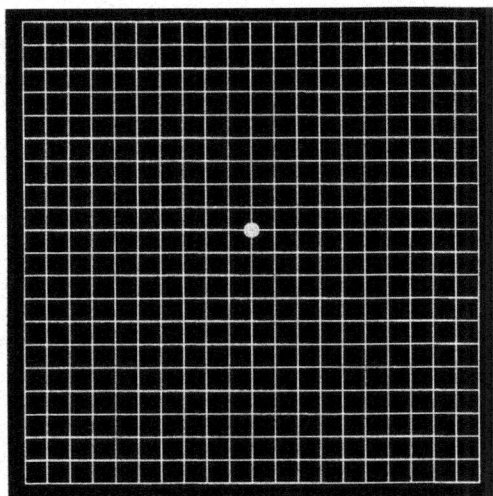

图 1 - 10 Amsler 中心视野检查表

检查时询问受检者以下几点：

1）是否看见黑纸板中央的白色注视目标。如果看不清或看不见注视目标则说明有比较性或绝对性中心暗点，令受检者指出看不清（比较性暗点）或看不见（绝对性暗点）区域的范围。如果两者同时存在，则令受检者指出它们之间的关系，以便找出比较性暗点的"核心"（绝对性暗点）。

2）是否能看见整个黑纸板，如果看不见则令受检者指出哪一部分看不见。

3）方格有无变形，线条是否扭曲。

此法简单易行，方格表携带方便，可以迅速而准确地查出中心视野的改变。

（5）普通视野检查时注意事项：在视野检查的全部过程中，注意受检眼必须始终注视中心固定点，此外应注意以下各项。

1）照明度：普通视野检查多用人工照明，也可在日光下进行，但天气变化容易影响检查结果，因此最好使用人工照明，把灯放在受检者头的后面，使光线均匀地照在视野上。最好设有可变异的照明装置，对某些疾病例如青光眼，减低照明度更容易发现视野异常。

2）视标及其移动方向：视标大小不同，有 $1\sim2mm$ 的，也有 $1\sim2cm$ 的，对于视力严重减退患者可选用较大视标。不同疾病的患者对颜色的敏感度各不相同，因此除用白色视标外检查视网膜疾病患者应采用蓝色和黄色视标；对视神经疾病患者则采用红色和绿色视标。根据物理学原理，视标越小，视野越小。例如用 2mm 视标查得的视野不仅比用 5mm 者小 $5°\sim10°$，而且各子午线也相应地一致缩小。如果用 5mm 视标查得的视野是正常的，而用 2mm 时，则可发现某一方向的视野不是相应地而是明显地缩小，这就提示在这方向有病变；如果用 5mm 视标检查时发现某一方向有缺损，但不能确定该缺损为病变抑或是为其他原因所致时，可用 2mm 视标再检查一次。如果在这一方向同样也发现有缺损，则表示该处确有病变。有时用强大刺激（大视标）不能发现轻微的视野改变，但用小而弱的刺激反而可以发现，所以必要时用大小不同视标测量视野。TPOH 指出检查视路疾病时，需用三种视标检查：即 5mm 白色、2mm 白色和 5mm 红色。视标的颜色必须保持原有的浓度，如果褪色就影响视野的大小，检查就不可能正确。

视标移动方法：移动视标要与进行方向垂直摆动，因为视网膜特别是它的周边部对断断续续的刺激最为敏感。白色视野以看见视标之处作为视野的边界。颜色视野以能明确分辨视标颜色之处为视野的界限。关于颜色视野各医生检查结果常不相同，这是因为颜色视标由外向内移动时颜色逐渐改变的缘故。例如红色视标由周边向中心移动时，最初为灰色，继而为黄色、橙色，最后才是红色。如果预先不向受检者解释清楚，受检者往往以看见灰色时就认为已看见。所以再检查时应告知受检者，在真正看见红色时才说看见，但不要求其颜色的浓度和中心注视点一样。

3）影响视野的因素

a. 受检者的合作：应先向受检者解释检查视野的方法及其重要性，以便争取其合作，在检查过程中不应分散受检者的注意力，如果受检者感觉太疲乏，可嘱其暂时闭眼休息片刻，否则将影响检查结果。

b. 面形：受检者的脸形、睑裂的大小、鼻梁的高低、眶缘的凹凸以及眼球在眶内的位置，均可影响视野的大小及形状。

c. 瞳孔的大小：缩小的瞳孔可使视野缩小，对青光眼患者尤为重要。如果检查前瞳孔药物性缩小则视野缩小，反之瞳孔开大则视野增大。因为用药改变瞳孔的大小影响视野，因此在观察病变过程中要注意到这一点。

d. 屈光不正：远视眼的视野比近视眼者稍大，但差别不大无临床意义。用平面视野计检查时未矫正的屈光不正，常常使视野缩小。检查周边视野时，受检者最好不戴眼镜，以免镜框阻碍视线。如果受检者有高度屈光不正，可令其戴镜而用较小视标使测得的视野范围缩小，不受镜框的影响。

e. 屈光间质的改变：白内障可引起视野普遍缩小，手术前后有明显不同。如一例青光眼患者伴有白内障，视野极度收缩呈管状，待白内障摘除后视力矫正到正常，视野扩大，可见弓形暗点。

f. 对随访观察的患者，每次检查的条件必须一致，方可比较。

g. 检查者要技术熟练，认真负责，耐心做解释工作，使受检者在检查的全部过程中能充分合作。

4）视野记录方法：视野表上必须注明受检者的姓名、检查的年月日、当时的视力和光源的种类。如果是在明室检查应记录天气阴晴和检查的时间，也要记录视标的大小、颜色和检查距离。视标的大小和检查距离可用分数记录，以视标大小为分子，距离为分母，例如 5/330 是视标为 5mm，距离为 330mm。最后检查者在记录表上签名。

2. Goldmann 动态定量视野计检查法　　Goldmann 视野计是一种半定量的视野检查法。Goldmann 视野计检查背景为一半径为 300mm 的半球壳，内壁为乳白色，在其上方中间边缘处有背景光源光度调节器，每次使用前调节背景光度到 31.5asb。背景的中心有注视点，距此 300mm 处有受检者的固定头架。视野计背面右上方有调节视标亮度和大小的装置，有三个横行的槽穴和横杆。

第一横槽：即上方的横槽，为视标光度滤光器调节装置，根据检查的需要横杆在 a、b、c、d、e 五个位置移动，分别代表各视标调节光度通过情况各为 40%、50%、63%、80%、100%，e 处无滤光片，光线可完全通过。各滤光片间阻挡光线的亮度相差 1.25 倍即 0.1log 单位。

第二横槽：位于第一横槽下方，为视标光度，根据检查的需要横杆可在 1、2、3、4 四个位置上移动，在 e 处分别代表光度 31.5asb、100asb、315asb、1 000asb。各滤光片间所阻挡光线亮度相差 3.15 倍，即 0.5log 单位。

第三横槽：位于一、二横槽的右侧，为调节视标大小（mm²）的装置。根据需要横杆可在 0、Ⅰ、Ⅱ、Ⅲ、Ⅳ、Ⅴ 六个位置上移动，分别各代表 1/16、1/4、1、4、6、64，各数间相差 4 倍，即 0.6log。当前述三个横杆推向最右侧时，视标面积与亮度均为最大即 V4e，面积为 64mm²，亮度为 1 000asb，调节滤光为 100%。又如检查时用的视标为 I2e，即表示视标为 1/4mm²，亮度为 100asb，调节滤光为 100%。

视野计背面上方中心部有望远镜筒，以便于注视受检者瞳孔是否是中心注视，并可测知瞳孔大小。背面左上方有视野操纵杆固定钮，操纵杆的一端活动在视野纸上，另一端视标光点反应在视野计的背景上，操纵杆按检查的需要来来回回在视野纸上移动，令受检者辨识。例如操纵杆在记录纸（视野纸）的左侧时是代表视标在受检者左侧视野半球上。如果想把视标从左侧移到右侧时，必须先将操纵杆小心地移向下方，经过视野纸的下边，才能转向右侧，完成右侧视野的检查。视野计背面下方是视野纸放置处，视野计右侧面有视野纸夹的螺旋，当拧松时露出夹间裂隙，可从此裂隙插入视野记录纸，轻轻移动，对准位置，然后拧紧两侧的固定螺旋。

视野计背面右下方有视标控制开关钮，向下压钮即在视野背景上显露小光点视标，放松时可自动关闭，光点消失。在开关钮附近还有矫正眼镜架座。

检查方法：通电源后校正视野计背景亮度，一般维持在 31.5asb，即把第二横杆推向0.315，视标在 V 校正投射光源的亮度，然后安装视野纸。

装置矫正眼镜，特别是老年人要加用与年龄相应的眼镜。白内障摘除人工晶状体植入术后因丧失调节能力，需要在最佳远视力矫正后加用 +3.25 球镜。

使受检者下颌和前额舒适地紧靠在头部固定的下颌托及额带上。双眼检查先查视力好的眼。

训练受检者正确理解视野检查的方法，并说明积极配合是获得正确检查结果的关键。其方法及令受检者注视背景的中心点，可由望远镜监视之。先选用最大最亮的刺激物 V4e 在注视点周围闪烁光亮，受检者手持回答电钮，嘱其看见光点出现即按钮，以示受检者对检查方法的理解。然后用 I4e 最小最亮的光点检查生理盲点。

在常规视野检查中，I 号视标为标准视标，从 1a 到 4e 有 20 个不同亮度。只有当 I4e 看不到时才改用 II ~ V 号大视标。

视标移动每秒 3° ~5°，由周边向中心移动。

在颞侧 25°水平线用 I2e 视标选取中心阈值作中心视野检查，注意有无暗点。

在鼻侧 55°水平线用 I4e 选取周边阈值，做周边视野检查。也可根据不同疾病有重点地检查，如青光眼注意鼻侧阶梯，偏盲注意垂直线的两侧。

做视野检查的整个过程中，检查者应通过望远镜观察受检者的眼位，特别应注意受检者回答时的眼位，若其眼球注视欠佳有轻微移动，则不做记录。

3. 自动静态定量视野检查方法　视野学的发展及其研究一直与视野计的更新换代和检查方法的改进有关。计算机自动视野计的应用已成为视野检查的划时代标志。自动视野计的主要特点是具有不同的检测程序，阈上值筛选检测能用来判定视野的范围是否正常，而阈值检测可以精确的定量视野的敏感。根据不同疾病及其可能受累视野而设计专用的检查程序，如青光眼程序、黄斑部疾病程序和神经性疾病程序等。检查者可根据不同疾病及其可能的视野特点选择相应检查程序有效地进行视野检查。

不断有新的视野计及统计方法和软件问世，最具代表性的自动静态视野计是 Humphrey 和 Octopus 视野计。

（1）Humphrey 视野计：Humphrey 视野计是 Zeiss 公司设计制造的由电脑自动控制的投射型视野计。不断有新的机型更新换代，统计软件也由一般的视野分析到多种统计软件的统计分析，如 Statpac、Statpac2、回归分析、多个视野检测结果分析、概率图分析及青光眼半视野对照分析等。以现在常用的 Humphrey（HFAII）750 型全功能视野计为例进行说明。

Humphrey 视野计是一整体机型，由视野屏、光学系统、中央处理器和受检者部分组成，可进行人机对话。视野屏是一个非球面的屏幕，由计算机控制将光标投射到白色半球状的检查背景内的不同部位，光标的大小与 Goldmann 视野计的 I ~ V 号光标相同，III 号视标为常用光标，但在蓝/黄视野检测时应选用 V 号光标。通过滤光片调整亮度，产生的投射光标亮度在 0.08 ~ 10 000asb 之间，光标持续时间为 200ms。背景亮度 31.5asb。通过彩色滤光片可以进行彩色视野检查。其前端有头颏固定装置。中央处理器不仅要控制光学系统，还配有一个程序和数据储存的硬盘、磁盘驱动器和显示屏，并连接有打印机。

检查方法：首先输入受检者的一般资料（包括姓名、出生年月日、视力、矫正镜片、眼压值、C/D 值等）。受检者将头颏固定在视野计前，由检查者用光电笔或触摸屏根据受检者的病情选择合适的检测程序（筛选程序/阈值程序）。

给受检者作检测示范并进行检测训练。应确认受检者已完全理解检测方法时，开始检测。检查时光标点将在视野计的半球壳内背景上自动出现，受检者看见光点则按钮回答。检查开始时，光标随机地投射到生理盲点区，如果受检者按钮应答，则说明该受检者的固视情况不良。当错误应答次数超过规定标准时，则机内的报警系统就会发出铃声，提示检查者重新训练受检者怎样进行检查。

Humphrey 视野计采用生理盲点固视监测技术，受检者的眼被摄入后显示在显示器上，并可通过调节瞳孔的位置，使其位于显示器的十字中心以监视其固视状态。检测过程中应随时观察受检者的检测状况，如有固视丢失率过高、假阴性率过高等现象，应及时终止检测，重新开始。全部检测完成，有铃声提示，可进行存储并开始打印。

检查结果由 Humphrey 视野计的 Statpac 统计软件进行分析。Statpac 软件主要是建立在广泛正常视野检测的基础上，自动地将视野结果与各年龄的正常视野模式进行比较。

Humphrey 视野计有三套检查程序：筛选程序、阈值检测程序和自动诊断程序。筛选程序包括 3 个青光眼检查程序，3 个中心视野检查程序，3 个全视野检查程序，还可以选择自定义检查程序随意增加检查位点，并可根据需要将增加的位点加入到上述各检查程序中。阈值程序包括 8 个标准检查程序，覆盖黄斑中心和视野 30°~60° 及颞侧半月形视岛区。

打印形式：Humphrey 视野计阈值视野检测结果打印包括上方的患者姓名等资料、左上方的可靠性数据，及六个视野图：数字图、灰度图、总偏差数字图、模式偏差数字图、总偏差概率图和模式偏差概率图。

（2）Octopus 视野计：Octopus 视野计是投射式电脑自动视野计，由半球形投射视野计和数据处理用电脑组成，可以提供不同的程序应用于普查及定量阈值测量。本视野计有不同的类型和不同的软件程序供不同临床需要，以 2 000R 型专供青光眼早期视野检查的 G1 程序为例说明。由于青光眼早期损害多发生于中心和鼻侧视野区，在该检测程序中整个视野范围内安排 73 个光刺激点，其中 59 个位于中心 26° 以内，其余 14 个点安置于中周部和周边区内，但在鼻侧视野内的刺激点比较密集。G1 程序的特点是对检查结果的定量评价。视野检查结果不仅可用灰度图和数字表示，也可以通过计算机直接演算出一组视野指数。如下列数项：①平均光敏度（meansensitivity，MS）：这是代表所有检查点不同光敏感度的算术平均值，其病理含义是视野的弥漫性损害。②平均损害（mean damage，MD）：是各个检查点上测得的光敏感度数值与其正常值差数的平均值。此值的增加则标志视野的弥漫性损害。③丢失差异（loss variation，LV）：此值的增加标志局限性视野损害，特别是对早期小的视野缺损有意义。④矫正丢失差（corrected loss variation，CLV）：当 LV 较小且接近正常边界值时，则需继续检查此值。因为一个小的 LV 值可以是由视野检查过程中的扩散或一个小暗点所致，为了作出区别，则需作双向检查以计算 CLV。⑤短期波动（shortterm fluctuation，SF）：此值代表一次视野检查期的扩散数值，亦需应用双相检查确定。其目的是为验证第一相检查结果的重复性。早期青光眼损害可为 SF 值增高。但患者不合作亦可导致类似结果。

检查方法

1）检查分为三相（phase），首先检查 1 相即检查中心 59 个点的差异性光敏感度（differential light sensitivity），由计算机直接算出 MS、MD 和 LV。如果得到的 MD 和 LV 在正常限内，或 LV 有明显病理范围，则直接进入第 3 相检查，对周边 14 个点进行测试，如果 LV 为边界值，则用第 2 相，对中心 59 个点重复检查，计算出 CLV 和 SF 值。检查结束后，根据需要可用数字、符号或灰度图及视野指数进行显示。

2）结果判定：首先根据视野指数作出判定，假如 MD 超出正常范围，而 LV 或 CLV 在正常范围内，则为弥漫型视野损害，无暗点；若 LV 或 CLV 增加，则为局限型缺损；若 MD 正常，LV 或 CLV 增加则有小暗点。当 LV 轻度增加时，则通过检查第 2 相，计算出 CLV 和 SF，以鉴别由真实暗点而致的离差和由扩散而致的离差，同时也可区别青光眼的早期损害与由于患者不合作而致的误差。在上述分析断定的基础上，再根据图示法，标出视野缺损的性质和形态。

4. 全视野三维计量法　视野检查结果是一个三维立体结构构成视野山，视野缺损的数量也应该用一个体积单位来描述。病理性视野与正常人视野之间的差值是一个体积，对这一缺损体积如何计量，我国贺忠江等提出了一种全视野三维立体计量法，并研制出 TTT 两用全视野立体分析仪。它包括两部分内容，即中心视野总灰度值计量法和周边视岛分层立体角计量法。

三、光觉检查法

光觉是视觉中的最基本机能，是从视觉系统接受外界光刺激开始，到视皮层最后得到光感知的整个生理过程。人眼所能感受到的光，仅是光波中 400～760nm 范围内的可视光，当这种光波到达人眼视网膜激发了视网膜上视锥细胞和视杆细胞两种感光细胞，使其产生兴奋，经过光化学和电生理活动，经视神经把光觉传达到脑皮层，其中视杆细胞主要对暗光起作用，视锥细胞则对亮光下各种颜色起作用。人眼视网膜视杆细胞量大，多分布在中央凹以外的视网膜上，而视锥细胞则量小多集中在中央凹部。所以正常人从明处进入暗处，无法辨认周围物体，随着在暗处停留时间的增加，逐渐觉察周围物体，增加了对光的敏感度，这种适应过程称为暗适应（dark adaptation），测量暗适应能力和其过程，也就是光觉测定的基本方法。已暗适应的眼进到明亮处，也会发生视力障碍，但不久就可对光亮适应，称为明适应（photopic adaptation）。

对最小量光线引起光感觉的阈值，称为光刺激阈，光刺激阈的高低与光的敏感度强弱成反比。通过对暗适应过程中，光刺激阈的变化的测定，就可得到暗适应曲线。因而得知人眼光觉的情况。

暗适应过程，大致分为两个主要阶段，即视锥细胞敏感度和视杆细胞敏感度。正常人最初 5 分钟对光敏感度提高很快，以后转为渐升，在 5～8 分钟时可见一转折点此即 a 曲，又名 Kohlrausch 曲，随后光敏感度又有较快上升，使 20 分钟后渐趋稳定，直到 50 分钟左右基本完成。在 Kohlrausch 曲之前的暗适应段为视锥细胞敏感段，称为快相期，其后段为视杆细胞敏感段称为慢相期，通常至少测定 30 分钟暗适应阈值。

自 Aubert（1865 年）用暗适应过程测定光觉以来，有了许多新设备，现在公认较好的是 Goldmann - Weekers 暗适应计，现介绍其检查条件、步骤及正常标准曲线于下，作为参考。

暗适应计重点检查暗适应曲线及其阈值。其结果受多种因素影响，故检查条件必须固定，且必须有自己的正常标准曲线才能便于临床应用。检查步骤是先在明室内停留 10 分钟，后进入绝对暗室内，让患者面对 Goldmann – Weekers 型暗适应计的球口，固定好下颌，双眼在自然大小瞳孔下注视球中央 2 分钟。后接受球面内 3 000asb 亮度的前曝光共 5 分钟；立即熄灭前曝光灯，在绝对黑暗下令患者注视球中央试盘中心上方 11° 投射的红光点，让患者分辨试盘上的黑白条道。试盘直径 56mm，距离 30cm 相当于 11°，试盘的透过率为 0.52，黑白条道对比度为 100%，照在试盘上的暗适应灯照度为 6Lx，故试盘亮度为 6 × 0.52 = 3.12asb。检查前先将调节试盘亮度的旋钮转到最大，使打孔记录杆针尖对准在记录图表对数 7 单位处。记录表安放在自动转鼓上，其旋转速度 50Hz 每分 4.5mm，记录图表纵坐标为亮度用对数单位表示，横坐标为时间单位用分。当患者能分辨出黑白条道时，迅速转动旋钮减弱试盘的亮度到分不清黑白条道时为止，待其又分清黑白条道时在图表上打孔记其亮度，待患者又能明显分清黑白条道时再减弱试盘亮度到分不清黑白条道，待其又分清时再在图表上打孔，如此反复持续共 30 分钟。最后取下图表接连记录表上的针孔点即绘成暗适应曲线。

　　检查条件不同其暗适应曲线结果也不同。视杆细胞以在视网膜 10° ~ 20° 最密集，故采用 11° 固视。现将冯葆华等用上述条件所检查的 60 例正常人的暗适应曲线结果及其正常上界介绍如下，见图 1 – 11 和表 1 – 1。

表 1 – 1　正常暗适应曲线及其上界

时间 （分）	5	10	15	20	25	30	
正常曲线值	3.26 ± 0.32	2.47 ± 0.27	2.08 ± 0.34	1.74 ± 0.25	1.55 ± 0.31	1.40 ± 0.29	（均值 ± 标准差）
正常上界值	3.89	3.00	2.75	2.24	2.16	1.97	（均值 ±1.98 × 标准差）

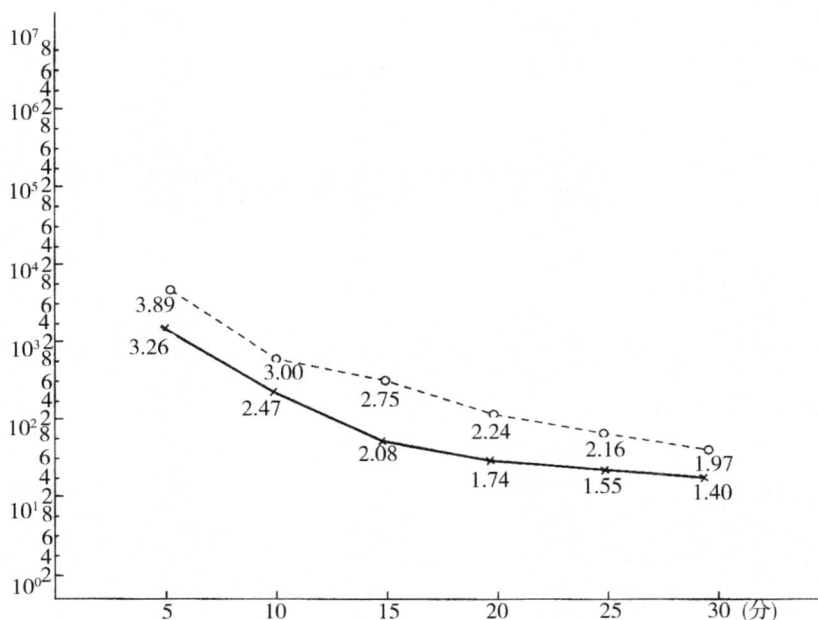

图 1 – 11　正常暗适应曲线及其上界 Goldmann – Weekers 型暗适应计 11° 固视

　　暗适应曲线是视网膜视杆细胞功能的检查方法。我们在大量临床实践中证实 11° 固视最敏感。正常上界30分阈值如超过2对数单位即有夜盲现象，如超过3.9对数单位即说明已无视杆细胞功能此曲线即为单相曲线。暗视功能减退可依30分钟阈值将其分成四级：即2.0~3.0对数单位者为轻度（+）；3.1~4.0对数单位者为中度（++），4.1~5.0对数单位者为重度（+++），5.1对数单位以上者为极度（++++）。

暗适应曲线用于确诊有无夜盲现象及夜盲程度的轻重，及夜盲治疗效果。

如不具备 Goldmann – Weekers 暗适应计，也可用对比法或其他暗适应计。

对比法：检查者和被检查者从明处一起进入暗室，记录下时间，在微弱光线下二人同时在同等距离上，以看清视力表第一个大字的时间作为对比。此法仅可粗略了解被检查者的暗适应情况。检查者的暗适应必须正常。

Forster 光觉计（1875 年）：为一箱式结构。在具有由旋钮调节光强度的暗箱里，贴有黑白条纹纸，经15分钟暗适应后，令患者由视孔窥视黑白条纹，能辨别条纹时，旋钮的刻度（直径）P mm 与正常者刻度 N mm 比较，患者的光觉可用 N^2/P^2 相对地表示出来。

此外还有 Nagel、Zeis Hatinger 暗适应计等。

有暗适应障碍（夜盲）的疾病有先天性停止性夜盲，如小口病；有先天因素但出生后出现夜盲的，如视网膜色素变性、白点状视网膜病变、先天性梅毒性视网膜脉络膜炎、高度近视眼等。后天性者有特发性夜盲（维生素 A 缺乏症），症候性夜盲如开角型青光眼晚期、糖尿病性视网膜病变、肝功能障碍等。

附 亮度单位名词

Cd［candle，坎（德拉），烛光］是发光强度单位

Lm［lumen，流（明）］1 烛光置于1m 直径圆球中心，投射在圆球面积上的光流称1Lm，是光通量单位。

Lx［Lux，勒（克斯）］每 m^2 面积上有 1Lm（Lm/m^2）是光照度单位

asb（apostilb，阿熙提）由散射发光面而来的亮度，其单位为 asb，是光亮度单位。

（楚 妙）

第三节 瞳孔反应检查

一、瞳孔光反应检查

（一）适应证

（1）普通眼科就诊的患者。

（2）健康体检。

（二）禁忌证

无。

（三）操作方法及程序

1. 直接光反应

（1）受检者面对检查者，双眼注视远方。

（2）检查者用手电筒光从侧方照向一眼，同时观察被照眼瞳孔的反应情况。

（3）正常时瞳孔被光照后即缩小，停止照射即散大。

（4）分别检查两眼，以比较双侧瞳孔反应的程度和速度。

2. 间接光反射

（1）受检者面对检查者，双眼注视远方。

（2）检查者用手电筒光照射一眼瞳孔，观察另一眼瞳孔反应。

（3）正常时当照射一眼时另一眼瞳孔缩小，不照射时另一眼瞳孔散大。

（4）分别检查两眼，以比较双侧瞳孔反应的程度和速度。

（四）注意事项

（1）检查瞳孔应该在暗光下进行。

（2）照射瞳孔的光线不应太强或太弱。

（3）检查时应保证光源只照射一侧眼，对侧眼不应受到光的照射。

（4）检查时应让患者注视远处目标，光线自下而上照入，避免与近反射引起的瞳孔改变相混淆。

（5）检查儿童时，请家长或他人帮助在远处设置一目标。

二、瞳孔摆动闪光试验

又称相对性传入性瞳孔阻滞试验（relative afferent papillary defect，RAPD）。

（一）适应证

（1）怀疑单侧或双眼不对称的前段视路（视网膜、视神经、视交叉）病变。

（2）功能性瞳孔检查。

（二）禁忌证

无。

（三）操作方法及程序

（1）通常被检查者与受检查者面对面，采取坐位。

（2）令受检查者双眼注视远距离目标。

（3）分别记录双眼瞳孔大小。

（4）检查者选择明亮的光线，如卤素光或间接检眼镜，分别照双眼。光线照射健眼3秒时，可见双眼瞳孔缩小，随后移动光线照患眼3秒，若出现双眼瞳孔不缩小，再以3秒间隔交替照射双眼，可见健眼瞳孔缩小，患眼瞳孔扩大。

（5）上述结果为相对性瞳孔阻滞，也称 Marcus Gunn 瞳孔征阳性。

（四）注意事项

（1）检查时，照射的角度和位置必须保持一致。

（2）检查时，照明要求其明亮均匀、只照一眼而照不到另一眼。

（3）检查时，光源应来回摆动照射，两眼照射时间应一致，且不宜过长。

三、瞳孔近反射

（一）适应证

普通眼科就诊的患者。

（二）禁忌证

无。

（三）操作方法及程序

（1）检查时先嘱受检者向远方注视，然后突然令其注视近处 15cm 的物体。

（2）可见受检者双眼向内集合，瞳孔同时缩小。如果瞳孔开始收缩，再让患者注视逐渐远离的目标。观察瞳孔是否开大。

（四）注意事项

（1）检查瞳孔近反应时应首先检查其随意的瞳孔近反应，然后再检查由视觉刺激引起的集合运动的瞳孔收缩。

（2）瞳孔的近反射不同于光反射，没有反复变化的情况，如果眼球集合程度不变，瞳孔的收缩程度也不变。

四、偏盲性瞳孔反应

（一）适应证

怀疑视网膜、视神经、视束或视中枢病变所致的视野偏盲性缺损。

（二）禁忌证

无。

（三）操作方法及程序

（1）用点光源分别对双眼自鼻侧及颞侧进行斜照或用裂隙灯之柱状光束斜照，观察瞳孔反应的灵活度。

（2）如果光线自一侧照射时瞳孔反应灵敏，而自另一侧照射时反应迟钝，则为偏盲性瞳孔反应。

（四）注意事项

注意使用的光源大小和照射的角度。

（楚　妙）

第四节　裂隙灯显微镜检查法

裂隙灯显微镜（slit lamp microscope）简称裂隙灯（slitlamp），是 Gullstrand 1911 年发明的，主要由两部分器械构成，一为裂隙灯是为照明之用，一为双目显微镜是为检查时把物体放大和具有立体感。由于这种检查法是检查活人眼，因此又名活体显微镜检查法（biomicroscopy）。

一、应用技术

检查前的准备：为了对病变有较全面的了解和减少裂隙灯检查的时间，在进行本检查前应先对被检眼做一般检查，包括焦点集光放大镜的检查等。

裂隙灯检查须在暗室中进行，但为便于操作，仍以室内有微光为佳。检查者应先有暗适应，以保证对检查现象的敏感。室内空气应流通。患者坐位应舒适，能够升降。

除非眼部刺激症状特重的病例，一般不必滴用表面麻醉剂，但在检查晶状体周边部、后部玻璃体和眼底时，应先用2.5%~10%新福林、复方托品酰胺或2%后马托品散瞳。

患者坐在检查台前，先把下颏放在下颏托上，前额顶住托架的前额横挡，然后调整下颏托，使眼所在位置与托架上的黑色标记相一致。令患者闭眼，开灯，先在眼睑上进行焦点调节，然后令患者睁眼向前注视指标或注视检查者的前额。一般光线均自颞侧射入，这样既便于检查，也不致给患者过度刺激，这是因为鼻侧视网膜的敏感度较颞侧黄斑区为低的缘故。光源与显微镜的角度一般成40°，但在检查眼深部组织如晶状体、玻璃体等，应降至30°以下，在检查玻璃体后2/3和眼底时，除需加用特制接触镜或Hruby前置镜外，光线射入角度也应减小至5°~13°或更小。

兹介绍六种照明方法如下。

(1) 弥散光线照明法 (diffuse illumination)：本法是利用非焦点的弥散光线对眼前部组织形态学进行直接观察的一种方法。在检查时使用裂隙灯的宽光、钝角或加用毛玻璃，对结膜、角膜、虹膜和晶状体等进行照明，然后用双目显微镜进行观察，所得印象既较全面而又立体，所以也颇有实用价值。

(2) 巩膜角膜缘分光照明法 (sclerotic scatter)：本法是利用光线通过透明组织内的屈折，来观察角膜的不透明体。

使用的方法：把光线照射在巩膜角膜缘上，由于光线在角膜内屈折反射，在整个角膜巩膜缘上形成一光环。此环在照射对侧之角膜缘最为明亮。正常角膜除在角巩膜缘呈现一光环和因巩膜突起所致之暗影环外，角膜即无所见，但角膜上如果有不透明体，如云翳、角膜后壁沉着物和小的角膜穿通性瘢痕等，这些不透明体本身遮光力虽不大，但由于内部光线折光的关系，再加低倍放大，甚至肉眼就能清楚地看到，因此本法对检查角膜的细微改变，甚为适宜。

(3) 直接焦点照明法 (direct focal illumination)：这是一种最基本的检查方法，也是临床上最常用的方法，其他方法多是由这种方法演变而来。其原理是在检查时把光的焦点调节至与显微镜的焦点完全相合为止。用本法检查眼部组织时，因组织透明度不一，即出现不同情况。如果被检查区为不透明组织，如巩膜、虹膜等则出现一整齐光亮的区域。如果被检查区为一透明组织，如角膜和晶状体等则出现一种乳白色的平行六面棱体，即所谓光学切面 (optical section)。其为乳白色之原因，是由于角膜和晶状体在弥散光线下观察虽然是透明的，但实际并非完全透明，而是由复杂的细胞所构成的生体胶质组织。光线通过时，由于组织内部反射、屈折，因而使通过的光线部分穿透，部分反射回来，使光亮逐步减弱，因而出现乳白色。这一现象名曰分散性。光学切面之发生，也是同一道理，即光线经过某一透明组织后受反射、屈折，也就是分散的影响，密度即逐渐减弱，减弱的程度以分散性的大小而定，因此形成光学切面。

光线斜穿角膜所形成的光学切面有内、外二弧。弧度之大小，以投入光线与角膜轴间的角度而定。当有病变发生时，光学切面就发生不同改变，如果密度增大，如在角膜白斑时即呈现灰白色；密度降低，如大泡性角膜炎的病变部位即呈现黑色等。

(4) 后部反光照明法 (retro - illumination)：本法也名透照法 (trans - illumination)。这种方法是借后部反射回来的光线检查透明的、半透明的、正常的和病理的组织。最适于应用在角膜和晶状体。其特点就是光焦点与显微镜焦点不在一平面上。例如欲检查角膜病变，光线的焦点反而照射在后面不透明的组织如虹膜或混浊的晶状体上，但显微镜的焦点仍然是在所要检查的角膜组织上；又例如欲检查晶状体前囊，反而把光线焦点照射在后囊上等。常用这种方法来检查角膜上皮或内皮水肿、硬化的角膜新生血管、角膜后壁沉着物、云翳、血管翳和晶状体空泡等。上述这些病变，由于在显微镜下所呈现的形态不同，可分为遮光体和分光体。前者如色素及充满血液之角膜血管等，在使用后部反光照明法时，与一般所见不同，色素呈黑棕色，血管呈粉红色。后者如角膜水肿、云翳和浸润等，均呈淡灰色。此外还有所谓屈光体即能使背景缩小或改变形状者，如不含有血液的角膜血管、晶状体空泡等。

这种照明法，常用者有以下三种形式。

直接后部反光照明法：这时被检查的物体，恰居于返回光线的路线上。

间接后部反光照明法：被观察的物体，恰居于返回光线的一侧，而以无光线的区域为背景进行观察。

直接、间接后部反光照明法与角膜巩膜缘分光照明法的联合应用，把光线照射在角巩膜缘上，用来检查近角膜缘部的病变，可兼有三种方法的效果。

在使用后部反光照明法对病变进行定位时，须靠显微镜焦点的改变与周围正常组织的比较来进行定位。

（5）镜面反光带照明法（zone of specular reflection）：是利用光线在射入眼球时，于角膜或晶状体表面所形成的表面反光区，用直接焦点照明法检查这一光亮的反光区的方法。因所利用者为光亮增强的镜面反光区，故名镜面反光带照明法。这种方法的原理，是光线进入不同屈光指数的间质时，在两间质的邻近面都要形成所谓不衔接面，这种不衔接面就能发生镜面反射的作用。如果物体表面为完全光滑者，循反光路线进行观察时，则为一完全光亮区，刺目不能查看。如果是非完全光滑者，则一部为规则反光，使该区亮度增加，一部为不规则反光，就可借以观察其表面之组织形态。人体组织构造并非完全光滑者，故可使用此法进行观察。

（6）间接照明法（indirect lateral illumination）：此法的主要意义是把光线照射在组织的一部分上，而观察其邻近的同一组织的另一部分。例如把光线照射在邻近于瞳孔缘的鼻侧虹膜上而观察其邻近的组织，这样瞳孔括约肌就可被发现，虹膜上的细小出血也可看见，如果使用直接焦点照明法反而看不见。同样情形，对角膜上皮新生血管等，也可使用这一方法。

除前所述者外，在检查时应灵活运用各种方法，例如移动光线照明法（oscillatory illumination），即上述各方法的综合应用，利用光线移动，对易于遗漏的细微变化，也可查见。例如用直接焦点照明法把显微镜和光线的焦点都可照射在虹膜的表面上。为检查同一物体，而改用间接照明法时，就必须把光线的位置稍加移动，这时就由于光线的一明一暗，在对照的情况下，也可发现细微的改变。同时在移光过程中，发现细小物体也似在移动一样，这对发现病变也有帮助。

此外还要注意投影问题。在使用直接焦点照明法时，在光学切面的前面，如有黏液、小异物、角膜小面、角膜云翳、血管翳或血管等，在物体后面的角膜、虹膜或晶状体上都能形成投影。检查时一定要注意这一现象，每可借此发现细微改变。另外在照明装置上如有灰尘，也能造成相似的情况，但黑影随光源移动而改变位置，因此也易于鉴别。

定位法对确定病变的位置，对眼科疾病的诊断、预后和治疗都有密切的关系。例如角膜发生浸润，由于发生在角膜深层或浅层就有不同的诊断和预后。因此定位法是一个很有重要意义的步骤。今列出常用方法于下。

（1）直接焦点照明法，使用窄光宽角容易辨清病变所在位置。同时由于在检查时慢慢移动光源，直至所要检查的病变在光学切面中出现，这对了解病变所在位置的深浅和角膜厚度的变化很有帮助。

（2）改变显微镜焦点距离的方法，利用已知病变的位置，测量其他病变。由转动显微镜螺旋的多少进行比较，可知其他病变所在的位置。

（3）镜面反光带照明法的利用，可测知病变所在的层次。

（4）平行移位定位法的利用，在检查时如果移动光源，在视野内则可见细小物体也在移动。如果已知某点的地位，再以其与病变的地位相比较，可用其相对运动的方向定位，而决定病变在已知点之前或后。

二、裂隙灯显微镜下眼部正常组织的情况

1. 结膜　结膜组织用一般焦点聚光放大镜检查，就可得知其梗概。但有特殊需要时，则需进行裂隙灯的检查。球结膜检查较易，睑结膜和穹隆部结膜检查时，则需翻转和固定眼睑方能检查。

加用活体染色法，例如在结膜囊内滴入 0.5% 亚甲蓝溶液后，可以查出神经和淋巴管。

利用裂隙灯对结膜微血管进行检查，对某些全身病的诊断和预后很有意义。例如在退行性动脉病变患者，球结膜微血管可有管径粗细不匀，血管扭曲，局限性扩张及血液流动异常（如血细胞凝集、血流停滞或中断现象），少数病例还可查出患有血管周围水肿及小出血等。

2. 角膜　用裂隙灯检查角膜缘时，发现巩膜与角膜之移行部位，不像一般肉眼所见透明与不透明组织之间清楚易辨，而在移行部位有栅栏状之不透明组织自巩膜伸入角膜实质内。同时并有角膜周围血管网的存在。由于正常情况下变异很大，诊断核黄素缺乏眼部症状时应加以鉴别。

正常角膜组织显微镜下可分为 5 层。在使用裂隙灯检查时，如果使用宽的光学切面，就不能分出层次，只能分辨出由角膜实质分开的前明后暗的两个光带。但如果使用窄光宽角进行检查时，对层次易于分辨。

上皮组织：由于光线变窄，使光学切面的两侧缘相互接近，几成一条细线，则前一光带即上皮组织所在，光带又分为两层，前一层为角膜表面的泪膜，后一层是 Bowman 膜，中间所夹较透明的组织，即上皮组织。正常者整齐、透明、光亮，无特殊构造。一旦发生病变，就可见到明显的变化。例如在角膜发生水肿、水泡等改变时，使用窄光宽角进行检查，可以发现上皮组织内出现空泡样改变。如果使用后部反光照明法，看的更是清晰，状如在窗玻璃上出现的哈气水珠；角膜表层新生血管，利用这种照明法进行检查，不仅可以看清血管走行方向，还可看清血细胞在血管内循环的状态。此外如角膜上皮剥脱、浸润、浅层溃疡等都可清楚地查出，特别是在 2% 荧光素染色下，看的更是明显。对于小的角膜异物，不仅可以看出是在角膜表面或是嵌在上皮内，还可估计出穿入的深浅以及对周围组织损害的状况。

Bowman 膜：如前所述之后一条白线即 Bowman 膜（前弹力层），一般如无病变，则所见仅为一白线，但在角膜炎症或穿通性外伤时，则可出现皱褶或裂纹。

主质层：几占角膜全层的最大部分。裂隙灯下所见与组织学所见呈板层构造者不同，而

是白色颗粒状组织，于其中并可见神经纤维，主要分布在主质层的中层，前层、后层很少。初学者常误认其为硬化的新生血管，须加鉴别。神经纤维须用直接焦点照明法非焦点部分方能看见，用后部反光照明法则不能看见，同时其分支呈锐角，多为两支，在分支部有时可看到结节。硬化的血管则与此不同，多为角膜主质炎后遗留者，用后部反光照明法清楚可见，呈毛刷状或扫帚状，密集存在，与神经纤维迥然不同。在主质层发炎时，主要改变是发生混浊、增厚以及血管新生等，可由浸润所在位置、局限性或弥漫性等不同特点，做出正确诊断。

Descemet 膜：在宽角窄光的光学切面最后一个光带，即相当于 Descemet 膜（后弹力层）与内皮细胞层。用一般方法，因其为透明组织，故不能看见，但如果发生病变即可明显看出。例如在角膜主质炎、球内手术后等可见到皱褶，在圆锥形角膜、眼球挫伤后等可见到破裂。此外在某些疾病，例如铜屑沉着症、肝豆状核变性（Wilson 病），在角膜周围部可见特殊的黄绿色或青绿色色素沉着环，后者名凯－佛（Kayser－Fleischer）环。

内皮细胞层：为一单层多角形细胞，平铺在 Descemet 膜之内面，用一般照明法不能看见，必须使用镜面反光带照明法方能看清，呈青铜色花砖地样之细胞镶嵌状，中有散在之点，名 Hassall－Henle 体。在角膜主质炎和早期虹膜睫状体炎时，要出现内皮细胞水肿，其特点是在镜面反光带照明法检查下，内皮细胞边界模糊不清，由于水肿使角膜后壁沉着物易于形成。详细检查要靠角膜内皮细胞镜检查。

3. 前房　在角膜后光带与晶状体前光带或虹膜之间即为前房。其深度约为 3.5mm。如前已述，在暗室中用小孔（点）或圆柱形光线检查，正常人之前房液也可查出所谓生理性房水闪光，这种现象切勿误认系早期葡萄膜炎之症状。生理性与病理性虽无明显界限，但一般病理性者除在前房内见有多数微粒游动外，且因浆液性渗出质之存在而出现乳白色光带，这与生理性者不同。在生理性者虽有时在老年人可见极少数色素颗粒，于儿童可偶见 1～2 个白细胞，但绝无乳白色光带出现。如果出现乳白色光带，并见有多数微粒运动，即属 Tyndall 征阳性，这种现象是诊断虹膜睫状体炎的重要体征之一。裂隙灯下还可见到温差对流现象，即不停运动的微粒，呈定向游动。靠近虹膜的房水，因温度较高而上升，近角膜部分因温度较低而下降，由于这种运动关系，一部分炎症微粒即黏附在角膜后壁上，形成所谓角膜后壁沉着物。典型位置在角膜下半部后壁上，排列成三角形，尖向瞳孔区，底向角膜下缘，底部微粒较尖部为大。病情严重时房水中渗出质增多，对流现象减慢，病情好转，对流加速。

4. 虹膜　在裂隙灯下虹膜为一较复杂组织，就像指纹一样，每人具有不同特点。主要不同是颜色、表面陷凹之数目、分布、大小和深浅、瞳孔缘部色素突出的多少、瞳孔区与睫状区的排列以及虹膜色素痣等，因而形成各种不同形象。所以用裂隙灯检查眼部，随时皆可发现特殊形态。

用直接焦点照明法，对虹膜表面的变化进行观察，可以看得十分详细，例如当虹膜发炎时，组织纹理和色素都要出现模糊不清，甚至褪色；当炎症过后可能发生萎缩，使虹膜组织变薄，色素脱失以及虹膜后粘连等。临床上要注意永存瞳孔膜与晶状体前囊星状色素沉着，两者都系先天异常，并非虹膜睫状体炎后遗症，这种异常在正常眼发生率可达 20%。对虹膜色素痣疑有恶性变可能时，应缜密观察，随时照相或画出形状，测出大小，以备参考。

虹膜实质是富有神经和血管的。其中神经组织是不能用裂隙灯检查到的，血管也看不见，但在有虹膜发炎、萎缩、血管扩张或新生血管时，血管组织就可以看清了。

使用间接照明法，可以把瞳孔括约肌、虹膜出血、肿瘤或囊肿，明显地投照出来，但在棕色虹膜、色素丰富者，瞳孔括约肌不易看见。使用由晶状体后囊反射回来的光线，对虹膜进行投照检查时可以比较容易地发现虹膜孔及虹膜后层断裂。此外如虹膜上有细小异物，根部解离，炎性结节等都可观察得十分清楚。

5. 晶状体　用裂隙灯检查晶状体是确定有无白内障的重要方法之一，但由于晶状体本身构造较复杂，故首先应对晶状体在裂隙灯下的正常情况彻底了解，方可不致造成误诊。可以明显地看出，由于晶状体纤维的不断增长，晶状体的正常构造是随着人的年龄变化而有所不同的。晶状体前囊在窄光下是分层的，还有其他副光带出现在皮质和成人核之间，每因情况复杂易于在临床上造成误诊，现把基本情况介绍于下。

检查前先散瞳，这样可看清楚晶状体周边部的改变。为了能了解到混浊变化的位置，应先使用宽光对不同焦点进行观察，同时也应使用镜面反光带照明法。在做进一步检查时，还必得应用窄光形成光学切面。这样对晶状体缝、晶状体裂隙灯下各个光带等都能看得清楚。

通过裂隙灯窄光、直接焦点定位，由前向后，成年人透明晶状体的光学切面上，所出现的各光带如下：前囊、前皮质、前成人核、前婴儿核、前胎儿核、前及后胚胎核、后胎儿核、后婴儿核、后成人核、后皮质和后囊。所有各层光带因年龄关系在一个晶状体内不一定都能见到，但前、后光带成人核和婴儿核，一般是可以看见的。

胎儿核：由中央空隙和由前边以正Y、后边以倒Y为界的两个半月形光带所构成。在可能情况下，如对新生儿进行裂隙灯检查，就可发现Y字形缝合几乎就在囊皮下。中央空隙是胎生3个月前所形成的部分，也就是晶状体最早生成的部分，名胚胎核。胎儿核的其他部分也都是在出生前形成的。

婴儿核和成人核：婴儿核是由出生前至青春期所形成，检查时常不明显；成人核则是从青春期至成年期（35岁）所形成，以后逐渐发展。从光学切面上看，成人核表面不很光滑，有时表面有空泡，起伏不平。

皮质：是位于前囊下透明间隔下的晶状体皮质，是晶状体最后形成的部分，厚度随年龄不同而有改变。在20岁的青年人，皮质约为核的1/4厚，而在70岁高龄的老人，皮质约等于核的一半厚，这是由于晶状体纤维不断增生的结果。

晶状体囊：用一般检查方法，是不能把它分辨出为一独立组织的。但在使用窄光直接焦点照明法时，由于光带的出现，可以把它与囊下组织分开。如果使用镜面反光带照明法，在晶状体前后囊均可出现一种有光泽的，表面粗糙不平，状如粗面皮革的所谓鲨革（sha-green）状。在前囊是由于晶状体前囊表面、晶状体上皮和晶状体纤维之间的起伏不平所形成的多数小反射面所致。在后囊则系由晶状体后囊和晶状体纤维之间起伏不平，所形成的多数小反射面所致。

在晶状体前囊表面常有棕黄色的星状细胞沉着，这是一种具有几个突起的色素细胞。有时是单一，也有时是多数。由于裂隙灯的使用，发现有很多的正常人具有这种改变。

6. 玻璃体　玻璃体是位于晶状体后面的组织。裂隙灯下可分为原始玻璃体和玻璃体两部分。晶状体后间隙即原始玻璃体所在地，其前界是玻璃体的前境界膜，称为玻璃样膜，此膜极薄，平时和晶状体囊不能分开，在白内障囊内摘除术后才能看到。晶状体后间隙呈漏斗状，并非完全透明，强光下观察，其中有纤细的网状结构。后界是皱襞膜，呈有皱褶的透明膜状结构，也就是玻璃体主体（次级玻璃体）的开始。在皱襞膜后的玻璃体主体，似为一透明的光学空间，但在裂隙灯强光照射下，可以看到其中有由疏松的支架组织所构成的复杂而变化多端的假纤维及假膜，形态多样，像悬挂的薄纱幕，纱幕的褶皱随眼球运动而飘动。在玻璃体的深部由于照明亮度逐渐减弱，构造也就显得更不规则。裂隙灯下玻璃体的病理变化，主要是在假纤维和假膜间出现棕黄色或灰白色的细小如尘埃状、丝状或片状混浊物，有时也可见到闪闪发光的结晶体。其次是假纤维的吸收、粘连、膜样形成或呈致密的波浪状带束。由于玻璃体结构有随眼球移动而运动的特点，故可以借此诊断玻璃体是否液化。在正常情况下裂隙灯观察可见假纤维在半固体的凝胶中向前后波动，然后返回原来位置，如系明显液化，则不能返回原来位置。在葡萄膜炎时，玻璃体内可见灰白色渗出质及色素团块。玻璃体出血时，则光线被遮蔽不能照人，但可借血液红色反光而得出明确诊断。

（卢昌辉）

第五节　眼压检查法

眼压是眼内容物对眼球壁及内容物之间相互作用所产生的压力。

正常人的眼压值是 10～21 mmHg（1mmHg = 133.3Pa）。眼压是青光眼诊断和治疗中必需的临床资料。眼压测量的方法有指测法和眼压计测量法。

一、指测法

检查方法及步骤

（1）测量时让被检者两眼尽量向下注视。

（2）检查者将两手中指、小指置于被检者前额作支撑，示指指尖放在上睑板上缘的皮肤面。

（3）检查者两示指向眼球中心方向交替轻压眼球，当一指压迫眼球时，另一指即可感触波动感。

（4）根据指尖感觉到的眼球波动感，来估计眼压的高低。

（5）眼压正常记录为 Tn；眼压轻度、中度和高度减低分别记录为 T－1、T－2 和 T－3；眼压轻度、中度和高度增高分别记录为 T＋1、T＋2 和 T＋3。

临床上多用于不能用眼压计测量眼压的情况，如角膜白斑、角膜葡萄肿、圆锥角膜和扁平角膜等引起角膜曲度明显改变者。此方法只能粗略地了解眼压，注意不可过度用力压迫眼球。

二、眼压计测量法

应用眼压计来测量眼压。分为压陷式眼压计、压平式眼压计和非接触式眼压计。

（一）Schiotz 眼压计测量法

Schiotz 眼压计（schiotz tonometer）属压陷式眼压计，放在角膜上的底板中轴以一定重量的砝码压迫角膜中央，根据角膜被压陷的深度间接反映眼内压。

1. 准备眼压计

（1）在眼压计的试板上测试眼压计的指针是否指向零位，并检查指针是否灵活。

（2）眼压计的足板部分先用 75% 乙醇棉球擦拭，再以消毒干棉球擦干。

2. 麻醉　被检眼滴入表面麻醉药，如用 0.5% 丁卡因滴眼液滴眼 2 次。

3. 体位　嘱被检者仰卧直视上方，并举起左手伸出示指作为注视点，通过此注视点双眼直视上方，角膜切面保持水平位。一般先测右眼，后测左眼。

4. 测量

（1）检查者右手持眼压计持柄，左手指轻轻分开被检者上、下眼睑，分别固定于上、下眶缘。

（2）缓慢地将眼压计足板放置于角膜中央，保持垂直。

（3）可见眼压计指针随着眼球搏动在刻度尺前微微摆动。

（4）先用 5.5g 砝码读指针指示的刻度，如读数小于 3，则需换 7.5g 的砝码，再行检测；依此类推，用 10g 的砝码测量，再以 15g 的砝码测量。

（5）每眼同一砝码连续测量 2 次，其读数差值应不超过 0.5 格刻度数。

5. 换算记录眼压值

（1）根据测量眼压时所用的砝码重量，从眼压计所附的换算表中查出对应的眼压值。

（2）记录值为：砝码重量/指针偏转刻度数 = 换算后眼压值，单位为 mmHg。

6. 测量结束　测完眼压，用抗菌药物眼药水滴被检眼。用乙醇棉球立即将眼压计足板清洁干净，放回眼压计盒内。

7. 检查的注意事项

（1）检测者不要人为地向被检眼加压。

（2）测量眼压时，眼压计足板压陷角膜的时间不宜过长，否则会引起眼压下降或角膜上皮损伤。

（3）如发现角膜擦伤，应滴用抗菌药物眼膏后遮盖，一天后复查是否痊愈。

（4）考虑异常巩膜硬度的影响，必要时测校正眼压。用两个不同重量的砝码测量同一眼所得的指针偏转刻度值，对照专用"校正眼压与眼壁硬度负荷读数"表查找，得出眼球壁硬度和校正眼压值。

（二）Goldmann 眼压计测量法

Goldmann 眼压计（goldmann tonometer）属于压平式眼压计，其原理为用可变的重量将一定面积的角膜压平，根据所需的重量与被检测角膜面积改变之间的关系判定眼压。受眼球壁硬度和角膜弯曲度的影响甚小，是目前准确性较可靠的眼压测量方法。

有裂隙灯上装附式的压平眼压计以及手持式压平眼压计。手持式压平眼压计的优点是不需裂隙灯显微镜，被检者坐卧位均可测量。以前者常用。

检查方法及步骤

（1）对测压头进行清洗和消毒，先用手指蘸少许软肥皂溶液擦洗测压头，然后以自来水流水冲洗干净，最后以 75% 乙醇棉球或 3% 过氧化氢棉球擦拭。

（2）将消毒后的测压头放置于眼压计测压杠杆末端的金属环内。

（3）将测压头侧面轴向刻度 0° 或 180° 置于水平方位，即对准金属环的白线。如果被测眼有 3D 或以上的散光时，则需将散光的弱主径线刻度置于 43° 轴向方位，与金属环的红线对准。

（4）将裂隙灯显微镜的钴蓝滤光片置于裂隙灯光前方，并将控制灯光的裂隙充分开大，使蓝光照射在测压头部。裂隙灯置于显微镜一侧，呈 35°~60°角。

（5）被检眼滴表面麻醉药，如用 0.5%丁卡因滴眼液滴眼 2 次。

（6）被检眼结膜囊内滴 0.25%~0.50%荧光素钠溶液或以消毒荧光素纸条放置于被检眼下穹隆结膜囊内，使角膜表面泪液染成黄绿色。

（7）测量

1）嘱被检者坐在裂隙灯显微镜前并调好位置。

2）一般先测右眼，后测左眼。

3）将测压头置于显微镜前方。

4）嘱被检者放松，向前注视，尽量睁大睑裂。必要时检查者用手指轻轻牵拉上睑，帮助被检者开大睑裂。

5）将眼压计的测压旋钮转至 0°刻度位置。

6）调节裂隙灯显微镜操纵杆，缓慢地将裂隙灯显微镜向前移动，使测压头刚刚接触被检眼的角膜。

7）此时在钴蓝光照射方向的对侧角膜缘会出现蓝光，停止向前推进裂隙灯显微镜。

8）用裂隙灯显微镜低倍目镜观察，可见两个黄绿色半圆环。左右、上下调节裂隙灯显微镜操纵杆，使两个半圆环位于视野中央，并使其左右、上下对称，宽窄均匀。缓慢转动测压旋钮，直到两个半圆环的内界刚好相切，此时为测压终点。

9）从测压螺旋上读出至测压终点时所用压力的刻度数，乘以 10，即得眼压值，单位为毫米汞柱（mmHg），$1mmHg = 133.3Pa$。如以眼压值再乘以 0.133，则单位为千帕（KPa）。

10）重复测量 2~3 次，所得结果相差值不超过 0.5 mmHg，可取平均值。

（8）测量完毕后清洁测压头，用抗菌药物眼药水滴被检眼。

（9）检查的注意事项

1）测压头与角膜接触时间不宜过长，否则可引起眼压下降，或引起角膜上皮损伤。

2）滴用荧光素不宜过多过浓，荧光素半环太宽，测出的眼压可能比实际偏高，此时应吸除过多泪液后再测量。

3）异常角膜厚度和曲度会影响测量结果。

（三）非接触眼压计测量法

非接触眼压计（non-contact tonometer）测量法的原理是利用一种可控的空气脉冲，气流压力具有线性增加的特性，将角膜中央部恒定面积（3.6mm）压平，借助微电脑感受角膜表面反射的光线和压平此面积所需的时间测出眼压计数值。

其优点是避免了通过眼压计与受检者角膜直接接触引起的交叉感染，无须表面麻醉。

检查方法及步骤

（1）被检者坐于非接触眼压计之前，嘱其将头部固定于眼压计头架上，向前注视，尽量睁开睑裂。

（2）调节调焦手柄，将眼压计测压头对准待测眼角膜，此时眼压计监视屏上自动显示待测眼眼别。

（3）测量

1）在眼压计控制板上选择"auto"系统进行启动测压。

2）嘱被检眼注视测压头内的绿色注视灯，调节焦点至适当时，监视屏上两个方框重叠，系统自动发出一阵气体压平角膜，监视屏上自动显示出眼压值和几次测量的平均值。

3）如果被检者欠合作，或测量方法有误，所显示的数值自动标上"＊"号或不显示数值。

（4）测量完成后在控制板上按"print"，可将测量结果打印出来。

（5）检查的注意事项

1）非接触眼压计与 Goldmann 压平眼压计相比，在正常眼压范围内的测量值是可靠的，但在高眼压时其测量值可能出现偏差，角膜异常或注视困难的被检者中可能出现较大误差。

2）由于测压时非接触眼压计不直接接触眼球，因而减少了应用其他眼压计测压可能引起的并发症，如角膜擦伤、对表面麻醉药过敏和播散感染。

3）对角膜异常者应慎用，因为不但测量值可能不准确，而且还可能引起角膜上皮下气泡。

（卢昌辉）

第六节　屈光检查

屈光检查是使用不同的方法检测眼屈光不正的性质及程度，以了解眼屈光状态的方法。主要包括主觉检查法与他觉检查法。随着医学验光这个概念的提出，电脑验光仪逐步在临床使用。

一、主觉检查法

指被检者在自然调节状态下，依其诉说视力情况来选择最适宜的镜片，根据所用矫正透镜的性质与屈光度值（D）来测被检眼之屈光异常状态及其矫正视力的方法。

这种方法完全是以被检查者主觉的知觉能力、判断能力为依据，因此在使用上有一定的局限性。

1. 插片法

（1）根据被检者的裸眼视力，以试镜求得最佳视力。

（2）测裸眼视力。

（3）如远视力不能达到 1.0，而能看清近视力表的 1.0，则可能为近视眼。检查眼底结合病史选用镜片度数，镜片度数从 −0.25D 开始递增，直至被检者能清楚看到 1.0。

（4）如远、近视力都不好，或者近视力 <0.9，远视力正常者，则可能为远视眼，可试"＋"球镜片。如果为近视眼加"＋"球镜片视力肯定下降，如果是远视眼则视力提高或不变，逐渐增加"＋"镜片至视力增加到最好。

（5）如只用球镜片不能满意地矫正视力，再加用凹凸柱镜片，并转动柱镜的轴位，直至达到最佳视力。

（6）如果所选择的球镜片和柱镜片已将视力矫正到 1.0 或 1.2，仍需用下述六步法加以证实：①＋0.25D 球。②−0.25D 球。③＋0.25D 柱轴相同。④＋0.25D 柱轴垂直。⑤−0.25D 柱轴相同。⑥−0.25D 柱轴垂直。

逐渐将以上六步法循序加于镜片的前面来增加其屈光度，直至患者不再接受任何镜片为止。

（7）老视眼的矫正法，在近距离用主观验光法获得近用度数，再按近距离视觉需求及年龄情况来计算，开出眼镜处方。

2. 雾视法　将一大于 2.0 的高度凸球镜片置于受检眼前，形成人为近视，而视力明显下降、视物模糊不清，有如处于云雾之中，又称之为云雾法。

检查方法及步骤

（1）先给被检者戴高度凸球镜（+2.00 ~ +3.00D）造成近视状态。

（2）嘱被检者看远视力表，开始感觉很模糊，过数分钟后即觉较清晰，说明睫状肌的调节逐渐松弛。

（3）此时可加凹球镜片，以 -0.25D 递增，必要时加凹柱镜片，直到获得最佳调节视力。

（4）从原加凸镜片度数中减去所加凹镜片度数，即为患者屈光不正度数。

临床上适用于远视或远视散光患者，也可用于假性近视的诊断，对因各种原因不能使用睫状肌麻痹剂或对麻痹剂过敏者尤宜。但不适用于估计有近视或近视散光的患者。

3. 针孔检查法　在被检眼前放置针孔片，可阻止周围光线干扰，将瞳孔人为缩小，消除眼屈光系统中周边部分的光学作用，克服部分散光，并可增加所观察外界物体的景深。

如果为屈光不正者，其中心视力会有所提高。如果为屈光间质病变、眼底病变等，则视力不能提高。

检查方法及步骤

（1）被检者与视力表相距为 5m。

（2）选用镜片箱内的针孔片，为孔径 1mm 的圆孔黑片。

（3）在被检眼前加一针孔片进行视力检查。

临床上可对屈光异常和屈光介质病变、眼底病变进行定性鉴别。但仅依此点不能确定屈光异常的性质及度数。

4. 散光的主观测定法　检查方法及步骤。

（1）选用交叉柱镜进行测定，鉴别有无散光，调整散光度数和轴位。

（2）检查者旋转交叉柱镜把柄，改变散光轴方向，也可以翻转正面、负面。镜柄放在 45°位置，"+"轴在垂直位称第 1 位，在水平位为第 2 位。

（3）测定有无散光：①在已矫正的球镜前放置交叉柱镜，如果第 1 位、第 2 位的视力相同，比不加镜片模糊，表明原矫正镜片已准确。②如果放置交叉柱镜某方向清楚，其反转后模糊，说明有散光存在。③如果"+"轴在 90°位置清楚，就在 90°位加"+"柱镜，或在 180°位加"-"柱镜。

（4）矫正散光轴位法：①将交叉柱镜放置于已矫正镜片前，使其"+"与"-"轴分居在原散光轴的左右各 45°位置。②迅速翻转交叉柱镜，以决定在哪个位置上可增加视力。③将试用柱镜片的轴，向所用交叉柱镜上同符号之轴的方向转动。④根据第 1 位及第 2 位视力好坏来移动矫正镜片的轴向，直至视力不因交叉柱镜的反转而改变时为止。

（5）矫正原用散光度的准确性：①将交叉柱镜轴位加放在已矫正镜片原来的轴位上，使"+""-"号轴交替重叠于原柱镜轴向。②嘱被检者注视散光表或视力表。③分别根据放置第 1 位好还是第 2 位好，增加或减少原有的柱镜屈光度，使视力达到最好的水平为止。

（6）检查的注意事项①矫正中要增加某一方向柱镜度时，应同时增加与其符号相反的半量球镜度数。②先告知被检者，应用交叉柱镜试验不一定能增进视力，不一定能多读视力表上一行字，而只需感觉比较模糊或比较清楚即可。③交叉柱镜加于被检眼前，每一位置只可保持数秒钟。④交叉柱镜试验时，镜柄的转动当力求迅速，被检眼才能比出哪一位置清楚，哪一位置模糊。⑤选用多大的交叉柱镜，应根据被检者的视力而定，视力好者，用低度交叉柱镜；视力差者，用较高度交叉柱镜。

临床上在进行以上主观屈光检查时应注意，其为高度个性化的检查，要结合多方面因素给予最合适的矫正度数。易受调节作用的影响，不够准确，但40岁以上者调节力已减退，可用插片法。进行主观屈光检查之前，一般先进行眼底常规检查。雾视法的主要目的是减少调节的影响。主要用于远视、远视散光或混合散光的患者。应用雾视法采用递减镜片测量远视性屈光不正时，注意在未换低一级"＋"球镜片以前，不要撤掉原先加载眼前的较高度数的"＋"球镜片。小孔检查是一种粗试检查，主要用以鉴别视力低下的原因。

二、他觉检查法

不需患者诉说，只由检查者根据检查的状况来测知屈光状态。还可用于主觉检查法不可能或不可信赖时，如儿童、聋哑、精神迟钝的成人等。

（一）电脑自动验光

为目前最常用的方法，操作简单、快捷，可测定屈光状态、屈光不正的性质和程度。

检查方法及步骤

（1）首先开启电源，预热仪器。

（2）嘱被检查者就座，调整适宜高度，固定头位。

（3）被检查者睁开双眼，注视仪器前孔中的视标。

（4）调节仪器高度及左右方位，使被检眼位于视屏环形光标区。

（5）调节仪器焦距使视屏上的角膜影像清晰。

（6）进一步细调移动环形光标至瞳孔中央。

（7）按动记录键，打印结果。

（8）验光时每眼连续测三次。

（9）检查的注意事项：

1）检查者要熟练掌握操作技术，尽量缩短测试时间。

2）被检者保持头、眼位的相对不动，尽量处于松弛状态，配合检查。

3）注意仪器的保养和定期测试。

（二）视网膜检影

视网膜检影法（retinoscopy）为最常用的一种较准确的他觉屈光检查法，此法是用检影镜观察眼底反光的顺动和逆动，客观测量眼屈光状态的一种方法。

本检查方法的原理是根据透镜的共轭焦点理论来确定被检眼的远点位置。对正视眼而言，5m以外发出的平行光线，经过处于调节静止状态的眼屈光系统后，在视网膜上结成清晰的像，此时无限远处的发光点与视网膜是互为共轭焦点的，即将视网膜成像的位置作为一个发光点，它向外发射的光线是由屈光指数较高的屈光介质（眼内）向屈光指数较低的介质（空气）中进行，因此，光线射出眼外也成平行光线，同理，近视眼视网膜上一发光点向外发射光线为向远点聚合的光线，而远视眼视网膜上发光点向外发射的光线是为散开光线，即视网膜与其远点互为共轭焦点。

最常用的检影法为静态检影法。使被检眼的调节作用处于完全松弛状态下的屈光检影法。有点状光检影和带状光检影两种方法。下面以点状光检影法为例来说明。

检查方法及步骤

（1）青少年用睫状肌麻痹剂（如阿托品、后马托品、复方托吡酰胺等）散瞳，成人可用小瞳孔检影。

（2）在暗室内进行，检查者与受检者相距 1m 对面而坐。

（3）检查者手持检影镜（直接或间接检影镜），将光线投射到被检者的瞳孔区内，轻轻转动镜面，观察由视网膜反射到瞳孔区的光影运动情况是顺动还是逆动，及光影移动的速度。

（4）判断光影移动情况

1）如果光影为顺动，指瞳孔区光影运动的方向与检影镜运动的方向相一致，表明被检眼的远点位于检查者眼的后方，该眼的屈光状态可能是正视眼、−1.00D 以内的近视或远视眼，可在眼镜架上放正球镜片，逐渐增加度数至瞳孔区的光影不动，即达到中和点，由此可得出该眼的远点。

2）如光影为逆动，指瞳孔区光影运动的方向与检影镜运动的方向相反，表明被检眼的远点位于 1m 以内，即表示该眼为 −1.00D 以上的近视，可将负球镜片放在试镜架上，逐渐增加度数，直至光影不动，达到中和点。

（5）屈光度数的确定

1）在出现反转点时的镜片度数上再加上检查距离造成的 −1.00D"人为近视"，即为被检眼的实际屈光不正度数。

2）如在检影中两主径线上的中和点不同，表明有散光，两条主径线是互相垂直的，则可分别找出两个主径线上的中和点，其屈光度数之差即为散光的度数，用相应的柱镜片，将轴位置于低屈光度的径线上即可矫正散光。或者根据影动中出现的散光带的方向确定散光轴位。在平行于轴的方向上放置不同的柱镜片，如果是顺动散光带放"＋"圆柱镜片；如果是逆动散光带放"－"柱镜片。

3）根据散光带影动的速度及宽窄不断改变圆柱镜的度数，直到散光带消失。则此时的圆柱镜为散光的度数。

（6）试镜

1）根据检影结果进行试镜，将镜片放在试镜架上，纠正检影 1m 距离的误差。

2）可小量增减屈光度结合交叉柱镜校正散光轴位获取最佳矫正视力。

3）小瞳孔检影者要试戴眼镜 10～30min，感觉舒适方可开具处方。

4）散瞳检影者需当睫状肌麻痹剂的药效完全消失后瞳孔已完全恢复时，作第 2 次复验后再开眼镜处方。

三、综合验光仪

综合验光仪首先是用来检查眼外肌功能的仪器，从 20 世纪 70 年代开始大量用于屈光不正的检查。随着医学验光这个概念的提出，综合验光仪的使用越来越普遍了。

（一）综合验光仪的结构由 4 个控制部分组成

1. 镜片控制部分

（1）球镜控制。

（2）柱镜控制。

2. 各种辅助镜片控制部分。

3. 外置补充系统控制部分

（1）交叉圆柱系统（JCCs）。

（2）旋转棱镜系统。

4. 调整控制部分

（1）瞳距旋钮。

（2）水平旋钮和平衡指示。

（3）后顶点距调整旋钮。

（4）视轴倾斜调整。

（二）检查方法及步骤

以用综合验光仪进行远距离主观验光为例。

1. 验光使用的仪器

（1）投影视力表。

（2）投影屏。

（3）标准综合验光仪。

2. 综合验光仪功能转盘符号

（1）O：Open，无任何镜片。

（2）OC：遮盖片。

（3）±0.50D：交叉圆柱镜，用于检测调节幅度。

（4）6△U：底朝上的 6 度棱镜测双眼平衡。

（5）PH：针孔镜，检查屈光不正。

（6）+0.12D：用于检测红绿表。

（7）RL/GL：红/绿色滤色片，检测双眼视功能及融合力。

（8）R/WMH：红色水平马氏杆镜，用于检测隐斜视。

（9）R/WMV：红色垂直马氏杆镜，用于检测隐斜视。

（10）P135°：偏光片，用于检测立体视觉或双眼平衡测试。

（11）P45°：偏光片，用于检测立体视觉或双眼平衡测试。

（12）R－+1.50：用以抵消检影工作 67cm 距离所产生的屈光度。

3. 镜片度数范围

（1）负镜片范围：－0.25 ～ －19.00。

（2）正镜片范围：+0.25 ～ +16.75。

（3）负柱镜片范围：－0.25 ～ －6.00。

（4）三棱镜范围：1△ ～20△。

4. 检查前准备工作

（1）被检者舒适地坐在椅子上。

（2）调整综合验光仪上瞳距旋钮使窥孔与受检者的远距离瞳距相匹配。

（3）将综合验光仪置于受检者眼前，保持综合验光仪的水平状态。

（4）调整投影视力表，投射出带有"1.2"等细小视标的整行视标。

（5）可将静态视网膜检影的结果置入综合验光仪上，作为主观验光的起始度数。

5. 验光具体步骤

（1）初步球镜确认阶段

1）雾视：①雾视右眼的视力达到 0.3 ~ 0.5。②根据屈光性质，视力 <0.3 者加度数，视力 >0.5 者减度数。③球镜片调整幅度在 0 ~ 1.50D，以"减负加正"为原则。

2）右眼球镜矫正。

3）红绿视标：①绿色字清晰：近视过矫；远视欠矫。②红色字清晰：近视欠矫；远视过矫。③加减 ±0.25D 或以上至红绿一致。

4）MPMVA：即最好视力的最高正镜最低负镜，若视力达到 1.0 或以上，可作下一步：红绿表测试、双眼平衡等；如视力不达 1.0，可能存在散光，需再作散光检查。

（2）散光矫正精确阶段

1）雾视。

2）散光线图：①判断线图清晰度。②线图上是否有一条线特清晰，若有则表明有散光，无则没散光。③若 90° 线清晰则表示散光轴在 180°，180° 线清晰则表示散光轴在 90°。

3）回复球镜度。

4）交叉圆柱镜精确柱镜轴位和度数：①把 ±0.25 交叉圆柱镜"柄轴重叠"摆好，翻转并询问"1"或"2"好？②在水平轴看红点上下，在垂直轴看红点左右。③根据此调整轴向"进10°退5°"至"1"、"2"一样清，来精确柱镜的轴位。④把 ±0.25 交叉圆柱镜"轴轴重叠"摆好，翻转并询问"1"或"2"好？⑤观察与轴向重叠的是红点"1"还是黑点"1"清，注意"红加黑减"。⑥据此调整柱镜度至"1"和"2"一样清，来精确柱镜的度数。

（3）球镜的最终确定阶段

1）红绿视标。

2）加减球镜度。

左眼重复上述步骤。

（4）双眼平衡和双眼镜度最后确认阶段

1）双眼平衡：①嘱被检者闭上眼睛，在被检者右眼前加 3△ 或 4△ 底向上的三棱镜，左眼前加 3△ 或 4△ 底向下的三棱镜，是否看到两行模糊的视标，调整球镜度数，直到两行视标一样的模糊。②在被检者双眼前插偏振光片，双眼同时看视标，看二幅图，交替遮盖，了解是否一样清，哪幅图清即表示哪眼清，将清眼镜片减度数至双眼调节平衡。

2）红绿视标。

3）双眼同时加减球镜度。

4）写出配镜处方。

（卢昌辉）

第七节　眼底血管造影

一、眼底荧光素血管造影

眼底荧光素血管造影（fundus fluorescein angiography，FFA）用于观察视网膜的血管及血液循环状态。其原理是将能进入视网膜、脉络膜血管且具有荧光特性的造影剂荧光素钠注入受检者静脉内，经血液循环至眼底血管，受到特定蓝色波长光激发后产生黄绿色荧光。同时用高速眼底摄影机连续拍摄荧光素钠在眼底血液循环的动态过程，及在组织中扩散的形态。

造影剂荧光素钠（sodium fluorescein）有荧光特性，其分子式为 $C_{20}H_{10}O_5Na_2$，分子量为 37 627，在 pH 为 8 的情况下荧光最强。静脉注射常用量为 10~20mg/kg。一般机体对荧光素有较好的耐受性，少数人有轻微的恶心、呕吐等反应，个别病例会发生过敏反应，乃至休克死亡。事先一定取得患者或其法定监护人知情同意。

设备主要由快速连续拍摄的照相机或摄像机、照相机和计算机影像处理系统组成。

适应于视网膜及脉络膜疾病、前部视神经的检查。辅助眼底病的诊断。为某些眼底病的分期分型提供依据。有助于了解某些眼底病的病情程度。判断眼底病治疗的效果。

（一）检查方法及步骤

（1）被检者的准备

1）给被检者造影前常规作血、尿、血压及心电图检查，并详细询问有无过敏史。

2）对有严重高血压、心血管疾病、肝肾功能不全者慎用。

3）向被检者介绍造影的要点和可能的并发症，征得同意，并签署同意书。

（2）充分散大瞳孔。

（3）常规做荧光素过敏试验

1）一般采用皮肤试验法：①在前臂腕部内侧皮肤消毒后划痕至皮肤少许出血。②滴上未经稀释的荧光素钠液。③观察 15 分钟。④如出现局部发红、水肿隆起等皮肤反应，视为阳性。

2）稀释荧光素钠静脉注射法：①将已经抽吸完了的荧光素钠的空安瓿注入 10ml 生理盐水。②将此微带黄绿色的液体抽吸入注射器中。③由静脉缓缓注入带有极少量荧光素钠的 10ml 黄绿色液体。④仔细观察患者有无过敏反应，如有不适，应立即停止注射，取消造影。

（4）确认无过敏反应再注入造影剂：注入静脉内用的荧光素钠剂量为 10~20mg/kg。一般成人用 20% 荧光素钠 3~5ml，用 4~5 秒注射完毕。儿童或不宜静脉注射的成人，可口服含 2% 荧光素钠的水溶液或氯化钠溶液，剂量为 25~30mg/kg，只适于照晚期眼底像。

（5）嘱被检者坐在眼底照相机前，固定头部、调整焦点。首先拍摄彩色眼底照片和无赤光眼底照片以及未注射荧光素前的对比照片。

（6）将被检者上臂置于小桌上，常规消毒后，进行静脉穿刺。将已配制好的荧光素钠于 5 秒内快速注入静脉内。在开始注入荧光素钠的同时，开动照相机的计时器，记录造影时间。

（7）荧光素钠注入静脉 6~7 秒后，开始拍摄眼底照片。在头 30 秒内，每秒拍摄 1~2

张照片，以观察视网膜中央动脉和静脉的显影时间，然后间断拍摄，但最后应当拍摄 15 ~ 30 分钟的眼底后期像。标准的眼底相片应按顺序拍摄，尽量包括全部眼底。一般拍摄 7 ~ 9 个视野，其次序为后极部、颞侧、颞上、上方、鼻上、鼻侧、鼻下、下方和颞下。

（8）造影过程中尽可能穿插拍另一眼的照片。

（9）整理和保存眼底血管造影的资料。

（10）检查的注意事项

1）注意术前询问有无药物过敏史。

2）检查室内应当备有常规抢救的设备和药物，如血压计、消毒的针头和注射器、肾上腺素和糖皮质激素等，以备急救所需。

3）如果被检者晕倒、昏迷、休克，应当立即停止造影，即刻进行抢救，必要时请麻醉复苏科医师或内科医师进行会诊，共同抢救。

4）造影完毕后嘱被检者多喝水，并告之不必介意 24 小时内皮肤和尿色发黄。

（二）正常眼底荧光素血管造影表现

1. 臂 – 视网膜循环时间（arm – retina circulation time，RCT）　荧光素从肘前静脉注射后到达视网膜动脉的时间。通常为 10 ~ 15 秒。

2. 分期　各期有一定的循环时间及空间的荧光表现。

（1）动脉前期。

（2）动脉期。

（3）动静脉期。

（4）静脉期。

（5）静脉后期。

3. 黄斑暗区　黄斑区无血管，故背景荧光淡弱。

4. 视盘荧光

（1）在动脉前期出现深层朦胧荧光和浅层葡萄状荧光。

（2）在动脉期出现表层放射状荧光。

（3）晚期沿视盘边缘呈环形晕状着色。

5. 脉络膜背景荧光（background fluorescence）　在动脉前期脉络膜毛细血管很快充盈并融合形成弥漫性荧光。

（三）异常眼底荧光素血管造影表现

1. 强荧光（高荧光）

（1）窗样缺损（window defect）：又称透见荧光（transmited fluorescence）。

（2）荧光素渗漏（fluorescein leakage）：表现为组织着染（stening）或染料积存（pooling）。

（3）异常血管结构。

（4）视盘及背景荧光增强。

2. 低荧光或弱荧光

（1）荧光遮蔽（blocked fluorescence）。

（2）视网膜或脉络膜无灌注区。

（3）背景荧光减弱。

3. 循环动态异常　血管狭窄或阻塞，血流缓慢或中断。表现为如下。

（1）充盈迟缓。

（2）充盈缺损。

（3）充盈倒置。

（4）逆行充盈等。

二、吲哚青绿脉络膜血管造影

吲哚青绿血管造影（indocyanine green angiography，ICGA）是根据脉络膜结构和循环特点，利用吲哚青绿的大分子结构特点及其显色特点进行的脉络膜造影检查技术。

其原理是运用造影剂吲哚青绿大分子结构并能充分和蛋白结合的性质及荧光特性，注入受检者静脉内，经血液循环至脉络膜血管中，在一定波长光（近红外光波）的激发下产生黄绿色荧光，与此同时用眼底摄像机摄像获得脉络膜循环图像。

造影剂吲哚青绿（indocyanine green，ICG）呈暗绿色结晶状粉末，水溶液呈深绿色，分子式 $C_{43}H_{47}N_2O_6S_2Na$，分子量为 775 000。眼科静脉注射剂量为 0.5mg/kg。少数人可能有恶心、呕吐等，严重者偶尔有休克。产生不良反应的原因主要在于碘过敏（制剂中含碘），对于肝肾功能不全者要慎用或忌用。

设备包括红外眼底摄像机和激光扫描检眼镜、图像监视及计算机处理系统等。

适用于检查脉络膜、色素上皮、视网膜下新生血管等。

具体操作参见眼底荧光素血管造影的操作步骤。

造影前需做 ICG 过敏试验，无过敏反应者可将以备好的 ICG 在 3～5 秒内迅速注入静脉，同时启动计时器，开始摄像并由监视器监视造影过程。采用计算机图像处理系统对所检结果分析处理图像打印。

（一）正常 ICGA 表现

1. 臂-脉络膜循环时间　约为 14.74±4.52 秒。

2. 脉络膜动脉充盈时态　后极部睫状后短动脉相继被造影剂充盈，表现为束状分支样形态。

3. 眼底后部强荧光时态　动脉充盈后 3～5 秒脉络膜血管充满脉络膜造影剂色素，荧光最强。

4. 脉络膜荧光减弱时态　染料开始排空，荧光辉度下降。

5. 脉络膜荧光消退时态　眼底为均匀的灰白色纱状，视盘表现为圆形弱荧光，黄斑部亦为弱荧光暗区。

（二）ICGA 的异常表现

1. 持续性异常强荧光　脉络膜新生血管形成、染料渗漏等。

2. 持续性异常强荧光

（1）荧光遮蔽，如大面积出血、色素增殖等。

（2）血管延迟充盈或呈现无灌注。

（3）脉络膜毛细血管萎缩表现出纱状荧光减弱或消失。

（姚　杰）

第八节　眼外肌检查法

一、眼睑及睑裂

在正常情况下上眼睑随眼球的转动而移位，当眼球上转时，上眼睑随之上升，眼球下转时，上睑随之下落。故而垂直斜视患者的双侧睑裂不等大。在这种情况下，首先应凭借内外眦连线来判断上睑的位置，然后令患者分别用左右眼注视来鉴别是真性下垂还是假性下垂。先令患者用高位眼注视，此时低位眼的上睑呈下垂状，再令其用低位眼注视，若低位眼的睑裂开大至正常，说明其为假性下垂，反之则为真性。上直肌麻痹时常常伴有真性上睑下垂。在双上转肌麻痹而导致的假性上睑下垂者，当患者用麻痹眼注视时，大脑需发放出更强的神经冲动，根据 Hering 法则，健眼也接收到同样强的神经冲动而使眼球上转更加明显，睑裂过度开大，对于假性上睑下垂患者施行提上睑肌手术是错误的，只有行眼外肌手术矫正垂直斜视后，才能纠正上睑下垂。

Marcus Gunn 现象患者在咀嚼或移动下颌时，下垂的上睑抬起，睑裂开大。Duane 综合征患者在眼球内转时，出现眼球后退的同时还表现出上睑下垂，睑裂变小。

二、异常头位

麻痹性斜视患者常用代偿头位来促进融合避免复视，少数患者因融合无望而采取相反头位来加大复像距离，减少干扰。代偿头位包括三方面：头颅的倾向，颜面的转向以及下颌的上抬或下收。例如，在右眼内直肌麻痹时，患者常将脸转向左侧，双眼转向右侧，以避开麻痹肌的作用方向，从而避免复视；在右眼上斜肌麻痹时，患者常将头倾向左肩，同时脸也向左转，下颌内收，采取这种头位便能避开麻痹的上斜肌的作用方向。

眼球震颤的患者也常有异常头位，例如当水平震颤患者在右侧有一中间带时，患者就会表现出面向左转，双眼向右注视的异常头位。

三、眼位检查

（一）遮盖去遮盖试验

是用来检查眼位，如果存在斜视，还能判断斜视的性质。令患者注视前方 33cm 或 6m 处目标，检查者用挡眼板遮盖患者的注视眼，观察非注视眼的表现。若其不动，为正位视；若眼球由外向内移动，则表示患者有外斜视，反之为内斜视，同样道理可以检查垂直斜视。如果斜视角很小，难以判断注视眼时，应分别对双眼做遮盖去遮盖试验。

（二）交替遮盖试验

在做遮盖去遮盖试验除外显斜后，可进一步做交替遮盖试验检查隐斜。首先令患者注视前方 33cm 或 6m 处目标，然后用挡眼板交替遮盖患者的双眼，观察双眼在去除遮盖的瞬间的运动情况。若双眼完全不动，表明无隐斜，这种情况比较少见；双眼均由外向内移动者为外隐斜，反之则为内隐斜，垂直隐斜较为少见。

（三）角膜映光

是一种检查眼位和测量斜视角的简单方法，由于其方便易行，在临床中广为使用。检查者与患者对面而坐，令患者注视前方33cm处点状光源，然后观察光点映在患者角膜上的部位。若光点落在双侧瞳孔中心，表明无显斜，若光点落在瞳孔中心的鼻侧表明有外斜视，在颞侧则为内斜视，上斜视和下斜视以此类推。判断斜视角大小的方法如下：光点位于瞳孔缘内为15°，瞳孔缘外为25°，角巩缘处为45°，瞳孔缘与角巩缘连线的中点处为35°，角巩缘外为>45°。

此外，使用角膜映光法不能打破患者双眼的融合，例如间歇性外斜视，就常常可能漏诊。在检查看远时的斜角时，由于双眼外展，检测不可能十分准确。

（四）三棱镜中和法

用三棱镜可以准确地检查斜视角的大小。令患者注视前方33cm或6m处的目标，将三棱镜置于偏斜眼前。外斜视须将镜块底向内，内斜视底向外，上斜视底向下，下斜视底向上，然后做遮盖去遮盖试验，逐渐加大棱镜度数，直至遮盖注视眼时，偏斜眼不再移动为止，此时三棱镜的度数即为斜视角的大小。所测得的斜视角以三棱镜度表示。

用三棱镜中和法检测斜视角能充分去除双眼融合，也不须考虑 Kappa 角，是一种能准确测量斜视角的方法，但对那些一只眼为盲眼或者是重度弱视而不能注视的患者难以采用。Krimsky 试验可在一定程度上解决这个问题。令被检查者注视前方33cm处的点状光源。此时光点在注视眼角膜中心，在非注视眼的偏斜位。检查者将相应的三棱镜块置于注视眼前，例如外斜者底向内，逐渐加大度数，同时密切观察光点在非注视眼位置的移动，当光点移至其角膜中心时，此时所用的三棱镜度数即为患者的斜视度，单位为三棱镜度，意义与角膜映光法相同。

使用三棱镜时，应尽量将镜块靠近患者的眼睛，并尽可能避免将镜块叠加使用，以减少误差。

（五）弓形视野计法

所测得的斜视角同角膜映光法一样为弧度。检查时患者端坐于视野计后，斜视眼对准中心，注视眼注视6m处目标或视野弓中心，检查者持一点光源沿视野弓移动，当光点落在偏斜眼瞳孔中心时视野弓上所示度数即为斜视角的大小。这种方法较为麻烦，又不准确，且目前手术设计多以三棱镜度计算，故已少用。

（六）马氏杆法

主要用来检查隐斜，如加用三棱镜还可准确测定隐斜度数。将马氏杆横放于非注视眼前，另一眼注视前方6m处点光源，此时非注视眼透过马氏杆看到的是一条垂直亮线。如无隐斜，灯线重叠，当灯不在线上时，表明患者有隐斜。外隐斜时灯线交叉，内隐斜时二者为同侧分离。检查垂直隐斜时，将马氏杆垂直放于非注视眼前，看到的是一条水平直线，如果注视眼所看的光点与这条线不重叠，表明患者有垂直隐斜。光点在线上方，非注视眼为高位眼，反之为低位眼。若在检查时，在非注视眼前同时加三棱镜，还可准确测出隐斜度数。装有旋转三棱镜的马氏杆就是这个原理，只是使用起来更加简便。

（七）同视机

可以测量看远时的主观与客观斜视角。令患者坐在同视机后，双眼通过镜筒分别注视前方，检查者将一套Ⅰ级画片分别插入两个镜筒内，然后移动镜头角度，直至患者将两张画片重合为一个画面，此时同视机刻度盘上所示的度数即为患者的主观斜视角。有些患者没有双眼同时视，或者有异常视网膜对应，则需要测定客观斜视角。令患者注视其中一张画片，检查者移动斜视眼前的镜头，至光点正落于斜视眼角膜中心时，交替点灭双侧镜头内的光源，注意眼球有无转动，如仍有转动，可稍加调整镜头角度，至双眼完全静止时，刻度盘上所示的数字即为客观斜视角。

四、异向运动检查

（一）集合近点检测

将一把小尺置于患者一眼的眼眶外侧缘，0 点对准外眦角，检查者手持一只削尖的铅笔，在患者前方由远向近缓慢向其鼻尖移动，要患者双眼注视笔尖，检查者注意观察患者双眼的表现。患者双眼随着笔尖的移近而逐渐向鼻梁靠拢，当其中一只眼不再向内转动而是向外转时，此时铅笔尖所对尺的部位即为患者的集合近点。集合近点在 5~10cm 为正常，>10cm 为集合不足，<5cm 为集合过强。

（二）分开测定

有两种方法，一种是三棱镜法，将三棱镜底向内置于患者一只眼前，令患者双眼注视远处目标，逐渐加大三棱镜度数，至前方目标分开时的度数即为患者的分开力。为了方便起见，常用三棱镜串镜。第二种方法是同视机法，用Ⅱ级画片测定患者向外展的幅度。

五、AC/A 的测定

（一）隐斜法

由于其简便易行而最为常用。首先要矫正患者的屈光不正，然后用三棱镜和遮盖试验先后测定患者看远及看近时的斜视角，将所得数值代入公式 AC/A = 瞳孔距离（cm）+ △近 - △远/3。公式中外斜用 "-" 表示，内斜用 "+" 表示。举例如下。

看近斜视角为 -30△，看远斜视角为 -45△，瞳距为 6cm，则

$$AC/A = 6 + （-30）-（-45）/3 = 11$$

（二）梯度法

利用凸、凹透镜对调节的作用，分别测定患者在加镜片前后的斜视角，然后代入公式 AC/A = △后 - △前/D。公式中 D 为所插镜片的度数。举例如下。

给患者双眼前加 -2D 镜片后测得斜视角为 +8△，其原来的斜视角为 -2△，则

$$AC/A = +8 -（-2）/2 = 5$$

（三）同视机法

用Ⅰ级画片，首先测定患者的自觉斜视角，然后在患者眼前加 -3D 的凹透镜。重复前一检查，然后将两次的结果代入公式 AC/A = △2 - △1/3。

六、眼球运动检查

通过检查眼球运动可以判断眼外肌的功能。

（一）双眼运动（version）

首先检查双眼运动，令患者双眼追随目标，先后向两侧做内转、外转，然后做鼻上、颞

上及鼻下、颞下方向的转动。检查双眼在眼外肌的六个单一作用方向上的运动是否同时、等力、平行和协调，各条肌肉有无功能亢进或减弱的现象。

（二）单眼运动（duction）

在双眼运动检查发现异常后，还应进行单眼运动的检查，特别是在怀疑两根或两根以上的肌肉麻痹时，更是如此。当眼球内转时，瞳孔内缘到达上、下泪小点连线为内直肌功能正常，超过者为亢进，未达到则为力不足。眼球平行外转时，外侧角膜缘到达外眦角者为外直肌功能正常，不到位或跳跃到达者均为外直肌肌力不足。眼球做水平运动时出现向上或向下的趋势，则表示相应的垂直肌肉有病变。例如上斜肌麻痹时，患眼在内转时同时还有向上的运动；在上直肌麻痹时，患眼在外转时同时伴有下落现象。

（三）Bielschowsky 歪头试验

在检查垂直性麻痹性斜视时，常需要用这一体征来做鉴别诊断。当头向一侧肩部倾斜时，由于前庭反射，双眼发生旋转，同侧眼内旋，对侧眼外旋。无论是内旋还是外旋，都是由两条肌肉协同完成的，因而当某一条垂直肌发生异常，在头向肩部倾斜时，其协同肌的作用就会表现得十分突出而暴露出麻痹肌。以右上斜肌麻痹为例，当令患者头向右肩倾斜时，右眼发生内旋，此时参与这一动作的肌肉为右眼上直肌和上斜肌，由于上斜肌的麻痹，而使上直肌占有优势，上直肌的主要功能为上转眼球，因此右眼在内旋的同时还表现出上转。

七、复视检查

麻痹性斜视患者常有复视，准确检查和分析复视像有助于正确诊断麻痹肌肉。

（一）烛光检查法

这是一个比较古老的方法，但方便易行，器材简单，临床仍在使用。令患者端坐，头位固定，双眼注视，一只眼前配戴红色镜片。检查者在前方 1m 处持一点燃的蜡烛，按照眼外肌的作用方向顺序将烛光置于不同位置，让患者描述所见：看见几个烛光。两个烛光相隔的距离和性质。检查者按其所述记录或绘图，然后按以下要点进行分析：复视是水平还是垂直的，若是水平的还须进一步弄清是同侧还是交叉的；复视像有无倾斜，在哪个方向的复视像距离最大，哪一种颜色的在最外边。

（二）Hess 屏检查法

令患者端坐在屏前 50cm 处，头位固定，双眼分别配戴红绿互补颜色的镜片，一般右眼先戴红镜片，手持绿色投射灯去追踪屏上的红灯，使二灯重叠。屏上红灯由检查者控制，按照眼外肌的诊断方位顺序开亮。将绿灯所示图形描在图纸上，记录的为左眼眼外肌状况。然后令患者交换双眼镜片，进行同样检查并记录下右眼眼外肌状况。在图形上向内收缩表示此方向的肌肉功能低下，向外扩张则表示肌肉功能增强。

八、牵拉试验

共有三个内容。首先在患者双眼结膜囊内滴以 0.5% 丁卡因眼液进行表面麻醉，然后进行检查。

（一）预测患者在行斜视矫正手术后是否可能出现复视

令患者平卧，注视上方点状光源。检查者用有齿镊夹住非注视眼角膜缘外 3mm 以内处的结膜，将眼球牵拉至正位，此时询问患者是否有复视。如果有复视，还应询问复视的性质，患者能否分清真假及能否耐受。如果无复视，应该进一步牵拉眼球至过矫位，检查耐受范围。必要时可缝一牵引线，将眼球牵拉至正位，然后用胶布将线固定在面部皮肤上，令患者起身走动，进一步观察是否有复视及对复视的耐受程度。若患者出现不能耐受的复视，则手术不宜施行。

（二）被动牵拉试验

用有齿镊夹住靠近角膜缘处的结膜，依次向各个方向牵拉眼球，如眼外肌有抗力，眼球不能到位，说明眼外肌发生挛缩，或有嵌顿等机械性牵制因素存在。

（三）主动收缩试验

检查者用有齿镊夹住结膜后不要施力，令患者转动眼球，通过镊子来感受眼外肌收缩力的强弱。检查时令患者顺序向眼外肌作用的 6 个方向扫视，以检查各条眼外肌的功能，并应做双眼比较。

九、双眼视功能检查

（一）Worth 四点试验

这是利用红绿互补的原理粗略判断双眼视功能的一种检查法。令患者配戴一副红绿眼镜，右红左绿，双眼同时注视前方的四点，上方的一点是红色，下方是白色，左右两点为绿色。查近时，检查者手持四点电筒置于患者眼前 33cm 处，查远时将专门配置的四点光屏置于 6m 处。检查结果若是：①同时看见 4 点，有双眼单视；看见两红两绿者右眼是主视眼，三绿一红者左眼是主视眼。②只看见两个红点，表明左眼发生抑制。③只看见三个绿点为左眼单视，右眼抑制。④看见五个点，三绿二红，表明患者有复视。

（二）Bagolini 线状镜试验

这也是一种粗略判断双眼视功能的方法。检查时患者须配戴一种磨制有密集细条纹的特殊镜片，透过这种镜片注视前方的光点，光点变成为一条与镜片条纹相垂直的光线，双侧镜片的条纹的方向分别为 45°和 13.5°。若：①同时看见两条在中点相交叉的光线，表明患者有双眼同时视。②看见两条光线相交叉，但其中一条中央有中断，表明一只眼有中心抑制。③看见两条光线，但不呈中央交叉状，表明患者有复视。④只看见一条光线，表明无双眼同时视（图 1 - 12）。

（三）同视机检查

用同视机检查双眼视功能的状况，可以准确地查出患者具备双眼单视功能的哪一级及其范围。检查时首先测出患者的瞳距，然后令其坐在同视机后，调整好两镜筒的间距和高度，并注意将患者的下颌落实在镜筒下方的颌托上，前额顶紧镜筒上方的额托，以便在检查过程中能使患者的双眼位置保持固定。然后顺序使用Ⅰ、Ⅱ、Ⅲ级画片检查。

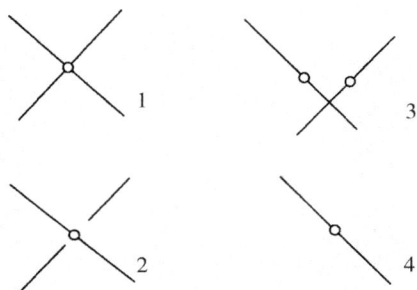

图 1 – 12　Bagolini 线状镜试验

Ⅰ级功能为双眼同时视功能，双眼能同时视物。所用画片为两张完全不同的画面，例如狮子和笼子，拖拉机和房屋。两张画片分别置于双眼的镜筒内，推动扶手如果能使狮子进入笼子或将拖拉机放入房子、两张完全不同的画片融合成一个画面，即表明具有Ⅰ级功能，此时刻度盘上所示即为重合点。如果两张画片不能融合为一，狮子在逐渐靠近笼子时，却一下跳至笼子的另一侧，此为交叉抑制现象，表明一只眼有抑制。有时两张画片虽然融合为一。例如狮子进入了笼子，但画面上某些细节，像笼子上的栏杆，患者就看不见，这表明有异常视网膜对应。

Ⅱ级功能为双眼融合力的检测。用两张大体相同，细节部位不同的画片，此细节部位被称作控制点。分别置于患者双眼前，检查患者是否能将两张画片看成一张完整画面，若能便是具有融合功能。然后移动镜筒，先向外后向内，分别记下患者在外展和内收时控制点丢失的位置，二者相加即为他的融合范围。以猫、蝶画片为例，两张均有一只猫，两只猫完全相同。但一只没有尾巴，前方有一只蝴蝶，另一只猫有尾巴而没有蝴蝶，蝴蝶和尾巴即为这一组画片的控制点。把两张画片分别插入并把镜筒放在重合点上时，可看到一张完整画面，即一只有尾巴的猫扑蝴蝶。然后缓缓向外移动镜筒，至两像分开或控制点丢失，记下此时位置，再向内推移镜筒，同样方法得到辐辏范围，二者相加就是患者的融合范围。

Ⅲ级功能是立体视觉。用两张完全相同，但水平有偏差的画片分别置于双眼前，这种视差经大脑视皮层处理后产生立体视觉。例如画片火车和桥洞，由于视差的作用产生深度感，被检查者可以看出火车是否已通过桥洞在桥的前面，还是尚待过洞在桥的后面。没有立体视觉的人看见的画面为火车在桥下方。

同视机还能检查视网膜对应状况。斜视患者为了克服视觉紊乱，除可能发生一眼的视网膜功能抑制而外，还可能产生异常视网膜对应。在同视机检查时表现为主客观斜视角不一致。用Ⅰ级画片例如狮笼画片，当狮子进入笼子后此为主观斜视角，然后检查者交替或间断关闭一只眼前的灯，若患者眼球转动，即为主客观斜视角不一致，此为这种患者常常看不见画片上的某些细节，例如笼子上的栏杆。

（四）立体视锐检查

检查立体视锐的方法很多，国内使用较多的有 Titmus 立体试验图谱、Frisby 立体试验图、颜少明立体视觉检查图等。

（卢昌辉）

第九节　视觉电生理检查

视觉电生理检查是通过视觉系统的生物电活动检测视觉功能，是一种无创性、客观性、视功能检查方法，包括眼电图（Electrooculogram，EOG）、视网膜电图（Electro retinogram，ERG）以及视觉诱发电位（Visual evoked potential，VEP）检查法。

外界物体在视网膜成像，经光电转换后以神经冲动的生物电形式经由视路传导到视皮层，形成视觉。视觉电生理检查适用于检测不合作的幼儿、智力低下患者及诈盲者的视功能；可分层定位从视网膜至视皮层的病变；在屈光间质混浊时亦可了解眼底有无严重病变；选用不同的刺激与记录条件，还可反映出视网膜黄斑部中心凹的局部病变，对视杆细胞和视锥细胞的功能状况进行检测。

（一）眼电图法

眼电图（EOG）是测定随着明适应和暗适应状态改变或药物诱导而使眼球静息电位发生改变的规律性变化，主要反映视网膜色素上皮和光感受器的功能，也用于测定眼球位置及眼球运动的变化，及黄斑部营养障碍性疾病的诊断和鉴别诊断，药物中毒性视网膜病变的诊断和视网膜变性疾病的诊断、用于眼球运动障碍的检查。

1. 基本技术

（1）使用带有局部光源的全视野球，水平注视点夹角为30°。

（2）电极使用非极性物质，如氯化银或金盘皮肤电极。电极电阻 < 10kΩ。

（3）光源为白色，光的亮度用光度计（Photometer）在眼球所在位置的平面测量。

（4）使用交流电放大器时，高频截止为10Hz或更高（但要低于50Hz或60Hz），低频截止（Low frequency cut off）为0.1Hz或更低。

（5）放大器应和被检者隔开。

（6）记录信号时，监视器显示原始波形，以此判断信号的稳定和伪迹等。

2. 检查前准备

（1）可以散大被检者瞳孔或保持自然瞳孔。

（2）电极置于被检者每只眼内外眦部的皮肤。接地电极置于其前额正中或其他不带电的位置。

（3）向被检者说明检查过程，嘱其跟随两个固视点的光的交替变换而往返扫视。

（4）变换频率在0.2~0.5Hz（每1~2.5s变换1次），不能坚持的少数被检者可将扫视放慢到每分钟1次，每分钟测定1次电位的谷和峰。

3. 检查步骤

（1）预适应：被检者开始暗阶段检测前30min应避免日光、检眼镜或荧光血管造影灯光的照射，并在自然的室内光线下至少适应15min，预适应光保持在35~70cd/m²。

（2）暗适应阶段

1）暗谷：测量暗谷电位时，关闭室灯，在暗中记录15minEOG值。最小的电位值为暗谷，常发生在11~12min，也可稍前或稍后些。

2）暗基线：建立暗基线要求暗适应至少40min，在进入明适应前5min开始测量EOG值。

（3）明适应阶段：打开刺激光直到出现光峰、信号振幅开始下降时记录 EOG。如果光峰不出现，记录应持续 20min，以免丢失延迟出现的光峰。背景光照明依据瞳孔状态不同而调整：自然瞳孔时，刺激光强固定在 $400\sim600cd/m^2$ 范围内；瞳孔散大时，刺激光强固定在 $50\sim100cd/m^2$ 范围内。

4. 测量

（1）扫描振幅：测量 EOG 振幅波时，要注意识别信号伪迹，过度注视会引起过大的信号伪迹，使用交流电会引起衰减的信号伪迹。建议取稳定值。

（2）光峰/暗谷比（Arden 比）：测量明适应阶段的最高值（光峰）与暗适应阶段的最低值（暗谷）的比值，对于常发生的无规律变化值，通过对曲线"平滑"处理，确定真正的谷值和峰值。

（3）光峰/暗基线比：暗基线值为暗适应过程中稳定基线的平均值，光峰为测量明适应阶段的最高值。光峰/暗基线比低于 Arden 比。

（4）检查的注意事项

1）各实验室应建立自己设备的正常值范围。

2）不使用过大的电极，避免其对被检者皮肤的影响。

3）在电极置放皮肤前用乙醇或导电膏清除皮肤上的油性物质。

4）使用完毕后要清洗电极。

临床上视网膜色素变性、维生素 A 缺乏性病变、全色盲、药物性病变、视网膜脱离、脉络膜病变等，其色素上皮、感受器组织受到损害，EOG 光峰可降低，Arden 比降低，严重者可为平坦波形。

（二）视网膜电图法

视网膜电图（ERG）是视网膜受光刺激后，在视网膜上节细胞电冲动之前从角膜电极记录到的视网膜电反应。它代表了视感受器到无长突细胞的视网膜各层的电活动。将一接触镜式的特制电极置于被检者角膜上，另一皮肤电极放置于靠近其眼球后部的眶缘部分。当视网膜受到瞬间的闪光刺激时，通过适当的放大装置将视网膜的电位变化记录下来，即为视网膜电图。

ERG 又分为闪光视网膜电图（Flash - ERG，FERG）图形视网膜电图（Pattern ERG，PERG），闪辉视网膜电图（Flicker ERG）和多焦点视网膜电图（Multifocal ERG，mERG）。

闪光视网膜电图以闪光作为刺激，主要反映神经节细胞以前的视网膜细胞状态；图形视网膜电图以图形作为刺激，主要反映视网膜神经节细胞层的状态，二者结合起来会更加全面地反映视网膜各层细胞的功能状态。多焦点视网膜电图（mERG）是采用伪随机的二进制 m - 序列的输入 - 输出系统，在同一时间内对视网膜多个部位进行高频刺激，由体表电极记录反应，经过计算机程序处理与分析，得到对应于每一被刺激区域的局部反应波形，而且可用立体三维伪彩图像反映视网膜的功能。进一步分析 mERG 的时间和空间非线性成分，可以了解视网膜不同层次的状态。

1. 闪光视网膜电图检查

（1）基本技术

1）闪光 ERG（FERG）必须用全视野球刺激。

2）记录电极采用角膜接触电极，皮肤电极用银 - 氯化银脑电图电极。

3）参考电极可装配在接触镜开睑器内，接地电极必须放在无关点上接地，如额部或耳部。

4）记录选用的标准刺激光（Standard flash，SF）强度为在全视野凹面上产生 1.5 ~ 3.0cd/（s·m²）的亮度。标准化要求将 SF 按 0.25log 梯度减弱 3log 单位范围。明适应的背景照明要求在全视野内产生至少 17 ~ 34cd/（s·m²）或（5 ~ 10fl）的照明度。

5）放大器和前置放大器的通频带范围为 0.3 ~ 300Hz。前置放大器输入阻抗至少为 1m。放大器导线必须与受检者保持一定距离。

（2）检查前准备

1）充分散大瞳孔：用托吡卡胺或去氧肾上腺素（新福林）滴眼液滴眼至瞳孔直径为 8mm。

2）在暗室中适应至少 20min。

3）在暗红光下放置 ERG 电极。

4）滴用表面麻醉药，放置角膜接触镜电极。

5）嘱被检者向前注视指示灯，保持眼位。

（3）测量：一个完整的闪光 ERG 检查应包括暗适应状态和明适应状态两个状态，先测暗适应状态，后测明适应状态。

1）暗适应状态：是记录视杆细胞反应、最大反应和 OPs。①视杆细胞反应：低于白色 SF2.5log 单位的弱刺激反应。②最大反应：由 SF 刺激产生，为视网膜视锥细胞和视杆细胞综合反应。③OPs：由 SF 刺激获得，将高通（high - pass）放在 75 ~ 100Hz，低通（low - pass）选择 300Hz，刺激间隔 15s，取第 2 个以上的反应或叠加反应。

2）明适应状态：记录单闪光视锥细胞反应和 30Hz 闪烁反应：①单闪烁视锥细胞反应：背景光为 17 ~ 34cd/（s·m²）（5 ~ 10fl），可抑制视杆细胞，经 10min 明适应后，用白色 SF 刺激即获得视锥细胞反应。②30Hz 闪烁反应：在记录单次闪光视锥细胞反应后，使用相同的背景光和 SF 刺激，每秒钟闪烁 30 次，弃去最初的几个反应，在稳定状态时测量振幅，30Hz 闪烁反应用于测定视锥细胞功能。

（4）ERG 各波的振幅和峰时值

1）a 波和 b 波：a 波振幅是从基线测至 a 波的波谷；b 波振幅是从 a 波的波谷测至 b 波的波峰。a、b 波的峰时值是从闪光刺激开始到波峰的时间。

2）OPs：OPs 振幅测量方法较多，目前绝大多数方法是在 ERG 的 b 波上先画出每个 OPs 小波的基线，再测量其高度，称"两脚规测量法"。较准确的测量是将 ERG 波形用傅里叶变换进行频谱分析，根据 OPs 在频域的分布，采用滤波技术去掉 a、b 波后再测量。

（5）将检查结果存盘并打印。

（6）摘下所有电极，予被检者眼部滴用抗菌药物滴眼液。

（7）检查的注意事项

1）各实验室要建立自己仪器的正常值。

2）先用乙醇清除被检者皮肤的油脂后，再安放皮肤电极。

3）散大瞳孔至 8mm 以上，如瞳孔不够大会影响 a 波和 b 波振幅的大小。

4）放置角膜电极后，务必保持角膜与电极之间无气泡。

5）每次检查完成后，应将所用的电极及时清洁。

临床上如 Leber 先天黑矇、视网膜发育不全、视网膜色素变性、视网膜脱离等疾病时 ERG 可有不同类型的改变。

2. 图形视网膜电图检查

（1）基本技术

1）选用 DTL 角膜电极。

2）将 DTL 电极置于被检者下穹窿部。

3）参考电极置于检测眼外眦部或颞部皮肤。

4）作单眼记录，叠加次数 > 100 次，以减少噪声干扰和伪迹。

（2）检查前准备

1）检查前，嘱被检者全身放松，但要精力集中。

2）记录 PERG 时被检者瞳孔保持自然状态。

3）矫正屈光不正，使其能看清刺激器。

4）PERG 从视网膜中心凹和中心凹旁引出，刺激图形如果在视网膜上聚焦好，引出的振幅就大。

（3）测量：

1）P_{-50} 波振幅高度的测量是从基线或从一个负相波谷（N_{-95}）向上到波峰。

2）N_{-95} 波振幅高度可从基线或 P_{-50} 波峰向下到波谷。

3）各波潜伏期均从光刺激开始到各波的波峰或波谷的时间，称峰时间。

4）稳态反应测量峰谷值，或用傅里叶变换测量功率。

（4）将检查结果存盘并打印。

（5）摘下所有电极，予被检者眼部滴用抗菌药物滴眼液。

（6）检查时注意事项

1）各实验室应建立自己的正常值。

2）结果的变异较大。

3）如被检者角膜和结膜有急性炎症时不能进行检查。

4）电极安放在皮肤前用乙醇清除皮肤的油脂。

3. 多焦视网膜电图检查

（1）检查前准备

1）用托吡卡胺或去氧肾上腺素滴被检眼以充分散大瞳孔至直径 8mm。

2）滴用表面麻醉药。

3）安放角膜接触镜双极电极。地电极置于被检者耳垂或额正中。

4）嘱被检者在检查时注意力集中，注视屏幕中央标记。

（2）测量

1）振幅：所选定区域（六环、四象限、多位点等）a、b 波的振幅（nV），a、b 波单位面积的平均振幅（nV/deg^2）。

2）潜伏期：所选定区域 a、b 波的潜伏期（ms）。

（3）记录和保存检查结果。

（4）摘下所有电极，予被检者眼部滴用抗菌药物滴眼液。

（三）视觉诱发电位检查

视觉诱发电位（VEP）是在视网膜受闪光或图形刺激后，在视皮层枕叶视觉中枢诱发出来的生物电。反映了视网膜、视路、视觉中枢的功能状态。分为闪光视觉诱发电位（flash - VEP）和图形视觉诱发电位（pattern - VEP）。图形视觉诱发电位是最常用的检查方法。

1. 基本技术

（1）电极：使用 ERG 盘电极。记录电极放置在被检者枕骨粗隆上方 2.5cm 处的 O_z 位，参考电极放置在鼻根上 12cm 处的 Fz 位、耳垂或乳突处，地电极放置在另一侧耳垂或乳突处。如用双通道或多通道测定，记录电极也可置于 O_1 和 O_2 位（分别在 O_z 位左右各 2.5cm 处）。

（2）刺激方式

1）图形刺激：使用瞬态翻转图形 VEP。记录系统的带通为 0.2～1.0Hz、200～300Hz；分析时间为 250ms，也可用 500ms；叠加次数 100～200 次。刺激野 >20°，方格为 50，对比度 >70%，平均亮度接近 $30cd/m^2$，翻转间隔时间为 0.5s。平均亮度取刺激屏中心和周边几个位置亮度的平均值。

2）闪光刺激：使用氙光或发射二极管作刺激光源，亮度 $5cd/（s·m^2）$，如屈光间质混浊时亮度可达 $50cd/（s·m^2）$。背景光亮度为 $3cd/（s·m^2）$，如屈光间质混浊时亮度可达 $30cd/（s·m^2）$。刺激间隔为 1s。对于屈光间质混浊的患者，闪光刺激常选用 7.5Hz 以上的稳态反应。

2. 检查前准备

（1）保持瞳孔自然状态。

（2）矫正被检者屈光不正。

（3）在电极安放的皮肤部位用乙醇去脂。

（4）测量安放电极处皮肤的电阻，要求电阻 $<10\Omega$。

（5）嘱被检查者全身肌肉放松，注意力集中。

3. 测量

（1）潜伏期：从刺激开始到反应波峰的时间。临床研究的主要参数是 P_1 波潜伏期，由于正常情况 P_1 波潜伏期接近 100ms，故称 P_{100} 波。

（2）振幅：即峰谷电位高度，临床主要测定 P_{100} 波振幅。

（3）方格视角计算公式为

$$<1°视角时，B =（3450 \times W）/D$$
$$>1°视角时，B =（57.3 \times W）/D$$

式中 B 为视角，单位为分，W 为格子宽带，单位为 mm，D 为格子到角膜的距离，单位为 mm。

（4）空间频率计算公式为

$$F = 60/1.4W$$

式中 F 为周/度，W 是图形的宽度，单位为分。

（5）对比度计算公式

$$C =（Lx + Lm）\times 100$$

式中 C 为对比度，Lx 为最大亮度，Lm 为最小亮度。

4. 检查的注意事项

（1）给被检者佩戴合适镜片，矫正视力到最佳状况。

（2）提醒被检者检查时注意力集中，注视视标。

（3）置放皮肤电极前用乙醇或导电膏清除皮肤上的油性物质，电极用后要清洗。

（4）检测 VEP 应在未用缩瞳药或散瞳药下进行。

（5）矫正视力低于 0.3 者应查闪光 VEP，矫正视力高于 0.3 者应查图形 VEP。

（6）检查环境应安静，避免分散被检者的注意力。

（7）针状电极应当一次性使用，或经高压灭菌后重复使用，银盘电极均应氯化以防止伪迹。

临床上用该检查判断视神经、视路疾患；鉴别伪盲；监测弱视治疗疗效；判断合并皮质盲的神经系统病变的婴幼儿的视力预后；判断婴儿和无语言能力儿童的视力；对屈光间质混浊患者预测手术后视功能。

（卢昌辉）

参考文献

［1］王宁利．整合眼科学．北京：人民卫生出版社，2014.

［2］刘虎．白内障和屈光手术．辽宁：辽宁科学技术出版社，2009.

［3］刘家琦，李凤鸣．实用眼科学．北京：人民卫生出版社，2012.

［4］廖瑞端，骆荣江．眼科疾病临床诊断与治疗方案．北京：科学技术文献出版社，2011.

［5］葛嫣然，邵宏超，王福海，等．雌激素对兔视网膜缺血再灌注损伤中视网膜神经节细胞凋亡及 bcl－2 表达的影响［J］．蚌埠医学院学报．2015，40（1）11－14.

［6］葛嫣然，邵宏超，王林洪，等．曲安奈德玻璃体腔注射治疗糖尿病性黄斑水肿 17 例［J］．山东医药．2015，54（39）106－107.

第二章

角膜特殊检查法

第一节　角膜内皮镜检查

角膜内皮镜面反射显微镜（corneal specular microscope，CSM）简称角膜内皮镜，系利用镜面反射的光学原理，将显微镜改装而成。1919 年，Vogt 最早描述在裂隙灯下用高倍镜看到镜面反射的活体角膜内皮细胞，但未被眼科医师们在临床上充分利用。1968 年 David Maurice 设计和试制成功，并命名为镜面反射显微镜。此后，又经 Bourne、Laing 等加以改进和完善，终于能对放大到 100 倍以上的活体角膜内皮细胞进行形态观察、密度计算、图像拍摄、录像而获得重要资料。近年来，角膜内皮镜与计算机技术相结合，功能增多并可自动对角膜内皮细胞状态进行数据处理和分析，已成为临床上研究正常和病理条件下角膜内皮细胞的变化及其规律的有力手段。

（一）基本原理

当一束光入射一个非同质性介质时，多数光线能被传送过去，但有一定比例的少量光束会在界面处被反射回来，即镜面反射原理。如光线由空气射入眼内时，遇到第一个非同质界面是角膜上皮层，再经角膜进入前房水时，所遇第二个非同质界面是角膜内皮细胞层。因此，在这两个界面处可以出现镜面反射现象。在检查角膜内皮细胞层时，照明的角度一定要避开反光的上皮细胞层，而将焦点稍向后移至内皮细胞层。

（二）临床意义

（1）角膜内皮层是由位于角膜最后面的单层六角形细胞镶嵌连接而成。它具有被动的屏障功能和主动的生物钠泵功能，它可以将按压力梯度进入角膜基质内的前房水泵出角膜再回至前房中，以维持角膜恒定的含水量。因此，角膜内皮细胞是保持角膜透明的重要因素之一。

（2）角膜内皮细胞较脆弱，极易受低氧、年龄衰老、代谢障碍、炎症侵袭以及眼内手术干扰等各种物理和化学因素的损害，其结果导致角膜内皮细胞的气泡形成、形态变异和数量缺失。

（3）人类角膜内皮细胞缺失后一般不能再生。正常情况下，角膜内皮细胞数目在两岁以后以 0.5% ~1% 的年下降率下降，因而其细胞密度从出生时的 6 000 个/mm² 下降到老年时的 2 000 个/mm^2。年龄与角膜内皮细胞密度呈负相关。但由于个体间的差异较大，角膜内皮细胞密度并不能反映确切的年龄。

正常角膜中央与周边各区间的细胞密度无差异，双眼间或孪生子（女）间的角膜内皮细胞密度亦高度一致。

（4）由于角膜内皮细胞不能再生，缺失后要依靠邻近细胞的伸展、扩大与滑行来完成修复工作，因而角膜内皮细胞受损伤后不仅细胞数量减少，而且形态变异、面积不一的现象也将增多，致使正常六角形内皮细胞所占百分比下降。六角形镶嵌模式是几何学和热力学上最稳定的模式，角膜正常六角形内皮细胞数目减少意味角膜内皮细胞的功能减退。

（5）维持角膜内皮细胞正常功能的细胞密度最低值（阈值）一般认为是 300～500 个/mm^2，如低于此阈值角膜将发生失代偿，角膜出现水肿，甚至出现大泡性角膜病变。一般来说，角膜内皮细胞密度低于 800 个/mm^2 者应尽量避免行内眼手术。

（三）检查方法

应先行常规裂隙灯检查，如角膜有大面积擦伤、基质层水肿、角膜混浊或结膜、角膜感染等情况时，不宜进行此项检查。

1. 非接触型角膜内皮镜 适于儿童、心理紧张或角膜有新鲜伤口的患者。此型放大倍数较低，照相范围较大，见到的内皮细胞数目多，但分辨率较差，仅可宏观了解角膜内皮细胞密度及有无气泡或滴状赘疣（guttata）。

2. 接触型角膜内皮镜 检查前应先行角膜表面麻醉，滴 0.5% 丁卡因或倍诺喜 2 次。将患者头部置于固定托架上，物镜须接触患者角膜，调节焦点使图像清晰，进行摄影或录像，每次检查在角膜上取 3～5 个点，内皮图像存入计算机，将所得结果再进行分析。检查时焦点不易移动、影像清晰，分辨率较好，便于分析和诊断。目前国内多采用该类型角膜内皮镜。

（四）结果分析

1. 定性分析 角膜内皮细胞的结构和形态保持正常是其具有良好生物泵功能的物质基础。正常的角膜内皮细胞多数为六角形，且边长一致，直径约 18～20μm。进行角膜内皮镜检查时，要注意观察以下各项。

（1）细胞大小是否一致：如有的细胞伸展变大、变长，有的未变。这种细胞大小出现异常差异的现象称为大小不均（polymegathism），它预示角膜内皮细胞具有发生功能失代偿的高危因素。

（2）细胞形态是否一致：如细胞形态发生变异，有的变成七角形、八角形，有的变成四角形、五角形，而六角形细胞减少。这种细胞形态异常变异称为形态不均（多形性，pleomorphism）。六角形细胞百分比下降，预示角膜内皮细胞的稳定性减弱。

（3）细胞内或细胞间有无异常结构出现：如有无暗区或亮区出现，有无炎性细胞或色素附着，细胞间镶嵌处有无缺损等。暗区表明该处的角膜内皮细胞已不出现，可能由于某些角膜内皮病变如后弹力膜结节增生或油滴状角膜营养不良，有些原因不清；亮区可能为细胞核的反光。

2. 定量分析

（1）细胞密度：即每平方毫米含有的角膜内皮细胞个数。计数时为减少样本小的误差，一般须在同一区域内至少数角膜内皮细胞100个，再根据平方毫米面积进行计算。如用已知面积的方格标尺计数，至少要计算5个方格内的细胞数，取其均值，再除以方格面积。

内皮细胞密度 = 方格内细胞数（均值）/ 已知方格面积 = 细胞数/mm²

美国报道正常角膜内皮细胞密度在40～90岁之间者平均为2 400个细胞/mm²（范围1 500～3 500）。我科观察34～87岁之间者正常角膜内皮细胞密度为2 809±401个细胞/mm²（范围1 443～3 560），似乎显示种族间角膜内皮细胞密度存在差异。我国李贺诚报告年龄范围在2.5～110岁间正常角膜内皮细胞密度为2 903±26.3个细胞/mm²（范围1 600～4 366）；谢立信报告年龄范围在5～86岁间正常角膜内皮细胞密度为2 899±450.53个细胞/mm²（范围1 876～3 988）。

（2）平均细胞面积：由于角膜内皮细胞丢失后不能再生，依靠邻近细胞的伸展、移行、扩大进行修复。因此当角膜内皮细胞密度下降时，平均内皮细胞面积随之增大。其计算方法如下：平均内皮细胞面积（μm²/个内皮细胞）= 方格面积×10⁶/方格内细胞数

美国报道60～69岁间角膜内皮细胞平均面积为每个内皮细胞380.1 μm²±47.4 μm²，我科观察61～70岁间角膜内皮细胞平均面积为357 μm²±37 μm²。

（3）细胞面积变异系数：此参数较平均内皮细胞面积的临床意义更大，它直接反映内皮细胞大小不均的程度，预示角膜功能贮备状况，是表示角膜内皮细胞稳定与否的敏感指标。其计算方法如下。

细胞面积变异系数（CV）= 平均内皮细胞面积的标准差（SD）/ 平均内皮细胞面积

正常情况下此值应小于0.30，约为0.25。

（4）六角形细胞百分比：此参数亦是常用以表示角膜内皮细胞结构是否正常的重要指标。正常为70%～80%，愈大愈好，至少要大于50%才能维持角膜内皮细胞的稳定性。

（5）其他：此外尚有报道以细胞边数（number of sides）、顶角数（number of apices）以及细胞的边长、细胞的直径等作为分析指标者。

（五）实用价值

1. 诊断某些眼病　对后部多形性角膜营养不良和虹膜角膜内皮综合征以及Fuchs角膜内皮营养不良的早期诊断有重要的辅助价值。

2. 评估某些疾病对角膜的侵害　如患虹膜炎或青光眼时，由于虹膜的炎症或眼内压升高，可对角膜内皮细胞造成一定程度的损伤，应用角膜内皮镜检查可了解并评估对角膜内皮损伤的程度。其他如圆锥角膜、眼外伤等所引起的角膜内皮细胞损伤也采用角膜内皮镜来观察。

3. 指导角膜接触镜的质材选用和配戴方式　由于低氧可使角膜内皮细胞出现急性一过性的气泡，因此配戴角膜接触镜时应尽可能选用透气性能良好的硬性接触镜或含水量高的软性接触镜，并减少配戴时间，睡眠时应取下接触镜，以避免角膜内皮细胞受到持久的缺氧损害。长期戴透气性差的角膜接触镜可使内皮细胞密度下降，六角形细胞数目减少，细胞面积变异系数增大。

4. 评估并改善眼内手术技巧　由于眼内手术中很多因素都可直接对角膜内皮细胞引起损伤，以致术后角膜内皮细胞有所丢失，因而改进手术技巧、保护角膜内皮以减少内皮丢失率是临床上评价和监测眼内新手术、新技术的重要手段。白内障手术中，手术方式、熟练程度、灌注液及人工晶状体类型与质量等都对角膜内皮细胞产生不同的影响。据报道，白内障

囊内摘除术角膜内皮细胞损失约 8%，囊外摘除加人工晶状体植入术角膜内皮细胞损失约 12%，超声乳化术约 18%，加人工晶状体植入者约 29%。

5. 指导前房内给药　在眼内手术中或眼内感染时常需向前房内注入平衡盐液、缩瞳剂、散瞳剂或抗菌药物等，这些液体或药物均可能对角膜内皮细胞有一定损害。通过角膜内皮镜检查可观察到这些因素对角膜内皮细胞的影响，据此规定合理的药物浓度和剂量，尽量减小对角膜内皮细胞的损伤。

6. 为穿透性角膜移植术优选高质量供体材料　一般来说，穿透性角膜移植术可使角膜内皮细胞损失 15% ~20%，为了提高穿透性角膜移植术的成功率，选用的供体角膜内皮细胞密度应大于 2 000 个/mm²，没有滴状赘疣，无明显大小不均和形态不均现象，六角形镶嵌应良好。

（葛嫣然）

第二节　角膜曲率检查

角膜的前表面是整个眼球屈光力最强的地方，其屈光力的大小与角膜曲率半径成反比。为能测到角膜前表面的曲率半径，1619 年 Scheiner 最早想到以一玻璃球面反射出的影像大小与角膜反射出的影像相比较，1796 年 Ramsden 设计出一简单设备用一已知大小的物像投向角膜来测角膜曲率，1854 年 Helmhohz 改进 Ramsden 的设计，制成角膜曲率计（keratometer），又名测眼仪（ophthalmometer），用于实验室研究工作，1881 年 Javal 和 Schiotz 将此仪器应用于临床。

（一）基本原理

1. 光学原理　物体的大小与物体从凸面镜反射出的影像大小存在一定的关系，影像的大小又与凸面镜的曲率半径存在函数关系，其公式如下。

$r = 2d \, b'/b$

r 为凸面镜的曲率半径

d 为物体至凸面镜的距离

b 为物体大小

b'为物体反射的影像大小

2. 成双原理　由于眼在固视静态物体时常常出现不自觉的颤动，在测量角膜上的影像时比较困难。Ramsder 采用三棱镜移位的方法将影像成双，测量时沿光轴移动三棱镜，使两个影像相遇即可读数。一旦角膜前表面曲率半径 r 测知，角膜的屈光力即可由下列公式求出：

$F = (n'-1)/r \times 1\,000$

F 为角膜前表面屈光力（屈光度 D）

n'是角膜屈光指数（1.376）

r 是角膜前表面曲率半径（mm）

因为角膜后表面曲率半径小，角膜的总屈光力是小于前表面屈光力的，为求得大体上更接近于总角膜屈光力值，很多角膜计用的角膜屈光指数 n'是 1.337 5，而不是 1.376。

（二）临床意义

角膜曲率检查法是应用角膜曲率计客观地检测角膜屈光力或角膜前曲率半径，此种检查对眼科临床的某些病理情况的诊断和治疗可以提供重要帮助。

1. 判定散光性质　通过检测角膜散光的量和方向，可以判定散光的性质。如最大屈光力的轴向与最小屈光力的轴向相差 90°者为规则散光。最大屈光力的轴向位于垂直子午线（60°~120°之间）者为循规散光，最大屈光力的轴向位于水平子午线（150°~180°或 0°~30°之间）者为逆规散光，最大屈光力的轴向位于30°~60°或120°~150°者为斜散光。

2. 用于某些疾病的诊断　某些角膜病如圆锥角膜、扁平角膜或大散光，都需借助角膜曲率的检查，作为诊断的依据。

3. 追踪观察某些疾病　可应用此种方法追踪观察圆锥角膜和各种角膜手术后的角膜曲率变化。

4. 指导配戴角膜接触镜　配戴适宜的角膜接触镜，接触镜的背曲应与角膜曲率一致。角膜曲率检查可以提供需要的参考数据。

5. 指导角膜屈光手术　角膜曲率检查的结果是各种角膜屈光手术的设计和效果分析时的必要参数。

6. 测算置入晶状体度数　角膜曲率测定的结果是人工晶状体植入术前，测算植入晶状体度数的必要参数。

（三）检查方法

（1）分别测双眼。

（2）被检者将下颌置于托架上，前额顶住头架，被检眼直视镜筒。

（3）调整眼位，使仪器上图像的光投照在被检眼角膜的正中。

（4）观察者通过目镜观看被检眼角膜上的影像，调试旋钮使影像清晰。

（5）为主子午线定位：按不同角膜曲率计的设计，影像有的是红色方格与绿色台阶（如 Javal）、也有的是轴向垂直的带 "＋"、"－" 符号的三个圆圈，还有的是空心十字与十字标。测量时应在目镜观察下转动镜筒，先确定接近水平位的第一主经线，即将图像水平位（或接近水平位）对齐，再旋转微调，使两水平影像恰相接触或重合（按仪器设计要求）。

（6）记录：①轴向度数（150°~180°）或 0°~30°。②屈光力（度）。③曲率半径（mm）。

（7）再将镜筒转到与第一主子午线成90°的垂直位，或直接由镜筒内看到轴向垂直的两圆圈，旋转微调至垂直影像恰相接触（红方格与绿台阶）或重合（两十字）。

（8）记录垂直轴向及标尺上的屈光力和曲率半径值。

（四）结果分析

（1）角膜曲率计所测的结果，习惯上称之为"K"读数，以屈光力度数表示之。记录方法为先记屈光度数小的轴向 K 值，再记屈光度数大的轴向 K 值，同时标以屈光力大的轴向。例如：

例1　K = 42.50/43.50 × 90° 为循规散光

例2　K = 42.50/43.50 × 180° 为逆规散光

（2）正常角膜的 K 值多为 43.00~44.00D。

（3）由于所测结果仅为角膜前表面曲率，不能作为矫正散光的依据，须用 Javal 公式对散光度数进行矫正。

矫正散光度 = 所测角膜散光度 × 1.25 + （ – 0.50D、ax90°）

上述例 1 与例 2 同为 1D 角膜散光，例 1 为循规散光，经矫正后，散光度 = 1.25 – 0.50 = 0.75D；例 2 为逆规散光，经矫正后，例 2 的散光度 = 1.25 + 0.50 = 1.75D。

（五）实用价值

（1）目前眼科临床上推出的电脑辅助角膜地形图仪虽然对角膜前表面屈光力的检测具有多数据、直观、准确等优点，但因价格昂贵，不易在临床普遍推广使用。相反，角膜曲率计检查则具有简便、快速、无创、价廉等优点，能对圆锥角膜等角膜病的诊断、角膜散光及屈光力的测定、指导角膜接触镜的配戴、人工晶状体度数的测算等提供重要参数，仍不失为眼科临床诊治工作中一种经常使用的重要检查方法。

（2）因为所测的角膜面积较小，仅限于角膜中央 3mm 范围（约占角膜面积 7%），对于目前眼科临床上盛行的屈光性角膜手术（包括 PRK、LASIK 等）的疗效，仅以角膜曲率计检查法是不能全面对其进行评估的。

（葛嫣然）

第三节 角膜地形图检查

角膜地形图仪是从 Placido 盘衍变产生的。它采用计算机图像分析系统，将投射到角膜表面上的影像进行摄影，经程序软件处理后将影像数字化，再用彩色编码绘制出地形图。它可以直观、详尽而准确地获得角膜前表面曲率的定性和定量信息。

1880 年 Placido 发明了手执 Placido 盘，通过中央观察孔，观察盘上黑白相间的同心环，反射在角膜表面的映像有无扭曲、变形或环距不同等改变。1896 年 Gullstrand 在观察孔后安装照相机制成照相角膜镜，可将资料保存以供分析。1981 年 Rowsey 最早将角膜环上很多点用数字表示其屈光力。1984 年 Klyce 引入计算机辅助分析系统，并用编码彩色地形图将角膜前表面的屈光力分布状况展现出来。

1992 年 Belin 使用光栅摄影测量技术测量角膜高度制成角膜地形图，称为 PAR 法。其精确性与以 Placido 环为基础的测量角膜曲率的方法相比无明显差异。

目前临床上可采用的计算机辅助角膜地形图系统型号很多，如 TMS，Eyesys System 2 000，Alcon EyeMap EH290，Humphrey Mastervue，Humphrey Atfas，Dicon CT2 000，Technomed C – scam 等。随着研究的进展，近年来已有一些新型的角膜地形图仪用于临床，如 ATLAS 995，Allegro Topolyzer，OPD – Scan 和 Orbscan 等。OPD – Scan 结合屈光检查和角膜地形图于一体，又可图形化、定量化整个眼球光学系统的像差状况；Orbscan 角膜地形图仪不仅能检测角膜前表面的形态，而且可同时检测角膜后表面的曲率以及整个角膜的厚度，其检测获得的信息量更多。近期，还将有更新的地形图系统问世，如 Oculyzer 角膜地形图仪，它采用旋转照相机系统，能全方位测量角膜厚度精确到 5μm、并可真实反映角膜后表面。

（一）基本原理

角膜地形图仪由四部分组成。

1. 投射系统　一种是以 Placido 环为基础，将同心圆环投射到角膜的前表面上。1992 年后又有一种 PAR 角膜地形图测绘装置，向角膜表面投射光栅图形。

2. 实时图像监测系统　对投射到角膜上的圆环图像进行实时观察、监测和调整，当角膜表面图形处于最清晰状态时进行摄像并储存于电脑中。

3. 计算机图像分析系统　计算机将储存的图像数字化，并按一定的程序软件进行处理分析。

4. 彩色编码系统　将分析结果（角膜不同的曲率和屈光力总值）转换为编色地形图并显示出来。

（二）临床意义

（1）对角膜曲率的评价更为充分、准确，它可以对角膜中央 3mm 以外及非球面或不规则平面的曲率改变进行检测。不仅获得的信息量大、详尽、准确，而且可以迅速直观编色地形图上区域的变化。

（2）监测各种类型眼部手术后角膜的变化：如上睑下垂矫正术、翼状胬肉切除术、斜视矫正术、巩膜手术、视网膜脱离的外加压和环扎术、白内障手术、角膜成形术等角膜的前表面曲率均可发生一定的改变。可以多个图形同时显示同一眼手术前后或疾病前后的改变，利于直观比较，有助于手术改进或疗效观察。

（3）指导角膜屈光手术（包括 PRK、LASIK、LASEK 等）：包括对入选患者的筛选，避免在禁忌眼（如圆锥角膜）上手术；根据术前地形图像，设计合理手术方案；术后进行追踪，监测分析地形图可予以适当的补充治疗。不规则散光、角膜移植和外伤后所致的角膜不规则、角膜屈光手术后的偏心等可采用地形图引导的"个体化"准分子切削来矫正。

（4）研究某些角膜膨隆性疾患的早期诊断特点，如可疑圆锥角膜、早期圆锥角膜、角膜屈光手术后发生的圆锥角膜或角膜后膨隆，其共同特点为：角膜中央曲率增加、下方角膜变陡、角膜中央变薄、双眼角膜曲率及厚度差值增加。观察角膜地形图的改变可深入了解圆锥角膜的发展过程，明确诊断，并可指导治疗。

（5）设计和指导配戴角膜接触镜和 OK 镜以及评估它们的配戴效果。

（6）观察干眼症患者角膜表面较差的规则性及使用人工泪液后的改善情况，对于干眼症的程度评估和疗效评估是有量化意义的，并可能在干眼症的用药选择方面有指导意义。

（7）了解外伤后角膜表面地形的改变及尽可能地恢复其正常形态来提高患者的视力。

（三）检查方法

（1）指导患者检查时要坚持注视 Placido 盘的靶心，否则会出现假圆锥角膜的不对称图像。

（2）患者坐位，下颌置于托架上，额头顶住头架，分别测双眼。

（3）选择适宜的角膜镜镜头投影。

（4）调试焦点，嘱患者眨眼数次后睁大双眼，当监视器屏幕上影像最清晰时摄影。

（5）选用已设定的计算机程序将影像转换为数字，结果可用绝对等级（absolute scale）图和标化等级（normalized scale）图显示地形图形态。

（四）结果分析

目前临床上应用的角膜地形图仪有很多种，但以 TMS－1 及 EyeSys 系统为主。TMS－1

可从角膜表面测到 6 400（25 环）或 7 680（30 环）个数据点，EyeSys 从角膜表面可测到 5 760 个数据点。它们经计算机处理后，所显示的地形图表现如下。

1. 彩色显示 每个角膜以 15 种色泽（或称 15 个级阶）区分其屈光程度，将中数屈光度标为深绿色，陡区（屈光力大者）以暖色（如红、黄色）标示，扁平区（屈光力小者）以冷色（如深浅不同的蓝色）标示。正常角膜彩色编码图从中央到角膜缘颜色由暖色逐渐过渡到冷色。绝对等级图跨越范围从 9D 至 100D，标化等级图的跨越范围从 28D 至 65.5D。Klyce 与 Wilson 设置的标化图间距为 1.5D。

2. 形态识别 角膜地形图的图形可以分为：①圆形。②椭圆形。③对称蝴蝶结形。④不对称蝴蝶结形。⑤不规则形。另外，在 PAR 和 Orbscan 角膜地形图系统中，角膜的高度地形图图形可分为：①对称峰形。②不对称峰形。③不完全峰形。④岛形。⑤未分类。Orbscan 角膜地形图系统的全角膜厚度图形又可分为圆形、椭圆形、偏心圆形及偏心椭圆形 4 种。

3. 其他参数 ①图形位置。②最陡点位置。③最平点位置。④散光度及轴向。⑤最陡点距视轴中心距离。⑥K 值等。

4. 角膜表面的分区（4 区划分法）

（1）中央区：为角膜中心 3mm 范围，近似球面，为光学区。

（2）旁中央区（中间区或中周区）：为角膜中央区外 2mm 环形区。

（3）周边区（过渡区）：为旁中央区外 2mm 环形区。

（4）角膜缘区：角膜缘周边 0.5~1.0mm 宽之环形区。

5. 角膜地形图常用的几种描述的含义

（1）SAI（surface asymmetry index，表面不对称指数）：10 环内各环相距 180° 的两相应屈光度差值的总和。理论上，正常角膜中央区附近近似球面，屈光力呈高度对称性分布，SAI 应接近于 0 小于 0.3。刘祖国报道我国正常眼为 0.3 ± 0.1。SAI 值愈大表示角膜表面愈不规则，当角膜呈高度不对称性（如圆锥角膜）时，SAI 可达 5.0 以上。

（2）SRI（surface regulating index，表面规则指数）：为 10 环内表面规则情况。理论上亦应接近于 0，SRI 值愈小角膜表面愈规则，刘祖国报道我国正常人为 0.2 ± 0.2。

（3）SimK（simulated keratoscope reading，模拟角膜镜读数）值：为子午线上最大屈光力在第 7、8、9 环上的平均值，以及距离此子午线 90° 方向的相同 3 环的平均值，同时标出所在轴向。

（4）MinK（mininum keratoscope reading，最小角膜镜读数）值：为最小屈光度子午线上第 7、8、9 环的平均值以及轴向。

（5）PVA（potential visual acuity，角膜预测视力）：指眼的屈光、视网膜、视神经及屈光间质正常时，此角膜可获得的视力。PVA 与 SAI 和 SRI 明确相关，通过比较 PVA 与患者实际矫正视力，可分辨出视功能障碍是否角膜源性。

6. 正常角膜地形图 正常角膜 Placido 盘检查呈规则的同心圆映像，地形图呈比较均匀的颜色改变，中央屈光度大，周边屈光度小。按照角膜中央颜色划分各种形态图形所占比例为（Bogan）：22.6% 圆形，20.8% 椭圆形，17.5% 对称蝴蝶结形，32.1% 不对称蝴蝶结形，7.1% 不规则形。国人正常角膜（刘祖国）中央曲率为 43.45D ± 1.47D，角膜中央与角膜缘屈光度差值为 1.78D ± 0.89D，与旁中央的差值为 0.65D ± 0.47D，同一个体双眼中央曲率差值为 0.6D ± 0.3D。角膜表面不对称指数（SAI）为 0.247 ± 0.008，角膜表面规则指数（SRI）为 0.194 ± 0.181，绝大多数角膜散光为循规性，逆规性散光较少。角膜顶点的位置在不同的个体不同，多位于视轴的 0.5mm 以内。

（五）实用价值

角膜地形图能客观地记录全角膜前表面状态，有助于对某些角膜病的诊断，对角膜接触镜配戴状况的评估、了解各种眼科手术对角膜曲率的影响，尤其是在角膜屈光手术中进行患者的筛选、设计手术方案、追踪评价手术效果、地形图引导 LASIK 手术等方面，都起到重要的作用。目前我国已较普遍地应用于临床。

（葛嫣然）

第四节　角膜共聚焦显微镜检查

角膜共聚焦显微镜（confocal microscopy through focusing，CMTF）全称为扫描裂隙角膜共聚焦显微镜，简称共焦显微镜，是近年来发展起来的一种活体显微检查技术。

1955 年 Minsky 发明了第一台用于研究脑神经网络的共焦显微镜，Cavanagh 等于 1986 年将其应用于眼科的动物实验，又于 1989 年首次用于活体人眼的观察。此后，共焦显微镜在角膜病的基础研究和临床工作中得到广泛应用，使角膜病的研究和诊断水平向前推进了一大步。

（一）基本原理

角膜共聚焦显微镜的原理是利用共轭焦点技术，运用光扫描对活体组织进行三维空间的显示和实时的观察，其获得图像的扫描范围为 $300\mu m \times 400\mu m$，厚约 $5\mu m$，放大倍数 1 000 倍，X、Y、Z 轴由三轴机器杆控制，移动范围可精确到小于 $1\mu m$。与普通的光学显微镜相比，它具有高分辨率和图像高对比度的特点，能够在细胞水平对活体角膜进行无创伤的动态观察。临床主要有两种类型：Tandem scanning 共焦显微镜和 Confoscan 裂隙扫描型共焦显微镜。

目前共焦显微镜已由录像系统转化为数码摄像系统，使图像更为清晰、完整，图片摄取速度更快捷，如 Confoscan 2.0 共焦显微镜。近来，激光角膜共焦显微镜也已用于临床，其图像清晰、分辨率高至 $1\mu m$、可对角膜病变和角膜缘疾病进行多层次立体及连续动态观察。我科首次应用激光共焦显微镜（HRT Ⅱ/RCM）对正常人活体角膜缘和角膜中央组织结构进行了观察，获得了传统光学共焦显微镜无法获得的图像和效果，填补了活体观察角膜缘的空白。

共焦显微镜由三大部分组成：①主机：由一个一维的扫描裂隙装置和一个与图像光路相一致的物体聚集盘组成，在一维的光切面上做三维的点状分层扫描。②光学传输系统：把连续、同步的光扫描信号传到计算机屏幕和录像机磁带上。③计算机分析系统：对记录在录像带上的图像进行分析、处理得到较清晰的图片资料。对角膜的各层细胞数、大小、面积进行统计和数据分析。

（二）临床意义

（1）快速无创伤地诊断角膜感染、营养不良、变性等角膜疾病。

（2）观察屈光性角膜手术、角膜缘和角膜移植术后角膜各层细胞和神经纤维等组织结构的变化。

（3）观察泪液膜和角膜各层细胞的变化及角膜缘干细胞是否缺乏。

（4）随访配戴不同接触镜后的角膜结构状态的改变。

（5）观察不同眼药水在角膜各层组织中的渗透。

（6）动态观察新生血管在角膜内的增生变化过程、角膜上皮和内皮损伤的修复。

（7）储存受检者的角膜资料，利于将来的对照观察和研究。

（三）检查方法

（1）先行角膜表面麻醉，滴 0.5% 丁卡因 1~2 次，嘱睁大眼，对配合欠佳者可行开睑器开睑。

（2）摄像镜头用 75% 乙醇浸泡、擦拭消毒，对可疑感染性角膜病变患者要严格消毒，避免交叉感染。

（3）下颌置于托架上，额部顶紧托架上方的头带，保持头与显微镜的镜头相垂直。

（4）镜头上覆以适量的黏弹剂做介质（过多易流失，过少影响图像清晰）。

（5）对准中心区或有选择地对病变处进行扫描。至少测 2 个点，以提高阳性率。

（6）扫描图像通过计算机显示屏幕快速显示，并被记录在录像机或计算机系统（整个过程约 1 分钟）。

（7）结果处理：对角膜各层的细胞形态、神经生长情况、病原体的大小、形态进行计算分析，图像资料可经数字化处理存于磁盘，随时打印。

（四）结果分析

1. 正常角膜结构　共焦显微镜下所见到的正常角膜结构分 5 层：上皮细胞、基底上皮、前基质、后基质和内皮细胞层。一般情况下，角膜前、后弹力层不能被显示，前弹力层只见神经纤维丛，呈一白线状。正常人角膜表层上皮为扁平细胞，有高亮度的细胞核。角膜基质细胞在正常条件下仅能见到排列整齐、反光强的基质细胞核，暗背景光下能见到基质细胞的内部联结，前基质较后基质细胞密度高，形态略不规则；内皮细胞则为均匀规则的高反光六角形细胞。

利用 Z-scan 功能，共焦显微镜可测量出角膜厚度、角膜基质的混浊程度和深度以及任一图像的深度。

2. 感染性角膜病的表现　共焦显微镜下，棘阿米巴感染的角膜上皮下和浅基质中可发现棘阿米巴包囊，直径 12~25μm，圆形白点状，较炎性细胞大，滋养体较难发现，在异常的角膜前基质内留有嵴、沟和腔，一些腔内是单个包囊或多个包囊；真菌性角膜炎的病灶中可清晰地显示出菌丝，综合分析真菌的直径、长度、分支的角度等，可粗略鉴别真菌感染的菌属，谢立信等报道共焦显微镜下真菌性角膜炎的诊断率为 98% 以上；疱疹性角膜炎的特点是在病毒侵袭的角膜处有比正常扩大的上皮细胞，前基质层纤维化，上皮下神经丛消失，可能与单疱病毒性角膜炎角膜的敏感性下降有关；细菌感染性角膜炎，目前在共焦显微镜下尚不能区别何种细菌感染，可见上皮或基质层感染灶内有大量的炎性细胞聚集，病灶周围角膜基质细胞密度增大。

3. 角膜变性和营养不良的表现　在共焦显微镜下，Fuchs 角膜内皮营养不良可见多种形态的角膜内皮黑区和不规则或扩大的角膜内皮细胞，常伴有不完整的角膜上皮和基质的混浊；地图－点状－指纹状角膜营养不良，可见角膜上皮基底膜有皱褶和代表小囊肿的上皮下的小的高反射圆点；颗粒状角膜营养不良显示角膜基质细胞密度增高，纤维排列紊乱；虹膜角膜内皮综合征发现角膜内皮呈上皮样外观，而且是多层细胞；Meesmann 角膜营养不良仅有点状囊肿样改变；圆锥角膜的后期可见角膜中央表皮脱落，上皮变形，前弹力层下的基质内胶原排列紊乱，深基质可见皱褶，部分区域后弹力层和内皮剥脱。

4. 屈光性手术后共焦显微镜下角膜的特点   PRK 术后角膜变化显示在前基质层，不同时间细胞数目变化不同，1 周内基质细胞明显减少，10 天、1 个月基质细胞数目增加，3 个月减少，6 个月后逐渐恢复正常。共焦显微镜可发现 haze 及亚临床 haze。PRK 术后上皮下的神经再生是从切削区的周边部开始的，术后 1 个月能观察到纤细的少量上皮下神经，术后 6~8 个月神经再生基本停止，但结构仍不正常。

LASIK 术后各时间点角膜细胞及角膜厚度变化很小，上皮细胞层保持完整，基质的反应明显较 PRK 术后轻微，细胞反应主要表现在基质板层切口前后面，并可见层间残留的微小颗粒和杂质。LASIK 术后神经的再生过程基本上同 PRK。

5. 角膜移植术后伤口愈合和神经再生以及免疫排斥反应   Richter 发现 PKP 术后 8 周植片周边可见神经长入，7 个月时角膜中央基质出现粗大的神经干，2 年后分支达到上皮下，3 年时分布尚不正常；移植术后免疫排斥反应的早期可见渗入角膜基质层的白细胞，大部分围绕在缝线和新生血管的周围，并伴有周围角膜基质细胞的减少，这些炎症细胞主要是来自于新生血管的渗出，部分沿缝线来自于植床。角膜上皮排斥线表现为大量的炎性细胞和被破坏的上皮细胞，上皮下浸润表现为细胞外间质大量反光的炎性细胞，在基质排斥中，可见水肿的角膜基质内大量炎性细胞，KP 表现为突出于前房的炎性细胞的积聚，而内皮排斥线则表现为被破坏的、核反光强的内皮细胞和炎性细胞的积聚。出现移植片的混浊，是由于白细胞的浸润，加上角膜基质细胞的变性所致。无论急性或迟发排斥，应用抗排斥药物后，炎性细胞逐渐消失。

（五）实用价值

共焦显微镜是提高角膜疾病的基础研究和临床诊断水平的重要工具，是目前其他活体检查技术所不及的。但它也有其不足的方面，如不易获得清晰的图像，强光刺激给患者带来眼部不适感，临床疾病诊断方面也尚需进一步积累资料等。相信随着科技的进步，共焦显微镜对屈光性角膜手术后的观察、角膜缘和角膜移植术后的观察、角膜感染等疾病的无创快速诊断、配戴角膜接触镜后的角膜状态随访等有着广阔的发展前景。

（葛嫣然）

第五节   角膜测厚检查

随着角膜移植和角膜屈光手术的进展，角膜厚度的精确测量成为临床检查和科研工作中不可缺少的一部分。顾名思义，角膜厚度计（Pachymeter）是用来测量角膜厚度的仪器。1880 年生理学家 Blix 第一次用光学方法测量活体人眼角膜厚度；1951 年 Maurice 和 ciardin 设计了一种安装在 Haag－Streit 360 型裂隙灯的附件装置测量角膜厚度；1952 年，Jaeger 制造出能在 Zeiss 裂隙灯上应用的测厚装置；1966 年 Lowe 将此装置改进后安装在 Haag－Streit

900 型裂隙灯上，即为现在的 Haag – Streit 角膜厚度计，其精确度为 0.02mm。随着科学的发展，超声角膜测厚仪也已普遍应用于临床，其精确度更高。

（一）基本原理及检查方法

1. Haag – Streit 角膜厚度计　是目前常用的光学角膜测厚仪，其原理是在显微镜的物镜和角膜之间安装两片平行的玻璃片，下片固定，上片可以转动。当旋转上片玻璃时就出现移动的光学切面，使移动的角膜的内表面和固定的角膜前表面衔接成一直线，根据旋转玻璃片的角度计算出角膜厚度，其精确度是 0.02mm，装置安装在 Haag – Streit900 型裂隙灯上。

测量方法：①将裂隙灯显微镜换上分影目镜。②调整裂隙灯成 40°~50° 角，使裂隙光束通过裂隙，聚集于瞳孔中央的角膜表面。③令患者看光，调整裂隙灯显使分裂影像分成相等的两半，且位于瞳孔内，再将刻度表恢复到"0"位。④轻轻转动刻度表，从 0 点开始，使分裂影像的下半的前表面正好与上半的后表面衔接，刻度表的读数，即为角膜的厚度。

该仪器简单、精确、价格低、实用、无须接触角膜，便于普及，临床应用已很久，但由于其固有的缺点已渐被超声测厚仪所取代。由于光学角膜厚度测量仪是一种带有主观因素的测量方法，因而对于同一个被测眼各个测量者和各次测量的结果都有差别。又由于 Kappa 角的原因使左右眼的测量数值常不一致，通常左眼偏高，右眼偏低。另外，这种方法不能进行复制性记录，也不能在手术中应用。

国产光学角膜测厚仪有 Qc – Ⅰ 型前房深度测量仪，可用于测量角膜厚度、前房深度及晶状体厚度，测量精度为 0.05mm。

2. 超声角膜厚度仪（ultrasonic pachymeter）　以其准确性高、重复性强，检测数据客观不受观察者的个人因素影响，受到眼科工作者的欢迎，超声角膜厚度仪可检测角膜各个部位的厚度，还可以测量混浊的角膜，特殊情况下可在手术中应用。其精确度达到 0.005~0.01mm。

（1）结构原理：当声波脉冲撞击一个界面时，部分声波被反射，另一部分声波则穿透折射界面继续前进，角膜超声测厚仪就是利用声波脉冲从角膜后面反射回来的时间进行角膜厚度测定的。

（2）检查方法

1）被检眼表面麻醉，0.5% 的丁卡因或倍诺喜 1~2 次。

2）患者取仰卧位，注视正上方，检查者一手分开患者眼睑，一手持超声检查探头，测量各点角膜厚度，探头与角膜保持垂直接触，勿对角膜加压，压力过大将导致检测角膜厚度偏薄，过小则不显示结果。

3）根据临床需要测量角膜厚度，一般为 5 个点（中央、上、下、鼻、颞）。

4）所测数据可打印储存，并可重复进行。

5）滴抗生素眼液。

临床常用的超声角膜厚度测量仪如下。

Kreme Ⅱ Corneometer，Cilco 55 Villaxenor，Cooper Vision Pachymeter（A/B），Jedmod Pachysonicall Ⅱ，Storz. cs 1 000，DGH 1 000 等。更先进的测量角膜厚度的激光干涉仪也已用于临床。

（二）临床意义

1. 正常角膜厚度　一般中央角膜厚度为 0.510 ± 0.030mm，周边厚度为 0.66 ±

0.070mm。每个人的角膜厚度并不相同，大部分人在 0.48 ~ 0.54mm 之间。周边角膜比中央角膜厚，厚度为 0.66 ~ 0.76mm，并随年龄增加而减少。角膜厚度与角膜曲率有关，但其影响甚微。

2. 评价角膜内皮细胞损害的程度　如眼内和眼局部用药对角膜内皮细胞的毒性反应。

3. 评价内眼手术的效果　如果角膜中央厚度大于 0.65mm，提示可能内皮功能失代偿。

4. 应用于角膜移植手术　板层角膜移植术前测厚，以制定手术方案；穿透性角膜移植术后观察内皮细胞功能及移植术后内皮型排斥反应。

5. 屈光手术前精确的角膜厚度测量十分重要　放射状角膜切开术（RK）、准分子激光角膜切削术（PRK）及准分子激光角膜原位磨镶术（LASIK）术前必须精确测量角膜厚度，否则将大大影响手术安全性和准确性。

6. 判断眼压测量值的准确性　眼压的测量值与角膜厚度呈正相关，LASIK 术后所测眼压值普遍偏低。

7. 指导早期并发症　角膜厚度测量对于指导配戴接触镜和观察配戴接触镜后的早期并发症有重要意义。

（葛嫣然）

第六节　印迹细胞学检查

印迹细胞学（Impression cytology）检查是一种简单、无创伤、可重复进行的眼表细胞学检查方法，常代替组织活检来了解疾病的进程，是由 Egbert 等 1977 年发现并介绍的。

（一）基本原理

当用一种具有微孔的滤膜贴覆于眼表面片刻后，能够得到杯状细胞、上皮细胞和粘蛋白等的印迹，染色后可以观察细胞和蛋白的变化。印迹细胞学技术是用醋酸纤维素滤纸或生物孔膜获取角、结膜细胞标本，经固定染色或行免疫组织化学染色，来研究细胞形态结构等用以早期诊断眼表疾病的可靠方法。其结果与角结膜活检类似，可称为一种简单的活检。

（二）临床意义

（1）主要用于各种干眼病的诊断（敏感度100%、特异性87%）及其病情进展和治疗效果的观察。是诊断干眼病的重要实验室检查方法。

（2）用于一些眼病的辅助诊断，如干燥性角结膜炎、春季卡他性角结膜炎、睑缘炎、眼天疱疮、Steven – Johnson 综合征、Sjogren 综合征（SS）、异位性皮炎、甲亢性眼病等。角膜缘干细胞缺乏症的诊断以角膜表面发现有杯状细胞的存在为依据。

（3）观察一些滴眼液、眼部手术或配戴接触镜对眼表的影响。如用 0.5% 噻吗洛尔一个月后，结膜杯状细胞显著减少。

（4）快速测定眼表病毒感染（HSV、VZV 及腺病毒）。

（5）眼表面肿瘤的活检病理诊断。

（三）检查方法

1. 表面麻醉　0.5% 丁卡因或倍诺喜 5min×2 次。

2. 取材　用镊子将修剪好的 4mm×3mm 半梯形、孔径为 0.025μm 的乙酸纤维素滤膜置于眼表，毛面朝下，轻压四角，10～30秒后揭下，置于含固定液（96%乙醇）的培养槽中。4℃保存至染色。

3. 记录　记录采集标本的日期、患者姓名、眼别及采集区域。

4. 染色　目前一般有两种染色方法，Nelson法（即PAS法）和Tseng法。在染色的全过程中，保证滤纸片毛面完全染色。

5. 镜下观察和临床评定　在光镜下观察杯状细胞密度、上皮细胞核形态、核/浆比例（N/C值）及胞浆颜色等并分级。Nelson将鳞状上皮化生分为4个级别（1989），即0级（正常）、1级（轻度）、2级（中度）、3级（重度）。Tseng将结膜上皮鳞状角质化从0到5共分为6级（1987）。

（四）结果分析

Egbert等发现，人类结膜杯状细胞的密度以鼻侧睑结膜为最高，依次递减为颞侧睑结膜、穹隆结膜、睑裂部球结膜。一般认为球结膜中杯状细胞密度小于350个/mm² 时即提示眼表异常。

几种眼表疾病印迹细胞学特点

1. 干眼病　病变程度与鳞状化生程度一致，与蛇行染色体细胞的量成正比，与炎症反应程度有关。外源性干眼先影响球结膜及角膜，然后是下睑结膜；内源性干眼睑球结膜同时受累。泪液分泌试验结果与鳞状化生程度无关。

2. 干燥性角结膜炎　核/浆比及杯状细胞数量自下睑结膜到上球结膜下降，炎性细胞自上球结膜到下睑结膜下降，上球结膜可出现蛇行染色体细胞，严重病变可出现双核、固缩核及无核细胞。

3. 眼天疱疮　睑缘间结膜、下球结膜核/浆比下降，杯状细胞数下降，下方睑球结膜少量炎性细胞。

4. 局部点眼药　睑裂间结膜、下球结膜核浆比下降，各区域杯状细胞数下降，下方球睑结膜出现炎性细胞。

5. Sjogren综合征　球结膜区及下睑区出现明显的鳞状上皮化生及杯状细胞数下降。出现蛇行染色体细胞、固缩核细胞、双核细胞、无核细胞及炎性细胞。

6. 其他　维生素A缺乏的早期即能引起结膜干燥、杯状细胞减少和上皮细胞鳞状化生；配戴角膜接触镜患者的结膜印迹细胞学检查结果显示其上皮细胞形态、杯状细胞密度和核染色质均发生了不同程度的改变。

（五）实用价值

近年来，印迹细胞学检查技术范围不仅仅限于组化染色，免疫细胞化学染色、免疫电镜技术及分子生物学技术的应用使其研究范围大大扩大。它不仅能协助诊断干眼病等一些眼表疾病，也可快速测定眼表感染的病毒，还可测定结膜细胞的角蛋白表达、结膜上皮细胞的炎性表达及结膜黏液素的表达等。

（葛嫣然）

参考文献

［1］邵宏超，葛嫣然，马建英，等. caspase－2 与 p53 在兔视网膜缺血再灌注损伤中的表达及 rh－bFGF 对其表达的影响［J］. 现代生物医学进展，2014，14（10）：1844－1847.

［2］邵宏超，葛嫣然，李利艳，等. 重组人碱性成纤维细胞生长因子对兔视网膜缺血再灌注损伤的保护作用［J］. 临床误诊误治，2014，27（6）：101－104.

［3］葛嫣然，邵宏超，王福海，等. 雌激素对兔视网膜缺血再灌注损伤中视网膜神经节细胞凋亡及 bcl－2 表达的影响［J］. 蚌埠医学院学报. 2015，40（1）11－14.

［4］葛嫣然，邵宏超，王林洪，等. 曲安奈德玻璃体腔注射治疗糖尿病性黄斑水肿 17 例［J］. 山东医药. 2015，54（39）106－107.

［5］葛嫣然，邵宏超，王福海，等. 雌激素对兔视网膜再灌注损伤的保护作用［J］. 河北联合大学学报（医学版），2013，15（5）：625－626.

［6］葛嫣然，邵宏超，王福海，等. 兔视网膜缺血再灌注损伤中 Caspase－9 的表达和雌激素对其影响［J］. 医学理论与实践，2013，25（17）：2241－2242.

［7］葛嫣然，邵宏超，王林洪，等. 用翼状胬肉切除术联合角膜缘干细胞移植术治疗翼状胬肉的疗效观察［J］当代医学论丛，2015，13（1）：264－265.

［8］葛嫣然，邵宏超，王福海. 雌激素皮下注射对兔视网膜缺血再灌注损伤的预防作用［J］. 山东医药. 2016，56（23）50－51.

［9］葛嫣然，邵宏超. 儿童睑板腺囊肿反复发作致瘢痕性睑外翻一例［J］. 眼科. 2016，1，17.

［10］葛嫣然，邵宏超，王福海. 雌激素对兔缺血再灌注损伤视网膜神经节细胞凋亡的影响及其机制探讨［J］. 2015，55（20）28－30.

［11］葛嫣然，邵宏超，王福海. 雌激素预处理对兔视网膜缺血再灌注损伤组织中谷氨酸水平的影响［J］. 2015，55（16）33－34.

第三章

斜视检查

第一节　斜视的一般性检查

（一）适应证

（1）判断有否斜视。

（2）明确隐性斜视或显性斜视。

（3）鉴别共同性斜视与麻痹性斜视。

（4）明确斜视的方向。

（5）判断交替性斜视与单侧性斜视。

（6）进一步明确外斜视、内斜视的分类。

（7）了解注视眼。

（8）检查是否 A－V 征。

（9）指导手术治疗。

（二）禁忌证

无。

（三）操作方法及程序

（1）询问病史，进行眼部常规检查。

（2）进行知觉状态检查　包括视力、屈光状态、注视性质、双眼视功能。

（3）斜视定性检查　有否斜视；真斜视、假斜视；隐性斜视、显性斜视；共同性斜视、麻痹性斜视；斜视的方向：内斜、外斜、垂直斜（上斜、下斜）；交替性斜视、单侧性斜视；间歇性外斜、恒定性外斜；调节性内斜、部分调节性内斜、非调节性内斜；注视眼；A－V 征。

（4）斜视定量检查　参见下节。

（5）眼球运动检查。

（6）集合功能检查及调节性集合与调节比率测定（AC/A），见相关章节。

（四）注意事项

（1）详尽的病史询问对于正确的诊断非常重要。

（2）斜视检查常需要多次的重复和全面分析，以最终得出正确结果。

（3）儿童斜视与调节、融合关系密切，影响眼位的结果。必须戴眼镜检查，比较裸眼及戴镜的斜视度数的差别。

（邓　琳）

第二节　隐性斜视检查

（一）适应证

需要判断隐性斜视、显性斜视、间歇性斜视的患者。

（二）禁忌证

无。

（四）操作方法及程序

1. 遮盖试验法

（1）交替遮盖法：先遮盖一只眼，迅速将遮眼板移到另外一只眼。交替遮盖两只眼反复几次，如果两只眼均不动，说明是正位，没有斜视。若出现运动，根据方向判断是哪种斜视。

（2）单眼遮盖检查（又称遮盖－去遮盖法）：嘱患者注视前方33cm处的光点视标，遮盖一只眼破坏融合，观察未遮盖眼有没有运动及运动方向。去遮盖后观察被遮盖眼的运动及方向，若去遮盖后被遮盖眼表现为偏斜或偏斜一段时间才回到正位则为间歇性斜视，若去遮盖后被遮盖眼马上回到正位则为隐性斜视。然后再对另一只眼进行检查。

（3）遮盖共同试验：又称间接遮盖法，主要用于婴幼儿的斜视和弱视的定性检查。遮盖板离被遮眼距离要比上述方法远，置于眼与注视目标之间5～10cm处，检查者可以同时观察双眼的运动状态，判断是否斜视、弱视。

2. 马氏杆加正切尺检查法

（1）被检者注视前方正切尺上的点光源。

（2）马氏杆横向或竖向置于一只眼前。

（3）根据垂直或水平光带与点光源的位置变化加以判定。

（4）分别在33cm和6m处进行检查。

（四）注意事项

（1）注意应用马氏杆加正切尺检查时，应在半暗室环境中进行。

（2）马氏杆加正切尺检查法还可以用于检查微小斜视。

（邓　琳）

第三节 斜视角测量

一、角膜映光法

(一) 适应证
适用于婴幼儿及纯美容手术的检查。

(二) 禁忌证
无。

(三) 操作方法及程序
(1) 嘱患者注视 33cm 处点光源,观察斜视眼上光点的位置。
(2) 配合交替遮盖法暴露斜视角。
(3) 需要查 6m 远斜视角时,嘱患者注视放在 6m 远处的光源,检查者用另一个光点投射到注视眼的中央看斜视眼的光点位置。

(四) 注意事项
角膜映光法只能够对斜视角进行大致估计,如若较精确测量斜视角度,还应该结合其他方法。

二、棱镜片加遮盖法

(一) 适应证
适用于交替注视者。

(二) 禁忌证
无。

(三) 操作方法及程序
(1) 分别在远、近距离对受检者每只眼进行注视检查。
(2) 检查者一手持遮盖板,交替遮盖双眼,另一手持棱镜片置于斜视眼前。
(3) 逐渐增加棱镜片度数直到未遮盖眼不再移动为止,即患者的斜视度。

(四) 注意事项
内斜棱镜片基底向外,外斜棱镜片基底向内,即棱镜片尖指向斜视方向。

三、棱镜片角膜映光法

(一) 适应证
适用于单眼注视者。

(二) 禁忌证
无。

（三）操作方法及程序

（1）嘱患者双眼注视 33cm 处的点光源视标。

（2）置棱镜片于注视眼前，并逐渐增加度数。

（3）当斜视眼上的光点位置移到瞳孔中央时，棱镜片度数即为斜视角。

（四）注意事项

内斜棱镜片基底向外，外斜棱镜片基底向内，即棱镜片尖指向斜视方向。

四、同视机角膜映光法

（一）适应证

评价斜视程度及疗效。

（二）禁忌证

无。

（三）操作方法及程序

（1）选用同时知觉画片，置两侧画片筒里，注视眼注视同侧的画片，观察斜视眼光点的位置。

（2）调整转动镜筒直至反射光点位于瞳孔中央，交替熄灭光源，双眼不再移动。

（3）刻度盘上的指针所指的度数为患者的斜视角度数。

（四）注意事项

此法的结果往往比用上述其他方法检查的结果所得的斜视度小。

五、Kappa 角检查法

（一）适应证

进行功能性斜视手术的设计准备。

（二）禁忌证

无。

（三）操作方法及程序

1. 同视机测定　将 Kappa 角测量画片置于画片槽内，画片一行数字标识 "EDCBA012 3 4 5"。令患者注视中央的 "0"，观察角膜映光位于鼻侧（正 Kappa 角）还是颞侧（负 Kappa 角）。依次注视其他数字直至角膜发光点正对瞳孔中央，此时的度数就是 Kappa 角的度数。每个数字为 1 度。

2. 视野弓法　令患者下颌置下颌托上，前额顶住额托。遮盖一只眼，另一只眼对准视野弓中央的视标。检查者持点光源置视野弓的 "0 度" 位置，观察患者角膜映光点的位置。移动光点直至角膜映光点和瞳孔中央重合，该处视野弓上的度数即为 Kappa 角的度数。

（四）注意事项

对两只眼分别进行检查。

六、隐斜计检查法

（一）适应证

测量隐性斜视度数。

（二）禁忌证

无。

（三）操作方法及程序

（1）被检者注视前方点光源。

（2）马氏杆置于一只眼前。

（3）根据垂直光源与点光源的位置变化加以判定。

（4）调节旋转棱镜片的旋钮，直至光线穿行点光源。

（5）读取指针所指度数。

（6）分别在33cm和6m处进行检查。

（四）注意事项

利用隐斜计检查时应在暗室中进行。

（邓　琳）

参考文献

［1］曹允芳，刘峰，逯传凤．临床护理实践指南．北京：军事医学科学出版社，2011．

［2］高占国．眼眶病临床实践与思考．北京：人民卫生出版社，2014．

［3］杨培增，陈家祺，葛坚，等．眼科学基础与临床．北京：人民卫生出版社，2006．

［4］李凤鸣．中华眼科学．北京：人民卫生出版社，2014．

［5］胡诞宁．近视眼学．北京：人民卫生出版社，2009．

［6］葛嫣然，邵宏超，王福海，等．雌激素对兔视网膜再灌注损伤的保护作用［J］．河北联合大学学报（医学版），2013，15（5）：625－626．

［7］葛嫣然，邵宏超，王福海，等．兔视网膜缺血再灌注损伤中Caspase－9的表达和雌激素对其影响［J］．医学理论与实践，2013，25（17）：2241－2242．

第四章

眼科影像诊断

第一节　超声探查

超声探查于1956年用于眼科临床，80年代后获惊人的发展，现已普及。超声扫描不仅在眼部屈光间质混浊时是必备的诊断工具，也是揭示和鉴别眼内肿瘤、眶内病变极有价值的检测方法；在活体生物测量方面更显示其操作方便、精确度高、结果准确可靠的特点。

（一）超声检测的基础理论

1. 声与超声　声与超声波都是物质粒子振动产生的机械波，其本质相同，是从机械能转变成声能。但振动频率不同。人耳可及的声波频率为16～20 000Hz（Hz为频率单位），频率＞20 000Hz为超声波。

2. 超声波主要物理特性

（1）方向性：超声波沿直线方向加半扩散角向前传播，形成一股超声声束。扩散声束与平行声束间形成的角称半扩散角。半扩散角愈小，方向性愈强，探测效果愈好。临床上就利用这种特性，对被探测组织的病变进行定位及回声测距。

（2）反射和折射：超声波从一个介质向另一个介质传播时，两种介质声阻差＞0.1%时，就会在界面上产生反射和折射。声阻差越大，反射越强。介质的声阻与介质的密度及超声波在介质中传播速度相关。眼球各部位解剖层次分明，密度各不相同，超声传播速度亦不同，因此，超声扫描时彼此间有清晰的界面分隔，形成眼球、眼眶各部分的回声图或声像图。经反射而返回探头的超声能称回声。这是超声扫描诊断的基础。当超声声束与检测界面垂直时，回声最强。如果声束与垂直线相差12°角入射时，返回探头的声能仅为90°角的1%。因此，应力求探头与界面垂直，方能获得准确的超声图。

（3）吸收和衰减：超声波在介质中传播，声强随着传播距离的增加而减小，这种现象称衰减。所谓吸收衰减是因介质质点间的弹性摩擦，使一部分声能变成热能称为黏滞吸收；通过介质的热传导，把一部分热能向空中辐射称热传导吸收，两者使超声的总能量变小，引起声能衰减。不同组织或病变有不同吸收特性，通常正常组织吸收声能最少，而恶性肿瘤对声能吸收衰减非常显著。因此，病变组织对超声波吸收衰减的特点可作为对其定性诊断的依据。

（4）分辨率和穿透力：超声有轴向和横向分辨率。穿透力是指其能检测的最小厚度和宽度的能力。超声波频率愈高，轴向分辨率愈强，但穿透力愈差。眼球、眼眶位置相对较表浅，常规超声探查采用（7.5~10）MHz（兆赫）频率较高的探头，用于眼前段检查的超声生物显微镜是超高频超声显像系统，探头频率高达 50~100MHz，最大轴向分辨率为 $50\mu m$，探测深度仅 4~5mm。横向分辨率是与传播方向垂直平面的分辨率，与声束的宽度相等。提高频率可改善轴向和横向分辨率，但改善横向分辨率的主要手段是聚焦技术，在焦区内声束直径细，横向分辨力好，小的病变方能被显示。

（二）超声波的显示形式

根据回声显示方式不同，眼科常用超声扫描仪分为 A 型、B 型、彩色多普勒超声，近年三维超声已开始用于眼科临床。

1. A 型超声扫描　A 型超声显示是将所探测组织每个声学界面的回声，以波峰形式，按回声返回探头的时间顺序依次排列在基线上，构成与探测方向一致的一维图像。波峰高低代表回声强弱，根据波峰的高度、数量、形态来鉴别组织的性质，进行超声扫描诊断（用标准化 A 型超声）。A 型超声另一重要用途是用于活体生物测量。

2. B 型超声扫描　B 型超声扫描是通过扇形或线阵扫描，将界面反射回声转为大小不等、亮度不同的光点形式显示，光点明暗代表回声强弱，回声形成的许多光点在示波屏上构成一幅局部组织的二维声学断层图像（声像图）。实时动态扫描可提供病灶的位置、大小、形态与周围组织的关系，对所探测病变获得直观、实际的印象。现已广泛用于眼及眼眶疾病的诊断。超声生物显微镜实质上是用于眼前段检测的 B 型超声装置，可以显示眼前段结构二维断层图像。三维超声是一种全新的 B 型超声检查方式，三维断层成像是将 B 型超声探头放进三维适配器中进行扫描，通过计算机捕捉及合并数百幅来自不同角度的 B 超图像，瞬时完成三维图像的重组，提供眼部和眼眶的三维图像。

3. 彩色超声多普勒血流成像（color doppler flow imaging，CDFI）　当超声探头与被检测界面间有相对运动时使回声频率发生改变，这种现象称多普勒效应。CDFI 是利用多普勒原理，将血流特征以彩色的形式叠加在 B 型灰阶图上，红色表示血流流向探头（常为动脉），背向探头的血流为蓝色（常为静脉）。以血流彩色作为指示，定位、取样；同时以多普勒频谱进行血流参数的测定。目前已用于眼动脉、视网膜中央动脉及睫状后动脉血流检测，以及眼内、眶内肿瘤的彩色多普勒血流显示和研究等。

（三）探查方法

1. 筛查　被检者仰卧，轻闭被检者眼，眼睑涂耦合剂，以便消除探头与眼睑皮肤间存在的空气间隙。首先将探头置结膜或眼睑皮肤上，从下方开始，探查上方眼底，然后从鼻侧、上方、颞侧依次移动探头的位置，同时转动入射角度，使超声声束指向眼球、眼眶各部位。笔式标准化 A 型超声探头可置于角膜缘外结膜上逐渐向穹窿部滑动，探头围绕眼球 8 个子午线方向对眼球、眼眶进行全面探查。被检者眼球始终向探头所在部位相反方向注视，以便观察到眼底周边部。对经眼不易发现的眼眶病变，探头要放置在眼球与眼眶之间进行探测；眼眶前部病变探头需直接放在病变部位的皮肤上。未发现病变则超声探查结束。

2. 眼球、眼眶病变的特殊检查　当常规超声筛查发现病变后要进行如下检查。

（1）形态学检查：显示病变局部解剖的声学断层图像。通过不断地调整探头的位置和角度，选择多个扫描断层来确定病变的部位、形状、边界及与周围组织的关系。医生要根据仪器显示的回声图和声像图想象出病变的三维图像。

（2）定量测量：一定要用标准化 A 型超声。A 型超声扫描不同组织反射性是以波峰高度来表示。定量检查的方法是将巩膜回声的超声反射强度作为标准信号，病变与之比较。适用于视网膜脱离和玻璃体内膜组织的鉴别；对眼内和眶内肿瘤，要根据病变波峰高度、波峰特点以及病变内波峰高度的变化对其进行组织学判断，以为肿瘤诊断和鉴别提供定量和定性的依据。

（3）动态观察：包括了解病变的可动性和后运动，当眼球运动停止后，病变组织仍继续飘动称后运动；观察眶内占位病变的可压缩性，主要用来帮助判断眶内病变为实性、囊性或血管性。

（四）正常眼部超声图

1. A 型超声图　为一维图像称回声图。左侧始波为探头头端产生的饱和波，宽约 5mm，其右侧是晶状体前后界面波，较宽的平段为玻璃体的无回声区，后面的饱和波是后壁波，为玻璃体与视网膜的界面回声。视网膜、脉络膜和巩膜在回声图上不能分开为单一高波峰。紧接后壁波是一串易移动的丛状中、高波，代表球后软组织的界面回声，当探头垂直于眶壁时可见的高波峰为眶壁波。

2. B 型超声图　是由光点组成的二维图像称声像图。常规超声探查，眼前段显示差，眼睑、角膜均包括在左侧宽光带中，右侧的碟形光斑为晶状体后界面回声及尾随回声。广阔的无回声暗区是玻璃体腔，之后的弧形光带为眼球后壁回声，球后软组织为均匀的强回声光带，视神经呈管状或窄 V 字形暗区位于声像图中央，两侧低回声带状区是眼外肌回声。正常眼前段的二维图像见本文超声生物显微镜部分。

3. 眼动脉、视网膜中央动脉、睫状后动脉血流频谱图　正常眼动脉、视网膜中央动脉及睫状后动脉血流频谱图具有一般动脉频移图像特征。眼动脉频谱形态近似一个直角三角形，视网膜中央动脉为斜三角形，睫状后动脉频谱图也呈斜三角形，占据心脏收缩期和舒张期。收缩期有一重搏切迹将收缩峰分为两个峰，舒张期开始处出现第二切迹，形成第三峰。因此，眼动脉、视网膜中央动脉和睫状后动脉呈三峰双切迹状频谱图。眼动脉多普勒频移高，波峰和切迹明显。

（五）眼内疾患的超声图

1. 视网膜脱离　当屈光间质混浊或疑为继发性视网膜脱离时，超声扫描为首选检查。

（1）孔源性视网膜脱离：B 型超声扫描可明确诊断。当部分视网膜脱离时，玻璃体暗区出现一弧形强回声光带与视盘或与球壁回声相连，逐渐与球壁回声融合。回声光带与后壁间的无回声区为视网膜下液。新鲜的视网膜脱离光带纤细、光滑、多是凹面向眼球前方，若为波浪状光带，表明视网膜隆起高低不平，可存在后运动；陈旧视网膜脱离光带薄厚不一，光带较厚有皱褶，提示已出现增殖性玻璃体视网膜病变。当视网膜全脱离时呈漏斗形光带，宽口向前与锯齿缘相连，窄口向后连接视盘，显示 T 形回声光带，为晚期视网膜脱离所谓闭漏斗。降低增益视网膜脱离光带超声衰减与后壁衰减相近或同步。A 型超声扫描玻璃体平段出现垂直于基线的高波峰，与后壁间为无回声平段。标准化 A 型与 B 型超声联合应用，有利于视网膜脱离的准确诊断及与膜样组织的鉴别。

（2）牵拉性视网膜脱离：糖尿病、眼外伤、眼血管性炎症、严重眼内炎等均可引起增殖性玻璃体视网膜病变，发生玻璃体出血或渗出质积存，形成增殖膜和条索，与视网膜粘连，由于眼球运动和纤维膜的皱缩产生牵拉导致视网膜脱离。B 型超声扫描可见除视网膜脱离光带外，尚有与其相连的不规则光带，这些为增殖膜的回声。在糖尿病患者中最常见帐篷状和台布形两种牵拉视网膜脱离。前者是玻璃体增殖膜与视网膜有一个连接点；后者为玻璃体与视网膜有更广泛的粘连所致。当增殖膜同时牵拉两处视网膜使之脱离时，则形成吊床样外观。超声探查时要不断地变换探头的角度，进行纵向和横向扫描才能确切描述牵拉性视网膜脱离的形状和范围。

（3）渗出性视网膜脱离：因发生渗出性视网膜脱离的原因不同，声像图各有特征。

1）眼内肿物继发视网膜脱离：脉络膜和视网膜肿物均可伴渗出性视网膜脱离。声像图上视网膜脱离光带与后壁回声间有呈实体性的肿物回声，超声扫描可以发现广泛视网膜脱离下的小肿物。根据肿物形状、内反射、声衰等特征，对原发病进行鉴别。

2）视网膜脉络膜炎症所致的视网膜脱离：一般较浅，常为扁平脱离，局限在后极部最常见，也可以发生广泛视网膜脱离；原田病引起的视网膜脱离多呈半球形隆起，表面光滑，无皱褶，最先出现在眼底下方，严重病例可全视网膜脱离。

2. 脉络膜脱离　脉络膜脱离可以是自发地，更多为内眼手术或外伤的并发症。超声扫描有特征性改变，与其他疾病鉴别较容易。B 型超声扫描可见玻璃体暗区出现单个或多个平滑、较厚的圆顶形强光带，前端可超过锯齿缘，后端一般终止于赤道前，也可邻近视盘，但不与视盘相连，几乎无后运动。当脉络膜脱离达 360°时，横向扫描时显示多个半圆形光带呈花环样外观，隆起的间谷为涡静脉位置，若隆起很高其表面的视网膜相接呈对吻状。隆起光带与后壁回声间的无回声暗区为脉络膜渗液，称渗出性脉络膜脱离；若有疏密不等的回声光点、光斑为出血性脉络膜脱离。A 型超声扫描：玻璃体平段可见陡峭升高的波峰，波幅高度可达 100%，降低增益可见双峰顶。

当孔源性视网膜脱离伴睫状体、脉络膜脱离称脉络膜脱离型视网膜脱离。声像图上显示双光带，视网膜脱离光带与后壁回声间可见扁平形或半球形隆起的脉络膜脱离光带。视网膜脱离光带一般隆起不高，常有很多皱褶，与视盘相连。脉络膜脱离光带较厚，十分光滑，无皱褶，无论脉络膜脱离的范围和隆起的高度如何，均不与视盘相连。

3. 视网膜母细胞瘤　视网膜母细胞瘤多发生在 3 岁前婴幼儿，双眼患病占 25% ~ 30%。发病早期易被忽视，初诊时多已出现黑矇性猫眼。

（1）B 型超声扫描：多可提供具有诊断意义的图像。

1）自球壁向玻璃体腔隆起的一个或多个大小不等的肿块，小肿物呈结节状或半球形，大的肿物多为不规则形，甚至充满整个玻璃体腔。

2）肿瘤内部回声混乱，内回声多且强弱不等。

3）80% ~ 95% 的肿瘤内可见多个点状、斑块状不规则的强回声为钙斑反射，其后可见声影。降低增益正常结构回声消失后钙斑回声仍可见。这是视网膜母细胞瘤特征性改变。

4）当肿瘤组织成片坏死时，病变内出现囊性暗区。

5）病变呈实体性，缺乏后运动。

6）肿瘤沿视神经蔓延可见视神经暗区扩大，但不能发现早期病变，若眶内软组织中出现实体肿物回声，表明肿瘤向眶内扩展。

（2）A 型超声扫描：视网膜母细胞瘤因具有特征性回声图，大多数病例 A 型超声扫描也可明确诊断。

1）玻璃体平段出现高低不等的病变波峰与后壁波相连，肿瘤内钙斑呈宽高波，波峰高度可达 100%，缺乏后运动。

2）眼轴正常或略长。

（3）CDFI：肿瘤内发现动、静脉血流信号，与视网膜中央动、静脉相延续。脉冲多普勒显示高速、高阻血流频谱。

超声探查对儿童白瞳症鉴别有十分重要的价值。有多种良性眼内疾病可以出现白瞳症，国外文献报道，PHPV、Coats 病和弓蛔虫病分别为前三位。国内有关眼部弓蛔虫病报道甚少。视网膜母细胞瘤主要需与 PHPV、Coats 病、早产儿视网膜病变、内源性眼内炎等相鉴别。

PHPV 在声像图上为视盘前至晶状体后或眼底周边部的带状强回声，有时仅一细条形回声与晶状体后囊相连，或为视盘前伸向中玻璃体腔的蒂样条索；Coats 病显示病变部位视网膜不规则增厚，常伴有广泛缺乏可动性的视网膜脱离，在脱离的视网膜光带下可见细弱或粗大的回声光点，有自发运动；早产儿视网膜病变，多数病例在晶状体后甚至大部分玻璃体被广泛的增殖膜和斑块样回声所占据，仅有一细条形弱光带与视盘或球后壁相连，实为闭漏斗性视网膜脱离，容易被忽略；内源性眼内炎，因有全身感染及发烧病史，可为诊断提供帮助，在声像图上玻璃体暗区出现分散或密集的回声光点，有明显的后运动，常伴 Tenon 囊积液，严重病例可出现视网膜水肿、渗出性视网膜脱离等。

4. 脉络膜黑色素瘤　脉络膜黑色素瘤多发生在中年人，几乎为单眼发病，超声扫描是最重要的检查方法之一，可以提供具有定性诊断意义的依据。

（1）B 型超声扫描：早期自巩膜内面局部隆起 2~2.5mm 即可显示为实性肿物。脉络膜黑色素瘤声像图上有特征性改变。

1）肿物呈半圆形或蘑菇形回声光团，自球壁向玻璃体腔隆起，其边缘清楚、光滑、锐利。

2）肿瘤内回声均匀或肿瘤前部回声光点密集，回声强，因声能衰减以及肿瘤出血、坏死，肿瘤后部回声减弱变暗，甚至无回声，称挖空征。

3）肿瘤基底部脉络膜因被肿瘤细胞占据，亦为弱回声，与周围球壁强回声对比呈挖掘状，称脉络膜凹陷。

4）肿物声衰较显著，其后可见声影。

5）常伴渗出性视网膜脱离。

（2）A 型超声扫描：标准化 A 型超声显示脉络膜黑色素瘤有如下四个基本特征。

1）肿瘤表面为高反射，肿瘤内波峰高度相近或波峰高度由左至右规则梯状下降，大的脉络膜黑色素瘤，45°~60°Kappa 角（病变波峰峰顶连线与基线的夹角）。此点可与眼内其他肿瘤相鉴别。

2）肿瘤呈现低 - 中度内反射，肿瘤波峰平均高度为巩膜波峰高度的 5%~60%。

3）呈实体反射，无后运动。

4）肿瘤内多血管状态：90% 的大脉络黑色素瘤显示肿瘤的多血管的血流效应，回声图上见肿瘤波峰自发的、细小的、持续的快速垂直闪烁。

（3）CDFI：肿瘤内可以获得多普勒血流信号，脉冲多普勒显示肿瘤呈中高收缩期、较高舒张期、低速低阻型血流频谱。

5. 脉络膜血管瘤　脉络膜血管瘤为典型的规则结构、高反射的实性肿物。分局限性和弥漫性两种类型（见图 4 – 1）。前者孤立存在，常位于视盘和黄斑附近。弥漫性脉络膜血管瘤经常是 Sturge – Weber 综合征的一部分。B 型超声扫描：孤立的脉络膜血管瘤为扁平或圆顶状，轻度到中度隆起，肿物内部回声光点多，回声强，呈均匀分布，无显著声衰减，肿瘤表面和周围常伴视网膜脱离光带；弥漫性脉络膜血管瘤通常在后极部呈弥漫的扁平隆起，肿物内显示颗粒状强回声，可伴 Tenon 囊积液。Sturge – Weber 综合征的患儿中，轻微病例只显示视网膜、脉络膜增厚，反射增强。因此，对可疑病例要与健眼对比，仔细进行检查以免误诊。严重者常见于未经治疗的年长儿或治疗后复发病例，肿瘤侵犯大部分脉络膜，在视盘周围隆起最高，向周围延伸，逐渐变薄，可达锯齿缘。常伴广泛的视网膜脱离，甚至全视网膜脱离。A 型超声扫描：玻璃体后段出现多个连续的高波峰，与后壁波相连，波峰高度接近，排列均匀，无后运动，Kappa 角小于 45°，有别于脉络膜黑色素瘤。

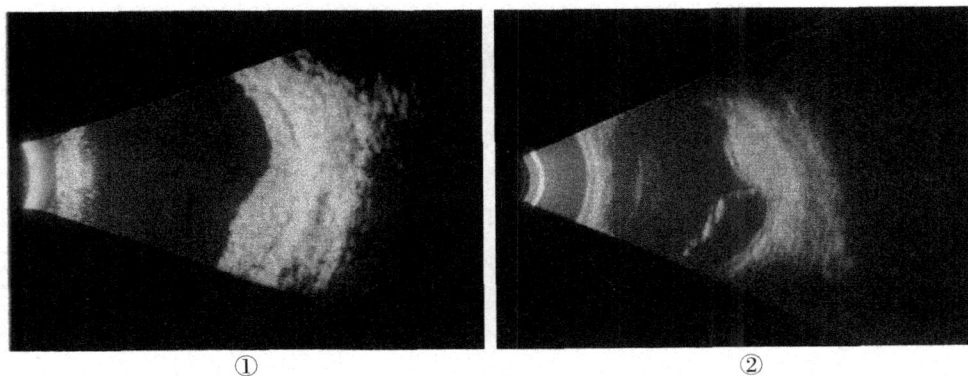

图 4 – 1　脉络膜血管瘤 B 型超声图
①弥漫性　②孤立性

6. 脉络膜转移癌　脉络膜转移癌为广泛的实体病变。B 型超声扫描：常呈宽基底扁平隆起，表面可崎岖不平，呈分叶状，边界不清楚，也有肿物隆起较高，呈半球形外观。多数病例肿瘤内部结构不均质，内回声较强或强弱不等，分布均匀或不均匀。转移癌常伴广泛极高的视网膜脱离。一般玻璃体不受累，玻璃体出血极少见。脉络膜转移癌在回声图上和 CD-FI 检测均无特征性改变。

7. 玻璃体积血　新鲜播散性出血在声学上是不可见的，有凝集的血与周围玻璃体间形成反射界面时超声探查方能显示。B 型超声扫描：轻度积血为小的点状、短线状回声，可局限在玻璃体的某一部位或呈播散分布，致密的积血可呈团块状回声。积血较多时，回声光点、光团可弥漫于整个玻璃体腔。积血有机化形成时，可见带状或膜样回声。玻璃体积血后运动活跃，积血机化程度膜形成以及与球壁的附着点都可以在观察后运动中做出判断。降低增益玻璃体积血及膜样回声提前消失。A 型超声扫描：玻璃体平段出现疏密不等的小波和中波，积血越致密，反射性越高。

8. 玻璃体增殖　由玻璃体积血、眼内炎、眼外伤等使玻璃体内形成纤维膜或条索，称玻璃体增殖。声像图上玻璃体内见各种各样条状或膜片状回声，排列杂乱无序，当发生增殖性玻璃体视网膜病变后，玻璃体内的增殖膜或条索与视网膜紧密粘连，后运动消失。以糖尿病性视网膜病变最具代表性。在回声图上玻璃体平段显示多发病变波峰，膜较厚或有红细胞附着在膜上，玻璃体平段则出现中高波峰，此时需与视网膜脱离相鉴别。标准化 A 型超声定量分析可对视网膜脱离与膜样组织鉴别。△dB≤15 是视网膜脱离，△dB 在 17～25 范围为膜样组织。

9. 星状玻璃体病变　星状玻璃体病变常发生在老年人，糖尿病患者发生率高。晶状体混浊后，根据超声图像特征可与玻璃体积血相鉴别。

（1）玻璃体暗区见无数小而强的回声光点，可散在分布，但大多数很密集，呈多重圆心的团状回声。

（2）病变位于中玻璃体腔，混浊后缘与视网膜回声间为无回声暗区。

（3）有明显后运动。

（4）星状玻璃体病变较玻璃体积血回声强，较巩膜回声弱，降低增益较后壁回声提前消失。

10. 玻璃体猪囊尾蚴病　玻璃体猪囊尾蚴病有相当特征性超声图像。玻璃体腔可见圆形光环为囊壁回声，紧贴囊内壁可见强回声光斑为虫体头节，利用实时扫描可见虫体自发蠕动。可伴玻璃体混浊及视网膜脱离。

11. 球内异物的超声诊断　无论是金属或非金属异物，声学性质与眼组织截然不同，超声扫描时均可构成强的回声界面。金属异物大于 0.5mm 就可产生强回声。碎石、塑料及木质等能透 X 线的异物也可以清楚显示。超声探查还可以同时提示眼外伤的程度，有玻璃体出血或视网膜脱离可一目了然。因此，对预先已做 CT 扫描或经 X 线定位者，超声探查仍是必要的。眼内异物声像图所见如下。

（1）玻璃体暗区出现强回声光斑：降低增益，眼部正常结构回声消失，异物仍为强回声（见图 4－2）。对紧贴球壁回声的异物，最好 A 型与 B 型超声扫描联合应用，采用调节增益的方法，可以准确显示异物在眼球内、眼球外或在球壁内。

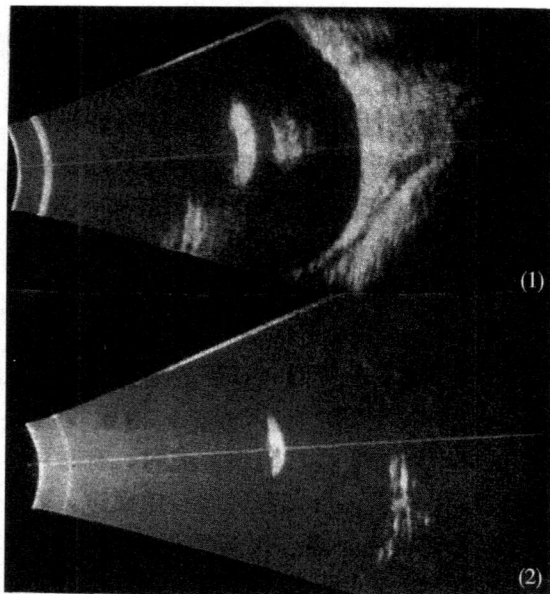

图 4－2　球内异物声像图

（2）回声强的异物因声能衰减：异物后可见声影，即在异物后球壁及球后脂肪均不能显示而形成带状暗区。若为较大的金属异物，异物后面的眼球壁可向前隆起，这是因超声波在金属内传播速度较玻璃体快造成的影像失真。

（3）球形或形状规则、界面整齐的异物：在异物强回声光斑后可见形状相同、距离相等，逐渐减弱的回声，这种重复反射现象又称尾随回声。这些瞬时出现的重复反射，使这类特殊异物容易被发现和定位。

球内玻璃异物多为细长形外观，超声声束较难与细长而光滑的表面垂直，因声能大部分被反射只产生弱的回声信号，易漏诊或将一个较大异物诊为小异物。当声束方向与玻璃碎片的长、平的表面完全垂直时，可产生强的反射信号，能准确地显示异物大小，异物后可见重复反射现象。随着穿通伤口进入球内的气泡，也会产生高反射，与真实的异物相似，可以通过改变体位办法加以鉴别。

（六）眼眶疾病超声图

B型超声扫描下眶脂肪呈均匀而弥漫分布的强回声，中央暗区为视神经，两侧低回声带是眼外肌。当声像图上显示正常结构扭曲变形以及声学性质的改变，都预示其本身病变或眶内肿瘤的存在。但是，眼眶病变的诊断一定要两侧进行比较来鉴别正常与病态，最好与标准化A型超声同时应用，有利于对眶内病变，尤其是眶内肿瘤的组织学判断。

1. 眶内肿瘤 根据肿瘤的部位、形态、边界、内反射及声能传导等超声扫描所见，粗略将眶内肿瘤分为如下。

（1）囊性肿物：为边界清楚、光滑、锐利的圆形或类圆形肿物、声传导好，可见后壁回声，肿物内多为无回声暗区。可见于黏液囊肿、单纯性囊肿、皮样囊肿。后者可因囊肿内容物不同产生多样回声，液体占主要成分时囊肿内为无回声暗区，而囊肿内有脱落物凝集者可出现较强的回声。

（2）实性肿物：呈圆形或略不规则形。肿物前界清楚、光滑，呈低到中度的内回声，声衰减显著，肿物后界显示不够清楚或不能显示。超声扫描可显示肿瘤所在位置及与正常结构的关系，并可进一步提示肿物的组织类型。如：位于肌肉圆锥内累及视神经的肿物，最大可能显示为视神经胶质瘤、视神经鞘脑膜瘤和神经纤维瘤，视神经暗区扩大为其诊断要点。视神经胶质瘤为视神经本身梭形膨大，边界规整，内回声一般低暗，脑膜瘤内回声少，声衰显著，后界不能显示。

（3）眼眶血管性病变：常见的如海绵状血管瘤，为圆形或类圆形边界清楚的肿物，多位于肌锥内，肿物的回声光点多而强，分布均匀，呈颗粒状外观，可见肿瘤晕，病变呈中等度声衰减，后界能清楚显示。而眶静脉性血管瘤则病变边界不清楚，在眶脂肪的强回声中显示圆形、管状或大小不等，形状不同的无回声或低回声腔。

（4）眶内恶性肿瘤：多为不规则的实体病变，兼有实性及血管性肿瘤的部分声学特征。肿瘤边界不清或边界不整齐，传声差，声衰著，后界不能显示，一般肿物内回声少，但肿瘤组织结构不同，内回声也有区别。常见于恶性淋巴瘤、转移癌等。眶内弥漫型炎性假瘤也有类似的超声影像特征。恶性肿瘤为浸润性生长，可发生在眼眶任何部位，若颅内或鼻窦肿物眶内侵犯者经常沿眶壁生长，早期呈扁平形，这类病变及眶尖部肿瘤超声扫描难以发现，眶顶肿物超声声束不易达到，需进行CT扫描或MRI明确诊断。

2. 特发性眼眶炎症　又称炎性假瘤，包括形形色色的眶软组织病变，由于组织类型不同，超声信号亦不一致。按超声扫描所见，将其归为两类，其一为炎性肿瘤，表现为圆形、扁平状或不规则形实性肿物，边界清楚或不清楚，病变呈低回声。另一类为眶内组织炎性水肿，眼外肌和泪腺肿大，也可以有巩膜炎和视神经周围炎。当眼球筋膜囊有积液时，球壁外的弧形无回声间隙与视神经无回声暗区相连，构成 T 形暗区。尽管上述超声所见为非特异性的，但这些发现有助于炎性假瘤的诊断。

3. 眼外肌肿大　眼外肌肿大最常见于 Graves 病和眼外肌炎。

（1）Craves 病多发生在中年女性：无论甲状腺功能亢进、功能低下或功能正常者均可能发生眼眶病变。声像图上见单侧或双侧多条眼外肌梭形肿大，单侧眼球突出者也可以显示双侧眼外肌肿大。肿大的眼外肌肉部结构不均质，反射增强。因增厚的肌肉内含液体增多，破坏其正常紧密的内部结构所致。

（2）眼外肌炎：眼外肌炎是特发性眼眶炎性综合征的最常见一个亚型。经常单眼发病、双眼同时或先后发病者少见。往往只单一眼外肌受累，眼外肌的肌腹、肌腱均肿大，肌肉附着点病变重，增厚显著。肿大的眼外肌边界清楚，内回声少。B 型超声对各种原因所致眼外肌肿大均可显示，但确切的定量诊断主要靠标准化 A 型超声扫描显示眼外肌各段、并加以准确测量。

（七）眼部生物测量

1. 用途　超声波可以对眼部组织结构及眼球、眼眶病变进行准确测量，超声生物测量是超声扫描仪在眼科另一重要用途。主要包括以下 2 个方面。

（1）眼部活体结构测量：视轴及眼屈光成分的轴径测定。

（2）眼部病变的探测：如眼内病变的隆起高度、病变范围；眼内肿瘤的高度、基底径、肿瘤的体积；眶内占位病变或肿瘤大小的定量测量；视神经以及眼外肌的测量等。

超声生物测量可为白内障人工晶状体植入术及角膜手术提供准确的数据资料。近年来，白内障、准分子激光手术的飞速发展也促进了超声生物测量技术广泛普及；超声生物测量对青光眼、屈光不正等解剖学、生理学相关性的研究也有重要价值；眼内、眶内肿瘤的超声测量更是必不可少，其他检查方法所无法替代的。如：脉络膜黑色素瘤主要是根据超声探测所获得的量化信息拟定治疗方案，依据超声测量结果计算放射治疗量，超声对肿瘤的监测及疗效的评估，同样是非常重要的。

2. 测量方法　眼活体结构的测量是依据 A 型超声轴向回声图，测量不同组织界面间距离。

（1）眼球轴长和角膜厚度测量：现代 A 型超声扫描仪和角膜厚度测量仪均由电脑控制。A 型超声扫描仪测量精确度为 ±0.01mm。回声图上可清楚显示角膜厚度、前房深度、晶状体厚度及眼轴长度，同时进行人工晶状体度数的计算并打印出结果；角膜厚度测量仪是由电脑控制角膜测绘图，使用十分方便，选用（20～30）MHz 探头，测量精确度可达 ±0.001mm，为角膜手术提供可靠依据。

（2）对眼内或眶部病变的测量：采用标准化 A 型和 B 型超声。应首先选用标准化 A 型超声扫描，使用定量检查程序可准确获得病变隆起高度基底宽度等多种参数；B 型超声扫描因病变隆起高度、范围等清晰可见，直观容易测量，经常被采用。但检测结果不及标准化 A 型超声精确。近年来，新一代 A、B 型超声系统提供的三维超声图像，可以比较精确地测出肿瘤的不同断面的肿瘤基底、高度以及肿瘤面积、体积等。

（卢昌辉）

第二节　超声生物显微镜

超声生物显微镜（Ultrasound biomicroscopy，UBM）是加拿大医生 Pavlin 等研制并用于眼科临床的高频超声成像系统，实质上是用于眼前段检测的 B 型超声装置。因其探测频率高达 50 ~ 100MHz，图像分辨率高，最大分辨率为 50μm，相当于低倍光学显微镜的分辨率水平，故称为超声生物显微镜。

眼科常用的超声生物显微镜探头频率为 40 ~ 50MHz，每次扫描探测深度范围 5mm × 5mm，可以显示眼前段结构任意子午线上二维断层图像。

UBM 的临床应用使光学仪器无法观察到的部分眼前段结构及传统超声探查的"盲区"均可展现出来。如：可以清楚揭示后房的形态，显示虹膜后睫状体病变以及晶状体悬韧带的情况，对其进行形态学观察以了解形态结构和相互关系的变化，提供相关疾病的信息，从而大大提高了眼前段疾病的诊断水平，使眼前段多种疾病的诊治进入了崭新的阶段。

（一）UBM 的检查技术

1. 检查前准备

（1）UBM 为水浴法检查：首先应向受检者解释检查的过程及注意事项，解除受检者的恐惧心理。

（2）受检者仰卧位，注视上方天花板。

（3）予被检者结膜表面麻醉后，根据睑裂大小置入合适的眼杯。

（4）眼杯内放耦合剂或 0.9% 氯化钠溶液。也可用隐形眼镜全护理液、卡波姆滴眼液等代替。

（5）眼球有新鲜穿通伤口、角膜或结膜有炎症者暂不宜进行检查。

2. 检查方法

（1）探头的使用

1）放射状扫描：检查者左手固定眼杯，右手控制探头，使探头与被检眼角膜缘垂直，顺时针方向扫描一周，这是观察眼前段结构和疾病最常用检查方法。可以显示房角结构、虹膜、后房及睫状体病变。

2）水平扫描：将探头与角膜缘平行扫描时，观察一个断面图像上睫状突的形态、数量，同时显示睫状体与巩膜的附着情况。也可用于界定病变的侧向范围。

（2）如何获得满意的 UBM 图像：在检测过程中要根据病变的部位，移动探头或嘱被检者转动眼球，保持超声声束与检测部位垂直，才能获得最佳图像。表现为所检测部位的表面各线明亮图像清晰。声束倾斜会使组织结构显示不清或导致图像扭曲变形。

另外，所使用仪器相关参数的选择也是至关重要的。如：仪器的增益范围在 60 ~ 90dB，正确选择增益才能使各组织结构的回声特点显示出来，获得清晰的图像。将增益调节过高会使正常组织结构与病变不易区分；若增益调节过低会造成诊断信息丢失；时间增益补偿系统（Time gain compensate，TGC）一般设在 4 ~ 5dB/mm；延迟（Delay，DLY）为显示窗口的顶部与探头前部的距离。通过 DLY 不同的设置，对眼前段不同结构进行检查一般不低于

2.24mm；图像的后处理，仪器可提供7种不同图像的转换功能（transfer function，TF）可以提高存贮图像的质量，第一种功能（TF1）为常用的方法，图像的亮度和灰度水平比例是最理想的。

（二）正常眼前段的 UBM 图像

1. 角膜、巩膜及角巩膜缘　角膜在 UBM 图像上分为四层，角膜前表面两条窄的强回声光带分别代表薄的上皮层和前弹力层（Bowman 膜）的回声反射，后表面的强回声光带为后弹力膜（Desemet 膜）和角膜内皮层，两层合二为一不能分开。前后表面强回声光带间较宽的均匀低回声带为角膜基质层。

巩膜由致密的纤维组成，与角膜相比，回声强，也是眼内回声最强的结构，UBM 可以显示前部巩膜，呈均匀的强回声光带。

巩膜与角膜间回声由强至弱的移行区为角巩膜缘。在其内侧面的三角形强回声嵴为巩膜突（scleral spur），是眼前段结构测量的重要标志。

2. 前房、前房角及后房　正常眼中央前房、前房角结构及后房形态的 UBM 图像（图4－3）。

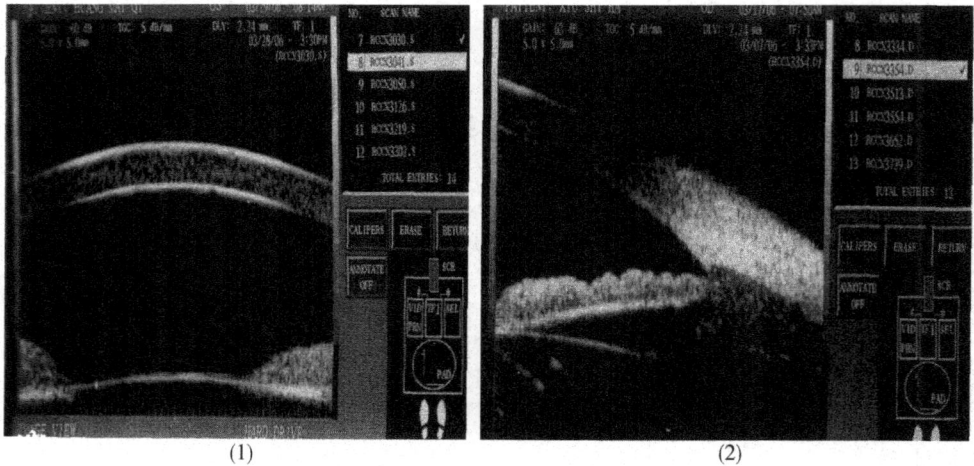

图4－3　正常眼前段结构 UBM 图像
（1）中央前房　　（2）前房角、后房

前房为角膜内皮至虹膜表面、晶状体瞳孔区及睫状体前部间的无回声区。角膜内皮中央至晶状体前囊间的垂直距离为中央前房深度。

前房周边部为前房角。由虹膜根部、睫状体前部及角巩膜内侧面构成。UBM 可以观察前房角的相应结构，发现房角变窄或关闭。以巩膜突为标志，可对房角相关参数进行定量测量。在巩膜突前500μm 小梁网上一点，垂直角膜做一直线与虹膜相交，两点间距离为房角开放距离。也有学者提出以巩膜突为房角顶点，以该点为圆心做一半径为500μm 的参考圆，该圆与角膜内表面和虹膜前表面的交点为房角的两端点，所形成的角度为房角开放度数，两端点间的距离为房角开放距离。

后房位于虹膜后面，睫状体冠部内侧面及玻璃体前界膜之间。UBM 图像上后房为形状不规则的狭小的无回声间隙。UBM 是唯一可能在活体上完整展现后房形态的检测方法，能清楚显示虹膜、睫状体及晶状体周边部的相对位置关系，观察病理情况下后房形态的变化。

3. 虹膜和睫状体　虹膜前表面及后表面的色素上皮层均为高反射，在前、后房无回声区衬托下，UBM 图像上从虹膜根部至瞳孔缘均清晰可见，呈均匀一致的中强回声。虹膜膨隆程度、虹膜根部附着的位置及虹膜组织内回声的变化均能显示。

睫状体在 UBM 图像上形态不完全相同，因扫描部位不同而异。矢状切面为类三角形，前部显示隆起的睫状突，或不见睫状突只有睫状肌的轮廓，向后逐渐变窄至睫状体平坦部，内回声与虹膜组织相近；在冠状切面上，睫状突呈平行排列的高低不等的小柱状突起，呈中强回声。睫状体与巩膜相贴附，两者间出现无回声间隙提示有病理改变。

4. 晶状体、晶状体悬韧带及前部玻璃体　UBM 图像上晶状体前囊为强回声光带，晶状体皮质和核呈无回声，晶状体后囊不能显示；晶状体悬韧带为晶状体赤道部与睫状突间规则排列的中低强度线状回声；前部玻璃体是无回声暗区。

（三）UBM 在青光眼诊断和研究中的应用

临床研究发现，许多类型的青光眼与眼前段解剖结构相关。UBM 能清楚显示前房、后房及房角结构，并可以获得量化诊断信息。手术后可通过对滤过泡和滤过通道的观察，直接揭示手术失败的原因，指导临床治疗。因此，UBM 对青光眼的诊断、研究以及对手术疗效的评估具有特殊重要的价值。

1. 原发闭角青光眼 UBM 图像　原发闭角青光眼 UBM 图像上主要有 3 种不同表现。

（1）瞳孔阻滞型：常见于急性闭角青光眼和少数慢性闭角青光眼。UBM 显示前房浅，晶状体位置靠前，瞳孔缘相对位置偏前。生理性瞳孔阻滞会导致后房压力高于前房，瞳孔阻滞强度增加时，所产生的压力差使周边虹膜向前膨隆，甚至中 – 高度膨隆，造成房角狭窄或关闭。周边虹膜切除术后，UBM 显示周边虹膜膨隆减轻，房角增宽或开放。这类患者通常虹膜根部较薄附着相对偏后，睫状体位置靠后。因此，房角关闭主要为瞳孔阻滞所致。

（2）非瞳孔阻滞型：如高褶虹膜综合征（plateau iris syndrome，PIS），在 UBM 图像上有特征性表现。前房轴深大致正常，虹膜比较平坦，在房角入口处房角突然变窄，甚至关闭。UBM 显示虹膜根部较厚，附着点偏前，在房角处不同程度的"高坪"样隆起，与小梁网同位，如果虹膜"高坪"的高度达 schwalbes 线水平，当瞳孔散大时，周边虹膜完全阻塞小梁网使眼压急骤升高；若周边虹膜阻塞部分小梁网，眼压正常或不同程度升高。患者周边虹膜切除术后，自发性或散瞳等因素仍可使房角关闭，引起青光眼急性发作。UBM 扫描还可见这类闭角青光眼睫状突位置前移，将虹膜根部推向房角方向，形成房角急转变窄的特殊形态。因此，房角关闭主要取决于及周边虹膜"高坪"的高度以及睫状体前移的程度。

（3）混合机制型：见于虹膜膨隆型慢性闭角青光眼。UBM 显示前房浅，晶体位置靠前、虹膜根部膨隆，提示瞳孔阻滞因素仍然存在。这些病例常伴虹膜根部肥厚，附着偏前，使虹膜根部易堆积在房角，睫状体前位又进一步推顶虹膜根部使房角变窄或关闭。

2. 恶性青光眼 UBM 图像　各种青光眼手术后或使用缩瞳剂等，房水不能从后房进入前房通过正常向前通道排出，而逆流积聚于玻璃体腔，导致前房变浅或消失，眼压升高，称恶性青光眼。UBM 对恶性青光眼发生机制的研究显示独具的价值，应用 UBM 观察发现，一部分恶性青光眼的发生与患者眼球前段小、晶状体厚、睫状体肥大、位置偏前等解剖结构密切相关。UBM 扫描恶性青光眼影像特点是：晶状体虹膜隔前移，虹膜与角膜内皮接触，中央前房极浅或消失；虹膜与晶状体完全相贴；睫状体水肿，睫状突肿胀前旋，睫状体与晶状体紧密相贴，后房消失；部分病例出现睫状体浅脱离。UBM临床应用使睫状环阻滞而发生恶性青光眼得到进一步证实。但也有学者发现，有的患者具有恶性青光眼的表现，而睫状突与晶状体并未接触，无睫状环阻滞的形态特征，提示是睫状环阻滞以外的因素引起的，目前研究认为这类恶性青光眼可能因虹膜晶状体阻滞使房水逆流到玻璃体腔导致晶状体虹膜隔极度前移所致。所谓非睫状环阻滞型恶性青光眼或称继发恶性青光眼。

3. 色素播散综合征和色素性青光眼　色素播散综合征（Pigmentary dispersion syndrome，PDS）是自虹膜色素上皮脱落的色素经房水循环沉积于角膜后壁、小梁网、晶状体等眼前段组织中。双眼发病，常见于近视眼患者。经若干年后将有25%～50%发展成色素性青光眼。UBM扫描所见：①中央前房深。②前房角宽。③虹膜向后凹陷，虹膜后表面的色素上皮与晶状体前面、晶状体悬韧带广泛接触。④典型者虹膜中周部变薄。⑤使用缩瞳剂或虹膜周边切除术后，虹膜变平坦。

关于色素播散的机制，Campbell首先提出机械性摩擦学说，Karickhoff等学者提出反向性瞳孔阻滞色素播散的机制。由于虹膜向后凹陷，虹膜后表面的色素上皮与晶状体前面、晶状体悬韧带广泛接触，产生机械性摩擦，引起色素释放。一些学者应用UBM对色素播散综合征患者临床观察，也发现使用缩瞳剂或虹膜周边切除术反向性瞳孔阻滞解除后，虹膜变平坦，支持上述观点。

4. UBM在抗青光眼术后的应用　UBM可以对青光眼小梁切除术后滤过通道进行观察，了解滤过泡的形态，滤道的内、外口及巩膜瓣的情况。滤过通道通畅的功能性滤过泡呈中低回声，有的可见小的低回声液腔，巩膜瓣下的通道为一无回声间隙；囊样包裹型滤过泡为局限的囊性液腔，周围被薄的高反射层包裹，已无滤过功效。若滤口表面与巩膜瓣粘连，呈高回声图像，表明巩膜瓣周围纤维增殖，已有瘢痕形成。内口有虹膜或玻璃体阻塞均可被发现。对非穿透小梁切除术后，UBM扫描可显示在巩膜瓣下的液性无回声间隙，可用以观察非穿透区保留的小梁网组织厚度是否合适，深层巩膜床是否足够薄等。

（四）UBM在眼外伤的应用

UBM的应用使眼前段外伤的诊断更加及时、准确。当角膜混浊、前房出血，光学仪器受限时，UBM探查仍可提供眼前段损伤的详细信息。如：发现虹膜根部离断、房角后退、睫状体脱离、晶状体脱位等，对虹膜后面、睫状体部位的微小异物可以显示和定位，使眼前段损伤的诊断水平提高，为正确治疗提供可靠依据。

1. 房角后退　当钝挫伤的力量作用于睫状体前部，导致睫状体的环形肌和放射形肌与纵行肌纤维撕裂，前者挛缩后退，向内向后移位，与虹膜根部相连，后者仍附着在巩膜突上。UBM显示虹膜根部后退，与巩膜突脱离，前房角加宽，巩膜突至房角隐窝的距离加大，房角变深。以往文献报道，钝挫伤合并前房出血的患眼45%～94%有房角后退，房角后退≥180°圆周，有可能迟早会发生外伤性青光眼。因此，UBM探查时应仔细检查房角后退部位和范围，按时钟表示法详细记录。

2. 睫状体脱离　睫状体脱离常发生在严重的眼球挫伤、眼球破裂伤或内眼手术后。UBM是显示睫状体脱离最直观而准确的方法，有少许睫状体上腔积液也能被发现。

正常眼的睫状体矢状面呈类似三角形，与巩膜相贴。两者之间出现无回声暗区时，提示睫状体脱离。睫状体上腔无瓣膜结构，睫状体脱离一般为360°全周脱离。UBM图像上常见楔形、条形无回声区。此外，UBM能同时显示患眼的其他异常。如：睫状体上腔液体积存使睫状突位置前移、前旋，虹膜根部膨隆，前房变浅等。

当睫状肌纵行纤维附着在巩膜突上的肌腱断裂，睫状体与巩膜突及巩膜完全分离，为该部位的睫状体断离。睫状体上腔与前房完全沟通将导致持续低眼压，引起视功能障碍，未经有效治疗甚至会造成眼球萎缩。UBM 可探及睫状体上腔与前房完全沟通的瘘口，显示断离口的位置及断离的范围。有时睫状体与巩膜突已完全分离而未发现睫状体上腔与前房完全沟通的断离口，通常是因虹膜根部未与巩膜完全分开，但此时虹膜已偏离正常的解剖位置，向断离口移位，虹膜根部甚至中周部与巩膜突及巩膜相贴。

睫状体固定复位术后，手术成功者睫状体上腔积液消失。若仍有部分睫状体脱离经 UBM 可准确显示，并可查明残余断离口位置，为进一步治疗提供依据。

3. 眼内异物　UBM 主要用于检测眼前段异物。异物可位于眼前段的任何位置，当穿通伤口已闭合，细小异物存留在虹膜后、晶状体赤道部或睫状体附近，其他检查方法不易发现。UBM 对眼前段细小异物诊断及异物的定位具有独特价值。无论金属或碎石、塑料等非金属异物均呈强回声，与周围组织界限清楚，甚至 0.5mm 细小异物也呈高反射，可以被发现。

（五）虹膜、睫状体肿物的 UBM 图像

虹膜后面睫状体部位为光学仪器检查的盲区，而常规的眼科超声扫描仪探头频率为 10MHz，图像分辨率为 300~400μm，不能发现虹膜后小肿物，因分辨率低难以将早期睫状体肿物与正常的睫状体组织相鉴别，使肿瘤易被忽视。UBM 的分辨率大约相当于常规超声扫描的 10 倍，对虹膜后面的肿物以及睫状体部位较小的肿物显示十分准确，如若睫状体肿物较大超过 4mm 时 UBM 不能完整显示，需与常规超声扫描或彩色多普勒超声相结合，才能完整地展现肿瘤的全貌，对肿物进行诊断和鉴别诊断。

1. 虹膜囊肿　虹膜囊肿（iris cyst）分原发性和继发性两种类型。由内眼手术或穿通性眼外伤造成的虹膜植入性囊肿为常见的继发性囊肿，裂隙灯显微镜可以发现。一部分虹膜囊肿在前房角镜检查时得到证实。但在 UBM 临床应用之前，将虹膜囊肿与虹膜黑色素瘤相混淆的情况很难避免。UBM 不仅清楚显示肿物的部位，还能揭示肿物的内部结构，根据其内反射的声学特征很容易鉴别虹膜肿物是囊性或实性。虹膜植入性囊肿位于前房，在虹膜和角膜内皮之间，大的可占据整个前房。原发性虹膜囊肿可位于瞳孔缘，虹膜中周部，更常见于虹膜与睫状体连接部位，为边界清楚、薄的圆形或椭圆形囊样回声，囊腔内无回声，单发或多发，可同时存在于虹膜和睫状体。尽管虹膜囊肿发生的原因和部位不同，但在 UBM 图像上均显示高反射的囊壁和低反射囊腔。

2. 虹膜肿物　虹膜肿物中虹膜痣（Nevus of iris）最常见，其次为黑色素瘤、转移癌，其他肿瘤均很少见。

（1）虹膜痣：局灶性虹膜痣常见于虹膜下方、瞳孔缘周围或虹膜根部。UBM 图像上有典型的表现者有助于与虹膜黑色素瘤的鉴别，但有时两者鉴别很困难，需随诊观察。在 UBM 图像上虹膜痣为局限隆起的实性病变，边界清楚，形状不规则，比较小，其厚度不超过 1mm。一些位于周边部的病变，则显示虹膜略变厚，呈小的向上凸起的弓形弯曲形态，推测可能与病变组织收缩有关。一般限定在虹膜组织，不越过虹膜根部。有的病变表面可见不规则的较薄的低反射层，为病变表层被肿瘤侵犯的"蚀斑"。病变内回声不一致，常见前部回声较强，后部回声较弱。

（2）虹膜黑色素瘤：虹膜黑色素瘤（Iris melanoma）分局灶性和弥漫性两种，前者较常见。局灶性黑色素瘤 UBM 表现为病变部位虹膜局限增厚，呈梭形、半球形隆起的实性肿物，其边界清楚，肿瘤大小不一，通常瘤体直径为 3mm，厚度在 1mm 以上，肿瘤表面呈线状高回声反射，肿瘤内回声不同，一般为均匀中低回声，无明显声衰减，与虹膜痣比较肿瘤回声相对较弱。UBM 扫描也发现有的肿瘤前部回声较强，肿瘤深部为较弱的回声，可能与肿瘤声衰减有关。黑色素瘤可发生在虹膜任何部位，更好发于虹膜下方，其次为颞侧，病变可侵犯前房角继发青光眼。

（3）虹膜转移癌：葡萄膜是转移癌好发部位，主要发生在脉络膜，虹膜、睫状体较少见。虹膜转移癌患者经常因视力下降、继发青光眼来院就诊。UBM 显示虹膜表面弥漫性或多灶性实性病变，边界清楚或不十分清楚，形状不规则，病变部位虹膜隆起，表面高低不平，可有大小不等的结节凸向前房与裂隙灯显微镜下所见的虹膜表面无色素的灰白结节是一致的。病变不同程度的与周边部角膜接触或粘连使房角关闭。肿瘤的内回声均匀，呈中低回声，或内回声强弱不等，分布不均。多数肿瘤声衰减不明显。瞳孔缘可被肿瘤侵犯发生后粘连，瞳孔也可向最初出现转移灶方向移位。肿瘤累及睫状体 UBM 扫描可以发现同样声学性质肿瘤。

3. 睫状体肿瘤　睫状体实性肿瘤中以睫状体黑色素瘤（Ciliary body melanoma）最为多见，其他有黑色素细胞瘤、睫状体腺瘤、神经鞘瘤、转移癌、平滑肌瘤等。睫状体肿瘤早期无症状，常规检查难以发现，UBM 是显示睫状体肿瘤最重要的检测手段，可以发现早期小的肿物，准确显示肿瘤的形状、边界、肿瘤内回声及定量信息。目前几乎是揭示早期睫状体小肿瘤最佳方法。但睫状体肿瘤相对比较少见，肿瘤有多种类型，有关睫状体良性或恶性肿瘤的影像学诊断多为个案报道，目前对肿瘤的定性诊断还缺乏特征性的影像依据。睫状体肿瘤在 UBM 图像上为睫状体部位局限隆起的实性肿物回声，多呈半球形，若肿瘤较大已突破色素上皮亦可呈蘑菇形。肿瘤边界清楚，与周围组织界限分明，多为中低内回声，一般病变近巩膜侧回声较强，远离巩膜方向回声减弱，有声衰减，部分肿瘤内回声不均匀，也有肿瘤呈较高回声的报道。有的病例在病变内可见圆形、椭圆形管腔样暗区，为病变内血管回声。肿瘤边缘也可伴假性囊肿。睫状体黑色素瘤可侵及虹膜和房角，也可以侵犯巩膜，继发脉络膜渗漏，大的睫状体黑色素瘤经常波及脉络膜，常规超声探查即可发现。

（姚　杰）

第三节　CT 扫描

CT 是 Hounsfield 等人于 1972 年创建的一门新的影像技术，1980 年 Forbes 等首先报道了应用 CT 技术进行眼眶检查。CT 可清楚的显示眼内、眶内及眶周结构，不仅能了解病变的形态，还能客观的测定病变的组织密度，为诊断提供可靠的信息资料。随着螺旋 CT 和三维成像软件应用，CT 技术的发展和诊断水平的提高，CT 在眼部的应用不断拓宽，其重要的临床价值得到一致公认。现已成为眼内异物、肿瘤、眼眶病理学诊断及神经眼科疾病十分重要的检测手段。

（一）CT 成像原理

CT 是以高能量、高穿透力的 X 线为能源的，当能量恒定的 X 线束穿过人体受检层面后，X 线能量强度因人体吸收而相应衰减，检测器探头获得所剩余的 X 线量，将其转为不同亮度的荧光，经光电倍增管进行光电换能，然后由数模转换器将大小不等的电信息转换为数字形式，输入电子计算机进行处理及图像重建，显示在荧屏上即为 CT 图。

CT 是密度图像，以杭斯非尔德单位（Hounsfield nuit，简称 HU 或 H）测算。CT 值是以水为标准，其他组织结构或病变均是与水相比得出的相对值。密度标度规定水为 0HU，空气 -1 000HU，骨皮质 +1 000HU。眼眶组织的 CT 值差异较大，眶脂肪为 -100HU，眼球壁、眼外肌、视神经为 +30 ~ +35HU，玻璃体 < +10HU。

（二）CT 扫描方法

CT 探查以横断面及冠状面扫描为常规检查。横断面扫描以听眶下线（RBL）为基线；冠状面扫描基线是与 RBL 垂直线。根据检查的部位拟显示 CT 值的范围和范围的中心点，即窗宽和窗位。窗位为荧屏灰度中心，大于此值图像逐渐变白，低于此值图像逐渐变黑。眼科检查一般骨窗窗宽 3 000 ~ 4 000HU、窗位 400HU；软组织窗，窗宽 400HU、窗位 40HU。扫描层厚 2mm，层间距 2 ~ 5mm。眼球病变采用薄层、无间隔扫描。视神经管扫描则用厚度 1mm，层间距 1mm。为提高正常结构和病变的对比度，显示眼球和眼眶病变，尤其是探测眼内、眶内肿瘤及血管性病变，通常静脉注射造影剂做增强 CT。

（三）CT 扫描适应证

（1）可疑眼内肿瘤。

（2）眼眶病变：包括肿瘤、急、慢性炎症、甲状腺相关眼眶病变及血管畸形等。

（3）眼外伤：眶骨骨折，尤其是可疑多发性骨折。

（4）眼球及眼眶异物：无论金属和非金属高密度异物均可显示和定位。

（5）不明原因的视力障碍，视野缺损等。

（四）正常眼球、眼眶 CT 图像

眼眶呈三角形，周围高密度带为眶骨层面像，由颧骨及蝶骨大翼构成，内侧线状骨影为泪骨和筛骨纸板，眶腔前方圆形高密度影称眼环，是眼球层面投影。眼环内前端双面凸的高密度影为晶状体，中心低密度区是玻璃体。眶脂肪呈低密度，其中可见与眼环相连的高密度带状影，中间为视神经，两侧是眼外肌。注射造影剂后，眼环可增强显示更清楚，其余结构无变化。

（五）眼内肿瘤 CT 图像

1. 视网膜母细胞瘤　是儿童最常见的眼内恶性肿瘤，双眼患者可伴发颅内松果体或蝶鞍旁的原发性神经母细胞瘤，称三侧性视网膜母细胞瘤，CT 扫描可明确诊断。在显示肿瘤向眶内、颅内蔓延中 CT 扫描（或 MRI）是必不可少的。视网膜母细胞瘤 CT 扫描具有特征性。

（1）眼环内局限性或弥漫性高密度软组织肿块：小肿瘤为局限性高密度区，大的肿瘤呈不规则块影，边界锐利，眼环可扩大。注射造影剂后肿瘤的非钙化部分轻 - 中度强化。

（2）瘤体内钙化：95% 的肿块内存在颗粒状、斑片状或团块状钙化，可为单个或多个，甚至占据整个肿块。瘤体钙化是视网膜母细胞瘤典型特征。

（3）肿瘤眼外蔓延：视网膜母细胞瘤容易向眶内扩展及颅内转移。患侧眶内肿块影、视神经增粗、颅内转移灶经 CT 扫描均可发现，增强 CT 显示更清楚。

2. 脉络膜黑色素瘤　早期眼环局限性增厚，病变向玻璃体腔隆起后，可见半圆形或息肉状的均质高密度块影，大的肿瘤可占满整个眼球。注射造影剂则肿物中或高度强化。CT 揭示肿瘤的位置较超声准确，并可显示肿瘤的眶内蔓延。脉络膜黑色素瘤的正确诊断至关重要，应利用一切有价值的检查方法互相补充和印证。CT 扫描是影像检测手段之一。

3. 脉络膜骨瘤　CT 显示眼环内视神经一侧或两侧盘状骨密度影，轻度隆起，其边界清

楚，可单眼或双眼发病，除病变处呈骨密度影外，其余眼球结构正常。CT扫描可将脉络膜骨瘤与无色素性黑色素瘤和脉络膜转移癌等相鉴别。

（六）眶内肿瘤CT图

眶内肿瘤一般呈高密度，在低密度眶脂肪的对比下，肿物的位置、形状、边界及与周围结构的关系均可显示。CT扫描对眶后部肿瘤和小的神经鞘瘤也能发现。

1. 良性肿瘤　CT图像上良性肿瘤为边界清楚、平滑的圆形或类圆形肿物。如海绵状血管瘤80%以上位于肌锥内，单发或一眶多发，大的使整个眼眶扩大，视神经和眼外肌移位。神经鞘瘤在CT图像上与血管瘤相类似，但密度较低。皮样囊肿是眶内常见的囊性肿物，CT图像上有特征性改变，皮样囊肿位于颞侧或上侧眶内，多贴近骨壁，引起骨壁压陷吸收，囊肿边界清楚、光滑，囊肿中心几乎总有低密度区，呈负CT值，周围囊壁略呈高密度，注射造影剂显示环行强化。在泪腺上皮性肿瘤中，良性多形性腺瘤最常见，位于眶前部外上方泪腺窝内，多呈类圆形，边界清楚，均质实性肿物，呈中度强化。但在CT图上不易与早期泪腺恶性肿瘤鉴别。

2. 恶性肿瘤　原发眶内的恶性肿瘤有多种，全身恶性肿瘤也可眶内转移。恶性肿瘤在CT图像上为形状不规则、边界不整齐，密度不均的肿物，骨质破坏和向邻近组织蔓延也是恶性肿瘤共同特点。如：横纹肌肉瘤为儿童最常见眶内原发肿瘤，多位于眶上部，肿瘤呈不规则形边界尚清的软组织块影，常破坏眶骨并向眶外生长，CT可探测肿物的范围、眶尖侵犯和眶外转移。泪腺上皮癌中泪腺腺样囊性癌是最常见恶性肿瘤，位于眶外上方，呈扁平形或梭形高密度块状影，沿眶外壁向眶尖生长，邻近骨壁可受侵蚀，出现骨破坏。

3. 炎性假瘤　炎性假瘤CT图像颇不一致，可为眶内孤立的高密度肿块，有时伴眼环增厚、眼外肌和泪腺肿大；眶内弥漫性炎症者，高密度影可占眶的大部分甚至全部，使眶内结构无法辨认，与恶性肿瘤难以鉴别。只有活检方能明确诊断。

4. 视神经肿大　见于视神经胶质瘤、视神经鞘脑膜瘤、神经纤维瘤、眶尖部其他肿瘤、视网膜母细胞瘤的视神经侵犯、全身恶性肿瘤的眶尖转移等。视神经胶质瘤CT扫描可见视神经呈纺锤形或结节状膨大，有时整个视神经增粗，其边界光滑锐利，内部均质呈软组织密度影，注射造影剂后肿瘤显示轻度均匀强化。本病有90%病例病变累及视神经管，但视神经孔扩大CT发现率低，X线检查、拍视神经孔片比CT扫描更清楚。脑膜瘤CT图像上视神经部分或整个管状扩张，边界清楚，多数密度均匀与眼外肌相似，增强扫描则肿瘤明显强化，而中间视神经仍为条形低密度影，形成"索道"征象。肿瘤内发现钙化灶更有利于脑膜瘤的诊断。神经纤维瘤在CT图上往往难与视神经胶质瘤、脑膜瘤鉴别。其他非肿瘤性疾病如视神经炎、视神经外伤水肿或血肿、视盘水肿以及眼眶炎性假瘤等在CT图像上也可显示视神经增粗肿大。

（七）眼外肌肿大CT图像

眼外肌肿大常见于Graves病、眼外肌炎、眶静脉血管畸形和颈动脉–海绵窦瘘、恶性肿瘤、眶蜂窝织炎等。Graves病眼外肌肥大为单眼或双眼多条眼外肌呈梭形肿大，双眼对称性肿大占70%。下直肌、内直肌最常受累，且肿大显著。肥大的下直肌斜断层表现为圆形或梭形高密度块影，颇似肌锥肿物，要参照冠状或矢状位扫描予以鉴别。眼外肌炎经常为单眼，单个眼外肌孤立肿大更常见；颈动脉–海绵窦瘘则为受累眼眶所有眼外肌不一致的肥厚肿大。

（八）眼眶外伤 CT 图像

CT 扫描是提示眶骨骨折及显示球内、眶内异物十分敏感而相当可靠的方法。

1. 眶骨骨折　严重的面部和眶部直接外伤往往引发多发性眶骨骨折。外力使眶压突然增高，眶壁薄弱处发生骨折，称爆裂性骨折。CT 可显示骨折部位、骨碎片的移位，观察软组织损伤程度，同时可以显示异物的影像。CT 在显示眶多发性骨折、爆裂性骨折以及揭示骨折与副鼻窦及颅脑损伤的关系方面优于其他影像检查。爆裂性骨折多发生在眶内壁，CT 显示眶内壁筛骨骨片移位，筛窦变形及塌陷，内直肌肿胀移位等。

2. 眼球及眼眶异物　金属、砂粒、塑料等异物均呈高密度，无论在眼内、眶内经 CT 均能满意显示。其至微小的铜、铁等金属物 CT 经扫描也能显露无遗。木质及植物性异物密度低，周围被出血、炎性渗出包绕时表现为软组织块影，CT 扫描难以明确诊断。金属异物呈高密度影，与软组织差异大，伴有放射状伪影时影响定位的准确性，横断面扫描配合冠状位扫描有助于准确定位诊断。

（伍志琴）

第四节　磁共振成像术

磁共振成像（MRI）20 世纪 80 年代初用于临床，近年随着检测技术的迅速发展，在眼科应用日益广泛。MRI 较 CT 有更高软组织对比度，成像参数多，信息量大，可以显示眼内细微结构，对一些眼球、眼眶疾病可提供具有特征性的影像依据。不仅可验证超声、CT 的检测结果，在多种眼病的诊断上更是略胜一筹。

（一）成像原理

磁共振（MRI）本身是一种物理现象，它的产生需具备三个基本条件，即特定的奇数原子核（自旋质子）、外磁场及适当频率的射频脉冲。奇数的原子核（^{1}H、^{13}C、^{19}F、^{31}P）具有自旋和磁矩等物理性。目前 MRI 主要利用人体组织中大量存在的氢原子核，氢核含有一个自旋质子，能产生较强的 MRI 信号。当人体置入强磁场中（0.02~1.5T），机体内自旋质子顺应或反逆磁场方向取向，这个过程称磁化。数秒钟后达到高峰也即达到平衡，选择相应的射频脉冲，氢核被激励，自旋质子吸收能量发生共振，射频脉冲终止后，所吸收能量以电磁波形式释放出来，名为 MRI 信号。MRI 信号被人体表面线圈所接收转为数字，由电子计算机处理形成 MRI。MRI 主要参数有质子密度，纵向弛豫时间（T_1）及横向弛豫时间（T_2）。弛豫时间是射频脉冲终止后，共振质子回到激励前平衡状态所需时间。T_1 是回复到纵轴时间，T_2 是回复到横轴时间。人体组织器官及其病变含自旋质子密度差别不足 10%，因此借此参数成像两者对比分辨率较低。而磁共振过程中，人体组织器官和病变过程 T_1 和 T_2 为有明显差异，采用 T_1 和 T_2 为成像参数可获得很高的软组织对比度。T_1 时间短，T_2 时间长发出强信号，在荧屏上为明亮灰度；而长 T_1 和短 T_2 为弱信号呈暗淡灰度。

调整成像脉冲序列的脉冲重复时间（TR）和回波时间（TE）可获得不同成像参数（质子密度、T_1 和 T_2）的加权像，提高 MRI 敏感性和特异性。当前临床常规用自旋回波（SE）脉冲序列，诊断主要依据 T_1 加权像（T_1WI）和 T_2 加权像（T_2WI）。

（二）适应证和禁忌证

1. 适应证　MRI 为非损伤性影像检查，凡需借助影像显示的各种眼球、眼眶病变（异

· 95 ·

物除外）均为 MRI 的适应证。主要用于以下。

（1）眼内肿瘤的诊断和鉴别诊断。

（2）眶内肿瘤，尤其是眶尖小肿瘤、视神经肿瘤，显示视神经管内、颅内段肿瘤侵犯时 MRI 优于 CT。

（3）眶内急性、慢性炎症。

（4）眶内血管畸形。

（5）慢性眶外伤。

（6）眶内肿物颅内蔓延及眶周肿物眶内侵犯者。

（7）某些神经眼科疾病。

2. 禁忌证　凡球内、眶内及体内存留磁性金属异物及治疗性磁性异体者禁用，戴心脏起搏器者绝对禁忌。

（三）MRI 检查方法

通常使用标准表面线圈或头颅线圈。一般检查眼球疾病用具有更好地组织分辨率的表面线圈；眼眶病变采用头颅线圈，才能清楚显示球后、眶尖、视神经管内段及视交叉病变。常规采用横断面、冠状面及斜矢状面扫描。SE 扫描序列采用横断面 T_1WI 和 T_2WI 扫描；冠状面及斜矢状面为 T_1WI 扫描。眼球疾病层厚 1～3mm，眼眶病 3～5mm。为使眶内病变尤其是眼眶肿瘤显示得更清楚，常用脂肪抑制技术联合 Cd - DTPA 增强扫描。

（四）正常眼球、眼眶 MRI

正常眼球、眼眶 MRI（见图 4 - 4）。眼球位于眶锥前部呈轮廓清楚的圆球形影。T_1WI 眼睑呈白色高信号，角膜、巩膜为相对低或无信号呈灰黑色，房水、玻璃体亦为低信号，晶状体显示中等信号。眶脂肪呈强信号为白亮区，视神经和眼外肌属中信号。在 T_2WI 房水、玻璃体转为强信号呈白亮区。晶状体为低信号，眶脂肪信号强度较 T_1WI 低，仍呈高信号。视神经和眼外肌在其衬托下清晰可辨。眶骨皮质含氢核甚少，在两种加权像上均无信号。视神经颅内段、视交叉和部分视束经 MRI 均可显示。

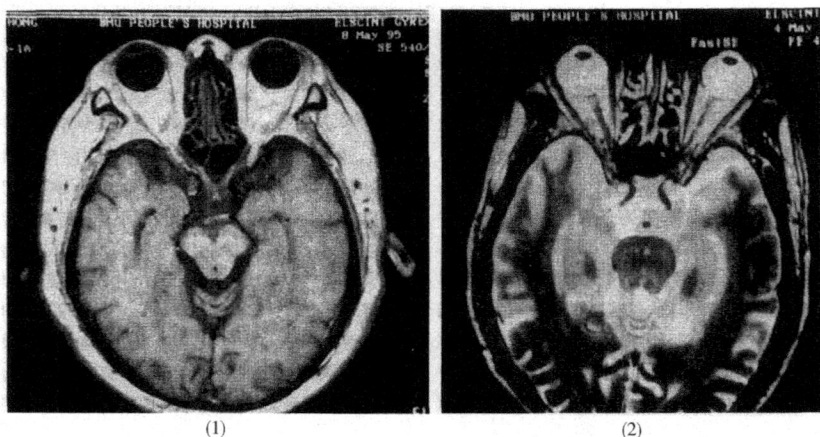

图 4 - 4　正常眼部 MRI
（1）T_1WI　　（2）T_2WI

（五）眼球疾患 MRI

1. 脉络膜黑色素瘤　脉络膜黑色素瘤有特征性 MRI，因此 MRI 几乎成为脉络膜黑色素瘤诊断和鉴别诊断不可缺少的影像检查。在 MRI 图像上显示为自球壁向球内隆起的肿块，呈特征性短 T_1 和短 T_2 信号，即在 T_1WI 肿瘤呈现中高或高信号，T_2WI 为低信号影。脉络膜黑色素瘤与其他肿瘤不同的 MRI 特性是因肿瘤细胞内的黑色素顺磁效应所致，也有人提出是因肿瘤内自由基造成局部磁场梯度，使 T_1 和 T_2 缩短。增强扫描肿瘤呈轻－中度强化。脉络膜黑色素瘤特征性 MRI 可与脉络膜血管瘤及眼内转移癌相鉴别。脉络膜血管瘤 T_1WI 与玻璃体信号相比为等信号或略高信号，T_2WI 为高信号，增强扫描明显强化；乳腺癌脉络膜转移一般在 T_1WI 和 T_2WI 均为高信号，增强扫描肿瘤呈轻－中度强化，因原发癌不同，转移癌在 MRI 的表现不一致。由于 MRI 可以准确显示肿瘤的位置，因而容易发现巩膜受肿瘤侵犯及肿瘤眼外蔓延。

2. 视网膜母细胞瘤　在 MRI 图像上视网膜母细胞瘤为眼球内软组织肿块，T_1WI 肿块为低或中等信号，略高于玻璃体信号强度，在 T_2WI 肿块呈低信号，增强扫描肿瘤呈轻－中度强化，肿瘤内部信号强弱不等，主要取决于钙质沉着，钙质在 T_1WI 和 T_2WI 均为低或无信号。肿瘤伴发视网膜脱离时，T_2WI 视网膜下液呈均质高信号，容易与肿瘤分开。MRI 对视网膜母细胞瘤的诊断不如 CT 敏感。对肿瘤内钙化显示不佳，而对肿瘤的眼外蔓延、颅内转移及颅内异位的显示 MRI 优于 CT。

3. 视网膜脱离　在 T_1WI，脱离的视网膜呈弧形的中信号影，视网膜下液呈低信号，T_2WI 视网膜下液呈高信号。视网膜脱离时间长，视网膜下液蛋白含量增加，T_1WI 信号亦增强。超声扫描是显示视网膜脱离首选方法，只有怀疑眼内肿物继发者才行 MRI 检查。

（六）眼眶疾患 MRI

1. 眶内肿瘤　MRI 可以确切显示眼眶肿瘤位置及形态学特征，在提示肿瘤与周围结构的关系上较 CT 更具优越性。对颅眶沟通的肿瘤 MRI 也容易发现。一般眶内肿瘤较正常组织弛豫时间延长，恶性肿瘤 T_1、T_2 延长更为明显。大多数肿瘤 T_1WI 为低或中信号影，在 T_2WI 肿瘤呈高信号，甚至高于脂肪信号强度。如：神经鞘瘤位于肌锥内或发生在肌锥外间隙，肿物边界光整，呈椭圆形、梭形，较大肿物内部常有囊性变。T_1WI 肿瘤为中低信号，在 T_2WI 呈高信号，增强扫描显示不均匀的显著强化。而含有脂肪成分的肿瘤则不同。如皮样囊肿，囊肿内含脂肪成分显示短 T_1 特性，T_1WI 为高信号，囊肿内液性成分在 T_2WI 亦为高信号。但有些肿瘤信号无明显的特异性，因此不能单纯凭借 MRI 信号的强弱来鉴别肿瘤的良恶及其程度。对视神经行路上常见的视神经胶质瘤和视神经鞘脑膜瘤 MRI 也有重要价值。前者显示为视神经梭形膨大或呈结节状肿物，T_1WI 为低或中信号，T_2WI 肿瘤为高信号，增强扫描肿瘤呈轻－中度强化，视神经管内段、颅内段及视交叉胶质瘤用脂肪抑制技术和 Gd－DTPA 增强扫描显示更清楚。MRI 图像上视神经鞘脑膜瘤表现为视神经管状增粗或呈纺锤形，T_1WI 和 T_2WI 大多与脑灰质等信号或呈略低信号，增强扫描脑膜瘤明显强化，在冠状面上显示不强化的视神经被高信号的肿瘤包绕。脂肪抑制技术的应用使得小的薄层钙化的脑膜瘤也能显示，但 MRI 对钙化显示远不如 CT 敏感。

2. 眶内血管性病变　眶内血管性病变是最常见的眼眶病之一，包括眶血管源性肿瘤及眶内血管畸形。

（1）海绵状血管瘤：是成人最常见的眶内良性肿瘤，肿瘤形态显示与CT图像上相似，但MRI对其定位更为准确，肿瘤信号有一定特征性改变，更有利于定性诊断。在T_1WI为低信号，在T_2WI为高信号。由于肿瘤内血流缓慢，增强扫描可见肿瘤"渐进性强化"。

（2）颈动脉–海绵窦瘘：由于颈内动脉或颈外动脉分支与海绵窦相交通，使动脉血逆流至眼上静脉。按血流动力学分高流瘘和低流瘘。高流瘘通常因头部外伤所致，引起急性而严重的眶静脉系统扩张；低流瘘为自发性，症状轻。MRI显示如下改变。

1）眼上、下静脉扩张。

2）海绵窦扩大。

3）在外伤性颈动脉–海绵窦瘘的病例，由于快速血流引起的流动效应，眼上静脉和海绵窦在T_1WI和T_2WI呈特征性无信号征象。

4）受累眼眶所有眼外肌可弥漫性不一致肿大，显示明显的长T_1长T_2图像，T_1WI为低信号，T_2WI高于眶脂肪信号强度。但颅内血管畸形最好的检测方法是数字减影技术（DSA），可准确揭示瘘口形态和大小，不仅能明确诊断，一些病例在显示异常血管的同时可对其进行治疗。

3. 炎性病变　炎性假瘤是原发于眼眶组织的慢性非特异性炎症。甲状腺相关眼眶病变是一种自身免疫性疾病，基本组织学改变也属此类。

（1）炎性假瘤：因炎症侵犯部位和病变组织类型不同，表现各异，以眶内肿块最常见，以淋巴细胞浸润为主，在T_1WI为中信号，T_2WI呈中等偏高信号。若以胶原纤维成分为主，T_1WI和T_2WI均为低信号。弥漫性炎性假瘤可以侵犯眶内所有软组织而与恶性肿瘤难以鉴别。病变可累及泪腺，通常双侧泪腺肿大。眼外肌肿大也较常见，单条或多条眼外肌不规则肿大累及肌止端，在T_1WI和T_2WI均为中信号强度。发生于眶尖的炎症可扩展至海绵窦区，MRI可以清楚显示。

（2）Craves眼眶病变：表现为眼外肌肿大，肌腹和后部肿大明显呈梭形外观，多条受累眼外肌形态一致。通常下直肌最先受累，其次为内直肌、上直肌，外直肌较少见。急性和亚急性期，肿大的眼外肌呈长T_1长T_2信号，轻度至中度强化，若受累眼外肌发生纤维化，T_1WI和T_2WI均为低信号。

（伍志琴）

参考文献

［1］庞秀琴．同仁眼外伤手术治疗学．北京：北京科学技术，2016.

［2］施殿雄．实用眼科诊断．上海：上海科学技术出版社，2005.

［3］赵堪兴，杨培增，姚克．眼科学．北京：人民卫生出版社，2013.

［4］孟淑芳，眼球摘除病因分析．中华现代眼科学杂志，2011.

［5］北京协和医院．眼科诊疗常规．北京：人民卫生出版社，2013.

［6］葛嫣然，邵宏超，王林洪，等．用翼状胬肉切除术联合角膜缘干细胞移植术治疗翼状胬肉的疗效观察［J］当代医学论丛，2015，13（1）：264-265.

［7］葛嫣然，邵宏超，王福海．雌激素皮下注射对兔视网膜缺血再灌注损伤的预防作用［J］．山东医药．2016，56（23）50-51.

第五章

斜视与弱视

第一节　概论

斜视是指任何一眼视轴偏离的临床现象，可因双眼单视异常或控制眼球运动的神经肌肉异常引起。在眼科学中，斜视与弱视具有相对独立的理论系统，描述斜视的术语很多，如果使用不当或不规范，则会引起概念混乱和误解。即使是很优秀的眼科学家，也可能对斜视、弱视的理论了解不多，此种情况国内外并非鲜见。

一、相关概念

1. 正位视（orthophoria）　在向前方注视时眼外肌保持平衡，破坏融合后两眼均无偏斜的倾向，称为正位视。临床罕见，多数人都有小度数的隐斜。

2. 融合（fusion）　两眼同时看到的物像在视觉中枢整合为一个物像称为融合。其中含两种成分：①感觉融合（sensory fusion），即将两眼所见的物像在大脑视皮层整合成为一个物像的能力；②运动融合（motor fusion），即在有自然或者诱发眼位分离的趋势时，通过集合运动使相同的物像落在并且保持在两眼视网膜对应区域的能力。

3. 主导眼（dominant eye）　两眼在同时视物时，起主导作用的眼，亦称优势眼。

4. 隐斜（phoria，heterophoria，latent deviation）　能够被双眼融合机制控制的潜在的眼位偏斜。

5. 显斜（tropia，heterotropia，manifest deviation）　不能被双眼融合机制控制的眼位偏斜。

6. 三棱镜度（prism diopter，PD）　用于测量斜视度的单位。光线通过三棱镜在 1 米处向基底偏移 1 厘米为 1PD。1 圆周度大约等于 1.75PD。

7. 第一斜视角（primary deviation）　麻痹性斜视以正常眼注视时，麻痹肌所在眼的偏斜度。

第二斜视角（secondary deviation）　麻痹性斜视以麻痹肌所在眼注视时，正常眼的偏斜度。

8. 第一眼位（primary position）　又称原在位，双眼注视正前方时的眼位。

第二眼位（secondary positions）　双眼向上、向下、向左、向右注视时的眼位。

第三眼位（tertiary positions）　双眼向右上、右下、左上、左下注视时的眼位。

诊断眼位（diagnostic positions）　第二眼位、第三眼位为分析麻痹性斜视受累肌的眼位，称为诊断眼位。

二、眼外肌与眼球运动

两眼各有6条眼外肌，其中有4条直肌、2条斜肌。单独眼外肌在第一眼位时的主要作用、次要作用见表5-1。当眼球运动离开第一眼位时，眼外肌因其收缩方向与视轴角度的变化，其主要作用和次要作用也发生相应的改变。

表5-1　各眼外肌运动的主要、次要作用

眼外肌	主要作用	次要作用
外直肌	外转	无
内直肌	内转	无
上直肌	上转	内转，内旋
下直肌	下转	内转，外旋
上斜肌	内旋	下转，外转
下斜肌	外旋	上转，外转

（一）拮抗肌、协同肌、配偶肌

1. 拮抗肌（antagonist）　同一眼作用方向相反的眼外肌互为拮抗肌。如：内直肌与外直肌、上直肌与下直肌、上斜肌与下斜肌即互为拮抗肌。

2. 协同肌（synergist）　同一眼向某一方向注视时具有相同运动方向的肌肉为协同肌。如：上转时上直肌和下斜肌、下转时下直肌和上斜肌为协同肌。

眼外肌可以某个作用为协同肌，而另外一个作用为拮抗肌。例如，上转时上直肌和下斜肌的垂直作用为协同肌，其旋转作用为拮抗肌。

3. 配偶肌（yoke muscles）　向某一方向注视时，双眼具有相同作用的一对肌肉称为配偶肌。

（二）眼球运动定律

1. 神经交互支配定律（Sherrington's law）　眼外肌在接受神经冲动产生收缩的同时其拮抗肌相应抑制。例如，向右侧注视时，右眼外直肌收缩、内直肌抑制，而左眼内直肌收缩、外直肌抑制。

2. 配偶肌定律（Hering's law）　两眼向相同方向注视时，相对应的配偶肌同时接受等量的神经冲动。

遵循以上两个眼球运动定律，可以实现双眼向各方向的协调运动。

三、双眼视觉及斜视后的病理改变

（一）双眼视觉（binocular vision）

外界同一物体分别投射到两眼的黄斑中心凹，经大脑视觉中枢加工整合为单一立体物像的生理过程。

1. 视网膜对应（retinal correspondence）　　两眼视网膜具有共同视觉方向的点或区域称为视网膜对应点。两眼黄斑中心凹具有共同的视觉方向时为正常视网膜对应。

2. 产生双眼视觉的基本条件　　两眼视野重合是产生双眼视觉的基础，视野重合的部分越大，双眼单视范围越大。两眼所见物像的大小、形状、明暗、颜色相似或完全一致；具有正常的视网膜对应，同时有健全的融合功能和协调的眼球运动功能。

（二）斜视后的双眼视觉异常

1. 复视（diplopia）　　斜视后，外界同一物体投射在两眼视网膜非对应点上，即投射在注视眼中心凹和斜视眼周边视网膜上，中心凹的物像在正前方，周边视网膜的物像在另一个视觉方向上，因此一个物体被感知为两个物像，称为复视。

2. 混淆视（confusion）　　斜视后，外界不同物体分别投射在两眼黄斑中心凹，两个不同的物像在视皮层无法融合，称为混淆视。

（三）斜视后的病理、生理改变

为克服复视和混淆视常引起以下4种病理、生理改变。

1. 抑制（suppression）　　在两眼同时视的情况下，主导眼看清物体时，为克服复视和混淆视，另一眼的周边视网膜和中心凹分别被抑制。两眼分别检查视力时，最佳矫正视力正常或两眼视力平衡。

2. 弱视（amblyopia）　　如果斜视仅限于单眼，斜视眼中心凹的抑制会导致最佳矫正视力下降，形成斜视性弱视。

3. 中心旁注视（eccentric fixation）　　弱视程度加重后，受累眼可能丧失中心注视能力，形成中心旁注视。

4. 异常视网膜对应（anomalous retinal correspondence，ARC）　　发生斜视后（主要发生在内斜视），在两眼同时视情况下，主导眼中心凹与斜视眼周边视网膜可以产生新的对应关系，形成异常视网膜对应。

四、斜视分类

目前尚无理想的分类方法涵盖所有类型的斜视。国际上通用的是根据不同因素分类。

（一）根据融合状态分类

1. 隐斜（latent strabismus）　　是一种被融合机制控制的潜在的眼位偏斜。

2. 显斜（manifest strabismus）　　是一种不能被融合机制控制的眼位偏斜。

3. 间歇性斜视（intermittent tropia）　　为一种部分时间可被融合机制控制的眼位偏斜，属于显斜范畴，为隐斜与恒定性斜视之间的过渡形式。

4. 恒定性斜视（constant tropia）　　任何时间完全不能被融合机制控制为正位的眼位偏斜。

（二）根据眼球运动及斜视角有无显著变化分类

1. 共同性斜视（comitant，concomitant strabismus）　　眼位偏斜不随注视方向的改变而变化，也不因注视眼的改变而变化，眼球运动无明显限制。

2. 非共同性斜视（incomitant，noncomitant strabismus）　　眼位偏斜随注视方向的改变而变化，也因注视眼的改变而变化。大多数非共同性斜视为麻痹性或限制性。眼球运动存在不同程度的限制。

（三）根据注视眼分类

1. 交替性斜视（alternating, alternative strabismus） 可以自主地由一眼注视交替到另一眼注视。

2. 单眼性斜视（monocular strabismus） 只选择用一眼注视。

（四）根据斜视发生的年龄分类

1. 先天性斜视（congenital strabismus） 出生后早期发现的斜视（一般在出生后 6 个月以内出现），可能与出生时存在的缺陷有关，因为很少为出生后即存在斜视，所以称婴儿期斜视更合适。

2. 后天性斜视 出生后 6 个月以后发生的斜视。

（五）根据偏斜方向分类

（1）水平斜视（horizontal strabismus）。

（2）内斜视（esodeviation, esotropia）和外斜视（exodeviation, exotropia）。

（3）垂直斜视（vertical strabismus）。

（4）上斜视（hyperdeviation or hypertropia）或下斜视（hypodeviation or hypotropia）：两眼可以自主交替注视时，诊断为上斜视，而不可以时诊断为下斜视。

（5）旋转斜视（torsional strabismus）：内旋斜视（incyclodeviation or incyclotropia）和外旋斜视（excyclodeviation or excyclotropia）也可以与不同方向偏斜同时存在。如：垂直旋转斜视、水平垂直斜视等，可以为任何形式的联合。

临床遇到的患者，常具有以上几种不同因素。比如，根据斜视发生时间确定为先天性者，可以是共同性的，也可以是非共同性的；可以是水平性的，也可以是垂直性的，或垂直水平性斜视；可以是交替性的，也可以是单眼性的等。

五、斜视检查法

斜视检查包含一般检查和专科检查两部分。

（一）一般检查

一般检查包括三个重点：第一，认真询问病史和主诉；第二，视力检查与屈光检查；第三，望诊。

1. 询问病史 要询问斜视发生（发现）的时间、症状。如患者为儿童，要询问母亲妊娠史、是否早产或顺产及出生体重，既往的照片可能提供重要线索；要了解是否有相关的诱因，如外伤、疾病等；斜视为恒定性抑或间歇性，斜视出现在视近还是视远或远近均有，单眼斜视抑或双眼交替性斜视，斜视是否只出现在精神不集中或疲劳时，是否在户外怕阳光、喜欢闭上一眼，是否视物成双。

要了解以前的治疗情况：是否做过弱视治疗、是否戴过眼镜、是否做过眼外肌手术、是否有代偿头位，还要了解是否有家族史。

2. 视力检查与屈光检查 常规视力检查前面已详述，此处不再赘述。与斜视相关的有几点要特别强调。

（1）一定要分别检查远、近视力，分别检查裸眼视力与矫正视力；在 15 岁以下的儿童，不能用近视力与远视力作比较。

（2）对有隐性眼球震颤的患者，双眼同时检查的视力明显比单眼遮盖所查的视力好。遮盖一眼检查另一眼视力，因诱发眼球震颤而影响视力检查的可靠性。所检查到的视力低于其生活视力。为避免或减少诱发隐性眼球震颤，在检查时保持双眼同时睁开，雾视一眼而检查对侧眼视力。雾视方法，可在该眼多加 +5.00D 球镜。用此方法，可检查到实际视力。

屈光检查为斜视检查的常规内容，无论是否需配戴眼镜。15 岁以下儿童验光需散瞳。

3. 望诊　望诊时先排除假性斜视，大度数的阳性 Kappa 角易误诊为外斜视，而阴性 Kappa 角和内眦赘皮易误诊为内斜视。如果确定存在斜视，则进一步观察斜视是恒定性的还是间歇性的，是双眼交替的还是单侧的，斜视角是变化的还是稳定的。要检查是否伴有上睑下垂，是否有异常头位。观察每只眼的注视性质和双眼同时注视的情况，有震颤样运动则表明注视不稳定和视力不良。

（二）专科检查

专科检查包括两部分：眼球运动功能检查和双眼视功能检查。

1. 眼球运动功能检查

（1）遮盖检查

1）遮盖 – 去遮盖试验（cover – uncover test）：又称单眼遮盖 – 去遮盖试验。

目的：发现显斜，鉴别隐斜与显斜。

方法：遮盖一眼，观察对侧眼，在遮盖的瞬间观察对侧眼是否有眼球移动，如发现有眼球移动则可确定对侧眼存在显斜，斜视的性质根据眼球移动的方向确定，如从内向外动，为内斜；如从外向内动，为外斜。由上回至正位，则为上斜视。如遮盖一眼，对侧眼无移动，表明对侧眼无显斜存在。交换遮另一眼，如未遮盖眼没有眼球移动，则说明该眼无显斜存在。如有眼球移动，说明该眼有显斜。去遮盖时，观察被遮眼的眼球移动情况，如被遮眼无眼球移动则说明该眼无显斜；去遮盖眼如有从偏斜位返回正位的矫正性移动，则说明该眼有隐斜。如去遮盖后该眼停留在斜位上，遮盖对侧眼后该眼才返回注视位，则表明遮盖眼有显斜。

2）交替遮盖试验（alternate cover test）

目的：发现是否存在眼位偏斜。

方法：遮盖板从一眼迅速移到对侧眼再回来，反复多次，观察是否有眼球移动。如无眼球移动，说明该眼为正位；如发现有眼球移动，则说明有眼位偏斜存在。

遮盖的要点：遮盖板迅速在两眼之间交替遮盖，以保持两眼总有一眼被遮盖，以防止产生两眼融合，否则双眼视破坏不充分，或刚刚打破的双眼视由于两眼同时注视产生融合，偏斜眼又矫正回正位。

交替遮盖试验测量的眼位偏斜既包括显斜也包括隐斜。交替遮盖测得的眼位偏斜度数大于单眼遮盖测量的度数。

（2）斜视角检查

1）角膜映光法：角膜映光法有两种形式。①Hirschberg 法：该方法适用于两眼均有注视能力者。用手电筒照射双眼角膜，斜视眼反光点偏移 1mm，约为 7°或 15°。所以当反光点落在瞳孔边缘时，距瞳孔中心约 2mm，则该眼视轴偏斜 15°或 30°。如反光点落在瞳孔缘与角膜缘之间时，该处距瞳孔中心约 4mm，该眼位偏斜约为 30°或 60°。如反光点落在角膜缘，眼位偏斜约为45°或90°。这是一种相对粗的斜视定量检查法。②Krimsky法：该方法适用于一眼视力差、缺乏注视能力者。在被检查眼前放置三棱镜，令患者注视手电筒点光源，至该眼角膜反光点与注视眼对称即为该眼的斜视度。也可将三棱镜放置在注视眼前，至斜视眼角膜反光点与注视眼反光点对称为止。

2）遮盖加三棱镜试验（prism and covertest）：这是一种定量检查，用遮盖－去遮盖或双眼交替遮盖方法均可。将三棱镜放在被检查眼前，其尖端指向斜视方向，由小到大逐渐增加三棱镜度数，至遮盖时眼球移动消除，所加三棱镜度数即为被检查眼的斜视度。该检查方法为精确的斜视定量检查法。如眼球运动既有水平成分又有垂直成分，则可在被查眼前分别加上合适的水平三棱镜和垂直三棱镜至中和为止。

3）同视机法：用同视知觉画片检查，一眼注视画片中心时，把对侧眼镜筒调整到被查眼反光点位于瞳孔中央处，在刻度盘上可以直接读取斜视度数，此检查结果为他感斜视角（客观斜视角）。

还有两种特殊检查法，适用于非共同性斜视检查。一种是两眼看同一个物体，获得两个不同物像的复视检查方法；另一种是两眼分别看不同物像的检查方法：Hess屏法和Lancaster屏法。

诊断眼位斜视度检查法，通过对左上、右上、左下、右下、左侧、右侧六个诊断眼位斜视角的定量检查，可以分析判断麻痹性斜视受累肌肉，有助于诊断和手术设计，通过检查正上方和正下方斜视度可以确定是否存在A、V现象。

（3）Kappa角检查：一般当一眼注视点光源时，反光点落在瞳孔中央，此种情况为零Kappa角，即该眼的视轴与经瞳孔中央的瞳孔轴夹角为0。有相当多的人视轴与瞳孔轴有一大小不等的夹角。视轴位于瞳孔轴鼻侧为正Kappa角（阳性Kappa角），视轴位于瞳孔轴颞侧为负Kappa角（阴性Kappa角），高度近视眼常为负Kappa角，易误诊为内斜视。

当正Kappa角较大时，形似外斜视；当负Kappa角较大时，形似内斜视。所以，如果没有Kappa角的概念可能把较大度数的Kappa角误诊为斜视。

假性斜视：除较大度数的Kappa角可能引起斜视的误诊外，内眦赘皮可能误诊为内斜视，瞳孔距离小也可能误诊为内斜视。而瞳孔距离过大，内眦巩膜（眼白）暴露较多，易误诊为外斜视。对一个可疑的斜视患者首先要通过仔细观察并结合遮盖试验排除假性斜视。

（4）单眼运动检查：检查时遮盖一眼，另一眼追踪向各注视方向移动的视标，如发现任何眼球运动的减弱，则提示向该方向运动的肌肉力量不足，或存在限制因素。单眼运动正常的标志为：内转时瞳孔内缘到达上、下泪小点连线，外转时角膜外缘到达外眦角，上转时角膜下缘到达内、外眦连线，下转时角膜上缘到达内、外眦连线。

（5）双眼运动检查（binocular eye movement）

1）双眼同向运动（version）：单眼运动不能显示眼外肌运动功能不足时，用双眼同向运动检查。根据配偶肌定律（Hering's law），可以发现相对功能不足的肌肉和相对亢进的配偶肌。检查时，令双眼分别注视各诊断眼位的视标，根据斜视角的变化判断受累肌。如一内斜视患者单眼运动检查未发现异常，双眼同向运动检查发现向左注视时斜视角明显增大，与这个方向运动相关的肌肉为左眼外直肌和右眼内直肌，外直肌功能不足造成内斜度数加大，则提示该患者左眼外直肌麻痹。

2）双眼异向运动（vergence）：双眼异向运动包括集合（convergence）和分开（divergence）运动，临床上多检查集合功能。①集合（辐辏）：集合是很强的自主性运动，同时含有非自主性成分，在眼外肌功能检查中具有重要意义。集合近点检查（near point of convergence，NPC）：被检查者注视正前方一个可以引起调节的视标，视标逐渐向鼻根部移近，至患者出现复视或一眼偏离集合位，此集合崩溃点称为集合近点，正常值为7cm。随年龄增长，集合近点逐渐后退。② AC/A 比率（accommodative convergence/accommodation ratio，AC/A ratio）：看近物时，一定量的调节会产生相应的调节性集合，AC/A 比率是定量检查调节与调节性集合关系的方法。正常时 1 屈光度（1D）调节可以产生 4~6PD 集合，即 AC/A 为 4~6。比率大于 6 考虑 AC/A 过高，小于 4 考虑 AC/A 过低。AC/A 比率检查对临床诊断和治疗均有意义。

（6）娃娃头试验（doll test）：为鉴别外转运动限制真伪的方法。将患儿的头突然转向外转"受限"眼的对侧，观察眼球外转能否到达正常位置，如外转到位则说明外转"受限"不存在。如外转不能到位，则提示存在运动限制。

（7）牵拉试验：①主动牵拉试验（active force generation test）：医生用镊子抓住被测肌肉附着点或相应的角膜缘处结膜，受检者按医生要求的方向注视，如检查外直肌力量则让患者向外看，检查者用力方向相反。两眼比较，评价测试的肌肉收缩力量是否减弱，判断是否有神经肌肉麻痹因素。②被动牵拉试验（forced duction test）：医生用镊子抓住被测肌肉附着点或相应的角膜缘处结膜，向不同方向转动眼球，令受检者向眼球转动方向注视，二者方向一致。两眼对照，发现是否有限制因素以及限制因素的部位。

以上两种检查均可在表面麻醉下完成，但对于儿童和敏感的成年人则只能在全麻满意后施行。全麻下只能做被动牵拉试验，无法进行主动牵拉试验。

牵拉试验是鉴别麻痹性斜视与限制性斜视必要的检查方法。

（8）Parks 三步法：用于在垂直斜视中鉴别原发麻痹肌为一眼上斜肌还是另一眼上直肌。3 个步骤是递进的排除法。第 1 步，先确定上斜视是右眼还是左眼，如果右眼上斜视，则提示右眼的下转肌（上斜肌或下直肌）不全麻痹，或左眼上转肌（上直肌或下斜肌）不全麻痹。第 2 步，分析是向右侧注视时垂直偏斜大，还是向左侧注视时垂直偏斜大，如果是向左侧注视时垂直偏斜大，则提示麻痹肌可能为右眼上斜肌或左眼上直肌。第 3 步，做歪头试验（Bielschowsky head tilt test），当头转向高位眼侧（右侧）时，垂直偏斜增大，即歪头试验阳性，则原发麻痹肌为右眼上斜肌。如果歪头试验为阴性，则原发麻痹肌为左眼上直肌。

2. 双眼视功能检查　双眼视功能检查的目的是判断斜视发生后功能的改变。如是否存在单眼抑制、是否保留正常视网膜对应、抑或已经建立了异常视网膜对应、异常视网膜对应的类型，检查结果对治疗方案的选择和恢复双眼视功能的预测以及评价治疗效果具有重要意义。

（1）Worth 四点灯检查

1）检查目的：确定是否存在单眼抑制。

2）检查方法：受检者戴红绿眼镜，红片置于右眼前，分别观察近处（33cm）和远处（5m）4 点灯箱。上方为红灯、左右两侧为绿灯、下方为白灯。如受检者看到 4 个灯说明没有单眼抑制，且两眼正位。如受检者看到 5 个灯即 2 个红灯和 3 个绿灯，表明受检者有斜视，无单眼抑制。如只看到 2 个红灯表明左眼抑制，如只看到 3 个绿灯表明右眼抑制。

四点灯试验还可以检查主导眼，当受检者看到 4 个灯时下方白色灯为红色或粉红色时右眼为主导眼，下方白色灯为淡绿色时左眼为主导眼。

（2）立体视觉检查：可以用 Titmus 立体图、TNO 立体图或我国自行研发的（颜少明、郑竺英）立体图检查，这些检查法适用于没有明显眼位偏斜或眼位偏斜可以控制的受检者。有较大度数的显斜患者不能用这些方法，用同视机检查，将立体画片放在客观斜视角处，可以判断是否存在潜在的立体视觉功能。

对年幼儿童令其注视有兴趣的视标，如能引起两眼集合运动，表明其具有双眼单视功能。

（3）复视像检查：在患者一眼前放一红色镜片，注视 1m 远处的灯光，若有复视，则见一红色灯光和一白色灯光；若见粉红色单一灯光，则表示无复视。然后分别检查各诊断眼位，距离中心约 20°。患者的头及脸保持正位，不得转动。

复视像的分析步骤：①首先确定复视像性质，是水平的还是垂直的、是交叉的还是同侧的；②寻找复视像偏离最大的方向；③周边物像属于麻痹眼。水平复视周边物像在水平方向确定，垂直复视周边物像在第三眼位垂直方向确定。

（楚　妙）

第二节　隐斜

隐斜是一种能被双眼融合功能控制的潜在的眼位偏斜。任何去融合的方法均可暴露潜在的眼位偏斜，如遮盖单眼时，被遮盖眼出现眼位偏斜，去遮盖后偏斜眼立刻恢复正位。正常人多数都有隐斜，无症状时不做临床诊断。

一、临床表现

根据视轴偏斜方向，可以有内隐斜、外隐斜、上隐斜（垂直隐斜时以上斜眼做诊断）及旋转隐斜。畏光、阳光下喜闭一眼。视物不能持久，视疲劳，内隐斜较外隐斜更容易产生症状。有时可有复视。

二、诊断

（1）交替遮盖时眼位有移动；单眼遮盖时，对侧眼无移动，被遮眼出现眼位偏斜，去遮盖后偏斜眼立即回到正位。

（2）患者有症状。

（3）三棱镜中和眼位后症状可以缓解。

（4）隐斜应与微小斜视相鉴别。微小斜视一般小于 8°，但属于显斜范畴，并建立了和谐异常视网膜对应。

三、治疗原则

（1）有隐斜、无症状者一般不诊断为隐斜，也无须处理。

（2）垂直隐斜、内隐斜不适宜训练，可用三棱镜矫正，以能缓解症状的最低度数为处方原则。

（3）外隐斜治疗以训练为主。青壮年不宜配戴三棱镜。

（楚　妙）

第三节　内斜视

一、先天性内斜视

先天性内斜视为出生后 6 个月内发病，一般不合并明显屈光异常，如双眼交替出现斜视则无弱视。单眼性斜视可合并弱视。由于双眼视野交叉，可以有假性外展限制。先天性内斜视可以合并下斜肌亢进、DVD、眼球震颤等。

（一）临床表现

患者出生后 6 个月内发病。无明显屈光异常。单眼性斜视可合并弱视。斜视度数较大。假性外展限制，娃娃头试验可以排除。可以合并下斜肌亢进、DVD、眼球震颤等。

（二）诊断要点

（1）依据病史。

（2）视力检查重在定性，确定是否有单眼弱视及注视能力。

（3）睫状肌麻痹剂散瞳验光。

（4）眼底检查排除先天异常。

（5）眼球运动检查确定是否合并下斜肌亢进、DVD、眼球震颤等。

（三）治疗方案及原则

（1）排除单眼弱视，如有单眼弱视，需先行治疗至双眼视力平衡。

（2）先天性内斜视需手术治疗，手术时机为 24 个月龄。

（3）合并下斜肌亢进和 DVD 者手术设计时应给予相应考虑。

（4）手术后应保留 10°微小内斜视，以利于建立周边融合和粗立体视觉。

二、共同性内斜视

（一）调节性内斜视

调节性内斜视分为以下几种：屈光性调节性内斜视、部分调节性内斜视、高 AC/A 型调节性内斜视和混合型调节性内斜视。屈光性调节因素出现在 2 岁半左右，个别也可以出现在 1 岁内。有些患者可由混合因素引起。

1. 屈光性调节性内斜视

（1）临床表现：患者有中度或高度远视性屈光不正。去调节可以矫正眼位。去调节方法包括药物或光学两种，即睫状肌麻痹剂散瞳或配戴合适的矫正眼镜可以矫正眼位。合并或不合并弱视。眼球运动无明显限制。

（2）诊断要点

1）发病平均年龄为 2 岁半。

2）有中度或高度远视性屈光不正。

3）散瞳或戴镜可以矫正眼位。

（3）治疗方案及原则

1）有弱视者先治疗弱视。

2）全屈光处方戴镜。

3）此类斜视不应手术矫正。

4）一般每年重新验光一次，根据屈光变化决定是否调换眼镜，需要时可以提前验光。

5）调换眼镜时应满足视力和眼位正常。

2. 部分调节性内斜视

（1）临床表现：有中度或高度远视性屈光不正。去调节可以部分矫正眼位，即散瞳或戴镜后内斜视度数减少，但不能完全矫正。合并或不合并弱视。眼球运动无明显限制。

（2）诊断要点

1）发病平均年龄为2岁半。

2）有中度或高度远视性屈光不正。

3）散瞳或戴镜斜视度数减少。

（3）治疗方案及原则

1）有弱视者先治疗弱视。

2）全屈光处方戴镜。

3）戴镜3~6个月后眼位不能完全矫正，非调节部分应手术矫正。

4）调节部分继续戴镜矫正。每年重新验光一次，并根据屈光变化决定是否调换眼镜，需要时可以提前验光。

5）调换眼镜时应满足视力和眼位正常。

3. 高AC/A型调节性内斜视

（1）临床表现：患者斜视度看近大于看远≥15°。看远时可以为正位。可以有非屈光调节性内斜视。此类斜视10岁后有自愈趋势。

（2）治疗方案及原则

1）戴双光镜：全屈光矫正下加+1.5~+3D球镜。应定期复查。

2）缩瞳剂：局部形成药物性近视，减少中枢性调节，但不宜长期应用。

3）合适的病例可以考虑双内直肌减弱手术。为减少对视近时眼位的影响，也可行内直肌后固定术。

4. 混合型调节性内斜视 混合型调节性内斜视为屈光性调节性内斜视与高AC/A型内斜视合并存在的病例。

（1）临床表现：有远视性屈光不正。戴镜后斜视度减少，看远减少明显，看近仍有较大度数内斜视，看近大于看远≥15°。

（2）诊断要点

1）戴镜后斜视度减少，说明有屈光性调节因素。

2）戴镜后斜视度看近大于看远≥15°说明有高AC/A因素。

（3）治疗方案及原则：参见屈光性调节性内斜视和高AC/A型调节性内斜视。

（二）非调节性内斜视

非调节性内斜视没有或很少有调节因素。

1. 基本型内斜视（basic esotropia）

（1）诊断要点：斜视常在 2 岁以后出现。没有明显调节因素，单眼斜视可合并弱视。无明显远视性屈光不正，视远、视近斜视度相同。

（2）治疗：有弱视者先治疗弱视，双眼视力平衡后及时手术矫正眼位。虽然绝大多数儿童全身无明显症状，但也需要考虑中枢神经系统检查。

2. 急性共同性内斜视（acute comitant esotropia）

（1）病因：病因不清，可能与融合机制突然破坏，引起眼外肌的不平衡有关。

（2）诊断要点：发病急，突然出现复视。多发生在 5 岁以后，因双眼视功能已健全所以才有复视。眼球运动无受限。

（3）治疗：由于是突然出现复视，所以要进行神经科检查以除外颅内疾病。如内斜视度数小，可用三棱镜消除复视；如内斜视度数大，病情稳定后，可以手术矫正。眼位矫正后可以恢复双眼视觉功能。

3. 周期性内斜视（cyclic esotropia）

（1）诊断要点：3~4 岁发病。内斜视呈周期性出现，一般为隔日斜视，在不出现之日可能仅有轻度斜视或隐斜。日久可形成恒定性斜视。周期性内斜视患者中偶见弱视，V 征常见。在内斜视不存在时，患者可有正常的双眼视和较好的立体视觉。

（2）治疗：首先矫正屈光不正。有些患者矫正远视后，周期性内斜视消失。不能矫正者，可以手术矫正，手术量参照眼位偏斜日的斜视度。

4. 感觉剥夺性内斜视（sensory deprivation esodeviation）　儿童期的各种眼病如白内障、角膜白斑、视神经萎缩、眼外伤等造成单眼视力丧失或明显下降后出现此类斜视。屈光参差性弱视在这类内斜视中常见。治疗首先是针对病因治疗，矫正屈光不正、治疗弱视。病因排除后，尚有残余内斜视的，手术矫正眼位。

（楚　妙）

第四节　外斜视

外斜视在婴幼儿较内斜视少见，但随着年龄增加发病率逐渐升高。患者可由外隐斜进展为间歇性外斜视再进展为恒定性外斜视，也可一发病即为间歇性外斜视或恒定性外斜视。间歇性或恒定性外斜视根据视远、视近时斜视度的不同，临床可分为 4 种类型。

1. 基本型　视远、视近时的斜视度基本相等。

2. 分开过强型　视远斜视度明显大于视近（≥15°）。

3. 集合不足型　视近斜视度明显大于视远（≥15°）。

4. 假性分开过强型　视远斜视度明显大于视近，但单眼遮盖 1 小时或双眼配戴 +3D 球镜后，视远、视近时的斜视度基本相等。

一、间歇性外斜视

（一）临床表现

患者强光下喜闭一眼。控制正位时有一定的双眼视功能。眼位偏斜时，偏斜眼可以有抑制，保持正常视网膜对应，没有或很少有弱视。无明显屈光不正，眼位偏斜与屈光不正无特殊联系。

（二）诊断要点

（1）可以发病较早，如1岁内出现，但发现较晚，一般到5岁前表现明显。

（2）眼斜频率随年龄增大逐渐增加。

（3）由于受融合控制斜视度数变化较大，疾病、疲劳及充分破坏融合时斜视度暴露充分。

（三）治疗方案及原则

（1）以手术治疗为主，手术时机应掌握在双眼视功能受损前。提倡早期手术。

（2）集合训练，可能有暂时效应，但不能矫正眼位，不要因集合训练而延误手术时机。手术前尤其不应进行集合训练，否则，容易出现手术后过矫。

二、恒定性外斜视

（一）临床表现

恒定性外斜视较间歇性外斜视少见，可以出生后即出现或由间歇性外斜进展而来。外斜视程度变化较大，单眼视力较差时，偏斜度数较大。经常为双眼交替偏斜，所以弱视不常见。合并屈光参差或单眼斜视时，可以出现弱视。5岁前出现眼位偏斜者可以有抑制存在。5岁后发病可以有复视存在。可以合并垂直偏斜。

（二）诊断要点

（1）外斜视恒定存在，眼位不能被融合机制控制。

（2）先天性恒定性外斜视常合并存在神经损害，应请神经科会诊。

（3）应进行屈光检查，以发现屈光参差或弱视。

（三）治疗方案及原则

（1）治疗以手术为主。

（2）单眼视力差者，手术后眼位欠稳定，有时尚需二次手术。

（3）类肉毒素对小度数偏斜可以作为初始治疗；对明显的手术后欠矫或过矫可以作为补充治疗。

（楚　妙）

第五节　AV型斜视

有些水平斜视在水平方向斜视角无明显变化，但是在垂直方向注视不同位置时斜视角有明显变化。比如，外斜视向上注时斜视角明显大于向下注视时的斜视角，呈英文字母V状，此种情况为V型外斜视或称外斜V征。当外斜视向下注视时斜视角明显大于向上注视时的斜视角，呈英文字母A状，此种情况为A型外斜视或称外斜A征。内斜视向上注视时斜视角明显大于向下注视时的斜视角，呈英文字母A状，此种情况为A型内斜视或称内斜A征。当内斜视向下注视时斜视角明显大于向上注视时的斜视角，呈英文字母V状，此种情况为V型内斜视或称内斜V征。AV型斜视也可以理解为在垂直注视方向上有非共同性的水平斜视。AV 型斜视可因斜肌异常或水平肌异常或混合因素引起。上斜肌功能亢进常与 A 型斜视伴行，下斜肌功能亢进常与 V 型斜视伴行。

一、临床表现

（1）V 型外斜视，上方斜视角大于下方；A 型外斜视，下方斜视角大于上方。
（2）V 型内斜视，上方斜视角小于下方；A 型内斜视，下方斜视角小于上方。
（3）眼球运动无明显异常或下斜肌亢进（V 型斜视），或上斜肌亢进（A 型斜视）。

二、诊断要点

（1）向上 25°和向下 25°分别测量注视远目标时的斜视角。
（2）V 型斜视，上、下分别注视时的斜视角相差≥15°。
（3）A 型斜视，上、下分别注视时的斜视角相差≥10°。
（4）眼球运动检查有斜肌运动异常或无明显异常。

三、治疗方案及原则

（1）合并上、下斜肌亢进的 AV 型斜视，一般要行上下斜肌减弱术后再行水平斜视矫正术。
（2）V 型斜视，凡是临床检查发现有下斜肌功能亢进者，无论其程度如何均先行下斜肌减弱术。无下斜肌功能亢进者，行水平肌上下移位术。内直肌向 V 型尖端方向移位二分之一或全肌肉宽度，外直肌向 V 型开口方向移位二分之一或全肌肉宽度。
（3）A 型斜视，凡是临床检查发现有明显上斜肌功能亢进者，一般要行上斜肌减弱术后再行水平斜视矫正术。上斜肌功能亢进较轻或无明显上斜肌功能亢进者行水平肌肉移位术，内直肌向 A 型尖端方向移位二分之一或全肌肉宽度，外直肌向 A 型开口方向移位二分之一或全肌肉宽度。
（4）A 型斜视，临床检查发现有明显上斜肌功能亢进但有立体视觉者，上斜肌减弱手术被视为禁忌。A 征由水平肌垂直移位矫正。

（楚　妙）

第六节　非共同性斜视

非共同性斜视临床上主要有两种形式。一种为神经肌肉麻痹引起的麻痹性斜视，常见病因为相关组织炎症、血管性疾病、占位性疾病、先天性异常、外伤等；另一种为限制因素引起的限制性斜视，常见原因为外伤后组织嵌顿、手术后组织粘连、肌肉变性，如甲状腺相关眼病等。非共同性斜视的主要特点是：①眼球运动有限制，斜视角随注视方向的变化而变化；②第二斜视角（受累眼作为注视眼时的斜视角）大于第一斜视角（健眼作为注视眼时的斜视角）；③多数有代偿头位；④后天者及失代偿的先天性麻痹性斜视常有复视。

一、先天性麻痹性斜视

先天性麻痹性斜视中最常见的为上斜肌不全麻痹，单独下斜肌和下直肌麻痹罕见。这里主要介绍先天性上斜肌不全麻痹和先天性动眼神经麻痹。

（一）先天性上斜肌不全麻痹

1. 临床表现

（1）受累眼上斜视，可以单侧或双侧发病，双侧多于单侧。双侧发病者两眼可以对称或不对称，有时一眼受累程度轻，临床不易察觉，称为隐蔽性上斜肌不全麻痹。

（2）双眼受累时第一眼位垂直斜视度较小。

（3）双眼运动表现为受累眼内下转时落后，单眼运动正常，受累眼下斜肌功能亢进。

（4）先天性上斜肌不全麻痹有典型的代偿头位。面部发育常不对称。

（5）失代偿时可以有复视。

2. 诊断要点

（1）受累眼上斜视，双眼发病时呈交替型上斜视即右眼注视时左眼上斜视，左眼注视时右眼上斜视。

（2）歪头试验（Bielschowsky head tilt test）阳性，即将头向高眼倾斜时，受累眼上翻或上斜视度数明显增加。

（3）眼球运动见临床表现。

3. 治疗方案及原则

（1）先天性上斜肌不全麻痹以手术治疗为主，度数较小或手术后有残余度数者可用三棱镜矫正。

（2）客观检查结果可靠者应尽早手术。

（3）手术设计的主要原则为减弱功能亢进的肌肉，如减弱受累眼的下斜肌或（和）对侧眼的下直肌。加强功能不足的肌肉，如受累眼的上斜肌的折叠术。但加强手术不如减弱手术效果可靠。

（二）先天性动眼神经麻痹

1. 临床表现

（1）受累眼上睑下垂，大度数外斜视。

（2）先天性动眼神经麻痹恢复期可出现神经迷行现象，受累眼上睑下垂消失，向下注视时上睑迟落。

（3）眼内肌受累时瞳孔散大，对光反射消失或迟钝。

（4）受累眼内转明显受限，内上、外上、外下运动均有不同程度的限制。

2. 诊断要点

（1）临床表现1、4存在时即可明确诊断。

（2）合并眼内肌麻痹时常为完全性动眼神经麻痹。

3. 治疗方案及原则

（1）手术治疗是动眼神经麻痹的主要手段，但手术效果欠佳。

（2）手术只能矫正眼位但不能恢复眼球运动功能。

（3）由于上直肌麻痹，Bell现象消失或不健全，因此上睑下垂矫正术应慎重考虑。

二、后天性麻痹性斜视

后天性麻痹性斜视主要为展神经麻痹、上斜肌麻痹、动眼神经麻痹。对后天性麻痹性斜视应尽量进行病因检查以避免漏诊、误诊。病因清楚、病情稳定半年后不能恢复的斜视可以手术矫正。

（一）展神经麻痹

1. 临床表现

（1）大度数内斜视。

（2）受累眼外转受限，严重时外转不能超过中线。

（3）有代偿头位。

2. 诊断要点

（1）有外伤史或高热史，也可以没有任何明确原因。

（2）大度数内斜视，外转明显限制。

3. 治疗方案及原则

（1）病因检查应包括神经科、内科、耳鼻喉科，对有明确病因的应首先进行病因治疗，针对神经麻痹可以使用营养神经的药物。

（2）病因清楚、病情稳定半年后仍有斜视者应行手术治疗。

（3）展神经部分麻痹可行内直肌后徙外直肌截腱手术，外直肌全麻痹者可行内直肌减弱联合上、下直肌与外直肌连接术（Jenson 手术）或上、下直肌移位术。

（4）内直肌肉注射类肉毒素可以避免或缓解肌肉挛缩，也可以替代内直肌后徙术。

（二）后天性上斜肌麻痹

1. 临床表现

（1）复视是后天性上斜肌麻痹的主要临床特征。

（2）受累眼上斜视。

（3）受累眼向鼻下运动不同程度地受限制。

（4）有代偿头位，但不如先天性者典型。

（5）有过指现象（投射失误）。

2. 诊断要点

（1）神经内科、内科、耳鼻喉科检查病灶，以确定病因。既往照片调查对鉴别先天性或后天性上斜肌不全麻痹具有重要意义。

（2）用 Parks 三步法检查：先确定高位眼，再确定左侧或右侧视野哪个位置垂直度数增大，最后行歪头试验。

（3）复视像检查或用 Hess 屏检查。

（4）各诊断眼位斜视度检查。

（5）（2）、（3）、（4）检查均可确定受累眼及受累眼外肌。

3. 治疗方案及原则

（1）后天性上斜肌不全麻痹应以病因治疗为主，经多次详细检查未查出确切病因者先行神经营养治疗。

（2）病因清楚、病情稳定 6 个月后仍有斜视者应行手术治疗。手术应以矫正正前方及前下方眼位并恢复双眼单视为目标。

（3）三棱镜矫正对小度数垂直斜视（一般小于10°）有较好矫正效果，但对旋转眼位无帮助。

（三）后天性动眼神经麻痹

1. 临床表现

（1）受累眼上睑下垂，大度数外斜视，瞳孔正常或散大。

（2）受累眼内转明显受限。

（3）受累眼开启时有复视。

2. 诊断要点

（1）病史调查和病因检查应放在第一位。重点排除颅内疾病及重症肌无力。

（2）上睑下垂合并大度数外斜视时要注意内转和上下转动是否受限，阳性者即可诊断。

（3）有明显外伤史者要与眶尖综合征及眶上裂综合征鉴别。

3. 治疗方案及原则

（1）对病因明确者应首先进行病因治疗，未查出明显病因者行神经营养治疗。

（2）病因清楚、病情稳定6个月后仍有斜视者应行手术治疗，但手术不能改善运动功能。为矫正大度数外斜视常需外直肌超常后徙联合内直肌截腱术。

（3）由于动眼神经累及眼外肌多，手术效果较差，上转运动严重限制时上睑下垂矫正手术应慎重。

（楚 妙）

第七节 特殊类型斜视

有些斜视病因不详且临床分类困难，临床表现也比较复杂，这一类斜视统称为特殊类型斜视。临床上主要有：垂直分离性斜视（dissociated vertical deviation，DVD）、上斜肌肌鞘综合征（Brownsyndrome）、甲状腺相关眼病（thyroid associated ophthalmopathy，TAO）、先天性脑神经发育异常综合征（congenital cranial dysinnervation disorders，CCDDs）、继发性固定性斜视等。

一、垂直分离性斜视

垂直分离性斜视（DVD）发病机制不明，其主要特点为不遵循眼球运动 Hering 法则。

（一）临床表现

（1）交替遮盖时被遮眼上漂合并外旋，去遮盖后眼位缓慢回到注视位合并内旋。有些患者精神不集中时即可出现以上表现，看远时容易暴露。

（2）多数合并眼球震颤和弱视。

（3）常合并先天性内斜视。

（4）可以合并下斜肌亢进。

（5）DVD 常为双眼发病，可以为对称性但更多情况表现为非对称性，也有单眼性 DVD。

（二）诊断要点

（1）注视远目标时交替遮盖观察是否存在交替上漂现象。

（2）头位侧转交替遮盖时也有交替上漂现象，是与单纯双眼下斜肌亢进鉴别的要点。

（3）用不同密度的滤光片组成的串镜做歪头试验，被遮眼随滤光片密度增高眼位上漂，当滤光片密度减低时上斜眼回落甚至超过注视位，呈低位，则为歪头试验阳性。

（4）没有条件时可不做第（3）项检查，（1）、（2）存在即可诊断。

（三）治疗方案及原则

（1）平时无明显交替上斜现象，只在检查时暴露者，可保守治疗。如患者合并屈光不正，在配戴眼镜时可以用光学手段转换注视眼，即让眼位上漂明显的眼转为注视眼达到抑制或减少该眼上漂的效果。

（2）不合并下斜肌亢进者以减弱上直肌为主，对上漂现象明显者上直肌退后小于7mm时效果不显著。也可以行上直肌后徙联合后固定缝线术（Faden procedure）。

（3）合并下斜肌亢进者行下斜肌转位术，即将下斜肌断端固定在下直肌附着点颞侧。

（4）DVD合并水平斜视者在矫正DVD的同时予以矫正，但需提醒的是，一眼同次手术不能超过两条直肌。

二、上斜肌肌鞘综合征

上斜肌肌鞘综合征（Brown综合征），曾经被认为是上斜肌肌鞘过度发育或上斜肌反转腱短，当眼球内转时反转腱绷紧限制眼球向鼻上转动。现在认为是受累眼鼻上象限上斜肌肌腱与滑车粘连。

（一）临床表现

（1）第一眼位无明显斜视或受累眼轻度下斜视。

（2）受累眼鼻上运动明显限制甚至不能超过中线，多数情况不合并上斜肌亢进。代偿头位以下颌轻度上抬为主，也可以无明显头位。

（二）诊断要点

（1）各诊断眼位定量检查，受累眼鼻上方向垂直斜度最大。

（2）应和下斜肌麻痹鉴别诊断，主要方法为牵拉试验，被动牵拉试验阳性者为上斜肌肌鞘综合征，阴性者为下斜肌麻痹。

（三）治疗方案及原则

（1）有明显代偿头位者或受累眼有明显旋转斜视者可以手术切断上斜肌反转腱以解除上斜肌机械性粘连。

（2）术后可能出现上斜肌功能不足下斜肌亢进，则需做下斜肌减弱术。

（3）手术后头位可以消除或明显改善，但是很少能使眼球运动恢复正常。

三、甲状腺相关眼病

本节从临床角度介绍甲状腺相关眼病（Graves眼病）所致斜视的治疗方案及原则。
治疗方案及原则

（1）以矫正第一眼位和前下方斜视并消除复视为目标，其他方向因眼外肌变性的缘故很难完全消除斜视和复视。

（2）以解除因眼外肌变性造成的眼球运动限制为主要选择，例如：多数患者以下直肌受累为主，受累眼上转明显限制是由于下直肌炎性反应后纤维化引起的。故此类患者应行下直肌后徙或悬吊术。如果受累肌为上直肌，患眼下转限制是由于上直肌纤维化所致，则行上直肌后徙或悬吊术。

（3）单纯后徙一条直肌不能充分矫正第一眼位斜视时，可以考虑内、外直肌移位术或连接术。双眼受累者，手术设计要考虑在双眼完成以达到方案（1）提出的目标。

（4）垂直肌肉手术时尤其是处理 Graves 眼病侵害的上、下直肌时，要在直视下充分分离与眼睑的联系，以避免或尽量减少对眼睑位置的影响。

四、先天性脑神经发育异常综合征

CCDDs 为一组特殊类型的斜视综合征，是由于眼外肌缺少正常神经支配或由于异常的神经支配而造成的病理生理改变。包括先天性眼外肌广泛纤维化 1、2、3 型，先天性上睑下垂，下颌瞬目综合征（Marcus–Gunn 综合征），Duane 眼球后退综合征，Duane 桡侧列综合征，伴有进行性脊柱侧凸的家族性水平注视麻痹和 Mobius 综合征，同时也包括非眼性脑神经发育的异常，如先天性家族性面神经麻痹。

（一）Duane 眼球后退综合征（Duane retraction syndrome，DRS）

最近 40 年的研究特别是尸检发现 Duane 眼球后退综合征患者展神经核缺损，支持本病为原发神经源性病变而不是肌源性。电生理检查也表明此病是由于正常支配眼外肌的展神经缺如，外直肌受到动眼神经的矛盾性支配所致。临床以眼球运动限制、眼球后退和异常头位为主要特征。

1. 临床表现　眼球后退综合征临床分三型：Ⅰ型：受累眼外转受限、内转无明显限制，可以合并内斜视；Ⅱ型：受累眼内转受限、外转无明显限制，可以合并外斜视；Ⅲ型：受累眼内、外转均受限，可以无斜视或合并内斜视或外斜视。

（1）多数患者均有外转限制，外转时睑裂开大。内转时眼球后退、睑裂变小，常合并眼球上射或（和）下射现象。

（2）常有明显代偿头位：多数患者保持较好的双眼单视功能，很少发生弱视。

（3）可以为双眼发病，但多数为单眼，且临床发现左眼为好发眼。

2. 诊断要点

（1）受累眼有明显的外展限制，内转时睑裂明显缩小、眼球后退。

（2）有明显代偿头位。

（3）被动牵拉试验阳性。

3. 治疗方案及原则

（1）第一眼位无明显斜视和代偿头位者无特殊治疗。

（2）对有明显代偿头位和第一眼位有斜视者应手术治疗，手术仅限于改善眼位和代偿头位，而对恢复眼球运动无帮助。手术以减弱术为主，禁忌加强手术，否则术后会加剧眼球后退。

（二）先天性眼外肌广泛纤维化综合征

1. 诊断要点　CFEOM1 型是最常见的经典的 CFEOM 表现型。患者 MRI 研究发现上睑提肌和上直肌发育不良，提示动眼神经上支先天缺如，自脑干发出的动眼神经细小，第Ⅳ对脑神经和第Ⅵ对脑神经也存在不同程度的异常。临床表现为双侧上睑下垂、双眼下斜视、被动牵拉试验阳性、双眼上转受限伴不同程度的水平注视受限。

CFEOM2 型是少见的 CFEOM 表型。遗传学也证实由于脑干运动神经核的异常发育引起。患者双侧上睑下垂，并有大角度的外斜视，水平和垂直眼球运动均严重受限。

CFEOM3 型是非经典 CFEOM 表型。推测可能为动眼神经和（或）滑车神经的发育异常所致。患者双侧上睑下垂、双眼固定在下斜和外斜位，双眼眼球运动严重受限。被动牵拉试验阳性。

2. 治疗方案及原则 手术目的是矫正或改善第一眼位的斜视和代偿头位，对眼球运动无明显改善。手术原则为受累肌肉大量后徙，不做缩短术。治疗以手术为主，但疗效很难令人满意。

（1）手术目的和结果是改善头位，手术方法以下直肌断腱术为主，术后眼位可以改善但不能恢复眼球运动。由于肌肉纤维化紧紧贴住球壁，术中斜视钩伸入困难，应避免损伤球壁。

（2）有些患者可以考虑适当矫正上睑下垂，以能暴露瞳孔、改善头位为目的。由于没有 Bell 现象，为避免引起术后的暴露性眼病，手术应欠矫。术式以额肌悬吊术为宜。

（3）由于下直肌断腱术效果很难预测，所以下直肌断腱术与上睑下垂矫正术应分期进行。

五、继发性固定性斜视

后天性固定性斜视可伴随淀粉样变性或高度近视，临床可见高度近视患者继发固定性内斜视，最初无斜视，以后出现间歇性内斜视再到恒定性内斜视，最后发展为固定性内斜视。根据病史，继发性固定性内斜视与先天性广泛纤维化综合征不难鉴别。治疗以手术为主，但由于病因不同，继发性固定性内斜视手术效果明显好于先天性广泛纤维化综合征。

（楚　妙）

第八节　眼球震颤

眼球震颤（nystagmus）为非自主性、节律性眼球摆动。根据发生时间可以分为先天性和后天性两种。根据病变发生部位可以分为传入性（知觉性）和传出性（运动性）眼球震颤。知觉性眼球震颤主要是由于视力损害或丧失引起的，如矿工性眼球震颤。运动性眼球震颤损害部位位于大脑额叶至眼外肌的传出通路上，如先天性特发性眼球震颤。眼球震颤又分为显性和隐性两种情况。隐性眼球震颤，当两眼无遮盖时没有眼球震颤，当遮盖一眼时，未遮盖眼显示眼球震颤，原因不明。显性震颤和隐性震颤可以合并存在。根据眼球震颤的形式可以分为钟摆型和急动型或跳动型眼球震颤。钟摆型眼球震颤没有快相和慢相，两侧运动的频率和幅度相等。急动型眼球震颤有快相和慢相，即向一侧缓慢运动（慢相）后接着一个向反方向返回的快速运动（快相），快相方向为急动型眼球震颤的方向。描述急动型眼球震颤包括：眼球震颤方向、频率和幅度。这里主要介绍与斜视及眼球运动相关的病理性眼球震颤。

一、先天性特发性眼球震颤

（一）临床表现

（1）有急动型眼球震颤，可以合并隐性震颤，视远明显。

（2）在眼球震颤慢相方向上存在眼球震颤明显轻微甚至眼球震颤消失的"中间带"（neutral zone，null point）或休止眼位。有时也可存在两个"中间带"。

（3）视物时有明显代偿头位，视线指向"中间带"。视近头位可以消失。

（4）在代偿头位方向上即"中间带"方向上，视力明显好于头位正直时的视力。

（5）一般不合并斜视。

（二）诊断要点

（1）有急动型眼球震颤和"中间带"。

（2）代偿头位明显。

（3）代偿头位视力比头位正直时的视力好两行以上。

（4）常规进行屈光检查。

（5）三棱镜试验阳性：双眼放置10°三棱镜，尖端指向健侧即"中间带"方向，头位明显好转。

（三）治疗方案及原则

1. 光学疗法

（1）矫正屈光不正。

（2）双眼配戴8°~10°三棱镜，尖端指向健侧，使"中间带"的视野向正前方转移达到改善头位的目的。如有条件可选用较大度数的膜状三棱镜。

（3）双眼配戴8°~10°三棱镜，尖端指向鼻以引起双眼集合达到抑制眼球震颤的目的。

2. 手术疗法

（1）Anderson术式：等量、等效后徙与"中间带"相关的一组肌肉，如"中间带"在右侧，面向左转，则后徙右眼外直肌和左眼内直肌。

（2）Kestenbaum术式：等量、等效后徙与"中间带"相关的一组肌肉，缩短二者的拮抗肌。

（3）手术治疗的目的是将"中间带"移向正前方，达到消除或改善头位的目的，一般不能减弱眼球震颤。

二、眼球震颤阻滞综合征

（一）临床表现

（1）有先天性内斜视。

（2）内斜视度数不稳定且与眼球震颤程度相关，内斜视度数大时眼球震颤明显抑制，内斜视度数小时眼球震颤明显加剧。

（3）患者喜欢用内收眼注视以获得较好视力，用外转眼注视时眼球震颤加剧、视力下降。

（4）有代偿头位，面左转或右转交替出现。

（二）诊断要点

（1）内斜视的度数与眼球震颤呈负相关。

（2）有代偿头位，当面转向一侧时内收眼为注视眼。

（3）视力检查显示内收眼注视时视力明显好于外转眼注视时的视力。

（三）治疗方案及原则

（1）以手术治疗为主：手术目的为矫正斜视，改善头位。

（2）双眼内直肌后徙合并后固定缝线：后固定缝线有困难时可以适当增加后徙量，矫正不足时可联合外直肌缩短术。

（楚　妙）

第九节　弱视

弱视是视觉发育期内由于异常视觉经验（单眼斜视、屈光参差、高度屈光不正以及形觉剥夺）引起的单眼或双眼最佳矫正视力下降，眼部检查无器质性病变。弱视主要是中心视力缺陷，周边视力可以正常，动物实验和临床婴幼儿的研究表明，在视觉发育关键时期易发生弱视。弱视眼的最佳矫正视力减退经适当的治疗是可逆的，这是弱视的另一个特点。研究结果表明弱视是双眼异常相互作用或形觉剥夺引起的。

我国弱视发病率为 2% ~4%，儿童早期筛查可以预防弱视，对已经产生弱视者可以早期发现、早期干预、早期恢复。

一、分类

1. 斜视性弱视（strabismic amblyopia）　为单眼弱视。发生在单眼性斜视，双眼交替性斜视不形成斜视性弱视。由于眼位偏斜后引起异常的双眼相互作用，斜视眼的黄斑中心窝接受的不同物像（混淆视）受到抑制，导致斜视眼最佳矫正视力下降。

2. 屈光参差性弱视（anisometropic amblyopia）　两眼之间存在屈光参差（正球镜相差≥1.5D，柱镜相差≥1D），屈光度较高的一眼可以形成弱视。屈光参差性弱视是由于两眼异常相互作用和形觉剥夺两个因素引起的。中低度数的近视性屈光参差一般不形成弱视，差别 > -6D，屈光度较高的眼有形成弱视的危险。屈光参差性弱视为单眼性弱视。

3. 屈光不正性弱视（ametropic amblyopia）　为双眼性弱视。多发生于未戴过屈光矫正眼镜的高度屈光不正患者。主要见于高度远视或散光，常为双侧性，两眼最佳矫正视力相等或相近。一般认为远视≥5.00DS、散光≥2.00DC、近视≥10DS 会增加产生弱视的危险性。高度近视引起的视力下降要和近视性视网膜病变相鉴别。由双眼高度散光引起的弱视又称子午线性弱视。屈光不正性弱视配戴合适的眼镜后视力可自行逐步恢复。适当的训练可缩短疗程。

4. 形觉剥夺性弱视（form deprivation amblyopia）　在视觉关键时期内由于屈光间质混浊（角膜白斑或白内障），完全性上睑下垂，造成该眼视力下降，单眼形觉剥夺更易形成弱视。形觉剥夺性弱视一般为单眼性弱视。引起形觉剥夺性弱视的原因，既有单眼形觉剥夺因素，又有双眼异常相互作用因素。

二、临床表现

1. 视力不良　最佳矫正视力低于正常，经治疗可以恢复或部分恢复。

2. 拥挤现象（crowding phenomenon）　分辨排列成行视标的能力较分辨单个视标差。

3. 旁中心注视　部分程度较重的弱视由于视力下降显著导致中心窝失去注视能力，形成旁中心注视。

4. 视觉诱发电位　PVEP 潜伏期延长，振幅下降。

三、诊断标准

弱视是视觉发育期内由于异常视觉经验（单眼斜视、屈光参差、高度屈光不正以及形觉剥夺）引起的单眼或双眼最佳矫正视力下降，眼部检查无器质性病变。弱视诊断时要参考不同年龄儿童正常视力下限：3 岁儿童正常视力参考值下限为 0.5，4～5 岁为 0.6，6～7 岁为 0.7，7 岁以上为 0.8。两眼最佳矫正视力相差两行或更多，较差的一眼为弱视。如果幼儿视力不低于同龄儿童正常视力下限，双眼视力相差不足两行，又未发现引起弱视的危险因素，则不宜草率诊断为弱视，可以列为观察对象。

四、治疗

1. 去除形觉剥夺因素　矫正屈光不正，早期治疗先天性白内障或先天性完全性上睑下垂等。

2. 遮盖疗法　常规遮盖治疗即遮盖优势眼、强迫弱视眼使用，已有 200 余年历史，迄今仍为最为有效的治疗单眼弱视的方法。用遮盖法治疗时，须密切观察被遮盖眼视力的变化，避免被遮盖眼发生遮盖性弱视。复诊时间根据患儿年龄确定，年龄越小，复诊间隔时间越短。1 岁儿童复查间隔为 1 周，2 岁儿童复查间隔为 2 周，4 岁儿童复查间隔才能为 1 个月。因为弱视治疗易反复，双眼视力平衡后，要逐步减少遮盖时间、慢慢停止遮盖治疗，以使疗效巩固。单眼的斜视性弱视、屈光参差性弱视在矫正屈光不正后遮盖好眼。双眼屈光不正性弱视不宜用遮盖法治疗。

3. 光学药物疗法（压抑疗法）　①近距离压抑疗法：健眼每日滴 1% 阿托品溶液散瞳，戴矫正眼镜，使健镜只能看清远距离。弱视眼在矫正眼镜上再加 +3.00D，使之无需调节便能看清近距离。②远距离压抑法：健眼过矫 +3.00D，看清近距离。弱视眼只戴最佳矫正眼镜，促进其看远。③全部压抑法：每日健眼以 1% 阿托品散瞳，戴欠矫 4.0～5.00D 球镜片，使看远、近视力均不佳，弱视眼戴全矫眼镜。④交替压抑法：配两副眼镜，一副使右眼过矫 +3.00D，另一副使左眼过矫 +3.00D，不滴阿托品滴眼剂，每日交替换戴眼镜。

以上三条治疗方法是治疗弱视的主要方法。

4. 其他治疗　后像疗法、红色滤光片（波长 640nm）法、海丁格刷也是弱视治疗的有效方法，主要适于旁中心注视者。视刺激疗法（CAM）对中心凹注视、屈光不正性弱视效果较好，可作为遮盖疗法的辅助治疗，以缩短疗程。

（1）后像疗法（after image therapy）：又名增视疗法，是治疗旁中心注视弱视的方法，使用时需要用后像镜。后像镜也是一种直接检眼镜，但光源比一般检眼镜强。在光路上有一转盘，盘上设有不同大小的黑色圆点，此黑点的视网膜影像大小不同，可通过拨动转盘来更换不同的黑点。先将后像镜光线调到一般检眼镜亮度，看清弱视眼底，把黑点恰好放在中心凹处，形成清楚的影像。黑点的用途是为了保护中心凹使之不被照射，但要避免把旁中心注视点一起遮盖起来。位置定好后，加大后像镜亮度，使用强光照射包括旁中心注视点在内的视网膜带，一般照射20秒至1分钟后关闭光源。嘱患者观看白色屏幕上黑色"＋"中心点，待产生负后像，诱导患者看到一照亮"X"字的中心被一暗圈围绕着，以纠正异常注视性质。

（2）光栅刺激疗法：应用不同空间频率的黑白条纹组成慢旋转刺激治疗机。旋转的光栅上方放置一块透明图案板，使患儿描图案。也可以通过观看黑白条纹的光栅，达到训练目的。

（3）海丁格刷训练：正常眼通过旋转的偏光镜片观看时，在蓝光（波长470nm）的背景上可看到两个三角形尖端相对的毛刷样影像，并围绕着中心注视点转动，很像飞机的螺旋桨。这是一种内视现象，其产生原因是极化光的方向作用于黄斑部放射状纤维，因此，其中心点应相对于中心凹。由于弱视患者在黄斑区有抑制暗点，所以刚开始治疗时很难看到此现象。通过一段时间治疗可以逐步看到这种现象。初始治疗期间此刷可能不在视野中央。此器械附有光圈来控制视野的大小。

5. 综合疗法　对于中心注视性弱视，采取常规遮盖疗法，或压抑疗法，联合视刺激疗法（CAM）、辅助精细训练；对于旁中心注视性弱视，先采取后像、红色滤光片或海丁格刷刺激转变注视性质，待转为中心注视后，再按中心注视性弱视治疗。

治疗弱视年龄因素非常关键，年龄越小，疗效越高。另外，与弱视程度有关，轻度弱视疗效高，中度次之，重度最差。与注视性质也有关，中心凹注视疗效佳，周边注视者疗效差。不同类型弱视中屈光不正性弱视预后相对较好。斜视性弱视及屈光参差性弱视早治疗治愈率可达75%，有效率达90%以上。形觉剥夺性弱视，预后不够理想。弱视治疗的目的之一是提高视力，然而更重要的则是建立双眼立体视觉。因此，双眼单视巩固性治疗是必不可少的。弱视治疗强调早发现、早治疗，但弱视训练也不必拘泥于12岁的年龄限制，实践证明，对12岁以上患儿系统治疗也不乏良好效果者。药物治疗弱视尚在探讨中。

（楚　妙）

参考文献

［1］王宁利．眼科疾病临床诊疗思维．北京：人民卫生出版社，2011.

［2］曾继红，何为民．眼科护理手册．北京：科学出版社，2015.

［3］詹汉英．眼科护士培训手册．湖北：湖北科学技术出版社，2014.

［4］刘庆淮，方严．视盘病变．北京：人民卫生出版社，2015.

［5］葛嫣然，邵宏超．儿童睑板腺囊肿反复发作致瘢痕性睑外翻一例［J］．眼科．2016，1，17.

［6］邵宏超，葛嫣然，刘岩，等．rh－bFGF对兔视网膜缺血再灌注损伤的保护作用及机制［J］．山东医药．2016，56（4）34－35.

第六章

屈光不正

第一节　远视眼

（一）远视眼的定义

远视眼（hyperopia）是指在调节松弛状态下，平行光线经眼的屈光系统屈折后，所形成的焦点在视网膜之后，在视网膜上形成一个弥散环，不能形成清晰的物像（图6－1）。

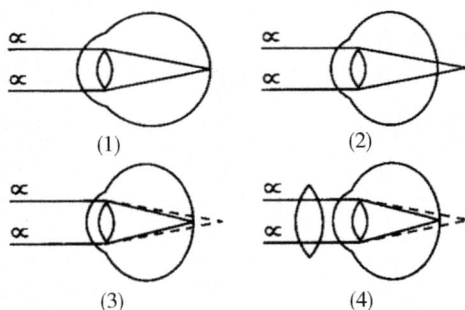

图6－1　远视眼的屈光

（1）正视眼　　（2）远视眼　　（3）远视眼用调节矫正　　（4）远视眼用凸镜片矫正

（二）远视眼的屈光

远视眼欲想在视网膜上获得清晰的像有两种方法，一种是动用眼的调节，由于晶状体变凸，增强其屈折能力，使入眼的光线具有一定的集合性。至于光线集合的程度，则要看光线是否来自眼后的某一点，该点即为远视眼的远点。因为远点与视网膜中央凹总是互为共轭焦点，所以只有位于远点上的物体才能通过调节在视网膜上形成清晰的像。另一种方法为使用凸透镜，假如该镜片的主焦点与远视眼的远点互为共轭焦点，则可以在视网膜上形成清晰的像。

（三）远视眼的原因及分类

1. 轴性远视　眼球前后径较短产生远视。如新生儿的眼球几乎都是远视眼，高度远视眼的眼球外形通常比正视眼或近视眼小。

2. 弯曲性远视或称曲率性远视 眼球任何屈光面的弯曲度变小均可形成远视眼，最常见为角膜弯曲度较小所致。

3. 屈光指数性远视 眼内各屈光媒质的屈光指数降低均可引起，但不多见。

4. 眼内某个屈光媒质缺如 如无晶状体眼（aphakia），一般都是高度远视眼。

远视眼还可根据其程度分为轻度远视（+3.00D以下）；中度远视（+3.00～+5.00D）及高度远视（+5.00D以上）。

（四）远视眼与调节的关系

根据调节作用的有无及大小，将远视分为以下几种类型。

1. 总远视 使用睫状肌麻痹剂，调节作用完全消失后所显示的全部远视屈光度。

2. 绝对远视 调节作用所不能克服的远视。

3. 能性远视 能用调节作用克服的远视。

4. 显性远视 能性远视与绝对远视之和。

5. 隐性远视 为总远视与显性远视之差。

（五）远视眼的症状

1. 视力 远、近视力的好坏与屈光度高低及调节强弱有关。轻度远视由于自身的调节，一般远、近视力均好。中度远视的远、近视力均不好，但假如是儿童、青少年，其调节力很强，视力也可增加，但易出现调节痉挛及眼疲劳现象，中年人由于调节力逐渐减退，近视力更差些，可出现老视提前现象。高度远视者，其远、近视力更差，靠自身调节难以克服，必须戴镜。未经矫正的中、高度远视患者，为了看清楚，常将所看的物体放在眼前较近处，这样视网膜上的成像会因为加大而显得清晰些，所以常误认为是近视而就诊。

2. 视力疲劳 是远视眼最主要的症状。轻度远视，由于调节力不强，一般无明显症状，长时间看近时可有轻度眼疲劳；中、高度远视在未矫正前，调节力过强，视力疲劳明显，患者用眼时间稍久则出现视物模糊、字迹串行、眼球酸胀以及不同程度的头痛，严重者尚可引起恶心、呕吐等。假如患者闭目休息一段时间或在进行户外活动、戴凸透镜后，症状可减轻或消失，则这种视力疲劳为调节性视疲劳。

3. 眼位 中、高度远视眼，一般调节过强，相应的集合亦过强，易发生内隐斜或内斜视，斜视多发生在远视度数较高的眼，且常有弱视发生。

4. 其他 中、高度远视眼，眼轴较短，可伴有小角膜及浅前房，其晶状体一般无显著改变；眼底改变明显，视盘较正常小，边缘不清、色稍红，呈假性视盘炎状。此外，常伴有结膜炎、睑腺炎或睑缘炎。由于远视眼解剖上的特点，可发生闭角型青光眼。

（六）远视眼的诊断及鉴别诊断

根据检查远、近视力、睫状肌麻痹下的验光检查等可作出诊断。

1. 与正视眼的鉴别 轻度或中度远视，常可通过调节自行矫正，远、近视力均可正常，表现与正视眼无异，这种远视可称为"假性正视"。为了鉴别，除用睫状肌麻痹下散瞳检影外，还可使用一简单易行的方法，即在眼前放置一片（+0.5D）凸透镜，如加镜后视力减退，则为正视，如加镜后视力不变或上升，则为远视。

2. 与近视眼的鉴别 儿童及青少年远视眼，常用自身调节看清目标，当调节痉挛时，则形成假性近视，使远视力减退，从而误戴凹透镜，如此又加重调节痉挛，出现更明显的调节性眼疲劳。而高度远视患者，未矫正前为了获得清晰视力，往往将物体移近，睑裂缩小，以便使视网膜像放大些，外观上很像近视眼，为了鉴别诊断，可采用睫状肌麻痹下散瞳验光。

3. 与老视眼鉴别　远视与老视，虽然均采用凸透镜矫正，但其发生原因并不相同。前者为屈光不正，后者为老年人晶状体弹性降低、调节能力减退所致。远视眼戴凸透镜可放松调节，增进远、近视力，而老视眼戴凸透镜则只能看近，不能看远。

（七）远视眼的治疗

主要为镜片矫正，部分患者可用药物及手术治疗。

1. 镜片矫正　原则上远视度数应当给足。儿童、青少年均应在麻痹睫状肌后检影验光（一般使用阿托品），低度远视，如无任何症状可不戴镜，随着眼球发育可成为正视。假如有症状，尤其伴有斜视时则必须配镜。对于成年人的中、高度远视患者，初次配镜时一般不易接受，可适当降低度数，逐步给予矫正，通常所降低的度数不应超过原度数的1/3。为了避免高度远视镜片成像放大的作用，对于单眼高度远视或无晶状体眼，最好选配角膜接触镜或植入人工晶状体。

2. 药物治疗　因调节痉挛所产生的假性近视，可滴1%阿托品眼液，每天晚上一次，以消除调节紧张。

3. 手术治疗　对于高度远视眼，尤其是无晶状体眼，以往曾成功施行了表层角膜镜片术（epikeratophakia），但其预测性较差，目前已被植入人工晶状体（有晶状体眼人工晶状体、无晶状体眼人工晶状体）所替代。

对于经过严格筛选的某些低度远视眼，可采用激光角膜热成形术（laser thermokeratoplasty，LTK）、传导性角膜成形术（conductive keratoplasty，CK）及准分子激光角膜屈光手术（PRK、LASIK、LASEK及Epi – LASIK）。

（卢昌辉）

第二节　近视眼

（一）近视眼的定义

眼在调节放松状态下，平行光线经眼的屈光系统屈折后聚焦在视网膜之前，称为近视眼（myopia）。

（二）近视眼的屈光

近视眼欲想在视网膜上获得清晰的像有两种方法，一种是使入眼前的平行光线变成散开光线，即将被看物体移向眼前的某一点，假如这一点正好与视网膜像互为共轭焦点，则眼前的这一点为近视眼的远点，从此点发出的光线，必将在视网膜上成一清晰的像。另一种方法为使用凹透镜，镜片的力量使平行光线变为散开光线，其散开的程度正如由该近视眼远点所发出者，因此可以在视网膜上形成一清晰的像（图6－2）。

（三）近视眼的原因

主要为先天遗传因素及后天环境因素两大类。

1. 遗传因素　近年来一些学者通过有近视的双生子进行遗传与近视眼的研究，取得成果。1979 年上海胡诞宁对高度近视的遗传规律进行探讨，发现双亲均为高度近视者，其子代均为高度近视；双亲一方为高度近视，另一方为正视者，其子代患高度近视者占 57.5%；双亲均无高度近视，其子代患高度近视占 22.2%。因此，作者认为我国高度近视的遗传，基本上是一种常染色体隐性遗传。1980 年，胡诞宁又对 90 对年龄在 7～19 岁之间有近视的双生子，进行遗传与近视眼的研究。结果表明，同卵双生子之间近视一致率为 81.6%；异卵双生子之间的近视一致率为 57.6%，两者之间有显著性差异。同时还发现同卵同对之间相关系数为 0.72，异卵同对之间的相关系数为 0.26，两者有显著性差异。从近视一致率之间显著的差别，说明近视眼与遗传密切相关。但同卵同对之间的差值大于零，相关系数又小于 1.0，说明环境因素亦在起作用，因此提出一般近视眼属于多因子遗传。

此外，不同种族的近视眼发生率有很大差异，黄种人发生率最高，白种人次之，黑种人最低。即使在同一环境条件下，不同种族的近视眼发生率仍有明显差异，表明遗传因素是种族差异的主要原因。

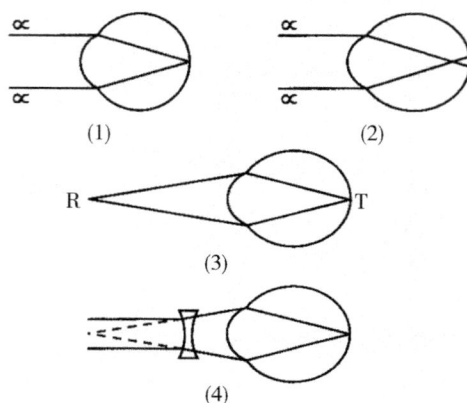

图 6 – 2 近视眼的屈光

（1）正视眼　（2）近视眼　（3）近视眼的远点　（4）近视眼用凹镜片矫正

2. 环境因素　当眼球发育成熟后，假如没有先天遗传因素，则环境的改变对近视的发生发展有很大影响。如青少年从入学起，直到升入大学，近视发病率呈直线上升。国内徐宝萃（1983 年）分析黑龙江省六个大中城市的大、中、小学生的屈光状态和视力情况，共调查 11 632 人，23 261 只眼。结果发现近视的发病率是小学生为 11.07%，初中生为 19.31%，高中生为 31.40%，大学一年级学生为 41.31%，二年级学生为 42.13%，三年级学生为 47.04%，而体育学院的大专学生近视率仅为 9.64%。此外，城市学生比县镇的发病率显著增高。以上可称为"学校性近视"，一般不超过 –6.00D，多在青春期后停止发展。青少年由于调节力很强，假如近距离用眼时间太久，可引起远视力减退，称为"假性近视"或"功能性近视"，经过休息或用睫状肌麻痹剂后，视力可部分或全部恢复。

（四）近视眼的类型

1. 按照屈光特性分类

（1）轴性近视：因眼球前后径过长所致。

（2）弯曲性近视或称曲率性近视：角膜或晶状体表面弯曲度过陡所致。

（3）屈光指数性近视：因眼内屈光媒质指数过高所致。

（4）位置性近视：因眼球内某屈光媒质位置前移（如晶状体向前脱位），可引起近视。

2. 按照近视的程度分类

（1）低度近视或轻度近视：-3D 以下。

（2）中度近视：-3~-6D。

（3）高度近视：-6D 以上。

3. 按照病程进展及有无病理变化分类

（1）单纯性近视：多为学校性近视，发展缓慢，20 岁以后基本稳定，屈光度多在 -6D 以下，多数眼部没有病理改变，用适当镜片即可将视力矫正至正常。

（2）变性性近视：又称为病理性近视、先天性近视、高度近视、变性近视、恶性近视等，通常有遗传因素，病程多为进行性。随着眼球逐渐加长，近视屈光度持续增高，一般在 -6D 以上，其眼球的病理变化也逐渐加重。-10D 以下，眼球变性不明显者，可用镜片矫正至正常视力；-10D 以上，眼球变性明显者，用普通眼镜或角膜接触镜视力均不易矫正至正常，假如有并发症，有可能成为低视力，严重者可致盲。

4. 按照调节作用参与的多少分类

（1）假性近视：多见于儿童或青少年，患者远视力低于正常，近视力正常。假如在小瞳下验光，常能接受负球镜片使远视力提高，但不能使调节放松，视力疲劳症状依然存在甚至加重。假如用强睫状肌麻痹剂（如 1% 阿托品）散瞳，则远视力通常可恢复正常，检影验光为正视或轻度远视。

（2）真性近视：患者远视力差，近视力正常。用睫状肌麻痹剂散瞳验光时，其散瞳后的远视力变化不大，用负镜片可矫正远视力。这种近视不是因为调节过强所致，而是因为其他屈光因素所引起。小瞳孔下验光与散瞳验光的结果差别不大。

（3）混合性近视：患者远视力差而近视力正常，用睫状肌麻痹剂散瞳验光时，其散瞳后的远视力有所提高，但不能达到正常。散瞳后视力提高这部分为调节过强所致，即假性近视，余下视力差这部分为真性近视，须用负镜片矫正。因此，小瞳验光与散瞳验光的结果不同，前者所需镜片屈光度大于后者。

（五）近视眼的临床表现

1. 视力　远视力下降，近视力正常。

2. 视力疲劳　不如远视眼明显，但在低度近视较常见，它不是因调节强引起，而是因为调节与集合不协调所致。高度近视由于所观看的目标很近，集合作用无能为力，多采用单眼注视，反而很少引起眼疲劳。

3. 眼位异常　因近视眼多为调节不足，其集合作用相应减弱，易发生外隐斜或外斜视，斜视多出现在近视度数较高的一眼。

4. 眼球改变　低度、中度近视眼，其眼球一般无变性改变。而高度近视，多属于轴性近视，其伸长主要限于眼球后极部。可有轻度眼球突出，前房稍加深。玻璃体及眼底的变性改变较为显著。

（1）豹纹状眼底：由于眼球加长，视网膜血管离开视盘后即变细变直，同时脉络膜毛细血管亦伸长，从而影响了视网膜色素上皮的营养，使浅层色素消失，脉络膜血管外露形成豹纹状眼底。

（2）弧形斑：视盘周围的脉络膜在巩膜伸张力量的牵引下，多从视盘颞侧脱开，使其后面的巩膜暴露，形成白色弧形斑。假如眼球后极部继续伸长，则脉络膜可从视盘四周脱开，形成环形的弧形斑，有时亦可形成鼻侧、上方、下方各种不同类型的弧形斑，斑内可见不规则的色素以及硬化的脉络膜血管。

（3）漆裂纹样病变：眼底可见不规则的黄白色条纹，如同旧漆器上的裂纹，为玻璃膜出现网状或枝状裂隙，亦称玻璃膜裂纹。主要见于眼球后极部及黄斑区，有的与弧形斑相连，可引起视物变形及相对旁中心暗点，并可诱发视网膜下血管新生及黄斑出血，是视力进一步受损的先兆。

（4）黄斑部病变：可发生形状不规则的萎缩斑，脉络膜新生血管可反复发生出血，时间久了可形成黑色圆形稍隆起的斑块，称为 Fuchs 斑。亦可发生黄斑破孔。

（5）巩膜后葡萄肿：由于眼球自赤道部向后过度延伸，后极部巩膜明显变薄，发生局限性扩张，在眼内压的作用下，巩膜膨出，而形成大小不等的后巩膜葡萄肿，其发生与屈光度的高低及眼轴的长短明显相关。

（6）周边视网膜及脉络膜病变：主要表现为弥漫性脉络膜退行性病灶、带状脉络膜退行性病灶及视网膜囊样变性。其发生率与年龄无关，与屈光度显著相关。病变分布以颞侧居多。主要表现为格子状变性、霜样变性、牵引灶、囊样变性及裂孔等。

（7）玻璃体变性：发生玻璃体液化、后脱离及各种形状的混浊。

（六）近视眼的并发症

1. 白内障　晶状体混浊可为后极型，亦可呈核性。色棕黄，病程进展较慢。核性混浊者，因晶状体屈光力增加，可使近视程度一时性加深。除白内障外，近视眼亦有可能引发晶状体脱位。

2. 青光眼　在近视患者中，开角型青光眼患病率为正常人的 6～8 倍。正常眼压性青光眼及可疑青光眼的比例也明显高于其他人群。由于高度近视眼的巩膜壁较薄，采用 Schiötz 眼压计测定的眼压多数偏低，早期容易漏诊。

3. 视网膜脱离　近视眼人群中的发生率为其他人群的 8～10 倍，多见于中、高度近视眼（-5～-8D）。由于变性的玻璃体与有退行性变或囊样变性的视网膜粘连，在玻璃体长期不断牵引下，包括外力作用下，一些部位的变性视网膜被拉出裂孔或撕裂。液化的玻璃体可从此裂口处流入视网膜下，从而使视网膜隆起而脱离。早期由于变性玻璃体对视网膜的牵引，可引起一些刺激征象，如闪光感等。

（七）近视眼的治疗

1. 假性近视的治疗　主要目的是解除睫状肌的紧张状态，如使用睫状肌麻痹剂滴眼、近雾视法、远眺练习、针刺疗法、眼保健操、眼部按摩及使调节放松的各类治疗仪等。更为重要的是应鼓励青少年多到户外活动，锻炼身体，均衡饮食，并减少每次近距离用眼的时间，避免过度使用调节。

2. 真性近视的治疗　首选的方法为光学矫正。为了得到较好的光学效果，减少眼疲劳，在给镜片处方时，应以最低度数获得正常视力为原则。对于高度近视或两眼屈光参差较大者，可选配角膜接触镜以减少双眼影像缩小及影像不等。

近年来角膜屈光性手术及晶状体屈光性手术已在世界范围内广泛开展，并取得了一定的疗效。角膜屈光在性手术是通过手术的方法改变角膜表面的形态，以矫正屈光不正，其基本方法是在角膜上做不同形状的切口以松解角膜纤维的张力如放射状角膜切开术（radial kera-totomy，RK），或通过去除部分角膜组织以使角膜表面变平，如准分子激光屈光性角膜切削术（photorefractive keratectomy，PRK）、准分子激光原位角膜磨镶术（laser in situ keratomile-usis，LASIK）、准分子激光角膜上皮瓣下磨镶术（laser sub – epithelial keratomileusis，LASEK）等。此外，还有基质内角膜环植入术（intrastromal corneal ring，ICR）用以矫正低度近视及治疗早期圆锥角膜。晶状体屈光性手术包括透明晶状体摘除植入人工晶状体以及有晶状体眼的人工晶状体植入术，主要用于高度近视的矫正。总体上讲，屈光手术均属于类似美容的可选择性手术，需要在患者自愿并理解手术风险的前提下，有条件地开展。

（八）近视眼的预防

在屈光不正中，远视、散光多与先天性因素有关，不易预防。而近视眼的病因比较复杂，有遗传和环境两种主要因素。在目前尚不能进行基因治疗的情况下，改善视觉环境应当作为预防近视的重点。

1. 合理的采光　学生在户内学习时，窗户的透光面积与室内地面之比不低于1∶6，另外窗外不应有高大的遮挡物。黑板表面避免直射光反射及眩光，室内灯具不要过低，一般不低于1.7m，否则易产生眩光。桌面的照明度不低于100lx。避免晚上开灯睡觉。

2. 提高亮度对比度、清晰度　提高印刷品的明度和字体的黑度，提高亮度对比度以及清晰度。否则，假如纸不白，字不黑、字迹模糊，则会动用更多的调节，容易导致近视。

3. 阅读时的坐姿　书桌椅的高低设计须符合人体工程学的要求，阅读时坐姿要端正，持续时间不宜太长。

4. 适当地看近时间　每次阅读或看电脑的时间，最好不要超过50分钟，稍微休息几分钟后再继续近距离阅读或工作。

5. 适当的阅读距离及良好的阅读习惯　阅读距离不宜太近，不要在走路或在运动的交通工具内阅读，否则由于字体不稳定，容易引起调节紧张而形成近视。应鼓励儿童及青少年多参加户外活动，放松调节，以免形成假性近视。定期检查视力，发现问题早作处理。

6. 平衡饮食　多吃蛋白质、钙质丰富的食物，少吃甜食。

7. 遗传咨询　近视眼尤其是高度近视眼，与遗传有明显关系，假如双方均为高度近视，则婚后子女的遗传概率很高，所以，有条件的地方应建立眼科遗传咨询门诊。

（卢昌辉）

第三节　散光眼

（一）定义

眼球在不同子午线上屈光力不同，平行光线入眼经过屈折后，不能在视网膜上成焦点，而是形成两条焦线和最小弥散斑的屈光状态称为散光（astigmatism）。

（二）屈光情况

散光眼借调节作用或移动被看目标与眼的距离，均不能成一清晰的像，只有配戴合适的散光镜片，才能在视网膜上形成清晰的像。

（三）散光的原因及类型

1. 弯曲性散光　角膜两个主要径线的弯曲度不一致是造成规则散光的主要原因，多为先天因素所致。后天的常为角膜疾病引起，如圆锥角膜、角膜周边退行性病变或因角膜炎症后留下的瘢痕，多引起不规则散光。此外，手术后（如白内障、角膜手术等）或眼睑肿物压迫眼球，亦可引起不规则散光。晶状体弯曲度异常所致的散光多为低度的，通常不须矫正。

2. 指数性散光　见于晶状体各部分屈光指数不等时，如白内障进行中可以出现，常很轻微。

（四）散光的分类

1. 不规则散光　由于各子午线或同一子午线上的角膜弯曲度不一致而产生，用镜片不易矫正。

2. 规则散光　两个主要子午线（即屈光力最大的与屈光力最小的子午线）互相垂直，可用镜片矫正。

规则散光又可根据两个主要子午线力量的大小不同而分为以下五类。

（1）单纯远视散光：当眼不用调节时，平行光线入眼后，一个主要子午线可成焦点于视网膜上，而另一个主要子午线则在视网膜后成焦线（图6-3）。

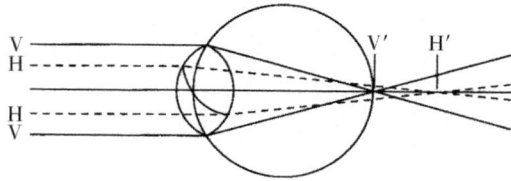

图6-3　单纯远视散光

H：水平的平行光线　　V：垂直的平行光线　　H′：水平的平行光线所成之焦点　　V′：垂直的平行光线所成之焦点

（2）单纯近视散光：当眼不用调节时，平行光线入眼后，一个主要子午线可成焦点于视网膜上，而另一个主要子午线则在视网膜后成焦线。

（3）复性远视散光：当眼不用调节时，平行光线入眼后，两个主要子午线在视网膜后面形成两条焦线。

（4）复性近视散光：当眼不用调节时，平行光线入眼后，两个主要子午线在视网膜前面形成两条焦线。

（5）混合散光：当眼不用调节时，平行光线入眼后，一个主要子午线成焦线于视网膜前面，另一条主要子午线成焦线于视网膜后面。

3. 合例散光又称循规性散光（with the rule astigmatism）　是指垂直子午线的屈光力大于水平子午线的屈光力，可用正柱镜片×90°或负柱镜片×180°矫正。

4. 不合例散光又称逆规性散光（against the ruleastigmatism）　是指水平子午线的屈光力大于垂直子午线的屈光力，可用负柱镜片×90°或正柱镜片×180°矫正。

临床上循规性散光较多见，而逆规性散光则较少见。此外，凡散光镜片的轴在垂直或水平子午线 20°以内的均属于合例的或不合例的散光，即合例散光用负柱镜片轴在 180°±20°，不合例散光用负柱镜片轴在 90°±20°；而在这个子午线范围以外的则称为斜轴散光，即两个子午线距水平或垂直子午线均大于 20°，如 −1.25 柱 ×45°或 +1.00 柱 ×135°。

根据双眼散光轴之间的关系又分为以下两种。

（1）对称散光：双眼主要子午线的倾斜度距中线呈对称位置，即矫正两眼所用相同符号柱镜片的轴相加等于 180°时，为对称散光。如右眼负柱镜片轴在 60°，左眼负柱镜片轴在 120°，则 60°+120°=180°或双眼负柱镜片轴均在 90°，则 90°+90°=180°。

（2）不对称散光：双眼主要子午线的倾斜度距中心不对称。即矫正两眼所用相同符号柱镜片的轴相加不等于 180°。如右眼负柱镜片轴在 120°，左眼负柱镜片轴在 80°，则 120°+80°≠180°。

（五）散光眼的症状

1. 视力　低度散光的视力一般不受影响，中、高度散光则远、近视力均不好。单纯散光视力轻度减退；复性散光尤其是显著的混合性散光，视力减退较严重，且因矫正不良而易形成弱视。散光眼视力减退的程度与散光性质、屈光度高低及轴的方向有很大关系。另外，散光眼的视力与调节功能亦有一定的关系：单纯远视散光常因调节过强变为单纯近视散光，即远视子午线变为正视，而正视子午线则变为近视状态。复性远视的屈光度较低的主要子午线，由于调节可表现为单纯远视散光状态。混合性散光，由于调节，使屈光度低的主要子午线得到矫正，而高的主要子午线变为高度单纯近视散光，结果使视力更差。

2. 视力疲劳　最常见，表现为眼痛、头痛尤以前额部明显，有重影、近距离工作不能持久。查体时有以下表现：①为了看得清楚些，常眯眼将睑裂变窄，以达到针孔或裂隙的作用，近视眼在看远时将睑裂变窄，而高度散光眼在看远看近时均将睑裂变窄。②为了得到较大的视网膜像，常把物体拿到近处，很像近视眼。③在高度不对称或斜轴散光时，常表现为头部倾斜或斜颈，矫正散光后，可逐渐消失。④高度散光时，为了看清楚常有扭转头部的表现。⑤眼底检查时，视盘常呈椭圆形，高度散光者，视盘的垂直缘能看清，而水平缘看不清或相反。从视盘的形态，大致可了解散光的轴向。

（六）散光眼的治疗

1. 柱镜片矫正　对度数较低、视力尚好且无视力疲劳者，可暂不戴镜。但对视力明显减退且有视力疲劳者应及早配镜。给镜原则是防止过矫，低度者应给足，而高度者（3D 以上）或斜轴散光者，患者一次不易接受，因高度柱镜所产生的畸变对视觉干扰较大，故可分次给予矫正，使患者有一适应过程。

2. 角膜接触镜矫正　±1.50D 以下的散光可用软性接触镜矫正，而 ±1.50D 以上的散光则需要用硬性角膜接触镜矫正。

3. 手术治疗　可用于先天性或眼部手术后所造成的散光。术式包括横向角膜切开术、弧形角膜切开术（AK）以及角膜缘松解切口（limbal relaxing incisions，LRI）。横向角膜切开术主要用作联合放射状角膜切开术（RK）矫正近视性散光，但目前基本上已停止使用了。AK 以往主要用于矫正自然产生的散光，但现在主要用来矫正角膜移植术后散光。LRI 则用来处理白内障超声乳化和人工晶状体植入术后散光。目前主要用于散光矫正的手术为准分子激光屈光性角膜手术，包括 PRK、LASIK 及 LASEK，通过对角膜组织的圆柱形消融，使得角膜两条主径线上的屈光力达到一致。

（邓　琳）

第四节　屈光参差

一、定义

两眼的屈光状态在性质或程度上有显著差异者称为屈光参差（anisometropia）。一般认为两眼屈光状态完全相同者较少，而轻度不同者较多，临床上将屈光参差分为生理性与病理性两种，多数作者将两眼屈光度相差 2D 以上者列为病理性屈光参差，全国儿童弱视斜视防治学组（1985）提出的统一试行标准，定为两眼屈光度相差为球镜≥1.5D，柱镜≥1.0D。

二、原因

（1）两眼远视消退的程度不同。

（2）近视加深，且双眼不平衡。

（3）由外伤、手术和眼病引起的屈光参差，如角膜各种手术及内眼手术后，角膜破裂、溃疡穿孔等引起的角膜瘢痕、外伤性白内障等均可形成屈光参差。

（4）由某种先天性疾病引起的屈光参差，如 Duane 眼球后退综合征，患眼的轴长较对侧短而致屈光参差。

三、分类

（1）一眼为正视，另一眼为非正视眼，包括近视、远视及散光。

（2）两眼均为非正视眼，但程度不等，又可分为近视性、远视性、散光性及混合性。

四、症状

1. 双眼单视障碍　轻度屈光参差，一般不影响双眼单视，但屈光参差超过一定程度后（多为 2.5D 以上），则因其一眼可看清目标，另一眼视物模糊而失去双眼融像能力，只能用好眼注视目标，称为单眼视。视力较差的眼因长时间废用，容易形成弱视、斜视。临床上因屈光参差而丧失双眼单视的两眼屈光度差值，各家报道不一，但多数作者认为两眼屈光度差在 2.5D 以上时，则发生融合困难，破坏双眼单视。因为矫正框架眼镜镜片屈光度相差 0.25D，即可导致两眼视网膜上的物像大小相差约 0.5%，而两眼物像相差 5% 为大脑融合的最大极限，故一般主张两眼矫正镜片以不超过 2D 为原则。由于高度屈光参差者的两眼视网膜上物像大小悬殊，导致融合功能丧失，而出现废用性弱视、斜视。但在近视性屈光参差时，即使双眼度数相差高些，经过矫正后，也有人能获得双眼单视。其原因是屈光度高的眼，在一定的距离可看到清晰的像，不致完全废用。

2. 交替视力　当双眼视力比较好时才会出现，如一眼正视或轻度远视，而另一眼为轻度近视，这样的患者在看远时，习惯性地用正视或轻度远视的眼，看近时则使用近视的眼，即为交替视力。患者很少使用调节，眼疲劳较少见。

3. 单眼视力 两眼视物时，不论看远或看近，多用视力较好的那只眼，视力不好的眼被抑制而废用，这种情况多出现在高度屈光参差时，所以应尽早给予适当的矫正。

4. 弱视、斜视 高度屈光参差所产生的弱视程度与年龄有关，年龄越小弱视程度越重，且容易发生失用性外斜。

五、检查

1. 验光 对儿童、青少年及远视性屈光不正最好在睫状肌麻痹下验光，对成年人的近视可用主觉验光。

2. 仪器检查法 如角膜曲率计、角膜地形图仪检查；A 型超声波测量眼轴长度；亦可用裂隙灯检查角膜及晶状体的混浊程度。

六、治疗

1. 普通眼镜矫正 多数人主张双眼相差最好不超过 2.5D，但也有人主张在患者能耐受的情况下进行积极矫正为 2.0 ~ 4.0D，假如不能耐受，可分次矫正。

2. 角膜接触镜矫正 其效果比较好，能矫正较高度的屈光参差。

3. 人工晶状体植入 它对单眼无晶状体眼屈光参差的矫正最理想，双眼像差显著减小。

4. 手术矫正 各种准分子激光角膜屈光手术、晶状体手术等。

（葛嫣然）

第五节 角膜接触镜

角膜接触镜（contact lens）直接戴在角膜表面，不易被人发现，所以又称"隐形眼镜"。早在 18 世纪初，即有 John Herschel 设计出一种透镜装置，其中充满水放在眼球表面，用来消除因角膜不平所致的不规则散光，这种设计的原理是由于玻璃、水及角膜的屈光指数相近，三者联合在一起，可形成一个简单的屈光系统，并能矫正角膜表面的缺陷。但直到 19 世纪末才在眼科应用，如用玻璃制成假眼式接触镜，用于睑裂闭合不全的患者，避免角膜并发症。亦有人设计角膜接触镜治疗圆锥角膜及矫正屈光不正。近年来角膜接触镜发展日新月异，由玻璃到高分子化合物；由硬性接触镜到亲水性软性接触镜再到硬性透气性（RGP）接触镜；由大的角巩膜型到微型角膜接触镜；由单焦点到双焦点等。其用途不仅能矫正屈光不正，对治疗眼病预防某些并发症、美容及特殊用途方面已显示出很大的优越性。

一、角膜接触镜的光学原理

普通框架眼镜戴在眼前一定距离的空气中，与眼呈相对的固定状态；而角膜接触镜则放在角膜表面，可随眼球运动而运动，但其运动并不影响角膜接触镜中央的作用。角膜接触镜的后表面与角膜的前表面之间由泪液充盈称为泪液透镜。接触镜、泪液镜、角膜的屈光指数十分接近，可认为是一个屈光媒质，新形成的屈光媒质表面弯曲度可随意制造，用来矫正屈光不正。由于泪液镜的存在，类似角膜向前延伸，戴镜后的复合光学系统则由两个透镜组成，即角膜接触镜及泪液镜。假如角膜接触镜是无焦点的，透镜联合后等于泪液透镜，假如接触镜与角膜顶端相接触，联合后则主要为接触镜本身的屈光力量。由于以上两种情况同时存在，假如用角膜接触镜来矫正由角膜表面弯曲度换算所得的屈光不正，则所用角膜接触镜片的屈光度比实际测得者低。

二、角膜接触镜的分类

主要根据接触镜的材料，其次按其设计加工、使用功能和配戴方法进行分类。

1. 根据材料不同，可分为以下几种

（1）硬性接触镜：传统的硬性接触镜由聚甲基丙烯酸甲酯（PMMA，俗称有机玻璃）制成。新型硬性透气性接触镜则由醋酸丁酸纤维素（CAB）、硅氧烷甲基丙烯酸酯（SiMA）、氟硅丙烯酸酯（FSA）、氟多聚体（fluoropolymers）等制成。

（2）软性接触镜：主要由聚甲基丙烯酸羟乙酯（PHEMA，俗称亲水凝胶）制成。柔软、含水量30%~80%不等。

（3）半软性接触镜：取硬、软两种镜片的优点，避免两者的缺点。

2. 根据光学性质的不同，可分为球面接触镜及球柱面接触镜。

3. 接触镜的制作方法有以下几种

（1）旋转成型法：用于制作软性角膜接触镜。

（2）切削成型法：用于制作软性及硬性透气性角膜接触镜。

（3）研磨法：可磨出各种不同曲率面，镜片光洁度高，屈光度准确。

（4）浇铸法：常用于加工亲水材料及硅胶材料的镜片。

三、角膜接触镜的优点及缺点

（一）优点

1. 消除三棱镜作用　普通框架眼镜具有三棱镜作用，其作用的大小与透镜中心到瞳孔中心的距离以及透镜的屈光力量有关，透镜屈光度越高，三棱镜作用越大。假如两眼屈光参差较大，则其三棱镜作用对维持双眼视有较大影响，是产生复视、视觉抑制及其他各种不适症状的原因。角膜接触镜位于角膜表面，随眼球运动而运动，其中心移位较少，因此可避免三棱镜的干扰作用。

2. 消除斜向散光　戴普通框架眼镜时，因眼球在镜片后转动，当通过镜片周边部视物时，不仅影响屈光的矫正，还同时产生斜向散光。这种现象在透镜的度数较高时更加明显。而角膜接触镜可随眼球而动，双眼接触镜中心移位很小，因此可消除斜向散光。

3. 减少双眼视网膜像差　如一眼为正视眼，另一眼为无晶状体眼。无晶状体眼戴普通凸透镜片后视网膜成像较对侧眼放大25%~33%。而镜片越靠近眼球，放大率越小。倘若戴上角膜接触镜，可使放大率减少至5%~10%，可基本恢复双眼融合功能，保证双眼单视。

（二）缺点

（1）可引起干眼症状及其他眼部不适，以及角膜刺激症状等。

（2）戴镜及护理比较麻烦，有引发角膜感染的风险。

（3）不适合于不合作的儿童，有些工种及场所比如户外工作者、风沙较大或粉尘较多的环境下，不宜戴用角膜接触镜。

四、角膜接触镜的适应证及禁忌证

（一）适应证

1. 矫正屈光不正 特别是高度近视、角膜散光、屈光参差、无晶状体眼等。对于高度近视，角膜接触镜可避免像畸变、视野受限、成像缩小、镜片过重等问题。而对于角膜不规则散光、圆锥角膜等特殊病例，用普通框架眼镜片视力矫正不满意，而用特制的 RGP 角膜接触镜不仅可使患者达到或接近正常视力，还有阻止圆锥角膜进一步发展的作用。

2. 治疗眼病 利用软性角膜接触镜的亲水作用（绷带式角膜接触镜），可治疗严重角膜结膜干燥症、大泡性角膜炎、角膜上皮糜烂、无菌性角膜溃疡、化学及物理灼伤等。也可用于角膜移植术后，起固定及给药作用。对于无虹膜或角膜白斑者也可制作成特殊颜色，以防止强光及眩光。目前利用此镜片能吸附及渗透药物的作用，给眼科治疗提供了一种新的给药途径。

3. 职业需要 例如运动员为了安全、演员为了外观或工作环境中蒸汽大者均可配戴角膜接触镜。

4. 用于诊断 比如在眼科检查中广泛使用的前房角镜、三面镜、超声生物显微镜所用的接触镜等，均属于特殊的角膜接触镜。

5. 美容需要 有些人为了美观，不愿意戴框架眼镜。此外，还可利用角膜接触镜改变角膜的颜色，成为一种化妆工具；还可以遮盖角膜上的白斑及减少进入眼内的光线，减轻白化病患者的眩光感受。

（二）禁忌证

（1）急性及亚急性炎症，如结膜炎、角膜炎等；此外睑缘炎、慢性泪囊炎等。

（2）严重的干眼症，治疗性角膜接触镜除外。

（3）显著的上睑下垂、精神异常者。

五、并发症

（1）角膜急性或慢性缺氧：结膜充血，角膜上皮缺损、上皮微囊、角膜基质水肿、角膜新生血管。

（2）干眼症。

（3）巨乳头性结膜炎。

（4）角膜擦伤。

（5）角膜感染。

（6）配戴不当过紧或过松。

（7）护理液毒性及过敏反应。

六、角膜接触镜的配戴及保养

（一）角膜接触镜的配戴

角膜接触镜验配是一个严格而科学的医疗过程，配戴前必须了解配戴者的一般健康状况及有无精神异常等。对眼部有关组织作全面的检查和评价、检测视力、精确验光，开出角膜接触镜处方，指导配戴过程；配戴后要进行配戴评价、戴镜验光，同时要制订随访计划，对配戴者进行配戴教育等。这样才能科学地确定镜片类型、配戴方式和护理系统，对配戴后的效果有更高的预见性。在眼部检查时，应特别注意检查有无角膜、结膜炎症，必要时检查角膜知觉及泪液试验。外观上应注意睑裂高度、眼球突出度、眼位、眼球大小、眼睑松紧度。角膜接触镜的安放过程因人而异，初次戴镜者，由于精神紧张，手眼不协调有时导致安放失败，但大多数人在经过短时间练习之后，即可顺利安放镜片。

（二）接触镜的清洁及消毒

清洁是把堆积在镜片上的污物清除干净，而消毒是将清洁好的镜片，使用化学或物理的方法灭菌。镜片清洁、消毒的程序是在晚上取下镜片时，先置于左手掌心，然后滴上清洁液或全护理液数滴，用右手示指将镜片的正反两面轻擦 10 多次，再用左手拇指及示指轻轻捏住镜片，用新鲜生理盐水或全护理液充分冲洗，然后在镜片盒内注入 2/3 容量的消毒液或全护理液，把清洁冲洗过的镜片放入镜盒，盖好后，浸泡消毒 4 小时以上，最好过夜。次日晨取出镜片，用生理盐水或全护理液冲洗后即可配戴。一般先右后左依次清洁消毒。为了更好地清除镜片上沉积的蛋白质，每周可使用高效清洁片 1 片，放入有镜片的清洁液或全护理液中，浸泡 3~4 小时，然后再冲洗、消毒后使用。这样处理过的镜片更加清洁、明亮，光学效果好。经常使用的保养剂有清洁剂、消毒剂、蛋白清除剂、冲洗剂及全护理液等。

（葛嫣然）

参考文献

[1] 陈雪梅，李美玉. 青光眼学. 北京：人名卫生出版社，2004.

[2] 陈艳. 真菌性角膜炎的治疗现状. 实用防盲技术，2016，0（1）：41-44.

[3] 陆烨，童剑萍. 视网膜母细胞瘤的发生机制及诊断和治疗进展. 现代肿瘤医学，2016，24（6）：1007-1014.

[4] 王鲔，刘艳丽，林翠霞. 糖尿病视网膜病变病人生存质量现状及其影响因素分析. 护理研究：下旬版，2016，0（2）：694-696.

[5] 任霞，贺经，冯延琴. 原发性开角型青光眼治疗进展. 国际眼科杂志，2016，16（3）：458-461.

[6] 葛嫣然，邵宏超，王福海. 雌激素对兔缺血再灌注损伤视网膜神经节细胞凋亡的影响及其机制探讨 [J]. 2015，55（20）28-30.

[7] 葛嫣然，邵宏超，王福海. 雌激素预处理对兔视网膜缺血再灌注损伤组织中谷氨酸水平的影响 [J]. 2015，55（16）33-34.

第七章

眼视光学

第一节 概述

一、基本概念

视光学（optometry）一词来源于古希腊词 Optos 和 metron，分别是"看"和"测量"的意思，显而易见，该词与"眼睛"和"视觉"紧密相关。在20世纪初，人们将视光学定义为："研究光与视觉的哲学"，对其"光"和"视觉"关系的内涵有了更深的理解；20世纪中期，人们又将视光学理解为："确定正常人眼视觉状态或通过眼镜来矫正异常状态的一门艺术"，对视觉的理解和矫正更趋向具体化。据考证，最早从事视光学职业者起源于玻璃吹塑工，逐渐演变为使用光学镜片作为主要矫正手段的职业；而传统眼科起源于外科，而外科可溯源于理发师，逐渐演变成以手术和药物为主要治疗方式的职业。经过数百年的努力和奋斗，眼科学及视觉科学的进步，使视光学和眼科学都有了迅猛的发展，两个原先分离的学科逐步开始交叉和融合。在美国，虽然两个学科均隶属于医疗领域，从事这两个专业的人员均需获得医师资格和执照，但视光学和眼科学仍然是相对独立的两个学科，其资格认定也存在一些差别。在我国，因特定的历史及现状，视光学快速发展的趋势在近期日渐凸现，由于对西方视光学发展的理解和对中国现状的认识，加上中国眼科界人士的努力，我国视光学发展中的起步设计比较理智和科学，避免了西方传统视光学和传统眼科学发展历史中的矛盾，而是将其紧密结合，使得现代的眼视光学专业成为西方发达国家概念中的视光学和传统眼科学的有机整合。

可以这样认为，我国的眼视光学是将传统的视光学和眼科学有机整合，并具有现代科技特征的医学专业。"眼"为该专业的工作对象；"视"是该专业的工作目的，即以提高或改进视力和视觉功能为医疗目的；"光"为该专业工作和治疗的主要手段，即光学器具、光学药物、激光、化学药物和手术等。由于该专业设计的特性，其学科的发展基于多学科的交叉和融合，它涵盖了基础医学、物理光学、几何光学、材料学、器械学、眼科学和视觉科学等。

二、眼视光学的发展

一个新专业的出现、生存和发展一定是以社会的发展、需求作为基础和背景的，眼视光学专业的兴起符合这样的发展趋势。近十余年来，信息传播和扩展是最迅猛变化的社会和经济发展的内容之一，虽然人们可以以不同的方式来接受信息，但视觉信息的传入是所有感知传入最直接、最丰富的渠道。信息和健康成为21世纪的两大主题，信息离不开眼睛和视觉，健康又是与眼睛和视觉最密不可分的必要内容，眼睛和视觉质量的优劣是人类健康主题的重要部分。同时，随着现代文明和科学的发展，疾病谱和健康概念也发生了变化，因感染、外伤、眼病等"红眼病"就诊的患者数逐步趋于稳定，而视功能问题，如青少年近视等屈光不正、儿童弱视、中老年人"老花"、干眼和视疲劳等则大量增加。糖尿病和心血管疾病已成为发达国家的主要疾病，其疾病的发生和发展均在眼睛中有所表现，糖尿病性视网膜病变等已经成为发达国家致盲的首位疾病；面对各种视屏，如电脑、电视、掌上多功能手机，以及高速公路和驾车等，人们开始对眼睛和视觉提出更深层次的需求，对眼睛健康的认知与要求，已从原来的"看得见"，到"看得清楚"，直至"看得舒服"和"看得持久"。

（徐　静）

第二节　相关基础研究

眼视光学的基础研究包含了视觉形成、视觉发展、视觉异常矫正、视觉功能异常治疗等方面的研究，也包括了视觉感知生理、病理及心理的研究。研究方式和水平已经涉及眼球光学和生理的结合、分子生物学和现代电脑技术的结合。根据美国2001年眼科首诊数字统计，仅5%的首诊者为眼部炎症或外伤，70%左右为屈光不正等非炎症性的视觉问题，其余也均是视觉或视觉功能问题，如视觉疲劳、更换眼镜等。我国有关资料表明，我国青少年近视现患率高达50%～60%，大学里甚至达到70%～90%，弱视发病率为2%～4%，低视力发病率为1%，全国对视力矫正有需求的人数有4亿多。社会文明、经济发展对现代眼视光学专业服务和研究提出了新要求。

一、视觉发育和发展的研究

在脊椎动物的视觉发育期，自身因素和视觉环境因素都会影响视觉系统的发育。当睁眼后，视觉环境对眼的视觉发育开始发挥调控作用，眼球壁会向着物像焦点的方向生长，直至屈光状态和眼轴长度达到合适的匹配。正常的视觉环境可以促进视觉系统的发育；反之，异常的视觉环境如形觉剥夺、眼位偏斜、屈光不正、屈光参差等均可导致视觉系统不可逆性损害。

眼的视觉发育，如同其他器官的发育一样，受到基因和环境的共同调控，其发育期也处于一个动态平衡过程中。视觉环境是主要的环境调控因素，眼视觉发育期的动态平衡机制是为了使外界的物体恰好成像在视网膜上。如果给动物配戴一个负镜片，物体将成像于视网膜之后，从而产生远视离焦，为了重新获得一个清晰的像，眼球将加速生长，这个过程伴有视网膜后退、脉络膜变薄、眼球后极部巩膜重塑等现象，直到物像重新聚焦于视网膜上，眼球生长速度恢复正常；反之，如果配戴一个正镜片，物像将聚焦于视网膜之前，从而产生近视离焦，眼球生长速度将减缓。另一种调控眼球生长速度的是形觉剥夺，通过给动物配戴弥散片或者缝合眼睑，造成视网膜上形成模糊像，也将加速眼球生长速度。

通常认为视觉系统的正视化开始于视觉系统发育的早期阶段，终止于视觉系统发育成熟时，在此过程中，动态平衡机制会一直起作用。视觉环境因素调控视觉发育是否只在视觉发育期中一个很短的特定时间段内起作用？为了了解这个问题，人们对各种动物模型开展了研究。发现视觉发育的不同阶段，视觉环境对视觉系统发育的影响也不同。在树鼩，发现视觉发育期存在一个对形觉剥夺最敏感的时间段，过了这个时间段，敏感性逐渐下降；在小鸡，发现从出生后很早期对形觉剥夺的敏感性便逐渐下降；在较高等的动物，如恒河猴和绒猴，直到青少年期，对形觉剥夺仍然敏感，仍然可以诱导出形觉剥夺性近视；同样，在人类，也有证据表明，外界视觉环境变化可以影响青少年视觉系统发育。

在研究视觉环境对视觉发育的影响时，还发现除了镜片诱导带来的离焦和形觉剥夺因素之外，环境中的光线强弱等也可以影响视觉发育。研究发现在暗室中饲养的动物，视皮层发育迟缓，而充足的环境光线能促进视皮层发育的成熟。此外，研究还发现视觉环境中色彩的不同对于视觉系统的发育有着重要的影响，丰富多彩的颜色能够促进视觉发育，反之，单一的颜色会延缓视觉发育。

二、屈光异常和矫治研究

近年来，该研究领域主要集中在近视研究和老视研究两大主题上。近视眼作为世界范围内最常见的屈光不正，长期以来受到研究者的关注并给予了很大投入，根据统计，全球人群中的25%为近视眼。近视眼研究的焦点在于其发病机制及有效的防治方法。有关近视发生和发展的调节理论、离焦理论和眼球光学像差理论、分子生物学水平的视网膜生物活性物质的变化研究、近视基因致病研究等方面已有阶段性进展和部分有意义的研究结果。

虽然近视发生和发展机制依然有待继续和深入的研究，其矫正、矫治方式和方法的发展却非常迅猛，如眼镜材料和设计的发展，包括树脂材料、高折射率树脂材料、非球面设计、软性角膜接触镜和硬性角膜接触镜材料和设计的发展、准分子激光技术的发展和改进、人工晶状体的发展等，这些技术的发展和应用也大大推进了屈光问题、与眼病相关的屈光矫正问题的解决，特别是近视的研究发展和临床应用。

1. 近视的种类

（1）病理性近视：指屈光度数高并有明显眼底变性及其他并发症的近视，研究认为病理性近视眼主要是由遗传决定的，具有遗传异质性。根据我国大规模的家系调查和流行病学研究，最常见的遗传方式为常染色体隐性遗传，也有较少数为常染色体显性遗传，或更少见的性连锁隐性遗传。

（2）单纯性近视：通过流行病学研究和动物实验，一般认为其发生与遗传和环境均有关系，属于多因子遗传（multifactorial inheritance）。已知的环境因素主要是近距离工作；遗传方式为多基因遗传（polygenic），即每组基因均为微效、等效和相加的。根据双生子研究计算出的近视遗传指数为60%～65%，即在决定单纯性近视发生与否的个体差异中，遗传与环境约各起一半作用，遗传的作用略大于环境。

2. 发病机制　指各种病因作用于分子、细胞、组织与器官等不同层次引起生物化学、生物物理、病理、细胞生物学和分子生物学等改变，从而导致近视发生、发展的过程。近视的发病机制按研究方法可分为临床研究、动物实验研究与体外研究三大类。目前在近视研究中，有动物实验研究一枝独秀的倾向。

（1）临床研究：临床研究发现，人类近视的器质性改变主要为眼轴延长，特别是玻璃体腔的延长，与角膜曲率关系较小。眼轴延长又伴有后极部巩膜的薄弱与巩膜细胞外基质的病理改变。

近年临床研究中值得注意的进展主要集中在长期近距离工作对近视发生、发展的影响上。流行病学调查发现近视的发病率与教育程度、近距离工作有着明显的联系。研究者在20 世纪 60 年代提出了调节紧张假说，认为近距离工作引起近视的原因是由于眼睛长时间处于调节紧张状态引起的。近年国际上对这种现象进行了较多的研究，证实了持续近距离工作后会出现暂时性近视。本现象在进行性近视眼和迟发性近视眼中比静止性近视眼和早发性近视眼（可能遗传因素较重要）更为明显。这项研究是调节因素诱发人类近视眼的直接证据，也提示可能有些个体对调节负荷较敏感，即易于发生近视眼。但也有人认为这种暂时性的近视反而起了防止近视发生的作用，因为这种状态下出现的近视性离焦会抑制眼球的延长。但尚无足够的证据能证实通过双光镜和渐变多焦点镜片来减低视近物的调节可以减少近视的进展，需获得进一步循证医学证据。阿托品和哌仑西平点眼有减缓近视进展的作用，但已证实这一类胆碱受体阻断剂不是通过调节因素起作用。因此调节在近视的进展中可能起了一定的作用，但是它的作用并不像人们原来预想的那么大。

（2）动物实验研究：20 世纪最后 30 年近视的动物实验研究取得了很大进展，确立了两种近视动物实验模型，即①形觉剥夺性近视（form deprived myopia），指通过缝合眼睑或配戴弥散镜片或乳胶头套等方法严重破坏动物的形体觉，从而引起动物眼轴延长，产生近视；②离焦性近视（defocus myopia），指通过强迫动物视近物或配戴负球镜片使物体聚焦于视网膜后方，从而引起眼轴延长，以致造成近视。应用的实验动物主要为鸟类（鸡）和哺乳类（主要为树鼩、小鼠、豚鼠以及猿猴等灵长类动物）。研究层次从开始的器官及物理性指标（屈光、轴长等）逐步向组织层次（视网膜、巩膜等）及生化指标靠拢。也发现了一些可能影响近视发生、发展的生化物质与信使，并已开始将结果用于临床。

21 世纪初，更多的研究是注意到比较动物实验模型与人类近视的异同。

1）进一步确定形觉剥夺性近视与离焦性近视是两类本质上完全不同的近视，不能单用视网膜上模糊影像解释。20 世纪已注意到形觉剥夺性近视在视神经切断后仍能发生，可为持续光照及羟多巴胺等药物所抑制，因此与中枢关系较小，是视网膜源的局部变化。离焦性近视则会被视神经切断后所抑制，且不能被持续光照及羟多巴胺等药物所抑制，其发生与中枢有关。此外，让动物戴正球镜片，同样造成视网膜上模糊影像，却能引起远视，说明动物能根据离焦影像在视网膜前方或后方，改变轴长使影像移到视网膜上，称为正视化过程。

2）哺乳类动物的应用得到进一步重视：鸡因为生长周期短，易于饲养及进行试验，因此在近视动物实验研究中应用较多。但鸡的眼球结构与哺乳类动物有根本上的区别，例如，鸡的巩膜有软骨层，近视时主要是软骨层的增厚引起眼轴主动扩展。哺乳类动物则是巩膜薄弱引起的眼轴被动扩展，两者恰好相反。此外，鸡的调节肌肉不是平滑肌而是横纹肌，没有毒蕈碱受体，却有烟碱受体；与哺乳类动物的调节机制和神经支配也完全不同。因此，如果将鸡的研究结果机械搬用于人类，必然会得出许多错误结论。哺乳类实验动物与人类较接近，其研究结果较接近临床，比较有价值。

近年哺乳类动物在近视研究中的应用得到加强，除原已习用的树鼩（tree - shrew）外，也有较多应用恒河猴、短尾猴、绒猴的研究报道。此外，建立了小鼠和豚鼠的实验性近视模型，小鼠价廉，易于饲养及进行实验，且已建立了各种基因工程改造动物的模型，因此较有前途，而豚鼠的眼球和人类比较接近，又比灵长类动物对形觉剥夺更为敏感，现在也越来越多地被应用于建立近视动物模型。

3）研究方法及层次的深化：21世纪对近视的研究已从器官层次进入组织层次（视网膜、巩膜等），从生化手段扩展到分子生物学手段。尤其对造成近视和眼轴延长的最直接的组织（巩膜）研究较多，也颇有收获。

4）对近视的药物干预以及相关机制的研究得到了较大的进展，维A酸、阿扑吗啡、M型胆碱受体阻滞剂、多巴胺受体激动剂等对近视的作用也逐渐得到了动物实验的证实。

5）一些近视相关基因和生长因子也越来越引起人们的注意，如胰高血糖素、胰岛素、碱性生长因子、血管活性肠肽和一氧化氮等。

6）发现了调节影响动物实验研究的直接证据。Wildsoet（2001）发现实验动物如果只有单一视觉平面，则屈光变化取决于离焦影像在视网膜的前方或后方；如有两个不同视觉平面，则屈光可向第二视觉平面方向转化。但在切断睫状神经、阻断调节后，第二视觉平面对屈光的影响即消失，提示调节在近视模型形成中仍是起作用的。

今后在研究手段上除已使用的生物化学等手段外，进一步使用细胞生物学和分子生物学等方法可提高研究水平，如近年通过实验动物近视的眼部标本研究近视发生中多种基因表达的改变，发现某些基因（高血糖素和晶状体蛋白等）表达增加。利用基因敲除小鼠研究某个或某几个基因在视觉发育，特别是在屈光发育中的作用等，将可逐步明确屈光发育及其调控机制，从而阐明近视的发生、发展机制，如发现EGR-1基因敲除小鼠出现近视等。今后通过应用各种前沿学科的成就，如基因芯片、基因组工程等，必将推动近视发病机制的研究。

（3）体外研究：指用培养的细胞、组织或重组组织研究各种生物活性物质或其他信息对有关细胞生长和功能调控的影响，具有精确、快速、重复性好、实验条件易控制等优点，可将研究水平推向分子及细胞水平。如用人体细胞，则更能排除物种的影响。在医学科学领域内已广泛用于各种疾病及其治疗和修复的研究。

应用培养细胞做近视的体外研究的领域接近空白，但有关眼部细胞，如人类巩膜成纤维细胞、视网膜色素上皮细胞、葡萄膜黑色素细胞等的培养及体外研究方法在20世纪均已基本建立，为近视的体外研究奠定了基础。目前近视的体外研究多集中在巩膜成纤维细胞上，主要聚焦在胶原合成及基质金属蛋白酶等的表达及其调控机制方面。

三、视觉功能研究

视觉功能研究不仅期望解决双眼视觉平衡异常带来的相关问题，如视频视觉、照明视觉、运动视觉等，同时其研究涉及社会和环境有关的视觉问题，如阅读困难和视觉认知关系、建筑视觉、视觉与行为、视觉与艺术鉴赏等，其研究水平亦从视网膜神经生理、视神经发育和发展等层次研究，采用眼电生理、细胞膜电位、心理方法等，其许多成果已经应用于临床，如儿童阅读困难及其治疗等。

（徐　静）

第三节　光学原理

一、光与光的学说

什么是光？人们对光本质的认识经历了数个世纪的争论。早在 17～18 世纪，曾有两种主要看法：一种为 Christian Huygens（海坚斯，1629—1695，荷兰）所提出的波动学说（wave theory）：认为光的能量依波动的方式由光源向四周传播。用这一理论可解释光的反射、折射以及光的干涉、衍射等现象。另一种是 Isaac Newton（牛顿，1642—1727，英国）所提出的微粒学说（corpuscular theory）：认为光是由光源发出的极轻的物质微粒。用这一学说能够解释光的直线传播及光的反射等现象。到了 19 世纪，James Clerk Maxwell（马克士威，1831—1879，英国）提出了光的电磁波理论：认为光是一种波长很短的电磁波。20 世纪初，Albert Einstein（爱因斯坦，1879—1955，美国）提出了光的量子学说（quantum theory）：认为光不是波而是粒子流，并将这些微粒称为光子或光量子（quantum of light），是光的最小且不可分割的单位，每个光子具有一定的能量。光的量子学说虽然可以解释某些光的现象，但却不能解释光的干涉及衍射等现象。直至 1924 年，Louis de Broglie（路易·德·布罗意，1892—1987，法国）提出了光的波动与粒子的二象性，认为光同时具有波动与粒子的特性，即波动学说和量子学说均反映了光现象的一面。因此，目前认为：光是一种具有电磁波本质的特殊物质，同时具有波、粒二象性。

当前有三种研究与描述光学现象的学科，即物理光学（physical optics）、几何光学（geometrical optics）以及量子光学（quantum optics）。物理光学描述光的波动特性；几何光学则将光想象为直线，研究透镜及镜面的成像特性；量子光学研究光与物质的交互作用，认为光具有波、粒二象性。

光是由光源发出的一种电磁波，与眼屈光有关的可见光，其波长在 400～700nm 之间，在整个电磁波谱中，只占到很窄的一个范围。波长在 100～390nm 的电磁波称为紫外线光；波长为 720～1 000nm 的电磁波称为红外线光。自然界中可见光是白色的，若经三棱镜分光后，可将白光分为红、橙、黄、绿、青、蓝、紫七种颜色。人们对可见光有不同颜色的感觉，是由于可见光的波长不同而引起的。如，波长在 647～723nm 的光为红色光，492～575nm 的光为绿色光，424～455nm 的光为蓝色光。

二、光源

凡本身能发光的物体均称为发光体或（原）光源。自然界中太阳是最大的自然光源，而烛光、灯光等则为人工光源。还有一些物体其本身是不发光的，但能将原光源照射来的光向各方向反射出去而成为次光源，但这些物质的本质是不发光的，因而称为非发光体或黑体。当光源之大小可以忽略其径线时就可以认为是一个点光源。

三、光速

在真空中，光的传播速度（c）取决于它的频率（u）和波长（ν），即 $c = \lambda \nu$。光在真空中的传播速度为 3.0×10^{10} cm/s，即 300 000km/s。光在不同媒质中（光传播时所处的介质），因介质的材料性质不同，其光速也不相同。如在水中光速为 225 000km/s，在玻璃中为 200 000km/s。因此将在真空中传播的光速称为"绝对光速"，而将在不同介质中传播的光速称为"相对光速"。光在密度高的屈光媒质（光密媒质）中传播速度慢，在密度低的屈光媒质（光疏媒质）中传播速度快，也就是说，光线穿过不同密度的媒质时，所受到的阻力是不同的。如空气光学密度为 1，水为 1.33，玻璃为 1.53。所以：光的传播速度与其所在媒质的折射率（光密度）成反比。如光在两种不同的均匀介质中传播，则 $V_1/V_2 = n_2/n_1$（其中，V 为速度，n 为折射率）。

四、光线

在几何光学中，一条表示光前进方向的直线叫作光线，是假想的几何线，其传播方向在各向同性的媒质（均匀介质）中，与光波的波阵面（wavefront）相垂直。光线分为以下三种。

1. 散开光线（divergent light）　任何发光物质发出的光线最初都是分开的，眼科学上，将 5m 以内的一点所发之光称为散开光。

2. 平行光线（parallel light）　任何发光物质发出的光线，距离越远越接近于平行，到无限远处即为平行光线。在眼科临床上，将 5m 以外光源所发出的光线作为平行光线。

3. 集合光线（covergent light）　光线通过一凹面镜反射或通过凸透镜折射均可产生集合光线。

五、光的现象

在几何光学范畴，光的主要现象有三种，即吸收（absorption）、反射（reflection）和折射（refraction）。

1. 光的吸收　光线照在物体上，可部分或全部被吸收，如果一个物体能完全吸收照射它的光，则该物体表面呈现黑色。

2. 光的反射　当光线投射在两种均匀媒质的分界面上时，其中一部分光线在分界面上返回到原来的屈光媒质中，但行进方向发生了变化，这一现象称之为光的反射。

（1）反射定律

1）入射光线、反射光线、法线在同一平面上。

2）入射光线及反射光线位于法线的两侧。

3）入射角等于反射角（图 7-1）。

（2）平面镜反射与成像：能发生反射的光滑平面称为平面镜（plane mirror），如果投射光线为平行、集合或分开者，则反射光线亦分别为平行、集合或分开。当一束平行光投射至平面镜表面时，发生规律性反射，反射后的光线也相互平行，这种规律性反射称为光的单向反射或平面镜反射。

在平面镜前放置一物体，则镜内可见一物像，该物像具有以下特点。

1）物距镜的距离等于像距镜的距离。

2）物与像大小相等，左右倒置。

3）当倾斜平面镜时，镜内的像向镜倾斜的对侧移动。

根据以上原理可以推论平面镜成像的特点为：物体经平面镜反射所成之像为正立的虚

像，物与像的大小相等，左右相反，与镜面等距。这一原理可用于眼科一些检查中，如在视力表前放一平面镜（2.5m 处），可节省一半检查距离。视力表内的"E"字与像中的"E"字大小相等，左右倒置。在检影中，无论哪种检影镜，其构造主要为一平面镜，当倾斜平面镜时，镜内的影像朝镜倾斜的对侧移动。其他如三面镜、房角镜等均利用了平面镜反射原理。

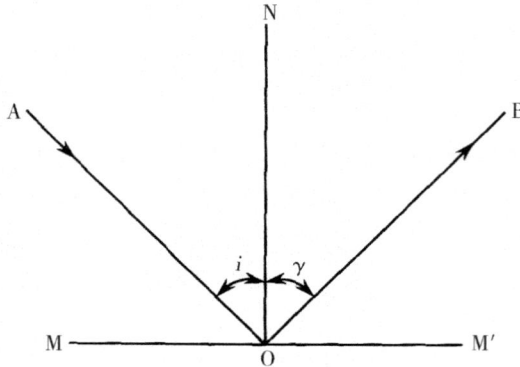

图 7 - 1 反射

MM′：一平滑面　　**NO**：垂直此平面之垂直线（法线）　　**AO**：入射线 **i**：入射角　　**OB**：反射线 **γ**：反射角

但物体的光滑程度是相对的，一般物体的表面多粗糙不平，投射光线虽然为平行光线，但反射后的光线则可向各个方向发散，这种现象称为光的弥散反射或乱反射。人眼之所以能看清物体的全貌，主要是靠弥散反射光在眼内的成像。如是全部单向反射的物体表面，不但看不清物体的全貌，还会引起某一方向上的眩光干扰现象。

（3）球面镜反射与成像

1）有关球面镜（spherical mirror）的一些概念：分隔两不同介质的界面为能反射光线的球面，即称为球面镜，球面镜的反射面为球面的一部分。球面镜分为两种：一种为凹球面镜（concave spherical mirror），其反射面为球的内表面，另一种为凸球面镜（convex spherical mirror），其反射面为球的外表面。

顶点：镜面的中心点。

弯曲中心：球面镜所属球面的圆心。

弯曲半径：球面镜所属球面的半径。

主轴：通过顶点及弯曲中心的直线。

主焦点：平行光线被屈折后集合之点。

焦距：由镜片光学中心到主焦点的距离。

虚焦点：光线经过镜片后，如散开而不能聚焦于一点，则可将其向后延长而相交于一点，此点即为虚焦点。

2）凹面镜的反射：平行光线（S）与凹面镜相遇，反射的光线集合在镜的前面成一焦点，此点为主焦点 F。凹面镜的主轴（CO）位于由镜经过主焦点与弯曲中心（C）所作的直线上，O 为凹面镜的顶点。此外，凡经过弯曲中心的任何直线都是副轴（图 7 - 2）。

3）凹面镜的成像：先作二条直线，一条由物体（AB）的一定点（A）连向凹面镜，此线必须与主轴平行，且由凹面镜的反射必须经过主焦点（F）。另一条线由物体的同一点（A）经过弯曲中心（O）作副轴，此副轴与反射光线交叉点，就是该物成像之处。假如二线不能相交，则可向镜后延长，相交点即该物成像（ab）之处。凹面镜成像与物体的位置有关，假如将一物放在比主焦点（F）距镜面近的地方，可成虚的放大的正像。假如将物体（AB）放在主焦点 F 与弯曲中心（O）之间，则形成实的放大的倒像（ab）。如果物体距主焦点近，则像略增大，如果距弯曲中心近，其像即变小，如果正在主焦点上，则不能成像。

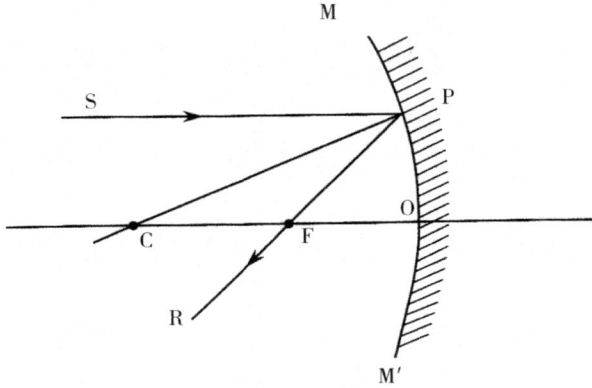

图 7-2　凹面镜的反射

4）凸面镜的反射：当平行光线与凸面镜相遇时，反射光线均呈散开状，如果将反射光线向镜后延长，则集合于一点，即凸面镜的主焦点（F），此焦点为虚焦点。

5）凸面镜的成像：其像均为虚的正像（ab），较原物体（AB）小，假如物体距镜面越近则像越大，越远则像越小（图 7-3）。

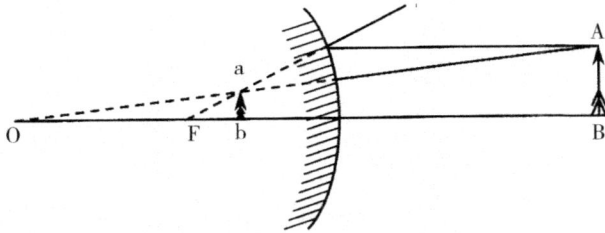

图 7-3　凸面镜的成像
AB：物；ab：像；F：焦点；OF：主轴；O：弯曲中心

3. 光的折射　当光线遇到两种不同密度媒质的界面时，除一部分光线被反射回原介质中（发生反射）外，还有一部分光线则进入另一种介质中，这部分光线将发生一定程度的光行进方向的改变，这种光的偏折现象称为光的折射或屈光（refraction）。但与媒质表面垂直的光线不被屈折。

（1）折射定律

1）入射光线（A）、折射光线（C）、法线（NN'）位于同一个平面上。

2）光线由一疏的媒质（比如空气）进入一密的媒质（比如水），则其折射光线向法线屈折，当光线由一密的媒质进入一疏的媒质，其折射光线远离法线屈折。

3）入射角（i）的正弦与折射角的正弦（γ）之比，等于第二媒质折射率与第一媒质折射率之比，即 Sin i/Sin γ = n_2/n_1（图 7 – 4）。

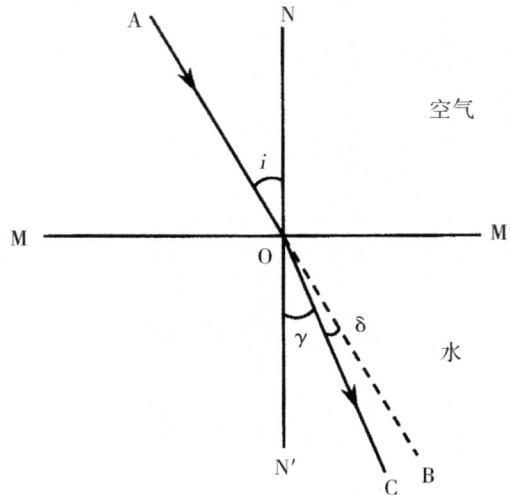

图 7 – 4　光的折射

（2）屈光指数：指透明物质的比较密度或光通过透明物质一定距离所需的时间。各透明物质的光学密度并不相同，在计算各种媒质的光学密度时，都应以真空时的光密度为标准，称为绝对屈光指数。真空时的光密度为 1，而空气的光密度为 1.00 029，与真空近似，所以实际应用时，均以空气的光学密度为标准，称为相对屈光指数。与眼屈光有关的屈光指数如下。

空气	1.00 029	晶状体	1.42
水	1.333	玻璃体	1.3
角膜	1.337	玻璃	1.53 ~ 1.7
房水	1.333	合成树脂镜片	1.489

根据折射定律，光线被屈折的程度与透明物质的密度（屈光指数）以及光线投向透明物质的角度有关。即透明物质的屈光指数越大，光线被屈折的程度亦越大。投射光线与透明物质表面相接触的斜度越大，则光线被屈折的程度也越大。

（徐　静）

第四节　眼球光学

一、光与眼的屈光

眼是以光作为适宜刺激的视觉生物器官，因此从光学角度可将眼看作一种光学器具，即一种复合光学系统。眼球光学系统的主要成分由外向里：角膜、房水、晶状体、玻璃体。从角膜到眼底视网膜前的每一个界面都是该复合光学系统的组成部分，如同一件精密的光学仪器，包含着复杂的光学原理。当光从一种介质进入另一种不同折射率的介质时，光线将在界面发生偏折现象，该现象在眼球光学中称为屈光，光线在界面的偏折程度，可用屈光力的概念来表达，屈光力取决于两种介质的折射率和界面的曲率半径。屈光力大小可以用焦距（f）来表达，即平行光线经过某透镜后聚焦为一点，该点离透镜中心的距离为焦距。在眼球光学中，应用屈光度（diopter，D）作为屈光力的单位，屈光度为焦距（以米为单位）的倒数，即屈光度（D）= 1/f。如一透镜的焦距为 0.5m，则该透镜的屈光力为：1/0.5 = 2.00D。

视觉信息的获得首先取决于眼球光学系统能否将外部入射光线清晰聚焦在视网膜上，即眼的屈光状态是否正常。眼的屈光力与眼轴长度匹配与否是决定屈光状态的关键。

为了便于分析眼的成像和计算，人们常用 Gullstrand 精密模型眼（Gullstrand exact model-eye）和 Gullstrand 简易模型眼（Gullstrand simplified model eye），后者将眼球复杂的多个光学界面简化，其特点是将角膜和晶状体分别简化为单一球面，为了便于理解，还可将模型眼进一步简化为单一光学面，这种简化的眼球称为"简略眼"（reduced eye），即将眼球总屈光力（非调节状态下）定为 60D，眼球屈光介质的折射率为 1.336，前焦距为 – 16.67mm，后焦距为 22.27mm。

根据 Gullstrand 精密模型眼，眼球总屈光力在调节静止状态下为 58.64D，最大调节时为 70.57D。眼屈光系统中最主要的屈光成分是角膜和晶状体，角膜的屈光力约为 43D，晶状体约为 19D。眼轴长度为 24mm。

二、眼的调节与集合

1. 调节　在无任何屈光不正的情况下，平行光线通过眼的屈光介质后，聚集成一个焦点并准确落在视网膜黄斑中心凹。为了使近距离目标也能聚焦在黄斑中心凹，需增加晶状体的曲率（弯曲度），从而增强眼的屈光力，这种为看清近物而改变眼的屈光力的功能称为调节（accommodation）。通常认为调节产生的机制是：当看远目标时，睫状肌处于松弛状态，睫状肌使晶状体悬韧带保持一定的张力，晶状体在悬韧带的牵引下，其形状相对扁平；当看近目标时，环形睫状肌收缩，睫状冠所形成的环缩小，晶状体悬韧带松弛，晶状体由于弹性而变凸。调节主要是晶状体前表面的曲率增加而使眼的屈光力增强。调节力也以屈光度为单位。如一正视者阅读 40cm 处目标，则此时所需调节力为 1/0.4m = 2.50D。

2. 调节幅度、调节与年龄　眼所能产生的最大调节力称为调节幅度。调节幅度与年龄密切相关，青少年调节力强，随着年龄增长，调节力将逐渐减退而出现老视。调节力与年龄的关系如下：

最小调节幅度 = 15 – 0.25 × 年龄　（Hoffstetter 最小调节幅度公式）

3. 调节范围　眼在调节放松（静止）状态下所能看清的最远一点称为远点（far point），眼在极度（最大）调节时所能看清的最近一点称为近点（near point）。远点与近点的间距为调节范围。

4. 集合与发散　当双眼注视一个由远移近的物体时，两眼视轴向鼻侧会聚的现象称为集合（convergence）。当双眼所注视的物体由近处移向远处时，两眼视轴向颞侧发散的现象称为发散（divergence），有文献将两者统称为聚散（vergence），亦有称之为辐辏。集合和发散是双眼向内或向外的协同运动。

当眼调节在松弛状态下注视远处物体时，两眼的视轴是平行的，当要看清近处物体时，眼不但要调节，而且要集合，两眼的视轴要转向被注视物体，这样才能使双眼物像落在视网膜黄斑中心凹，经过视中枢合二为一，形成双眼单视。物体慢慢移近，集合的程度也逐渐增加，最后集合达到极限时，两眼就放弃集合，向外转动。在放弃集合之前，两眼能保持集合的最近点，称为集合近点（near point of convergence）。

产生调节的同时引起双眼内转即集合。调节越大集合也越大，调节和集合是一个联动过程，两者保持协同关系。表达集合程度常用棱镜度（prism diopter）。

调节时还将引起瞳孔缩小。因此调节、集合和瞳孔缩小为眼的三联动现象。

三、眼球像差

我们经常假设：从物点发出的所有光线，经过光学系统后最后形成一个共轭焦点；或假设平面物体经过光学系统后所成的像落在一个平面上，并形成一个按准确比例的物体的像（即物和像互为相似形），这是一种理想的成像状态，实际成像过程中因为光学系统存在像差（aberration），尚不能达到这种理想条件。人类的眼球作为一个复合光学系统，亦存在像差。

从物理光学的角度，可以将像差定义为波阵面像差，又称波前像差（wavefront aberration）。波前像差是由实际的波阵面和理想的无偏差状态下的波阵面之间的偏差来定义的。从几何光学的角度，可以将像差分为单色像差（monochromatic aberration）和色差（chromatic aberration），单色像差又可分为球差（spherical aberration）、彗差（coma aberration）、像散（斜向散光）、场曲和畸变等。不同波长的单色光在同一光学介质中具有不同的折射率，在同一焦面上其聚焦点就不同，这种现象称为色像差，简称色差。红色波长较长，聚焦点较远，蓝色居中，绿色波长短，焦点最接近透镜。色差可分为位置色差和倍率色差两类。波前像差在 Zernike 多项式中表现为 7 阶 35 项，其中 3 阶以下为低阶像差，主要是离焦和散光，3 阶及 3 阶以上为高阶像差，例如球差、彗差等。

研究发现，各种像差对人的视觉质量会产生重要影响：在正常人眼的像差中，球差和色差是影响视网膜成像的重要因素，而像散和彗差等轴外像差居次要地位。人眼系统像差主要来源于：①角膜和晶状体表面不理想，其表面曲率存在局部偏差；②角膜与晶状体以及玻璃体不同轴；③角膜和晶状体以及玻璃体的内含物不均匀，以致折射率有局部偏差；④人眼屈光系统对各种色光的折射率不同，因而不可避免地要出现色差。正是由于这些缺陷的限制，使得人眼视觉质量达不到理想状态。

（徐　静）

第五节　老视

人随着年龄的增长，其晶状体逐渐硬化、弹性减弱，睫状肌的功能逐渐减低，从而引起眼的调节功能逐渐下降。大约在 40～45 岁开始，出现阅读等近距离工作困难，这种由于年龄增长所致的生理性调节减弱称为老视（presbyopia），即人们常说的"老花"。

一、老视与远视

由于老视加光度数为正镜片，人们常常将老视的矫正与远视相提并论，实际上它们的机制是完全不同的（表7-1）。

表7-1　老视和远视的区别

老视	远视
和年龄相关的生理性调节力下降，导致近距离工作困难，一般都在40岁左右出现	是一种屈光不正，由于眼球的屈光力过小，或眼轴过短所致，出生后往往就存在
远视力如常，近视力明显降低需要视近矫正	视远不清楚，视近更不清楚，但部分症状可被调节所代偿需要远、近屈光矫正

二、老视的症状

老视者初期常感觉将目标放得远一些才能看清，在光线不足时，由于瞳孔增大、景深变短，近距离阅读模糊更为明显。随着年龄的增长，这种现象逐渐加重。在老视前期或初发期，为了看清近目标需要努力使用调节，常产生因睫状肌过度收缩和相应的过度集合所致的眼疲劳症状。

老视的症状一般如下。

1. 视近困难　患者会逐渐发现在往常习惯的工作距离阅读，看不清楚小字体，患者会不自觉地将头后仰或者把书报拿到更远的地方才能将字看清，而且所需的阅读距离随着年龄的增加而增加。

2. 阅读需要更强的照明度　因为足够的光线既增加了书本与文字之间的对比度，又使患者瞳孔缩小，加大景深、提高视力。

3. 视近不能持久　因为调节力减退，患者要在接近双眼调节极限的状态下近距离工作，所以不能持久；同时由于调节与集合的联动效应，过度调节会引起过度的集合，故看报易串行，字迹成双，无法阅读。某些患者甚至会出现眼胀、流泪、头痛等视疲劳症状。

三、老视的影响因素

老视是一种生理现象，无论屈光状态如何，每个人均会发生老视。除年龄外，老视的发生和发展还与以下因素有关。

1. 屈光不正　屈光状态将影响老视症状出现的迟早，未行矫正的远视者较早发生老视，近视者发生较晚。近视者配戴框架眼镜后，由于矫正负镜片离角膜顶点存在12~15mm的距离，减少了同样阅读距离的调节需求，出现老视的年龄延后。远视者正好相反。

2. 用眼方法　调节需求直接与工作距离有关，因此，从事近距离精细工作者容易出现老视的症状，从事精细的近距离工作的人比从事远距离工作的人出现老视要早。

3. 患者的身体素质　长手臂的高个子比手臂较短的矮个子有比较远的工作距离，需要比较少的调节，因此后者较早出现老视症状。

4. 地理位置因素　由于温度对晶状体的影响，生活在赤道附近的人们较早出现老视症状。

四、老视的检测和矫正

首先应进行远视力检查和验光，矫正屈光不正，同时了解被检者的工作性质和阅读习惯，选择合适的阅读距离进行老视验配。老视矫正应用凸透镜，可选择单光眼镜、双光眼镜和渐变多焦点眼镜。

利用 Hoffstetter 公式可以推知老视出现的时间和矫正所需的附加度数，一般规律是正视眼在 45 岁左右约需 +1.50D 附加，50 岁左右约需 +2.00D，60 岁以上约需 +3.00D。

（徐 静）

第六节 双眼视觉基础

完整的视觉功能不仅在于识别外物，而且还需具备确定外物的方位，并确立自身在外界的方位等功能。双眼视觉优于单眼视觉之处，不仅有两眼叠加的作用，降低视感觉阈值、扩大视野、消除单眼的生理盲点，更主要的是具有三维的立体视觉，使得主观的视觉空间更准确地反映外在的实际空间。

倘若双眼视觉障碍，将引起单眼视觉所没有的症状，如复视、斜视、抑制、异常视网膜对应、立体视觉丧失、视觉空间扭曲和视疲劳等。双眼视觉问题的诊断和处理是一门涉及基础和临床的相对独立课程，本节将主要阐述双眼视觉基础和正常双眼视觉。

一、基本概况

1. 双眼视野和立体视觉

（1）双眼视野（binocular visual field）：人的单眼视野在水平位上颞侧约为 90°，鼻侧约为 60°，总共约为 150°，双眼视野约为 180°，中间 120°为双眼所共有，是双眼视觉功能所在。颞侧 30°为各眼单独所有，呈半月形，称为颞侧半月（temporal crescents）。

（2）立体视觉（stereopsis）：人的两眼间距（interocular distance）为 60~65mm，两眼看外物的角度稍有不同，以致两眼的视网膜像也稍有差异，经大脑的处理，产生双眼的深度觉，即立体视觉。立体视觉能准确地进行外物定位（localization）和在外界环境中的自身定位（orientation）。

Worth（1921）最早提出将双眼视觉分为三级：第一级为同时视（simultaneous perception），各眼能同时感知物像；第二级为平面融像（flat fusion），两眼物像融合为一，但不具有深度觉；第三级为立体视觉，产生三维空间的深度觉。

2. 双眼叠加作用 双眼叠加作用（binocular summations）是指左、右两眼分别获取的信息相加而产生超越单眼的双眼视觉功能。我们日常的视觉，包括阅读，无论涉及深度觉与否，双眼能增进其功能。

双眼叠加作用可有如下几种程度：①双眼相辅相成作用（binocular facilitation），即双眼功能优于两眼各自功能的总和；②双眼完全或线性叠加作用（complete or linear binocular summation），即双眼功能等于两眼功能的总和；③双眼部分叠加作用（partial binocular summation），即双眼功能优于两眼中的任一眼，但低于两眼的总和；④双眼无叠加作用（no binocular summation），即双眼功能等于两眼的任一眼；⑤双眼抑制作用（binocular inhibition），即双眼功能低于两眼的任一眼。

3. 视网膜对应点 视网膜对应点（corresponding retinal points）是指在一眼视网膜上的每一点都与对侧眼视网膜上的某一点相对应（生理盲点除外），具有相同的视觉方向。这是

Hering 第二法则，即相同视觉方向法则（law of identical visual direction），当物像成于各眼视网膜上互相配对的视网膜对应点时，则物体看起来位于单一的共同主观视觉方向（common subjective visual direction）。

Vieth – Muller 圆（Vieth – Muller circle）：假如视网膜对应点是严格的几何对称点，则它们在外界空间投射的位置就组成了 Vieth – Muller 圆。Vieth – Muller 圆为通过注视点和两眼入瞳中心的几何圆，也称为理论单视圆（theoretical horopter）或几何单视圆（geometric horopter）。在该圆上的任何一点至两眼的夹角均相等，均成像于两眼的视网膜对应点上，看起来为单个物体。

双眼视差（binocular disparity）：在两眼的物像与对应点的相对位置之差称为双眼视差，又称视网膜视差（retinal disparity）、生理性视差（physiological disparity）。在垂直位上之差为垂直视差（vertical disparity），在水平位上视差为水平视差（horizontal disparity）。视网膜对应点具有两眼零视差（zero binocular disparity）。垂直视差不能引起深度觉，而水平视差则能。水平视差分为交叉性视差（crossed disparity）和非交叉性视差（uncrossed disparity）。前者为物点位于 Vieth – Muller 圆之内，看起来近于注视点；后者为物点位于 Vieth – Muller 圆之外，看起来远于注视点。

4. 复视和双眼视觉混淆（diplopia and binocular visual confusion）　物像落于分开过大的视网膜非对应点上则产生生理性复视（physiological diplopia），这是具有正常双眼视觉者也出现的现象，不同于异常双眼视觉如斜视的病理性复视。交叉性复视（crossed diplopia）感知物体比注视点近得多，而非交叉性复视（uncrossed diplopia）则感知物体远离注视点。

复视是指一个物体被看成两个，与之相反，双眼混淆是指两个不同物体成像于两眼的视网膜对应点上，被看成在一个视觉方向上，造成视觉混淆。

5. 双眼融像　双眼融像（binocular fusion）是将各眼的像融合成单一物像的过程。这样，视觉空间才能真实地反映实际空间，同时也减少冗长的图像处理过程。

运动融像（motor fusion）是指两眼的集散运动，以使两眼的对应点重合；感觉融像（sensory fusion）是视觉皮层的神经生理和心理过程，联合两眼各自获得的图像而对视觉空间形成统一的感知。

感觉融像需要各单眼图像具有相似性，它可因为视网膜像质不等或运动融像缺失，不能将各单眼图像融合。抑制表示感觉融像的缺如。

二、双眼视觉的神经解剖和视觉神经生理

1. 视网膜对应点和视交叉　两眼的中心凹作为主视觉方向，在三维空间包括单视圆在内的其他方位，都由视觉系统以双眼中心凹注视点的相对位置来计算。

一旦双眼对准同一目标，从两眼来的信息必须联合成单一的像。在视觉系统中联合双眼信息的第一个构造便是视交叉（optic chiasm）。当节神经轴突即视神经纤维经视神经离开眼球到达视交叉，其信息重新排列。

在视交叉处，从各眼颞侧视网膜来的神经纤维不交叉而终止于同侧外侧膝状体（lateral-geniculate nucleus, LGN），从鼻侧视网膜来的纤维则交叉而终止于对侧外侧膝状体。53% ~ 57% 的视神经纤维交叉，称为部分交叉（hemidecussation）。视神经纤维在视交叉处重新排列，带着来自两眼视网膜对应点的信息重新输入至视皮层的同一位置，形成双眼视觉。

2. 外侧膝状体　外物若在视野的左边，则成像于各眼的右半视网膜上，其信息由视神经经视交叉传至右外侧膝状体，再到达大脑右半球；右边视野物体的信息则经左外侧膝状体至大脑左半球。

背外侧膝状体（dorsal LGN）：背外侧膝状体由 6 层构成，各层之间隔有薄的层间区。1、2 层最靠近腹侧，由较大的大细胞神经元（magnocellular neurons，M）组成，它们对低空间频谱、高时频和高速运动最敏感，基本上无色觉。其余 4 层由较小的小细胞神经元（parvocellular neurons，P）组成。P 细胞对高空间频谱、稳定或低时频、慢速运动和有色刺激较为敏感。在视觉系统中，M 通道确定外物位于"何处"，而 P 通道确定其为"何物"。

外侧膝状体的编排呈视网膜化，换言之，即视觉空间的视网膜像以相同次序直接排位于外侧膝状体上。视野中的相邻区在外侧膝状体也有相邻的接受野。在 LGN 的标位如下：从外侧膝状体的内侧向外，其接受野的标位从视野中心窝区逐渐移至周边；从外侧膝状体的前部向后，其接受野则从下方视野逐渐移至上方视野；从外侧膝状体的最腹侧 1 层向最背侧 6 层，与视野的方位无关，但与两眼中的哪一眼有关。LGN 的每一层仅接受一眼的输入，2、3、5 层接受同侧眼的输入，而 1、4、6 层接受对侧眼的输入。

3. 视觉皮层　从各眼来的输入经 LGN 达视觉纹状皮层第 4 层，作突触连接。第 4 层的细胞仍是单眼性的。下一级的突触连接发生于上 3 层（第 1、2、3 层）和下 2 层（第 5、6 层）。在第 4 层之外层次的细胞才是真正的双眼细胞（binocular cells）。它们对两眼对应接受野的刺激反应强于单眼的刺激，两眼叠加作用（binocular summation）甚至强于两眼反应的总和，为双眼相辅相成作用（binocular facilitation）。在临床上婴儿的双眼叠加作用可由 VEP 测量，临床上常用的测量方法为双眼峰值 VEP。

三、双眼视觉的发育

大多数视觉功能在出生后发育，并非与生俱来。影响视觉系统的结构和功能的发育，有一段关键时期（critical period of development）。

视皮层的发育迟于眼的发育。在出生时，视网膜对应已发育，但眼运动系统还不成熟，不协调的眼运动可能导致间歇性复视。双眼视功能在出生后 2 个月才开始。至少在 3～4 个月后才发育成为较佳的立体视觉，至 5～6 个月，能迅速达到相当于成人的 1 分视角的立体视觉。此后，婴儿显示出类似成人的双眼叠加作用。

在出生时，两眼到皮层的 4C 层的输入在外侧膝状体（LGN）几乎全部重叠，这阻止了双眼性能和立体视觉。至少在 3、4 周后，4C 层的树突删减，减少两眼至 4C 层的输入，至完全分开输入至独立的眼优势纵列，这时开始发育立体视觉。随之，双眼神经元逐渐变成对特定的视差量反应，使婴儿能辨别越来越细的视差。

在关键时期，若有异常的视觉经验，则能破坏正常的视觉发育，导致弱视和斜视。视觉剥夺更能破坏关键时期长的视觉功能，如空间视觉或双眼视觉，而较少破坏关键时期短且完成早的视觉功能，如色觉。

四、正常眼运动

正常双眼视必须由正常眼运动维持。广义的眼运动包括眼球转动、聚散、调节、眼睑运动、注视、扫视运动、跟随运动、前庭眼反射和视动眼震。

1. 扫视运动　扫视运动（Saccades）是骤发的急速的眼位转动，能使视线快速对准目标。它分为：①随意性扫视运动，如阅读时"从左向右看"等；②反射性扫视运动；③非随意性扫视运动。扫视运动的潜伏期极短，为 100～200 毫秒，预设的随意性扫视运动甚至为 0。扫视运动的速度极快，达到 700 度/秒。扫视运动的幅度一般小于 15 度角，其准确高，差错性低于 10%，对于视觉性目标为 ±15 分角，对于非视觉性目标为 ±3 度角。疲劳时，准确性下降。

引起的扫视运动的刺激有：①视觉目标；②听觉；③本体觉；④想象性目标。所有上述刺激的方向都转化成头位中心方向。

2. 跟随运动　跟随运动（Smooth Pursuit）使得受注意的外界运动物体持续成像于黄斑中心凹，以维持清晰的图像。跟随运动仅与运动物体有关，而声响、运动感和想象运动均为无效刺激。跟随运动受年龄、注意力和目的性的影响。跟随运动的潜伏期极短，可与扫视运动相近，但速度慢于扫视运动，约为 100 毫秒，幅度约为 100 度/秒。速度大于 100 度/秒时，准确性下降。由于随意运动仅与运动物体有关，所以它不同于扫视运动，与阅读学习关系不大，而在体育运动和驾驶等活动中却起了重要的作用。

3. 前庭眼反射　前庭系统在头两侧各由三个半规管组成，它们排成对角线平面，当半规管受到头转动刺激而引起反射性反向而等量的眼转动，称为前庭眼反射（vestibuloocular reflex，VOR）。

当头转动时，要维持稳定的视网膜像，仅靠视觉系统的视网膜处理，将会太慢，其潜伏期为 70 毫秒，故须依赖快速的前庭眼反射来维持，其潜伏期为 10 毫秒，转动频率可达 5Hz。假若没有前庭眼反射，人们在步行时或坐车时将认不出路标和行人的面目。

前庭眼反射纯属反射性，无预测行为，其为前馈性控制，头转动速度为其刺激。前庭眼反射适应出现于视觉运动与头部运动不一致时，例如当戴上新的眼镜，因眼镜放大率改变了运动感，故前庭眼反射须作适应，在适应过程中可能出现眩晕和恶心。

4. 视动眼震　视动眼震（optokinetic nystagmus，OKN）是由视网膜像的视觉流动引起的急促的眼球震颤，由快相和慢相组成。视动眼震分为主动视动眼震和被动视动眼震。前者由平滑的跟随运动（慢相）和自发性的扫视运动（快相）组成，受大或小的中心凹像的运动的刺激而产生，后者为真正的视动眼震，如同前庭性眼震，纯属反射性，受大的运动物体尤其是周边运动的刺激而产生。视动眼震慢相速度可达 40 度/秒。

5. 注视性眼运动　眼在注视时出现持续不断的运动，一般约 ±5 分角，可达 ±30 分角。注视的神经生物学：顶叶中止神经核控制上丘注视神经核，从而控制脑干中心神经核；顶叶中心神经核抑制前庭中止神经核。

注视性眼运动（fixational eye movement）分为三类：①微动（tremor）：频率高（30～100Hz）、幅度小（<30 秒角），两眼不协调而成双眼视觉的噪声；②缓慢漂移（slow drift）速度约为 5 分角/秒，幅度约为 1～5 分角，两眼不协调而成噪声；③微小扫视运动（micro-saccades）：频率为 1～2Hz，幅度为 1～25 分角，两眼协调，其防止视网膜稳定不变所致的视力信号衰竭。

6. 眼运动与阅读　研究和临床工作者一向强调运动与阅读之间的关联性。在阅读时有三种重要的眼运动：扫视运动、注视和返回运动（regression）。扫视运动约占 10% 的阅读时间，每次约扫视 8～9 字距，即 2 度视角。所需时间与扫视距离成比例，2 度需 25～30 毫秒，5 度需 35～40 毫秒。在扫视运动之间，眼相对静止，为注视性中止。正常阅读者需

200~250 毫秒。扫视运动可从 2 字距至 18 字距。注视时间可从 100 毫秒至 500 毫秒。第三种与阅读有关的重要眼运动为返回运动,从右至左的运动(若从右至左阅读文字,则从左至右运动),其占熟练阅读者 10%~20% 的时间;其实返回运动也是一种扫视运动。

(徐　静)

第七节　低视力

世界卫生组织(WHO)定义视力损伤标准如表 7-2 所示,并鼓励各国的研究者和机构采用该标准。这一标准将盲(blindness)和低视力(low vision)分为五级,规定一个人双眼中好眼的最佳矫正视力 <0.05 时为盲,双眼中好眼的最佳矫正视力 <0.3、但 ≥0.05 时为低视力。另外,考虑到患者视野的状态,无论中心视力是否损伤,中心视野半径 ≤10°,但 >50° 的患者属于三级盲;视野半径 ≤5° 的患者属于四级盲。我国于 1979 年第二届全国眼科学术会议上决定采用这个标准。

表 7-2　视力损伤的分类(1973 年 WHO 采用的疾病国际分类法)

视力损伤		最佳矫正视力	
类别	级别	低于	优于/等于
低视力	1	<0.3	≥0.1
	2	<0.1	≥0.05(指数/3mm)
盲	3	<0.05	≥0.02(指数/1mm)
	4	<0.02	光感
	5	无光感	

注:即使中心视力没有下降,中心视野半径 ≤10°、但 >5° 的患者属于三级盲,视野半径 ≤5° 的患者属于四级盲。

在上述盲与视力损伤的标准中,都采用最佳矫正视力。在实际工作中,根据患者双眼视力损伤程度的不同,将盲与低视力分为双眼盲、单眼盲、双眼低视力和单眼低视力。另外,根据特殊职业和驾驶的需要,还提出了"工业盲"和"机动车盲"等概念。"工业盲"是指一个人由于低视力而不能从事某一种职业;"机动车盲"是指一个人因为视力低下而不能注册驾驶执照。由于各国社会经济状况不同,盲与低视力标准目前尚未完全统一,对于盲人的定义并不是特别严格。1999 年 WHO 曾定义盲人为视力损伤而不能独自行走的人,他们通常需要社会的帮助和专职的扶助。某些致盲性眼病通过预防或治疗能够使眼睛不失明或复明,称之为可避免盲(avoidable blindness)。"视觉 2020 行动"提出到 2020 年在全世界根除可避免盲。

低视力的发生可以是先天性的,如胚胎期损伤、发育性异常等,也可以是遗传性的,如视网膜色素变性、Stargardt 黄斑变性等,也可以是获得性的,如眼部感染、外伤、AMD 或因全身性疾病引起等。

在美国 45 岁以上人群中有 1 350 万人为低视力患者和盲人,大多数为年龄相关性疾病所致,65 岁以上低视力患者占总数的 2/3;根据有关调查数据估计,我国低视力患者为 1 000 多万,主要病因为年龄相关性白内障,但随着现代经济、文明的发展,疾病谱发生变化,因糖尿病和 AMD 引起的低视力患者在逐步增加。根据视觉功能损伤的情况,亦可将低视力分为：①无视野缺损，但在整个视野中丧失分辨率和对比敏感度；②中心视野缺损；③周边视野缺损。

对低视力患者医疗服务的目的是评估眼睛和视觉系统的功能状态，评价眼部健康和相关系统性健康状态，以及疾病或异常状态对视觉功能的影响，根据患者的特殊视觉要求、生活需要，提供光学助视器和非光学助视器，改进视觉功能。针对患者的视觉损伤状态，指导患者，尽可能地解决由于视力丧失所带来的问题。

一、低视力的检查

低视力的检查包括所有常规的眼视光学的检查，亦包括色觉、立体视觉及对比敏感度等检查。

1. 视力　适合低视力检查的视力表应该为不同对比度的、可移动的、字母可选择的，可采用非标准检查距离，如 20 英尺（609.6 厘米）、10 英尺（304.8 厘米），甚至更近些的，还可以让患者采用不同的体位和注视姿势，如侧头位或侧眼位等以获得偏心注视的位置，在记录视力时，应记录注视的姿势或位置。常用的远距低视力的视力表有 Feinbloom 表、ET-DRS 视力表（ETDRS chart）。低视力患者通常都有对比敏感度的下降，建议不要采用投射视力表。

近距视力的视力表也应是特殊设计的，如有单个视标、单行视标和短句等，检测距离也是可以变化的，并在视力记录中进行记录。在低视力近距视力测量，常常使用 M 系统。1M 表示视标在 1m 距离对眼睛的张角为 5 分视角，在该距离检测的视力则相等于 20/20（1.0）；如 40cm 的视力为 4M，则视力是 0.40/4 = 20/200。使用 M 系统可以比较容易地计算近距加光度数，即在特定距离（米）的加光需求。

2. 屈光检查　对所有的低视力患者均应进行常规验光，以保证使用镜片矫正达到最好的矫正视力，在此基础上再从特定视觉工作的需求方面进行放大率等测定。根据低视力患者的特殊情况，除常规的检影验光和主觉验光外，还应采用试镜架方法，进行尝试性镜片增减。

3. 眼球运动和双眼视觉评估　对眼球运动系统应评估，以发现是否有眼球震颤，有无扫视功能、斜视等。

4. 视野评估　视野的缺损也直接影响阅读能力，视野的检查可以确定是否存在相对或绝对敏感度的丧失，视野的检查包括：视野筛查、Amsler 检查；Tangent 平面视野、Goldmann 视野和自动周边视野检查。

二、低视力的处理

根据患者不同眼部疾病、视觉功能丧失的程度和患者的基本生活或工作的需求，制定合理的处理方法，达到以下目的：①改进远距、中距和近距的视力；②改进阅读能力；③减少畏光或改进对光或暗的适应；④改进独立安全行走的能力；⑤改进适应日常生活的能力，从而相对提高生活质量；了解现视觉条件、预后和视觉功能康复的可能性。

1. 近距放大方法　计算近距放大的方法有多种，现举例如下。假设标准检查距离为 25cm，根据患者的近视力（VN），阅读一般书刊需要达到的近视力约为 0.5，来确定阅读所需要的放大率 M，即 M = 0.5/VN，再根据协定放大率公式 M = F/4，求出 F = 4M，得到眼镜式放大镜屈光度 F 值，取屈光度为 F 的正透镜给患者试戴，同时根据患者的调节力调整眼镜度数，使患者在最舒适的状态下阅读所要达到的视标。

常用的近距放大镜类型主要有以下几种类型：①眼镜式阅读镜；②手持放大镜；③立式放大镜；④电子设备，如闭路电视系统。

2. 远距放大系统　根据患者最佳矫正视力和视觉需求的比例估算患者所需的放大率，例如，测量矫正视力为 0.2（20/100），期望达到的视力为 0.5（20/40），则 100/40 = 2.5 × 为需要的放大率。常用的远距放大系统有以下几种类型：①手持望远镜（telescopes）、眼镜式望远镜；单眼式望远镜和双眼式望远镜。望远镜系统主要有两种：伽利略望远镜和开普勒望远镜。②远距助视器系统也包括电子设备（electronic devices）。

3. 中心视野缺损者的处理　中心视野缺损影响阅读功能，盲点的大小、位置和深度决定了对视觉功能影响的程度，同时也影响放大系统的使用，如黄斑盲点者无中心注视，但经过训练后，患者可以学会使用旁中心进行注视。但偏心注视点阅读效率比较低，因为周边扫视和追踪的能力比较差。训练的方法有：感知暗点、学会使用非黄斑点注视、单字或单词阅读、使用低放大率或大字体阅读材料、移动阅读材料而不是移动头位或眼位进行阅读、使用棱镜定位。

4. 周边视野缺损的处理方法　周边视野缺损者比中心视力降低者更难驾驭生活的环境，光学助视器和训练可以改进他们对周边环境的感知，使得他们有可能单独行走或旅行。主要方法有：①棱镜，将像移位（朝棱镜顶部移位），Fresnel 压贴式棱镜（Fresnel press – on prisms）是比较常用的一种方法；②反光镜，接在眼镜片的鼻侧或颞侧，将镜面转角朝缺损视野方向；③反转式望远镜和负镜片，这些设施是通过将一定视野中的物体缩小，从而达到增大视野的目的。

5. 对比敏感度下降和眩光的处理方法　低视力患者对比敏感度下降会有视觉功能的异常表现，如阅读问题、行动问题以及户外活动。眩光也影响眼睛的舒适度和视觉有效性，对于这两类问题，主要方法有：①理想的照明；②增加放大率；③使用特殊设计的镜片（如双凸非球面镜片）；④使用染色镜片或滤过片；⑤非光学器具，如太阳帽、眼镜遮光板等；⑥电子助视器。

三、视觉表象、光流理解与低视力康复

视觉表象是从记忆中恢复或描述中重建的那些并不出现在人眼前的景物的回忆与推理过程，涉及心理表征、知觉与认知的界面问题、景物的再认问题及情绪与认知的问题。光流理解理论认为运动的主要视觉刺激是光阵中阵元的流动。生物运动时，投射到视网膜上的图像实质上也是连续变化的。虽然生物视觉系统是离散的，但其量化是如此精细，以致生物能够产生实质上的连续输出。这些输出可以反映在视网膜上成像的外界的连续流动，这种连续信息称为光流。通过光流来认知运动物体称为光流理解。光流理解的基本输入是一个连续变化的视觉场。因此，对低视力患者的视觉康复，除了使用传统助视器外，用视觉表象和光流理解理论结合计算机三维虚拟技术为低视力的康复研究开辟了新的途径。

（徐　静）

第八节　眼屈光不正的矫治

现代眼视光学的目标之一就是通过各类屈光矫治方法，达到看得清楚、看得舒服、看得持久的目的，以获得最佳的视觉效果。矫正或治疗屈光不正的方法目前主要分为三种类型：框架眼镜、角膜接触镜和屈光手术。不管采用何种方式，其光学原理均为：通过镜片或改变眼屈光面的折射力，达到清晰成像在视网膜上的目的。

一、框架眼镜

框架眼镜主要使用球镜、柱镜或球柱镜（现多为环曲面）。球镜用于矫正单纯远视或近视，正球镜用于矫正单纯远视，负球镜用于矫正单纯近视。柱镜或球柱镜用于矫正散光。

框架眼镜的光学矫正原理可以用于其他矫治方法的理解，其光学原理一致。框架眼镜的特点是安全、简便、经济。

框架眼镜的镜片材料主要有玻璃和树脂。玻璃镜片耐磨性好、折射率较高，但较重、易碎。树脂镜片的特点是不易破碎、较轻、抗紫外线，但易磨损，镀膜工艺的发展逐步克服了树脂镜片的易磨损等问题。

镜片设计已有突破性进展。非球面镜片使镜片更薄、更轻，并减少像差，提高像质。用于矫正老视的渐变多焦点镜片，通过同一镜片的不同区域看清远、中、近不同距离的物体。镜片上方为视远区，下方为视近区，之间为看中距离的渐变区，即度数逐渐变化的区域，两侧为畸变（像差）区。

眼镜处方的规范写法为：标明眼别，先写右眼处方，后写左眼处方。右和左可缩写为 R 和 L，或用拉丁文缩写 OD（右眼）、OS（左眼）、OU（双眼）。如需同时配远用（distance vision，DV）和近用（near vision，NV）眼镜，先写 DV 处方，后写 NV 处方。球镜度数用 DS（diopter of spherical power）表示，柱镜度数用 DC（diopter of cylindrical power）表示，同时标明柱镜轴向。三棱镜度用符号△表示，并需标明三棱镜基底朝向。如同时有球镜、柱镜或棱镜成分，则可用/表示联合。

$-3.50\mathrm{DS}/-1.50\mathrm{DC}\times165/3^{\triangle}\mathrm{BD}$

上述处方表示 $-3.50\mathrm{D}$ 球镜联合 $-1.50\mathrm{D}$ 柱镜，轴子午线为 165 度，三棱镜度，BD 表示棱镜基底朝下。

验配框架眼镜时，通常需将镜片的光学中心对准瞳孔中心，否则将产生棱镜效应，所产生的棱镜效应大小与镜片度数和瞳孔偏离光心的距离成正比，即：$P = cF$，其中 P 为棱镜度，c 为镜片光心偏离瞳孔中心的距离（单位为 cm），F 为镜片度数。

由于框架眼镜镜片与角膜顶点存在一定距离，高度数镜片存在放大率问题，尤其是屈光参差者因双眼像放大率差异而难以适应。

二、角膜接触镜

角膜接触镜亦称隐形眼镜，矫正原理与框架眼镜基本相同，不同之处为角膜接触镜与角膜直接接触，使得角膜顶点距离缩短，减少了框架眼镜所致的像放大率问题等。但由于镜片与角膜、结膜、泪膜等直接接触，容易影响眼表正常生理。

角膜接触镜从材料上分为软镜和硬镜。

（一）软镜

由含水的高分子化合物制成，镜片透氧性与材料的含水量和镜片厚度有关。软镜直径一般为 13.5~14.5mm，后表面曲率半径为 8.4~8.8mm。

软镜的特点是：验配较简单、配戴舒适。镜片更换方式有传统型（更换周期较长）和定期更换型。软镜易产生蛋白等镜片沉淀物，配戴不当常引起巨乳头性结膜炎（macropapillary conjunctivitis，MPC）、角膜炎症等并发症。目前认为软镜更换周期不宜过长。

软镜适合不同类型的屈光不正患者，有泪膜和角膜等眼前表疾病患者要慎重选择。除了矫正屈光不正外，一些特殊设计的软镜可用于美容，如彩色角膜接触镜、人工瞳孔角膜接触镜、绷带镜、药物缓释镜等。

（二）硬镜

目前所用的硬镜一般是指硬性透氧性接触镜（rigid gas - permeable contact lens，RGP），由质地较硬的疏水材料制成，其透氧性较高。

普通设计的硬镜一般直径较小，为 9.2~9.6mm，后表面曲率与角膜前表面相匹配。

硬镜的特点是透氧性强、抗蛋白沉淀、护理方便、光学成像质量佳，但验配较复杂、配戴者需要一定的适应期。由于硬镜和角膜之间有一层"泪液镜"，矫正散光效果好。一些特殊设计的硬镜还可以用于某些眼病的视力矫正，如圆锥角膜、不规则角膜等。与角膜接触镜验配有关的基本参数有直径、基弧（镜片后表面曲率半径）和度数。

角膜塑形镜：使用特殊设计的高透氧硬镜，通过机械压迫、镜片移动的按摩作用及泪液的液压作用达到压平角膜中央形状、暂时减低近视度数的作用。由于角膜形态的改变存在一定的限度，一般只能暂时下降 -3.00D 左右的近视度数。一旦停止配戴镜片，由于角膜的可恢复性，原屈光不正度数将回复。因验配较复杂，使用不当易引起严重并发症，应严格控制使用，须在医疗机构中由专业医疗人员进行规范验配。

三、屈光手术

屈光手术是以手术的方法改变眼的屈光状态，包括角膜屈光手术、眼内屈光手术和巩膜屈光手术。现代的屈光手术不仅用准分子激光，还采用其他激光（如飞秒激光）和非激光的方式；不只采用一项技术一次完成，还可以采用联合手术或多种技术总体设计、分步实施的方式。

由于大多数屈光不正者可以通过眼镜和角膜接触镜等非手术的方法得到良好的屈光矫正，因此他们对屈光手术的期望值很高，术者应特别注意此类手术的安全性、有效性和准确性；做此类手术必须具备精良的手术器械、接受过系统培训的专科医师；还须严格掌握手术适应证，术前让患者充分了解手术的可能效果及危险性，尽量避免并发症。

（一）角膜屈光手术

角膜屈光手术是通过手术的方法改变角膜前表面的形态，以矫正屈光不正。其基本方法是通过去除部分角膜组织或在角膜上做不同形状的切口松解角膜纤维的张力等方法，以使角膜前表面变平或变陡。根据是否采用激光又分为非激光性和激光性手术。

1. 激光角膜屈光手术　主要有：准分子激光屈光性角膜切削术（PRK）、准分子激光上皮下角膜磨镶术（LASEK）、机械法准分子激光角膜上皮瓣下磨镶术（Epi - LASIK，又称为微型角膜刀准分子激光角膜上皮瓣下磨镶术)、准分子激光原位角膜磨镶术（LASIK）、激光角膜热成形术（LTK）等。各种方法的类型不断改进，方式也不断改善，新的方法也不断涌现，现阶段各种个性化切削手术如波前像差引导的个体化切削（wavefront - guided ablation）和角膜地形图引导的个体化切削（topography - guided ablation），以及最新的前弹力层下屈光性角膜成形术（SBK）、飞秒激光（femtosecond laser）技术等成为研究的新热点。

（1）准分子激光屈光性角膜切削术（photorefractive keratectomy，PRK）：PRK 手术所产生的屈光力变化是通过激光切削改变了角膜前表面曲率。

（2）准分子激光原位角膜磨镶术（laser in situ keratomileusis，LASIK）：LASIK 先在角膜上用特制的微型角膜板层刀（microkeratome）作一个带蒂的角膜瓣，掀开后在暴露的角膜基质床上进行准分子激光切削，以矫正近视、远视及散光，是目前的主流术式。与 PRK 相比，LASIK 保留了角膜上皮及前弹力层的完整性，因此更加符合角膜的解剖生理。可以避免或减少 PRK 术后的一些并发症，如雾状混浊（haze）、屈光回退等，手术后无明显疼痛。

（3）准分子激光上皮下角膜磨镶术（laser epithelial keratomileusis，LASEK）：LASEK 在制作角膜上皮瓣时利用乙醇对角膜上皮细胞层基底膜的化学作用，使上皮细胞层基底膜内形成缝隙而完整分离，后续的准分子激光脉冲直接作用到角膜前弹力层和基质层，进行切削以矫正近视、远视及散光。

（4）机械法准分子激光角膜上皮瓣下磨镶术（epipolis laser in situ keratomileusis，Epi - LASIK，又称为微型角膜刀准分子激光角膜上皮瓣下磨镶术）：Epi - LASIK 采用角膜上皮分离器取代乙醇制作上皮瓣，避免了乙醇的刺激作用和制作上皮瓣带来的一些并发症。以机械的方法替代乙醇作用制作完整的带蒂角膜上皮瓣，可更好地保存角膜上皮细胞的活性，减轻术后反应及雾状混浊形成。目前制作角膜上皮瓣已有多种刀具，可将角膜上皮层与 Bowman层机械性分离，并且不损伤角膜基质。

2. 非激光角膜屈光手术　　包括：放射状角膜切开术（RK）、角膜基质环植入术（ICRS）、表面角膜镜片术等。

（1）放射状角膜切开术（radial keratotomy，RK）：是一种在角膜光学区外的旁周边部做若干条非穿透性放射状松解切口，在眼压的作用下使角膜中央前表面相对变平，屈光力降低，达到矫正近视的方法。现基本上已被准分子激光角膜屈光手术所取代。

（2）角膜基质环植入术（intrastromal corneal ring segments，ICRS）：是一种非激光矫正中、低度近视的新方法。在角膜周边实质层 2/3 深度植入一对 PMMA 半环后重塑角膜前表面而保持角膜原来的非球面形状。角膜基质环可以永久地保留在角膜实质内，也可以取出和更换。

3. 角膜屈光手术适应证和禁忌证

（1）排除眼部疾病，眼压和泪膜等正常。严重糖尿病患者、全身结缔组织疾病患者、免疫功能抑制患者慎行手术。

（2）对手术效果期望值过高者应谨慎手术。

（3）年龄：不宜过小，一般要求年龄在 18 周岁以上。

（4）视力和屈光力状态：一般认为屈光力矫治范围：近视 - 1.00 ~ - 12.00D，远视 + 1.00 ~ + 6.00D，散光 6.00D 以下，且近两年屈光状态稳定（每年变化在 0.50D 以内）。

（5）角膜：角膜曲率在 39.00 ~ 48.00D。角膜厚度一般大于 460μm。对于 LASIK 术式，角膜瓣下残余基质床厚度要求达到 280μm 以上。对于 PRK、LASEK、Epi - LASIK 术式，术后角膜总厚度保留在 360μm 以上，即角膜上皮下基质层厚度约为 300μm。

（6）瞳孔直径：包括测量暗室及一般照明下的数值。瞳孔直径过大的患者（暗光下 7mm 以上）应慎行或不行手术。

（二）眼内屈光手术

眼内屈光手术是在晶状体和前、后房施行手术以改变眼的屈光状态，根据手术时是否保留晶状体分为两类。

1. 屈光性晶状体置换术　是以矫正屈光不正为目的摘除透明或混浊的晶状体，植入人工晶状体的一种手术方式。该方法要求手术对象为成年人，年龄偏大者为宜，如 40 岁以上。大多数手术医生选择不适合角膜屈光手术的高度近视患者或远视患者。

2. 有晶状体眼人工晶状体植入术　有晶状体眼人工晶状体分为前房型和后房型两大类。

（1）前房型人工晶状体：根据固定方式的不同，可分为：房角固定型（angle - fixated）和虹膜夹型（iris - claw）。前者和无晶状体眼前房型人工晶状体相仿，弹性开放袢设计。后者为夹型设计，将虹膜组织嵌顿于夹内而起到固定人工晶状体的作用。

（2）后房型人工晶状体：采用软性材料适合于小切口折叠式植入、单片式后拱形设计，以适应自身晶状体的前表面形态、保持植入人工晶状体与自身晶状体之间有一定的间隙。

理论上有晶状体眼人工晶状体植入术可以矫正的屈光力范围是 +10.00 ~ -20.00D（根据不同产品选择）。适用于屈光状态稳定，不宜或不愿接受眼镜或接触镜、有接受屈光手术愿望者；或在临床上，屈光力过高（≥ -12.00D 的近视和 ≥ +6.00D 的远视）以及角膜厚度较薄的中、高度屈光不正不宜行 LASIK 者。

由于有晶状体眼手术的目的之一是为了保留调节力，年龄较轻者更能获得益处。如有晶状体混浊或早期白内障、葡萄膜炎病史、青光眼、角膜内皮细胞不健康或角膜变性、外伤致角膜形状改变、瞳孔直径偏大等均不宜选择该手术。

（三）老视屈光手术

根据不同的理论和实践，各种老视手术不断涌现。按手术部位，老视手术也可以分为三类：施于巩膜的、施于角膜的和施于晶状体的。

1. 施于角膜的老视矫正手术　老视 LASIK、单眼视式 LASIK、传导性角膜成形术等。

2. 施于巩膜的老视矫正手术　前睫状体巩膜切开术、前睫状体巩膜切开合并硅胶扩张条植入等。

3. 施于晶状体的老视矫正手术　晶状体眼多焦点人工晶状体或可调节性人工晶状体植入术、有晶状体眼多焦点人工晶状体植入术等。

目前所有针对老视的手术方法都未能带来持久的、真正生理意义上的调节改善。

（四）后巩膜加固术

后巩膜加固术（posterior scleral reinforcement，PSR），又称巩膜后兜带术、后巩膜支撑术或后巩膜加强术，是应用异体或自体的生物材料或人工合成材料加固眼球后极部巩膜，以期阻止或缓解近视发展的一种手术。临床可用于近视度数在 -8.00 ~ -10.00D 以上，且每年进展 0.50 ~ 2.00D 的进展性近视患者。对青光眼、既往有视网膜脱离史、眼部慢性炎症史者，一般不宜选择该手术。

（徐　静）

参考文献

[1] 刘素平，周妤．影响糖尿病性白内障患者早期诊治的原因分析．包头医学院学报，2016，32（2）：107 - 109．

[2] 陈丽欣．葡萄膜炎眼科临床类型与病因探讨．文摘版：医药卫生，2015，0（12）：217 - 217．

[3] 何守志．晶状体病学．北京：人民卫生出版社，2004．

[4] 杨致宽．临床视光学．北京：科学出版社，2008．

[5] 刘家琦，李凤鸣．实用眼科学．北京：人民卫生出版社，2012．

[6] 葛嫣然，邵宏超，王福海，等．雌激素对兔视网膜缺血再灌注损伤中视网膜神经节细胞凋亡及 bcl - 2 表达的影响 [J]．蚌埠医学院学报．2015，40（1）11 - 14．

[7] 葛嫣然，邵宏超，王林洪，等．曲安奈德玻璃体腔注射治疗糖尿病性黄斑水肿 17 例 [J]．山东医药．2015，54（39）106 - 107．

第八章

眼科常见症状

第一节　视力障碍

一、急性视力下降

1. 一过性视力丧失（指视力24小时内恢复正常，通常在1小时内）

（1）黑矇：①直立性低血压，双侧。②一过性脑缺血发作，通常单侧。椎基底动脉供血不足，通常双侧。③视盘水肿，通常双侧。④视网膜中央或分支动脉痉挛。⑤偏头痛（伴有或无随后的头痛）。

（2）不常见的情况：缺血性视神经病变、眼缺血综合征、青光眼、中枢神经系统病变。

（3）其他原因：过度疲劳、饥饿、精神刺激等。

2. 视力丧失达24小时以上

（1）常见：视网膜中央动脉阻塞、视网膜中央静脉阻塞、玻璃体积血及视网膜出血、视网膜脱离、视神经炎。

（2）不常见：①伴有疼痛：急性闭角型青光眼发作期、急性视神经炎（眼球运动痛）、各种眼外伤，葡萄膜炎。②非真实性：偶然发现的单眼视力低下、癔症、伪盲。

二、慢性视力下降

1. 逐渐的、无痛性的视力下降（可历时数周、数月或数年）

（1）眼部疾病：角膜变性、白内障、屈光不正、原发性开角型青光眼、慢性闭角型青光眼、玻璃体混浊、脉络膜视网膜炎、年龄相关性黄斑变性、糖尿病视网膜病变、视神经炎、视神经网膜炎、视网膜色素变性。

（2）全身疾病：脑肿瘤、脑炎、脑膜炎，其他中枢神经系统病变，颅脑外伤、高血压、糖尿病、白血病等。

2. 伴有眼充血、疼痛的视力下降　角膜炎、巩膜炎与浅层巩膜炎、虹膜睫状体炎、全葡萄膜炎、化脓性眼内炎、全眼球炎、眶蜂窝织炎。

三、视物变形

主要发生于视网膜疾病。视物变大、变小或弯曲。

（1）黄斑疾病：中心性浆液性脉络膜视网膜病变、年龄相关性黄斑病变、高度近视黄斑病变、黄斑前膜。

（2）视网膜脱离。

（3）角膜不规则散光。

四、闪光感

1. 伴有眼部器质性病变　视网膜脱离、玻璃体后脱离、脉络膜视网膜炎、玻璃体机化牵拉。

2. 不伴眼部器质性病变　偏头痛、晕厥前（低血压、低血糖、过度疲劳及精神刺激引起）。

五、眼前黑影

表现为眼前有大或小的黑影遮挡。

1. 活动的（又称飞蚊症）　玻璃体液化、后脱离，玻璃体出血，中间型葡萄膜炎，后葡萄膜炎。

2. 不活动的　角膜斑翳、白内障、视网膜瘢痕、黄斑病变。有些患者视野出现由视网膜、视神经或中枢神经系统疾病导致的盲点。

六、视物模糊

表现为视物不清、重影或模糊一片：屈光不正和老视、角膜斑翳、白内障。

七、视野缺损

1. 主觉的视野缺损

（1）中心性的：黄斑病变，如黄斑部裂孔、黄斑部视网膜脱离、年龄相关性黄斑变性。

（2）向心性的：视网膜色素变性、视神经萎缩、青光眼。

（3）某一方向的：视网膜脱离，与脱离方向相对的方向视野缺损。

2. 不能自觉的视野缺损　通过视功能检查可确诊。

八、夜盲

1. 眼部病变　视网膜色素变性、视杆细胞功能不良、静止型白点状眼底（又称小口病）、进行性视网膜萎缩、脉络膜视网膜炎、视神经萎缩、严重的青光眼、高度近视。

2. 全身病变　维生素 A 缺乏症、昼盲（白日视力不良，傍晚时视力反而较佳）、先天性视锥细胞功能不良（全色盲）。

（卢昌辉）

第二节　眼痛

一、眼眶痛

眶上神经痛、鼻窦炎、眶骨膜炎、眶蜂窝织炎。

二、眼睑痛

麦粒肿（睑腺炎）、眼睑脓肿、眼睑疱疹。

三、眼球痛

结膜、巩膜和浅层巩膜、眼球筋膜炎症，虹膜睫状体炎，角膜炎，电光性眼炎，眼内炎，全眼球炎，青光眼，眼球萎缩，视疲劳。可伴有眼刺激症状。

四、眼球后痛

球后视神经炎、眶内肿瘤、蝶窦炎。

五、伴有头痛的眼痛

（1）严重的眼病：急性闭角型青光眼、急性虹膜睫状体炎、葡萄膜大脑炎、交感性眼炎。

（2）其他原因：血管神经性头痛、偏头痛、发热、中毒等。

（卢昌辉）

第三节　眼红

一、眼睑发红

眼睑皮肤炎症，如睑缘炎、麦粒肿、霰粒肿（睑板腺囊肿）或外伤。

二、结膜发红

可为结膜充血或睫状充血，见于结膜炎症，或角膜、虹膜睫状体、巩膜病变引起。

青光眼急性发作期，眼内炎，严重眼外伤。

也可为新生血管或结膜下出血。

（卢昌辉）

第四节　眼不适

一、眼痒

（1）结膜炎：病毒性结膜炎、春季结膜炎、过敏性结膜炎。

（2）巨乳头性结膜炎或其他接触镜相关眼病。

（3）干眼症。

（4）睑缘炎。

（5）过敏或接触性皮炎：药物、化妆品、化学气体，昆虫飞入眼。

二、畏光

1. 眼部病变引起
（1）炎症性：结膜炎、角膜炎、虹膜睫状体炎、电光性眼炎、眼内炎和全眼球炎。
（2）非炎症性：视疲劳、瞳孔散大、无虹膜（先天性或后天性）、全色盲。
2. 全身病变引起　白化病、神经衰弱、热病、职业性。

三、异物感

1. 角膜病变　角膜炎、角膜异物、角膜上皮擦伤、浅层点状角膜炎、角膜上皮炎、电光性眼炎。
2. 结膜病变　结膜炎、结膜异物（在睑板上沟的异物易于忽略）、干眼症。
3. 眼睑病变　睑缘炎、睑内翻、倒睫。
4. 配戴角膜接触镜。

四、眼干涩

干眼症、沙眼、米库利兹（Mikulicz）综合征、视疲劳。

五、眼烧灼感

慢性结膜炎、角膜上皮炎、睑缘炎、电光性眼炎、干眼症。

（卢昌辉）

第五节　流泪与溢泪

泪液分泌过多，不能正常排出而自睑裂部流出为流泪。泪液排出受阻为溢泪。

一、流泪

1. 炎症刺激　如结膜炎、角膜炎、虹膜睫状体炎、巩膜炎、睑缘炎、电光性眼炎。
2. 外因刺激　如风沙，烟尘，光线，毒气，角、结膜异物和擦伤、裂伤，角膜上皮炎和上皮脱落，倒睫，睑内翻，睑闭合不全结膜暴露。
3. 全身因素　疼痛刺激和精神因素。

二、溢泪

泪道阻塞（先天性、后天性或外伤引起）。
1. 眼睑位置异常　下睑外翻，泪点外翻，泪液不能进入泪道。
2. 泪点病变　眼睑烧伤和化学伤使泪点位置异常，泪点先天性或后天性闭塞，泪点有新生物，不能导入泪液。
3. 泪管病变　炎症引起泪小管狭窄、阻塞或闭锁。外伤性泪管断裂。
4. 泪囊病变　泪囊炎症、囊肿或肿瘤。
5. 鼻泪管病变　先天性鼻泪管下端瓣膜阻塞。鼻炎或上颌窦炎引起鼻泪管狭窄或阻塞致慢性泪囊炎。

（卢昌辉）

第六节　分泌物

1. 大量脓性分泌物　急性细菌性感染。
2. 少量脓性分泌物　病毒、科 – 韦（Koch – Weeks）杆菌、葡萄球菌、链球菌及包涵体感染。
3. 浆液性或黏液 – 纤维蛋白性分泌物　病毒性感染和过敏性病变。
4. 分泌物细胞学检查（结膜分泌物涂片或结膜刮片）
（1）多形核白细胞：见于细菌感染。
（2）单核细胞：见于病毒感染。
（3）嗜酸粒细胞：见于过敏性反应。
（4）角化上皮：见于眼干燥症。
（5）包涵体：见于沙眼、包涵体性结膜炎。

（卢昌辉）

第七节　复视

1. 单眼复视　用一眼注视时出现两个影像，遮盖一眼后复视仍存在。
（1）屈光不正：近视、散光。
（2）虹膜根部离断，多瞳，晶状体半脱位。
（3）斜视矫正术后（原有异常视网膜对应）。
（4）生理性（由于晶状体的三棱镜效应）。
2. 双眼复视　用双眼注视一物体时为两个影像。遮盖一眼后复视消失。见于斜视，异常视网膜对应，眼球运动障碍，融合障碍，眼镜的三棱镜效应及生理性复视。
（1）水平复视：水平肌麻痹，分开麻痹，集合麻痹，集合痉挛，急性共同性内斜视，核间麻痹。
（2）垂直复视：垂直肌、斜肌麻痹，眶壁骨折，Graves 眼病。

（卢昌辉）

第八节　视疲劳

视疲劳又称眼疲劳。患者有用眼后（尤以视近物后）眼部不适，视物模糊，眼发干，烧灼感，眼痛，眼眶痛，可伴有全身症状如头痛、头晕、恶心等。

1. 眼部原因　屈光不正（远视、散光、假性近视），屈光参差，未配戴合适的眼镜。
（1）调节功能障碍：老视眼，调节衰弱，调节痉挛。
（2）眼肌功能障碍：外隐斜，内隐斜，集合无力，融合无力。
（3）眼病所致视力不良。

2. 全身原因　身体衰弱，病后恢复期，内分泌紊乱，哺乳期，更年期，神经官能症，过度疲劳。

3. 环境原因　光线过强（眩光）或过暗，阅读物过于细小，字体与背景对比度低，视标不稳定，以及显示器终端综合征。

（卢昌辉）

第九节　眼球震颤

一、摆动性眼球震颤

先天性（先天性白内障，无虹膜症，高度屈光不正，全色盲，白化病），早期的黄斑病变，点头痉挛。

二、急跳性眼球震颤

1. 生理性　终点性，视动性，位置性，旋转性，变温性。

2. 病理性　先天性，隐性眼球震颤，眼球震颤阻滞综合征。

3. 上跳性　小脑蚓部、延髓病变，韦尼克（Wernicke）病。酒精中毒，脑炎，多发性硬化。

4. 下跳性　脑干下端、小脑病变，多发性硬化，小脑萎缩，变性性脑病，基底动脉供血不全，糖尿病。

5. 旋转性　小脑、延髓、第四脑室底病变，脑炎，前庭病变，上斜肌纤维颤搐。

（卢昌辉）

第十节　眼压异常

一、高眼压

1. 伴有眼红痛，视力下降　急性闭角型青光眼，青光眼睫状体炎综合征，恶性青光眼，继发性闭角型青光眼（葡萄膜炎，晶状体膨胀期，晶状体脱位，眼内肿瘤），炎性继发性开角型青光眼，术后继发性青光眼，脉络膜上腔出血，球后压力升高（炎症、肿瘤或出血）。

2. 不伴眼红痛，视力逐渐下降　慢性闭角型青光眼，原发性开角型青光眼，继发性青光眼，使用糖皮质激素（局部或全身），高眼压症。

二、低眼压

伤口漏，睫状体脉络膜脱离，视网膜脱离，睫状体休克，眼内炎，应用降眼压药物，眼球萎缩，眼前段坏死。眼球破裂伤，眼球钝挫伤。

（卢昌辉）

参考文献

［1］ 王思慧，谢培英．低视力学．北京大学医学出版社，2003：50.

［2］ 张薇，牛改玲，张英华，等．眼部缺血综合征临床观察．眼科，2005，14（4）249－253.

［3］ 廖瑞端，骆荣江．眼科疾病临床诊断与治疗方案．北京：科学技术文献出版社，2011.

［4］ 姚克．复杂病例白内障手术学．北京：科学技术出版社，2004.

［5］ 邵宏超，葛嫣然，马建英，等．caspase－2与p53在兔视网膜缺血再灌注损伤中的表达及rh－bFGF对其表达的影响［J］．现代生物医学进展，2014，14（10）：1844－1847.

［6］ 邵宏超，葛嫣然，李利艳，等．重组人碱性成纤维细胞生长因子对兔视网膜缺血再灌注损伤的保护作用［J］．临床误诊误治，2014，27（6）：101－104.

第九章

常见眼病的防治

第一节　眼睑疾病

　　眼睑是保护眼球的重要组成部分，有其特殊组织结构，以保持正常的位置和功能。当眼睑发生任何病变或先天异常，均可造成其组织结构及肌肉、神经功能异常，致使眼睑出现不同程度的形态、位置异常，影响或丧失眼睑的正常功能及外形，甚至直接影响视力。

一、睑腺炎

　　睑腺炎也叫麦粒肿，分外麦粒肿和内麦粒肿。是睫毛毛囊或其附属腺体的急性化脓性炎症，俗称"偷针眼"。

　　内麦粒肿是睑板腺深部的急性化脓性炎症。

　　（一）病因

　　睑腺炎由金黄色葡萄球菌感染所致。

　　（二）诊断

　　（1）皮肤局限性红肿、硬结和压痛。

　　（2）表皮红肿 2~3 日后，在睫毛根部睑缘处可见黄白色脓点，有些可自行溃破排脓，随之炎症减轻，有些需手术切开引流。

　　（3）若细菌毒力强或患者抵抗力弱，可形成多个脓点，同时球结膜水肿，伴有寒战、发热等全身症状。

　　（4）部分严重者可伴有耳前及颌下淋巴结肿大。

　　（三）治疗

　　（1）早期予局部热敷或超短波治疗，局部滴抗生素眼药水或涂眼膏。

　　（2）有脓肿者，应行切开排脓手术，切口须平行睑缘并避免挤压。脓腔大者须放置引流，并换药直治痊愈。

　　（3）对脓肿已经溃破者，可将残留脓栓清除，局部涂抗生素眼膏直至痊愈。

　　（4）局部炎症重者及伴有全身炎症反应时，则全身应用抗生素治疗。

　　（四）眼保健

　　（1）多食新鲜蔬菜，多饮水（可饮用菊花茶），不宜食刺激性食物。

（2）注意眼部卫生，不用脏手揉眼，当眼睑出现红、肿、化脓时，千万不要挤压，以免炎症扩散。

二、眼睑带状疱疹

眼睑带状疱疹是由带状疱疹病毒感染所致的累及三叉神经支的病毒性皮肤病。

（一）病因

病因为带状疱疹病毒感染。潜伏在三叉神经节内的病毒在宿主细胞免疫功能减退时复活而致病。常见影响宿主免疫功能的因素有恶性肿瘤、全身感染、化疗、放疗、过度劳累或接触砷和锑等重金属物。

（二）诊断

（1）绝大多数为上睑受累。常见同侧额头及头顶同时出现水疱群，疱液透明，周围有红晕，皮损不超过鼻中线。数日后疱内液体变混、化脓。

（2）耳前淋巴结肿大、压痛。有部分病人可并发疱疹病毒性角膜炎。

（3）神经痛是本病的特征之一，常与皮疹同时或稍早发生，亦有早至皮疹出现之前 4 ~ 5 日者。疼痛程度与年龄大小呈正相关。

（三）治疗

（1）肌肉注射：肌肉注射维生素 B_1、B_{12}、口服维生素 E 等。

（2）对重症患者可使用抗病毒类药物及支持治疗：阿昔洛韦眼膏点眼，阿昔洛韦静脉滴注，丙种球蛋白 5mL 隔日肌肉注射，共 3 次。

（3）可同时配合激素治疗：严重者早期予短时间使用中等剂量（泼尼松 40 ~ 60mg/d）口服，可以减轻神经损害及神经后遗症，注意须同时使用全身抗病毒及药抗生素治疗。

（4）局部治疗局部涂阿昔洛韦眼膏：水泡破裂并感染者局部用 0.5% 庆大霉素溶液湿敷，每天 2 次。对疼痛剧烈者可在湿敷溶液中加少许 2% 利多卡因溶液。结膜囊内滴阿昔洛韦眼液以免角膜受累。

三、慢性睑缘炎

睑缘炎是指睑缘的慢性炎症，临床上分两大类：前部睑缘炎和后部睑缘炎。前部睑缘炎有 3 种类型，即鳞屑性、溃疡性和眦角性睑缘炎。

（一）病因

1. 鳞屑性睑缘炎　因过多的皮脂细胞分解后产生刺激性脂肪酸，导致局部炎症。

2. 溃疡性睑缘炎　是金黄色葡萄球菌感染睫毛毛囊及其附属腺体所产生的慢性或亚急性化脓性炎症。

3. 眦部睑缘炎　大多与莫 - 阿双杆菌感染有关，也有人认为与核黄素缺乏有关。

4. 后部睑缘炎　与睑板腺皮脂分泌过盛以及皮脂细胞分解产生的刺激性脂肪酸的刺激有关，常与鳞屑性睑缘炎伴发。

（二）诊断

1. 后部睑缘炎　眼睑皮肤无异常表现或仅表现为皮肤油腻。睑板腺开口稍突起并有油滴状分泌物附着，压迫睑板可见牙膏状分泌物溢出，有时分泌物为浑浊水样并有白色细小颗粒。异常刺激物的长期刺激可导致后部睑缘肥厚变钝以及新生血管形成。常可见轻微结膜充血及上睑结膜近穹隆处有乳头增生。患者往往有痒感及异物感，晨起时最明显。

2. 鳞屑性睑缘炎　受刺激性脂肪酸等的刺激，睑缘皮肤充血、潮红，严重者可波及大部分眼睑皮肤，可见鳞屑附着在睫毛根部，睫毛易脱落但可再生。长期不愈可导致睑缘皮肤肥厚，少数患者可发生在睑裂区角膜点状上皮病变。主觉有异物感、灼烧感及痒感。

3. 溃疡性睑缘炎　可与鳞屑性睑缘炎同时或单独发生。特征性病变是睫毛根部的微脓肿，其表面为黄色痂皮覆盖，去除痂皮后有脓液渗出并露出溃疡面。睫毛常成束粘在一起，受脓肿的破坏，睫毛易于脱落且不易再生。另外，脓肿愈合后会使邻近睫毛生长方向发生改变，形成睫毛乱生，从而发生倒睫。常有结膜充血及少许乳头增生。约50%患者有泪膜不稳定，病情严重时可导致下部角膜的点状上皮病变以及边缘性角结膜炎或角膜血管翳形成。自觉症状明显重于鳞屑性睑缘炎。

4. 眦角性睑缘炎　外眦部睑缘皮肤充血、浸渍甚至糜烂，严重者内眦部亦受累。久之皮肤肥厚，常伴有结膜充血及泪膜不稳定。自觉瘙痒、异物感及灼热感。

（三）治疗

1. 局部清洁　对后部睑缘炎可在局部热敷后行睑板区挤压，以促进睑板腺排空，清洗局部皮肤。对溃疡性睑缘炎可用生理盐水清洗睑缘，彻底去除痂皮及脓液。

2. 激素及抗生素　后部睑缘炎可口服抗生素治疗。结膜囊内滴用抗生素和激素类眼药水或眼膏。鳞屑性睑缘炎以局部治疗为主，结膜囊滴内用抗生素和激素类眼药水，涂抗生素和激素眼膏。溃疡性睑缘炎局部使用抗生素眼药水及眼膏，除非是恢复期，局部不要使用激素。可适当给予核黄素口服。

3. 人工泪液　睑缘炎常导致泪膜不稳定而出现干涩甚至刺痛，尤其多见于溃疡性睑缘炎。因此使用人工泪液有助于减轻治疗初期的症状。

4. 其他　很多类型的睑缘炎被认为与皮脂溢状态有关，因此可给予口服 B 族维生素。另外，还应该注意控制过多摄入糖类及避免用辛辣食物。本病易于复发，治疗应持续至炎症消退后 2~3 周再停药，可减少复发。

四、睑板腺囊肿

睑板腺囊肿是睑板腺肉芽肿性炎症，亦称霰粒肿。

（一）病因

睑板腺管口阻塞、分泌的质或量的改变，淤积的分泌物刺激睑板组织产生无菌性炎症。

（二）诊断

临床表现有泪膜异常、干眼症、眼部刺激症状、炎症反应以及眼表疾病。自觉双眼烧灼感，眼痒、干、异物感、挠抓感、视物模糊、视力波动等。

（1）眼睑皮下有圆形肿块，质韧，无压痛，与皮肤不粘连。相应睑结膜面见片状充血或紫红色斑。偶尔可于自行破溃处长出息肉状肉芽。患者一般无明显症状，严重者可影响美容，长达数周不愈。

（2）单发，也有多发性，一眼上下睑甚至双眼发生时称为多发性睑板腺囊肿。

（三）治疗

1. 药物治疗　对反复多发性睑板腺囊肿，可向囊肿内注射泼尼松龙和利多卡因等量混合制剂 0.1~0.2mL，经结膜面进针，2 周后可重复注射。

2. 手术治疗　局部浸润麻醉下行囊肿刮除术或切除术。

（四）眼保健

注意锻炼身体，多食新鲜蔬菜，注意眼部卫生，学会定期自我作眼睑按摩，局部热敷或请眼科医生做睑板腺挤压按摩，以免复发。

五、睑板腺功能不全

此病老年人常见，多为双眼，随年龄增大，睑板腺管开口上皮退化、增生，引起管口狭窄，睑脂分泌物浓厚，失去液性状态，呈黏稠状或牙膏状阻塞管口，或脂质物在睑缘的堆积、结痂封闭了睑板腺管开口，致使睑板腺口阻塞。

（一）症状

患者自觉眼部干燥感、异物感、视力波动、刺激感、痒、视疲劳等症状。由于睑脂的刺激引起反射性泪液生成增多，所以有明显刺激症状。

裂隙灯下所见，睑缘充血、增厚钝圆，部分睑板腺开口突出，伴有黄色固态状分泌物呈土状，沿睑板腺开口处前后分布，睑结膜充血，表面有黏性、油性物，角膜表面有尘状、丝状的脂质物。

（二）治疗

1. 补充相应营养素　如脂肪酸、维生素 B_6、维生素 D、亚油酸等。

2. 物理治疗　热敷 - 按摩 - 清洁。

3. 药物治疗　使用人工泪液，局部用抗生素、抗炎药，如妥布霉素地塞米松眼膏，亦可考虑口服四环素或阿奇霉素。

（三）眼保健

首先要保持清洁，其次做眼部热敷（热水浸润毛巾温度 40~50℃ 每次 10 分钟，每日 2 次。局部温度提高到脂质溶点，使睑板腺管内脂质溶解，增加结膜稳定性，提高患者舒适感）。

1. 按摩眼睑　局部按摩，促使其积存脂质排出。

（1）热敷：用热水蒸气熏蒸，或热毛巾敷上、下眼皮（谨防被烫伤）。

（2）按摩：以拇指触下睑，食指触上睑，沿垂直睑缘的方向挤压眼皮（注意勿压迫眼球），可挤出分泌物。

2. 清洁眼睑　用温茶水或婴儿香波等清洗眼睑，清除黏附的脂质、碎屑、结痂以解除睑板腺开口处脂质物的阻塞。

（1）清洁：用棉签蘸取婴儿沐浴露稀释液（以 1∶3 的比例与生理盐水混合）清洁睑缘和睫毛，清除分泌物，涂妥布霉素地塞米松眼膏于眼睑内。

（2）抗生素滴眼：减轻睑板腺开口处的水肿和炎症，减轻睑板腺开口的阻塞。

六、睑内翻

睑内翻是指睑缘朝眼球方向卷曲的一种眼睑位置异常。

（一）病因

1. 先天性　眼睑发育异常所致，如眼睑部轮匝肌和睑板发育过度、睑板缺如以及眼睑后层相对较短。本病临床上多见于婴幼儿。有些婴幼儿较胖，如鼻梁发育欠饱满，亦能造成内翻。

2. 老年性　老年人由于皮肤弹性减退、皮下组织松弛，失去对眼轮匝肌收缩的牵制作用，或眶脂肪减少，眼睑后面缺乏足够的支撑，即导致睑内翻。通常发生在下睑。

3. 瘢痕性　某些疾病使结膜或睑板产生瘢痕，其收缩牵引致使眼睑内翻，临床上最常见的如沙眼、外伤等。

（二）诊断

（1）眼痛、畏光、流泪。

（2）睑缘向角膜方向卷曲，睫毛甚至皮肤与角膜相贴。

（3）结膜充血、角膜上皮脱落，荧光素弥漫性着色，重者角膜上有新生血管。

（三）治疗

以手术治疗为主。婴幼儿的先天性睑内翻随年龄增长常可自行消失，如 5 ~ 6 岁时仍未消失也可考虑手术治疗。

七、倒睫

倒睫是睫毛向后方生长触及角膜、结膜的不正常状态。睑缘位置正常。

（一）病因

任何导致睑缘部瘢痕形成的因素均可导致倒睫。如睑缘炎、睑腺炎、睑缘外伤等。

（二）临床表现

倒睫是儿童、青少年以及老年人中比较常见的外眼病，主要是睫毛的生长方向发生异常。生长方向异常的睫毛，尤其是倒向角膜表面生长的睫毛，不但经常摩擦角膜上皮，患者常有疼痛、眼红、流泪、怕光、持续性异物感，以及眼部分泌物增多。儿童多不愿意抬头、怕光，不愿意配合手电或者裂隙灯检查。在睫毛长期的摩擦下，结膜充血、角膜上皮点状或者弥漫性损伤或者角膜上皮部分脱落，角膜浅层浑浊、角膜新生血管、角膜血管翳、角膜白斑导致视力下降，严重者甚至形成角膜溃疡、前房积脓而丧失视力。

（三）诊断

（1）眼痛、畏光、流泪甚至眼睑痉挛。

（2）少则一根多则全部睫毛可以倒向眼球，球结膜充血，角膜浑浊。

（四）治疗

少数几根睫毛可用睫毛镊拔除，长出后可重新拔除。电解或冷冻破坏毛囊，倒睫可获彻底治愈。倒睫数量较多伴睑内翻者须行手术矫正，手术方式和睑内翻矫正术相同。

对于成人不伴有眼睑内翻的、数量较少的局部性倒睫，常用的处理方法如下。

1. 拔除法　倒睫数量不多时可以直接用睫毛镊拔除，简单有效，但由于睫毛的毛囊并没有破坏，几周内易复发。再次长出的睫毛会更粗更硬，并刺激角膜。因此，拔除只是在条件简陋、没有其他办法的情况下，或者在其他方法都尝试无效的情况下，不得已而为之。

2. 电解法　电解破坏毛囊并拔除，有时需要反复多次才能达到理想效果，成功率10%～20%。

3. 冷冻治疗　可以解除众多的倒睫，潜在的并发症有皮肤色素脱失、术后的睑缘切迹、对睑板腺的损害和对泪膜稳定性的影响。

4. 激光治疗　激光分离术对少数散在分布的倒睫是有效的。对于倒睫数量较多和伴有眼睑内翻的患者，建议及早行睑内翻矫正术。

八、睑外翻

睑缘离开眼球向外翻转的状态称睑外翻。

（一）病因

1. 瘢痕性　由眼睑皮肤瘢痕收缩所致，如外伤、炎症等。

2. 年龄　仅发生于下睑，老年皮肤及外眦部韧带松弛，眼轮匝肌功能减弱，以至不能支持下睑的重量，使下睑缘离开眼球。局部炎症及不适当的拭泪动作会加重病情。

3. 麻痹性　面神经麻痹所致，仅发生于下睑。

4. 先天性　少见。多见于上睑，常合并其他眼部先天性异常。

（二）诊断

（1）轻者睑缘离开眼球，重者睑缘向外翻，部分或者全部睑结膜暴露，并出现眼睑闭合不全。

（2）暴露的结膜干燥、充血、肥厚、角化。

（3）溢泪：眼泪点外翻引起。

（4）眼睑闭合不全导致暴露性角膜炎及角膜溃疡。

（三）治疗

（1）先天性睑外翻患儿出生后1个月内暂予观察，注意角膜保护，3个月后不能缓解则须手术治疗。

（2）麻痹性者须针对原发病治疗，同时注意对眼睑闭合不全的处理。面神经麻痹较长时间内无法恢复者可行睑缘缝合。

（3）老年性及瘢痕性睑外翻应行手术治疗。

九、眼睑痉挛－眼皮跳抽动

眼睑痉挛或面肌痉挛是临床常见的症状，大多不被人们重视。现代医学已证实，老百姓常说的"左眼跳财，右眼跳灾"毫无科学依据。

眼睑的运动主要靠上睑提肌和眼轮匝肌的收缩和放松，眼睑能正常的分开和闭合，当支配两组肌肉的神经受到各种因素的刺激而兴奋，就会出现反复收缩，甚至痉挛或颤动，表现为不自主的眨眼，在儿童和老年人多见。

（1）轻度、生理性：不需要治疗，配戴防紫外线防护眼镜，注意休息。可自己做眼部按摩，对有结膜炎者可滴抗生素眼药水；有干眼症者，可用人工泪液。

（2）重度眼肌痉挛：除以上治疗外，还可用 654－2、维生素 B_{12} 进行眼局部封闭。如无效及病程长者，可考虑向眼轮匝肌肉注射肉毒素治疗。

按摩治疗眼睑跳动症

眼睑痉挛俗称"眼皮跳"，特发性眼睑痉挛大多是不明原因引起非随意性反复的眼轮匝肌自发生痉挛性收缩。痉挛时间可长可短，可见于单眼或双眼，以中老年女性为多见，近年来发病呈增多趋势。眼轮匝肌长期痉挛导致睁眼困难（生气、劳累、着急时加重），眉毛下垂、上睑下垂及眼睑皮肤松弛、皱纹增加。

眼睑痉挛的眼部无器质性病变，一般视力正常。但由于眼睑不自主的闭合，严重者可导致"功能性盲"，往往与精神因素有关，有少部分人痉挛的范围逐渐扩展到同侧口角颤抖、局部面肌痉挛。

本病病因不明，没有根治的治疗方法。根据病情可参考以下治疗方法。

（1）早期轻者眼肌痉挛，注射 A 型肉毒素（兰州生物化学制药厂生产）瓶装 110U。

（2）手术治疗：对其顽固性眼睑痉挛用 A 型肉毒素治疗无效的患者，可行眼轮匝肌切除术，手术矫正眼睑松弛，改善眼睑痉挛症状。

十、眼睑闭合不全

眼睑闭合不全是指上、下睑不能完全闭合致使球结膜和角膜部分暴露的状态，亦称"兔眼"。

（一）病因及临床表现

任何引起瘢痕性睑外翻的因素、面神经麻痹、深度昏迷以及其他导致眼睑与眶压增高如眼眶肿瘤、眼睑退缩等均可导致眼睑闭合不全。此外，部分正常人睡眠时可有轻度眼闭合不全，称生理性兔眼。轻者仅下方球结膜暴露，导致结膜干燥。重者角膜暴露，出现角膜干燥、上皮角化、浑浊或继发感染，甚至致盲。患者往往还有原发病的相应表现。

（二）治疗

（1）去除病因。

（2）短期内无法解除的兔眼须采取角膜保护措施，如眼部湿房保护、涂大量眼膏并覆盖眼垫，戴软性隐形眼镜。

（3）较长时间无法解除的兔眼可行睑缘缝合术，待原发病缓解后再行睑缘切开。

（4）发生角膜溃疡等严重并发症时应给予相应处理。

十一、上睑下垂

上睑下垂，是指上睑部分或全部不能上提所造成的下垂状态。

（一）病因

1. 先天因素　动眼神经核或提上睑肌发育不全。

2. 后天因素　动眼神经麻痹、支配提睑肌的交感神经因炎症、外伤等原因受损；重症肌无力、提上睑肌外伤、上睑及上睑结膜的重力因素（如肿瘤、水肿）等。

（二）诊断

1. 临床表现　先天性上睑下垂在出生时上睑就不能抬到正常高度，双侧患者因为瞳孔被遮盖而视物困难，须借助额肌收缩力量举睑，经常过度使用额肌，因此出现明显加深的额纹，严重者还会出现仰首视物。重度上睑下垂者往往会发生弱视。后天性上睑下垂多有相关病史及伴随症状，如重症肌无力者，上睑下垂晨轻夜重，新斯的明试验阳性。

2. 诊断标准　上睑下垂程度的划分是以上睑缘位于角膜上缘下 2mm 为标准，下垂量在 2mm 以内为轻度，2～4mm 为中度，4mm 以上为重度。

（三）治疗

后天性上睑下垂首先考虑针对病因治疗，病因消除后半年至一年上睑下垂仍无改善者可考虑手术。先天性上睑下垂通常需手术治疗。中、重度上睑下垂应在 2～4 岁时手术治疗，以免形成弱视和影响患儿正常的心理发育，而轻度者可推迟至能耐受局部麻醉下完成手术。

十二、眼睑皮肤松弛症

眼睑皮肤松弛多见于老年人，由于上眼睑皮肤过度松弛、萎缩、水肿，皮肤变薄且轻度发红，造成眼睑下垂，如同窗帘一样遮挡视线，导致视野缩小，使本来就行动迟缓的老年人不得不大角度转头来看清两侧物体，严重者用手指扒开眼睑走路视物。同时，因加重了眼的负担而易于发生视疲劳，致使患者不愿睁眼；由于上眼睑皮肤下垂过度堆积，还可压迫上眼睑睫毛导致睑内翻或倒睫。

（一）症状

患者自觉上睑皮肤松弛、下垂，直接影响视力，导致眼疲劳、干涩、异物感。

（二）治疗

应及早行上睑皮肤松弛切除矫正术。

十三、眼睑先天异常

（一）双行睫

双行睫是指睑缘灰线之后另长出一排睫毛的先天异常。本病少见。

1. 病因　与遗传或发育异常有关。

2. 诊断　除了睑缘前部有正常的睫毛之外，在睑板腺口的部位另长出一排睫毛，后面一排睫毛可触及角膜，出现如倒睫的表现。

3. 治疗　有症状或角膜有擦伤者须行处理。给予冷冻破坏毛囊或行毛囊切除术可获根治。隐形眼镜可缓解症状并有利于角膜上皮的愈合。

（二）内睑赘皮

内睑赘皮是指内眦部垂直性皮肤皱襞，东方人多见，与遗传及颅骨和鼻骨发育不良有关。

1. 诊断

（1）皮肤皱襞起于上睑，呈新月形绕内眦走行至下睑板消失。少数患者皮肤皱襞起于下睑，称为逆向内眦赘皮。

（2）双眼内眦距离增宽、假性内斜视。

2.治疗　一般不需要治疗。随着颅骨及鼻骨的发育，本病可自行缓解。青春期后出于美容目的可行手术整形。

（三）先天性睑裂狭小症

先天性睑裂狭小症是以睑裂狭小、逆向内眦赘皮和上睑下垂为主要特征的眼睑先天异常。

1.病因　常染色体显性遗传。

2.诊断

（1）睑裂宽度及高度均明显小于正常。

（2）逆向内眦赘皮、重度上睑下垂及内眦间距过大。

（3）下睑内翻，鼻梁低平、上眶缘发育不良等。易发生弱视。

3.治疗　一次或分次手术矫正所存在的睑部异常。早期手术可减少弱视发生。

十四、眼睑肿瘤

（一）眼睑良性肿瘤

1.眼睑血管瘤　血管瘤是由眼睑皮肤或皮肤下毛细血管增生、扩张所形成的一类良性肿瘤。

（1）病因：血管组织先天发育畸形。

（2）诊断

1）大多出生即有或出生后不久发生。

2）鲜红斑痣：为压之退色的鲜红色斑片，大小、形态及数目均不定，与正常皮肤分界清楚。半岁内生长较快，部分患者2～3岁后皮疹可自然消失。

3）毛细血管瘤：为压之退色的鲜红肿块，边界清晰，似圆屋顶，表面分叶似草莓状。2～3岁停止发展，以后可自行消失。

4）海绵状血管瘤：隆起的深红色或紫蓝色肿块，表现呈结节状，质软，压迫可使肿块暂时缩小，低头或哭闹时肿块变大。可因肿块过大导致睑裂过小而影响视物，过久则发生弱视。极少数者可在数年内消退。

（3）治疗

1）鲜红斑痣一般治疗效果差，2岁后可试用 ^{90}Sr 敷贴或液氮冷冻治疗。

2）毛细血管瘤应追踪观察，5岁以后仍未消退可行液氮冷冻、手术或X线照射治疗。皮质类固醇瘤体内注射亦有一定治疗效果。

3）海绵状血管瘤可考虑向瘤体内注射糖皮质类固醇，注射最好能在间接眼底镜观察的同时进行，一旦有中央动脉阻塞出现可立即采取补救措施；或局部注射硬化剂（鱼肝油酸钠），无效则再考虑冷冻、放射治疗或手术切除。

2.色素痣　色素痣是起源于色素细胞的良性肿瘤，分交界痣、皮内痣和混合痣三类。

（1）诊断

1）大多与生俱来，亦有在中青年时期发生者，通常为静止状态，一般无自觉症状。

2）痣的外观为棕色至黑色的斑疹、丘疹或结节，表面平滑，大小形状各异，痣体软而韧。

（2）治疗：一般需治疗，有碍美观或有恶变迹象（如迅速增大，色素变化或溃破、出血等）者可作彻底切除，并送病理检查。

3. 黄色瘤　黄色瘤为眼睑皮肤黄色或橙色的斑疹或斑丘疹。

（1）病因：不明确，是类脂样物质在皮肤组织中的沉积，中年女性多发，高胆固醇血症等与本病关系密切。

（2）诊断

1）无自觉症状，发展缓慢。

2）眼睑内侧见质软、横椭圆形橘黄色斑块，略高起于皮面。好发于上睑，双侧对称分布。

（3）治疗

1）应注意饮食，避免摄入高脂食物。

2）肝素 0.1mL 注射病变下方，每周 1 次，5~6 次即可缩小。

3）可行手术切除，但可再发。

4. 眼睑皮样囊肿　是先天发育异常导致体表外胚层异位于眼睑皮下所形成的囊状肿瘤。

（1）诊断

1）自觉症状。

2）位于皮下，多发于眶外上角，为质地坚实的球形结节，边界清楚，表面光滑，通常不与皮肤粘连，但常与骨膜愈合。

（2）治疗：手术切除。

（二）眼睑恶性肿瘤

1. 基底细胞癌　是起源于眼睑基底细胞的恶性肿瘤，亦称侵蚀性溃疡、基底细胞上皮瘤，为眼睑最常见的一种低度恶性肿瘤，极少转移。多见于老年人，无性别差异。

（1）诊断

1）常见于老年人，多发于下睑近内眦部。

2）初为单个有蜡样光泽的小结节，表面常有少数扩张的毛细血管，结节逐渐增大或与附近出现的新结节融合，形成盘状斑块，常有色素沉积。其后中央破溃，病变呈火山口状，结棕色痂，更多的病人溃疡面呈鲜红色，底部平坦，易出血。

3）晚期溃疡向四周及深部扩张，呈鼠咬状，严重者侵及眶骨。少数病人发生淋巴转移。

（2）治疗：激光或手术切除，术后配合放射线照射。本病对放射治疗很敏感。

2. 鳞状细胞癌　起源于棘细胞的恶性肿瘤，简称鳞癌，亦称表皮样癌，易发生转移。

（1）诊断

1）多发生于 50 岁以上男性，上睑及外眦部多发。

2）初起为暗红色略硬的疣状结节或鲜红色坚硬角化块，逐渐形成溃疡，溃疡逐渐扩大并向深部发展，周围有炎症反应，边缘显著高起，宽而硬，呈菜花样外翻，底部呈肉红色，高低不平，易出血。常因合并感染而有黏稠脓液及结痂，有异常臭味。

3）常有局部淋巴结转移，晚期亦发生全身转移。

（2）治疗：手术治疗或行眶内容摘除术，怀疑有局部转移者可在手术后配合化疗，但本病对放疗不敏感。

3. 睑板腺癌　睑板腺癌是起源于睑板腺泡细胞的恶性肿瘤，占眼睑恶性肿瘤发病率的第2位。好发于老年女性。

（1）诊断

1）好发于中老年，多位于上睑。

2）早期为皮下无痛结节，与皮肤无粘连，极似睑板腺囊肿。

3）肿瘤逐渐增大，突破皮肤形成溃疡或呈菜花状。可向邻近组织蔓延或向耳前淋巴结转移。

（2）治疗：早期宜彻底手术切除，预后较好。对局部广泛蔓延或已有转移者应行眶内内容摘除术，预后良好。本病对放射线不敏感。

4. 黑色素瘤　黑色素瘤是起源于色素细胞的恶性肿瘤，发病率低，但恶性度极高，多见于中老年人。

（1）诊断

1）起初皮肤出现黑斑或原有黑痣于近期内范围扩大，逐渐形成隆起结节或斑块，色素加深，色调不均，甚至混有灰白色。

2）表面破溃出血，继之结节呈菜花状，有时瘤体缺乏色素。

3）可发生淋巴结和肝、肺等转移。

（2）治疗：彻底手术切除或行眶内容摘除术。忌用电灼或腐蚀治疗。有转移者可行化疗。

（3）预后：早期诊断、早期治疗是关键，一旦发生转移则预后不良。

（陈　乔）

第二节　泪器病

泪器病是眼科常见的眼病之一，泪器病不影响视力，但也会给患者带来长期的烦恼和痛苦，为患者解决泪器病的痛苦，是眼科医生的责任。目前有许多眼科设立了泪道病专科，从技术到设备均日益完善。

一、急性泪腺炎

急性泪腺炎是泪腺的急性化脓性炎症。本病罕见。

（一）病因

本病的病原体经血行传播或由局部病灶蔓延而致病，少数为原发感染。

（二）诊断

（1）初期泪腺部疼痛、肿胀、流泪，严重者上睑下垂。

（2）泪腺区压痛，同侧耳前淋巴结肿大、压痛。泪腺化脓后可形成溃破，发生在睑部泪腺者往往经结膜破溃，发生于眶部泪腺者则经皮肤破溃，脓液排出后炎症迅速消退。

（3）可伴有全身发热及外周血白细胞增多。

（三）治疗

应用广谱抗生素治疗，局部热敷，对已形成化脓者则应予切开引流。

二、慢性泪腺炎（泪腺增生症）

慢性泪腺炎可因急性泪腺炎迁延而来，但多为原发者，病程较长。

（一）诊断

临床表现为上睑水肿，触诊上睑外侧有肿块。

（二）治疗

大剂量激素治疗对炎性假瘤有效。保守治疗无效可行手术切除前段增生的泪腺组织。

三、急性泪囊炎

急性泪囊炎是泪囊的急性化脓性炎症。

（一）病因

急性泪囊炎大多自慢性泪囊炎基础上发展而来，受毒力较强的细菌侵入或泪囊区损伤或身体抵抗力降低时发病。常见细菌有肺炎链球菌、金黄色葡萄球菌、溶血性链球菌、流感杆菌。

（二）诊断

（1）初期局部红肿、疼痛，颌下淋巴结肿大、压痛。

（2）数日后红肿局限，泪囊区出现脓点并自皮面破溃，炎症减轻。有的可形成泪囊瘘管。

（3）严重时有畏寒、发热及外周血白细胞增多。

（三）治疗

初期以积极全身抗生素治疗为主，辅以局部热敷及抗生素滴眼液滴眼。脓肿一旦形成则宜切开引流，待伤口愈合后按慢性泪囊炎处理。

四、慢性泪囊炎

慢性泪囊炎是由鼻泪管狭窄或阻塞造成泪液滞留于泪囊，伴发细菌感染导致泪囊的慢性炎症。

（一）病因

鼻泪管狭窄或阻塞导致泪囊内泪液的滞留而合并感染，形成慢性化脓性感染。

（二）诊断

（1）泪溢，内眦部皮肤有湿疹性皮炎。

（2）从泪点自行溢出或泪囊区受挤压时排出黏液性或脓性分泌物。

（3）行泪道冲洗时，冲洗液由原泪点流出，有黏性或脓性液被冲出。

（三）治疗

（1）泪道探通术：用探针探通阻塞部位，置管或注入眼膏或高黏弹剂，重复2～3次不成功则宜放弃。注意探通前泪囊应处于无活动性炎症状态，探通时应熟悉解剖，避免导致假道形成。

（2）激光泪道成形术：探通失败可考虑本术式。用激光切除阻塞或狭窄区的瘢痕组织，置管 3～6 个月。

（3）鼻腔泪囊吻合术：本术式常用，成功率 90％ 以上，缺点是术中较为痛苦，出血较多，创伤较大。

（4）泪囊摘除术：无条件行上述术式时可考虑泪囊摘除术。

（5）药物治疗：用于不愿意手术或全身情况不能耐受手术者，眼部滴抗生素眼药水，滴药之前将泪囊分泌物挤出。治疗有效时挤出的分泌物转为透明胶冻状，但不能根治。

五、功能性溢泪

功能性溢泪是指泪道阻塞性溢泪之外的另一种泪液导流系统的异常引起的溢泪。

（1）泪道通畅无器质性阻塞或狭窄的情况下的溢泪，包括结膜、泪点及眼睑等其他异常引起的溢泪。

（2）泪囊周围轮匝肌松弛、泪泵功能不全所致的溢泪。

（一）病因

病因主要包括泪道泵功能不全、球结膜松弛症、泪阜肥大、下眼睑松弛、泪点和眼睑位置异常及慢性鼻炎等。

（二）治疗

需针对不同的病因治疗。

（1）泪液泵功能不全：可行鼻腔泪囊吻合术。

（2）泪阜肥大：可行部分泪阜切除术。

（3）球结膜松弛症：可行松弛结膜新月形切除术。

（4）下眼睑松弛、泪点和眼睑位置异常，可行手术矫正。

（5）鼻炎导致功能性溢泪可行药物和手术治疗，或请耳鼻喉科医生诊治。

（陈　乔）

第三节　结膜病

结膜病是眼科的常见病，其中以结膜的炎症（红眼）为最常见且有较大的传染性和流行性。结膜与角膜相连，结膜发炎可引起局部充血、水肿并有分泌物等病变常累及角膜，进而产生角膜的炎症、干燥症等，可导致严重的后果。

一、结膜炎

1. 病因

（1）外源性：来自外界各种病原微生物如细菌、病毒、真菌、衣原体，以及寄生虫，通过衣物、毛巾、昆虫等传染途径导致结膜炎症。各种机械性、物理性、化学性外伤均可成为致病因素。

（2）内源性：由菌血症、全身过敏状态或全身代谢障碍引起。

（3）局部组织病变蔓延：由邻近组织如角膜、巩膜、眼睑、鼻窦、泪器等部位的炎症蔓延而来。

2. 诊断　结膜炎的诊断思路见图 9 - 1。

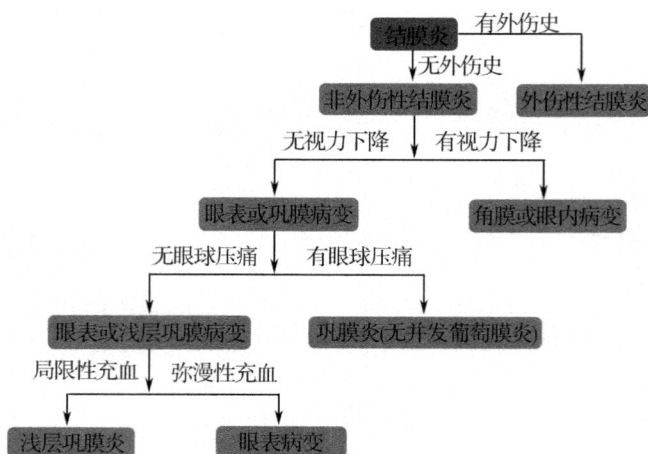

图 9 - 1　结膜炎的诊断思路

（1）症状：病人自觉眼睛有异物感、烧灼感，眼睑沉重、发痒、有摩擦感。当病变累及角膜时，则出现畏光、流泪、疼痛及视力障碍。

（2）结膜充血：结膜充血为网状或弥漫性；球结膜充血有局限性和周边充血，其特点是越靠近穹隆部越明显。

（3）分泌物：①细菌性结膜炎分泌物多，为黏性或脓性；②病毒性结膜炎分泌物少，呈水样或浆液性；③过敏性结膜炎分泌物呈白色丝状。

（4）结膜下出血：严重的结膜炎在球结膜下出现点状、片状出血。

（5）结膜水肿：重症结膜炎时，球结膜和穹隆结膜水肿明显，严重者球结膜可突出睑裂外。

（6）乳头增生：为结膜上皮、血管过度增生所致，使结膜表面不光滑、呈绒状。

（7）滤泡形成：滤泡较乳头大，为淋巴细胞局限性集聚所致，隆起呈半球状，半透明，多见于衣原体性和病毒性结膜炎。

（8）假膜与膜：某些细菌感染，如链球菌、科。卫杆菌和肺炎链球菌所致的结膜炎，常有一层白色膜，为纤维素与白细胞组成，黏附在结膜面上。

（9）"泡"：即疱疹，为淡灰色实性小结节，周围局限性充血，破溃后形成火山口溃疡，见于泡性结膜炎。

（10）瘢痕形成：为绒状、网状或片状，见于手术后、化学伤或烧伤、沙眼等。

（11）干燥：结膜面失去光泽和弹性，如蜡状，因腺体分泌障碍或维生素 A 缺乏所致，见于上皮性干燥症和实质性干燥症。

（12）假性上睑下垂：由于细胞浸润或瘢痕形成使上睑肥厚、重量增加而造成，见于沙眼和浆细胞瘤等。

（13）耳前淋巴结肿大：见于病毒性结膜炎。

（14）结膜肉芽肿：可见于结核、麻风和梅毒性结膜炎。

3. 治疗　治疗以局部治疗为主。

（1）不遮患眼：遮眼不利于分泌物排出，且遮眼会使结膜囊温度升高，有利于细菌繁殖，加重炎症。可酌情带防护镜。

（2）冲洗结膜囊：可用生理盐水、2%～3%硼酸液或 1 ：5 000～1 ：10 000 升汞液。冲洗时要翻转眼睑，同时用手指推动上、下睑，以便彻底冲出分泌物。

（3）局部用药

1）滴眼剂：可选用含抗菌药和抗病毒的眼药水。药物的选择应根据致病菌对其是否敏感而定。重症者在药敏结果报告出来前可行几种抗生素合用。

2）眼膏：适用于睡前。

3）腐蚀剂：杀菌和腐蚀坏死组织。选用1%硝酸银涂擦睑结膜面，然后用盐水冲洗，急性者效果尤著。

4）全身治疗：对严重感染的病人需要全身用抗生素、磺胺药物、抗病毒药物或其他药物。

4. 预防

（1）结膜炎多为接触感染，故应提倡勤洗手、洗脸，不用手或衣袖拭眼。

（2）脸盆、毛巾、手帕必须是专人专用，应经常日晒、煮沸消毒，防止传染。

（3）对患有传染性结膜炎者应行隔离。

（4）对工作环境条件较差者设法改善环境、条件。

（5）对浴室、餐厅、游泳池要加强宣教和定期检查。

（一）细菌性结膜炎

细菌性结膜炎（急性卡他性结膜炎）俗称"红眼病"，是由细菌感染引起的一种常见的急性流行性眼病，其主要特征是发病急，结膜明显充血，有脓性或黏液脓性分泌物。本病夏、秋两季多见，双眼发病，有自愈倾向，病程2～4周。

1. 病因　常见的致病菌为科－卫杆菌、肺炎链球菌、流感杆菌、金黄色葡萄球菌等。细菌可通过多种媒介直接接触结膜。本病在公共场合、集体单位可迅速蔓延，导致广泛流行。

2. 诊断

（1）患眼有异物感、眼睑沉重感灼热感、畏光、流泪。

（2）眼睑肿胀，睑球结膜充血。

（3）有大量脓性或黏液脓性分泌物。

（4）在结膜面可有假膜出现，球结膜下有片状出血，角膜浅层有点状浸润。

3. 实验室检查

（1）细菌学检查：取分泌物涂片或结膜刮片可发现致病菌，必要时可做细菌培养。

（2）细胞学检查：分泌物涂片或结膜刮片可见多形核白细胞增多。

4. 治疗

（1）治疗原则：保持局部清洁，不遮盖患眼，及时、彻底控制感染，防止复发和交叉感染。

（2）治疗方法

1）洗结膜囊：用生理盐水或 1 ：5 000～1 ：10 000 升汞溶液。

2）1%硝酸银涂擦结膜炎面，然后用生理盐水冲洗。

3）可选用眼药水或膏，如0.25%氯霉素、0.3%氟哌酸、0.5%林可霉素或10%～15%磺胺醋酰钠眼药水等，每1～2小时1次，睡前用0.5%四环素或0.5%土霉素、0.5%红霉素眼膏涂眼。

（二）慢性卡他性结膜炎

慢性卡他性结膜炎是由多种原因引起的结膜炎症，为常见眼病，多双眼发病。

1. 病因

（1）感染因素：可因为急性结膜炎治疗不彻底迁延转变而来，或因致病菌数量少、毒力较弱而病人抵抗力较强而引起。常见的致病菌有摩－阿双杆菌、卡他球菌、大肠杆菌、变形杆菌等。

（2）非感染性因素

1）不良环境影响，如风沙、灰尘、强光和有害气体刺激。

2）长期使用某些刺激性药物。

3）与屈光不正、睡眠不足及摄入刺激性饮食也有关系。

2. 诊断

（1）临床表现

1）眼痒、干涩、刺痛、异物感及视疲劳。

2）睑结膜轻度充血，乳头增生，呈绒状。

3）有黏液或白色泡沫样分泌物，量少，常集聚于眦部。如为摩－阿双杆菌引起的炎症常有口角充血、糜烂等症。

（2）实验室检查

1）细菌学检查：取分泌物涂片或结膜组织刮片可发现致病菌。

2）细胞学检查：取分泌物涂片或结膜组织刮片可发现大量淋巴细胞和浆细胞。

3. 治疗

（1）治疗原则：去除病因，改善生活环境和工作条件，消除不良卫生习惯，积极治疗倒睫、慢性泪囊炎、睑缘炎，矫正屈光不正等。

（2）治疗方法：针对病因处理。可选用抗生素眼药水（膏）或磺胺类眼药水，每日4～6次，晚间可用抗生素眼膏，0.3%～0.5%硫酸锌眼药水对摩－阿杆菌有特效，每日3～4次。

4. 疗效标准和预后

（1）疗效标准：治愈后不留瘢痕，不影响视力，病变只限于结膜，角膜不受累。

（2）预后：病程长，难以根治。

（三）淋菌性结膜炎

淋菌性结膜炎是淋球菌感染的一种极为剧烈的急性传染性化脓性炎症，也称脓漏眼。可发生于成人，也可发生于新生儿。其主要特征是结膜高度充血、水肿，有大量脓性分泌物，发病急，进展迅速；如治疗不及时，短期内可形成角膜溃疡，进而角膜穿孔，造成失明。

1. 病因　病因为淋病双球菌感染。新生儿患病，多因出生时通过患有淋菌性阴道炎母亲的产道时感染。成人多为自身感染。

2. 诊断

（1）有淋病病史或接触史。

（2）发病急剧，眼睑肿胀，结膜高度充血、水肿，有大量脓性分泌物。

（3）分泌物中可查到大量淋球菌。

（4）常伴有角膜溃疡、角膜穿孔。

3. 治疗

（1）治疗原则：必须予以高度重视，认真及时处理。全身和局部应用抗生素控制感染，避免并发症发生。

（2）局部治疗：反复用盐水或 1：10 000 高锰酸钾溶液冲洗结膜囊。冲洗时，病人头偏向患侧，开始每 5 分钟 1 次，渐进为 15 分钟 1 次，半小时 1 次，1 小时 1 次，直至分泌物消失。可频滴 0.25% 氯霉素、0.1% 利福平眼药水，涂杆菌肽眼膏，还可用 0.3% 氟哌酸等。角膜有溃疡时可用 1% 阿托品眼药水（膏），每日 1~2 次。

（3）全身治疗：可用青霉素肌肉注射或静脉滴注，也可用头孢菌素或壮观霉素，还可用氨苄西林等。小儿用青霉素可按 5 万 U/kg 体重计算用药，分 2 次静脉滴注。如用头孢曲松者，则按 25~50mg/kg 体重计算肌肉注射或静脉滴注用药量。

4. 疗效标准及预后

（1）疗效标准

1）及时治疗，炎症消退后，睑结膜上遗留瘢痕。

2）角膜浅层受侵犯时，愈后留云翳；形成溃疡，愈后则留斑翳；若角膜穿孔，则留粘连白班。

3）视力受影响或严重影响，甚至丧失视力，新生儿常成盲童。

（2）预后：淋菌性结膜炎是严重的致盲眼病，如不及时治疗，常造成不良后果。

（四）病毒性结膜炎

病毒性结膜炎是由腺病毒或肠道病毒感染所引起，是传染性很强的眼病。

1. 流行性角结膜炎　流行性角结膜炎是由腺病毒感染引起的传染性很强的一种眼病，多发于夏季，曾在世界各地流行。

（1）病因：病原体为腺病毒或肠道病毒，经接触传染。

（2）诊断：刺激症状显著，刺痒、有异物感，有水样分泌物，病变累及角膜时又有明显畏光、流泪和视物模糊。检查见结膜充血、水肿，睑结膜和穹隆结膜有大量滤泡，尤以下睑明显。睑结膜面有假膜，角膜有圆点状浸润，耳前淋巴结肿大。

（3）实验室检查

1）细菌学检查：取分泌物涂片或结膜刮片镜检无菌。

2）细胞学检查：分泌物涂片或结膜组织刮片可见单核细胞增多。

3）必要时可进行病毒分离。

（4）治疗

1）原则：抗病毒治疗，防止交叉感染。

2）局部用药：0.1%~0.5% 无环鸟苷、0.5% 环胞苷、0.2% 阿糖胞苷、4% 盐酸吗啉双胍、0.5% 利巴韦林等眼药水，每日 4~6 次，夜间涂眼膏入睡，可加用抗生素眼药水如

0.3%诺氟沙星,每日4~6次。

3)全身治疗:可口服吗啉双胍和阿昔洛韦等抗病毒药物。

2. 流行性出血性结膜炎 流行性出血性结膜炎是一种传染性极强的急性结膜炎,俗称红眼病,多发于夏秋季节。

(1)病因:病原体为RNA病毒组中的肠道病毒70型,主要是通过接触患者用过的物品或患者手而传染。

(2)诊断:有异物感,畏光、流泪,分泌物呈水样。结膜充血、水肿,有滤泡形成,结膜下有点、片状出血,角膜上皮点状剥脱,伴耳前淋巴结肿大、触痛。

(3)实验室检查

1)分泌物涂片或结膜刮片镜检无菌。

2)单核细胞增多,病毒分离可发现肠道病毒70型。

3)荧光抗体染色,在受病毒感染的细胞内可找到特异性颗粒荧光染色。

(4)治疗:同流行性结角膜炎。

3. 衣原体性结膜炎。

(五)沙眼

沙眼是由沙衣原体引起的一种慢性传染性结角膜炎。因为睑结膜而形成粗糙不平的外观而呈沙粒样,故称为沙眼,本病在1949年前是我国致盲的首要眼病,随着人们生活条件改善、生活水平提高,沙眼患病率大为下降,尤其重沙眼和并发症少见,但在农村和山区沙眼仍然存在。

1. 病因 沙眼的病原体是沙眼衣原体。

2. 临床分期

(1)临床分期:根据1979年全国第二届眼科学术会议制定。

Ⅰ期-进行期:即活动期,乳头、滤泡并存,上穹隆结膜组织模糊不清,有角膜血管瘤。

Ⅱ期-退行期:自瘢痕开始出现至大部变为瘢痕,仍有活动病变存在。

Ⅲ期-结瘢期:活动病变完全消失,留有瘢痕,无传染性。根据活动病变(乳头和滤泡)占上睑结膜面积多少分为:占1/3~2/3面积者为中(++),占2/3以上者为重(+++)。

(2)国际上常用的分期法即Maccollen分期法

Ⅰ期-浸润期:睑与穹隆结膜充血、肥厚,上睑比下睑明显,开始有滤泡和角膜血管。

Ⅱ期-活动期:乳头、滤泡与角膜血管翳(图9-2)。

Ⅲ期-瘢痕前期:同我国Ⅱ期。

Ⅳ期-瘢痕期:同我国Ⅲ期。

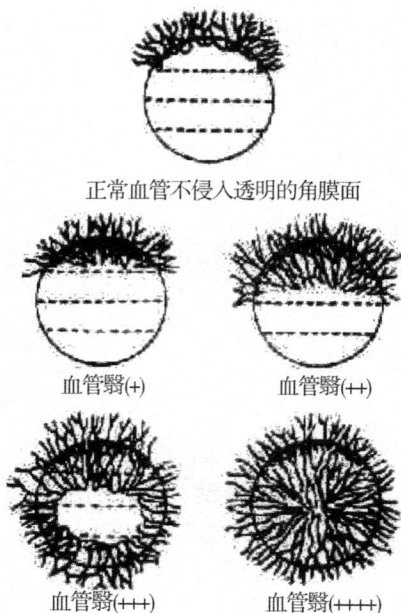

正常血管不侵入透明的角膜面

血管翳(+)　　血管翳(++)

血管翳(+++)　　血管翳(++++)

图9-2 角膜血管翳

3. 诊断

（1）临床表现

1）无自觉症状，体检时发现。

2）有异物感，流泪、畏光，有黏液性分泌物，角膜上有血管翳时，视力减退。

3）检查见睑结膜充血，有乳头增生、滤泡增生，且有角膜血管翳形成及结膜瘢痕出现。

（2）实验室检查

1）细胞学检查可找到巨噬细胞、网织细胞，胞浆内有沙眼包涵体，进行病毒分离可找到沙眼衣原体。

2）血清学检查可发现抗衣原体抗体，既有群抗体，也有型抗体，用免疫荧光技术易查出来。

（3）诊断标准：1979年中华医学会眼科学会制定。

1）上睑结膜和上穹隆部结膜血管模糊、充血，乳头增生或滤泡形成，或两者兼有。

2）上穹隆和上睑结膜有瘢痕出现。

3）角膜血管翳。

4）结膜刮片染色检查有沙眼包涵体。

在第一项的基础上，兼有其他三项之一者可诊断沙眼。

4. 并发症

（1）睑内翻倒睫：因睑板肥厚和瘢痕收缩使睑缘内翻，多发于上睑，睫毛刺向眼球，使角膜浑浊或致角膜溃疡。

（2）上睑下垂：睑结膜与睑板被细胞浸润，且增生、肥厚，重量增加，加上Mtiller肌肉受细胞浸润，使提上睑肌作用降低。

（3）睑球粘连：穹隆部因结膜瘢痕收缩而缩短，以下穹隆为显，甚至穹隆部完全消失。

（4）角膜浑浊：重症角膜血管翳常遗留角膜浑浊，睑内翻时，睫毛刺向角膜致角膜溃疡、浑浊。

（5）实质性结膜干燥症：由于结膜广泛结疤，使杯状细胞和副泪腺分泌功能受到破坏，同时泪腺的排泄管因结膜瘢痕而闭塞，结膜囊内无黏液，使结膜和角膜不能湿润而发生干燥和浑浊，导致角膜和结膜上皮发生角化。

（6）慢性泪囊炎：病变累及泪道黏膜，使鼻泪管狭窄或阻塞所致。

5. 治疗 原则上以局部用药为主。重症沙眼除滴眼药外，还可辅以手术治疗。

（1）局部用药：①0.1%利福平、0.5%金霉素眼药水，每日3~6次；②10%~15%磺胺醋酰钠、0.25%氯霉素眼药水，每日4~6次；③金霉素、四环素、土霉素等眼膏，晚上涂眼。

（2）全身治疗：口服磺胺类制剂、螺旋霉素、多西环素等。

（3）有乳头、滤泡者可用消毒纱布、棉签摩擦；滤泡多者可行压榨术；有倒睫者应拔除；有睑内翻者应手术矫正。

（六）变应性结膜炎

变应性结膜炎是眼组织对致敏原（可能是细菌蛋白质、动物蛋白质、花粉、尘埃、食物、药物等）发生的过敏。患者大多有过敏史。

1. 春季卡他性结膜炎　春季结膜炎是一种季节性很强的变应性结膜炎，春夏季发病。多见于儿童和青年人，男性多见，常双眼发病。

（1）病因：发病原因可能是结膜对空气中游离的花粉或其他的物质发生变态反应所致。

（2）诊断：眼红、奇痒、灼热感，畏光、流泪及异物感等症状轻微。分为以下几点。

1）睑结膜型：睑结膜有大而扁平的乳头，如铺石子路样。

2）角膜缘型：角膜缘附近结膜胶样增厚。

3）混合型：同时兼有以上两种病变。

（3）实验室检查

1）结膜分泌物或结膜刮片有大量嗜酸粒细胞。

2）皮肤划痕试验：寻找过敏源（由于过敏源广泛不易寻找）；0.1% 奥洛他定，每日 2 ~ 3 次，或 1% 洛度沙胺，每日 4 次滴眼。

（4）治疗

1）冷敷。

2）局部使用糖皮质激素，急性期可 2 小时 1 次，用 5 ~ 7 天，不易长期用。

3）局部用非甾体抗炎药。

4）肥大细胞稳定剂联合抗组胺药。

5）顽固性的局部应用 2% 的环孢素 A 或 0.05% FK506。

6）人工调液稀释炎症介质，同时改变角膜上皮点状脱落所致的异物感。

（5）预后：病程长，久治不愈，反复发作，春、夏两季加重，难以根治。

2. 过敏性结膜炎　是接触或吸入某种抗原导致速发型或迟发型过敏性结膜炎症。此外，多次接触抗原物质，可在抗原致敏眼局部或全身引发本病。

（1）病因：速发型过敏的抗原有花粉或甘草等，如枯草热型结膜炎；迟发型过敏可由局部用药引起，如阿托品、毛果云香碱、丁卡因、汞制剂、青霉素、磺胺类药物等（药物过敏性结膜炎）。

（2）临床表现：发病急，眼睑水肿，结膜充血、水肿，有黏液性分泌物，眼痒。

（3）实验室检查：分泌物涂片或结膜涂片可见到嗜伊红细胞增多；血、泪液中 IgE 增加。

（4）治疗

1）查找变应原，避免接触变应原。

2）局部糖皮质激素。

3）血管收缩剂。

4）肥大细胞稳定剂及抗组胺药。

3. 疱性角结膜炎　是由微生物蛋白引起的变态反应性疾病，多发于春夏季节，多见于儿童和青少年，尤其是营养不良和过敏体质者。

（1）病因：多认为本病是一种由多种微生物蛋白质，如细菌中的结核菌素、金黄色葡萄球菌蛋白及真菌、衣原体和寄生虫蛋白质引起的迟发性变态反应。不良卫生习惯，阴暗、潮湿的居住环境易诱发本病。

（2）诊断

1）异物感或灼烧感，如侵及角膜时则有畏光、流泪和刺痛等症状。

2）结膜和角膜缘上皮下反复出现半透明结节样浸润，病变中央可形成溃疡，其周围有局限性充血。

（3）治疗

1）局部滴用 0.5% 可的松、0.025% 地塞米松眼药水，每日 4～6 次；0.1% 利福平、0.3% 诺氟沙星眼药水，每日 4～6 次。

2）可口服钙剂、多种维生素，必要时可口服激素、吲哚美辛（消炎痛）。

3）加强营养，调节饮食，加强身体锻炼。

4）对顽固者可试行结核菌素脱敏治疗。

（七）结膜干燥症（干眼症）

结膜干燥症是由结膜组织本身的病变或全身性疾病所引起的结膜干燥现象。临床上把结膜干燥症分为上皮性和实质性干燥症两种（图 9－3）。

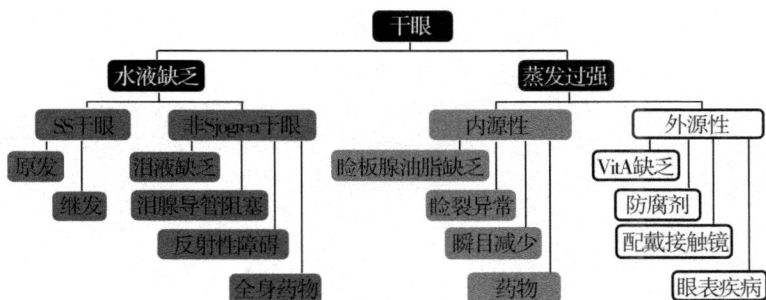

图 9－3 干眼症的病因

1. 上皮性结膜干燥症 本症是因为维生素 A 缺乏和全身性营养紊乱所引起的结膜炎。

（1）病因

1）摄入量不足：喂养不当或患病时忌口。

2）吸收不良：如消化不良、胃肠炎、痢疾等影响对维生素 A 的吸收，当维生素 A 缺乏时，则造成肠壁上皮的病变，如此形成恶性循环。

3）消耗量过多：小儿生长发育快，对维生素 A 的需要量大，当患麻疹、肺炎、百日咳时对维生素 A 消耗量增加。

4）成人长期患消化不良疾病，则维生素 A 吸收不良；当肝病变时，造成脂肪吸收不良而引起脂溶性维生素 A 缺乏。

（2）诊断

1）眼干涩、畏光、夜盲。

2）球结膜干燥，失去了正常的光泽和弹性，睑裂处可见三角形干燥斑（Birot 斑），严重者可发生角膜软化。

（3）治疗

1）局部用消毒鱼肝油滴眼，每日 4～6 次，同时用抗生素眼水（膏）。角膜软化者如有溃疡，加用 1% 阿托品眼药水（膏），每日 1～2 次，20% 素高捷疗眼膏，睡前用。

2）全身治疗：改善营养状况，可口服维生素 AD（鱼肝油）或肌肉注射鱼肝油，多摄入牛奶、鸡蛋、胡萝卜等。

2. 实质性结膜干燥症　本病是由结膜结瘢或暴露所致的结膜病变。

（1）病因

1）各种理化因素引起的烧伤、沙眼或X线照射后造成的广泛性瘢痕，使泪腺、副泪腺、杯状细胞被破坏导致泪腺分泌障碍。

2）各种原因所引起的睑闭合不全，使角膜、结膜长期暴露而发生干燥。

（2）临床表现

1）有化学烧伤史和沙眼、睑闭合不全等症。

2）结膜皱缩、干燥、角化；角膜上皮干燥、浑浊、视力下降。

（3）治疗

1）对症处理：局部用人工泪液，1%甲基纤维素、利奎芬滴眼，每日4次。20%素高捷疗眼膏，睡前涂用，每日1~2次。为防继发感染，可用抗生素眼水（膏）。

2）封闭泪点，减少泪液流出。

3）戴亲水角膜接触镜。

4）睑成形术或睑缘缝合使睑闭合保持眼湿润。

5）可行改进的腮腺管移植手术改善症状，但有时会造成流泪不止。

6）Sjogren综合征为胶原纤维病在眼部的表现，多发生于绝经期妇女。起始症状为眼干燥、泪腺和涎腺萎缩、胃液分泌减少，可伴关节炎。

（4）诊断

1）眼干燥感试验证明泪液分泌减少；怕光、有异物感、视力减退。

2）下穹隆结膜有胶样黏稠分泌物，呈丝状。

3）角膜干燥，常伴有浅层点状上皮脱落、荧光着色，或有丝状角膜炎。

4）口、鼻干燥，唾液减少。常有消化不良。

（5）治疗

1）可滴入工泪液改善症状。

2）对严重的干眼症可用泪点封闭法（激光封闭法、烧灼法、泪点塞植入）治疗。

3）配戴亲水性角膜接触镜。

（6）预防

1）避免长期使用电脑、手机，不要长期在空调的环境中等，眨眼有利泪腺分泌。

2）少戴隐形眼镜。

3）治疗全身疾病（糖尿病、类风湿关节炎），最好不用抗组胺类、抗抑制类药。

4）戴防护眼镜。

5）多食新鲜蔬菜、水果、肥肉、鱼类、乳制品等。

6）生活规律、充足睡眠，不熬夜。

（八）其他常见结膜病

1. 睑裂斑　为睑裂部球结膜长期暴露，受外界刺激或老年变性，所增殖的黄色隆起，是年龄相关的结膜变性，由增殖的弹性纤维和玻璃样变性组织构成。

（1）症状：患者大多没有明显症状。小部分患者有眼干涩、异物感类慢性卡他性结膜炎的症状，一般不影响视力。

（2）治疗：无需治疗，但斑体较大、影响美容时可手术切除。建议配戴防紫外线眼镜，防风沙、防光刺激，做好眼部保健。

2. 翼状胬肉　是在睑裂部出现肥厚的球结膜及结膜下组织向角膜呈三角形侵入，因其形状是昆虫的翅膀，故得名为翼状胬肉，是眼科常见病，可单眼或双眼发病。

（1）病因

1）环境因素：人眼长期受风沙的刺激，日光、劳累、慢性结膜炎不重视眼部保健和治疗，多见于渔民、农牧民和从事野外活动者。

2）身体因素：有人认为与遗传、接触紫外线、泪液分泌不足、过敏因素和解剖等因素有关。

（2）临床表现

1）初期在角膜缘处发生灰色浑浊，球结膜充血、肥厚，以后发现呈三角形的血管性组织，分头、颈、体三部分，其尖端为头部，角膜缘处为颈部，球结膜部为体部。

2）有长期接受外界刺激史。自觉局部发红、干涩、摩擦感及异物感，劳累后症状加重。当胬肉生长到瞳孔区可直接影响视力，还有碍容貌。

（3）鉴别诊断：假性翼状胬肉：有化学烧伤或其他外伤史，可发生于眼球任何部位，且不发展，无炎症表现。翼状胬肉颈部可通过针尖。

（4）治疗

1）原则：避免外来刺激，积极治疗眼部慢性炎症。

2）局部用 0.3% 硫酸锌、0.1% 利福平、15% 磺胺醋酰钠或抗生素眼药水（膏），在充血明显时可用 0.5% 可的松眼药水。

3）手术治疗

A. 适应证：①胬肉为进行性，且肥厚、充血；②胬肉侵入近瞳孔区，影响视力；③影响美容者。

B. 可根据病情选择单纯切除或行结膜瓣、口腔黏膜修补，以及角膜缘干细胞移植等治疗。对严重坏死型巩膜炎病例，可考虑手术清除坏死组织，同时行巩膜修补，以挽救眼球。

4）术后处理

A. 预防胬肉复发：①噻替哌 1∶2 000（即 15mg 噻替哌溶在 30mL 林格液中）滴眼液，术后第 5 天开始，每 3 小时 1 次，连续 8 周或更长时间；②0.5% 可的松或 0.025% 地塞米松眼药水，每日 4~6 次，持续 6 周。

B. 注意休息，特别应避免在烈日风沙、环境下，同时要配戴太阳镜，防紫外线加膜保护眼镜。避免劳累、熬夜，忌烟酒，定期复查，经常滴眼药，以免术后复发。

3. 结膜结石　是睑结膜表面出现黄白色凝集物，多发生于中老年人，发病与慢性炎症、物理刺激有关。

（1）症状：有异物感等慢性结膜的症状，不影响视力。

（2）治疗：无症状可不予治疗。对刺激症状重者，可滴表面麻醉药，用无菌针头将其剔除。涂抗菌眼药水，注意做好眼的保健。

4. 结膜松弛症　本病多见于中老年人，均双眼患病，程度不同。其发生原因与老年结膜变性、长期结膜炎症水肿，疏松的结膜与结膜下组织分离，将结膜镶夹在睑缘与角膜缘之间，患者大多有明显的异物感，伴溢泪（经常自觉眼泪在眼内），影响视力，于揉眼后好转。

治疗：轻者，配防护眼镜，注意眼的保健。重者，做新月形结膜切除或缝线固定法治疗。

5. 结膜下出血与水肿

（1）结膜下出血：是结膜下毛细血管破裂或血管的渗透性增加所致，由于球结膜下组织疏松，出血后容易集聚成片状，常单眼发病，可发生于任何年龄，以中老年为多。可因剧烈的咳嗽、用力排便、喷嚏、呕吐、外伤或全身性疾患如高血压、动脉硬化、血液病，或长期服用阿司匹林等。还有天气骤冷易发生结膜血管舒缩功能障碍导致结膜下出血。

1）症状：突发，无疼痛、无分泌物，不影响视力，无症状，有部分患者被他人发现，自己未注意。

以结膜下方或外侧出血多见，早期为鲜红色，以后血液逐渐被吸收而颜色变暗，1～2周可完全自行吸收。

2）治疗

A. 向患者解释出血可自行吸收，早期可冷敷，2天后改为热敷，可加快吸收，也可同时服用维生素 C、K 和复方芦丁、三七片促进快吸收。

B. 反复出血需寻找病因，治疗原发病。

（2）结膜水肿：结膜水肿是渗出液积在结膜下，因结膜松弛或受到炎症所致过敏，也可因外伤致淋巴或血运循环发生障碍导致结膜水肿。

（3）结膜淋巴管扩张症：正常淋巴循环在结膜下不能看到，由于慢性局部炎症，导致结膜下出现一串串充满清亮液体的串珠状，是淋巴管出现在球结膜下。一部分淋巴管扩张可自愈，一部分有刺激症状或影响容貌者，可在肿物边缘切开结膜，将串珠"赶"出。

（4）结膜气肿：因眼眶外伤后擤鼻，气体由鼻窦进入眼眶内或结膜下，发生眼眶和结膜气肿。眼眶外伤后禁止擤鼻、鼓气，局部热敷可使气肿很快吸收。

（5）结膜蝇蛆病：结膜蝇蛆病一般发生在夏秋季节，银头苍蝇在飞舞的瞬间偶尔碰击患者眼部，一瞬间将卵排入眼内，更易发生于睑裂大、瞬目少的患者，以及在苍蝇滋生多的地方久留者易发生。

进入结膜囊内的蝇蛆卵因湿度适宜，可在很短的时间内生长成 0.2～0.5 毫米的蝇蛆，在眼内蠕动，患者自觉眼部奇痒，续而出现眼睑水肿，结膜充血、水肿，角膜水肿，严重者出现角膜点状上皮脱落及灰白色炎性浸润。

1）治疗：点表麻剂，对结膜囊内用 0.5% 艾尔碘冲洗后用显微镊子取出蛆体，同时翻转上下睑，检查穹隆处将所有蛆体取出，不能遗留。用抗生素眼药水、贝复舒眼药水滴眼。

2）预防：改善环境卫生，消灭苍蝇，外出配戴紫外线防护眼镜。

（陈　乔）

第四节　角膜病

角膜病在眼科疾病中最为常见，因为角膜直接与外界接触，较易受外伤或感染，且角膜本身无血管、抵抗力较弱，很容易受到外界的影响而发生炎症。角膜病非常常见而且修复缓慢、病程长，应力求正确、有效地治疗以控制病变的蔓延，以免导致角膜散光，遗留斑翳、白斑而直接影响视力，严重者可致盲。

一、细菌性角膜炎

（一）单纯性角膜溃疡

单纯性角膜溃疡是较为常见的角膜溃疡，炎症反应轻，是角膜炎中最轻的一类。用抗生素类眼药治疗，炎症很快消失。

1. 病因　本病以外伤引发为常见，伤后由某种致病性较弱的细菌感染，也有无明显诱因而发病的。

2. 诊断

（1）眼部有异物感，以及轻度畏光、流泪、眼痛等刺激症状。

（2）早期在角膜任一部位出现灰白色浸润点，直径约1mm左右，进而浸润区组织破溃脱落，形成溃疡，周边角膜透明，前房无炎症反应。

3. 治疗　滴抗生素眼药水或眼膏有效，多在5～10日内可治愈。

（二）匍行性角膜溃疡

匍行性角膜溃疡是一种常见的急性化脓性角膜溃疡，病变向角膜病变周围匍行性扩展，伴有前房积脓，炎症刺激反应较重，治疗要及时，否则可能遗留角膜白斑。

1. 病因　常因角膜外伤后继发细菌感染，且病菌毒力较强而发病，因可伴有前房积脓，故又称前房积脓性角膜溃疡。

2. 诊断

（1）常有角膜上皮损伤史，起病急，进展快，怕光、流泪及角膜刺激症状重，可有患侧头痛及全身不适。

（2）结膜混合充血，角膜有灰白色或黄白色浸润点，直径1～2mm，周边又见灰暗的水肿区，坏死的组织脱落后，局部形成溃疡，如病变进一步扩散，可发展到实质层，后弹力层膨出或穿孔。由于细菌毒素不断渗入前房，角膜后有灰白色沉着物，瞳孔缩小或前房积脓。

（3）有条件可作溃疡面坏死组织细菌培养，找到致病菌，可做药敏。

3. 治疗

（1）使用抗生素滴眼剂，同时结膜注射给药效果直接。

（2）散瞳可滴阿托品，可行眼部热敷。

（3）支持疗法：口服维生素A和D，维生素B_2和C。

（4）手术治疗：对角膜有穿孔者首先选用结膜遮盖术。有条件者可做治疗性角膜移植术。

二、病毒性角膜炎

病毒性角膜炎为潜伏性单纯疱疹病毒引起角膜感染的病变。

1. 病因

（1）有多次复发、病程迁延，抗生素治疗无效，激素类药物可使病情恶化。

（2）机体免疫功能降低，上呼吸道感染，热病、感冒、劳累为发病诱因。

2. 诊断

（1）自觉怕光、流泪、视力下降，眼红、有水样分泌物。

（2）角膜知觉减退、角膜的病变呈树枝状、地图状或盘状。

3. 治疗

（1）抗病毒类眼药滴眼：对深层病变，可结膜下注射给药，常用药物有利巴韦林、疱疹净。

（2）增强机体免疫功能的药物：常用的有转移因子、干扰素、左旋咪唑等。

（3）抗炎抗病毒类中草药治疗。

4. 预防

（1）配戴防紫外线眼镜，注意眼保健。

（2）多食新鲜蔬菜等，锻炼身体、增强体质。

（3）避免劳累、预防感冒。

（4）春、秋季节可预防性用药，以避免复发。

三、真菌性角膜炎

真菌性角膜炎为真菌感染角膜导致的角膜病变。

1. 病因　常由农作物外伤或长期使用抗生素、激素滴眼史。常见的致病真菌有曲霉菌和镰刀菌属。

2. 诊断

（1）多见于农忙季节眼外伤后。

（2）溃疡边界清楚，有时有伪足样浸润，前房易积脓，脓液黏稠呈块状。

（3）病程较匐行性角膜溃疡发展慢，反应轻。

（4）涂片或培养证实有真菌存在。

（5）必要时滴用抗生素进行试验性治疗，如无效可考虑真菌性感染。

3. 治疗

（1）抗真菌药物治疗，可选用制霉菌素、0.1% 金褐霉素、0.2% 两性霉素 B 眼药水滴眼。

（2）热敷、散瞳，口服维生素 B_2 和维生素 C 及中草药治疗。

四、蚕食性角膜溃疡

本病属全身免疫性角膜溃疡。

1. 病因　病因尚不清楚，与自身免疫有关，多发生于老年人。

2. 诊断

（1）自觉眼部刺激症状明显，疼痛剧烈。

（2）角膜病变始于角膜缘，呈灰白色点状浸润，续而呈沟状溃疡。向角膜中央潜行进展，如蚕蚀样改变。

3. 治疗

（1）改善全身营养状态，提高抵抗力。

（2）滴用角膜上皮修复剂如小牛血清蛋白凝胶、贝复舒等。

（3）支持疗法，补充维生素。

（4）局部清创、碘酊烧灼或冰冻治疗。

（5）自体血清结膜下注射。

（6）可用环磷酰胺口服和滴眼。

（7）手术切除角膜缘的结膜、筋膜和血管。

五、其他类型角膜病

（一）丝状角膜炎

丝状角膜炎与角膜局部缺氧或病毒感染有关，如干燥性角膜炎、内眼手术后包扎眼超过两周者、头颅外伤双眼闭合不能睁开或晚期青光眼等。

1. 诊断　角膜面有多少不等、大头针大小的半透明隆起，呈卷曲状白色丝条，随眼睑运动，自觉异物感、疼痛，刺激症状重。

2. 治疗

（1）去除病因，对症治疗。

（2）用无菌棉签蘸生理盐水，除去角膜上的小丝。

（3）配戴亲水性软性角膜接触镜。

（二）暴露性角膜炎

1. 病因　由于眼球突出或睑裂闭合不全，使角膜长时间暴露在空气中，导致角膜干燥和基层浸润，因角膜营养不良加之细菌感染，使角膜变性、浑浊或穿孔。

2. 治疗

（1）轻度睑裂闭合不全，应涂抗生素眼膏，眼外做湿房以保护角膜。

（2）重者可予缝合外眦部睑裂，同时配戴亲水性软性角膜接触镜。

（3）同时针对病因治疗。

（三）大泡性角膜病变

大泡性角膜病变是由于角膜内皮细胞失代偿引起的角膜慢性病变。

1. 病因　绝对期青光眼、新生血管性青光眼长期高眼压，晚期虹膜睫状体炎，严重的角膜挫伤、灼伤，内眼手术或二期人工晶体植入术后，角膜内皮细胞的损失和丢失。

2. 诊断

（1）有内眼手术或术后并发症史。

（2）严重的眼部刺激症状，角膜上皮起水泡、剥脱，疼痛剧烈。

（3）角膜上皮无光泽，表面呈隆起的卵石状水泡，几天后自行破裂，破裂后由于角膜上皮的神经末梢外露而疼痛加剧。本病呈周期性反复发作，角膜实质水肿、睫状充血。

3. 治疗

（1）滴5%葡萄糖溶液或甘油，疼痛严重时可以2%利多卡因滴眼。

（2）配戴亲水性软性角膜接触镜。

（3）手术可行角膜层间烧灼术，有条件可行穿透性角膜移植术，这是最佳的治疗方法。

（四）角膜变性

角膜组织退化、变质并使其功能减退者称为角膜变性。一般是指角膜营养不良性退行性变引起的角膜浑浊。本病进展缓慢，病变形态各异；常为双侧性，多不伴有充血、疼痛等炎症刺激症状，仅部分患者可发生在炎症之后。病理组织切片检查，无炎性细胞浸润，仅在角膜组织内出现各种类型的退行性变性，如脂肪变性、钙质沉着、玻璃样变性等。确切原因不明，有的表现为家族遗传性。

角膜变性的典型改变有边缘性角膜变性、蒙古族角膜变性和带状角膜变性，是一种慢性变性性角膜疾病，大多数变性多见于老年人，大多原因不明，与角膜边缘部的前弹力层的浑浊是由胆固醇、磷脂及甘油三酯的沉积造成。

（1）老年环：是老年人最常见的一种双侧性角膜周边变性，其表现是在角膜周边前弹力层及基质层内呈灰白色环状浑浊，环的外缘与角膜缘之间有一0.3mm宽的透明带，内缘边界不清，往往伴有血液中胆固醇增高现象。此病不影响视力，无自觉症状。一般无需治疗。

（2）其他类型角膜变性：原因不明的角膜变性。角膜的中央或某一部位进行性变薄，导致角膜出现不同程度的瘢痕、浑浊，形成不规则散光或近视加重、加快，视力下降明显，而且矫正视力大多不满意，属疑难性屈光疾患。

1）角膜带状变性：角膜营养不良退行性病变、石灰样变性。

2）角膜边缘变性。

3）角膜滴状变性：角膜内皮细胞营养不良。

4）蛋白样角膜变性：结节角膜营养不良。

治疗：无有效治疗方法，建议配戴防护眼镜。对严重影响视力者行角膜移植。

眼保健：注意眼部保健，减少脂肪食入。补充维生素B、C、E及叶黄素等有辅助治疗效果。

（五）角膜葡萄肿

由于眼外伤病变导致角膜组织结构薄弱，同时合并高眼压，可使角膜向前膨隆突起。常见于婴幼儿先天性白内障（应早期行青光眼手术治疗）。由于长期的高眼压，可导致视功能损害、视力高度障碍甚至盲。严重的角膜葡萄肿在受外伤时可发生最薄区破裂。

六、治疗

（1）及早控制眼压。

（2）对轻度角膜葡萄肿还有一定视功能者，可行角膜移植治疗。

（3）对视力为无光感，为解决美容，可行球内容消除，植入羟基磷灰石眼台。

（陈　乔）

第五节　巩膜病

鉴于巩膜的解剖特点，巩膜病比较少见，巩膜疾患是以炎症为常见，由于巩膜组织致密层内血管少。一旦发生巩膜炎时，病程缓慢，对治疗反应迟钝，不易治疗，且易复发。

还有部分巩膜疾患与全身疾病有关，所以应作全身检查或化验检查，以针对病因治疗。

一、巩膜炎

根据巩膜炎累及不同的巩膜分为浅层巩膜炎（结节性浅层巩膜炎）、深层巩膜炎。大多由于全身的结核、梅毒、风湿及病灶感染的变态反应，或为胶原性疾病的眼部表现。

1. 诊断　巩膜局部有结节样隆起，呈紫红色，局部有压痛，怕光、流泪，有微痛感。

2. 治疗

（1）局部应用糖皮质激素、双氯芬酸钠眼药水、口服吲哚美辛胶囊。

（2）使用中药抗炎煎剂和活血化瘀煎剂治疗。

（3）免疫抑制剂：可用小剂量的环磷酰胺治疗。

二、巩膜葡萄肿

由于巩膜的病变组织结构变薄、局部突出，称为巩膜葡萄肿。依病变的部位不同分为前巩膜葡萄肿和后巩膜葡萄肿。

早期可行减压手术，晚期巩膜葡萄肿严重又无光感，无复明希望，可考虑行眼球内容物清除术。

（陈　乔）

第六节　白内障与防盲

随着新世纪的到来，人口老龄化问题日益严重，目盲成为世界范围内严重的公共卫生、社会和经济问题。1999年9月5～10日，国际防盲协会第6届全体大会在我国北京召开。这次大会的主题是"动员全世界各方面的力量，同心协力，在2020年前根治可避免盲，达到人人享有看见的权利"。

一、现　状

（一）全球现状

从全球目盲流行病学资料来看，在各种引起目盲的原因中，白内障占46.0%，沙眼占12.5%，河盲占0.6%，各种原因引起的儿童盲占3.3%，其他如青光眼、糖尿病视网膜病变、外伤和角膜病等占37.5%。由此可见，白内障为全球首位致盲眼病。据1999年赵家良教授估计，目前全世界约有18 000万视力损伤的人群，其中约4 500万为盲人，约2 000万人因白内障而致盲。这些盲人中，60%生活在非洲撒哈拉地区、中国和印度。

（二）我国现状

1. 发病情况　新中国成立初期，沙眼在我国广泛流行，其患病率高达50%，部分边远地区甚至高达90%以上，是我国首位的致盲原因。在党和政府的领导下，经过多部门和多方面的努力，我国的沙眼防治工作取得了辉煌的成就。20世纪80年代以来的流行病学资料显示，白内障已经取代了沙眼，成为我国主要致盲原因。赵家良等（2001）在北京顺义区对5 084例50岁及以上人群进行调查，白内障患病率为23.31%，双眼视力<0.1的白内障患病率为2.22%（Zhao，1998）。1987年全国范围的随机抽样调查结果（张士元，1999）：抽查人数1 579 316人，盲目的患病率为0.43%，低视力的患病率为0.58%。盲与低视力的原因为：白内障占46.01%，角膜病占11.44%，沙眼占10.12%，屈光不正及弱视占9.73%，脉络膜视网膜病变占5.89%，青光眼占5.11%。60岁及以上年龄盲与低视力的原因为：白内障占60.11%，沙眼占10.84%，角膜病占9.42%，青光眼占5.42%，脉络膜视

网膜病变占 4.35%。白内障低视力的患病率为 0.46%，白内障盲的患病率为 0.18%。1999 年，许京京等报道抽查广东省斗门区 5 342 例 50 岁以上农民的调查结果：盲患病率为 2.67%，低视力患病率为 19.91%。目盲原因：白内障占 44.90%，角膜浑浊占 16.36%，眼球萎缩或无眼球占 10.76%，屈光不正占 7.08%，青光眼占 5.88%。

根据流行病学调查资料，我国盲的患病率为 0.43%，推测全国有盲人 500 多万，其中 46% 由白内障引起。

2. 防盲治盲工作　十年动乱严重破坏了我国的防盲治盲工作，使得防盲治盲工作被迫中断，我国的白内障盲人大量积压。流行病学调查显示，估计我国现有急需手术治疗的白内障盲人约有 300 多万，每年新增白内障盲人约 40 万。随着社会的老龄化，预计每年新增白内障患者将超过 50 万。现每年能完成白内障复明手术约 50 万例，按推测，每年必须完成 70 万 ~ 90 万例才能在 2020 年解决新发的和积存的白内障盲人问题。

十一届三中全会以来，我国的防盲工作得到了恢复和发展。1984 年，在卫生部的领导下，我国成立了全国防盲指导组，统筹全国的防盲治盲工作，将防盲治盲工作列入了国家工作项目，制定了《全国防盲计划大纲》（1984）和（1990—2000 年全国防盲和初级眼保健工作规划）（1992），全国各省、市、自治区也相继成立了防盲指导小组。1989 年，全国防盲指导小组申请加入了国际防盲协会，该协会为非政府性防盲组织，致力于全球盲和低视力的防治。卫生部等国家部委发出通知，规定从 1996 年起，每年的 6 月 6 日为全国爱眼日。世界卫生组织和许多非官方组织也大力支持我国的防盲治盲事业，于 1995 年和 1998 年两次召开世界卫生组织/中国卫生部/国际非政府组织关于中国防盲的协调会，专门研究我国的防盲治盲工作。我国卫生部与全国残疾人联合会领导的"视觉第一，中国行动"在国际狮子基金会的援助下，正在我国各省、市、自治区广泛开展，我国的防盲治盲事业迎来了第 2 个春天。

近年来，由于经济的发展和手术技术的提高，我国的白内障防治工作有了很快的发展。但是，应该认识到，我国的防盲治盲效率仍然较低，白内障手术率和手术覆盖率仍较低，白内障盲人的社会负担率较高，白内障手术脱盲率与脱残率均较低，我国的防盲治盲工作仍然任重而道远。

二、人口老龄化与白内障

（一）年龄界定

白内障最多发生于老年人，在众多类型的白内障中，以所谓老年性白内障为最常见，这类白内障多发生在 45 岁以上人群，按以上观点，"老年性白内障"这种提法似乎已不太合适，因而，多数人建议将它改为"年龄相关性白内障"。

1. 国际标准

（1）世界卫生组织（WHO）标准：WHO 对老年人年龄的划分有两个标准：在发达国家将 65 岁以上人群定义为老年人，而在发展中国家（特别是亚太地区），则将 60 岁以上人群称为老年人。

（2）联合国卫生组织标准：根据现代人生理、心理结构上的变化，将人的年龄界限又做了新的划分：44 岁以下为青年人，45 ~ 59 岁为中年人，60 ~ 74 岁为年轻老人（the young old），75 ~ 89 岁为老老年人（the old old），90 岁以上为非常老的老年人（the very old）或长寿老年人（the longevous）。

2. 中华医学会老年医学学会标准　1982年建议我国以60岁以上为老年人。老年分期按45～59岁为老年前期，60～89岁为老年期，90岁以上为长寿期。

（二）人口老龄化概念与特征

1. 概念　人口老龄化是指社会人口年龄结构中一定年龄（60或65岁以上）的老年人口占总人口比例（即老年人口系数）较高的一种发展趋势。影响人口老化的因素有：出生率和死亡率的下降；平均预期寿命的延长；青年人口外迁的增多。

2. 特征　人口老龄化是世界人口发展的普遍趋势，是所有发达国家的共同现象，是科学与经济不断发展进步的标志。20世纪上半叶，经济发达国家人口相继发生老龄化，到1940年，世界65岁以上人口比例超过7%的国家已有12个。到20世纪下半叶，经济发达国家人口普遍老龄化，目前在全世界169个国家和地区中，已有48个成为老年型人口国或地区。据联合国卫生组织的估计，1950年全世界大约有2.0亿老年人，1975年上升到3.5亿，1990年已达4.8亿，2000年增加到5.9亿，预计2025年可达11.21亿。从近30年人口年龄比来看，世界人口老龄化有以下特点。

（1）发展中国家老年人口增长速度快。

（2）高龄老年人（75岁以上老人）增长速度快。

（3）人口平均预期寿命不断延长。

（4）女性老年人增长速度快。

（三）我国人口老龄化现状与特点

我国人口平均预期寿命已从20世纪40年代末的35岁上升到现在的接近70岁，目前，我国老年人口总数已近1.3亿，占总人口数的10.09%，据预测2025年上升到20%，2050年将达到顶峰，为25.5%，届时每4个人中就有1个老年人。我国人口老龄化的特点如下。

（1）我国是世界上老年人绝对数最多的国家。

（2）我国是世界上人口老龄化速度最快的国家之一。

（3）我国老年人口性别比低、年龄结构轻。

（4）由于历史的原因，我国老年人口的文化素质低，文盲、半文盲比例高，占68.28%。老年人口中农业人口比重大，城乡老年人的主要经济来源存在明显差异，农村老年人口基本上不能享受退休金和公费医疗，其供养主要由家庭承担；而城市的老年人则主要靠自己的收入来生活。

（四）人口老龄化与白内障防盲工作

随着人口老龄化，白内障的患病率也不断增加。美国最大型的健康与营养调查发现，45～64岁人群年龄相关性白内障的患病率为4.9%，而65～74岁人群其患病率则升高至27.6%。另一个大型的流行病学调查，Framingham眼病调查也发现，52～64岁人群年龄相关性白内障的患病率为4.5%，65～74岁人群升至18.0%，而75～85岁人群则上升至45.9%。印度的白内障防治工作也做得相当好，流行病学调查发现，白内障的患病率在30～39岁为0.2%，40～49岁为2.2%，50～59岁为14.7%，60～69岁为42.0%，70～78岁为55.7%，79岁以上为87.8%。我国西藏的调查资料显示白内障患病率在50～59岁为5.0%，60～69岁为26%，70岁以上为53.1%。由此可见，人口老龄化将大大加重白内障防盲治盲的负担。

三、防盲先进县标准与社区防盲

（一）防盲先进县标准

（1）成立县级防盲治盲领导小组，规划、组织和协调全县的防盲治盲工作。

（2）县医院或县级眼病防治中心能具体实施防盲计划，采取措施预防和治疗眼病。

（3）依托原有的县、乡、村三级医疗卫生网，建立三级眼病防治网，组成眼病转诊体系。

（4）建立盲人和视力损伤者档案，积极培训基层眼病防治人员，大力宣传眼病防治知识。

（5）筛选白内障盲人，积极组织手术治疗，使可治盲人的60%或白内障患者的70%经治疗脱盲。达到此标准者由卫生部授予防盲先进县的光荣称号，并给予奖励。根据上述标准可见基层的工作在防盲治盲方面起着非常重要的作用。

（二）社区保健与防盲

德国学者Tonnies在19世纪（1881）定义社区（community）是以家庭为基础的历史共同体，是血缘共同体和地缘共同体的结合。我国著名社会学家费孝通先生将社区定义为若干社会群体（家庭氏族）或社会组织（机关、团体）聚集在某一地域里所形成的一个生活上相互关联的大集体。世界卫生组织曾提出，社区是一个有代表性的区域，其人口数在10万~30万，其面积在5 000~50 000km^2。因而，社区是一群人在某一固定范围内，相互关联和依赖，在此区域内行使社会功能。社区有5个要素：人群、地域、生活服务设施、特有文化背景、生活方式和认同意识、一定的生活制度和管理机构。由此可简单地认为，在我国农村，社区是指乡、镇、村；在城市是指街道、居委会。

1. 社区保健　有许多方面的含义，包括社区医疗、社区护理和其他方面的健康服务等。20世纪50年代，Kark S. L. 提出的以社区为基础的健康照顾（communlty oriented primary care，COPC），或许与社区保健的含义最为接近。Kark认为，社区的健康问题与社区的生物性、文化性、社会性特征密切相关，健康服务不应局限在患者和疾病上，而应注意与社区环境和行为的关系。在基层医疗中，重视社区、环境、行为等因素与健康问题的关系，把服务的范围由狭小的临床治疗，扩大到从流行病学和社区的观点上来提供照顾，这种基层医疗保健的模式即是社区基础的基层健康照顾。COPC是基层健康照顾的一种模式，它是把以个人为单位、治疗为目的基层医疗与以社区为单位、重视预防保健的社区医疗相结合的基层照顾工作。它搜集社区的健康信息，通过社区诊断发现社区的主要健康问题，分析社区内影响该问题的各种因素，设计可行的解决方案，动员基层医疗单位和社区的力量实施并评价。

2. 社区防盲　从白内障防盲治盲的角度，社区保健具有以下特点。

（1）社区是最初级的卫生保健，重在预防疫病、促进和维护健康。其服务面较广，可及性强，对服务对象不分年龄、性别及疾病类型，全面负责他们在疾病预防、治疗、康复阶段的护理服务，关心影响服务对象的生理、心理及社会环境因素，以预防为导向，用健康教育、计划免疫、定期随访等方法进行系列健康服务，因而最能发现白内障患者。

（2）社区最贴近患者的家庭，并且不因服务对象的某一健康问题的解决而中断，而是在第1次接触后，开始在不同的时间及空间提供保健服务，因而便于对白内障患者的疗效的观察、并发症的发现和进行流行病学调查。

（3）社区充分应用医疗卫生、家庭、社区等各方面的人力、物力、财力资源，对服务对象提供各种服务，如转诊、门诊、出诊等。并从各方面充分了解自己的服务对象，熟悉其生活方式、工作环境、文化背景等，掌握其个性，提供适合其个性的健康服务。因而它在防盲治盲宣传教育和劝说患者就医方面有许多优势。

（4）社区健康教育是社区保健工作的基本内容。社区健康教育的目的是使社区人群能够亲自确定自己的问题，了解及依靠自己的力量以及获取政府或社会、群众、家庭及他人的帮助支持，最后决定采取何种最健康的生活方式，改变那些有损于健康的或易导致疾病的行为，采取积极有效的健康行为。进行社区健康教育，先要拟定健康计划，明确目的要求、内容与方法，并要争取社区领导干部的协助与支持、各有关部门的配合，因地制宜。根据不同对象，采取不同的教育方法、方式，还要注意教育效果，以不断提高社区健康教育质量。

（5）社区保健工作者主要包括全科医师、社区护士和其他社区工作者，他们的工作性质决定了他们不可能了解太多的眼科知识，特别是白内障知识，因而，若想让他们参与白内障防盲治盲工作，对他们进行常规的白内障医疗保健知识培训是非常有必要的。

（6）我国农村人口占大多数，他们的经济、文化水平均相对落后，贫困、缺乏医学知识、不良的健康观念和疾病因果观、对医务人员的不信任等，常常影响他们去就医严重影响着社区居民的健康。只有通过提供以社区为范围的服务，才能全面了解人们健康问题的性质、形态和公众的就医行为。医师在诊所或医院中所接触到的疾病或患者，仅仅是社区中所有健康问题或患者中的一部分。由于80%的健康问题通过各种形式的自我保健获得痊愈，仅20%的患者出现在医师的办公室或医院的诊室里。如果仅从在医院或诊所中接触到的疾病去研究人们健康问题的性质、形态和公众的就医行为，是无法获得关于人们健康问题的完整资料的。因此，在维护个人及其家庭的健康方面，个人及其家庭的主观能动性起决定性的作用，医师所起的作用是非常有限的。

（陈　乔）

参考文献

[1] 董方田. 眼科诊疗常规. 北京：人民卫生出版社，2013.

[2] 施玉英. 现代白内障治疗. 北京：人民卫生出版社，2006：31-32.

[3] 李绍珍. 眼科手术学. 北京：人民卫生出版社，2000.

[4] 杨培增，陈家祺，葛坚，等. 眼科学基础与临床. 北京：人民卫生出版社，2006.

[5] 葛嫣然，邵宏超，王福海，等. 雌激素对兔视网膜再灌注损伤的保护作用［J］. 河北联合大学学报（医学版），2013，15（5）：625-626.

[6] 葛嫣然，邵宏超，王福海，等. 兔视网膜缺血再灌注损伤中Caspase-9的表达和雌激素对其影响［J］. 医学理论与实践，2013，25（17）：2241-2242.

第十章

眼睑与泪器病

第一节　眼睑充血、出血、水肿

一、眼睑充血

眼睑充血（congestion of the eyelids）可因眼睑皮肤的炎症、睑腺炎症、睑周围组织炎症的蔓延，虫咬、化学物质刺激、物理性刺激，如热、辐射等均可造成。睑缘充血为睑缘炎、屈光不正、眼疲劳、卫生条件差等均可引起。充血一般为亮鲜红色。

暗红色的充血为血液回流障碍，凡是血液回流障碍的疾病均可引起，常同时伴有眼睑水肿。

治疗：根据发病的原因治疗。

二、眼睑出血

眼睑出血（hemorrhage of the eyelids）：造成眼睑出血的全身原因如咳嗽、便秘、高血压动脉硬化、败血症、有出血素质者、胸部挤压伤等，一般出血较局限。

局部原因造成的眼睑出血多为外伤，可以是眼睑直接外伤引起，也可以是眼眶、鼻外伤或颅底骨折引起，出血渗透到眼睑皮下，可以沿着皮下疏松的组织向四周蔓延，一直跨过鼻梁侵入对侧眼睑。严重的是颅底骨折所致的出血一般沿着眶骨底部向鼻侧结膜下和眼睑组织渗透，多发生在受伤后的数日。眶顶骨折所致的出血沿提上睑肌进入上睑，眶尖骨折沿外直肌扩散，眶底骨折出血进入下睑。

随血量的多少，出血可为鲜红色、暗红色、紫红色或黑红色。

治疗如下。

（1）少量浅层出血无需治疗，数日后可自行吸收。

（2）出血多时，于当时立即作冷敷以停止出血，同时可使用止血药物如止血敏、维生素K、止血芳酸、三七粉或云南白药等。数日后不再出血时可作热敷促进吸收。

（3）用压迫绷带包扎。

（4）有眶顶、眶尖、颅底骨折需请神经外科会诊，治疗。

三、眼睑水肿

眼睑水肿（oedema of the eyelids）系眼睑皮下组织中有液体潴留，表现为皮肤紧张、光亮感。

（1）炎性水肿：为局部原因，眼睑炎症或附近组织炎症如眼睑疖肿、睑腺炎、睑皮肤炎、泪囊炎、眶蜂窝织炎、丹毒、严重的急性结膜炎、鼻窦炎等。眼睑皮肤肿、红、局部温度升高，有时有压痛，可伴有淋巴结肿大，严重者全身畏寒、发热。

（2）非炎性水肿：为血液或淋巴液回流受阻。局部原因见眶内肿物。全身病见于心、肾病、贫血，非炎性者皮肤色为苍白。

治疗：根据病因进行治疗。

（赵春玲）

第二节　眼睑炎症

一、睑腺炎

睑腺炎（hordeolum）也称麦粒肿，俗称"挑针眼"，是化脓性细菌侵入眼睑腺体而引起的一种急性炎症。眼睑皮脂腺或汗腺被感染者称外睑腺炎；睑板腺被感染者称为内睑腺炎，多由金黄色葡萄球菌感染引起。

（一）诊断步骤

1. 病史采集要点

（1）起病情况：起病急骤。

（2）主要临床表现：患眼局部有红、肿、热、痛等典型急性炎症表现，内睑腺炎炎症较局限，有硬结、疼痛和压痛。睑结膜面充血肿胀，2～3天后中心形成一黄色脓点，可自行穿破睑结膜而痊愈。外睑腺炎炎症集中在睫毛根部的睑缘处，初起眼睑红肿范围较弥散，剧烈疼痛，有硬结，压痛明显，同侧耳前淋巴结可肿大。如感染靠近外眦部，可引起反应性球结膜水肿，2～3天后局部皮肤出现黄色脓点，硬结软化，可自行溃破排出脓液，红肿迅速消退，症状缓解，多在1周左右痊愈。也可自行吸收消退。如炎症反应剧烈，可发展成眼睑脓肿，整个眼睑红肿，并波及同侧颜面部，球结膜反应性水肿剧烈，可脱出睑裂外，伴有体温升高、寒战、头痛等全身中毒症状，如不及时处理，有可能引起败血症或海绵窦血栓而危及生命。

2. 体格检查要点

（1）一般情况：感染严重时有不同程度发热。

（2）眼睑皮肤：红肿、硬结和压痛，外睑腺炎可有脓肿形成。

（3）结膜：睑结膜充血肿胀，内睑腺炎可有黄色脓点。严重时球结膜有水肿。

（4）淋巴结：同侧耳前淋巴结肿大。

（二）诊断对策

1. 诊断要点　根据以下要点即可诊断：①一个眼睑的部分红肿。②明显压痛。③硬结。

④病变不在泪囊和泪腺部位。

2. 鉴别诊断要点

（1）与眼睑蜂窝织炎鉴别：睑腺炎严重时整个眼睑红肿，皮肤面无脓点显露，易误诊为蜂窝织炎。睑腺炎眼睑红肿并不均匀一致，在肿块处充血及肿胀明显，压痛明显，而在其他部位压痛不明显。蜂窝织炎红肿比较弥漫，上、下眼睑均可累及，毒血症状较重。

（2）与睑板腺囊肿鉴别：内睑腺炎与睑板腺囊肿同样是睑板腺的炎症，应注意鉴别。睑板腺炎是急性炎症，红肿、疼痛症状明显，在睑结膜上有脓点出现。睑板腺囊肿在睑结膜上有一个暗红色斑点，穿破后该处有半个米粒大的肉芽组织。化脓性睑板腺囊肿也呈急性炎症表现，但炎症不及睑腺炎剧烈，先有包块，而后继发感染，手术切开可见胶样内容物。

（三）治疗对策

1. 治疗原则

（1）热敷：每日3~4次，每次15~20分钟。

（2）局部用抗生素眼水和眼膏。

（3）有发热、炎症反应剧烈者口服抗生素。

（4）脓肿形成后切开引流。

2. 治疗方案

（1）手术适应证：睑腺炎局限，化脓并有黄白色脓点时。

（2）手术禁忌证：睑腺炎未化脓局限时。

（3）术前准备：无特殊要求。

（4）麻醉：外睑腺炎无需麻醉，内睑腺炎可用表面麻醉。

（5）手术要点

1）外睑腺炎切口在皮肤表面，与睑缘平行；内睑腺炎切口在睑结膜面，与睑缘垂直。

2）脓肿较大时应放置引流条。

3）内睑腺炎有肉芽组织形成时应带蒂剪除。

4）术毕涂抗生素眼膏后盖眼垫。

（6）手术注意事项

1）切开排脓后切勿挤压排脓，以免感染扩散。

2）切口应足够大，使排脓通畅，否则可能形成肉芽组织。

3）放置引流条不宜太紧使切口阻塞。

（四）术后观察和处理

（1）术后第一天换药，放置引流条者，如引流的脓液较多应更换引流条，如脓液较少可拔除引流条。

（2）局部应用抗生素药物。

（3）有全身症状者或伴有其他部位的感染者，应全身给予抗生素药物。

二、睑板腺囊肿

睑板腺囊肿（chalazion）又称霰粒肿，是睑板腺出口阻塞、腺体的分泌物潴留在睑板内对周围组织刺激引起的一种炎性肉芽肿。有一纤维结缔组织包囊，囊内含有睑板腺分泌物及包括巨噬细胞在内的炎症细胞浸润。

（一）诊断步骤

1. 病史采集要点

（1）起病情况：病程缓慢。

（2）主要临床表现：表现为眼睑皮下类圆形的硬块，边界清楚，通常与皮肤无粘连，大小不等。较大的睑板腺囊肿可使局部皮肤隆起，无压痛，自觉无疼痛不适，可引起上睑下垂。睑结膜处呈暗紫色。小的囊肿可自行吸收消退，多数长期不吸收或逐渐变大变软，最后自行破溃，在睑结膜面形成肉芽肿。继发感染形成化脓性睑板腺囊肿，临床表现与内睑腺炎相同。

2. 体格检查要点

（1）眼睑皮肤：皮下类圆形的硬块，边界清楚，通常与皮肤无粘连，无压痛。如继发感染皮肤红肿，有压痛。

（2）结膜：睑结膜面呈暗紫色，破溃后在睑结膜面形成肉芽肿。

（二）诊断对策

1. 诊断要点　多见于青少年或中壮年；眼睑皮下类圆形硬块，无压痛；睑结膜面呈暗紫色，破溃后在睑结膜面形成肉芽肿。

2. 鉴别诊断要点

（1）与睑板腺癌鉴别：睑板腺癌肿块坚实，常见于中老年女性，因此老年人眼睑一个部位反复发生的霰粒肿应怀疑睑板腺癌，病理检查可确诊。

（2）与睑腺炎鉴别：当睑板腺囊肿继发感染时与内睑腺炎临床表现一样，但睑板腺囊肿在发生内睑腺炎前已存在无痛性包块。

（三）治疗对策

1. 治疗原则

（1）较小的囊肿早期热敷，局部应用抗生素药物。

（2）一般需手术刮除，应将囊肿内容物与囊壁一起清除干净。

2. 术前准备

（1）眼部滴抗生素眼水1~3天。

（2）检查凝血功能，女性避开月经期。

（3）洗脸，清洁面部。

3. 治疗方案

（1）非手术治疗：抗生素眼液滴眼，热敷，较小的囊肿可以完全吸收。

（2）手术治疗

1）手术指征：①囊肿较大在眼睑皮肤明显隆起者。②囊肿溃破在睑结膜面形成肉芽组织时。

2）手术时机：非手术治疗无效，眼睑、结膜和角膜无急性炎症者。

3）麻醉：表面麻醉，囊肿周围皮下及结膜下浸润麻醉。

4）睑板腺囊肿摘除手术要点：①检查囊肿位置、数目、避免遗漏。②用睑板腺囊肿夹夹住囊肿后翻转眼睑。③从结膜面以尖刀刺入并切开囊肿，切口与睑缘垂直。④用小刮匙伸入切口，彻底刮除囊肿内容物。⑤用有齿镊夹住囊壁，用尖头剪剪除囊壁。⑥如囊肿的囊壁靠近皮肤面，皮肤很薄，可从睑皮肤面做平行于睑缘的切口，进入囊腔。去除囊壁后缝合皮肤。⑦如囊肿破溃后形成肉芽肿，应先剪除肉芽组织后再在破口处扩大切口刮除囊肿内容物。⑧术毕手掌按压 15 分钟，确认无活动性出血后涂抗生素眼膏包眼。

（四）术后观察和处理

1. 一般处理

（1）术毕时可有少量出血，加压包扎后嘱患者用手掌压迫眼睑切口部 15 分钟止血。

（2）术后次日换药，涂抗生素眼膏包眼。

（3）有皮肤缝线者，术后 5 天拆除缝线。

2. 手术并发症的观察及处理

（1）出血：如术后数小时发生大出血，除外全身心血管或血液病，主要是术中损伤了睑动脉弓。如有活动性出血，应翻转眼睑，用霰粒肿夹压迫切口周围，以压迫止血。如压迫无效，应清除切口内腔的积血块，仔细寻找活动性出血点，先电凝止血，再在切口直接缝合，亦可在切口一侧或两侧做缝合压迫止血。皮下瘀血斑可自然吸收。术后全身可适当予以止血药。

（2）皮肤穿破：术前应认真检查霰粒肿的特征及其与周围组织的关系，以选择睑结膜或皮肤切口。一旦皮肤穿破较大应缝合修补。

（3）泪小管断裂：靠近内眦部囊肿切除时，可在泪小管内滞留泪道探针再手术，以免术中伤及泪小管。

（4）术后皮下遗留硬结或囊肿复发：多由于深层哑铃状霰粒肿清除不彻底，较小霰粒肿被遗漏，残留肥厚囊壁或内容物所致。术前认真检查避免遗漏，术中尽量剪除干净囊壁。如术中切开霰粒肿发现内容物为实性肿物，或老年人发生睑板腺囊肿，特别是复发性囊肿，应行病理检查排除睑板腺癌。

（5）睑缘变形：近睑缘的霰粒肿在睑结膜面作切口时，常损伤睑缘后唇和前唇，造成睑缘瘢痕或损伤睫毛根部。对于睑缘霰粒肿，如位于睑板下沟附近或在睑板腺开口处，应作睑缘间灰线切口。如从皮肤面穿破形成肉芽组织，术后睑缘皮肤也可能变形，此时可待半年后瘢痕稳定，再行修整。

三、睑缘炎（blepharitis）

睑缘是眼睑皮肤和睑结膜汇合处，其上有睫毛毛囊和睑板腺的开口，容易导致细菌感染而发生炎症，分鳞屑性（squamous blepharitis）、溃疡性（ulcerative blepharitis）和眦部睑缘炎（angular blepharitis）三种类型。

（一）诊断步骤

1. 病史采集要点

（1）起病情况：缓慢。

（2）主要临床表现：自觉痒、痛、异物感等不适症状，长久不愈者睑缘肥厚变形，有睑外翻、溢泪等。

（3）既往史：屈光不正、营养不良、贫血等。

2. 体格检查要点

（1）睑缘充血、肿胀、糜烂、有鳞屑覆盖，睫毛可脱落或倒睫。

（2）睑缘肥厚变形，可有睑外翻、结膜充血。

（3）荧光素染色检查显示角膜点状上皮染色。

（二）治疗对策

（1）治疗全身慢性病、矫正屈光不正等。

（2）生活规律，减少刺激性食物及烟酒等刺激。

（3）清洁、热敷、按摩眼睑。

（4）抗生素药物及皮质类固醇药物的应用。

四、接触性皮炎

接触性皮炎（contact dermatitis）是眼睑皮肤对某种致敏原或化学物质所产生的过敏反应或刺激反应。过敏引起的接触性皮炎是眼睑皮肤对致敏原的免疫反应，以瘙痒为特点。刺激引起的接触性皮炎是眼睑皮肤对化学物质的非免疫反应，以烧灼感或刺痛等感觉为特征。

（一）诊断步骤

1. 病史采集要点

（1）起病情况：一般起病急骤。

（2）主要临床表现：急性期眼睑红肿，皮肤出现丘疹或疱疹，主觉痒及烧灼感，有渗液。急性期后，渗液减少，红肿减轻，但皮肤表面变得粗糙，有痂皮及脱屑，睑结膜肥厚、充血。有时在开始用某种药物时并无不良反应，但当连续使用一个阶段后才出现过敏反应。

2. 体格检查要点

（1）眼睑皮肤：急性期眼睑红肿，皮肤可见丘疹或疱疹，急性期后，红肿减轻，皮肤表面粗糙，有痂皮及脱屑。

（2）结膜：睑结膜可显著肥厚及充血。

（二）诊断对策

1. 诊断要点　有局部用药史及接触化学物品病史；局部瘙痒或刺痛；眼睑皮肤湿疹样皮损，充血水肿明显，但没有疼痛感或压痛。

2. 鉴别诊断要点　主要应与睑腺炎鉴别：睑腺炎疼痛感觉明显，并有局部硬结和压痛，皮肤没有皮损。接触性皮炎以瘙痒感或烧灼感明显，没有硬结，伴有皮损。

（三）治疗对策

（1）立即中断与致敏原或刺激原的接触。

（2）局部用氯化钠溶液或3%硼酸溶液湿敷。

（3）短期使用地塞米松眼水，皮肤面涂皮质类固醇类眼膏。

（4）全身应用维生素C和抗组织胺药，严重时口服皮质类固醇类药物。

（5）戴深色眼镜减少光线刺激。

五、单孢病毒性睑皮炎

单孢病毒性睑皮炎（herpes simplex palpebral dermatitis）是常见的病毒性睑皮炎之一，

是由人单纯疱疹病毒Ⅰ型感染所致的急性眼周皮肤疾病。易复发，常在高热、上呼吸道感染、紧张和劳累之后，也可见于孕妇及衰弱的老年人。

（一）诊断步骤

1. 病史采集要点

（1）起病情况：急性起病。

（2）主要临床表现：病变可侵犯上、下睑，下睑多见。疱疹呈多个或簇状，半透明，周围充血、水肿、有刺痒、疼痛与烧灼感。初起水泡内含有透明黄色液体，一周左右可吸收结痂，一般不化脓，不留瘢痕，少数可由睑缘向眼球蔓延，累及角膜。

2. 体格检查要点

（1）眼睑皮肤：眼睑皮肤疱疹呈多个或簇状，半透明，周围充血、水肿。不化脓，不留瘢痕。

（2）眼表：可有结膜充血，角膜可有上皮病变。

（3）可有耳前淋巴结肿大。

（二）诊断对策

1. 诊断要点　多见于年老体弱者；眼睑皮肤疱疹，愈合后不留瘢痕；睑结膜可有充血，角膜可有病变。

2. 鉴别诊断要点　与带状疱疹病毒性睑皮炎鉴别：带状疱疹病毒性睑皮炎疼痛明显，皮疹不超过中线，愈合后有瘢痕，并有色素沉着。

（三）治疗对策

1. 局部　皮肤面用0.1%无环鸟苷（阿昔洛韦）眼膏或疱疹净（碘苷）眼膏，结膜囊滴0.1%无环鸟苷眼水以防角膜受累。

2. 全身　严重者全身应用无环鸟苷。

六、带状疱疹睑皮炎

带状疱疹睑皮炎（herpes zoster palpebral dermatitis）是常见的病毒性睑皮炎之一，是由于水痘－带状疱疹病毒感染了三叉神经的半月神经节或三叉神经的第一支或第二支引起。正在接受放射治疗或免疫抑制剂治疗的患者易发生。

（一）诊断步骤

1. 病史采集要点

（1）起病情况：急性起病。

（2）主要临床表现：先有三叉神经分布区剧烈疼痛，数日后皮肤上出现簇状疱疹。有畏光、流泪。

2. 体格检查要点

（1）眼睑皮肤：疱疹局限在面部一侧，绝不超过中线为特点。眼神经受累时疱疹分布在患侧头皮、额部及上睑皮肤，如眶下神经受累时疱疹同时分布在下睑、颊部和上唇皮肤。

（2）结膜充血，角膜上皮或基质炎症。

（3）如疱疹出现在鼻翼等处时说明鼻睫状神经受累，发生角膜炎和虹膜炎的可能性更大。

（4）可有耳前淋巴结肿大。

（5）炎症消退后皮肤留有瘢痕，并有色素沉着。

（二）治疗对策

（1）休息、避光、止痛、镇静。

（2）局部应用抗病毒眼药，应用抗生素药物预防继发感染。

（3）严重患者全身应用抗病毒药物。

（4）合并角膜炎或虹膜炎者需积极治疗。

（赵春玲）

第三节　睑腺疾病

睑板腺分泌亢进或皮脂溢是常见的眼病，睑板腺分泌亢进主要症状是睑缘有白色泡沫状分泌物，它好集中于眦角，特别是在早晨。睑板腺分泌亢进可以伴有皮脂溢，在青春期更显著，有时在更年期也可以是孤立的和局部的皮脂溢。分泌物也可变成半固体和奶酪样，黄色油状如脓，患者常有眼痒、磨等不适感。裂隙灯下可见睑板腺开口处隆起，轻挤压有分泌物自开口处溢出。分泌物量大时可挡住角膜造成雾视，眨眼后视物变清楚。严重的病例睑板增生和睑板水肿，而产生皮脂溢性鳞屑性睑缘炎或慢性睑板腺结膜炎，有的病例有慢性感染而恶化。治疗采用睑板腺按摩术。

睑腺疾病指眼睑腺体急性、慢性，化脓或非化脓性炎症。因睑腺位于眼睑组织深部，但开口于睑缘，细菌可通过开口处进入腺体而引起睑腺炎症。睑腺炎有外睑腺炎及内睑腺炎。

一、外睑腺炎

（一）病因

外睑腺炎（external hordeolum）俗称"针眼"，又称睑缘疖或叫外麦粒肿，为睫毛毛囊根部 Zeis 腺急性化脓性炎症。为葡萄球菌感染所致。

（二）症状

（1）自觉眼睑胀痛或眨眼时疼痛，尤其发生在眦角者疼痛更明显。

（2）初起眼睑局限性红肿，如炎症严重可以是上睑或下睑弥漫性红肿，指触有硬结及压痛，发生在眦角者常伴有球结膜水肿。

（3）轻者经治疗消退或未治疗自行消退，或过 3～5 天后硬结变软、化脓，脓头在睫毛根部破溃排脓后红肿、疼痛逐渐消退。

（4）重者伴有耳前或下颌下淋巴结肿大。致病毒力强者或全身抵抗力弱者，可发展成为眶蜂窝织炎，伴有畏寒、发热等全身症状。

（三）治疗

（1）早期用超短波治疗或局部热敷，促进浸润、硬结吸收，或促进化脓。但也有主张用冷敷，局部滴抗生素眼药水及眼药膏。

（2）如已出现脓头，在皮肤消毒后切开排脓，切口应平行于睑缘以免损伤眼轮匝肌，痊愈后瘢痕不明显。如脓腔大未能排净脓液，应放入橡皮引流条，每日换药更换引流条，直至无脓时取去。1～2 天后伤口即可愈合。

（3）局部炎症重者或伴有淋巴结肿大者应全身使用磺胺制剂或抗生素口服或肌肉注射，必要时可静脉滴注。

（4）顽固反复发作者，可做脓液培养，结合药敏结果选用敏感的抗生素。

注意睑腺炎未成熟或已破溃出脓，切忌不可挤压，以免感染扩散，引起蜂窝织炎、海绵窦脓栓等严重并发症。

二、内睑腺炎

（一）病因

内睑腺炎（internal hordeolum）为睑板腺（Meibomian 腺）急性化脓性炎症或睑板腺囊肿继发感染。多为葡萄球菌感染。

（二）症状

（1）眼睑红肿、疼痛，由于炎症为致密的睑板纤维组织所包绕，红肿一般较外睑腺炎轻，但疼痛却较之为重，相应的睑结膜面充血明显。

（2）数日后化脓，脓点出现在睑结膜面，并从该处自行穿破，向结膜囊内排脓，也有从睑板腺开口处排脓者。

（三）治疗

（1）同外睑腺炎治疗。

（2）化脓后切开应作在睑结膜面，切口应与睑缘垂直，但注意切开勿达及睑缘，以免愈合后留有切迹。

三、睑板腺囊肿

（一）病因

睑板腺囊肿（chalazion）为睑板腺非化脓性、慢性炎症，本病系由睑板腺排出受阻，分泌物的潴留而形成慢性炎性肉芽肿。

（二）症状

（1）可发生于任何人，任何年龄，尤以儿童更常见，自觉症状很少，常在闭眼时发现囊肿处皮肤隆起，皮肤颜色正常，可单发、多发、单眼或双眼，也有上下睑同时发生的。

（2）囊肿局限于睑板腺内者，仅于皮肤面囊肿处摸到硬结，无压痛，与皮肤不粘连，相应的结膜面为局限性紫红或紫蓝色充血，较小的囊肿如小米粒大小，大的可达豌豆大小。

（3）小的囊肿可自行吸收，大的囊肿可自结膜面脱出，排出半透明的胶样物，该处常留有红色息肉，少数囊肿也可自睑缘或皮肤面脱出，呈一淡红色隆起，该处皮肤极薄，破溃后则肉芽组织突出。

（三）治疗

（1）较小的囊肿可用1%白降汞眼药膏涂于结膜囊内，每日两次，并按摩可帮助吸收。又囊肿内注射地塞米松（5mg/ml）0.1ml或泼尼松龙（25mg/ml）0.1ml有效。国外用地塞米松（24mg/ml）0.1ml注射于囊肿内。

（2）较大的囊肿应手术切除，切除时如不能刮出胶样物质，应考虑有睑板腺癌的可能性，应切除一块送病理检查以进一步确诊，尤其是老年患者更应送活检。

（3）眼睑皮下脱出或睑缘脱出的肉芽组织可手术治疗，但因皮肤破溃，切除肉芽组织后皮肤极脆，难于对合，缝合易豁开。如取冷冻治疗，选择合适大小的冷冻头，待出现冰霜时，将冷冻头压在肉芽肿上，持续 2~3 分钟，待肉芽肿全部变白，取下冷冻头，待其自行复温。如上两个冻融周期，间隔 2~3 周后，再行第二次冷冻，一般冻 2~3 次，愈后不留瘢痕，但该处睫毛会脱落，而不再生。

（赵春玲）

第四节　眼睑皮肤病

一、眼睑湿疹

（一）概述

眼睑湿疹又称眼睑湿疹性皮炎，是由于眼睑部慢性炎症或致敏物质引起的急性或慢性眼睑皮肤炎症。也可为全身或面部湿疹的一部分，可单独出现在眼睑。

（二）临床表现

（1）有致敏物质接触史。

（2）患处奇痒、烧灼感。

（3）急性者眼睑突然红肿，继而出现丘疹、水疱、糜烂、结痂、脱屑等。

（4）亚急性者表现为眼睑皮肤暗红斑块，伴有结痂、鳞屑、少量丘疹、渗出等。

（5）慢性者起病缓慢，眼睑皮肤增厚，表面鳞屑脱落，也可伴有结膜和角膜炎症表现。

（6）多见于过敏体质者。

（三）诊断

根据致敏物质接触史、患处奇痒，及临床表现可以诊断。

（四）鉴别诊断

1. 眼睑疱疹　常发生于感冒、高热或身体抵抗力下降时。病变多发生在下眼睑三叉神经眶下支分布的范围内，患处刺痒和烧灼感，出现多个或成群的针尖大小、半透明的疱疹，结痂脱落后通常不留痕迹。严重者耳前淋巴结肿痛。

2. 眼睑脓疱病　金黄色葡萄球菌或溶血性链球菌感染引起的眼睑皮肤脓疱病。眼睑出现鲜红色丘疹、水疱、黄色脓疱，脓疱破溃后形成一层黄色的痂皮，脱落后不留瘢痕。

（五）治疗

（1）仔细询问病史，寻找致敏原，去除病因，避免接触外界刺激因素。

（2）急性期可应用生理盐水或 2%~3% 硼酸溶液湿敷，每次 30 分钟。待炎症控制后改用糖皮质激素软膏、氧化锌油剂或糊剂局部涂用，每日 3~4 次。

（3）全身应用抗组胺药物，如口服苯海拉明、阿司咪唑（息斯敏）、特非那定（敏迪）等，可减轻局部反应。

（4）严重病例可口服或静脉给予糖皮质激素，以便迅速控制症状。

（5）如有继发感染应给予敏感的抗生素治疗。

（六）临床路径

1. 询问病史　注意过敏史、特殊物质接触史。

2. 体格检查　注意眼睑部湿疹形态、分布、大小等。

3. 辅助检查　一般不需要。严重或复发病例可进行过敏源检查。如有继发感染，应进行细菌培养和药物敏感试验。

4. 处理　根据病情及病变严重程度选择治疗，主要措施为避免过敏源、抗过敏治疗，必要时应用糖皮质激素。

5. 预防　积极寻找过敏源。避免接触外界刺激因素。

二、单纯疱疹病毒性睑皮炎

（一）概述

本病是由单纯疱疹病毒感染所引起的眼睑部病变。多发生于感冒、高热或身体抵抗力降低时，易复发，也可并发单纯疱疹病毒性角膜炎。

（二）临床表现

（1）常有感冒发热史。

（2）自觉眼睑患处刺痒和烧灼感。

（3）病变多发生在下眼睑的三叉神经眶下支分布的范围内。

（4）眼睑或睑缘部出现多个或成群的针尖大小、半透明的疱疹，多在 7 日后结痂脱落，通常不留痕迹。

（5）鼻翼皮肤以及口唇部也可出现疱疹。

（6）严重者耳前淋巴结肿痛。

（三）诊断

（1）根据病史和典型的眼部表现，可做出诊断。

（2）实验室检查，如疱液涂片检查、疱液病毒培养与接种、间接荧光抗体检查、血清抗体测定等，有助于诊断。

（四）鉴别诊断

1. 眼睑脓疱病　金黄色葡萄球菌或溶血性链球菌感染引起的眼睑皮肤脓疱病。眼睑出现鲜红色丘疹、水疱、黄色脓疱，脓疱破溃后形成一层黄色的痂皮，脱落后不留瘢痕。

2. 眼睑湿疹　急性或慢性过敏性睑皮炎症。多有过敏史。局部皮肤潮红、水疱、奇痒、皮肤增厚。

（五）治疗

（1）保持局部清洁，防止继发感染。

（2）结膜囊内滴用抗病毒滴眼液如阿昔洛韦。皮损处涂敷更昔洛韦眼膏。

（3）支持疗法：多饮水，适当休息。

（4）可酌情选用干扰素。

（六）临床路径

1. 询问病史　注意眼部症状是否出现于受凉、感冒、上呼吸道感染后。

2. 体格检查　全身检查，尤其是呼吸系统检查。测量体温。注意眼睑的改变。

3. 辅助检查　一般不需要。如不能确定诊断，可进行实验室检查，以便确定是否是单纯疱疹病毒感染。

4. 处理　主要为眼部抗病毒治疗。

5. 预防　预防病毒感染。

三、带状疱疹病毒性睑皮炎

（一）概述

本病是由带状疱疹病毒感染三叉神经半月神经节或三叉神经第一支所致。多见于老年人或体弱者。

（二）临床表现

（1）多有发热、乏力、全身不适的前驱症状。

（2）随后病变区出现剧烈的神经痛和皮肤知觉减退或消失。

（3）数日后可出现相应部位额部和眼睑皮肤潮红、肿胀，出现成簇的透明小泡。小泡基底有红晕，疱疹间可见正常皮肤。随之水疱破溃、结痂、色素沉着及皮肤永久性瘢痕。

（4）病变通常局限于单侧，以颜面正中为分界线。

（5）带状疱疹除侵犯眼睑前额皮肤外，常合并角膜炎、虹膜炎等。

（6）炎症消退后，皮肤感觉数月后才能恢复。

（三）诊断

根据病史和典型的眼部表现，可做出诊断。

（四）鉴别诊断

1. 单纯疱疹病毒性睑皮炎　为单纯疱疹病毒感染所引起的眼睑部病变。多发生于感冒、高热或身体抵抗力下降后。眼睑或睑缘部出现多个或成簇的针尖大小的疱疹，多在 7 日后结痂脱落，通常不留痕迹。

2. 眼睑湿疹　为急性或慢性过敏性睑皮肤炎症。多有过敏史。局部皮肤潮红、水疱、奇痒、皮肤增厚。

（五）治疗

（1）一般治疗适当休息，提高机体抵抗力，必要时给予镇痛剂和镇静剂。

（2）疱疹未溃破时，局部无需用药治疗。

（3）疱疹破溃无继发感染时，患处可涂敷 3% 阿昔洛韦眼膏或 0.5% 疱疹净眼膏。

（4）患处如有继发感染，加用抗生素滴眼液湿敷，每日 2~3 次。

（5）滴用 0.1% 阿昔洛韦滴眼液，防止角膜受累。

（6）对重症患者应全身应用阿昔洛韦、抗生素及糖皮质激素。

（7）伴有角膜炎、虹膜睫状体炎患者，除抗病毒治疗外，应滴用睫状肌麻痹剂。

（六）临床路径

1. 询问病史 重点注意全身情况，有无发热、乏力、不适等前驱症状。患处是否有明显的神经痛。

2. 体格检查 患处是否有成簇水疱，是否单侧性，病变是否沿三叉神经分布区域分布。

3. 辅助检查 一般不需要。如对诊断有怀疑，可在皮损处刮片查细胞核内包涵体。

4. 处理 对症处理，以及眼部抗病毒治疗。

5. 预防 增强体质，预防病毒性感染。

四、眼睑丹毒

（一）概述

眼睑丹毒是由溶血性链球菌感染所致的眼睑皮肤及皮下组织的急性炎症。常因眼睑擦伤、伤口感染、面部或其他部位丹毒蔓延而来。常同时累及上下眼睑。

（二）临床表现

（1）眼睑局部剧烈疼痛和压痛。

（2）常有高热、寒战、乏力等全身中毒症状。

（3）眼睑皮肤呈鲜红色，充血、肿胀、隆起、质硬，表面光亮、紧张，病灶边缘与正常组织之间分界清楚，周围有小疱疹包围。严重者皮肤呈黑色，深部组织坏疽。

（4）炎症可向眶内或颅内蔓延，导致蜂窝织炎、视神经炎、海绵窦炎或脑膜炎。

（5）耳前和颌下淋巴结常肿大。

（6）血常规检查可见白细胞特别是中性粒细胞升高。

（三）诊断

根据急性发病过程和临床表现，可以确诊。

（四）鉴别诊断

1. 眼睑麻风 是麻风杆菌感染的眼部表现。皮肤主要累及眉部及眼睑。皮肤涂片可查到麻风杆菌。

2. 鼻窦炎 眼睑丹毒合并有眶蜂窝织炎患者应拍 X 线片除外鼻窦炎。

（五）治疗

（1）积极抗感染治疗，早期、足量、有效使用敏感的抗生素。

（2）眼部热敷或理疗，涂抗生素软膏，局部紫外线照射。

（3）炎症控制 1 周后，皮肤颜色逐渐恢复正常，但仍需继续给药，以防复发或转为慢性。

（4）支持疗法尽量卧床休息，补充维生素。

（5）寻找眼睑附近的原发病灶，如鼻窦炎、咽炎、口腔疾病等进行治疗。

（六）临床路径

1. 询问病史 眼睑有否擦伤和伤口感染，面部或其他部位丹毒史。

2. 体格检查 重点注意眼睑皮肤的改变。

3. 辅助检查 进行血常规检查，可发现中性粒细胞升高。

4. 处理　选择敏感的抗生素进行眼部和全身早期、足量的治疗。

5. 预防　积极治疗眼睑擦伤，防止伤口感染，治疗眼睑附近病灶如鼻窦炎、咽炎、口腔疾病等。

五、眼睑脓疱病

（一）概述

眼睑脓疱病是由金黄色葡萄球菌或溶血性链球菌感染所致的眼睑皮肤脓疱病。病变位于真皮内，为广泛的皮肤表层化脓性炎症。

（二）临床表现

（1）眼睑出现鲜红色丘疹及水疱，水疱很快变成黄色脓疱，破溃后形成一层黄色的痂皮，脱落后不留瘢痕。

（2）新生儿的脓疱病称为新生儿脓疱病，多发生在颜面并常伴有全身症状。

（3）成人眼睑脓疱病常波及眉弓部、面部、头部等。

（三）诊断

根据临床表现可以诊断。

（四）鉴别诊断

1. 单纯疱疹病毒性睑皮炎　是由单纯疱疹病毒感染所致的眼睑病变。多发生于感冒、发热之后。在下睑三叉神经眶下支分布的范围内出现成簇的半透明疱疹，1 周左右结痂脱落，不留痕迹。严重者伴有耳前淋巴结肿大及压痛。

2. 眼睑湿疹　是由于致敏物质引起的急性或慢性眼睑皮肤炎症。眼睑红肿、丘疹、水疱、糜烂、结痂、脱屑或眼睑暗红斑块等。

（五）治疗

1. 局部治疗　用 3%～4% 硼酸溶液或 1 : 5 000 高锰酸钾溶液清洗局部，除去皮痂，涂抗生素眼药膏。

2. 全身治疗　选择敏感的抗菌药物进行治疗。较大的脓疱可切开排脓。

（六）临床路径

1. 询问病史　有无全身或眼睑感染史。有无糖尿病等易导致机体抵抗力下降的疾病。

2. 体格检查　注意眼睑和全身的感染情况。

3. 辅助检查　一般不需要。

4. 处理　选择敏感的抗菌药物进行早期、足量的治疗。

5. 预防　增强体质。

六、眼睑疖

（一）概述

眼睑疖又称毛囊炎，是由葡萄球菌感染所致的眼睑毛囊及毛囊周围的急性或亚急性化脓性炎症。皮肤有轻微擦伤或体质虚弱者容易发生。

（二）临床表现

（1）毛囊口处发炎，其周围逐渐形成硬结。

（2）硬结周围皮肤肿胀充血，数日后疖的顶端形成脓栓。

（3）脓栓和坏死组织脱落、溃疡形成、结疤。

（4）眼睑患病处局部明显触痛。

（4）可伴有全身发热、耳前淋巴结肿大。

（三）诊断

根据临床表现可以做出诊断。

（四）鉴别诊断

1. 单纯疱疹病毒性睑皮炎　是由单纯疱疹病毒感染所致的眼睑病变。多发生于感冒、发热之后。在下睑三叉神经眶下支分布的范围内出现成簇的半透明疱疹，1周左右结痂脱落，不留痕迹。严重者伴有耳前淋巴结肿大及压痛。

2. 眼睑湿疹　通常有致敏物接触史。急性起病者眼睑突然红肿，继而出现丘疹、水疱、糜烂、结痂、脱屑等。亚急性者表现为眼睑暗红斑块，伴有结痂、鳞屑、少量丘疹、渗出等。

（五）治疗

（1）局部热敷或理疗。大脓点可切开排脓，避免挤压以免感染扩散。局部涂抗生素眼膏。

（2）全身应用抗生素、磺胺药物。

（3）给予支持疗法及局部超短波治疗。

（六）临床路径

1. 询问病史　眼睑局部皮肤擦伤史。

2. 体格检查　毛囊口处发炎、硬结，硬结周围皮肤肿胀充血。

3. 辅助检查　一般不需要。

4. 处理　以抗感染治疗为主。

5. 预防　注意皮肤清洁。

七、眼睑炭疽

（一）概述

眼睑炭疽是炭疽杆菌经损伤的皮肤或黏膜进入眼睑皮下组织所引起的急性、无痛性皮肤坏疽性炎症。患者多为畜牧、屠宰场等工作人员。

（二）临床表现

（1）有畜牧类接触史，潜伏期2~3天。

（2）眼睑皮肤炎性丘疹迅速发展为含脓或血的大疱，周围组织红肿，很快中央坏死形成黑色结痂，周围有珍珠样透明紫色水疱。

（3）数日后，轻者水疱结痂、痂皮脱落、遗留瘢痕，重者焦痂腐烂、化脓、肉芽性溃疡，逐渐缓慢愈合，形成较大瘢痕，常导致眼睑畸形、外翻，甚至眼睑闭合不全。

（4）耳前淋巴结肿大、疼痛，发热、乏力等全身不适症状。

（三）诊断

（1）根据畜牧类接触史、发病急和临床表现，可以诊断。

（2）局部病变组织或水疱涂片检查可找到炭疽杆菌。

（四）鉴别诊断

1. 眼睑丹毒　由溶血性链球菌感染所致的眼睑皮肤及皮下组织的急性炎症。眼睑部剧烈疼痛和压痛。常有高热、寒战、乏力等全身中毒症状。眼睑皮肤呈鲜红色，充血、肿胀、隆起、质硬，表面光亮、紧张。严重者皮肤呈黑色，深部组织坏疽。耳前和颌下淋巴结常肿大。血常规检查可见白细胞特别是中性粒细胞升高。

2. 眼睑脓疱病　由金黄色葡萄球菌或溶血性链球菌感染所致的眼睑皮肤脓疱病。病变位于真皮内，为广泛的皮肤表层化脓性炎症。眼睑出现鲜红色丘疹及水疱，水疱很快变成黄色脓疱，破溃后形成一层黄色的痂皮，脱落后不留瘢痕。

（五）治疗

（1）充分休息，隔离治疗。

（2）局部双氧水或 1：5 000 高锰酸钾溶液洗涤，以保创面清洁，涂抗生素油膏。

（3）严禁切开、挤压，以防炎症扩散。

（4）全身抗生素治疗，如应用青霉素或磺胺类药物。原则为足量、长期（10 天以上），待全身症状消失且皮肤局部反复查菌阴性后方可以停药。

（5）病情严重者同时可加适量糖皮质激素治疗。

（六）临床路径

1. 询问病史　有无病畜接触史。

2. 体格检查　病变部位多个含脓血的水疱，黑色坏死的溃疡。

3. 辅助检查　病变组织涂片检查找到炭疽杆菌。

4. 处理　清洁皮肤，以药物来清洗。全身应及时、足量应用敏感抗生素。

5. 预防　注意工作环境卫生。早期发现皮肤受损处并及时治疗。

八、眼睑麻风

（一）概述

眼睑麻风为麻风杆菌感染所致的一种慢性全身性传染病的眼部表现，主要累及眉部及眼睑。

（二）临床表现

（1）全身性麻风感染可分为结核样型、界限类偏结核样型、中间界限类、界限类偏瘤型和瘤型五种。

（2）眼睑皮肤出现对称性边界不清的淡色斑或红斑。以后斑疹可转变为浅黄色或浅褐色圆形的疙瘩或肥厚斑块。晚期皮肤增厚，凹凸不平，使面貌丑怪，呈假面具状。

（3）眉毛发白、脱落，甚至脱光。

（4）早期眼睑感觉敏感，晚期感觉消失。

（5）瞬目运动减少。

（6）眼轮匝肌麻痹，眼睑闭合不全，睑外翻。

（7）可发生眼球萎缩。

（8）伴有面神经麻痹时可出现暴露性角膜炎，甚至角膜穿孔等。

（9）眼睑及附近可有粗大的皮神经。

（三）诊断

（1）根据典型的皮肤改变、感觉障碍等临床表现，可以诊断。

（2）皮肤涂片查出麻风杆菌，可以确诊。

（3）组织病理的典型改变及发现麻风细胞。

（四）鉴别诊断

1. 眼睑结核　由结核杆菌感染所引起的慢性眼睑皮肤疾病。溃疡灶直接涂片找结核杆菌。

2. 丹毒　全身症状明显，周围血白细胞增多，周围浅神经不粗大，检查抗酸杆菌阴性。

3. 结节病　无感觉障碍，周围浅神经不粗大，病损处查不到麻风杆菌。

（五）治疗

1. 原则　终止麻风传播，有效治疗，防止耐药，减少复发。

2. 应用抗麻风药物　如氨苯砜、醋氮苯砜、氯苯酚嗪、利福平等，通常两种以上联合用药。

3. 免疫治疗　如麻风疫苗、转移因子等。

4. 局部治疗　清洁眼睑，局部涂抗麻风药物。必要时清创、引流以清除溃疡组织。

5. 面神经麻痹者　应做上下眼睑缝合。

（六）临床路径

1. 询问病史　有否麻风患者或环境接触史。

2. 体格检查　注意全身情况，皮肤结节状或结核样变化。

3. 辅助检查　胸部 X 线检查，皮肤涂片查菌，麻风病免疫学检查。

4. 处理　全身联合抗麻风药物治疗；局部对症处理。

5. 预防　预防为主，避免与麻风病患者及环境接触。

九、眼睑结核及眼睑寻常狼疮

（一）概述

眼睑结核及眼睑寻常狼疮均是由结核杆菌感染所引起的慢性眼睑皮肤疾病。

（二）临床表现

（1）眼睑结核表现为结核性溃疡，多发生于睑缘，呈小结节，逐渐形成溃疡。溃疡底部凸凹不平，疼痛，溃疡逐渐愈合，形成瘢痕，导致睑外翻。

（2）眼睑寻常狼疮初期表现皮肤小而软的结节，红色或褐色，半透明，周围有红圈，表面有细小鳞屑的苹果酱样软性结节。结节逐渐扩大形成狼疮红斑，最终导致严重的瘢痕性眼睑外翻，甚至失明。

（三）诊断

（1）根据其缓慢的病程、典型的临床表现，可以诊断。

（2）溃疡灶直接涂片找结核杆菌。

（3）结核菌素试验阳性可辅助诊断。

（四）鉴别诊断

1. 眼睑麻风　为麻风杆菌感染的眼部表现。皮肤主要累及眉部及眼睑。皮肤涂片可查到麻风杆菌。

2. 睑板腺囊肿　结核性溃疡的初发期眼睑极小的结节，类似睑板腺囊肿。应注意结节周围及全身情况加以鉴别。

3. 睑板腺癌　眼睑结核性溃疡表现为睑缘逐渐扩大的结节及边界不整齐的溃疡，类似睑板腺癌的溃疡，必要时需要溃疡灶直接涂片找结核杆菌进行鉴别。

（五）治疗

（1）全身抗结核药物治疗。

（2）辅助治疗：口服或肌肉注射维生素 D，特别是维生素 D_2。可服用钙制剂。

（3）病变周围皮下注射链霉素及普鲁卡因混合液。局部涂抗结核药物如 5% 的链霉素软膏。

（六）临床路径

1. 询问病史　有无眼睑皮肤外伤史，全身其他部位结核病史。

2. 体格检查　注意眼睑皮肤的改变。

3. 辅助检查　拍摄 X 线胸片，进行细菌学检查、结核菌素试验。可应用聚合酶链反应（PCR）鉴别皮肤损伤处结核杆菌的 DNA。

4. 处理　及时、足量、规则、联合、全程抗结核药物治疗。

5. 预防　增强机体抵抗力，预防结核菌感染。

十、眼睑真菌感染

（一）概述

眼睑真菌感染是指由真菌引起的眼睑皮肤病变，由于真菌类型不同，临床表现也有差异。临床上分为浅层型和深层型。浅层感染多由念珠菌、小孢子菌等引起。深层感染多由孢子丝菌引起。

（二）临床表现

（1）有眼部长期应用抗生素、糖皮质激素史或全身长期应用糖皮质激素史。

（2）皮肤表层感染时，表现为睑缘充血水肿、眼睑部皮癣，病变逐渐扩大，病灶互相连接成环行。炎症大多限于表层，个别病例也可由化脓转为溃疡。睫毛脱落，逐渐再生。患处皮肤瘙痒、烧灼感。

（3）皮肤深层感染时，表现为逐渐扩大的炎性结节，肉芽组织增生，溃疡形成。疼痛症状往往不明显。但感染可向深层如眼眶骨、眼球发展。

（4）刮取鳞屑直接镜检可发现大量菌丝。真菌培养可鉴定出菌种。

（三）诊断

根据临床表现和实验室检查，如直接刮片或涂片检查，真菌培养、真菌荧光反应，免疫试验及组织病理检查等，可以诊断。

（四）鉴别诊断

眼睑湿疹是由于致敏物质引起的急性或慢性眼睑皮肤炎症。表现为眼睑红肿、丘疹、水疱、糜烂、结痂、脱屑或眼睑暗红斑块等。

（五）治疗

（1）尽可能停用抗生素及糖皮质激素。

（2）局部涂碘酊及抑制真菌的软膏，0.05%氯己定溶液局部湿敷后以 0.01% 克霉唑霜涂患处。必要时全身抗真菌治疗，两性霉素 B 对于念珠菌有较强的抑制作用，伊曲康唑或酮康唑对深浅部真菌都有抑制作用。

（3）支持疗法：加强营养，适当休息，增强抵抗力等。

（六）临床路径

1. 询问病史　有无眼部或全身长期应用抗生素或糖皮质激素史。

2. 体格检查　注意眼睑部皮肤有无鳞屑、癣。

3. 辅助检查　刮片镜检可发现菌丝。

4. 处理　眼睑部抗真菌治疗为主。反复发作的眼睑感染或合并全身症状者可联合全身抗真菌药物治疗。

5. 预防　注意合理应用糖皮质激素。保持皮肤清洁卫生。

十一、眼睑寄生虫感染

（一）概述

眼睑寄生虫感染少见。可通过蚊虫叮咬传播或毛囊蠕螨造成眼睑感染。也可因阴虱侵犯而致眼睑感染。

（二）临床表现

（1）多无自觉症状：但少数患者可有眼睑红肿、奇痒、皮肤丘疹、眦部结膜充血、溃疡或泪道受累等。

（2）病程缓慢。

（3）镜下可见蠕螨或成虫阴虱。

（三）诊断

根据临床表现和镜下可见寄生虫，可以诊断。

（四）鉴别诊断

1. 眼睑湿疹　是由于致敏物质引起的急性或慢性眼睑皮肤炎症。眼睑红肿、丘疹、水疱、糜烂、结痂、脱屑或眼睑暗红斑块等。

2. 睑缘炎　睑缘皮肤、结膜、睫毛毛囊及其腺组织的炎症。睑缘充血、肿胀或肥厚，分泌物增多或糜烂或鳞屑。

（五）治疗

（1）针对感染寄生虫治疗。

（2）去除病因，局部清洁。

（六）临床路径

1. 询问病史　有无寄生虫感染史。

2. 体格检查　局部检查发现丘疹或寄生虫。

3. 辅助检查　病灶组织直接镜检。

4. 处理　注意睫毛根部的清洁，必要时拔掉病变睫毛。针对感染的寄生虫治疗。

5. 预防　讲究卫生。

（刘楠楠）

第五节　眼睑肿瘤

眼睑肿瘤分为良性与恶性两大类。

一、良性肿瘤

（一）色素痣

眼睑色素痣（naevus pigmentosus）多为出生时即有，少数为青春期出现。婴儿期生长较快，而1岁后生长缓慢，到成年逐渐停止发展，还有一部分可自行消失，仅有极少一部分可以恶变成黑色素瘤。色素痣的大小，色素量多少各不一致，根据表面形态而分为以下几点。

（1）斑痣：表面平滑而不隆起，没有毛发长出。

（2）毛痣：高出于皮肤表面，其上有毛发长出。

（3）乳头状痣：突出乳头状，色深黑，小至米粒，大至绿豆大小。

（4）睑分裂痣：在上、下眼睑皮肤上，包括睑缘有色素痣，大小范围各人不同，当闭眼时两者合而为一，有的可侵犯结膜。此系胚胎时期睑裂尚未分开时即已形成。

（5）先天性眼皮肤色素细胞增多痣：又称太田痣（nevus of ota），常于出生时或稍晚在眼及上颌部皮肤出现淡褐色、青灰色或蓝褐色无浸润不隆起的斑片，在巩膜上也可见到蓝色斑块，有时见于结膜、葡萄膜或视网膜。罕有恶变。

色素痣治疗如下。

（1）色素痣无症状，为良性肿物，一般不需治疗：但注意避免搔抓，以免刺激发生恶变，如一旦增大，色素加重，表面粗糙，毛细血管扩张，且有出血倾向者，应考虑恶变的可能性，应尽早全部彻底的切除，送病理检查。

（2）为美容可用冷冻，二氧化碳激光治疗或整形治疗，也应治疗彻底，不残留以免激发恶变。

（二）黄斑瘤

黄斑瘤（xanthelasma）是黄色瘤的一种，并非真正的肿瘤。多见于老年人，女性更常见，双上睑和（或）双下睑皮肤内侧，对称性，扁平稍隆起于皮肤表面的橘黄色斑块，略作椭圆形或长三角形，病理为真皮内多数泡沫状组织细胞，本病为脂肪代谢障碍性皮肤病。原发性者常有家族高脂蛋白血症；继发者常有某些血清蛋白升高疾病，也有不伴有血脂异常者。

黄斑瘤治疗如下。

（1）本病无自觉症状，因与脂肪代谢有关，因此应注意饮食调配。

（2）肝素有促进脂肪代谢，消除血脂的作用，在无出血素质和不伴有凝血迟缓各种疾病的患者，可用肝素注射液注射，取 0.1ml（含 625 单位），注射于黄色瘤的下方，每周 1 次，较小者注射 5～6 次，大的需注射 10 次左右，瘤的范围可缩小，甚至消失。

（3）皮肤松弛者可作黄斑瘤切除，但不能防止附近皮肤再发。

（三）血管瘤

血管瘤（hemangioma）较常见，是由新生血管组成的良性肿瘤，属于血管发育畸形。多发生于婴幼儿。临床上分为鲜红斑痣、草莓状血管瘤、海绵状血管瘤。

1. 鲜红斑痣（naevus flammeus）　又称火焰痣。出生时或出生后即发生，为淡红色或暗红色斑片，边缘不整，境界清楚，压之褪色，有时其表面有小结状增生。随年龄增长而扩大，但成年期可停止生长，无自觉症状，有的在两岁时自行消退。

2. 脑三叉神经血管瘤综合征（encephahrigeminal angiomatosis syndrome）　即 Sturge – Weber 综合征。本病为眼、皮肤、脑血管瘤，眼部表现有眼睑紫葡萄红色斑或火焰痣、结膜和巩膜有血管瘤、虹膜颜色变暗、青光眼（可能是房角结构异常和上巩膜压力增加所致，可呈水眼或牛眼，也可表现为后天性高眼压）、可伴有脉络膜血管瘤，视力减退甚至失明。面部血管瘤循三叉神经分布区发病，有火焰痣或葡萄酒样色斑。全身表现因颅内血管瘤可致癫痫发作、对侧半身麻痹、智力低下，X 线颅内可能看到特殊的线状钙化斑。

3. 草莓状血管瘤（strawberry hemangioma）　一般在出生后数周内出现，初发为粟粒或绿豆大的半球形丘疹，色红，境界清楚，质软，表面光滑。生后数月内生长较快，逐级增大呈桑葚状或分叶状如草莓，压之不褪色，无自觉症状。1 岁内长到最大限度，约 3/4 皮损在 7 岁前自行消退。

4. 海绵状血管瘤（eavernous hemangioma）　于出生后不久即出现，病变区为暗红色或青紫色，隆起性皮下结节状肿块，由血窦组成，质软、易于压缩、形状不规则、大小不等、色紫蓝，哭泣时肿瘤增大，无自觉症状。病变生长较快，但多数在 5 岁左右由于瘤内血栓或炎性纤维化而萎缩消退。

血管瘤治疗如下。

（1）鲜红痣：可用冷冻、同位素^{32}磷或^{90}锶敷贴于患处，早期效果显著。

（2）Stuger – Weber 综合征：应及早治疗青光眼，降低眼内压。

（3）草莓状血管瘤：多数消退不必治疗，长期不退且面积大者，可用 X 线照射，激光，CO_2 或液氮冷冻，但可能留有瘢痕。据国外有报道对大而影响视线者，肿瘤内注射激素（triamcinolone 氟羟脱氢皮质甾醇），按婴儿体重计算给最大量，注射后生长缓慢，效果良好。

（4）海绵状血管瘤：在瘤内注射硬化剂鱼肝油酸钠，每两周 1 次，共 5～10 次，对局限性者可做手术切除。

（四）皮样囊肿

皮样囊肿（dermoid cyst）又称皮样瘤。为先天发育异常，源于胚胎，常于出生时即有，婴幼儿时期缓缓增大，部分在 5 岁内发现，所以就诊较早。囊肿主要在骨缝附近生长，多以眶外上角（从颞额骨缝发生），也见于眶外上角（鼻额骨缝处起源）或眶内部。囊肿大小不一，初起时小，坚实如豌豆，逐渐长大可达乒乓球大小，呈圆形或椭圆形，表面光滑，界限清楚，与皮肤无粘连，有弹性。因与骨壁相近，可压迫骨壁凹陷。

组织学检查：为复层鳞状上皮构成囊壁，可有汗腺、皮脂腺，囊腔可为单房或多房，囊腔内含有皮脂腺样油脂、角化物质，还有毛发。

穿刺时如抽出黄色酸臭如牛油样液则称之为油囊肿。

鉴别诊断：本病应与脑膜膨出相鉴别。脑膜膨出多发于眶内角骨缝，不能移动，有波动，压迫时可缩小，在无菌操作下穿刺出为透明的脑脊髓液。

皮样囊肿需手术摘除。

二、恶性肿瘤

（一）基底细胞癌

基底细胞癌（basal carcinoma）是眼睑皮肤恶性肿瘤常见的一种。好发部位为眼睑皮肤，罕见从黏膜起源，以下睑内眦部为多见，男性比女性多发，老年人多于年轻人。

病变初起为微小，轻度隆起的半透明的结节，如含有色素则类似黑痣。结节外围可有曲张的血管围绕，表面有痂皮或鳞屑覆盖，经数年或数月缓缓增大，表面破溃成浅溃疡，边缘参差不齐，变硬、隆起、内卷，是因为溃疡边缘部皮肤鳞状上皮向下高度增生所致，溃疡边缘常带色素，周围充血，溃疡呈潜行在皮下穿掘，向四周扩展。因此溃疡底部较表面皮肤范围要大，故亦称侵蚀性溃疡。溃疡继续进行才使表面皮肤溃烂，溃疡较浅，其基底在一平面上，易出血，如不治疗或治疗不当，癌扩大常改变其原来的面貌形成菜花状，可能会误诊为鳞状细胞癌或黑色素瘤。患者早期多无自觉症状，很少淋巴结转移。但继发感染，严重破坏组织后可引起剧烈疼痛，甚至可侵及鼻窦或颅内而死亡。

基底细胞癌治疗：以早期治疗预后较好，未能确诊前应作组织活检，确诊基底细胞癌后应彻底切除，但作活检时取材应在溃疡穿掘区，因溃疡基底有坏死肉芽组织，又如太浅易误诊为鳞状细胞癌。基底细胞癌对放射治疗敏感，但放射治疗并发症较多，故仍以手术切除为主，或先行放射治疗为手术创造条件，然后再手术治疗。

（二）鳞状细胞癌

鳞状细胞癌（squamous cell carcinoma）是起自皮肤或黏膜上皮层的一种恶性肿瘤。皮肤黏膜交界处的睑缘是好发部位，发病率较基底细胞癌少，但其恶性程度却较基底细胞癌为重，发展也快，破坏力也大，可破坏眼组织、鼻窦或颅内而死亡，淋巴结常有转移。男性较女性多，老年人多于年轻人。

鳞状细胞癌好发于下睑，围绕睑缘，病变初起为局限性隆起如疣状、乳头状、结节状或菜花状，基底为蒂状或较宽，无自觉症状。逐渐长大，外观与基底细胞癌不易区别，但病变发展快，一面向浅层组织发展，一面向深部进行，表面破溃形成溃疡、出血、感染，有奇臭，能区别于一般良性的乳头瘤。也有的一发病即以溃疡形式出现，溃疡的特点是以边缘高起，参差不齐，有时可有潜行边缘，外观似基底细胞癌，但溃疡深，基底不在一平面，而是深浅不一，溃疡可呈火山喷口状，边缘甚至外翻较饱满，最后破坏眼球，蔓延至颅内死亡。通过活检能与基底细胞癌相鉴别。

鳞状细胞癌的治疗：鳞状细胞癌中为高度未分化的梭形细胞对放射治疗较敏感。离睑缘较远者可用放射治疗，而分化好的则对放射治疗不敏感，因此以手术治疗为主。手术切除的范围要较基底细胞癌大，切除后可做整形手术。如病变已累及穹隆结膜、球结膜，则要考虑作眶内容摘除术，对肿大的淋巴结要作清扫，也可考虑术后转肿瘤科进行化疗。

（三）睑板腺癌

睑板腺癌（meibomian gland carcinoma）是原发于睑板腺（麦氏腺）的恶性肿瘤。发病率介于基底细胞癌和鳞状细胞癌之间。由于分化程度不同，有的历时几年，有的则发展迅速，对放射治疗不敏感。临床上女性较男性多，老年人多，上睑较下睑发病多，病变位置在睑板腺，无自觉症状，仅在皮肤面上摸到小硬结，相应的结膜面显得粗糙，可见到黄白斑点，形似睑板腺囊肿。早期不破溃，肿瘤发展后可至睑板以外，此时在眼睑皮下则可摸到分叶状的肿块，表面皮肤血管可扩张。进一步发展，可有乳头状瘤样物从睑板腺开口处脱出。少数肿瘤弥漫性发展，使睑板变厚，眼睑变形，皮肤结膜不破。也有肿瘤坏死，结膜破溃显露出黄白色结节状肿瘤组织，摩擦角膜引起角膜溃疡。

晚期睑缘受累，皮肤溃疡，黄白色癌瘤由破溃处露出，一部分还可以沿结膜向眼眶深部发展，引起眼球突出，可转移至淋巴结，尤其分化不好的鳞状细胞型睑板腺癌较基底细胞型睑板腺癌转移发生率高。

本病早期需与睑板腺囊肿相鉴别，如在切除睑板腺囊肿时，切开的内容物不是胶冻样物质，而是黄白色易碎的物质，应高度怀疑睑板腺癌，需送病理进一步检查以免漏诊。

睑板腺癌治疗：睑板腺癌为恶性肿瘤，不治疗则溃疡出血，感染或转移而死亡，放射治疗不敏感，以手术治疗为主。分化好的很少转移，仅局部切除即可。分化不良的可转移至耳前、颌下或颈淋巴结，如有淋巴结转移，除应切除局部病灶外，更应作眶内容剜除术，还需要做淋巴结清扫术，以挽救生命。

（四）恶性黑色素瘤

恶性黑色素瘤（malignant melanoma）部分来源于黑痣恶变，部分来源于正常皮肤或雀斑，各年龄都可发生，但老年人多见，儿童罕见。黑痣恶变原因不详，外伤或外来刺激（搔抓、紫外线等）可能是诱因。恶性黑色素瘤发展过程变异性很大，有的发展迅速，短期内即增大破溃，广泛转移，有的多年静止缓缓增大，也有的病灶很小而早已转移到内脏（肝、肺等）。黑色素瘤好发于内外眦部，向皮肤和结膜两个方向发展，初起似黑痣或大小不等，高低不平的黑色素结节，表面粗糙，色素可浓淡不一，有的甚至无色素（无色素性黑色素瘤），在大的结节的外围还有卫星小结节，附近色素弥散，血管充盈，有的迅速发展成肿块，也有发展成菜花状被误诊为鳞癌。患者疼痛不明显，但终究病灶形成溃疡，易出血，合并感染可以引起疼痛。病程长短不一。

恶性黑色素瘤需与黑痣鉴别。黑痣表面光滑，色素浓，质软，有的有毛。而黑色素瘤表面粗糙，色素不等，质硬，表面有裂隙，形成溃疡，基底不平，易出血，早期即可有淋巴结或内脏转移。有毛痣脱毛也应考虑恶变的可能性。

因本病为高度恶性肿瘤，一经确诊应立即治疗，对放射治疗不敏感，故应手术切除。切除范围要大，距离病变区需5cm以上，如有睑及球结膜受累应作眶内容剜除术。如有淋巴结转移，应进行清扫，预后不良。

（吴秋云）

第六节 泪腺病

一、急性泪腺炎

（一）概述

急性泪腺炎为泪腺的急性炎症，临床较少见，多为单侧发病。主要由于细菌或病毒感染所致，以金黄色葡萄球菌或淋球菌常见。感染途径可由眼睑、结膜、眼眶或面部化脓性炎症直接扩散，远处化脓性病灶转移或来源于全身感染。流行性腮腺炎、流感、传染性单核细胞增多症和带状疱疹时可合并急性泪腺炎。

（二）临床表现

（1）上睑颞侧泪腺区红肿、疼痛，可有溢泪。有时出现复视。

（2）上睑水肿、下垂，以颞侧明显；患侧面部肿胀。

（3）颞侧结膜充血、水肿，有黏液性分泌物。

（4）泪腺区可扪及包块，压痛明显。

（5）眼球活动受限，甚至眼球突出。

（6）同侧耳前淋巴结肿大。可有发热、头痛等全身不适症状。

（7）外周血中性粒细胞计数升高。

（三）诊断

根据病史、临床表现，特别是病变的部位，可明确诊断。

（四）鉴别诊断

1. 睑腺炎 位于上睑近颞侧的睑腺炎易与局限发生急性泪腺炎相混淆。睑腺炎时可触及眼睑皮下结节，有明显的限局性疼痛，一般无发热，外周血中性粒细胞计数不高。

2. 急性结膜炎 腺病毒所致的结膜炎时眼睑肿胀、发红，有黏稠分泌物。耳前淋巴结肿大。典型表现为双侧下睑结膜滤泡。

3. 眶隔前蜂窝织炎 眶周皮肤有裂伤或感染灶，眼睑及周围软组织红肿、发热。

4. 眶蜂窝组织炎 常有眼睑红肿，球结膜水肿，眼球突出，眼球运动障碍。

5. 眼眶假瘤所致的泪腺炎 无耳前淋巴结肿大。常有眼球突出、向下移位、运动受限。一般不发热，外周血中性粒细胞计数可正常，但嗜酸性粒细胞计数升高。对抗生素治疗不敏感，全身应用糖皮质激素后症状明显好转。

6. 泪腺恶性肿瘤 眼球向前下方移位，眼球突出，部分患者可出现疼痛，眼球上转受限，于眶内泪腺窝部可触及质地中等硬度肿物，CT扫描可显示肿物。

（五）治疗

1. 细菌性

（1）眼部和全身应用敏感的抗生素：眼部滴用抗生素滴眼液，每日6~8次，或结膜下注射抗生素每日或隔日1次，全身静脉滴注或口服抗生素。

（2）局部热敷：若有脓肿形成可局部切开引流（眶部泪腺炎从上睑外侧皮肤切开，睑部泪腺炎则从上穹隆外侧结膜切开）。

2. 病毒性

（1）冷敷病变区。

（2）给予止痛药。

（六）临床路径

1. 询问病史　是否突然发病，全身有无细菌或病毒感染，有无发热。

2. 体格检查　注意颞上眶缘是否触及肿物，是否明显触痛，有无眼球突出和眼球运动障碍。

3. 辅助检查　血常规进行白细胞计数和分类检查。将分泌物进行涂片和细菌培养。如有眼球突出或运动障碍时应行颅脑和眼眶 CT 扫描检查。

4. 处理　对细菌感染者积极全身应用抗生素治疗。

5. 预防　预防细菌或病毒感染。

二、慢性泪腺炎

（一）概述

慢性泪腺炎为病程进展缓慢的一种增殖性泪腺炎症，多为原发性，常见于双侧。它可为急性泪腺炎的后遗症（多见单侧发病），也可由局部结膜慢性炎症，如沙眼所引发，但多数是由全身炎症病变的继发患病，如有结核、梅毒等原发病。

（二）临床表现

（1）多为双侧，泪腺部肿大，一般无疼痛，可伴有上睑下垂。向外上方看时可有复视。

（2）外上眶缘缘下可扪及质硬的包块，但多无压痛。

（3）眼球可向鼻下方偏位，活动受限，但眼球突出少见。

（4）X 线检查泪腺区可发现钙化、液化等病灶区。

（三）诊断

（1）根据有无急性泪腺炎或全身慢性病，如结核、梅毒等病史，和临床表现而诊断。

（2）必要时进行 X 线检查、B 超检查、活组织病理检查，有助于诊断。

（四）鉴别诊断

1. Mikulicz 综合征　慢性泪腺炎伴有唾液腺炎症时，称为 Mikulicz 综合征。

2. 甲状腺相关性眼病　大多有甲状腺功能的改变。

3. 泪腺肿瘤　眼球向前下方移位，眼球突出，部分患者可出现疼痛，眼球上转受限，于眶内泪腺窝部可触及质地中等硬度肿物，CT 扫描可显示肿物。

（五）治疗

（1）抗炎治疗。

（2）针对病因及原发疾病治疗。

（六）临床路径

1. 询问病史　有无急性泪腺炎或全身慢性病的病史，如结核、梅毒等疾病。

2. 体格检查　注意颞上眶缘是否触及肿物，有无眼球突出和眼球运动障碍。

3. 辅助检查　血常规进行白细胞计数和分类检查。如检查眼球突出或运动障碍时应行颅脑和眼眶 CT 扫描检查。

4. 处理　主要针对病因或原发病治疗。

5. 预防　及时治疗原发疾病。

（吴秋云）

第七节　泪道病

一、泪道阻塞

（一）概述

先天因素、创伤、烧伤、炎症粘连、异物、肿瘤或手术后瘢痕等均可造成泪道阻塞，可发生于泪点、泪小管、泪囊、鼻泪管等部位。

（二）临床表现

（1）流泪：由于流泪可造成内眦部皮肤潮红、粗糙，甚至出血糜烂。

（2）常伴有慢性结膜炎、湿疹性皮炎、下睑外翻。

（3）泪道冲洗不通或不畅，冲洗液反流，一般无泌物。

（4）泪道造影：泪道完全不显影，或节段性显影，可发现堵塞部位。

（三）诊断

根据临床表现，及冲洗泪道的结果，可以明确诊断。

（四）鉴别诊断

1. 泪小管炎　流泪，眼红，结膜囊多量分泌物，泪道冲洗多通畅，泪点充血，肿胀。轻压泪小管处，有黏液脓性分泌物或颗粒状分泌物自泪点溢出。

2. 慢性泪囊炎　流泪，压迫泪囊区有较多黏液脓性分泌物自泪点溢出。

3. 泪道肿物　可触及肿物。

4. 泪道周围组织结膜睑缘等炎症　有炎症的表现。

（五）治疗

1. 泪点阻塞　可用泪点扩张器反复扩大泪点。若无效可行泪点切开成形术。

2. 泪小管阻塞　先滴用抗生素滴眼液后用泪道探针探通，开始时可用较细探针，以后逐渐使用粗的探针，直到泪小管通畅。亦可采用泪道激光探通术。必要时泪小管内留置塑料管支撑，保留 3～6 个月。

3. 泪囊鼻泪管狭窄阻塞　在滴用抗生素滴眼液后用泪道探针探通，开始时可用较细探针，以后逐渐使用粗的探针，直到泪管通畅。或采用激光泪道疏通术治疗。如仍无效可再次激光治疗疏通，通畅后留置硅胶管 3～6 个月。

（六）临床路径

1. 询问病史　有无溢泪病史。

2. 体格检查　应冲洗泪道，根据冲洗液反流的情况判断阻塞部位。

3. 辅助检查　必要时做 X 线平片检查或 X 线泪道造影检查。

4. 处理　根据泪道阻塞的部位，选择治疗方法。

5. 预防　预防泪道部位的创伤、炎症，可减少泪道阻塞。

二、泪小管炎

（一）概述

主要是由于细菌、真菌或病毒从结膜囊下行或泪囊炎上行感染泪小管所致，可与泪囊炎同时存在。

（二）临床表现

（1）流泪、眼红，有分泌物，且拭之不尽，偶有血性分泌物，上睑或下睑鼻侧轻触痛。

（2）泪点发红、凸起，泪小管周围皮肤发红。可发生于上、下泪点，或上下均受累。

（3）压迫泪囊区，尤其是压迫泪小管区时，有黏液脓性分泌物或颗粒状结石从泪点溢出，可伴有出血。

（4）可发生局限于鼻侧的复发性结膜炎。

（5）用泪道探针探测泪点时有沙砾感。

（6）泪道冲洗可完全通畅，也可出现反流。

（7）泪道造影可发现泪小管扩张呈憩室状。

（三）诊断

根据病史和临床表现可以诊断。为确定致病菌需进行涂片或细菌培养。致病菌多为兼性厌氧菌，因此要增加厌氧菌培养的申请，否则可能导致阴性结果。

（四）鉴别诊断

1. 急性泪囊炎　鼻侧泪囊区明显肿胀、触痛。疼痛和皮肤的肿胀比泪小管炎明显。

2. 鼻泪管阻塞　溢泪明显，泪小管周围皮肤有轻度或没有红肿和触痛。

3. 结膜炎　睑结膜有滤泡和乳头，有分泌物。无泪点隆起及分泌物溢出。

（五）治疗

（1）去除堵塞泪小管的结石。先在裂隙灯下试行挤压，促使结石从泪点排出。一般一次挤压不能将结石完全排出，需每隔 1~2 天挤压一次，直至完全没有结石排出。一旦没有结石和分泌物排出，泪点周围充血和肿胀情况立即好转。如要挤压无法彻底清除泪小管结石，则需行泪小管切开术。

（2）挤压泪小管或切开泪小管后，应用抗生素滴眼液冲洗泪道。

（3）涂片或细菌培养发现有细菌者，应用敏感的抗生素滴眼液滴眼，每日 4~6 次。如致病菌为真菌者，以 1:20 000 的制霉菌素滴眼，每日 3 次；或用相同浓度的药液每周冲洗泪小管数次。是单纯疱疹病毒时，可用阿昔洛韦滴眼液，每日 4~6 次，持续数周。

（4）热敷泪小管区，每日 3 次。

（5）如有大量脓液时，需进行泪小管切开治疗。

（六）临床路径

1. 询问病史　有无眼红、溢泪、眼部分泌物的病史。

2. 体格检查　仔细检查泪小管和泪囊部。有无泪点发红、凸起，泪小管周围皮肤发红。压迫泪囊区时，有黏液脓性分泌物或结石从泪点溢出。

3. 辅助检查　必要时做 X 线平片检查或 X 线泪道造影检查。

4. 处理　去除泪道结石，用抗生素溶液冲洗泪道，或行泪小管切开术。

5. 预防　预防和及时治疗泪道炎症。

三、慢性泪囊炎

（一）概述

慢性泪囊炎因鼻泪管狭窄或阻塞，致使泪液潴留于泪囊内，伴发细菌感染所致。常见的致病菌为肺炎双球菌、链球菌、葡萄球菌等。多见于中老年女性。其发病与沙眼、泪道外伤、鼻炎、鼻中隔偏曲、下鼻甲肥大等有关。

（二）临床表现

（1）溢泪，并有黏液或脓性分泌物自泪点溢出。

（2）挤压泪囊区有分泌物溢出，该区可有局部肿胀，轻度压痛或不明显；泪小管阻塞者有时可扪及囊性肿物即黏液性囊肿。

（3）冲洗泪道不通畅，并有黏液或脓性分泌物反流。

（4）可见结膜充血，下睑皮肤出现湿疹。

（5）X 线泪道造影检查可了解泪囊的大小及阻塞部位。

（三）诊断

根据病史及临床表现可以明确诊断。

（四）鉴别诊断

1. 泪小管狭窄阻塞　主要表现为溢泪，但无黏液脓性分泌物溢出。

2. 泪小管囊肿　主要累及泪小管部位。

3. 泪囊肿物　可触及实性肿物。泪囊炎的肿胀区在内眦韧带之下，如果内眦韧带之上出现肿块，应怀疑泪囊肿物，必要时泪囊造影，CT 或 MRI 检查以鉴别。

（五）治疗

（1）眼部滴用抗生素滴眼液，每日 4~6 次。滴药前应先挤出分泌物。

（2）可用生理盐水加抗生素滴眼液冲洗泪道，每周 1~2 次。

（3）在上述治疗基础上，待泪囊冲洗干净后可用泪道探针试探通鼻泪管，或采用激光泪道疏通治疗。

（4）上述治疗无效时可行手术治疗，常采用泪道置管术，泪囊鼻腔吻合术，或鼻内镜下鼻腔泪囊造口术。若患者高龄，或有泪囊鼻腔吻合术的禁忌证时可改行单纯泪囊摘除术。

（六）临床路径

1. 询问病史　有无溢泪、内眦部分泌物及泪囊区局部肿胀的病史。

2. 体格检查　挤压泪囊区或冲洗泪道有大量黏液或脓性分泌物溢出。

3. 辅助检查　为确定致病菌可将分泌物涂片进行细胞学和细菌学检查。为确定泪囊大小可行 X 线泪道造影检查。如行泪道置管术或鼻腔泪囊吻合术，应先请耳鼻喉科医师会诊。

4. 处理　先用抗生素滴眼液抗感染治疗。但药物治疗仅能暂时减轻症状。应尽快行手术治疗，以便去除眼部感染病灶，否则结膜囊会长期处于带菌状态。

5. 预防　及时治疗沙眼和鼻炎、鼻中隔偏曲等鼻部疾病，可预防慢性泪囊炎的发生。

四、急性泪囊炎

（一）概述

急性泪囊炎大多是在慢性泪囊炎的基础上发生，与致病细菌的毒力强或机体抵抗力弱有关。最常见的致病菌为链球菌。

（二）临床表现

（1）患眼充血、流泪，有脓性分泌物。

（2）泪囊区红肿、坚硬、疼痛、压痛明显。

（3）炎症可扩展到眼睑、鼻根和面颊部，甚至会引起泪囊周围蜂窝组织炎。

（4）可伴有耳前淋巴结肿大。严重时出现畏寒、发热等全身不适。

（5）数日后红肿局限，出现脓点，脓肿可穿破皮肤，脓液排出，炎症减轻。

（6）有时可形成泪囊瘘管，经久不愈，泪液长期经瘘管溢出。

（7）外周血中性粒细胞数升高。

（三）诊断

根据慢性泪囊炎病史、突然发病和泪囊部急性炎症表现，可以明确诊断。

（四）鉴别诊断

1. 内眦部外睑腺炎或皮脂腺囊肿继发感染　病变部位不在泪囊部。

2. 急性泪囊周围炎　挤压泪囊区无分泌物自泪小管溢出。

3. 急性上筛窦炎　鼻骨表面疼痛、肿胀，红肿区可蔓延至内眦部，前额部头痛、鼻塞，患者常有发热。

（五）治疗

（1）眼部抗生素滴眼每日6~8次。全身静脉滴注或口服敏感的抗生素。

（2）局部热敷。

（3）若有脓肿形成可局部切开引流，放置橡皮引流条，同时行细菌培养和药敏试验。

（4）待急性炎症完全消退后，行泪囊鼻腔吻合手术、泪道置管术或泪囊摘除术。

（六）临床路径

1. 询问病史　有慢性泪囊炎病史，突然发病。

2. 体格检查　泪囊部有急性炎症的表现。

3. 辅助检查　为确定致病菌可将分泌物涂片进行细胞学和细菌学检查。

4. 处理　积极全身应用抗生素治疗，待急性期消退后行手术治疗。

5. 预防　及时治疗慢性泪囊炎。

（吴秋云）

第八节　泪器肿瘤

一、泪腺多形性腺瘤

（一）概述

泪腺多形性腺瘤又称泪腺混合瘤，是泪腺的良性肿瘤。它由上皮和间质成分组成。多数来源于泪腺的眶叶，也可来源于泪腺睑叶。

（二）临床表现

（1）多见于青壮年，单侧发病，病程进展缓慢。

（2）患侧眼眶前外上方相对固定、无压痛的包块。

（3）眼球向前下方突出，向颞上转动受限。

（4）患侧上睑肿胀，沿眶外上缘下可扪及肿物，质地有软有硬，或呈结节状，无明显压痛。

（5）肿物压迫眼球，可引起屈光不正，或视网膜水肿、脉络膜皱褶，视力下降。

（6）影像学检查 CT 扫描显示泪腺窝内有近圆形、边界清楚、均质或不均质的高密度团块影，可被增强剂增强，可发现泪腺窝有压迫性骨凹陷及眼眶扩大。B 超检查可见近圆形病变区，边界清楚，中等或强回声，透声性较强等典型声像。X 线平片可见眶外上方软组织密度增加，眼外上角变锐并向外上方隆起。

（三）诊断

根据缓慢发病史、肿物部位、没有疼痛、眼球运动障碍和骨质破坏，以及影像学检查结果，可做诊断。

（四）鉴别诊断

1. 慢性泪腺炎　X 线检查泪腺区可发现钙化液化等病灶区。其影像学特征与泪腺混合瘤明显不同。

2. Mikulicz 综合征　除慢性泪腺炎外还伴有唾液腺炎症。

3. 甲状腺相关眼病　常双眼发病，大多有甲状腺功能的改变。

4. 泪腺囊肿　多为单侧，触之软，有波动，穿刺可抽出液体。

5. 泪腺脱垂　上睑外半皮肤饱满，眼睑皱褶消失，上睑轻度下垂。在皮下可触及一较硬如杏仁大小分叶状、可移动肿物。可用手还纳到泪腺窝内，但松手后又自动脱出。

（五）治疗

（1）对无明显眼球突出和眼球运动障碍、视力正常者可临床观察。

（2）对有明显临床症状和骨质破坏者，做完整的肿瘤切除并做病理检查。

（六）临床路径

1. 询问病史　有无缓慢发展的泪腺区肿胀。

2. 体格检查　发病部位可扪及泪腺肿物。注意眼球运动障碍。

3. 辅助检查　做眶部影像学检查，包括 CT 扫描、X 线拍片、B 超检查。

4. 处理　因为是良性肿瘤，一般预后良好，可根据病情决定是否手术治疗，手术务必完整切除肿瘤。

5. 预防　无预防发生的措施。预后一般良好，如能完整切除肿瘤，减少肿瘤复发和恶变的机会。

二、泪腺多形性腺癌

（一）概述

泪腺多形性腺癌又称泪腺恶性混合瘤，是泪腺的一种原发性恶性上皮癌。

（二）临床表现

（1）多见于青中年患者。

（2）可由泪腺多形性腺瘤转化而来。常为泪腺多形性腺瘤不全切除后复发，或泪腺区肿胀多年、近来短期内症状体征明显加重。

（3）肿瘤生长较快。

（4）单侧进行性眼球突出，上睑下垂和复视。

（5）肿瘤生长使眼球向内下方突出。

（6）颞上方眶缘处可触摸到坚硬的肿块，压痛。

（7）肿瘤可向颅内或淋巴结转移。

（8）影像学检查 CT 扫描可见肿物形状不规则，边界不清楚，不均质的眶骨破坏，肿物向鼻窦、颞窝或颅内扩展。X 线检查可见骨质破坏。

（三）诊断

根据泪腺多形性腺瘤不全切除后复发，或泪腺区肿胀多年、近来短期内症状体征明显加重的病史，以及临床表现，影像学检查所见，可以诊断。

（四）鉴别诊断

1. 泪腺多形性腺瘤　一般无眶骨骨质的破坏。

2. 慢性泪腺炎　X 线检查泪腺区可发现钙化、液化等病灶区。其影像学特征与泪腺腺样囊性癌明显不同。

3. Mikulicz 综合征　除慢性泪腺炎外还伴有唾液腺炎症。

4. 甲状腺相关性眼病　常双眼发病，大多有甲状腺功能的改变。

（五）治疗

（1）一经确诊立即行眶内容摘除术彻底根治。

（2）切除受累的眶骨。

（3）术后辅以放射治疗。

（六）临床路径

1. 询问病史　注意有泪腺多形性腺瘤不全切除后复发，或泪腺区肿胀多年、近来短期内症状体征明显加重的病史。

2. 体格检查　发病部位有坚硬的实体肿块，局部有压痛。

3. 辅助检查　做眶部影像学检查，包括 CT 扫描、X 线拍片，注意有眶骨骨质的破坏。

4. 处理　确诊后立即行眶内容摘除术彻底根治。

5. 预防　无预防发生的措施。

三、泪腺腺样囊性癌

（一）概述

泪腺腺样囊性癌又称泪腺圆柱瘤，是泪腺原发性上皮性肿瘤之一。其高度恶性，易向周围骨质、神经及软组织浸润生长。易于复发，预后差。

（二）临床表现

（1）多见于青中年女性。

（2）发病缓慢。

（3）常有眼部疼痛，头痛等。

（4）肿瘤生长使眼球向前下方突出，眼球运动受限。

（5）颞上方眶缘处有坚硬的实体固定肿块，局部有压痛。

（5）影像学检查：CT 扫描可见泪腺负密度影不规则、边界不清、质地不均，骨质有破坏。X 线平片可发现泪腺窝骨质破坏。超声显示病变区内为不规则回声，透声性较差。

（三）诊断

根据患侧泪囊区坚硬、固定的肿块，眼球向前下方突出和运动受限的临床表现，以及影像学检查所见，可以诊断。

（四）鉴别诊断

1. 泪腺的良性肿瘤　一般无眶骨骨质的破坏。

2. 慢性泪腺炎　X 线检查泪腺区可发现钙化、液化等病灶区。其影像学特征与泪腺腺样囊性癌明显不同。

3. Mikulicz 综合征　除慢性泪腺炎外还伴有唾液腺炎症。

4. 甲状腺相关性眼病　常双眼发病，大多有甲状腺功能的改变。

（五）治疗

（1）一经确诊立即行眶内容摘除术彻底根治。

（2）术后加局部放射治疗，防止复发。

（3）术后选择敏感的抗肿瘤药物化疗。

（六）临床路径

1. 询问病史　一般为中青年女性，多在发病 1 年内就诊。

2. 体格检查　发病部位有坚硬的实体固定肿块，局部有压痛。有眼球运动障碍。

3. 辅助检查　做眶部影像学检查，包括 CT 扫描、X 线拍片、B 超检查，注意有眶骨骨质的破坏。

4. 处理　确诊后立即行眶内容摘除术彻底根治。

5. 预防　无预防发生的措施。

四、泪囊肿瘤

（一）概述

泪囊肿瘤多为原发性，以恶性居多，多见于中老年，易扩展到周围组织。也可继发于邻近的睑结膜、眼睑、眼眶等组织器官。良性泪囊肿瘤较少见。

（二）临床表现

（1）溢泪。

（2）内眦部或泪囊区肿块，一般较硬，不可压缩，无触痛。但泪囊恶性肿瘤后期可有疼痛、鼻出血、眼球突出或全身症状。

（3）冲洗泪道通畅、部分通畅或可以探通，可伴有血性或黏液性分泌物反流。

（4）泪囊挤出分泌物后仍饱满，有弹性和波动感。

（5）如泪道阻塞后继发感染，可表现为急性泪囊炎或泪囊脓肿。

（6）影像学检查X线平片及泪道造影均显示泪囊不规则扩张、充盈、缺损，泪囊囊壁变形，周围骨质有破坏。

（三）诊断

泪囊肿瘤生长缓慢，初期常误诊为慢性泪囊炎或急性炎症。如抗炎治疗无效，可触及肿块时应怀疑为泪囊肿瘤。泪囊造影可有助于诊断。活组织病理检查可提供可靠的诊断依据。

（四）鉴别诊断

1. 慢性泪囊炎　泪囊肿瘤的早期可有慢性泪囊炎的表现，容易误诊。泪囊造影可有助于鉴别诊断。X线平片可显示泪囊周围的骨质破坏。

2. 泪小管肿物　泪点肿物位置偏向外侧。

3. 内眦部炎性病变　有急性炎症的表现，但无溢泪。

（五）治疗

（1）对良性肿瘤可手术切除，行泪小管鼻腔吻合术或泪囊单纯切除术，后期再行泪道重建手术。

（2）对恶性肿瘤应尽可能完全切除瘤体。手术后辅以放射治疗加化疗。

（六）临床路径

1. 询问病史　有无慢性或急性泪囊炎的病史。

2. 体格检查　内眦部或泪囊区有较硬的不可压缩的肿块。

3. 辅助检查　泪囊的影像学检查有助于进一步明确肿瘤的性质。

4. 处理　主要是手术治疗。

5. 预防　无预防发生的措施。

五、泪小管肿瘤

（一）概述

临床上泪小管肿瘤极少见，可分为良性肿瘤和恶性肿瘤。在良性肿瘤中以乳头状瘤最常见，其次是血管瘤。恶性肿瘤多为邻近组织扩散而来。

（二）临床表现

（1）溢泪，血泪。

（2）肿瘤可见有细蒂连接泪小管内，菜花状，呈红色或粉红色。

（3）泪小管睑缘部肿胀可触及肿物，质地柔软。

（4）冲洗泪道早期通畅，晚期狭窄阻塞有分泌物。

（5）晚期可向周围组织浸润转移。

（6）X线泪道造影检查泪小管占位性扩张，或狭窄、阻塞，管壁粗细不均。

（三）诊断

根据临床表现可以诊断。泪道影像学检查有助于诊断。

（四）鉴别诊断

1. 泪道狭窄阻塞　有溢泪，但无肿瘤可见。

2. 慢性泪小管炎及泪囊炎　有炎症的表现，有时可见泪点充血，凸起，肿胀外翻，类似肿瘤，但是挤压泪囊区会出现脓性分泌物或结石溢出，触诊无实体感。

（五）治疗

（1）良性肿瘤一般行手术切除治疗；术中尽量避免泪小管、泪点损伤。

（2）恶性肿瘤要根据肿瘤的类型、有无扩散转移等决定治疗方法。对较局限的可手术切除治疗；对周围浸润较大的肿瘤，不宜手术治疗，可采用直接放射治疗或术后放射治疗加化疗。

（六）临床路径

1. 询问病史　有无溢泪和血泪的病史。

2. 体格检查　泪小管区域有无肿物。

3. 辅助检查　泪小管的影像学检查有助于进一步明确肿瘤的性质。

4. 处理　主要是手术治疗。

5. 预防　无预防发生的措施。

（卢昌辉）

第九节　眼睑位置与功能异常

一、倒睫和乱睫

倒睫（trichiasis）和乱睫（aberrant lashes）是指睫毛向后或不规则地生长，以致触及眼球的不正常状况。

（一）病因

凡能引起睑内翻的各种原因，均能造成倒睫，其中以沙眼最为常见。其他如睑缘炎、睑腺炎、睑烧伤、睑外伤等，形成瘢痕后牵引睫毛倒向角膜。乱睫可由先天畸形引起。

（二）临床表现

倒睫多少不一，有时仅1~2根，有时全部向后或不规则生长，触及眼球、角膜，患眼疼痛流泪，持续性异物感。倒睫长期摩擦眼球、角膜，可致结膜充血、血管新生，角膜浅层混浊、角膜上皮角化，重者可引起角膜溃疡。

（三）诊断

外眼常规检查，手电筒侧照即可发现倒睫或乱睫。检查下睑时，患者需向下注视，方能发现睫毛是否触及角膜。

（四）治疗

对于异常的睫毛可以拔除、电解或冷冻。机械性拔除是暂时的，因为睫毛在 2～3 周内会再生。电解法破坏毛囊并拔除，或可在显微镜直视下将毛囊切除。也可用微型冷冻器对切开的毛囊进行冷冻，－20℃的治疗持续时间应小于 30 秒，以免过度冷冻使睑缘变薄并损伤邻近的正常结构。倒睫数量较多者应行睑内翻矫正手术。

二、睑内翻

睑内翻（entropion）是指睑缘向眼球方向内卷的眼病。睑内翻达到一定程度，睫毛甚至睑缘外皮肤随之倒向眼球，刺激角膜。所以睑内翻与倒睫常同时存在。

（一）病因和分类

根据不同的发病原因，分为非随意性（痉挛性、老年性）睑内翻、瘢痕性睑内翻、先天性睑内翻三大类。痉挛性睑内翻见于炎症刺激引起的眼轮匝肌反射性痉挛，致使睑缘内翻，这种情况通常持续少于 6 个月，且可发生于任何年龄。随着年龄的增长，老年性睑内翻发生率较高，好发于下睑，内、外眦韧带松弛以及皮肤萎缩失去正常张力，同时睑下组织松弛，睑板前的眼轮匝肌滑向上方，压迫睑板上缘，使睑缘内翻。瘢痕性睑内翻是由于结膜或眼睑瘢痕形成收缩所致，上、下睑均可发生，常见于眼部慢性炎症如沙眼。先天性睑内翻少见，亚洲人发生率较高，病因机制复杂，大多由内眦赘皮、睑缘部轮匝肌过度发育或睑板发育不良所致。

（二）临床表现

患者有流泪、畏光、异物感、摩擦感等症状，致角膜溃疡者有眼刺痛。睑缘内卷，部分或全部睫毛倒向眼球表面，相应部位球结膜充血，角膜上皮脱落，荧光素弥漫性着色。继发感染可致角膜溃疡。长期不愈新生血管长入，使角膜失去透明性，视力不同程度减退。

（三）诊断

根据患者年龄，有无沙眼、外伤手术史，结合临床表现，容易做出诊断。

（四）治疗

非随意性睑内翻的暂时治疗方法是在下方或者颞侧施加张力，将下睑向面颊部牵拉，或者局部注射肉毒杆菌毒素。无效可切除多余松弛的皮肤及部分眼轮匝肌纤维，深部固定法缝合切口。急性痉挛性睑内翻应积极控制炎症。

瘢痕性睑内翻必须进行手术治疗，手术方式可考虑经皮肤切口削薄睑板后，深部固定法缝合。先天性睑内翻随着年龄增长，鼻梁发育，可自行消失，不必急于手术，若患儿长至 5～6 岁，睫毛内翻仍未消失，严重刺激角膜，可考虑距睑缘 5mm 做皮肤切口，深部缝合固定，利用结扎后的牵引力矫正睑缘位置。

三、睑外翻

睑外翻（ectropion）是指睑缘离开眼球，向外翻转，睑结膜不同程度地暴露在外，常合并睑裂闭合不全。如果不治疗，睑外翻可导致暴露性角膜炎、角膜瘢痕、角膜溃疡，甚至角膜穿孔。

（一）病因和分类

根据不同病因，可分为5大类：①瘢痕性睑外翻：最为常见，发生在眼睑皮肤垂直性瘢痕收缩的基础上，常见的原因有创伤、烧伤、化学伤、眼睑溃疡、眶缘骨髓炎、脸部手术等情况。②老年性睑外翻：为眼轮匝肌及眼睑皮肤松弛，下睑本身重量使之下坠引起，仅见于下睑。组织病理学可发现伴随边缘动脉硬化的眼轮匝肌变性病灶，提示慢性肌肉缺血。③麻痹性睑外翻：是由于外伤或其他原因导致面神经麻痹，眼轮匝肌收缩功能丧失，致使眼睑外翻，也仅限于下睑。④机械性睑外翻：由眼睑、颊部巨大肿瘤或者是由于不合适的眼镜的重力影响造成。⑤先天性睑外翻：较为少见，可单独发生或伴随其他异常，如睑裂狭小、眼球异常及系统性病变如21－三体综合征。

（二）临床表现

轻微者仅靠近内眦部下睑缘离开眼球表面，下泪小点向外不能吸引泪湖的泪液以致溢泪，泪液的长期浸渍产生下睑湿疹。严重者整个眼睑向外翻转，结膜暴露。结膜长期暴露致干燥充血，久之变粗糙肥厚。因眼睑闭合不全，角膜失去保护，发生干燥和上皮脱落，严重者可发生暴露性角膜炎，甚至角膜溃疡形成，严重危害视力。

（三）诊断

根据患者年龄，有无外伤手术史，结合临床表现，容易做出诊断。但需和Graves病引起的眼睑退缩相鉴别。

（四）治疗

瘢痕性睑外翻必须依靠手术治疗，其治疗原则为增加眼睑前层的垂直长度，消除睑缘垂直方向的牵拉力。轻度的睑外翻可采用穿透电热疗法，在睑缘4~5mm结膜面对睑板下方进行电热，使胶原纤维收缩，将眼睑拉回正常位置。中度、重度眼睑外翻需行瘢痕松解及清除后联合自体游离植皮术。老年性睑外翻做"Z"形皮瓣矫正或"V"、"Y"成形术。麻痹性睑外翻积极治疗原发病，对于先天性面神经麻痹患者，眼轮匝肌麻痹常可自发恢复，故应采取保守治疗，可选择润滑性眼膏夜间包眼、湿房保护或暂时性睑缘缝合。不可逆的麻痹性睑外翻可在睑裂部的内、外、远端分别做永久性睑缘缝合，或用自体阔筋膜通过睑缘皮下，分别缝合固定于内眦韧带、外眦韧带，使外翻复位。

四、眼睑闭合不全

眼睑闭合不全（hypophasis）亦称兔眼（lagophthalmus），指睡眠或试图闭眼时眼睑不能完全闭合，致使部分眼球暴露。

（一）病因

眼睑不能闭合的最常见原因是面神经麻痹后，导致眼轮匝肌收缩功能障碍，其次为瘢痕性外翻或严重睑球粘连限制了眼睑的移动。其他原因包括眼眶容积和眼球大小比例失调，包括甲状腺病性突眼、眼眶肿瘤、先天性青光眼、角巩膜葡萄肿等。全身麻醉或重度昏迷时可发生功能性眼睑闭合不全。

（二）临床表现

患者主诉刺激症状、异物感及烧灼感。轻度眼睑闭合不全，闭睑时眼球反射性上转（Bell 现象），只有球结膜暴露，引起结膜充血、干燥、过度角化。中度以上眼睑闭合不全角膜受累，上皮干燥脱落，点状角膜上皮病变取决于睡眠时角膜的位置。角膜病变可发生在下方、中央，甚至是上方，因为有些患者睡眠时眼球下转。严重者可致角膜溃疡，视力不同程度地下降。

（三）诊断

自然闭眼时眼睑不能闭合或闭合不全。球结膜或角膜显露，有结膜干燥、溢泪，重者有暴露性角膜炎、角膜荧光素染色检查阳性、视力下降。

（四）治疗

首先针对病因治疗，一时无法去除病因者，采取有效措施保护角膜。可用人工泪液频繁点眼，睡眠时予以抗生素眼膏或含透明质酸钠的眼用凝胶涂眼，必要时建立透明密合眼罩的湿房，避免角膜干燥和溃疡的发生。神经麻痹性眼睑闭合不全，在睑裂区内外侧分别做一个永久性睑缘缝合，可有效避免暴露性角膜炎。瘢痕性眼睑闭合不全，根据手术适应证行眼睑植皮术、眼睑成形术或睑球粘连分离术。突眼性眼睑闭合不全，应针对病因治疗突眼，如甲状腺相关眼病。必要时可行睑裂缝合术，作暂时性的保护治疗。

五、上睑下垂

上睑的正常位置在上方角膜缘和上方瞳孔缘的中部，具体位置有小的差异，上睑下垂（ptosis）是指上睑提肌（动眼神经支配）和 Müller 肌（颈交感神经支配）功能部分或完全丧失，致使一侧或双侧的上睑明显低于正常位置。

（一）病因

可以分为先天性和获得性两大类。先天性者多为动眼神经核或上睑提肌发育不良，肌纤维收缩和舒张功能均异常，常染色体显性或隐性遗传。获得性者由眼睑本身的病变引起，也可因神经系统及其他全身性病变导致。常见原因包括动眼神经麻痹、上睑提肌损伤、交感神经疾病、重症肌无力、上睑炎性肿胀或新生物等。

（二）临床表现

先天性上睑下垂单眼或双眼上睑提肌功能不全或丧失，自然睁眼平视时，轻者上睑缘遮盖角膜上缘超过 3mm，中等程度下垂遮盖角膜 1/2，重度下垂者超过角膜 1/2 或遮盖全部角膜。双眼上视时，下垂侧眉毛高竖，以额肌收缩来补偿上睑提肌功能的不足，患侧额部皮肤有明显横行皱纹。双侧下垂者常需仰头视物。先天性上睑下垂大约有 25% 的患者合并上直肌功能不全或麻痹，影响眼球上转。

（三）诊断

结合相关病史，测量原位时睑裂高度及眼睑下垂量，判断上睑下垂的程度。可指压眉弓测试上睑提肌功能，睑缘活动度4mm以下者表示肌力很差，5～7mm为中等，8mm以上为良好。新斯的明试验或腾喜龙（依酚氯铵）试验有助于排除重症肌无力。

（四）治疗

先天性上睑下垂以手术治疗为主。手术的目的是恢复外观对称，如果上睑提肌肌力良好，术后各眼位保持外观对称的可能性较大，大多数情况下，保证双眼水平位的对称即可。如果下垂严重遮挡瞳孔可导致弱视，应早期手术。如果上睑提肌功能尚未完全丧失，手术方式宜选择上睑提肌缩短，手术的切口有皮肤切口和结膜切口两种，近年来主张施行联合手术切口进行上睑提肌缩短矫正上睑下垂。上睑提肌肌力弱不能满足手术要求时，应选择额肌悬吊术或自体阔筋膜悬吊术。早期上睑下垂，应注意排除重症肌无力、神经系统或眼部及全身病变引起的上睑下垂，需先进行病因治疗和药物治疗，无效时再考虑手术。

（卢昌辉）

参考文献

[1] 吕林，张静琳.正确看待视网膜静脉阻塞的各种治疗.眼科，2005，14（4）224-227.

[2] 黎晓新.我国早产儿视网膜病变特点和筛查指南.中华眼底病杂志，2004，20（6）384-386.

[3] 周文炳.临床青光眼.第2版.北京：人民卫生出版社，2000.

[4] 戴锦晖，陈冲达，褚仁远，等.机械法准分子激光角膜上皮瓣下磨镶术矫治高度近视.中华眼科杂志，2005，41：211-215.

[5] 周行涛.表层切削的适应证和技术规范.中国眼耳鼻喉科杂志，2008，8：344-347.

[6] 葛嫣然，邵宏超，王林洪，等.用翼状胬肉切除术联合角膜缘干细胞移植术治疗翼状胬肉的疗效观察［J］当代医学论丛，2015，13（1）：264-265.

[7] 葛嫣然，邵宏超，王福海.雌激素皮下注射对兔视网膜缺血再灌注损伤的预防作用［J］.山东医药.2016，56（23）50-51.

第十一章

结膜、角膜、巩膜病

第一节 结膜炎

结膜炎（conjunctivitis）类型繁多，致病原因较繁杂，可分为许多类型，通常可分感染性和过敏性。

临床上各型各类结膜炎的共同特点是结膜充血和分泌物增多。充血在程度上和分布上可有不同，分泌物的性质和量亦有差异。

结膜炎诊断通常是根据发病急缓，临床表现。但要确定病原诊断则需要作细菌学检查、分泌物涂片、结膜上皮刮片、血清学检查来确定，尤其在特殊感染中，细胞学检查更为重要。

一、临床表现

根据结膜充血、结膜局部病变、分泌物、症状和邻近组织改变，通常可以明确诊断。

（一）眼睑

各类急性结膜炎都伴有眼睑充血、水肿，严重者甚至上睑不易翻转。睑缘变化对某些结膜炎的病原诊断可有参考价值。溃疡性睑缘炎者或曾患过睑腺炎者常表明为葡萄球菌感染。合并有眦部睑缘炎的慢性结膜炎通常是摩-阿（Morax-Axenfeld）双杆菌感染，睫毛粘着脂溢性鳞屑者可能为睑腺分泌过多性结膜炎，结膜炎合并面部皮肤脓疱病者可能是葡萄球菌感染，口、鼻、眼睑有疱疹者表明其结膜炎可能为疱疹病毒感染。

（二）结膜

急性结膜炎充血、水肿明显，慢性结膜炎则程度轻。除充血、水肿外，结膜改变主要有乳头增生、滤泡形成、分泌物增多、假膜形成、出血、溃疡、瘢痕等。

1. 结膜炎的充血水肿　轻者和慢性时充血水肿多局限于睑及穹隆结膜。急性者睑及穹隆结膜一片赤红，由于水肿渗出而失去透明度，球结膜周边充血水肿。淋菌性结膜炎，球结膜水肿可覆盖角膜周边部，甚至突出于睑裂之外。

2. 乳头增生、滤泡形成　乳头由结膜上皮细胞增生及炎性细胞为淋巴细胞。浆细胞，嗜酸性细胞浸润形成，中央有血管通过。乳头多位于睑结膜睑板上缘和近内、外眦部的睑结膜，呈红色天鹅绒状，细小隆起。多见于慢性单纯性结膜炎、沙眼。春季卡他结膜炎的乳头为乳白色，大而扁，呈多角形。滤泡是由淋巴细胞集聚而成。较乳头大，位于睑结膜者较小，呈微黄色，位于穹隆结膜者大而呈圆形或不规则形，不透明。多数滤泡可互相融合呈岗状，见于沙眼、各类病毒性结膜炎、一些特殊综合征和细菌感染。

正常小儿有时在穹隆部可以有少量小滤泡，但滤泡出现于睑结膜者则为异常。沙眼的滤泡多见于穹隆部及睑结膜。而发生在小儿的结膜滤泡症通常都在下穹隆部。

3. 结膜下出血　结膜炎早期在网状充血之间有小点状、片状结膜下出血，炎症增重充血明显时，在穹隆部及球结膜下可有大片状出血。柯－魏双杆菌感染时，常可见点状、小片状出血，流行性出血性结膜炎时常伴有大片结膜下出血。

4. 分泌物　分泌物可为水样（浆液）、黏液、黏液脓性和脓性。水样分泌物状如泪液，见于麻疹等急性热性传染病引起的结膜炎之早期，病毒性结膜炎的分泌物量中等，多为黏液性，较稀。细菌性感染时分泌物量多且黏稠，为黏液脓性或脓性。葡萄球菌感染时分泌物呈淡黄而稠的脓性。分泌物呈乳白色者见于春季结膜炎。

5. 膜和假膜　结膜表面的假膜在很多情况下都可发生。由炎性渗出纤维蛋白沉积形成。春季卡他结膜炎在扁平的乳头表面可以形成假膜，膜薄而白，易消失。肺炎球菌，柯－魏杆菌性急性结膜炎也常形成假膜，特点是色灰白而不透明，易剥离，消失快。真膜厚而污秽，灰白，不易剥离。见于白喉杆菌性结膜炎。

6. 结膜瘢痕　弥漫性结膜瘢痕见于膜性结膜炎（白喉杆菌性）、类天疱疮、多型性红斑、严重化学及热烧伤之后。沙眼瘢痕多发生在上睑结膜及穹隆部，呈线状、网状和片状。

（三）耳前淋巴结

急性滤泡性结膜炎，伴有肿大、质软、无压痛的耳前淋巴结时是病毒性感染的特征，这种情况很少见于细菌性感染。在疱疹病毒和腺病毒感染时耳前腺压痛。结膜结核、梅毒感染的耳前腺肿大、压痛，有时可形成瘘管。

（四）并发症

结膜炎多属于良性、自限性眼病，通常并发症不多，且多不影响视功能。也有些类型结膜炎可合并有眼睑、角膜、前葡萄膜、眼肌等的损害，造成不同程度的视力受损。急性细菌性结膜炎在角膜缘内可有细小点状、灰白色浸润点，排列成行，小点状浸润相互融合，形成线形，平行角膜缘的浅层溃疡，主要见于柯－魏杆菌感染。流行性出血性结膜炎角膜多合并浅层点状上皮炎，发病率高。流行性出血性结膜炎可合并前葡萄膜炎、眼肌麻痹和神经系统损害。流行性角结膜炎的角膜病变为浅点状角膜炎，点状浸润波及上皮细胞及上皮下组织，呈大小不一的混浊，多集中在角膜中央部，持续数月或经数年后方消失，视力影响不大。沙眼的角膜并发症主要是血管翳前端新月形溃疡，血管翳之间的小圆形溃疡和角膜中央部的浅层圆形溃疡。角膜血管翳、睑内翻倒睫可造成角膜混浊、视力影响严重。

二、结膜炎的细胞学

结膜炎细胞学检查有分泌物涂片、结膜刮片及滤泡挤压物涂片等。可以用来作为区别细菌性、病毒性或过敏性疾患的重要参考。

正常结膜刮片中上皮细胞的胞核较大，位于中央，胞质颗粒纤细。结膜炎之刮片中则可见到许多炎性渗出细胞，包括多形核白细胞、淋巴细胞、嗜酸性粒细胞、嗜碱性粒细胞、浆细胞以及渗出纤维和黏液。刮片中还可见到一些特殊细胞如杯状细胞，上皮细胞内包涵体。下述细胞学所见是值得注意的。

（一）多形核白细胞

见于急性细菌性感染。亚急性期则相对减少，同时出现单核细胞，分泌物中黏液增多，纤维素减少。

（二）单核细胞

病毒性感染疾患的刮片中，以出现大量单核细胞为特点。在慢性感染性炎症和慢性刺激性炎症，结膜刮片中淋巴细胞增多。

（三）嗜酸性粒细胞

变态反应性结膜炎，如春季卡他性结膜炎，多出现大量嗜酸性粒细胞。但在细菌性过敏和泡性眼炎时则不见。

（四）浆细胞

除了在沙眼刮片中可见到较多的浆细胞外，其他类型结膜炎中很少见到。

（五）上皮细胞的变化

1. 角化　在维生素A缺乏的结膜干燥症刮片中，上皮细胞角化明显。上皮细胞质染为淡红色，含有角蛋白颗粒、胞核变性或消失。长期暴露的结膜干燥症刮片中，也能见到上皮细胞角化。

2. 变性　上皮细胞扁平，形状不规则，细胞核染色不良，见于沙眼和一些慢性结膜炎。

3. 多核上皮细胞　是病毒性感染的表现，疱疹病毒感染时尤为显著，而细菌性感染中则见不到这种变化。

（六）滤泡挤出物涂片

滤泡挤出的内容物涂片对鉴别沙眼和滤泡性结膜炎很有价值。沙眼滤泡中多为未成熟的淋巴母细胞，少量淋巴细胞、浆细胞和巨噬细胞，细胞有变性和坏死的变化。结膜炎的滤泡中为淋巴细胞，没有巨噬细胞，也没有细胞变性和坏死。

细胞内包涵体对沙眼、包涵体结膜炎诊断有重要价值。

三、预防和治疗

结膜炎多为传染性炎症，加强预防工作，对于避免发病和控制蔓延流行十分重要。微生物感染性结膜炎的传播方式是接触传染。要控制并消灭传染源和加强个人卫生，切断传播途径是最重要的方法。在结膜炎暴发流行的情况下，特别要对公用服务事业（浴池、理发店、游泳池、公用车辆等）加强卫生管理和流通货币的消毒处理。以及加强个人卫生等是十分重要的，具体措施在各论中叙述。

预防为主和积极治疗患者是控制结膜炎蔓延，解除患者痛苦，相辅相成的两个方面，缺一不可。治疗是消灭传染源的重要手段。

结膜炎的治疗主要是局部用药治疗，严重或特殊感染的情况下需要全身用药。局部药物有滴剂、眼膏、冲洗溶液等。

滴剂有各种抗生素和磺胺类药的溶液。抗菌药物应选用对微生物针对性强，敏感度高者。但在通常情况下，临床上很少作细菌学检查，故以选用广谱抗生素或磺胺类药物为佳。皮质激素药物对变态反应性结膜炎效果较好。对于细菌性结膜炎可以与抗生素合并应用，以减少炎症渗出，降低炎症反应。对于病毒性结膜炎不用或慎用。

眼膏剂所含的药物与滴剂相同，作用较缓而较持久。宜于每晚睡前使用，除抗菌作用外，同时还可避免分泌物使上下睑及睫毛粘在一起。

四、细菌性结膜炎

细菌性结膜炎是指结膜因遭受致病细菌感染而致。从临床观点可分为急性、亚急性和慢性三种。

（一）急性卡他性结膜炎

急性卡他性结膜炎（acute catarrhal conjunctivitis）是常见的细菌感染性眼病。特点是明显结膜充血，脓性或黏液脓性分泌物，有自发痊愈趋势。

1. 病因　传染来源各有不同，多以手帕、毛巾、手、水等为媒介。在集体单位、公共场所、家庭之中不讲究卫生的情况下最易蔓延，尤以春秋两季为甚。在这两季节中由于呼吸道流行病较为普遍，所以患急性卡他结膜炎者，同时也可能患有呼吸道流行病。在鼻腔分泌物中也可能含有与结膜炎相同的细菌，借助咳嗽、喷嚏传播。

通常最常见的细菌有四种。即柯－魏杆菌、肺炎球菌、葡萄球菌和流感杆菌。这些细菌在发病三四日内繁殖旺盛，晚期则不易找到。柯－魏杆菌性结膜炎多在春季发生，而肺炎球菌者以冬季为多。

2. 临床表现　本病发病急速，可单发，有时引起暴发流行。初起感干涩、痒感、异物感。病变发展、眼部灼热感、眼睑沉重、异物感加重和畏光。异物感和分泌物于清晨较轻，由早至晚逐渐加重，晚间尤甚。本病对视力无影响，但当分泌物附着在角膜表面时，也可视物模糊，如将分泌物除去，则视力立即恢复。

发病初期和轻型者，眼睑轻度充血、水肿。睑及穹隆结膜充血呈红色、网状，球结膜轻度周边充血。角膜、前房正常。结膜囊有少量浆液或黏液性分泌物。较重者眼睑红肿明显，睑及穹隆结膜充血一片赤红，球结膜中度周边充血，分泌物为黏液性，量较多。严重者眼睑水肿，充血显著。睑及穹隆结膜血管高度扩张充血。由于充血、水肿、渗出，使其失去透明度，不见正常纹理。球结膜重度周边充血及水肿。肺炎球菌、柯－魏杆菌感染者，穹隆部及其附近球结膜下常见有点、片状结膜下出血。分泌物量增多，为黏液脓性，分布在结膜囊、内眦部及睑缘。有时分泌物黏附于角膜表面瞳孔区，以致一时影响视力，因分泌物的三棱镜作用使患者在夜晚看灯光周围有虹晕围绕。这种虹晕应与青光眼所致者有所区别。分泌物经一夜的蓄积，在睑缘、睫毛处变干，结成黄痂，使患者在翌晨醒来时上下眼睑黏合在一起。

肺炎球菌感染的结膜炎通常水肿更为明显，结膜表面可形成假膜。本病多为双侧性，双眼同时或先后发病，轻症和无角膜并发症者，通常在3～4天内发展到最高峰，8～14天消退。肺炎球菌所致者，持续8～10天开始消退，而后立即好转。重者为柯－魏杆菌所致，潜伏期36小时，3～4天达炎症高峰。葡萄球菌所致者常侵犯下睑及角膜下部点状染色，伴有睑缘炎或睑腺炎，易复发或转为慢性。急性结膜炎重要的并发症是角膜溃疡，其主要症状为疼痛和畏光。开始在角膜缘内侧出现灰色小点状混浊，排列成行，名为卡他性点状角膜浸润。数日后灰色浸润点增大，互相融合，最后表面坏死脱落，形成新月形浅层溃疡，这种溃疡称为卡他性角膜溃疡，为结膜卡他的特殊病变。若及时治疗可迅速痊愈，仅留一弓形角膜云翳。肺炎球菌性结膜炎如果发生角膜损害，可能发展成为前房积脓性角膜溃疡。

婴幼儿有时并发泡性结膜炎，多见于葡萄球菌感染者。

3. 预防　本病虽然预后良好，但传染性极强，常造成广泛流行，所以预防工作十分重要。一旦发现患者，个人和集体单位都要作好严密消毒隔离工作。本病通过接触传染，所以对患者日常用品如毛巾、手帕、脸盆、玩具、文化用品等应予消毒。医务人员接触患者后及检查用具都应注意消毒，以免扩散传染。

4. 治疗　急性发作较重者可用冷敷以减轻不适症状。脓性分泌物较多者可用3%硼酸溶液或生理盐水眼浴法或冲洗法除去。眼部严禁包扎，以利于分泌物排出。如畏光可带黑色眼镜。

最重要的治疗是选用药物控制感染。最理想的有效方法是选用细菌敏感的抗菌药物局部滴用。由于需要作细菌敏感试验，这在临床上难以做到。最常用的是选2～3种广谱抗生素，同时交替频繁滴用。晚间结膜囊内涂用眼膏，这可保持结膜囊内药物浓度，又预防分泌物存留，免除上下睑被粘在一起而睁眼时有疼痛之苦。

在急性期过后，要继续滴用抗菌眼液，直至结膜逐渐恢复正常状态，以避免迁延成慢性。治疗细菌性结膜炎的常用抗菌眼液有10%～15%磺胺醋酰钠、0.1%利福平、0.25%氯霉素、0.2%庆大霉素、0.3%环丙沙星（CPLX）、诺氟沙星（NFLX）、氧氟沙星（OFLX）等。

（二）膜性结膜炎（membranous conjunctivitis）

又称白喉性结膜炎（diphtheritic conjunctivitis）。病原为白喉杆菌。在我国由于白喉疫苗的广泛接种，本病目前已极为少见。特点是急性化脓性结膜炎，结膜表面覆盖灰白色不易剥脱的厚膜。患者多为儿童。

1. 临床表现　为急性化脓性炎症，似淋病性结膜炎。通常双眼发病。患者体弱不安，多合并鼻、咽部白喉。有体温升高和昏迷等全身中毒症状。

临床分为深、浅或轻、重二型。

轻型：眼睑轻度充血水肿，分泌物为黏液脓性，翻转眼睑后可见睑结膜表面有一层灰白色膜覆盖，此膜与睑结膜浅层组织粘连，较易剥脱。膜下面结膜充血水肿，无组织缺损及出血。此膜约在发病1～2周后逐渐消退，而结膜仍显充血水肿等炎症反应。愈后不留瘢痕。此型很少造成角膜损害。

重型：病变侵犯结膜深层组织。表现为眼睑高度充血水肿、硬韧、难以翻转。睑及穹隆结膜表面覆以灰黄色类固体的厚膜，此膜与其下结膜、结膜下组织连接牢固，不易分离，强行剥离则造成组织损伤及出血，此膜部分或全部覆盖睑结膜，通常起始于睑缘部，很少见于球结膜。由于炎症浸润渗出深及睑板，且渗出物在组织内凝结，眼睑变硬，压迫血管，更兼白喉毒素造成血管栓塞，妨碍正常血液供应而使结膜、角膜坏死。

约在发病6～10天时，角膜形成溃疡，且多伴继发感染。大约在此时膜开始脱落，分泌物增多。结膜呈鲜红色，愈后结膜瘢痕形成，且易发生睑球粘连。

2. 治疗　此病为法定传染病，要及时作传染病报告。严格消毒隔离，单眼患者应特别注意防止另眼发病。

治疗要局部和全身治疗并重。局部可按急性卡他结膜炎、淋病性结膜炎治疗方法。更需要涂较大量抗菌眼膏，以预防睑球粘连及保护角膜。有角膜并发症时应滴阿托品散瞳。此外，眼局部滴白喉抗毒血清。全身疗法应注射抗白喉血清，用药愈早效果愈好，血清用量宜大，以减少角膜受损害的危险性。轻者可注射 2 000 单位，严重病例首量用 4 000 单位、6 000 单位，甚至 10 000 单位，且于注射 12 小时后重复给药。同时局部全身联合应用抗生素。

（三）假膜性结膜炎

假膜性结膜炎（pseudo – membranous conjunctivitis）是以在睑结膜、穹隆结膜表面形成灰白色不透明假膜为特点的急性化脓性结膜炎。假膜易剥离。多见于学龄前儿童及青年人，新生儿及老年人少见。

病原菌主要是肺炎球菌、链球菌、葡萄球菌、柯－魏杆菌，常为混合感染。链球菌中溶血性链球菌为病原菌、非溶血链球菌为腐生菌。链球菌性假膜性结膜炎是非常严重型，主要发生在伴有麻疹、猩红热、百日咳等热性传染病的小儿。老年人多见于面部、眼睑皮肤丹毒者。非微生物感染原因可见于化学物质，如氨、石灰、硝酸银等腐蚀，以及热、创伤、手术等，假膜只在上皮细胞缺失处形成。

本病自觉症状与急性卡他性结膜炎相似，除结膜充血水肿、分泌物外，在睑及穹隆结膜附有一较薄的灰白色假膜，此膜由渗出的纤维蛋白、黏液、炎性细胞等组成，易于剥离，但假膜又迅速形成。炎症约在第 5 天达高峰，2～3 周后消退。链球菌性结膜炎常引致角膜感染坏死，造成视力损害。

治疗与急性黏液脓性结膜炎相同，但需要局部和全身联合应用抗生素，按细菌敏感度来选用抗生素。

（四）淋菌性结膜炎

淋菌性结膜炎（gonococcal conjunctivitis）是急性化脓性结膜炎，是急性传染性眼病中最剧烈的一种，病情严重，常造成严重视力危害。

病原菌是奈瑟淋球菌，为面包型双球菌，在结膜上皮细胞、炎性细胞内存在。革兰染色阴性，形态上与脑膜炎球菌不易区分，二者需通过凝集试验鉴别。

1. 成人淋病性结膜炎　淋球菌直接来自性器官或通过传染的手或衣物等作为传染媒介间接传播到眼部。男多于女，右眼多先发病。潜伏期从几小时到三天。初起眼睑和结膜轻度充血水肿，继而症状迅速加重。眼睑高度水肿、痉挛。睑及球结膜高度水肿充血，有小出血点及薄层假膜。高度水肿的球结膜可掩盖角膜周边部。分泌物初起时为血水样，耳前淋巴结肿大，3～4 天后眼睑肿胀渐消，但分泌物剧增，呈黄色脓性，不断从结膜囊排出，俗称脓漏眼。2～3 周后分泌物减少转为亚急性，1～2 月内眼睑肿胀消退。睑结膜充血肥厚，表面粗糙不平，呈天鹅绒状，球结膜轻微充血，持续数月之久，此时淋菌仍存在。

角膜并发症常导致失明。最初角膜表面轻度混浊，继则形成灰色浸润，迅即变灰黄，坏死，破溃，穿孔。角膜溃疡可发生在角膜各部位，由角膜上皮坏死，细菌直接侵入引起。最终形成粘连性角膜白斑、角膜葡萄肿或全眼球炎。淋菌性关节炎、败血症、心内膜炎也是重要并发症。

细菌学检查对诊断十分重要。在分泌物涂片和结膜刮片中可见到上皮细胞内外聚集成对的革兰阴性（红色）奈瑟淋球菌。

本病为接触传染。患淋病性尿道炎者尤应注意保持清洁，经常用肥皂洗手，对用品消毒，并积极治疗尿道炎。倘一眼已罹病，必须设法避免波及健眼和传染他人。在为患者检查治疗时应戴防护眼镜，接触患者后应认真消毒双手。用以拭眼的棉花纱布等物须焚毁，脸盆毛巾等煮沸消毒。发现淋病患者应进行病源追查，对传染源给予抗淋病治疗。

治疗要局部与全身用药，以下药物可供选用，青霉素钠盐或氨苄青霉或阿莫西林，肌肉或静脉给药。近年抗药菌株较多疗效欠佳。先锋霉素Ⅳ（cephalexin）、先锋霉素Ⅴ（cephazoline）每日2g，肌内注射，头孢曲松（ceftriaxone）0.5g肌肉注射。大观霉素（spectinomycin）2g肌肉注射，伴服丙磺舒1g。有良好疗效。

局部用1∶10 000高锰酸钾、氯己定、生理盐水等冲洗结膜囊。用2 000～5 000单位/ml青霉素液、氯霉素，杆菌肽眼药，红霉素、四环素眼膏。

2. 新生儿眼炎　　原因是胎儿出生时被患淋菌性阴道炎的母体分泌物污染，也有时被污染淋菌的纱布、棉花等所污染。

潜伏期一般少于48小时，双眼发病，轻重程度不同，症状与成人淋病眼同，但不像那样猛烈。特点是球结膜高度水肿，脓性分泌物中常有血，有些结膜有假膜形成。角膜并发症发生较迟而轻，但多发生在角膜中央，严重影响视力。

诊断可根据产妇的淋病史，典型脓漏眼症状及结膜刮片细菌检查而确诊。

新生儿眼炎，除淋菌性外，也可有衣原体、链球菌、肺炎球菌或其他微生物引起，通常较轻。由于新生儿出生后无泪液，当新生儿出生后第一周内任何眼部分泌物都应怀疑有新生儿眼炎。

对于全部新生儿应常规滴用1%硝酸银溶液（Crede法）或2 000～5 000单位/ml青霉素眼溶液预防。治疗与成人淋病相同，全身用药按体重计算。有报道用头孢噻肟（cefotaxime）效果良好。

3. 转移性淋病性脓漏眼　　患淋病性尿道炎数月后，双眼突然发炎，睑结膜球结膜充血水肿，分泌物为黏液性或脓性。此病为淋球菌通过血行转移到眼部，患者常伴有淋病性关节炎。无并发症时1～2周可痊愈。治疗与成人淋病脓漏眼同。

五、滤泡性结膜炎

结膜上发生滤泡不论是急性、亚急性、慢性都是结膜病最常见体征。滤泡形成是由于炎症刺激在结膜上皮下、腺层有淋巴细胞集聚。小儿出生后2～3个月内，由于淋巴系统不健全，所以不发生滤泡，而只发生乳头性结膜炎。临床很多情况下可发生。

（一）急性滤泡性结膜炎

这是指由一组各种原因引发的急性结膜炎，同时，在睑、穹隆结膜出现滤泡。这种情况最常见的原因见于单纯疱疹病毒、腺病毒感染。某些化学品或毒素刺激也可产生滤泡，最常见于长期局部应用毒扁豆碱、阿托品，而毛果芸香碱和异氟磷（DFP）则相对较轻。起病急，多同时或稍先后侵犯双眼。眼灼热感、异物感、眼睑沉重、有大量黏液脓性分泌物。有些病例伴有耳前腺肿大，压痛不明显。

眼部改变除充血、水肿、分泌物增多等急性结膜炎体征外，结膜有滤泡形成。滤泡大小不一，呈圆形或不规则形，不透明，凸起于结膜面，数量一般较多，可互相融合排列成行，以下睑结膜及下穹隆部为多。滤泡由淋巴细胞组成，有少量多形核白细胞、单核细胞。结膜复原后滤泡也随之消散，不留痕迹。微生物感染者应给予抗感染的药物治疗。由于阿托品等药物所致者，应立即停止用药，局部用3%硼酸水湿敷，滴用可的松、地塞米松等眼药水。

（二）Beal 综合征

又称 Beal 型急性滤泡型结膜炎，是 Beal（1907）首先提出的。其特点是起病急，症状轻、耳前腺肿大、滤泡很快完全吸收等。

本病多侵犯成年人，先单眼发病，2～5天内另眼发病。眼睑充血、水肿，下睑较显著。球结膜轻度周边充血，穹隆部充血较重。滤泡形成，下穹隆部较上穹隆之滤泡数量多且大，睑结膜滤泡较小而少。泪阜部也有滤泡形成。分泌物少，为浆液纤维素性，常在睑结膜表面形成假膜。分泌物中含有多量单核细胞。病变3～6天达最高峰，2～3周内完全吸收，不留瘢痕。在结膜炎的同时，耳前腺无痛性肿大。部分病例合并有角膜损害及虹膜炎。有时因呼吸道感染引起发热及全身不适。

本病可能是病毒感染，临床上颇似单纯疱疹病毒和腺病毒感染。可滴用抗病毒药物，如磺苷、盐酸吗啉胍和阿糖胞苷等，同时应用广谱抗生素以预防继发感染。

（三）Parinaud 眼 – 腺综合征

本病甚为少见，由 Parinaud 在 1889 年首先描述，并认为是动物传染所致。特点是单眼发病，有急性滤泡性结膜炎，耳前淋巴结和腮腺肿大。

临床主要症状为眼睑肿胀而硬，睑结膜和穹隆结膜有大而密集的滤泡，初为半透明，继则混浊，形成浅灰色溃疡。分泌物为黏液纤维素性。初期就有耳前淋巴结和腮腺红肿，可延及颈部。有不规则体温升高。睑结膜病变约在4～5周自行消退。但淋巴结肿大发展成为化脓性炎症，可迁延达数月之久。

六、病毒性结膜炎

（一）流行性角膜结膜炎

流行性角膜结膜炎（epidemic keratoconjunctivitis）是一种曾在全世界广泛流行的眼部传染病。散发病例遍及世界各地，也常造成流行。临床特点是急性滤泡性或假膜性结膜炎及角膜上皮细胞下浸润。

1. 流行病学　本病由腺病毒感染所致，目前世界各地所分离出的腺病毒已有数十种，其中以腺病毒Ⅷ最多，常造成暴发流行。其他型者多为散发病例。通过接触传染，在家庭、学校、工厂很易流行，在医疗单位通过医务人员的手传染者也非罕见。

发病多见于20～40岁的成人，男多于女。除腺Ⅶ型常见于夏季外，无明显季节性差异。

2. 临床表现　潜伏期为5～12天，以8天为最多。常双眼发病，开始单眼，2～7天后另眼发病。初起结膜突然充血水肿，特别在半月皱襞处尤为明显，有异物感、烧灼感和水样分泌物。通常在发病第三天睑结膜出现滤泡，迅速增加，以上、下穹隆部为最多，有时由于结膜表面覆有薄层假膜而不能看清。此时耳前淋巴结肿大，有压痛，甚至颌下腺和锁骨上淋巴结也被侵犯。结膜炎发病8～10天后，出现角膜损害并伴有明显畏光、流泪和视力模糊。

角膜病变为浅层点状角膜炎，侵及上皮细胞及上皮下组织。点状损害数量多少不等，多位于角膜中央部，少侵犯角膜周边部，故对视力有不同程度的影响。混浊点大小不等，腺Ⅶ型病毒所致者较大，可达0.4～0.7mm，呈圆形或多角形。偶尔病变较深，引起后弹力层皱褶，虹膜充血，但无虹膜后粘连。角膜不形成溃疡，无新生血管翳。角膜知觉减退。角膜损害可持续数月或数年后消失。较重患者可遗留圆形薄层云翳，对视力影响不大。

3. 预防和治疗　同流行性出血性结膜炎。

（二）咽－结膜热

本病多为急性高度传染性结膜炎。特点有三：发热、咽炎和非化脓性急性滤泡性结膜炎。可同时发病或单独出现。多伴有耳前淋巴结病变。常流行发病，侵犯年轻人和小儿。病原主要是腺Ⅲ型病毒。

潜伏期 5~6 天。直接接触传染，也可由游泳传染。

发病可逐渐或突然开始。体温升高，可突然升高达 39℃ 以上，约持续 3~7 天。伴有肌肉酸痛、头痛、胃肠不适或腹泻。咽炎的特点是咽部不适、咽后壁充血、散在透明滤泡。有无痛性淋巴结肿大。

发病最初几天传染性最强。可单眼或双眼同时发病，有痒感、烧灼感和流泪。结膜充血、弥漫性水肿，以下穹隆部尤为明显。滤泡形成主要在下睑及下穹隆部结膜，可融合成横行堤状。分泌物为典型浆液性，很少为黏液脓性。本病有时合并角膜炎，开始为浅层点状，最后可扩展到上皮细胞下组织。病程一般 2~3 周，平均 7~10 天。连同角膜损害逐渐消失，预后良好。

预防和治疗与流行性出血性结膜炎同。感染有免疫作用。

（三）流行性出血性结膜炎

流行性出血性结膜炎（epidemic hemorrhagic conjunctivitis）是一种暴发流行的、剧烈的急性结膜炎。1971 年曾在我国流行。特点是发病急、传染性强、刺激症状重、结膜滤泡、结膜下出血、角膜损害及耳前淋巴结肿大。

1. 临床表现　本病潜伏期短，根据国内（北京、上海）外的观察，接触传染源后，大部分在 24~48 小时内发病。起病急速，有时在稍感眼部不适 1~2 小时内就开始眼红。自觉症状明显，有剧烈异物感、刺痛以及畏光、流泪和分泌物。

本病多同时侵犯双眼，也可先后发病。主要表现为眼睑红肿、睑及球结膜高度充血、水肿，球结膜水肿严重时可高出于角膜面，睑及穹隆结膜有大量大小不等的滤泡，尤以下睑结膜及穹隆部较多，大约80%的患者发病第一天即有结膜下出血。发病早期裂隙灯下即可观察到细小点状出血，继之结膜下出血扩大呈点、片状，严重者可遍及全部球结膜。角膜损害发病率高，早期即可出现，最常见的是上皮细胞点状脱落，荧光素染色后裂隙灯下为绿色细小点，呈散在、群集或排列成线状和片状。重症病例可发生小片状上皮细胞下及实质浅层混浊。个别严重病例也可发生轻度前色素膜炎。此外可有病毒性上呼吸道感染和神经系统症状。多伴有耳前或颌下淋巴结肿大。

根据病情严重程度和病程长短，可分为轻型、中型和重型。轻型病程约一周，无角膜损害，中型病程约 1~2 周，角膜有少许浅层点状染色，角膜损害常与结膜炎同时消退。重型病程在 2 周以上，症状重，角膜损害广泛而顽固。在结膜炎消退后，角膜损害仍持续数月或一二年，且常复发，但最终痊愈不留瘢痕。

2. 预防　预防的原则是控制传染源，切断传染途径。前者在于早期发现、严格隔离、积极治疗患者。后者应加强公共场所的卫生管理，禁止患者到公用浴池、游泳场所，加强个人卫生，不用手揉眼，不用公共面具及经常洗手等。集体单位如托儿所、学校、工厂等，不宜采用集体滴药方法预防。

3. 治疗　以局部用药为主。病情重、伴全身症状者加用系统给药。常用局部抗病毒药有：4%吗啉胍、0.2%阿糖胞苷、安西他滨、0.5%阿昔洛韦、0.1%磺苷等、每30分钟～1小时用药一次。可选用2～3种药物交替滴用，直至炎症消退。为预防继发细菌性混合感染，也可适当加用抗细菌类药物滴眼液。口服药如吗啉胍、阿昔洛韦、板蓝根冲剂等。根据病情酌情给予。

（四）急性疱疹性结膜炎（acute herpetic conjunctivitis）

为疱疹感染的原发表现。通常见于小儿，接触了病毒携带者而感染。可能伴有颜面部水疱性损害。耳前淋巴结肿大。眼部表现为急性滤泡性结膜炎，滤泡通常较大。可能合并角膜损害，常见的是树枝状角膜炎，伴有角膜知觉减退。

（五）单纯疱疹性结膜炎（herpes simplex conjunctivitis）

常呈典型急性滤泡结膜炎改变，但通常不伴有颜面、眼睑、角膜损害，临床表现似流行性角膜结膜炎，结膜损害的另一特点是在靠近睑缘内侧有针尖大小的局限性溃疡，荧光素染色可以见到。角膜可有小的树枝状损害。角膜知觉减退，角膜可有血管翳。

本病临床上在无角膜损害时难于与流行性角膜结膜炎区别，化验室试验上皮内病毒抗原只能通过荧光抗体测定或发病后1～2周时血清抗体滴度升高及病毒分离来证明。

（六）牛痘疫苗性结膜炎（vaccinial conjunctivitis）

本病系由减毒牛痘疫苗引起。在接种牛痘过程中疫苗溅入眼部或通过手指将疫苗带入眼部而发病。由于各人对天花病毒免疫力不同，局部反应不一。未接种过牛痘及多年前接种过牛痘，对天花病毒免疫力低下者都可能发病。

潜伏期约为三天。绝大多数患者伴有眼睑、睑缘部牛痘疱疹。眼睑水肿、充血。睑结膜充血，有多发性小溃疡，溃疡表面覆以坏死性假膜，边缘绕以增生的肉芽组织。病变约7～10天愈合。

发生角膜病变者预后较差。轻者出现浅层点状角膜浸润。重者可发展成树枝状、地图样、环形或盘状角膜炎，造成视力损害。

预防在本病发生中十分重要，防止被接种牛痘疫苗之婴幼儿搔抓接种部位。医务人员在接种过程中应戴眼镜。一旦疫苗溅入结膜囊，应立即冲洗，并滴用抗病毒药物。

治疗应尽早。局部滴抗病毒类眼液或天花免疫血清。全身治疗以注射抗天花病毒效价高的免疫血清最佳。丙种球蛋白、干扰素等亦有良好疗效。

（七）艾滋病患者结膜炎

获得性免疫缺陷综合征（acquired immunodeficiencysyndrome AIDS）是由人类免疫缺陷病毒（HIV）引致的性传播疾病。眼部受侵可出现在本综合征各期，由于患者免疫系统受损，抵抗力极度低下，导致最易发生各种机会性感染。病原体为巨细胞病毒（CMV），单纯疱疹病毒（HSV），带状疱疹病毒。多种细菌，多形体原虫、霉菌等，以及由于营养吸收障碍和消耗而引起的营养缺乏病变，并可发生 Kaposi 肉瘤等恶性肿瘤。

结膜的改变主要是非特异性结膜炎，大约10%的 AIDS 患者有非化脓性结膜炎，10%～15%的患者有干燥性角膜结膜炎，也有发生 Reiter 病和淋巴肉芽肿性结膜炎的报道。结膜也可发生 Kaposi 肉瘤。

多数 AIDS 患者结膜有微血管改变。表现为毛细血管阶段性扩张，各段管径不一，血管呈逗号状或球形血管瘤样改变，这些变化常出现在狭窄的结膜血管两端或一侧，由于血球凝聚力增加，血纤维蛋白原水平增高，结膜血流淤滞呈球样外观或血柱消失，呈线状。

七、衣原体性结膜炎

（一）沙眼（trachoma）

沙眼最初源于埃及，后流传于中东和欧洲，现今广泛流行于世界各地，特别是亚洲各国及太平洋诸岛及南美各国。它不是种族民族性疾病，是由于沙眼衣原体引起的传染性眼病。其传播与环境卫生不良、居住拥挤、通风不良、尘埃、营养欠佳、医疗条件差等因素密切相关。所以在发展中国家和地区此病多盛行。

沙眼在我国曾广泛传播，发病率高而并发症亦多，新中国成立前是我国致盲的主要原因之一。新中国成立后由于经济发展，人民生活水平不断提高，居住条件改善，医疗卫生条件逐步改善，人民政府的重视，以及广大医务人员的努力，沙眼这一严重危害劳动人民健康的疾病，得到了有效的控制，发病率显著下降。

沙眼二字是以结膜表面的粗糙状态而得名，中医称为粟疮，英文名 trachoma，是由希腊字 trachy 而来，都是粗糙不平之意。病变侵犯结膜角膜。结膜有乳头增生和滤泡形成。这两种病变逐渐消失形成瘢痕而自愈。但也可引起各种并发症和后遗症，造成视力减退甚至失明。

1. 临床表现　沙眼的自觉症状一般轻微，甚至无何不适，仅于体检时才被发现。少数病例有痒感、异物感、烧灼和干燥感等症状。当合并有睑内翻、倒睫、角膜溃疡时，则出现明显刺激症状。视力也可同时减退。

沙眼自然感染起始于儿童时期，表现为急性、亚急性过程，以浸润、滤泡为主。通常临床所见者为慢性炎症过程。表现为弥漫性睑及穹隆结膜充血，乳头肥大，滤泡形成，瘢痕和角膜血管翳。

（1）乳头增生肥大：乳头的形成是由于慢性炎症刺激，使上皮细胞增生，淋巴细胞质细胞浸润，其下有扩张的新生毛细血管及少量结缔组织，呈细小颗粒状、成簇聚集，外观呈天鹅绒状。好发于睑结膜近穹隆部及内外眦部。此种改变任何慢性炎症刺激均可发生，非沙眼所特有。

（2）滤泡形成：滤泡是由结膜上皮细胞下，淋巴细胞、浆细胞浸润而成，滤泡中央部变性坏死呈胶样。发生在睑结膜处的滤泡较小。轻微隆起；发生在穹隆部者一般较大，呈圆形或椭圆形，色黄红，外观呈胶状不透明。滤泡多时，可互相融合呈平行岗状。多见于上下穹隆部。滤泡见于多种结膜炎，亦非沙眼的特异性病变。乳头、滤泡均为沙眼的活动性病变。

（3）瘢痕：沙眼是一种自限性传染性眼病，在炎症过程中，伴随有修复退行、瘢痕形成。沙眼瘢痕呈线状、网状、片状。灰白色线状、网状瘢痕穿行于乳头、滤泡之间，将其分割成岛状，是典型Ⅱ期沙眼的特有临床表现。瘢痕广泛者，呈白色片状，炎症消退，血管中断。由于瘢痕收缩，使穹隆部变浅，称为睑球后粘连。睑结膜、睑板纤维化，瘢痕收缩变形，使睑板呈舟状畸形，睑缘钝圆、内翻。睫毛毛囊处瘢痕使睫毛位置变化，形成倒睫，是沙眼重要并发症。

（4）角膜血管翳：沙眼性血管翳是沙眼衣原体侵犯角膜造成的原发损害，为沙眼特异性改变，具有诊断意义。新生血管形成开始于角膜上缘，呈垂帘状。位于角膜透明部分浅层，众多新生血管停留在同一水平线上。血管之间有细胞浸润，使角膜失去透明度。有时在血管翳之间形成小的隆起滤泡，这些滤泡经粗糙的上睑结膜机械性摩擦破溃形成浅的溃疡。当上皮修复后呈小凹状，称 Herbert 小窝。

角膜血管翳因其长入角膜的长短、伸入方向、充血浸润程度不同可分为血管性血管翳、厚血管翳、干性血管翳等。因其侵入角膜范围不同，可分为 4 级。将角膜水平分为 4 等份，侵入上 1/4 以内者为（＋），达到 1/4 ~ 1/2 者为（2＋），达到 1/2 ~ 3/4 者为（3＋），超过 3/4 者为（4＋）。血管翳侵及部分或全部角膜，角膜混浊明显，可导致视力极度下降。

3. 沙眼分期　在国际上有多种分期法，现仅介绍 MacCallan 分期法，我国现行（1979年）分期法及世界卫生组织分期法。

（1）MacCallan 分期法：分为四期。

第 I 期（浸润初期）：睑及穹隆结膜充血、红肿、组织混浊粗糙。有乳头增生及胚胎滤泡，有短而稀疏的角膜血管翳。此期诊断的主要依据是穹隆部结膜血管模糊，睑结膜表面粗糙，有短小角膜血管翳。轻者可自行消退，多数转入第 II 期。

第 II 期（浸润进展期）：结膜充血，混浊增厚，乳头增生显著，结膜血管不复能见，同时滤泡形成。乳头多位于睑结膜，滤泡多见于穹隆部。乳头占大多数者称为乳头型沙眼（papillary trachoma），滤泡占多数者称为滤泡型沙眼（follicular trachoma），如果两者数量相近则为混合型（mixed trachoma）。

第 III 期（瘢痕形成期）：沙眼活动病变部分被吸收、破坏变为瘢痕。瘢痕可为白色线状、网状或片状。瘢痕之间仍有活动病变。

第 IV 期（痊愈期）：活动病变消失，完全结瘢呈淡灰白色，无传染性。

（2）1979 年 11 月，中华医学会眼科学会决定将沙眼分为三期（表 11 - 1）。

表 11 - 1　中华医学会眼科学会沙眼分期（1979 年）

期别	依据	分级	活动病变占上睑结膜总面积
I	上穹隆部和上睑结膜有活动病变（血管模糊，充血，乳头增生，滤泡形成）	轻（＋） 中（＋＋） 重（＋＋＋）	<1/3 1/3 ~ 2/3 >2/3
II	有活动性病变，同时出现瘢痕	轻（＋） 中（＋＋） 重（＋＋＋）	<1/3 1/3 ~ 2/3 >2/3
III	仅有瘢痕，而无活动性病变		

（3）世界卫生组织（WHO）沙眼分期标准

1）滤泡性沙眼（TF）：上睑结膜有 5 个以上滤泡，其直径≥0.5mm。

2）浸润性沙眼（TI）：上睑结膜水肿、肥厚、弥漫性浸润，半数以上血管模糊不清。

3）瘢痕性沙眼（TS）：睑结膜出现瘢痕。

4）沙眼性倒睫（TT）：至少有一根倒睫摩擦眼球，包括新拔除者。

5）角膜混浊（CO）：混浊侵及瞳孔区，且视力低于0.3者。

（4）新标准意义

1）TF表明有沙眼性炎症和近期有感染，应采用局部治疗。

2）TI表明有严重的沙眼性炎症和有严重的近期感染，并有形成瘢痕的危险，需采用局部加全身治疗。

3）TS表明患者有或曾经有沙眼。

4）TT表明患者可能出现角膜混浊和视力损害，需进行睑内翻矫正术。

5）CO表明此患者有视力损害或已失明

（5）新标准对评估沙眼严重性的关键性指标

1）TF和TF＋TI在10岁以下儿童中所占比例表明沙眼在该地区感染的广度。

2）TI和TF＋TI在10岁以下儿童中所占比例表明沙眼在该地区的严重程度。

3）TS所占比例表明过去该地区沙眼是否常见。

4）CO在人口中所占比例表明该地区中由沙眼造成的视力损坏情况。

3. 诊断　典型的沙眼在临床上很容易做出诊断。轻型早期病例则较为困难，因为乳头滤泡并不是沙眼的特异性改变，在其他的结膜病中也可出现。按照中华医学会眼科学会（1979年）决定，沙眼诊断依据如下。

（1）上穹隆部和上睑板结膜血管模糊充血，乳头增生或滤泡形成，或两者兼有。

（2）用放大镜或裂隙灯角膜显微镜检查可见角膜血管翳。

（3）上穹隆部或（和）上睑结膜出现瘢痕。

（4）结膜刮片有沙眼包涵体。

在第一项的基础上，兼有其他三项中之一者可诊断沙眼。

疑似沙眼：上穹隆部及毗邻结膜充血，有少量乳头或滤泡，并已排除其他结膜炎者。不作统计。

4. 预防　沙眼发病率高，是我国主要致盲原因之一。必须采取以预防为主，防治结合的方针，争取早日消灭沙眼。

（1）在各级党政机关的领导和支持下，依靠群众，采用各种宣传手段，广泛进行卫生宣传教育。专业人员要大力开展沙眼普查和防治工作。特别对有传染性的沙眼和后发病要抓紧治疗，是防盲工作的重要一环。如能与治疗各种眼病相结合，则收效更大。

（2）加强公用事业、集体生活单位的卫生管理，搞好家庭和个人卫生。洗脸用具分开或用流水洗脸等，理发店、浴池、旅店的面巾、浴巾，用后应严格消毒。医务人员于治疗检查沙眼患者后应彻底洗手。养成良好卫生习惯，注意经常洗手，不用手揉眼，不使用别人的毛巾等。

5. 治疗　有些药物局部和系统用药对沙眼有效，但到目前为止尚无理想的抗衣原体药物。

（1）药物疗法：以局部用药，坚持长期用药为主，严重浸润性沙眼要局部与系统给药。

1）局部用药：红霉素、四环素、利福平、氯霉素及磺胺类药物，能抑制微生物生长繁殖。临床效果尚佳。常用滴眼液有10%～15%磺胺醋酰钠、0.25%氯霉素、0.1%利福平、0.5%红霉素等，眼膏剂主要是四环素族的各种眼膏。眼液每日4～6次，睡前涂眼膏于下穹隆部结膜囊内。

局部用药需坚持每日滴用，连续 2 ~ 3 个月，根据病情变化延长滴用时日。

局部结膜囊下注射给药法，只适用于严重浸润性沙眼，一般每周注射一次。

2）系统给药：四环素、红霉素、利福平、磺胺类制剂，在系统给药时有效。不幸的是每种药均有毒副作用。除特殊情况外，应避免全身用药。

（2）手术疗法：睑及穹隆结膜滤泡大而密集者，宜采用手术疗法—滤泡挤压术，清除所有滤泡，以促使修复。乳头较多者可用摩擦术或冷冻治疗。不论滤泡挤压还是摩擦术、冷冻治疗后，都应继续药物疗法，直至病变消失。

（二）包涵体性结膜炎

包涵体性结膜炎（inclusion conjunctivitis）是一种性源性（venereal origin），急性或亚急性滤泡性结膜炎。特点是主要在下睑及下穹隆结膜有滤泡形成，几周后吸收消退，不留瘢痕，无角膜血管翳。组织学检查很像早期沙眼。病原分离可发现有和沙眼衣原体形态，生物特性都相同的衣原体。所以多数学者认为两者都由 TRIC（trachoma inclusion conjunctivitis）衣原体引起。只是在抗原性上有所不同。沙眼是 TRIC 的眼型，包涵体结膜炎是从泌尿生殖器到眼的传染。包涵体性结膜炎有两种类型：

（1）新生儿包涵体脓漏眼：为轻型、良性、病程有一定限度的新生儿眼病。本病系婴儿出生时眼部被母体非淋菌性阴道炎排泄物侵入，而这些分泌物中含有 TRIC 衣原体而致病。结膜刮片瑞氏或吉姆萨染色可找到与沙眼包涵体相同的细胞内包涵体。此病潜伏期比淋菌性脓漏眼长，多数为一周以上。通常为双眼病。睑结膜充血，穹隆结膜水肿。由于新生儿淋巴系统尚未发育成熟，无滤泡形成。分泌物为黏液脓性。结膜病变持续数周后逐渐转入慢性结膜炎状态，结膜于 3 ~ 6 个月即恢复正常，仅重症患儿有时遗留细小瘢痕。本病确诊前应按淋菌性脓漏眼处理，确诊后按沙眼药物治疗。

（2）成人包涵体性结膜炎：也称为游泳池结膜炎。临床特点是眼睑水肿，结膜显著充血水肿，睑结膜滤泡形成，有黏液脓性分泌物，耳前淋巴结肿大和结膜刮片有上皮细胞内包涵体。

传染途径可由于患者本身患有 TRIC 衣原体尿道炎、子宫颈炎，通过污染的手或毛巾等直接传染到眼，也可由游泳池水不洁而污染，传染到游泳者的眼。

潜伏期 3 ~ 4 天，常单眼先发病，在 2 ~ 3 周内另一眼也受染发病。最初结膜微充血，眼睑略水肿，并有畏光等刺激症状，耳前淋巴结肿大。3 ~ 4 天后结膜极度充血水肿，粗糙不平，组织不清，有黏液脓性分泌物。7 ~ 10 天后滤泡开始出现，3 ~ 4 周后急性症状逐渐消退，但睑结膜肥厚和滤泡仍继续存在 3 ~ 6 个月之久才恢复正常。在发病过程中大约 50% 可发生浅层点状角膜炎，角膜上皮细胞下实质层浸润等并发症。治疗和沙眼用药相同。口服四环素 0.25g 每 6 小时一次，共服 14 天，有较好疗效。

八、几种慢性结膜炎

（一）慢性卡他结膜炎

慢性卡他结膜炎（chronic conjunctivitis）致病因素有多种，包括细菌感染，急性结膜炎治疗不彻底，不良工作居住环境，空气污浊、粉尘、有害气体、风沙、照明不足、强光、过度饮酒、吸烟、睡眠不足等。局部因素有慢性泪囊炎、睑腺炎、睑缘炎、睑内、外翻、屈光不正、斜视等。

临床症状轻微或无症状。主要有瘙痒、异物感、眼干涩、视疲劳等。睑及穹隆结膜充血，乳头增生，表面粗糙，穹隆部血管走行清楚，无中断现象，无瘢痕形成。球结膜不充血，角膜无血管翳。分泌物少量，为黏液性，有的患者晨起时在内眦部有黄白色或在外眦部有白色分泌物。慢性结膜炎病因比较复杂，除局部用抗菌眼液治疗外，还要找出病因，采取相应治疗措施。

（二）睑腺性结膜炎

由于睑腺体分泌物分解后的产物，刺激睑腺本身及结膜，引起睑板、结膜充血、水肿、乳头增生等慢性炎症反应。本病常见于睑腺分泌旺盛者，如酒糟鼻患者。治疗同上。

（三）眦部结膜炎

眦部睑缘炎（angular conjunctivitis）蔓延扩及结膜。在靠近眦部的皮肤脱屑、潮红、充血，结膜充血局限在近眦部的睑及球结膜，分泌物亦集中于眦部。病原菌为摩-阿双杆菌，有时为葡萄球菌，在 B 族维生素缺乏时亦可有类似症状。本病突出症状是痒。0.5% 硫酸锌眼液、氧化锌眼膏效果甚佳。

（四）泪道阻塞性结膜炎

泪道阻塞、慢性泪囊炎时，分泌物中细菌、毒素不断释放排入结膜囊中，刺激结膜造成慢性炎症反应，具有结膜充血乳头增生等慢性结膜炎改变，在近内眦部、泪阜处充血明显。本病常为单侧性，除滴抗菌眼液治疗外，应以各种措施（如手术）解除泪道阻塞。

九、皮肤黏膜病有关的结膜炎

（一）眼-尿道-滑膜综合征（Reiter 病）

本综合征包括急性卡他或黏液脓性结膜炎、尿道炎和多发性关节炎。

多见于 19～38 岁的青壮年，其他年龄组发病较少。发病期间有轻度体温升高，白细胞总数升高，血沉增快等。约 3/4 的患者以尿道炎，1/4 的患者以结膜炎为先导。大多数患者在 1～5 周内这三种症状都将出现。

眼部症状多轻而短暂。常表现为黏液脓性结膜炎。持续 2～8 天，但也有迁延数周者。结膜急性充血、水肿。如果炎症持久则可有滤泡形成。痊愈后不留瘢痕。可伴有睑缘炎及角膜损害。后者主要是周边部浅层上皮糜烂或前弹力膜下点状浸润。巩膜炎、虹膜炎、视盘炎等极为少见。

治疗效果差，多为对症治疗。可局部和全身联合应用抗生素和大剂量皮质激素。除了关节炎影响关节活动之外，本病为良性自限性。

（二）良性黏膜类天疱疮（benign mucosal pemphgoid）

又称瘢痕性天疱疮，本病原因不明，可能是自身免疫性疾病。除眼结膜外，可侵犯鼻、咽、口、肛门、生殖器等处黏膜组织。由于多侵犯眼部，故亦名眼天疱疮。多侵犯 60 岁左右的老年人，双眼先后发病。本病初期表现为单纯性卡他性结膜炎，以后结膜发生多数水疱，疱壁甚薄，易破溃出血，形成结膜糜烂，糜烂面覆以白色、黄白色假膜，假膜脱落后，形成瘢痕。由于病变反复发作，破坏了结膜分泌腺及结膜瘢痕收缩，造成穹隆变浅、结膜干燥、角膜混浊。约 1/4 患者导致失明。本病无特效疗法，局部滴用或结膜下注射皮质激素有助病情缓解。环磷酰胺、硫唑嘌呤的应用可能有益。

（三）酒糟鼻

多发于中年人，女性较多，但男性患者病变多较重。表现为颜面中部弥漫性皮肤潮红，有丘疹、脓疱及毛细血管扩张。病因尚不清楚，与多种因素有关。在皮脂溢出基础上，血管舒缩神经失调，毛细血管长期扩张。毛囊虫感染是致病的重要因素。胃肠障碍、饮食不节、长期便秘、嗜酒、精神因素等都与发病有关。

酒糟鼻患者几乎都有眼部病变，且均为双眼。最多见者为睑缘炎、结膜炎、角膜炎，偶有浅层巩膜炎、虹膜炎。

结膜炎为慢性、亚急性。较多者为弥漫性结膜炎，睑及球结膜血管扩张、充血、迂曲。睑裂部及下部较重，分泌物为水样，伴继发感染时为黏液或黏液脓性。结节性结膜炎较少，在睑裂部球结膜及下部角膜缘有似泡性眼炎之小结节，可互相融合并形成溃疡，结节的出现与消失均快。溃疡处有袢状血管翳长入。

治疗要纠正胃肠功能，调节内分泌，避免过冷过热，精神紧张，忌酒及辛辣食物。服用维生素 B_2、B_6、Bco，甲硝唑 0.2g 每日三次，连服二周后改为每日二次，服一月。局部滴用可的松眼液有效。为预防继发感染滴用抗菌眼液。

（四）眼带状疱疹

眼带状疱疹的病因为带状疱疹病毒感染半月神经节或三叉神经分支。三叉神经节一、二分支感染者影响到眼部，皮肤出现剧烈烧灼痛、刺激、潮红、肿胀、小疱疹，单侧发病。病变只局限在三叉神经分布区。病变愈后留有色素沉着及瘢痕；眼部改变为结膜充血、水肿，有时可见滤泡，分泌物为浆液性，量少而稀。本病除结膜炎外，易合并角膜炎、虹膜睫状体炎、青光眼、视神经炎，视网膜损害及眼外肌麻痹者很少。

十、发热性传染病的结膜炎

（一）麻疹

麻疹潜伏期约 10 天，在潜伏期内，眼部即有充血、流泪、畏光等症状。表现为睑、球结膜充血，分泌物初为水样，后为黏液性。有时结膜下有出血。结膜炎常合并有肺炎球菌、葡萄球菌等细菌性混合感染。结膜炎症加重，分泌物变为黏液脓性或脓性，有时结膜面有假膜形成。个别病例早期在泪阜处可出现麻疹斑（koplik 斑）。并发症有浅层点状角膜炎、疱疹性角膜炎、化脓性角膜炎。这种患儿由于消耗过多，常发生维生素 A 缺乏引起的结膜、角膜干燥和角膜软化，要引起警惕。

（二）流行性感冒

结膜炎可发生在流感早期，结膜表现充血、水肿，分泌物一般较稀薄、黏液性，有滤泡形成。结膜下点状出血。结膜炎常合并细菌性感染，单疱病毒感染或并发角膜炎。

（三）流行性腮腺炎

结膜炎表现为充血、水肿，分泌物为浆液性，量少，有时伴结膜下出血。严重病例可合并弥漫性浅层巩膜炎、浅层点状角膜炎、角膜溃疡、深层基质性角膜炎。

（四）猩红热

结膜炎多出现在发疹期，脱屑期加重，结膜炎为急性卡他性，多为细菌感染或细菌毒素刺激所致。易伴发泡性结膜炎，或发生假膜性结膜炎。

十一、变态反应性结膜炎

常见的结膜变态反应有三种类型，即普通型急性亚急性变态反应性卡他型结膜炎、泡性眼炎 – 内源性过敏源特异反应、春季卡他结膜炎 – 外源性过敏源特异性反应。

（一）急性、亚急性变态反应性卡他结膜炎

这一类结膜炎分为即刻过敏反应和迟缓型过敏反应。前者常由某些花粉引起。后者多为局部接触药物、化学物质引起。

1. 枯草热结膜炎（hay fever conjunctivitis） 是最常见的急性型结膜炎，过敏源可能是各种植物花粉。由空气传播，有明显季节性发病特点，多发生于干草收割季节，故称为枯草热。除眼部病变外，同时伴有哮喘、血管运动性鼻炎。这些都表明呼吸道黏膜上皮细胞对植物花粉的变态反应。患者有过敏体质，且有时有遗传倾向。有时也在春末夏初发病，特别在富有花粉地区发病。随年龄增长有自然脱敏现象，过敏反应程度减低或消失。

眼部典型症状是，突然发病，双眼睑可在几分钟内突然水肿、结膜水肿、充血，有浆液性分泌物。自觉症状较重，主要是难以忍受的瘙痒及烧灼感、流泪。同时伴有鼻炎，泪液血浆中 IgE 升高。如果将过敏源去除，数小时内反应即可消退，不留遗迹。再次接触过敏源时以上症状又立即出现。直到花粉季节过后为止。

如能找到致敏物质，作脱敏治疗或避免接触即可取得治本的效果。局部滴用皮质激素及血管收缩药物可减轻症状。

2. 接触性变态反应性结膜炎 由于长期局部应用某种药物引起的迟发型结膜变态反应是临床上最常见的接触性结膜炎。因常伴有眼睑皮肤的变态反应，而表现为接触性皮肤结膜炎。常见的致敏药物有阿托品、青霉素、毛果芸香碱、毒扁豆碱、汞剂和可卡因，以及一些化妆品、染发剂、眼睫毛染料等。变态反应与药物直接刺激引起者不同，作为过敏源第一次应用时不引起结膜反应，多次反复应用才产生过敏反应。

各种药物引起的变态反应性结膜炎，症状及局部病变相同。眼睑、结膜极度瘙痒并有烧灼感和刺激症状。眼睑潮红、水肿、湿润或湿疹样损害。病变多于眦部开始，迅即遍及上下睑，下睑多较显著。睑结膜充血水肿，有乳头增生及多数排列成行的滤泡。球结膜轻度充血，水肿较重呈粉红色隆起。有少量浆液或黏液性分泌物。角膜炎不常见，为上皮或上皮下损害，极个别严重病例可发生角膜实质层损害及虹膜炎。有时伴有变态反应性鼻炎。停用致敏药物后症状和体征可在较短期内消退，不留遗迹。如再次接触致敏药物则症状又复出现。根据长期用药史、局部改变、极度瘙痒、停药后症状自行消退、细菌学检查阴性、结膜刮片有嗜酸性粒细胞等即可做出正确诊断。

3. 通过口服或注射用药引起的结膜变态反应 致病作用与接触性变态反应性结膜炎不同。药物作用如同变态反应原（allergen）（不是抗原），而没有循环抗体，产生不同程度的过敏性（sensitivity）。皮肤敷贴试验阳性。比较常见的有磺胺类药、青霉素、巴比妥类药物。反应多局限在皮肤，可引起剥脱性皮炎。眼睑皮肤也不例外。严重病例偶引起结膜炎，如磺胺类药物引起膜性结膜炎、鼻炎及咽炎。严重者可引致结膜干燥症。

全身应用金和砷制剂可产生严重的角膜结膜炎。结膜呈天疱疮样改变，角膜可发生溃疡，急性坏死穿孔或慢性血管性实质层角膜炎。金制剂引起的结膜炎可伴有边缘性角膜溃疡。

4. 微生物性变态反应性结膜炎（microbial allergicconjunctivitis） 为结膜对微生物蛋白质的迟发型变态反应，通常在鼻咽腔、扁桃体存在有感染灶。以溶血性葡萄球菌为最多。细菌产生的外毒素（蛋白质）数量虽少，但反复感染，毒素不断释放，使黏膜、结膜产生高度敏感性，而出现变态反应。有时这种结膜炎也可能由霉菌或寄生虫等引起。

临床上结膜炎为慢性过程，逐渐发病。睑及球结膜水肿、充血。有少量浆液性分泌物。球结膜充血在睑裂暴露部位更为明显。睑结膜常有乳头增生，滤泡形成。有间歇性浅层点状角膜炎，多在角膜下部。自觉症状以瘙痒和干燥感最为显著。可因过度用眼而加重。

总的治疗原则为：①首先停用致敏药。如病情需要，可选用作用相似而化学结构不同的药物代替。如用毒扁豆碱代替毛果芸香碱，以后马托品、东莨菪碱代替阿托品等。②局部滴0.5%可的松眼药水、0.1%肾上腺素。3%硼酸水湿敷。口服氯苯那敏、曲比那敏等抗过敏药物。小儿常有过敏反应与细菌性混合感染，所以应局部加用抗菌药物。③为了消灭致敏细菌可局部及全身应用抗菌药物。也可选用混合疫苗或自身疫苗作脱敏治疗。

（二）泡性眼炎

泡性眼炎是一种特异性内源性变态反应病。根据病变发生部位不同，临床上将其分为泡性结膜炎、泡性角膜、结膜炎和泡性角膜炎。

1. 泡性结膜炎（phlyctenular conjunctivitis） 单纯泡性结膜炎自觉症状较轻。病变可发生在结膜各部，多发于球结膜部分，尤其是睑裂部分的球结膜。病变初期呈圆球形隆起结节，不透明，色灰红，直径1～4mm，四周局限性球结膜充血，此期很短暂，临床上不易见到。病变进展，在结膜中央顶部组织坏死、脱落，形成火山口状溃疡，初时溃疡底部脏污，荧光素染色呈黄色，继而四周有上皮细胞长入，修复愈合，愈后局部不留瘢痕。整个病变过程约8～10天，但此病变常多发，且结节出现时间不一，故可此起彼消，病程延续数月或终年。有时病变直径较大达4～5mm，病变可深及巩膜浅层，称为巨泡或坏死性泡性结膜炎，这种情况病程较长。泡性病变发生在睑结膜及睑缘者较少，病变通常较大，隆起不明显，溃疡呈灰白色，愈后常留瘢痕。

2. 泡性角膜结膜炎（phlyctenular keratoconjunctivitis） 由于病变侵及角膜，刺激症状明显，畏光症状严重。流泪、眼睑痉挛等症状明显。泡性病变位于角膜缘处，形态、病变过程与泡性结膜炎相似。泡性病变一般1～2mm，可单发或多发，位于角膜部分病变荧光素呈绿色，位于结膜部分呈黄色。痊愈后角膜部分留有瘢痕，结膜部分无瘢痕，使角膜缘呈虫蚀状不齐。有时病变直径小于1mm，几个或十几个沿角膜缘排列，称为粟粒型泡性角膜结膜炎。此类病变有时未形成溃疡即吸收消失，或互相融合呈溃疡。粟粒型者刺激症状及局部充血明显。

泡性眼炎治疗应局部全身并重。本病可自限、易复发，所以改进全身状况、清除致敏原以预防复发很重要。

以往曾用汞剂（氧化汞）有效。0.5%可的松眼水或地塞米松眼水对减轻充血，缩短病程效果好。为预防继发感染应同时滴用 0.1% 利福平等抗菌眼液。

全身用药主要是补充各种维生素、钙剂，调节饮食成分，增加蛋白质，减少淀粉类食物的摄入，参加户外运动，提高身体素质，增强体质，对预防本病复发有助。

（三）巨乳头性结膜炎（maeropapiuary conjunctivitis，又称 giant papillary conjunctivitis，GPC）

见于长期配戴软性、硬性角膜接触镜，白内障术后和角膜移植术后保留缝线者，或长期配戴义眼者。此病并非是结膜组织对接触镜、义眼制作材料的过敏反应，而是附着在接触镜、义眼表面的细菌蛋白质及其他蛋白质颗粒，作为抗原进入上睑结膜淋巴组织内，发生免疫反应，释放出免疫介质，产生新的胶原蛋白，使嗜酸性粒细胞、嗜碱性粒细胞、肥大细胞增生和组胺释放。通过刺激导致黏液性分泌物增加，沉淀物增加和结膜乳头增生。

眼部症状和病变损害与春季卡他结膜炎相似，有扁平、巨大、形状不规则，外观似铺路石子样的乳头。病变久者可出现 Trantas 点或结节。

（四）春季结膜炎（vernal Conj unctivitis）

又称春季卡他性结膜炎或结角膜炎。是一种复发性、双侧性、增生型变态反应性结膜炎。此病好发于儿童、少年。发病特点是季节性发病，见于春夏季，秋冬季缓解。主要症状是眼部奇痒，病变特点是睑结膜上有巨大、形状不规则，扁而平的乳头增生。分泌物呈乳白色，量少而黏，内含大量嗜酸性粒细胞。

本病是对外源性过敏源的高度过敏反应。过敏源通常是花粉，尤其是禾本植物花粉。患者家族中常有同样疾病或其他变态反应性疾病患者。本病双眼发病，见于年轻人，通常是小儿，发病季节性强，天气热的季节症状加重，夏季多于春季，至凉爽寒冷季节逐渐平息下来。尽管病变损害仍然存在，眼部烧热、奇痒、轻度畏光、流泪等症状消失。次年天热时症状又复出现，反复多年，但有脱敏趋势，反复数年后症状可缓解或消失。此病可发生于各阶层人中，散发，无传染性。

有三种类型：①睑结膜型。②球结膜或角膜缘型。③混合型。

1. 睑结膜型　病变位于上睑结膜、一般不侵犯穹隆部结膜、下睑结膜很少受侵，如有病变亦很轻微。病变损害为结膜充血，在上睑结膜发生扁平、肥大，地图样、形状不规则，硬韧的乳头。乳头色粉红，颇似铺路石子样外观。

组织学上结膜下有淋巴细胞、浆细胞、嗜酸性粒细胞浸润、胶原纤维增生、上皮细胞增生，细胞层增多，毛细血管增生，形成乳头而非滤泡。初起时乳头较小，众多小乳头增大，簇拥在一起形成典型的扁平巨大乳头。分泌物量较少，色乳白、黏稠，可拉成丝状，内含大量嗜酸性粒细胞及嗜酸性颗粒。

2. 球结膜型　或称角膜缘型。初始病变发生在上方角膜缘附近。球结膜增厚呈胶样，病变可扩展波及整个角膜缘，增厚的球结膜绕角膜形成环状隆起岗。在增厚隆起的胶状结膜内出现多个黄白色结节。在病变区内有时出现小的灰白小点，称为 Honor - Trantas 点。在病变附近结膜轻度充血，通常以上方及睑裂部明显。

3. 混合型　同时兼有以上两种病变，刺激症状明显。

本病季节性强，随着秋冬季节的到来，症状和病变会自行缓解消失。从来不发生并发症，预后良好。春夏到来病变复发，可反复数年症状逐渐减轻，最终将平静消失。由于过敏源难以确定，即使确定也难以避免接触过敏源，所以治疗完全是症状性，目的在于减轻患者痛苦。

局部滴用激素类药对减轻症状有帮助，用激素与抗生素混合剂，对减轻症状，减少黏液性分泌物有益。0.5%硫酸锌9ml加0.1%肾上腺素1ml滴眼也可减轻症状。增生病例在2～3月份使用β线局部照射或冷冻疗法，对预防复发有价值，但不能治愈此病。

2%～4%色甘酸钠对消除瘙痒、畏光症状有明显疗效。但病变可能无明显消退。此药长期使用亦无副作用。色羟丙酸钠能阻止钙离子进入肥大细胞，稳定肥大细胞膜，阻止过敏应介质释放，达到抗过敏作用。此药是一种无激素作用的抗过敏药，滴眼液浓度为2%。症状严重者可加用0.1%肾上腺素、皮质激素药物。西咪替丁全身应用短期疗效较好。

（卢昌辉）

第二节　角膜炎

一、分类与分期

（一）角膜组织的炎症反应统称为角膜炎（keratitis）

角膜炎的病因主要有以下三种。

1. 感染性　为病原微生物感染所致。是最常见的、损害视力最严重的角膜炎。
2. 内源性　某些免疫性疾病或一些全身病引起角膜炎症。
3. 局部蔓延性　临近组织炎症剧烈波及角膜引起角膜炎症。

角膜炎目前仍未有统一的分类，临床上多按致病原因进行分类，如细菌性、病毒性、真菌性、免疫性、神经麻痹性等。

（二）角膜炎根据不同的病理改变分为四个期

1. 浸润期　结膜血管因炎症出现睫状充血或混合充血，角膜形成局限的灰白色无光泽的混浊病灶。此时炎症若能得到控制，混浊病灶逐渐消退，角膜完全恢复透明；若炎症继续发展，角膜混浊病灶将坏死脱落形成溃疡。
2. 溃疡期　此期有2种不同转归。若病情控制，溃疡慢慢愈合，进入修复期，角膜将遗留下不同程度的瘢痕；溃疡进一步发展，角膜穿孔，房水涌出。穿孔如位于角膜周边，随着房水的流出，虹膜被推向前堵塞了角膜的穿孔。穿孔如在角膜中央，房水将不断流出，形成角膜瘘，内眼与外界相通，易致眼内感染视力丧失。
3. 溃疡消退期　结膜充血减轻，溃疡凹陷渐变平，并可有新生血管长入。
4. 愈合期　溃疡区上皮再生，溃疡由白色的瘢痕组织代替修复，因溃疡有深浅，瘢痕就厚薄不一。

二、诊断步骤

（一）病史采集要点

（1）有否眼红痛、有无分泌物、分泌物的量及性质。
（2）有否畏光、流泪、眼睑痉挛等刺激症状，程度如何。

（3）有无视物模糊。

（4）有无眼外伤、异物入眼病史，植物性外伤病史或感冒发烧病史。

（5）有无眼部或全身应用皮质类固醇、免疫抑制剂。

（6）新生儿要注意询问有无淋病接触史，母亲孕期有无淋菌性阴道炎。

（7）有无接触镜佩戴史。

（8）是否有免疫性疾病或结缔组织病或过敏性疾病。

（二）眼部检查要点

（1）视力有否下降。

（2）结膜睫状充血或混合充血。

（3）角膜有否混浊浸润及注意角膜溃疡的大小、形态、颜色特点。

（4）分泌物的多少及颜色。

（5）角膜溃疡有否逐渐加深，有无角膜穿孔征象。

（6）有无反应性的虹膜炎症、前房有无积脓。

（7）角膜知觉有无下降。

（8）耳前淋巴结有无肿大压痛。

（三）辅助检查要点

（1）病变区角膜组织刮片镜检。

（2）病变区角膜组织刮片微生物培养及药敏试验。

（3）角膜组织活检。

三、诊断对策

（一）诊断要点

1. 症状　角膜炎的症状为眼红痛、畏光流泪及视力下降。询问时要注意细菌性角膜炎起病最急，症状最重；病毒性角膜炎次之；真菌性角膜炎最轻，常是角膜溃疡已严重但患者的感觉却很轻。细菌性角膜炎常分泌物增多且黏稠；绿脓杆菌性角膜溃疡分泌物呈淡绿色或黄绿色，淋菌性角膜溃疡分泌物最多。

2. 临床检查　注意角膜病变的形态深浅。角膜病变严重者要观察有否合并虹膜炎症，是否出现虹膜后粘连；真菌性角膜炎常合并前房积脓；单孢病毒性角膜炎注意检查角膜知觉。注意检查患者有无睑闭合不全或面神经麻痹。

3. 病史　注意了解有无异物入眼或角膜异物剔除史，与绿脓杆菌性角膜溃疡有关；植物性眼外伤与真菌性角膜炎有关；接触镜佩戴与棘阿米巴角膜炎有关。

4. 辅助检查　临床上根据病史、症状结合角膜病灶的特征可做出初步诊断。淋菌性角膜溃疡可做分泌物涂片染色镜检，找到 Gram 氏染色阴性双球菌确诊。真菌性角膜炎可做组织刮片镜检找到真菌菌丝确诊。微生物培养及药敏试验可用于指导治疗。另角膜组织活检及原位 CPR 技术对于微生物的分离特异性及敏感性更高。

（二）临床类型

1. 细菌性角膜炎（bacterial keratitis）

（1）匍行性角膜溃疡：是常见的急性化脓性角膜溃疡，肺炎双球菌、金黄色葡萄球菌、溶血性链球菌等均可致病。其特征：①起病急，症状重，发展快。②初期角膜呈黄白色浸润、溃疡，后溃疡出现一侧修复，边缘干净清晰，而另一侧却继续向前向深发展的典型改变。③常伴有虹膜炎症，前房积脓。

（2）绿脓杆菌性角膜溃疡：是暴发性的角膜急性化脓性炎症，由绿脓杆菌感染引起，常发生在角膜异物剔出术后或戴接触镜感染。其特征：①潜伏期短，数小时至1天，症状极重，发展迅速。②早期角膜上皮下基质层内可见环形或盘状的化脓病灶，继而病灶坏死脱落溃疡形成，并迅速向周边及深处扩展，易引起角膜穿孔，溃疡表面、结膜囊可见淡绿色分泌物。③常伴有虹膜炎症，多伴有前房积脓。

（3）淋菌性角膜溃疡：是淋球菌感染引起的急性化脓性角膜炎症。其特征：①来势凶猛，传染性极强，发展迅速。②眼睑高度红肿，结膜充血水肿明显，很快出现角膜浸润溃疡。③溃疡面及结膜囊大量白色脓性分泌物——脓漏眼。④新生儿淋菌性角膜溃疡因母亲产道感染引起，常出现在生后2~3天，表现与成人相似，但极易引起角膜穿孔。⑤分泌物涂片找到革兰染色阴性双球菌可确诊。⑥治疗首选青霉素、头孢曲松、头孢他啶。

（4）其他细菌性角膜炎：包括单纯性角膜溃疡、卡他性角膜溃疡、厌氧菌角膜溃疡等，它们均没有典型的角膜改变，溃疡组织刮片进行病原体分离找到致病的细菌确诊。

2. 病毒性角膜炎（viral keratitis）

（1）单孢病毒性角膜炎（herpes simplex keratitis）：主要为单纯疱疹病毒Ⅰ型感染引起。原发感染发生在儿童，此后病毒长期潜伏在三叉神经节，当机体抵抗力下降，如感冒、发热、过度疲劳或使用免疫抑制剂、皮质类固醇，病毒将重新释放出来引起角膜炎症。单孢病毒性角膜炎的特点是刺激症状明显，病程长，易复发，角膜知觉减退。角膜病灶有以下典型改变：①树枝状角膜溃疡（dendriform cornealulcer），起病初期角膜上皮下出现小疱样角膜疱疹，常成行或簇集排列，随后上皮脱落，病灶融合伸展形成典型树枝状角膜溃疡。②地图状角膜溃疡，树枝状角膜溃疡继续发展形成边缘迂曲的岛屿状或地图状角膜溃疡，溃疡基底部基质浅层混浊。③盘状角膜炎（disciform keratitis），常见于复发病例，一般认为是对病毒抗原的免疫反应所致。角膜中央出现灰白色圆盘状基质水肿混浊，上皮一般正常，内皮可见角膜后沉着物（KP），盘状角膜炎对皮质类固醇反应良好。④坏死性基质性角膜炎，一般见于多次复发的树枝状角膜溃疡患者或正在使用皮质类固醇治疗的盘状角膜炎患者，对此病目前仍未找到有效的治疗方法，预后差。角膜表现为基质内单个或多个白色的坏死浸润病灶，虹膜炎症反应明显。

（2）腺病毒性角膜炎（adenovirus keratitis）：由腺病毒8型感染引起的传染性的角结膜炎。其特征：①起病急，症状重，传染性强。②先有急性结膜炎改变，约1周后角膜出现簇集样病变。

（3）带状疱疹病毒性角膜炎（herpes zoster virus keratitis）：由水豆带状疱疹病毒感染引起，面部眼睑带状疱疹感染病例约一半出现包括角膜、虹膜、视神经、视网膜、眼外肌的眼部病变。其角膜病变的特征：①上皮性浅层点状角膜炎症，部分出现树枝状角膜炎，树枝状为微隆起，与单孢病毒性角膜炎凹陷状树枝病变相鉴别。②少数出现角膜基质炎或盘状角膜炎改变。③角膜知觉下降。④神经营养性角膜病变，部分患者因角膜感觉障碍，角膜干燥上皮脱落，严重可致角膜溃疡。

（4）麻疹性角膜炎（measles keratitis）：麻疹是幼儿期常见的急性病毒性传染病，易合并角膜炎。其特征：①刺激症状明显。②角膜出现散在的或聚集的点状浸润或上皮脱落。③出疹高热患儿易营养不良，维生素 A 缺乏，角膜软化上皮大片脱落，合并细菌感染会致角膜溃疡，角膜穿孔。

3. 真菌性角膜炎（fungal keratitis）　是真菌侵入角膜引起感染。真菌存在于自然界植物的枝叶中，感染者常有农作物外伤史。其特征：①起病缓慢，症状与体征不一致，症状较轻，病程长。②角膜病灶呈灰白色粗糙的牙膏状或苔垢样，稍隆起，病变与健康角膜组织分界清晰。③主要病灶周围有小病灶——卫星灶。④常有严重的虹膜炎，前房积脓。常用的确诊方法有真菌涂片及真菌培养，其中真菌涂片简单、快捷、阳性率高。方法：滴表麻药后用手术刀片刮取少许溃疡坏死组织，涂于玻片上，滴 5% ～ 10% 氢氧化钾溶液 1 滴于坏死组织上，使组织透明，加盖玻片，略加压将玻片压薄，即用 100 倍显微镜检查，找到真菌菌丝为阳性。

4. 棘阿米巴角膜炎（acanthamoeba keratitis）　由棘阿米巴原虫感染引起的进行性的角膜溃疡。主要见于角膜接触镜佩戴者，诱因是角膜上皮擦伤，病因是角膜接触棘阿米巴原虫污染的水源，常见是护理液被污染或戴角膜接触镜游泳洗澡时受污染。其特征：①常单眼发病，刺激症状明显，后期角膜知觉减退，病程长达数月。②早期角膜病变表现为上皮混浊，树枝状荧光染色，渐发展成地图样上皮缺损。③进展期病变呈典型进行性感染性基质浸润。浸润从角膜旁中心基质开始延神经分布向角膜中心呈放射状发展（放射状角膜神经炎）。④晚期形成化脓性角膜溃疡。

本病的诊断要点：①早期无特殊体征，但患者常有戴接触镜史或直接接触土壤、自来水病史。②常用确诊方法，角膜病灶取材涂片染色或角膜刮片培养找到棘阿米巴原虫。常用的染色方法有 PAS 染色、Giemsa 染色和革兰染色。培养要使用大肠杆菌覆盖的非营养性琼脂培养基。

5. 非感染性角膜炎

（1）角膜基质炎（interstitial keratitis）：是角膜基质深层的非化脓性炎症，主要表现为不同程度不同形状的角膜基质水肿。梅毒、结核、麻风、单纯疱疹病毒、带状疱疹和腮腺炎是本病的常见病因，发病机制可能是感染原导致血循环抗体抗原在角膜基质内发生剧烈免疫反应。

1）梅毒性角膜基质炎：是先天梅毒最常见长的迟发表现，初期单眼发病，逐渐发展到双眼。后天梅毒性角膜基质炎多单眼发病，炎症反应轻。梅毒性角膜基质炎病程长，预后良好。90% 为先天梅毒，3% 为后天梅毒。临床分三期：浸润期、新生血管期及退行期。临床特征：①刺激症状明显，视力下降。②角膜基质广泛浓厚的毛玻璃状混浊，1 个月后进入新生血管期。③新生血管从周边侵入深层基质呈红色毛刷状，当整个角膜血管化后，退行期开始。④退行期角膜混浊从周边起渐吸收，最后大部分角膜变透明，恢复良好的视力，基质内萎缩的血管呈灰白细丝样，亦称幻影血管。⑤先天梅毒患者若同时有梅毒性角膜基质炎、Hutchinson 齿及重听（或聋），称 Hutchinson 三联征。

本病的诊断包括病史、临床表现及梅毒血清学检查。父母或本人有梅毒史、眼部基质炎症、牙齿、听力等异常，加上梅毒血清学检查阳性可确诊。梅毒血清学检查常用方法有补体结合试验（Wassermann 试验）和沉淀试验（Kaln 试验）。若阴性不能完全排除梅毒，应考虑做特异性抗体反应试验（螺旋体活动抑制试验或螺旋体蛋白补体结合试验）。

2）结核性角膜基质炎：结核性角膜病目前少见。其临床特征：①起病缓慢，刺激症状较轻。②角膜基质浸润呈灰白浓厚结节状斑块。③诊断依靠眼部体征、结核菌素试验阳性及全身结核感染病史。

3）腮腺炎引起的角膜基质炎：本病的诊断主要依据流行性腮腺炎病史结合临床特征改变。临床特征：①常单眼发病，起病快。②病变以角膜水肿为主，基质呈弥漫均匀混浊，角膜缘周围一圈稍透明。③角膜知觉减退。

（2）暴露性角膜炎（exposure keratitis）：角膜失去眼睑保护，长期暴露在空气中引起干燥、上皮脱落严重继发感染的角膜炎症。常见引起角膜暴露的病因：眼睑缺损、眼睑外翻、眼球突出、深度麻醉、昏迷及手术后睑闭合不全。临床特征：①刺激症状明显。②病变在角膜下方，常呈角膜点状上皮炎，干燥时间长角膜上皮剥脱，基质浅层混浊，若继发感染可引起角膜溃疡。本病的诊断主要依据有角膜暴露的病因及角膜病变在下方。

（3）神经麻痹性角膜炎：是三叉神经遭受损害，角膜的正常感觉及营养障碍，瞬目运动及反射性泪液减少导致角膜上皮干燥。造成三叉神经损害的常见病因有听神经瘤、头面部外伤、单孢病毒及带状疱疹性角膜炎、手术损伤等。临床特征：①角膜知觉下降，自觉刺激症状轻。②病变常在睑裂部，呈点状角膜上皮炎，时角膜上皮干燥脱落，继发感染可致化脓性角膜溃疡。诊断依据：角膜知觉下降，角膜病变常在睑裂部，有三叉神经损害的疾病。

（4）蚕食性角膜溃疡（rodent ulcer）：又称 Mooren 溃疡，目前研究表明 Mooren 溃疡可能是一种自身免疫性疾病，细胞介导及自身体液免疫均起重要作用。临床上分两种不同类型：①良性型，多见于中老年人，常单眼发病，症状相对较轻，易治愈。②恶性型，多见于年轻人，常双眼发病，症状重，发展快，部分造成角膜穿孔，较难治疗。

Mooren 溃疡的临床特征：①刺激症状重，尤其疼痛明显，难以入睡。②慢性进行性角膜炎，病程长，半年到一年整个角膜完全受到浸润。③病变从角膜缘开始，先浸润后形成溃疡，溃疡一边向中央推进，一边向周边发展，进行缘形成具有特征的潜行缘，即溃疡内缘的深部组织先脱落而浅表组织还保留。

本病的诊断主要依据：刺激症状，尤其疼痛明显；慢性进行性角膜炎及典型的角膜病变即环状病变及潜行边缘；前房无积脓等。鉴别诊断：①与感染性角膜溃疡鉴别，蚕食性角膜溃疡刺激症状严重，尤其疼痛剧烈，病程较感染性角膜溃疡长但发展不如感染性者迅速，蚕食性角膜溃疡沿角膜缘扩展，有潜行缘，无前房积脓。②与 Wegner 肉芽肿病鉴别，Wegner 肉芽肿病，目前认为该病是一种自身免疫性疾病，该病任何年龄均可发生，但以青壮年常见。角巩膜缘的溃疡极似蚕食性角膜溃疡，但 Wegner 肉芽肿病常合并全身多组织器官损害，可有鼻炎、鼻窦炎、肺炎等呼吸道的急性坏死性病变；各组织器官的坏死性血管炎；血尿、蛋白尿、肾小球肾炎及尿毒症等肾损害。Wegner 肉芽肿病的眼部病变处理原则与蚕食性角膜溃疡相同。③与 Terrien 角膜边缘变性鉴别，该病多为男性发病，变性混浊区形成剧烈，溃疡内缘有潜行缘特征改变。

蚕食性角膜溃疡目前缺乏特效的治疗方法。轻症采用以免疫抑制剂为主的药物治疗，重症或药物治疗无效考虑手术治疗：①皮质类固醇，局部用含皮质类固醇的眼药水点眼，每1~2小时1次，同时联合抗生素眼药水预防感染；全身口服泼尼松60~80mg/d，或静脉滴注氢化可的松100mg，加10%葡萄糖，每天1次。病情缓解逐渐减量。②胶原酶抑制剂，3%半胱氨酸眼药水，2小时1次点眼；或自家血清点眼，每2小时1次。胶原酶抑制剂可抑制胶原酶活性，防止角膜溶解坏死，并能刺激角膜上皮再生。③环磷酰胺，可单独或联合皮质类固醇应用。200mg 加入氯化钠溶液 20ml，缓慢静脉注射，每天 1 次，总用量不大于 2g。用药前、后注意查血常规，若白细胞总数小于 4 000 个/mm³ 应停止用药。④合并葡萄膜炎时要散瞳。

（5）Thygeson 浅层点状角膜炎（keratitis punctate superficialis）：Thygeson 浅层点状角膜炎病因未明，有认为是病毒所致，有认为与变态反应有关。

1）临床表现：①轻度的刺激症状。②双侧角膜粗大的粉笔灰样的浅层混浊，且多在角膜中央，荧光素染色阳性。③不伴有结膜炎。④角膜知觉减退。⑤病程长，反复发作。⑥愈后良好，不留瘢痕。⑦抗生素治疗无效，对皮质类固醇敏感。

2）鉴别诊断：①流行性角结膜炎，流行性角结膜炎起病急，病程短，先有结膜炎而本病病程长，没有结膜炎。②疱疹性角膜炎，早期的疱疹性角膜炎应与本病鉴别。疱疹性角膜炎刺激症状明显，常单眼发病，逐渐发展可出现树枝样、地图样角膜炎。

3）治疗：①皮质类固醇点眼，3~6 次/d，疗效极好。②角膜接触镜，软性角膜接触镜可使上皮病变短时间消退，改善症状。

（6）丝状角膜炎（filamentary keratitis）：角膜表面出现剥脱变性的上皮细胞和黏液物质组成的卷丝称丝状角膜炎。常见的病因有结膜、角膜感染性炎症，引起角膜干燥的疾病，角膜外伤等。

1）临床特征：①刺激症状严重。②卷曲的丝状物一端附着在角膜上皮，一端游离，荧光素染色阳性。③易复发。

2）治疗：①查找病因，治疗原发病。②卷丝清创术，0.5% 丁卡因表面麻醉后，有消毒棉签轻轻拭去丝状物，然后在结膜囊涂上抗生素眼膏，包眼 1 天。③应用人工泪液及角膜上皮营养液点眼，4~8 次/d。④适当应用抗生素眼药水及眼膏，预防感染。⑤病情顽固者可考虑佩戴治疗性角膜接触镜。

（7）角膜软化症（keratomalacia）：维生素 A 缺乏引起的角膜病变，多发生于婴幼儿，常因麻疹、消化不良、慢性腹泻等消耗疾病未及时补充维生素 A。患儿重度营养不良，极度消瘦，声嘶、腹泻，皮肤干燥。眼部表现分三期：①夜盲期，暗适应能力下降，夜间不能视物。②结膜干燥期，泪液分泌减少，结膜角膜失去光泽，上皮脱落。眼球转动时，球结膜出现向心性皱折；睑裂部内、外侧近角膜缘的球结膜上出现基底朝向角膜缘的三角形泡沫状干燥斑，称 Bitot 斑。③角膜软化期，角膜灰白色混浊，自溶坏死脱落形成溃疡，常合并感染，出现前房积脓。

本病的临床特征包括：①双眼缓慢起病，婴幼儿发生。②患儿呈恶病质，极度消瘦营养不良。③夜盲。④双眼角结膜干燥无光泽，有 Bitot 斑。⑤角膜灰白色混浊。⑥角膜溃疡形成，伴前房积脓。

治疗包括：①全身治疗。口服鱼肝油，严重肌肉注射维生素 A 2.5 万~5 万 U/d，治疗 7~10 天，另注意补充营养。②眼部治疗。人工泪液改善角结膜干燥，抗生素眼药水及药膏预防和治疗角膜感染。③治疗原发病。

（8）复发性角膜上皮糜烂：角膜上皮剥落形成缺损称上皮糜烂，复发性角膜上皮糜烂指角膜上皮反复发生剥脱，导致角膜上皮缺损的一种疾病。原因是角膜上皮黏着力不良，使上皮无足够的黏力与前弹力层牢固的黏合。常见的病因有角膜外伤、各种原因引起的角膜干燥、角膜营养不良等。

临床特征：①夜间或清晨睁眼时，突然明显角膜刺激征。②裂隙灯检查发现角膜上皮缺损，荧光素染色阳性。可伴有轻度的角膜水肿混浊。

治疗：①涂抗生素及人工泪液眼膏，包眼或加压包眼，一般 24～48 小时上皮愈合，愈合后仍需用人工泪液眼水和人工泪液眼膏 3～6 个月。角膜水肿可加用高渗滴眼液如 5% 氯化钠眼水 4 次/d，氯化钠眼膏睡前 1 次，用 3 个月。②角膜上皮清创术经过药物治疗角膜上皮仍不愈合可采用清创术。表面麻醉后，用消毒小棉签轻轻抹去松松未附着的上皮。③角膜接触镜，早期上皮缺损可佩戴软性角膜接触镜；反复上皮糜烂经药物和清创术无效，可选择戴绷带接触镜数月。④准分子激光浅层角膜切除术，反复发作、进行发展或以上治疗方法无效者可考虑此方法。

四、治疗对策

1. 治疗原则　病原体感染性角膜炎抗病原体治疗，同时保护营养角膜，促进溃疡愈合，保守治疗无效或溃疡遗留瘢痕明显影响视力行角膜移植手术。与全身病有关的角膜病变除眼部治疗外，还应积极治疗原发病。

2. 治疗方案　各类角膜炎的具体治疗措施见以上相关内容。

五、病程观察及处理

角膜炎症的观察要注意结膜充血、角膜病灶及是否伴有前房积脓、虹膜睫状体炎等。若结膜充血减轻，角膜病变缩小变平，表明病情转好，治疗有效。结膜充血加重，角膜病变向深及周围扩展，前房积脓明显，表明病情恶化，治疗无效，及时调整治疗方案。如保守治疗无效，角膜将要穿孔或已穿孔需行角膜移植手术。

（葛嫣然）

第三节　巩膜炎症

巩膜的成纤维细胞对某种抗原刺激，产生反应，形成免疫复合物，并合成补体成分。补体系统通过经典途径被免疫复合物激活，或通过旁路途径被微生物激活后，参与免疫炎性反应。表现为血管通透性增加、肥大细胞脱颗粒、免疫复合物的调理化、白细胞的趋化作用和细胞溶解等。巩膜多在内外因素作用下，发生慢性，迁延，易复发的免疫性炎症。其发病原因主要有：①内源性：由自身体内引起的过敏反应（免疫系统活化，自身免疫病）。②结缔组织病：为结缔组织病的眼部表现，如红斑狼疮、结节性多动脉炎等。③外源性：如细菌、真菌、单纯疱疹病毒等感染因素激活补体。④继发感染：由结膜、角膜、葡萄膜或眼眶周围组织病变直接蔓延而来。

巩膜炎症按病变部位的深浅分表层巩膜炎（浅层）和巩膜炎（深层）两种。

一、表层巩膜炎

为巩膜表层组织的炎症，分单纯性表层巩膜炎和结节性表层巩膜炎两类型。

（一）单纯性表层巩膜炎

好发于青年人，女性多见。常单眼发病，亦可双眼发病。急性发作时眼部有不同程度畏光、流泪，局部有轻微疼痛。浅层巩膜有局限性或弥漫性充血、水肿，结膜可以推动。病程常自限，约 2~4 周消退，但易复发。

（二）结节性表层巩膜炎

临床表现与单纯性者相似。巩膜表面有局限性结节样隆起，直径约数毫米，呈暗红色，圆形或椭圆形，不与巩膜固定在一起，结节及其上的结膜可推动，并有触痛。结节不化脓，也不形成溃疡。病程约 4~6 周自限，紫红色结节变为灰白色，较为扁平，最后完全吸收。但可在其他处继起，可多次反复绵延数月甚至数年，视力一般不受影响。有时愈后遗留青灰色斑，也可累及深层形成深层巩膜炎。约 30% 患者伴脊柱性关节炎、痛风或其他全身性疾病。故有条件时应进行有关免疫学的实验室检查。轻症一般不需治疗，症状较重者可局部滴用皮质类固醇，但须防范副作用。复发病例可口服非甾体抗炎药，如吲哚美辛。并应治疗伴发的全身病。

二、巩膜炎

是巩膜深部组织的炎症。根据病变部位的不同分为前巩膜炎和后巩膜炎两种类型。前者又分为弥漫性、结节性和坏死性三种。大多数巩膜炎患者有眼部放射至头部的疼痛和视力障碍，并伴畏光、溢泪及压疼。症状较表层巩膜炎重，结膜中度充血及水肿，呈破坏性过程。40~60 岁多见，女性较男性为多，约一半患者双眼先后发病。

（一）前巩膜炎

病变位于赤道前方巩膜，占全部巩膜炎患者的 95%。

1. 弥漫性前巩膜炎　此类型占巩膜炎的 40%，为巩膜炎中症状最轻，最具良性过程者。眼红，水肿较弥散，早期易误诊为单纯性表层巩膜炎。但眼红略带蓝紫色，呈深蓝红色；有触痛；巩膜的正常血管严重扭曲变形，有异常血管新生。约 1/3 患者的病变波及眼前段的所有区域。部分患者伴有类风湿性关节炎、痛风或以往患带状疱疹眼病。

2. 结节性前巩膜炎　此类型约占巩膜炎的 45%。其炎症范围界限清楚。前巩膜有深蓝红色小结节，结节质硬，固定不能移动，有触痛，将表层巩膜抬起，结膜中度水肿及充血。近一半患者的结节为多发。常伴发硬化性角膜炎（邻近结节象限的角膜，自角膜缘向中央角膜，出现渐进的灰白色实质层混浊）。另有 20% 患者引起继发性表层巩膜炎。

3. 坏死性前巩膜炎　占巩膜炎的 14% 左右，是前巩膜炎中最严重的类型。多数患者视力丧失，且合并有全身性胶原血管病。炎症型者开始为局部炎性斑块，上覆有白色无血管区，周围巩膜水肿、充血，患者疼痛剧烈，如不及时治疗，炎症扩展为弥漫性。受损巩膜组织严重破坏、变薄，半透明，露出下方葡萄膜色泽。常同时发生周边性溃疡性角膜炎（peripheral ulceric keratitis，PUK）（巩膜炎相邻角膜缘内，出现灰白浸润，继而形成溃疡，并向深层及平行角膜缘环形进展）。炎症消退后，巩膜遗留蓝色瘢痕。如眼压上升可形成巩膜葡萄肿。非炎症型称为穿孔性巩膜软化症，开始为巩膜上出现灰黄色斑片，逐渐缓慢坏死，脱落，露出脉络膜，四周巩膜缺血。病程可迁延数月至数年。患者无自觉症状，常无意中发现巩膜变色。

（二）后巩膜炎

病变位于眼球赤道后部，临床诊断困难，许多患者仅因同时患前巩膜炎而得以诊断。患者表现为眼部疼痛与眼球压痛、视力减退。眼球向上凝视时下睑退缩，侵犯眼外肌时，出现眼球活动受限，复视和眼球转动疼。可以伴有脉络膜皱褶、渗出性视网膜脱离、视盘和黄斑部水肿等。

治疗：①局部滴用皮质类固醇；②局部滴用环孢霉素 A；③局部滴药无效时，口服非甾体抗炎药，如吲哚美辛；④坏死性前巩膜炎需全身应用皮质类固醇，或免疫抑制剂；⑤必要时考虑手术治疗（巩膜移植）；⑥治疗并发症。

（葛嫣然）

第四节　结膜变性

一、睑裂斑

（一）概述

睑裂斑是发生于睑裂区近角膜缘处球结膜的一种呈黄白色、无定形的结膜变性损害，为玻璃样和弹力组织在结膜上皮下沉积。成年人多见。一般认为其由紫外线或光化学性暴露引起。

（二）临床表现

（1）在睑裂部位接近角膜缘处的球结膜出现三角形略隆起的斑块。

（2）三角形基底朝向角膜，宽 2~3mm。开始为灰色，以后逐渐变为黄白色。

（3）病变可缓慢逐渐变大。

（4）多在角膜缘鼻侧，少数在颞侧。

（5）不伴有炎症反应。

（三）诊断

根据病史和临床表现，可以诊断。

（四）鉴别诊断

翼状胬肉：为睑裂部肥厚的球结膜及其下的纤维血管组织增生和胶原纤维变性。也呈三角形，但其尖端指向角膜。

（五）治疗

（1）一般无需治疗。

（2）仅在严重影响外观、反复慢性炎症或干扰角膜接触镜佩戴时可考虑予以切除。

二、翼状胬肉

（一）概述

翼状胬肉为睑裂部肥厚的球结膜及其下的纤维血管组织呈三角形向角膜侵入，多在睑裂斑的基础上发展而成。其发病可能与紫外线照射、气候干燥、接触风尘等有一定关系。组织病理检查显示翼状胬肉的结膜上皮增厚或变薄，上皮下纤维血管组织增生和胶原纤维变性，角膜前弹力层由于血管的侵入而破坏。新近研究表明长期的紫外线照射可引起角膜缘干细胞的损害，从而发生翼状胬肉。

（二）临床表现

（1）多无自觉症状或仅有轻度不适。

（2）单眼或双眼同时发病：翼状改变可见于鼻侧或颞侧角膜缘，或两侧同时存在。以鼻侧多见。

（3）病变初期角膜缘发生灰色混浊，球结膜充血、肥厚，以后发展成三角形的纤维血管组织。它可分为头（三角形尖端）、颈（角膜缘部）和体部（球结膜上）。

（4）进行期翼状胬肉表现为充血、肥厚，头部前端角膜灰色浸润，有时见色素性铁线（Stocker 线）。

（5）静止期翼状胬肉薄而不充血，颈部和体部血管收缩纤细。

（6）翼状胬肉伸展至角膜时可因牵扯而引起逆规性散光。

（7）翼状胬肉遮挡瞳孔区时可造成视力障碍。

（8）严重病例可发生不同程度的眼球运动障碍。

（三）诊断

根据睑裂区呈翼状的纤维血管组织侵入角膜，即可诊断。

（四）鉴别诊断

（1）假性胬肉：因眼化学灼伤、热烧伤或炎症引起角膜缘损伤时，使附近球结膜与角膜病变处相连而形成。可发生于角膜缘任何部位，没有翼状胬肉的形态特点。

（2）结膜上皮内肿瘤：常为单眼发生，呈胶冻样或天鹅绒样，或为白色斑块状隆起，血管化。但不呈翼状改变。

（3）角膜缘皮样瘤：为先天性圆形白色隆起，常见于颞下角膜缘。

（4）角膜血管翳：继发于佩戴角膜接触镜、睑缘炎、单纯疱疹病毒性角膜炎、沙眼等，血管长入角膜缘内，位于角膜前弹力层，只有轻度隆起或不隆起。

（五）治疗

（1）刺激症状严重，或胬肉的发展危及视轴时，可考虑手术切除。

（2）手术方式可采用暴露巩膜的单纯切除术、球结膜转位或移植术或羊膜移植术等方法。

（3）手术后复发概率较高：术后 β 射线照射和丝裂霉素 C 的应用可减少复发。

三、结膜结石

（一）概述

结膜结石是在睑结膜表面出现的黄白色凝结物，常见于慢性结膜炎患者和老年人。组织病理学检查显示结膜结石为充满上皮和角质素残留的上皮性包涵性囊肿，并非真正的"结石"。

（二）临床表现

（1）结膜上皮深层或表面白色细小硬结，单个或数个。

（2）如结石突出结膜表面时可磨损结膜或角膜上皮，从而引起异物感，角膜荧光素染色呈阳性。

（3）上睑结膜的结石多于下睑结膜。

（三）诊断

根据睑结膜表面白色坚硬小结节，可以诊断。

（四）鉴别诊断

睑结膜异物：不呈坚硬的小结节，可以拭去，在裂隙灯下检查易与结膜结石鉴别。

（五）治疗

（1）患者一般无自觉症状，无需治疗。

（2）突出结膜面结石，可在表面麻醉下用异物针或针头剔除。

（梁冬梅）

第五节　角膜变性和营养不良

一、角膜老年环

（一）概述

角膜老年环是角膜周边部基质内的类脂质沉着。常见于老年人，也可发生于青壮年，也称青年环。可能与脂质等代谢紊乱有关。

（二）临床表现

（1）发病与年龄相关，年龄越大发生率越高。80 岁以上的人中几乎都有老年环。如果年轻人发病需要进行全身检查，特别是血脂的检查，因为往往伴有高血脂。

（2）双眼发病。

（3）无自觉症状，不影响视力。

（4）角膜缘内 1mm、深层基质内灰白色、逐渐加重的环行混浊，其外界与角膜缘之间存在狭窄透明带。

（三）诊断

根据临床表现可诊断。

（四）鉴别诊断

边缘性角膜变性：是一种非炎症性、双眼慢性变性角膜病。病因不清，边缘部角膜灰白色混浊，基质逐渐变薄，可有新生血管长入。

（五）治疗

（1）眼部无需治疗。

（2）针对全身情况，如动脉硬化、高血脂、高胆固醇等进行治疗。

（六）临床路径

1. 询问病史　注意血脂代谢情况。

2. 体格检查　注意角膜缘的改变。

3. 辅助检查　一般不需要。必要时可进行血脂、血胆固醇检查。

4. 处理　无需处理。

5. 预防　少食高脂肪、高胆固醇食物。

二、带状角膜变性

（一）概述

带状角膜变性又称带状角膜病变（band shaped keratopathy），是主要累及角膜前弹力层的表浅角膜钙化变性。可发生于任何年龄。常继发于眼部慢性葡萄膜炎、长期眼局部应用糖皮质激素、硅油填充手术后和维生素 D 中毒等引起的高钙血症、遗传性疾病或慢性肾功能衰竭等。

（二）临床表现

（1）单眼、双眼均可发病。慢性进行性发展，病程可达 10 余年。

（2）病变起始于睑裂区角膜边缘部，角膜前弹力层有细点状钙质沉着，逐渐混浊向中央部发展，形成带状混浊，表面粗糙不平。

（3）部分病例出现角膜上皮糜烂，甚至溃疡，明显的刺激症状。

（4）晚期患者有不同程度的视力下降。

（三）诊断

根据慢性过程、角膜改变，或有钙、磷代谢紊乱的全身疾病史和临床表现，可以诊断。

（四）鉴别诊断

中央部角膜斑翳：角膜外伤或炎症恢复后遗留的角膜瘢痕。

（五）治疗

（1）针对病因治疗。

（2）轻度角膜变性者无需眼部治疗。

（3）如有角膜上皮糜烂，眼部刺激症状明显时，滴用角膜保护剂，如贝复舒、唯地息等，也可佩戴软性角膜接触镜。

（4）后期需要美容或增加视力，可用 0.5% 依地酸二钠滴眼液，每日 4～6 次。也可表面麻醉下刮除角膜上皮及病变处敷用 0.02% 依地酸二钠溶液的海绵片，5 分钟后去除钙质，涂抗生素眼药膏，盖眼垫。

（5）当病变位于角膜前 1/3 者可采用治疗性角膜切削术（PTK）去除混浊。

（六）临床路径

1. 询问病史　有无眼内疾病、硅油填充手术及眼部长期应用糖皮质激素史。

2. 体格检查　注意角膜的改变。

3. 辅助检查　一般不需要。

4. 处理　一般无需处理，或针对病因进行相应处理，如眼内疾病治疗、取出硅油、减少局部激素用量。

5. 预防　及时治疗原发病。

三、边缘性角膜变性

（一）概述

边缘性角膜变性又称 Terrien 角膜变性。是一种非炎症性、双眼慢性角膜变性。病因不清，可能与神经营养障碍或角膜缘毛细血管营养障碍有关。也可能是一种自身免疫性疾病。

（二）临床表现

（1）常见于男性，青年时期发病。

（2）双眼同时或先后发病，发展缓慢。

（3）早期视力不受影响。晚期因出现高度不规则散光，普通镜片或角膜接触镜均不能矫正，而出现慢性进行性视力减退。

（4）病变多位于角膜缘附近，上缘多见。灰色细小点状混浊，有新生血管长入，角膜基质逐渐变薄，可为正常厚度的 1/4 ~ 1/2，并形成沟状凹陷，甚者角膜膨隆。

（5）角膜上皮一般完整。

（6）患眼无充血、疼痛等炎症反应，或者轻度充血。

（三）诊断

根据临床表现进行诊断。

（四）鉴别诊断

1. 蚕食性角膜溃疡　是自发性、慢性、边缘性、进行性、疼痛性角膜溃疡。多发生于成年人。有剧烈眼痛、畏光、流泪及视力下降。病变初期睑裂部周边角膜浅基质层浸润，继而上皮缺损，形成溃疡。缺损区与角膜缘之间无正常的角膜组织分隔。溃疡沿角膜缘环行发展，然后向中央区浸润，最后累及全角膜。

2. 角膜带状变性　是累及角膜前弹力层的表浅角膜钙化变性。可发生于任何年龄。病变起始于睑裂区角膜边缘部，逐渐混浊向中央部发展，形成带状混浊，表面粗糙不平。可出现角膜上皮糜烂，甚至溃疡，明显的刺激症状。

（五）治疗

（1）轻者或早期病变无需治疗。

（2）病变区明显变薄者可行板层角膜移植手术（LK），可降低散光，提高视力。

（六）临床路径

1. 询问病史　有无全身自身免疫性疾病。

2. 体格检查　注意角膜缘的改变。

3. 辅助检查　一般不需要。

4. 处理　轻者无需处理。角膜边缘沟状凹陷明显或角膜膨隆者可手术治疗。

5. 预防　无特殊预防措施。

四、大泡性角膜病变

（一）概述

大泡性角膜病变是由于各种原因损害角膜内皮细胞，造成角膜内皮失代偿，角膜基质及上皮下水肿，导致角膜上皮下水疱形成。常见于眼前节手术损伤角膜内皮层后，长期高眼压状态，各种角膜内皮营养不良的晚期等情况。

（二）临床表现

（1）患眼视力下降。

（2）明显的眼红、磨疼、畏光、流泪等刺激症状。

（3）角膜大泡反复破裂，角膜基质明显水肿、雾状混浊，晚期新生血管长入。

（三）诊断

根据临床表现，特别是角膜的改变，可以诊断。

（四）鉴别诊断

角膜炎，特别是基质角膜炎：根据病史，角膜内皮镜及共聚焦显微镜检查可以鉴别。

（五）治疗

（1）积极治疗原发病。

（2）应用角膜保护剂、营养剂，如角膜上皮生长因子、润滑剂、甲基纤维素等。

（3）滴用角膜脱水剂，如5%氯化钠、50%葡萄糖溶液或甘油制剂，目前应用很少。

（4）佩戴角膜接触镜，定期更换。

（5）适当滴用抗生素及糖皮质激素滴眼液。

（6）手术治疗穿透性角膜移植术（PK）或角膜内皮移植术是治疗本病有效方法。

（六）临床路径

1. 询问病史　有无内眼手术史、长期高眼压史或角膜营养不良病史。

2. 体格检查　重点注意角膜的改变。

3. 辅助检查　角膜内皮镜及共聚焦显微镜检查，不仅了解内皮细胞数目，而且可详细观察异常形态及结构。

4. 处理　眼局部治疗为主。长期刺激症状明显且视力严重受到影响者，可行穿透性角膜移植术。

5. 预防　各种内眼手术时避免损伤角膜内皮层。

五、角膜营养不良

（一）上皮基底膜营养不良

1. 概述　上皮基底膜营养不良又称Cogan微囊肿性角膜营养不良（Cogan's microcystic dystrophy）或地图点状指纹状营养不良（map - dot - finger print dystrophy），是最常见的前部角膜营养不良，为双侧性，可能为常染色体显性遗传，女性多见。

2. 临床表现

（1）主要见于成人，个别病例幼年发病。

（2）角膜上皮细胞深层的基底膜呈点状、地图状、指纹状或囊泡状白色混浊。

（3）双眼混浊形状、分布、位置变化较大，25%～30%的患者反复发生角膜上皮剥脱，有明显的刺激症状，荧光素染色着色。

（4）临床症状轻微，预后较好，不留瘢痕。

（5）活体共聚焦显微镜下可见上皮基底膜层弥散分布的点状、条状不均匀灰白色高反光点，无炎性细胞及水肿反应，角膜基质细胞、内皮细胞正常。

3. 诊断　根据病史和角膜病变位置、形态，可以诊断。

4. 鉴别诊断　浅层角膜炎：眼部会出现疼痛、畏光、流泪和眼睑痉挛等刺激症状，以及睫状充血、角膜浸润混浊等体征。

5. 治疗

（1）刺激症状明显者可局部应用角膜保护剂，角膜上皮生长因子或5%氯化钠滴眼液和眼膏等。

（2）角膜上皮剥脱时可包扎或佩戴软性角膜接触镜，或进行上皮刮除术。

（3）适当应用刺激性小的抗生素滴眼液和眼膏，预防继发感染。

（4）可采用准分子激光去除糜烂的角膜上皮，重建光滑的角膜表面，促进角膜上皮愈合。

6. 临床路径

（1）询问病史：注意发病时间、速度、变化情况。有无家族史。

（2）体格检查：注意角膜上皮细胞深层点状、地图状、指纹状或囊泡状白色混浊区。

（3）辅助检查：一般不需要。

（4）处理：根据眼部刺激症状程度选择适当的治疗。

（5）预防：早期发现。特别是家族中有此类患者的其他人应进行检查。

（二）Meesmann 角膜营养不良

1. 概述　Meesmann 角膜营养不良又称青年遗传性角膜上皮营养不良，临床少见，是一种家族性角膜上皮营养不良。婴儿期起病，进展缓慢；青年期症状明显。为常染色体显性遗传。多数学者认为本病角膜上皮细胞内有黏多糖堆积。

2. 临床表现

（1）双眼对称性发病。

（2）早期为角膜上皮细胞内出现无数个细小、形态近似、透明的灰色囊泡，弥散分布于整个角膜。荧光素不着色，轻度影响视力。小囊泡破裂后，荧光素着色，上皮反复糜烂、瘢痕形成而影响视力。

3. 诊断　根据家族史、临床表现进行诊断。

4. 鉴别诊断　上皮基底膜营养不良：为角膜浅层营养不良，但病变位于角膜上皮细胞深层，常有荧光素着染。

5. 治疗

（1）一般无需治疗。

（2）角膜刺激症状明显时可对症治疗。

（3）严重影响视力者，可机械刮除角膜上皮或 PTK 去上皮，也可根据病情行 LK。

（4）无论何种治疗均有复发可能。

6. 临床路径

（1）询问病史：有无家族史。注意发病时间，进展程度。

（2）体格检查：注意浅层角膜上皮细胞间散在的细胞混浊。

（3）辅助检查：共聚焦显微镜检查发现散在于正常角膜上皮细胞间的无数个低反光团。

（4）处理：早期症状较轻无需治疗。严重者可局部应用糖皮质激素或 PTK。

（5）预防：早期发现。特别是家族中有此类患者的其他人应进行检查。

（三）Reis－Biicklers 角膜营养不良

1. 概述　本病为一种角膜前弹力层原发性营养不良。为常染色体显性遗传。

2. 临床表现

（1）发病早，双眼从几岁开始发病，病情一直到 30 岁后稳定下来。

（2）早期表现为周期性、反复发作性角膜上皮水肿、糜烂。

（3）有明显的角膜刺激症状。

（4）角膜前弹力层内有灰白色弥漫性、条状、地图状、网状、窝状、毛玻璃状混浊，混浊渐进性增加。

（5）严重者造成视力下降、角膜知觉减退。

3. 诊断　根据家族史、临床表现，可以诊断。

4. 鉴别诊断　上皮基底膜营养不良：为角膜浅层营养不良，但病变位于角膜上皮细胞深层，常有荧光素着染。

5. 治疗

（1）角膜上皮糜烂时对症治疗，滴用抗生素滴眼液、高渗滴眼液。

（2）佩戴角膜接触镜。

（3）严重影响视力者可行 LK 术。

6. 临床路径

（1）询问病史：注意发病时间、反复次数，病变位置。

（2）体格检查：注意角膜病变部位。

（3）辅助检查：一般不需要。

（4）处理：根据影响视力程度选择保守或手术治疗。

（5）预防：目前无有效预防措施。

（四）胶滴状角膜营养不良

1. 概述　本病为角膜前弹力层纤维变性，呈油滴状透明沉淀。为常染色体隐性遗传。

2. 临床表现

（1）儿童期起病。

（2）双眼同时或先后发病。

（3）病变区角膜表面粗糙不平，上皮下密集的胶滴状半球形、灰白色混浊隆起。

（4）伴有角膜上皮剥脱时，可出现畏光、流泪等刺激症状，视力减退。

3. 诊断　根据儿童双眼对称性角膜上皮胶滴状半球形混浊，可以诊断。

4. 鉴别诊断　斑点状营养不良：是一种最严重的角膜基质层营养不良，常在 10 岁前发病，进行性视力减退，无明显眼疼，角膜知觉减退，角膜基质变薄、弥漫性混浊，同时有散在的局限性、境界不清的白色斑块状混浊，由中央向周边进行性发展。

5. 治疗

（1）上皮病变有症状者对症处理，滴用高渗滴眼剂，或眼垫包扎。

（2）角膜中央混浊明显、影响视力者可行 LK 或 PK 手术。

6. 临床路径

（1）询问病史：注意发病时间，有无家族史。

（2）体格检查：注意双眼对称性角膜上皮胶滴状混浊。

（3）辅助检查：一般不需要。

（4）处理：根据眼部刺激症状和视力受影响程度选择治疗方案。

（5）预防：目前无有效预防措施。

（五）颗粒状角膜营养不良

1. 概述　颗粒状角膜营养不良为累及角膜基质的营养不良，为常染色体显性遗传。

2. 临床表现

（1）常于 10 岁左右发病，病程缓慢。

（2）一般无症状，多在 40 岁以后视力进行性下降。

（3）双眼对称性角膜病变，无角膜上皮糜烂。中央部角膜前基质灰白色斑点状、雪花样混浊，混浊逐渐向深层扩展。很少累及角膜边缘，非病变部位角膜组织透明。角膜厚度正常。

3. 诊断

（1）根据中年患者无明显原因双眼视力逐渐下降，及角膜基质层改变，可以诊断。

（2）活体共聚焦显微镜检查有助于发现角膜的改变。

4. 鉴别诊断　斑点状营养不良：是一种最严重的角膜基质层营养不良，常在 10 岁前发病，进行性视力减退，无明显眼疼，角膜知觉减退，角膜基质变薄、弥漫性混浊，同时有散在的局限性、境界不清的白色斑块状混浊，由中央向周边进行性发展。

5. 治疗

（1）轻者不需要治疗。

（2）有异物感时可用角膜上皮保护剂。滴用低浓度、小剂量糖皮质激素可延缓角膜混浊的发展。

（3）严重影响视力者可选择 PTK、LK 或 PK 术。

6. 临床路径

（1）询问病史：重点注意视力下降的速度。了解家族中有无相似患者。

（2）体格检查：注意角膜病变图像呈云雾中的雪花状混浊。

（3）辅助检查：一般不需要。活体共聚焦显微镜检查有助于了解病变位置和深度。

（4）处理：根据病变深度及对视力影响程度选择治疗方案。

（5）预防：目前无有效预防措施。

（六）斑点状角膜营养不良

1. 概述　本病是一种累及角膜基质层的严重的角膜营养不良。为常染色体隐性遗传。

2. 临床表现

（1）常在 10 岁前发病，进行性视力减退，30 岁后视力严重下降。

（2）无明显眼疼，但角膜知觉减退，角膜基质变薄。

（3）角膜基质弥漫性混浊，同时有散在的局限性、境界不清的白色斑块状混浊，由中央向周边进行性发展。

3. 诊断　根据患者无明显眼部疼痛，进行性视力减退，30 岁后视力严重下降及角膜基质弥漫性、白色斑块混浊，可以诊断。

4. 鉴别诊断

（1）颗粒状营养不良：也是角膜基质的营养不良，无角膜上皮糜烂。中央部角膜前基质灰白色斑点状、雪花样混浊，混浊逐渐向深层扩展。很少累及角膜边缘，非病变部位角膜透明。

（2）格子状营养不良：为一种累及角膜基质的营养不良，视力损害严重。10 岁前发病，临床症状不明显。40 岁后严重影响视力。双眼发病，病变呈对称性进行性发展。角膜基质内出现网格状、回格子状混浊。混浊主要位于中心和周边，一般不达角膜缘。

5. 治疗

（1）早期不需要治疗。

（2）视力下降明显者（如低于 0.1）可行 PK 术，但术后仍有复发可能。

6. 临床路径

（1）询问病史：注意有无家族史，进行性视力减退，眼部刺激症状。

（2）体格检查：注意角膜基质层斑块状混浊。

（3）辅助检查：一般不需要。

（4）处理：根据视力受损程度决定是否手术。

（5）预防：目前无特效的预防措施。

（七）格子状角膜营养不良

1. 概述　为一种累及角膜基质的营养不良，发病早、视力损害严重。为常染色体显性遗传。

2. 临床表现

（1）10 岁前发病，临床症状不明显。40 岁后视力严重受到影响。

（2）双眼发病，病变呈对称性进行性发展。

（3）角膜基质内网格状、回格子状混浊。混浊主要位于中心和周边，一般不达角膜缘。

3. 诊断　根据发病年龄和特征性角膜基质层改变，可以诊断。

4. 鉴别诊断　斑点状营养不良：常在 10 岁前发病，进行性视力减退，无明显眼疼，角膜知觉减退，角膜基质变薄、弥漫性混浊，同时有散在的局限性、境界不清的白色斑块状混浊，由中央向周边进行性发展。

5. 治疗

（1）早期不需要治疗。

（2）视力下降明显者（如低于 0.1）可行 PK 术。

6. 临床路径

（1）询问病史：双眼进行性视力下降，通常无眼部刺激症状。

（2）体格检查：注意角膜基质层呈格子样改变。

（3）辅助检查：一般不需要。对于角膜深层结构欠清晰者，可进行活体共聚焦显微镜检查，有助于了解病变位、深度和基质细胞受损程度。

（4）处理：根据视力下降程度选择手术时机。

（5）预防：目前无有效预防措施。

（八）Fuchs 角膜内皮营养不良

1. 概述　Fuchs 角膜内皮营养不良是累及角膜内皮细胞层、基质层和上皮细胞层的病变。至今病因不清。有人认为是一种常染色体显性遗传病。

2. 临床表现

（1）50～60岁女性多见。

（2）双眼同时或先后发病，病程进展缓慢，可分为滴状角膜期、角膜上皮和基质水肿期、角膜瘢痕期。

（3）滴状角膜期：无任何症状，角膜中央部后表面多发赘疣（滴状角膜）突入前房，细小色素沉着。随着病变进展，赘疣区角膜内皮细胞消失。

（4）角膜上皮和基质水肿期：角膜水肿起始于中央部，逐渐向周围扩展。角膜增厚，呈毛玻璃状，后弹力层皱褶，基质层水肿。视力下降，并有眼痛、流泪。

（5）角膜瘢痕期：长期和持续的角膜水肿使角膜上皮下纤维结缔组织增生。角膜知觉下降，但上皮水肿减轻。可并发角膜上皮糜烂、溃疡、新生血管、钙化变性。

（6）可出现眼部刺激症状。部分病例可合并眼压升高。

（7）角膜内皮镜可见角膜内皮细胞大小不均匀；共聚焦显微镜检查可见内皮细胞层散在低反光突起细胞，角膜基质细胞间质高反光，正常内皮细胞数目减少。

3. 诊断　根据临床表现可以诊断。角膜内皮镜、共聚焦显微镜检查有助于确诊。

4. 鉴别诊断

（1）大泡性角膜病变：由于各种原因造成角膜内皮失代偿，角膜基质及上皮下水肿，导致角膜上皮下水疱形成。患眼视力下降，有明显的眼红、磨疼、畏光、流泪等刺激症状。

（2）Meesmann角膜营养不良：出生时双侧角膜水肿。

（3）虹膜角膜内皮综合征：常单眼发病。角膜内皮呈槌击金属状改变，角膜水肿，可有眼压升高、虹膜变薄、瞳孔变形。

5. 治疗

（1）滴用角膜保护剂、营养剂，如角膜上皮生长因子、润滑剂、卡波姆、甲基纤维素等。

（2）滴用角膜脱水剂，如5%氯化钠、50%葡萄糖溶液或甘油制剂。

（3）佩戴角膜接触镜。

（4）适当滴用抗生素滴眼液，预防角膜继发感染。

（5）继发青光眼者，应用药物或手术降眼压治疗。

（6）手术治疗：PK是治疗本病有效方法，术后易复发，复发后可再次手术。LK、烧灼术、结膜覆盖术可以治疗顽固性角膜病变且无条件行PK术者，可缓解疼痛，减轻症状。

6. 临床路径

（1）询问病史：重点注意有无家族史和内眼疾病史。

（2）体格检查：重点注意角膜的改变。

（3）辅助检查：一般不需要。对于角膜结构欠清晰者，应用活体共聚焦显微镜检查有助于了解病变位置、深度和各层细胞受损程度。

（4）处理：根据眼部症状和视力下降程度选择治疗方案。

（5）预防：目前无有效预防措施。

（楚　妙）

第六节　角膜软化症

一、概述

角膜软化症是由维生素 A 缺乏所致的一种角膜病变。在发展中国家它是儿童最重要的致盲眼病。本病多双眼受累。食物中缺少维生素 A、喂养不当、吸收不良、慢性腹泻或患有其他消耗性疾病如麻疹、肺炎时，常会导致维生素 A 缺乏，是诱发本病的重要因素。

二、临床表现

（1）夜盲、畏光和不愿睁眼。
（2）根据临床过程分为 3 期（夜盲期、干燥期和软化期）。
（3）夜盲期：在暗光线下和夜间不能视物。但因幼儿不能叙述，常被忽略。
（4）干燥期：角膜失去光泽，呈现雾状混浊。结膜有干燥斑（Bitot 斑）。
（5）软化期：角膜呈现灰白色或灰黄色混浊，极易发生感染和自融坏死，形成溃疡和穿孔，最后形成粘连性角膜白斑或角膜葡萄肿，严重时引起眼球萎缩。
（6）伴有全身症状，如患儿消瘦、精神萎靡、声音嘶哑和皮肤干燥等。

三、诊断

根据维生素 A 缺乏史，夜盲、畏光等症状，结膜和角膜改变，可以诊断。

四、鉴别诊断

1. 视网膜色素变性　有夜盲史，但眼底有骨细胞样色素沉着。
2. 干燥综合征　有眼干的症状，但无结膜干燥斑。

五、治疗

（1）在角膜穿孔前应积极治疗。迅速补充维生素 A，同时补充维生素 B，矫正水电解质紊乱，治疗全身病。
（2）肌肉注射维生素 A 7～10 天，每天不少于 2 万 U；也可以用维生素 A 油剂滴眼。
（3）眼部滴用抗生素滴眼液或眼膏，预防感染。
（4）如有角膜溃疡或穿孔，应滴用 1% 阿托品滴眼液或眼膏，防止虹膜后粘连。
（5）若角膜穿孔，当穿孔较小时可保守治疗；穿孔大者，考虑板层或穿透性角膜移植术。

六、临床路径

1. 询问病史　注意患儿的喂养史和有无消耗性疾病史。
2. 体格检查　注意角结膜改变和全身伴随症状。
3. 辅助检查　一般不需要。
4. 处理　除补充维生素 A、B 等外，根据病情对症治疗。

5. 预防　宣传科学喂养常识，防止维生素 A 缺乏。

（楚　妙）

第七节　角膜先天异常

一、圆锥角膜

（一）概述

圆锥角膜是一种以角膜扩张为特征，使角膜中央部前凸呈圆锥形，产生高度不规则散光的角膜病变，严重影响视力。它可为常染色体隐性或显性遗传。多于青少年期起病，进展缓慢。多为双侧性，但发病时间可有先后，病变程度也可不同。

（二）临床表现

（1）进行性远视力减退，近视及散光度数增加，一般眼镜可以矫正视力。一旦出现典型的圆锥角膜症状时，只能用硬性角膜接触镜才能矫正视力。

（2）角膜地形图可显示部分区域角膜屈光力增加、非对称。Pentacam 前房成像系统测量可以发现角膜后表面局部不均匀或者屈光力增加；膜曲率计检查可发现规则或不规则散光。

（3）角膜向前锥状突起，锥顶往往位于角膜中央偏鼻下侧。在锥顶处角膜最薄。

（4）在病变进展过程中，角膜基质层出现许多呈垂直分布、相互平行的细线。以后细线逐渐变长变粗似栅栏状，称为圆锥角膜线，又称为 Vogt 条纹。

（5）在角膜圆锥的基底部可出现上皮下黄褐色环，称为 Fleischer 环，为含铁血黄素沉着于角膜上皮或前弹力膜所致。

（6）眼下视时上睑隆突，称为 Munson 征。

（7）角膜前弹力层可自发性破裂，出现角膜水肿。急性角膜水肿时可致视力突然下降、眼痛、眼红、畏光和大量流泪等。修复后形成浅层瘢痕。

（8）角膜后弹力膜破裂时，可引起急性角膜基质层水肿和混浊。水肿常于 4 个月内吸收，但遗留瘢痕组织。

（三）诊断

根据角膜特征性改变，可以诊断。

（四）鉴别诊断

1. 边缘性角膜变性　一种非炎症性、慢性角膜变性。常于青年期发病，出现进行性视力减退，双眼同时或先后发病。晚期因高度不规则散光，普通镜片或角膜接触镜均不能矫正视力。病变位于角膜缘附近，角膜基质逐渐变薄，以角膜上缘多见，病变区伴有新生血管长入。

2. 角膜边缘透明样变性　一种少见的非炎症性疾病，常发生于下方角膜周边部，多为双眼发病，病变区不伴有脂质沉积或新生血管形成。

3. 球形角膜　一种先天性角膜发育异常，通常为静止性，不发展，无症状；全角膜变薄，尤其以中周部明显，角膜呈现球形扩大，显著前突，有时合并有高频率神经性听觉

• 279 •

障碍。

（五）治疗

（1）轻度圆锥角膜可以佩戴硬性角膜接触镜，也可以行表面角膜镜片术或板层角膜移植术。

（2）角膜水肿时，可滴用睫状肌麻痹剂，3%氯化钠眼膏，必要时可予加压包扎。

（3）若角膜圆锥突起很高，且角膜有全层混浊时，应行穿透性角膜移植术。

（六）临床路径

1. 询问病史　注意有无家族史。
2. 体格检查　重点注意角膜曲率和形态的改变。
3. 辅助检查　角膜曲率计、角膜地形图检查和 Pentacam 前房成像系统测量。
4. 处理　根据视力下降程度和角膜病变情况选择佩戴角膜接触镜或手术治疗。
5. 预防　目前无有效预防措施。

二、大角膜

（一）概述

大角膜指角膜直径比正常大，但眼压和视功能均为正常。它是一种先天性发育异常。男性多见。通常为 X 连锁隐性遗传。

（二）临床表现

（1）为先天性，双侧性，静止性。
（2）多合并近视及散光，一般矫正视力较好。
（3）角膜缘界限清晰，横径 13mm 以上，竖径 12mm 以上。整个眼前段不成比例地扩大。
（4）少数患者伴有其他眼部异常，尤其是虹膜及瞳孔异常，甚至可以伴有全身先天性异常，如马方综合征。

（三）诊断

根据发病年龄和角膜直径扩大的特征性改变，可以明确诊断。

（四）鉴别诊断

先天性青光眼：角膜扩大，但有混浊。有畏光、流泪等症状，眼压升高。

（五）治疗

无需特殊治疗。

（六）临床路径

1. 询问病史　注意有无家族遗传史。
2. 体格检查　重点注意眼压、角膜直径和透明度的改变。
3. 辅助检查　角膜曲率检查。
4. 处理　无特殊处理。
5. 预防　无有效预防措施。

三、小角膜

（一）概述

小角膜是一种先天性发育异常。可能与视杯外胚叶生长的原发性畸变有关。可单眼或双眼发病，无性别差异。为常染色体显性或隐性遗传。

（二）临床表现

（1）先天性，静止性。

（2）单纯小角膜，视力较好。

（3）角膜扁平，横径小于10mm，眼前节不成比例地缩小，而眼球大小可以正常。

（4）常伴有小眼球和眼前节多种异常，尤其是伴有浅前房者，易发生闭角型青光眼。

（三）诊断

根据家族史、发病年龄和角膜直径小于正常等特征，可以确诊。

（四）鉴别诊断

根据角膜所具有的特征性改变，无需特殊鉴别。

（五）治疗

（1）无需特殊治疗。

（2）若患者发生青光眼时，需针对性治疗。

（六）临床路径

1. 询问病史　注意有无家族遗传史。

2. 体格检查　重点注意角膜直径和可能伴有的眼前段其他异常。

3. 辅助检查　一般不需要。

4. 处理　若小角膜合并有青光眼时，应给予相应治疗。

5. 预防　无有效预防措施。

四、先天性角膜混浊

（一）概述

本病是一类先天性发育异常。发病原因不甚清楚，可能与发育障碍或妊娠头3个月母体子宫内炎症有关。

（二）临床表现

（1）先天性，静止性。

（2）角膜部分或全部混浊。

（3）角膜混浊程度和范围因临床类型而异，其中先天性角膜白斑与后部圆锥角膜混浊主要发生在中央部；硬化性角膜和先天性角膜葡萄肿多为弥漫性角膜混浊。

（4）不同临床类型先天性角膜混浊可伴有相关的眼部病变。

（三）诊断

根据出生就有的部分或全部角膜混浊，可以诊断。

（四）鉴别诊断

其他原因引起的角膜混浊：可以发现引起角膜混浊的疾病，如角膜炎等，不是出生时就发生的。

（五）治疗

如果角膜混浊明显影响视功能时应尽早行穿透性角膜移植术，以防止弱视。

（六）临床路径

1. 询问病史　注意有无家族遗传史及角膜混浊发生的时间。
2. 体格检查　重点注意角膜混浊程度、范围和可能伴有的眼部其他异常。
3. 辅助检查　一般不需要。
4. 处理　根据角膜混浊程度和对视功能的影响，确定是否实施穿透性角膜移植术。
5. 预防　妊娠头几个月母体尽量避免如风疹病毒等的感染。

五、扁平角膜

（一）概述

扁平角膜是一种先天性发育异常，比较少见。其弧度小于正常，使角膜呈扁平状态。病因不明，可能与发育停滞有关。有常染色体显性遗传和隐性遗传两种遗传方式。

（二）临床表现

（1）先天性视力不佳，常为远视眼。
（2）角膜弯曲度特小，外观扁平，曲率半径与巩膜相似，角膜屈光力明显降低，仅为20～30屈光度。
（3）角膜直径正常或较短，角膜与巩膜交界处不清晰，前房浅，眼球直径正常。
（4）有时伴有其他眼部异常，如晶状体异位、白内障、青光眼、葡萄膜缺损等。

（三）诊断

根据视力不佳，角膜较平坦，屈光力较正常明显减低，可以诊断。

（四）鉴别诊断

无需特殊鉴别。

（五）治疗

（1）一般无需特殊治疗。
（2）部分患者有晶状体异位、白内障或青光眼时，视具体情况给以相应治疗。

（六）临床路径

1. 询问病史　注意有无家族遗传史。
2. 体格检查　重点注意角膜形态、曲率和角膜屈光力的改变。
3. 辅助检查　可行角膜曲率检查。
4. 处理　若无明显症状，无需特殊治疗。
5. 预防　无有效预防措施。

六、球形角膜

（一）概述

球形角膜是整个角膜变薄，呈球状前隆。它是一种先天性发育异常的眼病。多为男性，累及双眼。其病因不明，似为一种与扁平角膜相反的发育异常，也有人认为是一种形态变异，或为水眼病变终止所致。属常染色体隐性遗传。

（二）临床表现

（1）视力不佳，常为高度近视。

（2）角膜球形扩大，显著前突；角膜基质变薄，尤其以近周边处为明显，角膜厚度可减少至正常1/5。

（3）由于角膜球形隆起，前房明显加深。

（4）球形角膜可伴有巩膜变薄。

（5）偶有年龄较大时，出现后弹力层破裂，突然发生角膜水肿混浊。

（6）角膜地形图呈现角膜屈光力明显增加的特殊改变。

（三）诊断

根据角膜球形隆起，基质变薄，屈光力较正常明显增高，可以诊断。

（四）鉴别诊断

圆锥角膜：多发生于青少年期，视力进行性下降，是角膜向前锥状突起，其锥顶部角膜基质变薄。

（五）治疗

（1）一般无需特殊处理。

（2）病情严重者，应行穿透性角膜移植术，以防角膜穿孔。

（六）临床路径

1. 询问病史　注意有无家族史和疾病发生的时间。

2. 体格检查　重点注意角膜形态和角膜屈光力的改变。

3. 辅助检查　可行角膜地形图检查。

4. 处理　病情严重者可选择穿透性角膜移植术。

5. 预防　无有效预防措施。

（梁冬梅）

第八节　巩膜葡萄肿

当眼内压增高，或在正常眼内压作用下，由于巩膜的先天缺陷或病理损害使其抵抗力减弱时，巩膜可向外突出、扩张。如果突出、扩张部分仅为巩膜，不包括葡萄膜时，叫作巩膜扩张（ectasia）；如果脉络膜融于其中则称为巩膜葡萄肿（staphyloma）。巩膜葡萄肿根据膨胀的范围，分为部分巩膜葡萄肿和全部巩膜葡萄肿。

· 283 ·

一、部分巩膜葡萄肿（partial staphyloma）

（1）前葡萄肿（anterial staphyloma）发生于赤道前部。有时单独隆起，也有时融合形成一环，分为睫状体葡萄肿（ciliary staphyloma）和间插葡萄肿（intercalary staphyloma）（图11-1）。二者的区别在于前睫状动脉通过的位置。睫状体葡萄肿发生在睫状体区域，前睫状动脉穿过其前；间插葡萄肿由于虹膜凸向前房，其周边粘连在角膜后面而形成葡萄肿的前缘，睫状体与原来虹膜的根部则形成葡萄肿的后界，前睫状动脉通过其后。多见于深层巩膜炎、巩膜损害及慢性青光眼等。

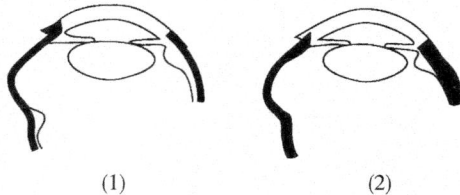

（1）　　　　　　　　　　（2）

图 11-1　前巩膜葡萄肿
（1）间插葡萄肿　（2）睫状体葡萄肿

（2）赤道部葡萄肿（equatorial staphyloma）发生在涡静脉穿出巩膜处，常见于慢性闭角型青光眼晚期和绝对期青光眼，为黑色单独隆起，不融合成环。

（3）后葡萄肿（posterial staphyloma）最常见于视神经盘周围及后极部，多为高度近视眼。

二、全部巩膜葡萄肿（total staphyloma）

眼球完全变大，为先天性青光眼（水眼，hydrophthalmus）或后天性婴儿青光眼（牛眼，buphthalmus）所致。治疗较困难。但因其病变为进行性，为保持眼功能，减少并发症的发生，有人主张做一些预防性手术。如虹膜全切除术以防治前葡萄肿时的继发性青光眼。

（梁冬梅）

参考文献

［1］葛嫣然，邵宏超，王福海，等. 兔视网膜缺血再灌注损伤中 Caspase-9 的表达和雌激素对其影响［J］. 医学理论与实践，2013，25（17）：2241-2242.

［2］葛嫣然，邵宏超，王林洪，等. 用翼状胬肉切除术联合角膜缘干细胞移植术治疗翼状胬肉的疗效观察［J］当代医学论丛，2015，13（1）：264-265.

［3］葛嫣然，邵宏超，王福海. 雌激素皮下注射对兔视网膜缺血再灌注损伤的预防作用［J］. 山东医药. 2016，56（23）50-51.

［4］葛嫣然，邵宏超. 儿童睑板腺囊肿反复发作致瘢痕性睑外翻一例［J］. 眼科. 2016，

1，17.

［5］葛嫣然，邵宏超，王福海．雌激素对兔缺血再灌注损伤视网膜神经节细胞凋亡的影响及其机制探讨［J］．2015，55（20）28-30.

［6］葛嫣然，邵宏超，王福海．雌激素预处理对兔视网膜缺血再灌注损伤组织中谷氨酸水平的影响［J］．2015，55（16）33-34.

［7］邵宏超，葛嫣然，马建英，等．caspase-2与p53在兔视网膜缺血再灌注损伤中的表达及rh-bFGF对其表达的影响［J］．现代生物医学进展，2014，14（10）：1844-1847.

［8］邵宏超，葛嫣然，李利艳，等．重组人碱性成纤维细胞生长因子对兔视网膜缺血再灌注损伤的保护作用［J］．临床误诊误治，2014，27（6）：101-104.

［9］葛嫣然，邵宏超，王福海，等．雌激素对兔视网膜缺血再灌注损伤中视网膜神经节细胞凋亡及bcl-2表达的影响［J］．蚌埠医学院学报．2015，40（1）11-14.

［10］葛嫣然，邵宏超，王林洪，等．曲安奈德玻璃体腔注射治疗糖尿病性黄斑水肿17例［J］．山东医药．2015，54（39）106-107.

［11］葛嫣然，邵宏超，王福海，等．雌激素对兔视网膜再灌注损伤的保护作用［J］．河北联合大学学报（医学版），2013，15（5）：625-626.

第十二章

葡萄膜病

第一节　葡萄膜先天异常

一、瞳孔残膜

瞳孔残膜（residual membrane of pupil），又称永存瞳孔膜，是胚胎时期晶状体表面的血管膜吸收不全所遗留的残迹。为常见的眼内先天性异常，残膜的形状有丝状和膜状两种，附着点全位于虹膜者，一端始于虹膜小环，另一端附着在对侧的虹膜小环外或晶状体前囊。另有完全附着在晶状体前表面的星状色素团。瞳孔残膜通常不影响视力和瞳孔活动，不需要治疗。但对于厚的瞳孔残膜影响视力的，可行手术或激光治疗。

二、无虹膜

无虹膜（aniridia）是一种少见的眼内先天异常，发病可能与早期胚胎发育过程胚裂闭合不全有关，常双眼受累，可伴有角膜、前房、晶状体、视网膜和视神经异常。虹膜完全缺失，可直接看到晶状体赤道部边缘、悬韧带及睫状突。临床症状可有畏光及视力低下，若有进行性角膜、晶状体混浊及青光眼者常导致失明。为减轻畏光、不适，可戴有色眼镜或角膜接触镜。

三、虹膜缺损

典型性虹膜缺损（coloboma of iris）是位于下方的完全性虹膜缺损，形成梨形瞳孔，其尖端向下，边缘为色素上皮所覆盖，常伴有其他眼部先天畸形如睫状体和脉络膜缺损等（图 12 – 1）。单纯性虹膜缺损可表现为瞳孔缘切迹、虹膜孔洞、虹膜周边缺损、虹膜基质和色素上皮缺损等，常不影响视力。

四、脉络膜缺损

脉络膜缺损（coloboma of choroid）为先天性疾病。典型的脉络膜缺损多双眼发生，位于视盘下方，通过菲薄的视网膜透见白色巩膜，边缘整齐，有色素沉着（图 12 – 2）。

本病常伴有小眼球、虹膜异常、视神经异常、晶状体缺损以及黄斑部发育异常等。非典型者少见，多为单眼发病，黄斑区脉络膜缺损最多见，影响中心视力，本病无特殊治疗方法，若发生视网膜脱离可行手术治疗。

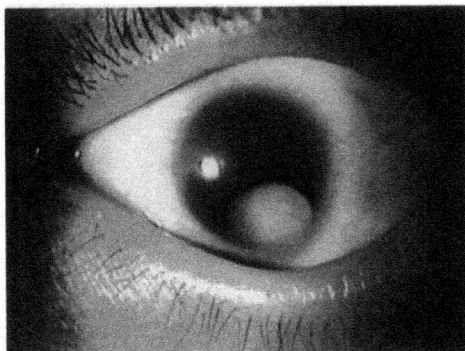

图 12 – 1　先天性虹膜缺损

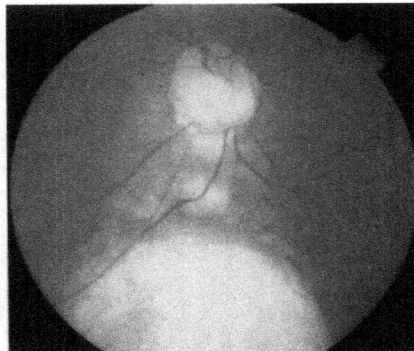

图 12 – 2　下方脉络膜缺损

（葛嫣然）

第二节　葡萄膜炎

一、前部葡萄膜炎

（一）概述

前部葡萄膜炎是指累及虹膜和睫状体的炎症，包括虹膜炎、虹膜睫状体炎和前部睫状体炎 3 类。虹膜炎指炎症局限于虹膜和前房，有前房细胞和房水闪辉，但前玻璃体内无细胞存在。前部睫状体炎是指炎症仅局限于前部睫状体，表现为前玻璃体内有细胞存在。虹膜睫状体炎指炎症累及虹膜和睫状体，表现为前房和前玻璃体内细胞和房水闪辉。前部葡萄膜炎可表现为急性（持续时间一般不超过 3 个月）、慢性（持续时间 3 个月以上）、肉芽肿型和非肉芽肿型炎症。前部葡萄膜炎是临床上最常见的葡萄膜炎，其病因多为原发性或与 HLA – B_{27} 相关性，少数可合并眼内其他疾病或全身性疾病。

（二）临床表现

1. 症状　眼红、眼痛、畏光、流泪及视物模糊，慢性期患者可无任何症状或症状轻微。

2. 体征

（1）球结膜睫状充血或混合性充血。

（2）角膜后有沉着物（KP）。

（3）房水闪辉及房水中有浮游细胞。

（4）虹膜结节：Koeppe 结节出现于肉芽肿和非肉芽肿型前葡萄膜炎，Busacca 结节出现于肉芽肿型前葡萄膜炎。虹膜肉芽肿是虹膜内在的结节，不透明，呈粉红色，可有新生血管，多见于结节病。

（5）虹膜色素脱失和实质的萎缩。

（6）前房积脓：多见于外源性或内源性革兰阳性细菌感染者，也见于 HLA – B_{27} 相关性急性前葡萄膜炎和 Behcet 病。

（7）虹膜后粘连、周边前粘连和瞳孔改变。

（8）前房角改变：包括前房角结节（多见于结节病）、新生血管、幕状周边虹膜前粘连。

（9）眼压升高。

（10）晶状体前囊色素沉着。

（11）前玻璃体细胞和混浊。

（12）眼底：重症前葡萄膜炎可引起反应性黄斑区放射状皱褶及视盘充血。

3. 并发症　可有并发性白内障、继发性青光眼、低眼压和眼球萎缩等。

（三）诊断

（1）根据症状和体征，可以诊断。

（2）实验室检查：为明确病因，应作相关辅助检查，如 HLA – B$_{27}$、骶髂关节像、抗核抗体等。如果怀疑是感染因素所致的葡萄膜炎，可做相关的病原体检查，必要时行前房穿刺取房水做相关病原学检查。

（四）鉴别诊断

1. 全葡萄膜炎　如 Behcet 病、Vogt – 小柳原田病（VKH）、急性视网膜坏死等均可出现前葡萄膜炎的表现，应散瞳后详查眼底，同时询问有无相关的全身症状。

2. 急性原发性闭角型青光眼　患者有眼红、眼痛，有时也会出现前房反应，但是青光眼患者具有前房浅、前房角关闭、眼压急剧升高的特征。多数急性前葡萄膜炎患者眼压偏低或正常。

3. 眼内肿瘤　一些原发于眼内的肿瘤或转移癌，前房可出现浮游体或前房积脓。应询问患者有无肿瘤病史，散瞳详查眼底，必要时行眼部超声波、CT 或磁共振检查。

（五）治疗

1. 睫状肌麻痹和散瞳剂　应根据临床需要选择药物，如阿托品、托吡卡胺、后马托品滴眼液等。混合散瞳剂（阿托品＋肾上腺素）结膜下注射可以拉开新鲜的虹膜后粘连。

2. 糖皮质激素滴眼液　常用制剂有 1% 醋酸泼尼松龙、0.5% 醋酸泼尼松龙，0.1% 氟米龙或氟美瞳，还有地塞米松滴眼液等。根据炎症轻重选择滴药浓度及频率，根据炎症控制情况逐渐减量，浓度由高到低，滴药频率由多到少。

3. 非甾体类抗炎药　如普拉洛芬、双氯芬酸钠等，主要用于手术后或外伤后的抗炎。

4. 糖皮质激素全身应用　前葡萄膜炎时一般不需要，如果前房出现成形性或纤维素样渗出时，可给予泼尼松口服，首次剂量为 1mg/kg，逐日递减 20mg，一般 3 天后即可停药。

（六）临床路径

1. 询问病史　有无眼红、眼痛、畏光、流泪及视物模糊的症状，有无类似发作史。

2. 体格检查　眼前、后节均要检查。

3. 辅助检查　可进行 HLA – B$_{27}$、骶髂关节像、抗核抗体等检查。如果怀疑是感染因素所致的葡萄膜炎，可做房水的相关病原体检查。这样有助于确定病因和针对性治疗。

4. 治疗　滴用糖皮质激素和睫状肌麻痹剂，可辅以非甾体类抗炎药滴眼，特别是手术后和外伤后的抗炎。使用糖皮质激素滴眼期间应监测眼压。

5. 合并症诊治　若患者合并致葡萄膜炎的全身疾病，应该到相关科室进行诊治。

二、中间葡萄膜炎

（一）概述

中间葡萄膜炎是累及睫状体平坦部、玻璃体基底部、周边视网膜和脉络膜的一种炎症性和增殖性疾病。病因尚不完全清楚，可能是一种自身免疫病。它可伴发其他全身疾病。其发病无性别、种族及遗传的差异。好发于儿童及青壮年，多数病例累及双眼。

（二）临床表现

1. 症状　发病隐匿，可无任何症状，或有眼前黑影、视物模糊。偶可出现眼红、眼痛等。

2. 体征

（1）下方玻璃体雪球样混浊，偶见下方睫状体平坦部雪堤样改变，雪堤一般表现为前缘锐利，后缘不整齐，常增厚或形成指样突起伸入玻璃体内。

（2）前节炎症轻微，可有角膜后沉着物、前房闪辉、少量房水细胞、虹膜周边粘连、前房角凝胶状沉积物和粘连、虹膜后粘连。少量儿童患者可出现急性虹膜睫状体炎的表现。

（3）周边部视网膜可有白色渗出灶，周边视网膜有血管炎、血管周围炎。

3. 并发症　黄斑囊样水肿、后囊下白内障较常见。此外可出现视盘水肿、视网膜新生血管、视网膜脱离、玻璃体积血等。

（三）诊断

（1）根据症状和体征，特别是下方睫状体平坦部雪堤样改变，可以诊断。

（2）荧光素眼底血管造影可明确视网膜血管炎、黄斑囊样水肿及视盘水肿等改变。

（四）鉴别诊断

1. Behcet病　可引起中间葡萄膜炎，但它不仅表现为中间葡萄膜炎，还有口腔溃疡、生殖器溃疡、皮肤病变等全身性改变。

2. Fuchs异色性睫状体炎　可伴有中间葡萄膜炎的表现，但患者还出现典型的角膜后沉着物及虹膜脱色素，而不出现雪堤样改变及黄斑囊样水肿。

3. 慢性前葡萄膜炎　出现前房炎症反应和玻璃体内炎症细胞及混浊，但细胞和混浊主要限于晶状体后间隙，不出现下方玻璃体内雪球样混浊和雪堤样改变。

4. 玻璃体炎症　多种原因可引起玻璃体炎症反应，如视网膜炎、视网膜血管炎、淋巴瘤等，根据临床表现和必要的辅助检查可将这些疾病与中间葡萄膜炎鉴别。

5. 感染性疾病　如弓形体感染、人免疫缺陷病毒感染、结核、梅毒、莱姆病等均可伴发中间葡萄膜炎。根据全身或局部的特征性表现、相应的实验室检查及对特异性治疗有良好反应可予鉴别。

（五）治疗

根据病情决定治疗方案。对视力≥0.5，且无黄斑水肿或眼前节炎症者可不予治疗，定期观察。当视力＜0.5、出现黄斑水肿、雪堤样改变或玻璃体内有大量漂浮物，应给予下述治疗。

1. 糖皮质激素　口服泼尼松，1~1.2mg/（kg·d）。根据炎症控制情况逐渐减量，维持量一般为20mg/d。在泼尼松减量过程中，如果炎症复发致视力明显下降，可给予眼周注射醋酸甲基泼尼松龙（每次40mg）或加用其他免疫抑制剂。对于有眼前节炎症时可滴用糖皮质激素滴眼液。应用糖皮质激素应注意眼部和全身的不良反应。

2. 免疫抑制剂　在糖皮质激素减量过程中炎症复发，或糖皮质激素治疗效果不满意时，可加用免疫抑制剂。常用药物有环磷酰胺［2mg/（kg·d）］、环孢素A［3~5（mg/kg·d）］、硫唑嘌呤［1~2.5mg/（kg·d）］。免疫抑制剂与小剂量糖皮质激素联合应用可提高疗效。

3. 手术治疗　对于出现雪堤的患者，如果药物治疗不满意或周边视网膜出现新生血管，可采用睫状体冷凝治疗。尽量采用激光光凝封闭新生血管。对于持续密集的玻璃体混浊、玻璃体积血、牵拉性视网膜脱离等，可行玻璃体切除手术。

（六）临床路径

1. 询问病史　有无眼前黑影、视物模糊、眼红、眼痛等情况。
2. 体格检查　重点检查下方玻璃体和黄斑情况。
3. 辅助检查　荧光素眼底血管造影可明确视网膜血管炎、黄斑囊样水肿及视盘水肿等。
4. 治疗　如视力<0.5或出现黄斑水肿时，给予糖皮质激素和（或）免疫抑制剂治疗。

三、后葡萄膜炎

（一）概述

后葡萄膜炎是一组累及脉络膜、视网膜、视网膜血管和玻璃体的炎性疾病。由于炎症的原发位置不同，在临床上可表现出多种类型，如视网膜炎、视网膜血管炎、脉络膜炎或几种炎症类型同时存在的情况。其病因有4类：①感染，如病毒、细菌、真菌、寄生虫等；②合并全身性疾病，如Behcet病、Vogt－小柳原田病、Crohn病、溃疡性结肠炎、结节病、结节性多动脉炎、Wegener肉芽肿、系统性红斑狼疮、多发性硬化等；③原发于眼部疾病，如交感性眼炎、鸟枪弹样视网膜脉络膜病变、地图状脉络膜视网膜炎、急性后极部多灶性鳞状色素上皮病变、急性视网膜色素上皮炎、多灶性易消散性白点综合征、全葡萄膜炎等；④恶性肿瘤，如淋巴瘤、白血病、转移癌等。

（二）临床表现

1. 症状　眼前黑影漂动、视物变形或视力下降。偶有眼红、眼痛。有些患者无明显症状。

2. 体征
（1）玻璃体内炎症细胞和混浊。
（2）局灶性视网膜或脉络膜浸润灶。
（3）视网膜血管炎的表现，如血管旁出血、渗出，血管白鞘、白线等。
（4）黄斑水肿。
（5）眼前节炎症轻微。

（三）诊断
（1）根据症状和眼底的改变，可以诊断。
（2）荧光素眼底血管造影有助于明确病变位置和范围。

（3）实验室检查确定一些后葡萄膜炎的病因有重要价值，包括：

1）血液学检查：血清弓形体滴度测定、血管紧张素转化酶（ACE）水平、血清荧光密螺旋体吸附试验（FTA－ABS）、快速血浆反应素（RPR）、血沉（ESR）、抗核抗体（ANA）、HLA－B5、弓蛔虫滴度、Lyme 免疫荧光测定或酶联免疫吸附测定（ELISA）。对于新生儿和免疫缺陷者，进行巨细胞病毒、单纯疱疹、水痘带状疱疹抗体滴度检查。如果怀疑感染性疾病，应进行血培养。

2）结核菌素试验（PPD）。

3）胸部 X 线片。

4）怀疑淋巴瘤或 HIV 相关的机会性感染时应进行头颅 MRI 和腰穿检查。

5）如有必要，可进行诊断性玻璃体切除术。

（四）鉴别诊断

1. 孔源性视网膜脱离　常伴前玻璃体少量色素性混浊和前葡萄膜炎。

2. 视网膜色素变性　玻璃体内细胞，黄斑水肿，伴有视网膜骨细胞样色素沉着，视网膜血管变细，眼电生理检查有助于鉴别。

3. 眼内异物　眼球穿通伤后可有持续炎症，或有虹膜异色。超声扫描和眼球 CT 检查有助于鉴别。

4. 后巩膜炎　玻璃体炎，视网膜下斑块样改变，视网膜增厚，或有渗出性视网膜脱离，视网膜脉络膜皱褶。

5. 视网膜母细胞瘤　常见于儿童。可有假性前房积脓，玻璃体细胞。眼底可见一个或多个视网膜白色隆起病灶。

6. 白血病　可有单眼视网膜炎和玻璃体炎。

7. 星状玻璃体混浊　在玻璃体中有白色反光小颗粒漂浮，常无症状，无临床意义。

8. 淀粉样变性　玻璃体无炎症表现，血清蛋白电泳和诊断性玻璃体切除可以诊断。

9. 淋巴瘤　50 岁以上患者持久有玻璃体细胞。应用糖皮质激素治疗无效。

（五）治疗

（1）治疗目的是消除炎症，保存视力，预防并发症和复发。

（2）针对病因进行治疗。

（3）对于非感染因素引起的后葡萄膜炎，当存在威胁视功能的炎症时，应采用糖皮质激素/免疫抑制剂治疗。常用口服药有：泼尼松（0.5～1.2mg/kg）、环孢素 A（3～5mg/kg）、硫唑嘌呤（50～150mg/d）、环磷酰胺（50～150mg/d）、氨甲蝶呤（7.5～15mg/w）、苯丁酸氮芥（5～10mg/d）。免疫抑制剂的选择要根据病种及患者对药物的敏感性，联合用药时可减少每种免疫抑制剂的用量，从而减少其不良反应并增加疗效，一般可两种或 3 种药联合应用。

（4）前节有明显活动性炎症时，可加用糖皮质激素滴眼液及睫状肌麻痹剂。

（六）临床路径

1. 询问病史　有无感染、全身性疾病、眼部疾病和恶性肿瘤的病史，有无眼前黑影漂动、视物变形或视力下降等症状。

2. 体格检查　重点检查玻璃体和眼底。

3. 辅助检查　荧光素眼底血管造影有助于明确病变位置和范围。实验室检查对确定一些后葡萄膜炎的病因有重要价值。

4. 治疗　针对病因进行治疗，应用糖皮质激素/免疫抑制剂。

四、与强直性脊柱炎相关的葡萄膜炎

（一）概述

强直性脊柱炎（ankylosing spondylitis，AS）为主要累及轴骨骼的慢性炎症性疾病，多发生于 20～40 岁成人，其病因尚不完全清楚。约有 25% 的患者并发急性前葡萄膜炎。

（二）临床表现

（1）绝大多数患者伴发急性、非肉芽肿型前葡萄膜炎，极少数患者可出现后葡萄膜炎。

（2）患者绝大多数为男性。

（3）可为双眼受累，但发病有先后。

（4）易复发，双眼往往交替发作。

（5）葡萄膜炎一般发生在 AS 之后。

（6）X 线检查可发现骶髂关节和脊椎的软骨下骨板模糊、骨侵蚀、骨硬化、关节间隙纤维化、钙化、骨化及骨性强直等改变。

（三）诊断

（1）根据骶髂关节和脊椎的改变及葡萄膜炎的临床特征，可以诊断。

（2）HLA – B_{27} 阳性对诊断有一定帮助。

（四）鉴别诊断

1. Reiter 综合征　典型表现为结膜炎、葡萄膜炎、尿道炎和关节炎，易与 AS 鉴别。

2. 牛皮癣性关节炎　本病常有典型的皮肤改变，较少脊椎受累。

3. 炎症性肠道疾病　常有明显的腹痛、腹泻、便血等胃肠道表现。虽然也引起脊椎炎，但发生率较低。除引起葡萄膜炎外，还可引起巩膜炎、角膜病变。X 线检查、肠道内镜检查及活检易于与 AS 鉴别。

（五）治疗

（1）尽早扩瞳治疗：应用阿托品或混合散瞳剂（阿托品＋肾上腺素）拉开虹膜后粘连及缓解疼痛，当患者疼痛症状缓解后，改为复方托吡卡胺散瞳。

（2）在前葡萄膜炎急性期，应频繁滴用糖皮质激素滴眼液，如 1% 醋酸泼尼松龙，严重病例应每 10 分钟滴眼一次，对于前房有成形性渗出者，可全身给予糖皮质激素，并迅速减量。

（六）临床路径

1. 询问病史　是否有强直性脊柱炎的临床表现。

2. 体格检查　重点注意眼前节炎症情况。

3. 辅助检查　对骶髂关节和脊椎进行 X 线检查，检查 HLA – B_{27} 有助于诊断。

4. 处理　针对前葡萄膜炎进行扩瞳、抗炎等治疗。

5. 预防　积极治疗 AS。

五、Vogt – 小柳原田病

（一）概述

Vogt – 小柳原田病（Vogt – Koyanagi – Harada disease，VKH）是一种累及全身多系统的炎症性疾病，主要表现为双侧肉芽肿型全葡萄膜炎。本病多发于 20～50 岁成人。病因仍未完全清楚，可能与自身免疫反应有关。HLA – DRB1＊0405 – DQA1＊0301 – DQB1＊0401 是我国北方汉族 VKH 患者的易感单倍型。

（二）临床表现

1. 眼部表现

（1）前驱期：有类似病毒感染的表现，如发热、恶心、乏力、头痛、颈部强直、眼眶疼痛、畏光流泪、头晕等，甚至颅神经麻痹和视神经炎。

（2）葡萄膜炎期：约持续数周。突然双眼视物模糊，患者最初表现为后葡萄膜炎，出现脉络膜增厚，视神经盘充血、水肿，视神经盘周围视网膜脉络膜水肿隆起。脉络膜炎常为多灶性，伴有视网膜色素上皮损害，多发性视网膜下积液可导致多发性浆液性视网膜脱离。如果炎症不能得到及时有效控制，则炎症累及眼前节形成全葡萄膜炎。

（3）恢复期：活动性葡萄膜炎症逐渐消退，视网膜色素上皮和脉络膜色素脱失，眼底呈现晚霞状改变，并出现 Dalen – Fuchs 结节和相应的萎缩灶。

（4）复发期：恢复期患者在劳累、感冒、精神刺激、过敏时可使葡萄膜炎复发，并呈慢性迁延不愈。出现慢性肉芽肿型全葡萄膜炎，并伴有肉芽肿型前葡萄膜炎的急性发作。虹膜出现 Bussaca 结节和 Koeppe 结节，局灶性萎缩。可出现多种并发症，如继发性青光眼、白内障、脉络膜新生血管、视神经萎缩而导致视力严重下降或丧失。

2. 眼外表现

（1）皮肤和毛发改变：前驱期头发和皮肤对触摸敏感；恢复期出现毛发和皮肤的脱色素，表现为眉毛、睫毛和头发变白，皮肤白癜风。

（2）神经系统改变：可出现颈部强直、头痛、意识模糊。脑脊液淋巴细胞增多。

（3）听觉系统的改变：发病时可出现听力下降，持续数月甚至数年。也常有耳鸣。

3. 辅助检查

（1）荧光素眼底血管造影：活动期：早期多发性高荧光点，以后逐渐扩大，融合成片，形成多湖状染料积存；有些患者可形成脉络膜皱褶。恢复期：弥漫性色素移行和视网膜色素上皮萎缩。

（2）B 超检查：可见到视网膜脉络膜增厚或渗出性视网膜脱离。

（3）OCT 检查：可见到黄斑区神经上皮脱离或黄斑囊样水肿。

（4）UBM 检查：可见到睫状体脱离或睫状体炎性改变。

（三）诊断

根据典型的病史和临床表现，辅以荧光素眼底血管造影，可以诊断。

（四）鉴别诊断

1. 交感性眼炎 有眼球穿通伤或内眼手术史。可表现为肉芽肿型葡萄膜炎，但脉络膜毛细血管受累、浆液性视网膜脱离少见，皮肤、毛发和听力的改变也少见。

2. 原发性非霍奇金淋巴瘤　可表现为慢性葡萄膜炎伴有神经系统症状和体征。眼底为多灶性视网膜下和视网膜色素上皮下隆起病变，呈黄白色和分叶状，主要累及后极部。也可有视网膜脱离。但本病不出现晚霞状眼底，也无皮肤和毛发的改变。玻璃体切除物或脑脊液组织病理学检查可发现肿瘤细胞。

3. 眼莱姆病　可表现为双侧肉芽肿型虹膜睫状体炎，也可发生中间葡萄膜炎，偶尔可引起双侧全葡萄膜炎伴有渗出性视网膜脱离。而在 Vogt－小柳原田病中，一般为全葡萄膜炎，有典型的脉络膜视网膜萎缩灶、晚霞状眼底改变。

4. 结节病　常表现为慢性肉芽肿型葡萄膜炎，也可表现为急性非肉芽肿型葡萄膜炎，但一般不发生像 Vogt－小柳原田病的渗出性视网膜脱离，且视网膜血管炎血管鞘和蜡烛泪样改变非常明显，而 Vogt－小柳原田病不出现这种改变。

5. 急性多灶性后极部鳞状色素上皮病变　患者在病毒感染后中心视力突然丧失，眼底后极部出现多发性黄白色扁平鳞状损害，常自发消退伴视力恢复。无皮肤毛发的改变，脑脊液细胞正常。糖皮质激素治疗有效。

6. 后巩膜炎　多发于女性，通常为双侧。可有疼痛、畏光、眼红、视力丧失，玻璃体内可见炎性细胞，眼底改变为环状团块、脉络膜皱褶、视网膜条纹、视神经盘水肿、环状脉络膜脱离、弥漫性或局限性脉络膜增厚。超声检查显示脉络膜高反射性增厚，眼球后面扁平，后巩膜和巩膜上组织增厚和水肿。

7. 多发性一过性白色点状综合征（multiple evanescent white dot syndrome，MEWDS）常发生于年轻女性，多为单侧，视力突然下降至0.1以下，伴有传入性瞳孔障碍，后极部出现位于外层视网膜或视网膜色素上皮的浅色点状病变，孤立不融合，具有自限性。常于6周后视力恢复。无前房反应，但可有玻璃体细胞，不出现脉络膜增厚。

8. 葡萄膜渗出综合征　可引起浆液性视网膜脱离，但呈亚急性或慢性进展性，可自行恢复。很少或有很轻的炎症表现，无皮肤、毛发、神经系统等改变。

9. 狼疮性脉络膜病变　系统性红斑狼疮偶可引起浆液性视网膜色素上皮和视网膜脱离，但患者有明显的血管和肾损害，眼前节一般无炎症。

（五）治疗

（1）早期大剂量全身糖皮质激素治疗，主要以泼尼松口服，开始剂量可为1～1.5mg/（kg·d），于10～14天开始减量，维持量为20mg/d。治疗可能需8个月以上。

（2）若有前葡萄膜炎表现，滴用糖皮质激素滴眼液。

（3）对于复发患者，应用其他免疫抑制剂，如环磷酰胺1～2mg/（kg·d）、苯丁酸氮芥0.1mg/（kg·d）、硫唑嘌呤1～2.5mg/（kg·d）、环孢素A3～5mg/（kg·d），可与糖皮质激素联合应用。

（4）眼部滴用睫状肌麻痹剂。

（5）针对继发性青光眼、白内障和视网膜下膜等并发症进行治疗。

（六）临床路径

1. 询问病史　是否有视力突然下降、听觉和神经系统的改变，慢性葡萄膜炎患者是否有皮肤、毛发的改变。

2. 体格检查　对眼前后节仔细检查。

3. 辅助检查　荧光素眼底血管造影有助于诊断，必要时行 OCT、B 超、UBM 检查。

4. 处理　对于初发病例，应用大剂量糖皮质激素。对于糖皮质激素不敏感及复发病例，应用免疫抑制剂，如环孢素 A、环磷酰胺、苯丁酸氮芥、硫唑嘌呤等。

5. 预防　及时有效地控制炎症且疗程≥8 个月，有可能减少炎症的反复发作。

六、Behcet 病

（一）概述

本病是一种以葡萄膜炎、口腔溃疡、皮肤损害和生殖器溃疡为特征的多系统受累的疾病。其发病可能是 T 细胞介导的自身免疫反应，其自身抗原不明。

（二）临床表现

1. 非肉芽肿型全葡萄膜炎　眼部反复发作的非肉芽肿型全葡萄膜炎，主要表现为眼红、眼痛、畏光、流泪、视力下降、尘状角膜后沉着物、房水闪辉及细胞、前房积脓、虹膜后粘连，偶尔有前房积血。眼后节主要表现为视网膜血管炎，后期出现视网膜血管闭塞。常见并发症为并发性白内障、继发性青光眼、视神经萎缩。

2. 口腔溃疡　反复发作，疼痛明显，多发性。

3. 皮肤损害　呈多形性改变，表现为结节性红斑、痤疮样皮疹、溃疡性皮炎、脓肿等。皮肤针刺处易出现结节和疱疹。

4. 生殖器溃疡　疼痛明显，愈合后可遗留瘢痕。

5. 其他　可出现关节红肿、血栓性静脉炎、神经系统损害、消化道溃疡、附睾炎等。

（三）诊断

根据眼部损害、口腔溃疡、皮肤损害、生殖器溃疡等临床表现可以诊断。

国际 Behcet 病研究组的诊断标准（1990 年）。

（1）复发性口腔溃疡（1 年内至少复发 3 次）。

（2）下列 4 项中出现两项即可确诊：①复发性生殖器溃疡或生殖器瘢痕；②眼部损害（前葡萄膜炎、后葡萄膜炎、玻璃体内细胞或视网膜血管炎）；③皮肤损害（结节性红斑、假毛囊炎或脓丘疹或发育期后的痤疮样结节）；④皮肤过敏反应阳性。

（四）鉴别诊断

1. 感染性眼内炎　有外伤、手术或全身感染史，发病急，玻璃体混浊迅速加重，出现眼内炎或全眼球炎。血、房水或玻璃体细菌培养阳性。

2. 结节病　表现为慢性肉芽肿型葡萄膜炎，有羊脂状角膜后沉着物、虹膜和前房角结节、周边虹膜幕状前粘连、玻璃体雪球状或念珠状混浊、结节状视网膜静脉周围炎等改变。而 Behcet 病表现为复发性急性非肉芽肿型炎症，两者易于鉴别。

3. 强直性脊椎炎　可引起急性前葡萄膜炎，一般不累及眼后节。炎症消退较慢，而 Behcet 病较快。

（五）治疗

1. 麻痹剂　对于眼前节受累者，滴用睫状肌麻痹剂。

2. 糖皮质激素

（1）眼前节受累时，滴用糖皮质激素滴眼液。

（2）眼后节受累者，全身应用糖皮质激素＋免疫抑制剂。

3. 免疫抑制剂　可选用苯丁酸氮芥、环磷酰胺、环孢素A、硫唑嘌呤、FK506等。

4. 并发症治疗　针对出现的并发症，如白内障和继发性青光眼，进行治疗。

（六）临床路径

1. 询问病史　是否有眼部、口腔黏膜、皮肤、生殖器损害的表现。

2. 体格检查　重点注意眼前、后节炎症情况。

3. 辅助检查　荧光素眼底血管造影、皮肤过敏反应性试验、HLA－B51、血沉（ESR）、C反应蛋白（CRP）、血常规、尿常规、肝肾功能等检查有助于诊断及全身用药前的评估。

4. 处理　针对葡萄膜炎进行抗炎、扩瞳等治疗。

5. 预防　预防葡萄膜炎的复发是保护视功能的关键所在，应嘱患者避免突然减药或停药，按时随诊，生活规律，尽量避免感冒或过劳。

七、Fuchs 虹膜异色性睫状体炎

（一）概述

本病是一种以虹膜脱色素为特征的慢性非肉芽肿型葡萄膜炎，通常单眼受累，发病隐匿，活动度低，常并发白内障。

（二）临床表现

（1）一般无明显眼部不适，有些患者可有视物模糊、眼前黑影。

（2）中等大小或星芒状角膜后沉着物弥散分布于角膜后。

（3）轻度房水闪辉和少量细胞。

（4）虹膜脱色素或萎缩，易出现Koeppe结节，不发生虹膜后粘连。

（5）前玻璃体内可有混浊和细胞，眼底一般无异常。

（6）易发生晶状体后囊膜下混浊和眼压升高。

（三）诊断

根据临床表现，可以诊断。

（四）鉴别诊断

1. 青光眼睫状体炎危象　以发作性、复发性的虹膜睫状体炎和眼压升高为特征，好发于中青年，无虹膜萎缩改变。眼压升高与自觉症状不成比例，视力正常或轻度下降。

2. 年龄相关性白内障　无眼前节炎症表现。

（五）治疗

（1）一般情况下，不需要糖皮质激素眼部和全身治疗。

（2）如果前房炎症明显时，可应用糖皮质激素滴眼液治疗。

（3）对于并发性白内障，可行白内障摘除和人工晶状体植入术。

（4）对于眼压升高者，给予降眼压药物，必要时行滤过手术。

（六）临床路径

1. 询问病史　是否有眼部不适、视力下降。
2. 体格检查　重点检查眼前节炎症情况。
3. 辅助检查　必要时可行眼底荧光素血管造影及 OCT 检查除外眼底病变。
4. 治疗　主要针对并发症进行治疗。

八、眼弓形体病

（一）概述

眼弓形体病是由弓形体感染引起的局灶性、坏死性视网膜脉络膜炎。通过人胎盘使胎儿感染引起先天性弓形体病。通过消化道、破损的皮肤黏膜、日常密切接触感染动物以及输血或器官移植感染引起后天获得性弓形体病。

（二）临床表现

1. 接触史　有与猫接触史或食生肉史。
2. 症状　活动期表现为眼前漂浮物、视物模糊或中心暗点；若炎症轻微或病灶位于周边部，可无症状。
3. 先天性
（1）以视网膜脉络膜炎为主要病症。
（2）此外还有小眼球、无眼球、先天性无虹膜、脉络膜缺损、玻璃体动脉残存、视神经萎缩、先天性白内障和斜视等。
（3）眼底陈旧病灶：常为双侧性，眼底呈瘢痕性改变，多位于黄斑部，有时位于视盘周围或赤道部。病灶中央为灰白色增殖组织，无新生血管，周围色素沉着，呈锯齿状排列。与正常视网膜境界清楚。
（4）眼底再发病灶：再发年龄多为 11～40 岁。急性期表现为局灶性黄白色渗出病灶，视网膜水肿，轻度隆起，边界不清。病灶区内视网膜血管管径不规则，动脉呈节段状改变，静脉周围白鞘，玻璃体混浊。经 2～3 个月后炎症逐渐消退，血管炎消失，病灶境界清楚，边缘逐渐出现色素，1～2 年后呈典型陈旧病灶。
4. 后天性　为局限性渗出性视网膜脉络膜炎，与先天性再发病灶相似。可单眼或双眼发病。视力下降。
5. 并发症　视神经萎缩、视网膜脱离、脉络膜新生血管、玻璃体积血和继发性青光眼等。

（三）诊断

（1）根据食生肉和与猫接触史、典型的眼底改变，可以诊断。
（2）实验室检查
1）血清学检查：可查弓形体抗体 IgM 和 IgG。
2）PCR：检测弓形体特异的基因 mRNA，取材可以是玻璃体标本或病变组织。

（四）鉴别诊断

参见后葡萄膜炎的鉴别诊断。

（五）治疗

（1）治疗指征根据病变大小、位置、活动性及视功能是否受损而定。病变位于黄斑区或视盘旁，或周边部较大的病变导致广泛玻璃体混浊时，均需治疗。

（2）药物治疗：采用三联用药。

1）己酰嘧啶：首次剂量口服 75 ~ 100mg，24 小时后改为 25mg，1 ~ 2 次/日，根据临床反应服 4 ~ 6 周。

2）磺胺嘧啶：1.0 ~ 2.0g，4 次/日，服用 4 ~ 6 周。

3）泼尼松：30 ~ 60mg/d，根据临床反应服用 2 ~ 6 周。

（3）合并前部葡萄膜炎时，可滴用糖皮质激素滴眼液。

（六）临床路径

1. 询问病史　有无食生肉史和与猫接触史。

2. 体格检查　重点检查眼底。

3. 辅助检查　检查弓形体抗体 IgM 和 IgG，检测弓形体特异的基因 mR - NA。

4. 处理　根据病变大小、位置、活动性及视功能受损情况决定是否治疗。药物治疗采用己酰嘧啶、磺胺嘧啶和泼尼松三联治疗。在停用己酰嘧啶/磺胺嘧啶之前，糖皮质激素应该减量。己酰嘧啶能导致骨髓抑制，因此，在治疗过程中应注意监测白细胞及血小板计数。补充叶酸（3 ~ 5mg，3 次/周）对防止这一并发症有帮助。

5. 预防　不食生肉，减少与猫狗的直接接触。

九、结节病

（一）概述

结节病是一种累及多系统的非干酪样坏死性肉芽肿的疾病，原因不明。多发生于 20 ~ 50 岁之间，女性略多于男性。约 25% 患者可累及眼部。

（二）临床表现

1. 前葡萄膜炎　多数表现为慢性肉芽肿型前葡萄膜炎，羊脂状角膜后沉着物，伴有虹膜结节、虹膜后粘连。也可发生急性前葡萄膜炎，角膜后沉着物细小，病程自限。小梁网也可出现结节，呈半球状，灰白色或略带黄色，也可伴有新生血管。

2. 后葡萄膜炎

（1）玻璃体内雪球样改变，常在下方赤道部，位于视网膜前面。

（2）视网膜可发生沿视网膜静脉蜡滴状病损，视网膜静脉旁常有白鞘，可导致周边小范围静脉阻塞，黄斑部出现囊样水肿。

（3）脉络膜深层出现黄色的脉络膜损害，如 Dalen - Fuchs 结节，视网膜色素上皮呈现斑驳状改变。

（4）视盘可出现新生血管、水肿。

（5）其他：可出现眼睑皮肤结节、泪腺肿大、睑结膜和球结膜结节状浸润、干燥性角膜结膜炎、钱币型和带状角膜钙化、巩膜上结节、眼眶浸润、眼外肌麻痹等。

3. 其他系统疾病　可出现肺部病变，最典型的是肺门淋巴结病；此外还有肺功能下降，患者有呼吸困难、干咳和胸痛。皮肤病变表现为结节性红斑、冻疮样狼疮、斑丘疹和肉芽肿结节。周围淋巴结可肿大，为无痛性。可有急性或慢性骨关节炎。神经系统可有肉芽肿性软脑膜炎、累及垂体和下丘脑、脑实质内肉芽肿可引起脑病变或癫痫等。

4. 检查　血清血管紧张素转化酶增高。血清溶菌酶水平可能增高。Kveim 试验阳性。

（三）诊断

（1）根据临床表现，对于典型的病例可以诊断。

（2）血清血管紧张素转化酶、血清溶菌酶检测，Kveim 试验，胸部 X 线检查，组织活体病理检查有助于诊断。

（四）鉴别诊断

1. Vogt－小柳原田病　是一种累及全身多系统的炎症性疾病，主要表现为双侧肉芽肿型全葡萄膜炎，可有渗出性视网膜脱离，病程长者眼底出现晚霞状改变，常有头痛、耳鸣、听力下降、脱发、毛发变白和脑脊液淋巴细胞增多。

2. Behcet 病　为双侧非肉芽肿型葡萄膜视网膜炎、复发性口腔溃疡、多形性皮肤损害、生殖器溃疡，但不引起肺门淋巴结病，不引起血清血管紧张素转化酶和溶菌酶水平增高。

3. 结核性葡萄膜炎　肉芽肿型或非肉芽肿型葡萄膜炎，起病隐匿，易于复发。常有眼外结核病变或病史，结核菌素皮试多呈强阳性。

4. 交感性眼炎　有眼球穿通伤或内眼手术史，可表现为肉芽肿型全葡萄膜炎，但脉络膜毛细血管受累、浆液性视网膜脱离少见，皮肤、毛发和听力的改变也少见。

5. 眼莱姆病　可表现为双侧肉芽肿型虹膜睫状体炎，也可发生中间葡萄膜炎，偶尔可引起双侧全葡萄膜炎伴有渗出性视网膜脱离、视神经盘水肿、环状脉络膜脱离、弥漫性或局限性脉络膜增厚。超声检查显示脉络膜高反射性增厚，眼球后面扁平，后巩膜和巩膜上组织增厚和水肿。

（五）治疗

1. 糖皮质激素　对于前葡萄膜炎，滴用糖皮质激素滴眼液。对于后葡萄膜炎，需全身应用糖皮质激素。

2. 滴用睫状肌麻痹剂。

（六）临床路径

1. 询问病史　有无视力下降。

2. 体格检查　对于眼前后节和附属器应做全面检查。

3. 辅助检查　血清血管紧张素转化酶、血清溶菌酶检测，Kveim 试验，胸部 X 线检查，组织活体病理检查有助于诊断。

4. 处理　应用糖皮质激素进行抗炎治疗。

十、术后眼内炎

（一）概述

葡萄膜和视网膜的化脓性炎症，称为眼内炎。眼内炎是眼内十分严重的感染，容易导致失明，后果十分严重。内眼手术后 1 日至数日内发生的眼内炎为急性感染。最常见的感染源为表皮葡萄球菌、金黄色葡萄球菌、链球菌，少见的有革兰阴性菌（假单胞菌、变形杆菌、流感嗜血杆菌、克雷伯菌属、埃希菌属、类杆菌属、肠杆菌属）和厌氧菌。如在术后1周至1个月甚至更长时间发生的眼内炎为迟发感染，常见的病原体有真菌、痤疮丙酸菌属等。

（二）临床表现

1. 急性感染

（1）突然发生的视力进行性下降。

（2）眼红、眼痛加重，有脓性分泌物。

（3）比所施行的眼内手术预想的眼内炎症更重，眼睑水肿，结膜水肿，角膜水肿，前房内重度闪辉和大量细胞，可有前房积脓，玻璃体内也有大量细胞，眼底红光反射消失。

2. 迟发感染

（1）缓慢视力下降，眼红和眼痛加重。

（2）前房和玻璃体内炎症，可有前房积脓，虹膜前表面和瞳孔缘有渗出的团块，玻璃体脓肿。

（3）角膜浸润和水肿。

（三）诊断

（1）根据内眼手术后视力下降，眼内炎症加重，可以诊断。

（2）血常规检查可了解外周血白细胞是否增加，眼超声检查可显示玻璃体混浊，有助于证实诊断。

（四）鉴别诊断

1. 内源性细菌性眼内炎 急性全身感染性疾病患者（如败血症患者）、免疫功能障碍者视力突然下降，前房和玻璃体内有炎症表现。但无内眼手术史或眼球穿通伤史。

2. Vogt – 小柳原田病 是累及全身多系统的炎症性疾病，表现为双侧肉芽肿型全葡萄膜炎，可有渗出性视网膜脱离，眼底出现晚霞状改变。常有头痛、耳鸣、听力下降、脱发、毛发变白和脑脊液淋巴细胞增多。

3. Behcet 病 为双侧非肉芽肿型葡萄膜视网膜炎，常伴有复发性口腔溃疡、多形性皮肤损害、生殖器溃疡等。

4. 急性视网膜坏死综合征 是一种以视网膜坏死、视网膜动脉炎、玻璃体混浊和后期视网膜脱离为特征的疾病，可发生于任何年龄，多单眼受累。它可能是由疱疹病毒感染所引起的。

（五）治疗

1. 急性感染

（1）抗生素治疗

1）在行房水和玻璃体细菌涂片及培养的同时行玻璃体内注药，若是 G^- 菌，首选头孢他啶；若是 G^+ 菌，首选万古霉素；若是真菌，选择两性霉素 B。玻璃体腔注药剂量：万古霉素：1.0mg；头孢他啶：2.0mg；两性霉素 B：0.005 ~ 0.01mg，通常注入体积为 0.1mL。

2）结膜下注射抗生素：阿米卡星 10mg，万古霉素 25mg，头孢他啶 200mg。

3）眼部滴用抗生素滴眼液：如左氧氟沙星、妥布霉素等，每半小时或 1 小时 1 次。

4）全身应用抗生素。

（2）滴用睫状肌麻痹剂：如 1% 阿托品滴眼液。

（3）如果视力下降至光感，应立即行睫状体平部的玻璃体切除术，并联合注入抗生素和糖皮质激素。

2. 慢性感染

（1）早期治疗同急性术后眼内炎。

（2）如果在术后6周内，视力为光感或更差，应行睫状体平坦部玻璃体切除术。超过6周后疗效不确定。

（3）如果怀疑真菌感染，玻璃体切除术的同时玻璃体腔内注射两性霉素 B5～10μg，然后局部和全身应用抗真菌药物，如5%纳他霉素（natamycin）滴眼液每小时1次。两性霉素 B 静脉滴注从少剂量开始，一般按1、3、5、10mg 递增，逐渐增加剂量到 0.7mg/（kg·d）。开始剂量增加要慢，患者反应不明显时可适当加快增量速度。咪康唑 10mg/mL，结膜下注射。

（4）去除晶状体和囊膜残留物对于诊断和治疗痤疮丙酸菌是必需的，这种细菌对于玻璃体腔内注射克林霉素和万古霉素敏感。

（5）如果是表皮葡萄球菌的感染，单用万古霉素眼内注射可能就足以控制感染。

（六）临床路径

1. 询问病史　是否有内眼手术史，是否视力急剧下降，眼红、眼痛加重。

2. 体格检查　重点注意眼前、后节炎症情况。

3. 辅助检查　B 超扫描了解玻璃体情况，房水和玻璃体涂片检查和细菌培养，血常规和生化检查。

4. 处理　应用抗生素抗感染，必要时积极行玻璃体切除术。

5. 预防　充分做好术前准备，严格无菌操作，适量应用抗生素预防感染。

十一、内源性细菌性眼内炎

（一）概述

本病是指起自体内其他部位的化脓性病灶，如败血症、化脓性骨髓炎、脓疱疮、蜂窝织炎、产褥热和一些急性传染病，使毒性极强的细菌进入眼内血管，引起眼内组织，特别是葡萄膜和视网膜的化脓性炎症。常见的致病菌为链球菌、脑膜炎奈瑟菌、白色葡萄球菌、金黄色葡萄球菌、流感嗜血杆菌、蜡样芽孢杆菌等。由于眼球对感染的自然抵抗力差，眼内结构易受细菌所致的炎症损害，可导致患眼失明。

（二）临床表现

（1）起病急骤，患眼剧痛、畏光、流泪。

（2）眼睑、结膜水肿和充血，角膜水肿混浊，前房积脓。

（3）玻璃体混浊，眼内呈黄色反光。

（三）诊断

（1）根据临床表现，可以诊断。

（2）前房水或玻璃体等眼内液的细菌涂片和细菌培养，可确定诊断，并可确定病原体。

（四）鉴别诊断

1. 术后眼内炎　有内眼手术史。

2. 内源性真菌性眼内炎　玻璃体内可见绒状白色混浊，真菌涂片或培养阳性。

3. 眼弓形体病　是由弓形体感染引起的局灶性、坏死性视网膜脉络膜炎。通过入胎盘使胎儿感染引起先天性弓形体病。通过消化道、破损的皮肤黏膜、日常密切接触感染动物，以及输血或器官移植感染引起后天获得性弓形体病。患者有食生肉和与猫接触史。

4. 结节病　是一种累及多系统的非干酪样坏死性肉芽肿的疾病，可有前葡萄膜炎和后葡萄膜炎的表现，玻璃体内雪球样改变，沿视网膜静脉有蜡滴状病损，视网膜静脉旁常有白鞘，可导致周边小范围静脉阻塞，黄斑部出现囊样水肿。

（五）治疗

（1）积极治疗原发病，必要时请相关科室会诊，协助治疗原发病。

（2）眼局部治疗参见"术后眼内炎"的治疗。

（六）临床路径

1. 询问病史　有无全身化脓性感染灶，眼部发病是否急骤。

2. 体格检查　重点注意眼前、后节炎症情况。

3. 辅助检查　前房水或玻璃体等眼内液的细菌涂片和细菌培养，可确定诊断，并可确定病原体。

4. 处理　积极抗感染治疗，可适当应用糖皮质激素。

5. 预防　积极治疗全身感染灶。

十二、晶状体过敏性眼内炎

（一）概述

本病是对暴露的晶状体蛋白抗原的自身免疫反应，通常发生于一眼晶状体手术、外伤或囊膜破裂后1日至数周。但有时可诱发另侧白内障眼或健眼的炎症反应。正常情况下晶状体蛋白被完整的囊膜包裹，是一种隐蔽性抗原。一旦囊膜破裂，皮质溢出，与相应的免疫活性细胞接触，产生抗体或致敏淋巴细胞，引起免疫反应。如果所引起的炎症反应较轻，则为晶状体过敏性葡萄膜炎。如果引起的炎症较重，使整个眼内组织产生炎症，就称为晶状体过敏性眼内炎。

（二）临床表现

（1）患眼疼痛、畏光、眼红、视力下降。

（2）产生严重的前房反应，前房内较多的细胞和闪辉，可有前房积脓，羊脂状角膜后沉着物。前房内可见晶状体皮质的碎片。

（3）眼睑水肿、结膜水肿、虹膜后粘连。

（4）眼压升高。

（5）视网膜表面散在的黄白色沉着物及视网膜血管炎、视神经炎等。

（三）诊断

（1）根据成熟期或过熟期白内障或行白内障手术、外伤后发生眼内炎，则可以诊断。

（2）晶状体蛋白皮肤过敏试验及血清中抗晶状体蛋白抗体效价测定，可有助于诊断。

（四）鉴别诊断

1. 术后眼内炎　内眼手术后细菌或真菌感染所致的眼内炎。

2. 内源性细菌性眼内炎 是由体内其他部位的化脓性病灶引起的化脓性炎症。前房水和玻璃体的细菌涂片和细菌培养阳性。

（五）治疗

（1）眼部滴用糖皮质激素滴眼液，如1%醋酸泼尼松龙滴眼液，每1~2小时1次。

（2）球结膜下注射糖皮质激素，如地塞米松2~3mg。

（3）如果眼压升高，应用降眼压药物治疗。

（4）对于病情严重者，应全身应用糖皮质激素，如口服泼尼松 1~1.2mg/（kg·d）。

（5）及时取出残留的晶状体皮质。

（六）临床路径

1. 询问病史 有无成熟或过熟的白内障，有无白内障手术史或外伤史。

2. 体格检查 重点注意眼前、后节炎症情况及晶状体囊膜是否完整。

3. 辅助检查 晶状体蛋白皮肤过敏试验及血清中抗晶状体蛋白抗体效价测定，可有助于诊断。

4. 处理 应用糖皮质激素积极抗炎治疗。

5. 预防 白内障手术时及时清除残留的晶状体物质。

十三、交感性眼炎

（一）概述

本病是指发生于一眼穿通伤或内眼手术后的双侧肉芽肿型葡萄膜炎，受伤眼称为诱发眼，另一眼称为交感眼。主要是由外伤或手术造成眼内抗原暴露并激发自身免疫反应所致。

（二）临床表现

（1）大多数病例发生于穿通伤后 4~8 周，但可发生于伤后 5 日至 56 日内。

（2）发病隐匿：可发生前葡萄膜炎、后葡萄膜炎、中间葡萄膜炎，但以全葡萄膜炎为多见。

（3）前节表现为双眼急性肉芽肿型前葡萄膜炎，羊脂状角膜后沉着物，但前房炎症相对较轻。

（4）可出现中度或重度玻璃体炎：眼底改变为典型的 Dalen - Fuchs 结节，为周边多发奶酪状病灶，位于视网膜下，早期视网膜被推起，继而萎缩。可发生视神经盘水肿、视神经萎缩、视网膜血管炎及视网膜脱离。

（5）荧光素眼底血管造影：急性活动期为视盘和 Dalen - Fuchs 结节渗漏，眼底可见多发点状高荧光病灶，但限于脉络膜水平，视网膜血管多属正常。

（6）诱发眼和交感眼的表现相同。

（三）诊断

（1）根据眼球穿通伤或手术史，以及双侧肉芽肿型全葡萄膜炎，可以诊断。

（2）荧光素眼底血管造影有助于诊断。

（四）鉴别诊断

Vogt - 小柳原田病：是一种累及全身多系统的炎症性疾病，主要表现为双侧肉芽肿型全葡萄膜炎，可有渗出性视网膜脱离，病程长者眼底出现晚霞状改变，常有头痛、耳鸣、听力下降、脱发、毛发变白和脑脊液淋巴细胞增多。但无眼外伤或内眼手术史。

（五）治疗

（1）眼前节受累时，滴用糖皮质激素滴眼液和睫状肌麻痹剂。

（2）对于眼后节受累或全葡萄膜炎时，口服糖皮质激素及免疫抑制剂。

（六）临床路径

1. 询问病史　有无眼外伤史或内眼手术史。

2. 体格检查　重点注意眼前、后节情况。

3. 辅助检查　荧光素眼底血管造影有助于诊断。

4. 处理　应用糖皮质激素及免疫抑制剂治疗。

5. 预防　眼球穿通伤后应及时修复伤口，避免葡萄膜嵌顿伤口和感染。对于恢复视功能无望的眼球破裂，慎行眼球摘除术。

十四、急性视网膜坏死综合征

（一）概述

本病是一种以视网膜坏死、视网膜动脉炎、玻璃体混浊和后期视网膜脱离为特征的疾病，可发生于任何年龄，多单眼受累。它可能是由疱疹病毒感染所引起的。

（二）临床表现

（1）隐匿发病，出现眼红、眼痛，或眶周疼痛。

（2）早期出现视物模糊，眼前黑影。病变累及黄斑区时视力严重下降。

（3）眼前节可有轻至中度炎症反应，易发生眼压升高。

（4）视网膜坏死病灶早期多见于中周部，呈斑块状，以后融合，并向后极部发展。

（5）出现视网膜血管炎，动静脉均受累，但以动脉炎为主。

（6）早期就有轻至中度的玻璃体混浊，以后发展为显著混浊，出现纤维化。

（7）视网膜坏死区形成多数视网膜裂孔，引起视网膜脱离。

（三）诊断

（1）根据临床表现可以诊断。

（2）实验室检查，如血清抗体测定、玻璃体及视网膜组织活检、PCR检测眼内液中单纯疱疹病毒或水痘－带状疱疹病毒DNA等，有助于诊断。

（四）鉴别诊断

1. 巨细胞病毒性视网膜炎　是坏死性视网膜炎，常发生于免疫功能严重损害的人中，是最常见的眼部机会性感染。典型的眼底病变呈奶油状、黄白色全层视网膜混浊，并有数量不等的视网膜出血。病变较大，常为多个，沿视网膜血管分布。病变呈"奶油加番茄酱"样改变。出现视网膜血管炎改变，血管程度不等的狭窄、阻塞和血管白鞘。玻璃体透明或轻微混浊。晚期视网膜萎缩呈灰色、视网膜血管硬化狭窄、视网膜色素上皮萎缩、脉络膜血管清晰可见、视网膜破孔出现于病损萎缩区与正常视网膜交界处，并可发生渗出性/孔源性视网膜脱离。

2. 眼弓形体病　是由弓形体感染引起的局灶性、坏死性视网膜脉络膜炎。通过人胎盘使胎儿感染引起先天性弓形体病。通过消化道，破损的皮肤黏膜，日常密切接触感染动物，以及输血或器官移植感染引起后天获得性弓形体病。患者有食生肉和与猫接触史。

（五）治疗

1. 抗病毒治疗　应用阿昔洛韦，每日 1 500mg/m^2，分 3 次静脉滴注，持续 10～14 天，以后逐渐减量；或用更昔洛韦每次 5mg/kg，每 12 小时 1 次，3 周后，每次 5mg/kg，每日 1 次。全身抗病毒治疗至少 6 周。

2. 玻璃体腔注射抗病毒药物　更昔洛韦（赛美维）每次 200～400μg，可间隔 5～7 天重复注射。

3. 抗凝治疗　小剂量阿司匹林口服（75～125mg/d）。

4. 糖皮质激素　抗病毒治疗的同时可给予口服泼尼松治疗。

5. 手术治疗　如发生视网膜脱离，应做玻璃体切除手术。

（六）临床路径

1. 询问病史　是否有病毒感染的病史。

2. 体格检查　特别注意周边视网膜是否有坏死病灶。

3. 辅助检查　如血清抗体测定、PCR 检测眼内液中单纯疱疹病毒或水痘 – 带状疱疹病毒 DNA 等。

4. 处理　抗病毒和抗炎治疗。

（葛嫣然）

第三节　葡萄膜囊肿和肿瘤

一、虹膜囊肿

（一）概述

虹膜囊肿是少见的单眼病变，可分为原发性和继发性两类。原发性虹膜囊肿可发生于虹膜色素上皮层或基质层。继发性虹膜囊肿可因内眼手术、眼外伤、长期滴用缩瞳剂后、炎症渗出和寄生虫感染等原因所引起。

（二）临床表现

1. 原发性　一般为静止，无症状。发生于色素上皮的虹膜囊肿为深棕色、圆形或椭圆形囊样小体，透照试验阳性。它可位于瞳孔缘、虹膜中周部或虹膜周边部。发生于基质层的虹膜囊肿见于儿童，囊肿的前壁清晰，包含液体。

2. 继发性　发生于手术后和外伤后的虹膜囊肿包含液体，囊肿前壁清楚。囊肿常增大，可导致前葡萄膜炎和继发性青光眼。

3. 炎症渗出性和寄生虫性虹膜囊肿　可伴有前房炎症反应。

4. 囊肿膨出　如果囊肿向后房膨出，则经瞳孔区可见到虹膜后方黑色隆起团块。

（三）诊断

（1）根据虹膜改变的形态，可以诊断。

（2）超声及 UBM 扫描，有助于确诊。

（四）鉴别诊断

虹膜黑色素瘤：超声检查有助于鉴别诊断。

（五）治疗

（1）对于无症状或较小的虹膜囊肿，应密切观察。

（2）对于炎症渗出性虹膜囊肿，可给予糖皮质激素治疗。

（3）采用激光光凝治疗。

（4）手术治疗：尽可能彻底切除，以免复发。

（六）临床路径

1. 询问病史　注意发病时间，有无内眼手术和眼部外伤史。

2. 体格检查　重点检查虹膜。

3. 辅助检查　超声扫描有助于确诊和鉴别诊断。

4. 处理　根据虹膜囊肿的大小以及有无并发症，给予相应的处理。

5. 预防　对于原发性虹膜囊肿无有效预防措施。内眼手术时防止上皮植入眼内。

二、脉络膜血管瘤

（一）概述

脉络膜血管瘤即是 Sturge - Weber 综合征的眼底表现，是母斑病中的一种。它是在先天血管发育不良的基础上发展起来的一种良性肿瘤。可孤立地出现于眼底后极部，或弥漫地侵入大部分脉络膜。

（二）临床表现

1. 症状　眼前有黑影、视力减退、视物变小变形。随着病程进展，视力与视野不断恶化，最终失明。

2. 眼底所见

（1）多位于眼底后极部，邻近视盘或黄斑区，为杏黄色或橘红色、圆形或近似球形的隆起，表面可有色素沉着。

（2）后照法透红光。大多伴有不同程度的浆液性视网膜脱离。

（3）视网膜呈微囊样变性。视网膜血管细窄。甚至发生视网膜和视神经萎缩。

3. 荧光素眼底血管造影　视网膜动脉充盈前期出现似脉络膜血管形态的强荧光，渗漏迅速，融合扩大，出现浓密的强荧光，其间有更高的荧光亮点，持续至晚期不退。肿瘤表面及边缘处色素的增生，遮挡荧光或为低荧光纹或斑点，有时可见视网膜毛细血管扩张。

4. 超声检查　A 超表现为内反射强，波峰与波峰的间隔和高度相似，波谷与波谷的间隔和高度也相似，排列均匀。B 超显示扁平隆起的病灶，常伴有浆液性视网膜脱离。

5. 视野　由于肿瘤压迫血管，可出现视神经缺血的视野改变。长期视网膜下积液，亦导致视野相应缩窄。

（三）诊断

（1）根据眼底所见，可以诊断。

（2）荧光素眼底血管造影、超声扫描有助于诊断。

（四）鉴别诊断

1. 无色素性脉络膜黑色素瘤　甚少见，眼底表现为黄色隆起，边缘更为清楚。超声检查显示为实性低回声。荧光素眼底血管造影显示早期无荧光，动静脉期呈斑驳状荧光，并持续至晚期。

2. 脉络膜黑色素瘤　眼底表现为灰色或灰棕色肿物，后照法检查不透红光。荧光素眼底血管造影早期呈边界清楚的暗区，肿瘤表面血管呈迂曲不规则状，其背景仍为弱荧光，动静脉期肿瘤呈斑驳状强荧光，外围一圈强荧光。脉络膜血管瘤动脉早期开始即呈现布满浓密多叶状的高荧光斑，且持续至晚期不退。

3. 脉络膜转移癌　眼底表现为灰白或黄色、圆形或卵圆形隆起的肿物。荧光素眼底血管造影早期荧光不易被发现，有弱荧光的暗区。晚期出现斑驳状荧光，不如脉络膜血管瘤的荧光那样迅速、密集而满布全肿瘤。

4. 湿性年龄相关性黄斑变性　渗出与机化均可为隆起的病变，呈黄灰色。荧光素眼底血管造影可出现浆液性和（或）出血性视网膜神经上皮和（或）色素上皮脱离。有视网膜下新生血管膜者，可出现车轮状或花边状血管荧光。荧光素渗漏可将整个病变区着染。

5. 脉络膜骨瘤　病变较扁平，表面不平有棕褐色色素沉着，有时有出血，其边缘有伪足状表现。

6. 中心性浆液性脉络膜视网膜病变　脉络膜血管瘤位于黄斑区者，在早期时应与本病相鉴别。本病用眼底后照法及荧光素眼底血管造影均无脉络膜血管瘤的表现。荧光素眼底血管造影的表现完全不同。

（五）治疗

1. 激光光凝　采用氩激光或氪激光光凝，操作方便，定位准确，可直接封闭瘤体表面来自脉络膜的血管，使其不再渗漏。术后脱离的神经上皮与色素上皮粘连，促进黄斑部视网膜脱离复位。

2. 经瞳孔温热疗法　采用810nm红外激光大光斑2mm或3mm，以60秒或更长时间照射，促使瘤体表面血管萎缩。可反复治疗，方便易行。

（六）临床路径

1. 询问病史　是否有眼前黑影、视力减退、视物变小变形的病史。是否有颜面部血管痣。

2. 体格检查　重点检查眼底。

3. 辅助检查　荧光素眼底血管造影、超声扫描和视野检查有助于诊断和鉴别诊断。

4. 处理　主要采用激光光凝治疗。

5. 预防　无有效预防措施。

三、脉络膜痣

（一）概述

脉络膜痣常为先天性改变，由来自神经嵴的含不同色素不典型而又良性的黑色素细胞（痣细胞）组成。多数脉络膜痣局限于脉络膜毛细血管层以外的脉络膜组织内，但也累及脉络膜毛细血管层。

（二）临床表现

（1）好发于眼底后极部或赤道部。大小变异很大，直径为 0.5～10mm。可为单眼单个或多个，也可双眼同时发生。

（2）非黄斑区的脉络膜痣无主观症状。黄斑区附近的脉络膜痣可有渗出性视网膜神经上皮脱离，引起视物模糊、小视症和视物变形等症状。

（3）眼底表现

1）为扁平圆形、石灰色、微隆起、表面光滑、边缘清楚但不太规则的病变。

2）肿物所含色素量不等，颜色深浅不一。有的痣部分有色素，部分无色素。偶有无色素的痣。

3）病变表面可有橙色的色素斑、玻璃膜疣。病变位于黄斑部时常有渗出性视网膜脱离。有时在痣的周围有一圈黄色或不规则的光晕，称为晕轮痣。

（4）荧光素眼底血管造影

1）根据痣内色素多寡、位于脉络膜组织的深浅、视网膜色素上皮改变情况，有不同的荧光表现。痣内色素少荧光就强，反之则呈弱荧光。

2）脉络膜痣位于脉络膜深层时，荧光素血管造影相对正常。如脉络膜痣较厚并侵占或替代脉络膜毛细血管时，则显示低荧光。

3）大而厚的脉络膜痣可使其表面视网膜色素上皮有改变，而呈斑驳状荧光，脉络膜背景荧光增强。

（5）视野检查有与脉络膜痣相对应的视野缺损。

（三）诊断

（1）根据病变的位置、大小、形态特征，及定期观察多年大小不变，可以诊断。

（2）荧光素眼底血管造影和超声扫描有助于诊断。

（四）鉴别诊断

1. 脉络膜黑色素瘤　如肿物直径 >5mm，高度≥2mm。应高度怀疑脉络膜黑色素瘤。

2. 视网膜色素上皮细胞增生　有外伤或炎症史，病损处呈黑色，边缘清楚，常合并胶质增生。

3. 先天性视网膜色素上皮肥大　呈圆形或扇贝形的病损。合并脱色素的晕轮边缘。

4. 视网膜下出血　位于视网膜下时呈暗红色，如位于视网膜色素上皮下时呈暗黑色。出血随时间延长而吸收，逐渐出现纤维组织增生及色素上皮的改变。

（五）治疗

无需治疗。

（六）临床路径

1. 询问病史　发现病变的时间长短，有无视功能的改变。

2. 体格检查　重点检查眼底。

3. 辅助检查　荧光素眼底血管造影、B超扫描和视野检查，有助于诊断。

4. 处理　无需治疗。

5. 预防　无有效预防措施。

四、脉络膜黑色素瘤

（一）概述

脉络膜黑色素瘤是成人常见的眼内恶性肿瘤，在我国仅次于视网膜母细胞瘤，为第二位眼内恶性肿瘤。根据其在眼底的生长形态，可分为结节型和弥漫型。

（二）临床表现

（1）肿瘤位于黄斑区时，早期会有视物变形、小视或大视、色觉改变、相对性或绝对性视野缺损等表现。

（2）肿瘤位于眼底周边部时可无自觉症状。

（3）晚期可有眼压高、眼红、眼胀、头痛，甚至恶心、呕吐、眼痛及眼球突出等表现。

（4）眼底所见

1）结节型：多见，为高低不平的局部隆起，表面有黄白色玻璃膜疣及棕色色素颗粒。肿瘤生长顶端突破玻璃膜后，迅速向视网膜下增大，形成蘑菇状形态。视网膜呈现无孔性波浪状实体性脱离。

2）晚期因肿瘤高度坏死，瘤体血管或瘤体表面视网膜血管破裂而致玻璃体内大量出血。瘤细胞种植到虹膜和前房角，可发生继发性青光眼。虹膜有新生血管形成，导致新生血管性青光眼。有时并发眼内炎、全眼球炎和并发性白内障。

3）临床上结节型脉络膜黑色素瘤小于 7mm×7mm×2mm 者为较小的肿瘤，大于（7～10）mm×（10～15）mm×（3～5）mm 者为中等大小的肿瘤，大于 15mm×15mm×3mm 者为大肿瘤。

4）弥漫型：少见，沿脉络膜平面发展，使脉络膜普遍增厚。眼底表现类似转移性脉络膜肿瘤，或为橘红色、稍发暗的广泛的浆液性视网膜脱离。

（5）荧光素眼底血管造影

1）造影早期，肿瘤部位为无荧光背景上出现斑驳状荧光。如果肿瘤表面视网膜有破坏，则出现迂曲回旋的异常血管形态，荧光素迅即渗漏，融合成片。

2）动静脉期，一些肿瘤血管与视网膜血管同时显示荧光，呈双循环现象。随荧光造影时间延长，出现更强的荧光点。在肿瘤边缘可见视网膜血管扩张。肿瘤全部呈现高、低荧光混杂的斑驳状态。

3）造影晚期，肿瘤部位表现为较弥漫性荧光，其外围有高荧光晕或弧。

（6）视野检查：有与肿瘤部位相对应的视野缺损。

（7）超声扫描：可显示：①蘑菇状或圆顶状。②低到中等的内反射。③内部结构较规则。④有血液循环。

（8）磁共振（MRI）：能较好地显示肿瘤与视网膜下的积液。T_1WI 显示肿瘤为中或高信号；T_2WI 像上显示肿瘤为低信号，视网膜下的积液为高信号。即使黑色素瘤很少，仅 1cm 厚度，MRI 便可显示。无色素性脉络膜黑色素瘤缺乏此特征。

（三）诊断

（1）根据症状和眼底改变，可以诊断。

（2）巩膜后透照检查、荧光素眼底血管造影、超声扫描、CT 和 MRI 检查，有助于确诊。

（四）鉴别诊断

1. 脉络膜痣　表现为圆形、扁平、石灰色、边界清楚的病变，表面光滑，隆起≤2mm，无渗出性视网膜脱离。荧光素眼底血管造影显示无荧光素渗漏。

2. 脉络膜血管瘤　为橘红色圆形隆起肿物，表面可有色素沉着，伴有浆液性视网膜脱离。后照法检查肿物透红光。荧光素眼底血管造影早期出现不规则的脉络膜血管形态，荧光素迅速渗漏并融合扩大，持续至晚期。

3. 脉络膜转移癌　表现为结节状、边界不整齐、灰黄或黄白色的浸润性肿物，渗出性视网膜脱离不显著。如患者有癌病史更可助诊断。

4. 湿性年龄相关性黄斑变性　黄斑区有浆液性和（或）出血性视网膜神经上皮盘状脱离。重者视网膜下血肿，病变处周围有出血、硬性渗出。荧光素眼底血管造影可见脉络膜新生血管膜，荧光素渗漏，出血处遮挡荧光。

5. 脉络膜出血　眼底检查时在后极部可见视网膜下有大片圆形或卵圆形、暗红色、稍隆起的出血。荧光素眼底血管造影显示与出血相似大小和形态的荧光遮挡区域。

（五）治疗

1. 定期观察　如果初诊患者的肿瘤较小或中等大小并生长缓慢者，应每 3～4 个月定期随访。如无变化，每 6 个月复查一次。以后如病情无变化，可改为每 6 个月～1 年随访。

2. 光凝治疗　适应证为：①肿瘤高度＜5D，范围≤30°；②肿瘤表面无视网膜脱离；③肿瘤部位必须易被光凝包绕；④肿瘤不邻近视盘或在视网膜中央血管环内；⑤屈光间质清晰；⑥瞳孔能充分散大；⑦肿瘤表面没有大的视网膜血管经过；⑧能定期复查。

3. 放射治疗　行质子光束照射或氦离子放射，既可保持视力又不损伤患者的生存，也可用镥敷贴器、碘敷贴器及金敷贴器等治疗。

4. 局部切除　适应证：①经过观察，肿瘤确为生长活跃，肿瘤基底部尚未超过 4 个钟点的睫状突范围。②肿瘤确为逐渐长大，位于眼球后极而近赤道或赤道关，直径≤15mm。

5. 眼球摘除　适应证为：①就诊时肿瘤很大，且失明，放疗或局部切除手术均不可能施行。②已有视网膜全脱离或并发青光眼的患眼。③经过多次随访，证实小的或中等大的肿瘤继续长大，并侵及视神经实质。

6. 眶内容摘除术　适用于脉络膜黑色素瘤已向眼外伸展，或眼球摘除术后眶内有肿瘤复发，但尚无全身性黑色素瘤转移者。

（六）临床路径

1. 询问病史　发现肿瘤的时间长短，有无视功能的改变和眼痛、头痛等症状。

2. 体格检查　重点检查眼底。

3. 辅助检查　荧光素眼底血管造影、B 超扫描、MRI 检查，有助于确诊。

4. 处理　根据不同情况分别给予定期观察、光凝、放射和手术等治疗。

5. 预防　无有效预防措施。

五、脉络膜转移癌

（一）概述

脉络膜转移癌为其他部位的恶性肿瘤细胞经血运或淋巴系统转移到眼内组织。可为单眼或双眼先后发病。好发于中、老年患者。原发癌多为乳腺癌、肺癌，其次为消化道癌。

（二）临床表现

1. 症状　可无任何症状。80%的患者因肿瘤位于眼底后极部，可有视力减退并有闪光感、畏光及视物变形。少部分患者因癌肿压迫睫状神经，在早期就有眼痛及头痛。也有并发新生血管性青光眼的病例。

2. 眼底所见

（1）肿瘤呈奶黄色或灰黄色、鳞片状或圆形的扁平隆起。有时肿瘤在眼内为多结节状，生长较快。

（2）肿瘤上或旁可有黄白渗出或出血，有些肿瘤表现为圆顶状高度隆起，表面有色素上皮继发性的增生或游走。个别病例癌瘤穿破玻璃膜增长如蕈状。

（3）病程长者会发生继发性视网膜脱离，可局限于肿瘤附近黄斑区，或脱离广泛，视网膜下液体可随头位改变而移动，尤其肺癌转移时，还可有周边部脉络膜渗漏如葡萄膜渗漏综合征。

（4）如肿瘤向前至睫状区，上巩膜血管可被充盈迂曲，患眼疼痛。

（5）因肿瘤生长快，短期内眼底就有较大变化。

3. 荧光素眼底血管造影

（1）造影早期：瘤体表现为无脉络膜背景荧光的暗区，看不到任何血管形态。

（2）动静脉期：可见视网膜血管爬行其上，常伴有毛细血管扩张及血管瘤样改变。

（3）肿瘤区内逐渐出现斑点状荧光，常先出现于边缘部，有时可有轻度渗漏和融合，其间夹杂遮挡荧光斑片，使整个病变区成斑驳状。晚期仍然很强。

4. 视野　病变相应处视野缺损，如有视网膜脱离，视野缺损远较视网膜脱离范围为小。

5. 超声扫描　转移癌的内反射为中等到高度，内部结构不规则，少数表现为低反射。

（三）诊断

（1）根据视力减退、浮体漂动及闪光感，和眼底的特征性改变，可以诊断。

（2）荧光素眼底血管造影、超声扫描和视野检查有助于确诊。

（四）鉴别诊断

1. 脉络膜黑色素瘤　为棕色或黑灰色隆起的肿瘤，常呈蘑菇状或半球形生长。荧光素造影早期表现为无荧光，但随后出现一些异常粗大的血管形态，并有"双循环"现象。渗漏亦较转移癌明显。

2. 脉络膜血管瘤　中度隆起的圆形或椭圆形肿物，生长缓慢。荧光素眼底血管造影早期就显示瘤体本身血管形态，渗漏迅速出现浓密的强荧光点，并互相融合使病变区满布强荧光，晚期瘤体周围常见一低荧光环。

3. 脉络膜骨瘤　多发于眼底后极部，为黄白色扁平隆起，表面可有色素脱失或沉着，形状不规则，常有伪足样伸出，表面不平。荧光素造影早期显示透见荧光，晚期也呈斑驳状。CT 扫描显示病变区骨样密度。

4. 局限性脉络膜出血和出血性色素上皮脱离　眼底均表现为灰黑色近圆形隆起扁平，边缘划限。外围部常可发现红色或暗红色边。眼底荧光造影表现出与病变一致的荧光暗区，在造影过程中大小形态始终不变，视网膜血管爬行其上。

5. 中心性浆液性视网膜脉络膜病变　位于黄斑部的转移癌表面及附近可有黄白渗出或出血，易与中心性浆液性视网膜脉络膜病变混淆，荧光素眼底血管造影和超声检查均可鉴别。

（五）治疗

（1）尚未确诊眼内转移癌前，勿轻易使用糖皮质激素，避免癌细胞蔓延，恶化病情。

（2）极少数扁平生长不活跃的脉络膜转移癌，其表面有成堆的色素上皮，并没有视网膜脱离时，可以随诊观察。如果脉络膜转移癌呈弥漫发展，并有视网膜脱离者，应积极治疗原发癌，并每隔 2～4 个月定期复查眼底。

（3）对黄斑区受累者，放射治疗可使肿瘤变小，视网膜脱离消失，视力可有所提高。

（4）除患者因继发性青光眼，疼痛难忍外，不必摘除眼球。

（六）临床路径

1. 询问病史　有无全身癌瘤史和眼部症状。

2. 体格检查　重点检查眼底。

3. 辅助检查　荧光素眼底血管造影，超声扫描等有助于诊断和观察治疗效果。

4. 处理　主要治疗原发癌瘤。

六、脉络膜骨瘤

（一）概述

脉络膜骨瘤是一种骨性迷离瘤，好发于女性，双眼居多，可同时发生或间隔数年。患者一般无全身疾病或家族史。

（二）临床表现

1. 症状　视力下降，眼前出现旁中心暗点，或有复视、视物变形。可伴有同侧偏头痛。偶尔伴有恶心、喷射性呕吐等。

2. 眼底所见

（1）眼底后极部视盘黄斑区有黄白色、卵圆形或不规则如地图状或扇贝状的轻微隆起的肿物。多数脉络膜骨瘤邻近或绕视盘。

（2）病变周围呈橙红色，边界圆钝不整齐有如伪足状。肿瘤大小和隆起度不等，表面凹凸不平，有棕色素沉着，有时有出血。

（3）肿瘤表面可见由微小血管分支组成的血管丛。很多脉络膜骨瘤侵犯黄斑区，并可有新生血管膜出血、浆液性视网膜脱离。

3. 荧光素眼底血管造影　造影早期病变处为强荧光。造影过程中荧光逐渐加强。造影晚期呈斑驳状荧光染色。如有视网膜下新生血管，早期可有网状的荧光素渗漏，色素和出血会遮挡荧光。

4. 超声检查　显示超高的反射和极强的声影。

5. CT 检查　眼底后极部有 CT 值增高与骨密度相同的病灶。

（三）诊断

（1）根据症状和眼底所见，可以诊断。

（2）荧光素眼底血管造影、超声检查和 CT 检查有助于确诊。

（四）鉴别诊断

1. 脉络膜血管瘤　眼底为杏黄色或橘黄色似球形隆起，后彻照透红光。荧光素眼底血管造影于动脉前期显示脉络膜血管形态的荧光，迅速荧光素渗漏，浓密的强荧光持续至晚期。B 超检查显示脉络膜囊样高反射波。

2. 脉络膜转移癌　眼底为灰白色或黄色、圆形或卵圆形或散在的成片隆起的肿物，局限于脉络膜，不累及视网膜。荧光血管造影早期遮挡荧光，晚期有斑驳状强荧光。

3. 脉络膜黑色素瘤　眼底为一灰色或灰棕色肿物，后彻照检查不透红光。在荧光造影早期正常脉络膜荧光被肿物遮盖无荧光，动静脉期肿物呈斑驳状。B 超检查显示低密度回声及脉络膜"挖空现象"。

（五）治疗

1. 激光光凝　可用不同波长封闭血管渗透点。

2. 经瞳孔温热疗法　促使肿瘤萎缩，即使病变侵犯黄斑区亦可采用。

（六）临床路径

1. 询问病史　有无视力下降、旁中心暗点、复视、视物变形等症状。

2. 体格检查　重点注意眼底改变。

3. 辅助检查　荧光素眼底血管造影、B 超扫描和 CT 检查，有助于诊断。

4. 处理　可行激光光凝或经瞳孔温热疗法。

5. 预防　无有效预防措施。

（葛嫣然）

第四节　感染性葡萄膜炎

葡萄膜炎有各种原因，很多病原体可引起葡萄膜炎，现将常见者介绍如下。

一、眼内炎

眼内炎（endophthalmitis）是严重眼病。仅前节感染称为化脓性虹膜睫状体炎。炎症波及视网膜、脉络膜和玻璃体者称为眼内炎，如不及时治疗可发展为全眼球炎（panophthalmitis），表现眼剧痛难忍，眼睑、结膜高度水肿充血，眼球突出，运动受限，视力完全丧失。因此，积极治疗眼内炎是抢救眼失明的关键。

（一）病因和发病机制

1. 外因性眼内炎　是病原体由外界直接进入眼内，如眼球穿通伤、内眼手术及角膜溃疡穿孔等。手术后感染多由于使用污染的敷料、药液和手术的植入物如人工晶状体、视网膜脱离手术时的环扎物等。伤口愈合不良、眼组织嵌顿更有危险性。手术晚期感染多由于抗青光眼手术渗漏泡感染引起。外因性眼内炎以细菌感染为多见，如革兰阳性菌，依次为白色葡萄球菌、金黄色葡萄球菌、链球菌；革兰阴性杆菌如铜绿假单胞菌较为常见。外因性真菌性眼内炎比细菌性为少见，多由念珠菌感染。

2. 内因性眼内炎　病原体是通过血流进入眼内或称转移性眼炎。病菌来自眼外感染病灶或败血症，从视网膜血管经内界膜进入玻璃体；致病因子也可来自睫状体平坦部血管，先引起晶状体后间隙和前玻璃体混浊。内因性感染与某些特殊因素有关，如血液透析、静脉补充营养、或曾用过免疫抑制剂等，年老体弱以及重病患者更易患病。真菌性内因性眼内炎比细菌性多见。病原体以白色念珠菌为多见，其次是曲霉菌。细菌性内因性眼内炎较为少见，可能是由于对细菌性感染容易及时控制，不致累及眼球，按常见的细菌是金黄色葡萄球菌、链球菌、肺炎双球菌等。

（二）临床表现

1. 细菌性外因性眼内炎　发病急，多在伤后 24～48 小时患眼突然疼痛，视力减退，刺激症状加强，结膜充血，分泌物增多，角膜水肿混浊，前房絮状渗出，迅速前房积脓，光感不确，不及时治疗可发展为全眼球炎。

2. 真菌性外因性眼内炎　潜伏期比细菌性为长，一般为数周，病程进展缓慢，早期症状轻，前玻璃体有限局性绒毛状渗出，严重者前房积脓；玻璃体混浊加重有灰白色絮状渗出，一般视网膜受累较晚，视力可保持较长时间。

3. 真菌性内因性眼内炎　发病隐匿，进展缓慢。白色念珠菌败血症所致的眼内炎往往在全身症状出现后 5～12 周发生眼病。视力逐渐减退，无明显疼痛，早期表现为轻度虹膜睫状炎，多为双眼，很少有前房积脓，玻璃体常有灰白色混浊，眼底有白色限局性或散在絮状渗出物。最后发生前房积脓，严重者角膜浸润穿孔，眼球被破坏。

4. 细菌性内因性眼内炎　一般细菌性眼内炎没有全身症状，一旦出现症状说明是一种毒力较强的内源性细菌感染。疾病往往开始于眼底后极部，影响视力，表现为视网膜炎症，视网膜静脉周围有白色渗出，视网膜静脉伴白鞘，也可见视网膜浅层出血视盘水肿以及玻璃体混浊，也可发生前葡萄膜炎。

（三）诊断与鉴别诊断

1. 诊断可根据以下几点。

（1）根据病史：如眼球穿通伤、内眼手术和全身病史及是否存在感染病灶。

（2）临床表现：外因性症状重，多为细菌性。有以下情况应怀疑真菌性感染。

1）手术或外伤后有迟发的眼内炎症。

2）外眼炎症相对安静，而眼内炎症明显者。

3）前房或玻璃体有限局性炎症渗出团。

（3）微生物检查：除早期进行结膜囊分泌物涂片及细菌培养外，要及时采取前房液或玻璃体液检查，后者较前者阳性率高。

2. 鉴别诊断

（1）外伤或手术后无菌性炎症：多发生于外伤或手术后 5～10 天，症状轻，很少有角膜水肿，很快好转。

（2）晶状体过敏性眼内炎：也可发生前房积脓，多见于过熟性白内障或白内障囊外摘除术后。

（3）眼内异物引起的眼内炎：如木质和铜质眼内异物，特别是钝铜可引起无菌性化脓性炎症。

（四）治疗

最理想的治疗是针对已明确的病原体，但早期只能根据临床表现和涂片检查的初步结果立刻进行广谱抗生素治疗。

1. 全身和局部应用广谱抗生素　眼内炎主要是抗病菌治疗。病原体未确定以前应立刻采用强有力的眼内通透性强的广谱抗菌剂。以静脉注射效果好，细菌性眼内炎多用第三代头孢霉素、新青霉素和庆大霉素，对球菌和杆菌都有效。真菌性眼内炎特别有效药物不多，过去认为二性霉素与氟胞霉素联合使用较为有效，但前者全身应用毒性大，眼内通透性不佳，必须慎用。目前认为氟康唑是真菌性眼内炎的首选药物，眼内通透性强，不良反应低。先静点以后改为口服。其他治疗同一般葡萄膜炎。

2. 皮质激素　非真菌性感染在充分、强有力的抗生素治疗 12～24 小时后可行球后注射，氟美松 2.5～5mg；全身用泼尼松 30～60mg 7～10 天，以后在短期（10 天左右）内迅速减量至停药；全身激素停用后局部继续使用，球后注射每日或隔日一次，根据病情停用。

3. 玻璃体内药物注射　在采用眼内液检查的同时，向前房内或玻璃体内注射抗生素。一般全量不超过 0.2～0.3mL，并可同时注入氟美松 0.35mg。最后根据眼液培养和药敏试验结果进行更有效的治疗。

4. 玻璃体切除术　经各种治疗后病情继续恶化者，则应考虑玻璃体切除术。以清除玻璃体内大量微生物，并可抽取玻璃体液进行病原体检查和药敏试验，同时向玻璃体内注入药物，在以下情况下可考虑此种手术：①眼内炎合并前房积脓、结膜水肿，大量抗生素治疗 6～12 小时后病情仍继续恶化者；②超声波检查确定玻璃体内存在脓肿者；③炎症仅限于眼内，玻璃体混浊视力下降严重者；④怀疑为真菌性眼内炎经药物治疗无效者。

二、结核性葡萄膜炎

自从多种抗结核药物问世以来，结核性葡萄膜炎（tuberculous uveitis）虽然有所减少，但结核在内因性葡萄膜炎中仍占重要位置。

（一）病因和发病机制

结核杆菌不仅直接侵犯葡萄膜组织，并可由于机体对结核杆菌的超敏反应而发生肉芽肿性炎症。其发病决定于宿主对细菌的抵抗力和免疫力与过敏之间的平衡，即疾病程度与细菌量、毒力、过敏程度成正比，而与机体的抵抗力成反比。

（二）临床表现

1. 结核性前葡萄膜炎有各种类型表现。

（1）粟粒型结核：慢性粟粒型结核常发生于菌力弱，免疫力强的患者。发病缓慢，虹膜有结节 1～3mm，为圆形灰黄色；急性粟粒型结核是由菌血症引起，常伴有严重全身症状，刺激症状强，预后不佳。

（2）团球型结核：病变进展缓慢，最初在虹膜或睫状体有灰黄色结节，逐渐增大相融合形成较大的肉芽肿性病变。有时有浆液性纤维素性渗出、出血和干酪样前房积脓。前房角受累时可引起继发性青光眼。

（3）弥漫性过敏性前葡萄膜炎：较为多见，急性者好发于青年人，发病快，有羊脂样 KP 和虹膜 Koeppe 结节，易形成虹膜后粘连，也可表现为非肉芽肿性前葡萄膜炎；慢性炎症多发生于中年人，有较多大小不等的羊脂样 KP，进展缓慢，预后不佳。

2. 结核性脉络膜炎

（1）急性粟粒型结核：多发生于急性粟粒型结核患者，更多见于结核性脑膜炎患者，为双眼。眼底可见圆形大小不等的黄白色斑，约 1/6 ~ 1/2PD，边界不清，多位于后极部。颅压高者可发生视盘水肿。

（2）慢性粟粒型结核：患者多为青壮年。眼底表现为播散性脉络膜结核结节。新鲜病灶为圆形或椭圆形黄白色或黄色渗出斑，约为 1/3 ~ 1/2PD 同时也可见边界较清楚有色素沉着的萎缩斑。

（3）团球状结核：为大的坏死性肉芽肿性病变，其附近有渗出和出血，并可发生视网膜脱离。最后形成大片脉络膜视网膜萎缩斑；严重者引起全眼球炎或穿破巩膜而成眼球萎缩。

（4）弥漫性过敏性葡萄膜炎：为非特异性炎症，青年患者多为急性成形性炎症；老年人多为慢性复发性炎症。眼底有黄白色病灶，视网膜血管伴白线，玻璃体混浊，常伴发前葡萄膜炎。

（三）诊断与鉴别诊断

1. 诊断

（1）详细询问结核病史和结核接触史。

（2）临床表现：前、后节有肉芽肿性病变。

（3）检查结核病灶：胸部 X 光透视、OT 或 PPD 试验、血沉等。

（4）诊断性治疗：对可疑患者进行抗结核治疗 2 周，病情改进者，结核性的可能性大。

2. 鉴别诊断

（1）前节结核性炎症：应除外结节病、梅毒等其他肉芽肿性葡萄膜炎。

（2）脉络膜团球结核应与肿瘤鉴别，前者反应强，有出血和渗出。

（四）治疗

1. 局部治疗　滴用链霉素（0.5%）或利福平（0.1%）。结膜下注射前者 50mg，后者 1 ~ 5mg。其他同一般葡萄膜炎。

2. 全身治疗　抗结核药物主要有以下几种。

（1）异烟肼（雷米封）：每片 100mg 每日 3 次或每早 300mg 顿服。并服 VitB$_6$ 每日 25mg。异烟肼主要不良反应有末梢神经炎，严重者影响肝肾功能。

（2）乙胺丁醇：每片 0.25g，开始时 25mg/kg 分 2 ~ 3 次服。8 周后减为每日 15mg/kg。主要不良反应有视神经炎，严重者影响肝肾功能。

（3）链霉素：每日 0.75 ~ 1.0g 分 2 次肌注或每周给药 2 或 3 次。主要不良反应是听神经损害。

（4）对氨基水杨酸钠（PAS – Na）：配合异烟肼、链霉素以增强疗效。每片 0.5g，每次 2 ~ 3g，每日 3 次。有胃肠道和过敏不良反应。

眼治疗方案：为避免耐药性，一般需要 2 种或 3 种药物联合使用。如果确诊为感染性如粟粒性或团球性结核则应采用异烟肼＋链霉素＋ PAS－Na（或乙胺丁醇或利福平），病情好转可联合用两种药物；过敏性者用异烟肼和（或）利福平治疗；对可疑性结核者可单独使用异烟肼。对感染性者应持续用药至少 1 年以防止细菌再反复。对炎症反应特别强者在强抗结核治疗下可考虑应用皮质激素以防止眼组织严重被破坏。一般每早 7～8 时用 40～60mg。这也仅为抢救将要丧失视力者。而且也要考虑全身情况权衡利弊慎用。

三、麻风性葡萄膜炎

麻风病（leprosy）是嗜酸性麻风分枝杆菌感染的慢性病。可侵犯神经和皮肤，引起广泛的临床表现。主要有三型即瘤型、结核型和中间型。瘤型者多侵犯眼部。据统计 20%～50% 患者有眼病，除眼睑、角膜病外还可引起葡萄膜炎。

（一）病因和发病机制

1. 感染因素　是由于麻风杆菌血行扩散，直接侵袭眼组织或支配眼及其附属器的神经。

2. 免疫因素　由于机体对麻风杆菌的超敏反应，引起各类型改变。细胞免疫功能低下者容易引起瘤型麻风，眼病多见于此型。

（二）临床表现

1. 慢性结节型（瘤型）虹膜睫状体炎　为最多见的类型，多发生于疾病的晚期，双眼缓慢发病。有白色细小 KP，也可见羊脂 KP。典型表现是虹膜有珍珠样白色麻风珠（leprotic pearls），这种散在发亮的细小白色小结节，多为感染病灶，开始少量，最后散布在全虹膜表面；也可融合形成较大的麻风瘤（lepromata），其中含有白细胞和活的麻风杆菌。数月后结节消失或遗留小萎缩斑；麻风瘤也可发生在虹膜组织深层，表现为细密的奶油黄色病变，逐渐变大可突出于虹膜表面，也可进入前房。愈后遗留限局性虹膜萎缩斑。严重者炎症蔓延到全葡萄膜，最后眼球萎缩。

2. 急性弥漫性成形性虹膜睫状体炎　此型少见，与一般非特异性前葡萄膜炎相似，可能是对病原体的迟发型免疫反应。

3. 孤立的麻风瘤　较少见。可能是麻风瘤的扩展。往往由睫状体开始，出现在前房角，常伴有角膜实质炎，逐渐蔓延到虹膜、脉络膜和巩膜，最后眼球被破坏。

4. 周边部麻风性脉络膜炎　单眼或双眼发病，表现为孤立的蜡样高反光性病变，很像瘢痕样改变，周围伴有色素；并伴有视网膜血管炎。

5. 播散性脉络膜炎　更少见，为非特异性渗出性炎症，有较大病灶，见于麻风病晚期。

（三）诊断与鉴别诊断

1. 诊断　根据全身临床表现和皮肤活检。

2. 鉴别诊断　粟粒性结核和梅毒性病变。

（四）治疗

1. 局部治疗　同结核性前葡萄膜炎。

2. 全身治疗　主要针对病因。全身药物有氨苯砜、苯丙砜以及利福平等。最常用者为氨苯砜（dapsone）第一周 12.5mg 每日 2 次，渐增至 50mg 每日 2 次。本药毒性较大有蓄积作用，应连服 6 日停 1 日，连续 3 个月停 2 周为一疗程。此外还可用利福平每日 600mg 分服。眼病用药要根据情况。如果全身病已治愈，虹膜没有麻风结节，轻的虹膜睫状体炎也可只用一般的治疗方法。

四、梅毒性葡萄膜炎

梅毒性葡萄膜炎（syphilitic uveitis）目前国内极为少见，但目前仍应给予重视。

（一）病因和发病机制

1. 获得性梅毒　是由梅毒螺旋体（treponeme pallidum）经性接触传染的。螺旋体自皮肤、黏膜侵入人体，局部繁殖发病，经血液向全身播散引起各器官疾病。眼部主要侵犯角膜、葡萄膜和视神经。

2. 先天性梅毒　是由孕妇感染梅毒通过脐带或血流侵及胎儿或分娩时由产道感染。葡萄膜炎是由梅毒病原体直接感染或由免疫因素引起。

（二）临床表现

梅毒的全身表现后天和先天各期不同。获得性梅毒的一期为感染后 2~4 周出现下疳，多发生于其生殖器先有丘疹，后形成硬结；二期为感染后 7~10 周，全身淋巴结肿大，由于菌血症而引起皮肤、黏膜、眼、鼻等损害。先天梅毒多为早产，出生后 3 周才出现皮肤、黏膜改变，淋巴结和肝、脾大。晚期梅毒多在 5~8 岁出现眼、牙、骨骼、皮肤、神经症状。

1. 获得性梅毒性葡萄膜炎

（1）虹膜蔷薇疹：是眼梅毒的最早表现，发生于二期梅毒早期，是虹膜表面血管襻充血，出现快，持续数日消失。并有复发性蔷薇疹，常伴有渗出和虹膜后粘连。

（2）梅毒性虹膜睫状体炎：有各种类型。

1）梅毒二期虹膜睫状体炎：为急性，有皮疹。

2）梅毒三期虹膜睫状体炎：发生于下疳后 10 余年，易再发，预后不佳。

3）Jarish–Herxheimer 反应：发生于抗梅毒治疗注射后 24~48 小时，为急性炎症，是由于治疗中大量螺旋体死亡，产生内毒素所致。

4）复发性虹膜睫状体炎：是由于治疗不当，在停止治疗 4~6 个月后发生，常伴有黏膜、皮肤反应。严重者可引起失明。

（3）梅毒性脉络膜视网膜炎：有各种类型。有弥漫性是发生于感染后早期，眼底广泛发灰经治疗可消失或遗留斑点状浅层萎缩，播散性者为最多见。发生于晚二期梅毒，玻璃体混浊，灰黄色病灶数个或多个；陈旧病变有色素增生，有时形成骨小体样色素性病变，如同视网膜色素变性样改变。

（4）梅毒瘤：梅毒结节性浸润相融合形成肉芽肿性肿块。一种是丘疹为多发病变位于虹膜呈黄色，数日或数周消失；另一种为梅毒树胶肿为棕黄色，发生于三期梅毒，最后坏死，发生严重的虹膜睫状体炎。

2. 先天性梅毒性葡萄膜炎

（1）急性虹膜睫状体炎：发生于胎内或生后半年以内，为急性纤维素性炎症，常发生虹膜后粘连等各种严重并发症。

（2）脉络膜视网膜炎：较多见，常发生于出生前，全眼底色素紊乱，呈椒盐样改变，常伴有视神经萎缩。

（三）诊断与鉴别诊断

1. 诊断　根据临床表现，冶游史和父母亲性病史；病灶、房水、玻璃体取材检查螺旋体；血清学检查有助诊断。国际通用法有 VDRL 和 RPR 试验。

2. 鉴别诊断

（1）其他原因前葡萄膜炎：如风湿性炎症。

（2）其他肉芽肿性炎症：如结核、结节病等。

（3）眼底色素性改变：应与视网膜色素变性等区别。

（四）治疗

1. 局部治疗　同一般葡萄膜炎。

2. 全身抗梅毒治疗　一般用青霉素每日静脉点滴 1 200 ~ 2 400 万 U，至少 10 天，以后改用苄星青霉素 240 万 U，每周一次肌注，连续 3 周。先天性梅毒肌注苄星青霉素 5 万 U/kg 每日一次或青霉素 G 每日 2.5 万 U/kg，连续 10 天。

五、钩端螺旋体病性葡萄膜炎

钩端螺旋体病（leptospirosis）是一种流行性急性传染病。我国南方较为多见，可引起葡萄膜炎。

（一）病因和发病机制

病原体为一种黄疸出血性钩端螺旋体。葡萄膜炎的发病可能是由于血行病原体的感染，也可能是对病原体的超敏反应或由于毒素作用。

（二）临床表现

1. 全身表现　主要症状为发热、肌肉疼痛，严重者有出血倾向、黄疸、肝肾功能衰竭；轻者仅为感冒症状，诊断困难。

2. 眼部表现　眼部发病在全身急性症状出现的末期，更多见于全身症状消退后数周，多双眼，前后节发病，有不同类型。

（1）轻型前葡萄膜炎：此型多见。发病急，有轻度睫状充血，细小 KP 和前房浮游物，虹膜轻度充血及轻度后粘连，治疗效果良好。

（2）重度全葡萄膜炎：有急慢两种类型：急性者：大量细小 KP，前房大量纤维素性渗出，并可出现前房积脓，玻璃体混浊，视盘模糊不清，黄斑部水肿，周边视网膜血管旁有渗出。慢性者起病缓慢，有羊脂 KP，致密的虹膜后粘连和膜状玻璃体混浊，眼底看不清，发生脉络膜视网膜炎，黄斑部水肿，视网膜有渗出和出血，周边血管伴白线，常迁延不愈。

（3）后部葡萄膜炎：前节正常，后玻璃体混浊，视网膜水肿，有圆形不规则灰白色或灰黄色限局性渗出，视盘水肿。一般 1 ~ 3 个月恢复。

（三）诊断与鉴别诊断

1. 诊断　注意全身病史。血清试验有补体结合试验和凝集试验，阳性率可持续数月至数年。并可从血、尿分离出病原体。

2. 鉴别诊断　血清检查与 Lyme 病和梅毒鉴别。

（四）治疗

早期用大量青霉素治疗，病情严重者在抗病原体治疗后可考虑加用皮质激素治疗，以免眼组织遭受严重破坏。

六、Lyme 病性葡萄膜炎

本病是一种由蜱为媒介的螺旋体传染的多系统疾病。常侵犯皮肤、关节、神经、心脏以及眼组织，也可引起葡萄膜炎。因本病最初发现于美国的 Lyme 城，因而称 Lyme 病。

（一）病因和发病机制

本病是由蜱传染，蜱寄生于各种动物如鼠类、鸟类、家禽、猫、犬及牛、马、鹿等。螺旋体在蜱的中肠发育，人被蜱咬后可患病。1982 年 Burgdorferi 证明一种疏螺旋体是本病的病原体称为包柔螺旋体（Borrelia Burgdorferi）。

（二）临床表现

1. 全身表现　分为三期。

（1）一期（感染期）：早期有感冒症状。被蜱咬的皮肤形成红斑，逐渐变大，形成中心色浅，边缘略隆起环形红斑，可达 3～15cm，称为游走性红斑（erythema migrans，EM），可持续 3～4 周。

（2）二期（扩散期）：发生于感染症状后数日～数周，甚至数月，表示病原体扩散到全身。早期的 EM 消失又出现较小的慢性游走性红斑。可发生脑膜炎、末梢神经炎、脑神经麻痹，最多见者是面神经麻痹，也可出现心律不齐、心悸、心动过速或过缓以及心包炎、心肌炎等。

（3）三期（晚期）：发生于感染后数月到数年。主要改变是关节炎，是以膝关节为主的大关节，也可发现慢性或复发性单关节或小关节炎。其次皮肤表现为慢性萎缩性肢皮炎（acrodermatitis chronica atrophicans，ACA）。在四肢出现弥漫性红色浸润，最后吸收，遗留皮肤和皮下组织萎缩，皮肤变薄如纸，呈紫色萎缩斑。三期仍有神经、精神疾病，如多发硬化症样改变、脑脊髓炎、癫痫等以及记忆力减退、痴呆等症状。

2. 眼部表现各期表现不同

（1）一期：滤泡性或出血性结膜炎最多见。

（2）二期：主要是葡萄膜炎，有各种类型。

1）前葡萄膜炎：为急性或肉芽肿性炎症。Winward（1980）报告 6 例眼 Lyme 病，其中 5 例为双眼肉芽肿性前葡萄膜炎，有羊脂样 KP 和虹膜结节。

2）非典型中间葡萄膜炎：玻璃体有雪球样混浊，并有一例平坦部有雪堤样渗出，但有虹膜后粘连与典型中间色素膜炎不同。

3）弥漫性脉络膜视网膜炎：有的病例伴有视网膜脱离，激素治疗无效，Borrlia Burgdorferi（BB）抗体高，经用头孢霉素治疗，抗体下降，视网膜脱离消失；眼底可发生视网膜血管炎、视网膜出血。眼内炎严重者可发展为全眼球炎。也可发生视神经炎、视盘炎、视神经视网膜炎、视神经萎缩以及缺血性视盘病变等。

（3）三期：主要发生双眼实质性角膜炎，为多发病灶位于实质层不同水平，每片混浊边缘不整齐；有细小 KP，但前房炎症不明显。也可发生角膜实质层水肿和新生血管。角膜改变可能是机体对病原体的一种迟发过敏反应。也可发生巩膜炎。

（三）诊断与鉴别诊断

1. 诊断　根据流行病史和临床表现如蜱咬、皮肤红斑等；做 BB 抗体的检测；并全面检查除外其他原因的葡萄膜炎。以及试验性抗生素治疗等。

2. 鉴别诊断

（1）非肉芽肿性前葡萄膜炎：特别是伴有关节炎者，应根据化验检查区别。

（2）肉芽肿性葡萄膜炎：如结核、结节病以及中间葡萄膜炎应当给予鉴别。

（3）表现弥漫性脉络膜视网膜炎者应当与 VKH 区别。前者对皮质激素治疗无效，后者有效。原田氏病早期眼底出现散在的小"视网膜脱离斑"。

（四）治疗

有全身病或葡萄膜炎者应当用大量青霉素静脉点滴 1 000 万单位每日 2 次。最好用第三代头孢霉素如头孢三嗪或头孢氨噻肟等，每次 1.0g，每日 2 次静脉点滴，2 周为一疗程。全身不要用激素，前节炎症可局部点眼并加用抗生素。

七、疱疹病毒性葡萄膜炎

多种病毒可引起葡萄膜炎，以疱疹性葡萄膜炎（herpetic uveitis）为多见，主要有两类。

（一）单纯疱疹性葡萄膜炎

1. 病因和发病机制　本病多由疱疹病毒（HSV）Ⅰ型引起，多表现为前葡萄膜炎，是病毒对虹膜和睫状体的直接感染，可从患者房水内分离出病毒，但有些病例未发现病毒，可能是机体对病毒的超敏反应。

2. 临床表现　有各种类型，角膜与虹膜同时受累者多见。

（1）疱疹性角膜–虹膜睫状体炎：轻重不同。轻者为一过性炎症反应，多发生于树枝状角膜炎，前房少许浮游物，易被忽视。炎症随角膜病的好转而消失。重者多发生于慢性疱疹性角膜溃疡或盘状角膜炎。KP 多位于盘状角膜病变的后壁。容易引起虹膜后粘连和继发性青光眼。炎症持续时间较长，愈后易复发。

（2）疱疹性虹膜睫状体炎：可能是由于葡萄膜本身的病毒感染。常表现为出血性前葡萄膜炎，伴有轻微角膜病变或仅有后弹力膜炎，也有虹膜炎先于角膜炎者。发病急，眼剧痛，房水闪光阳性和前房出血；往往有羊脂样 KP 和虹膜结节，易形成虹膜后粘连。常发生虹膜实质萎缩，遗留白斑。

（3）疱疹性视网膜脉络膜炎：较少见，多发生于新生儿，是由疱疹病毒Ⅱ型引起。患儿母亲患有疱疹性子宫颈炎，出生时经产道感染，开始有皮肤改变，很快血液播散，引起脉络膜视网膜水肿和黄白色小病灶，多位于后极部，愈后病变消失或遗留少许萎缩瘢痕。

（二）带状疱疹性葡萄膜炎

1. 病因和发病机制　本病为水痘–带状疱疹病毒侵犯三叉神经眼支所致，是由病毒直接感染，并有免疫因素，由于免疫复合物沉着于虹膜血管壁，引起闭塞性血管炎，使组织缺血，形成限局性虹膜萎缩。本病多发生于免疫功能低下者如年老体弱以及艾滋病患者。

2. 临床表现　眼带状疱疹常伴有角膜炎表现为点状上皮性角膜炎或小水泡融合形成伪树枝状角膜炎。当角膜炎时常有一过性虹膜炎。严重性前葡萄膜炎有两种类型。

（1）弥漫性渗出性虹膜睫状体炎：发病隐匿易发生虹膜后粘连。偶有前房积脓或有血液，可发生顽固性青光眼，愈后遗留虹膜萎缩斑。

（2）限局性炎症虹膜出现疱疹，往往伴有前房出血，多有色素性大 KP，眼剧痛，数月始愈，遗留虹膜萎缩性白斑。

（3）脉络膜视网膜炎很少见，表现为多发性脉络膜炎，可伴有视网膜血管炎、血管周围炎，并可发生视神经炎、视神经萎缩以及视网膜脱离。本病可见于白血病、化疗和艾滋病患者。

3. 诊断与鉴别诊断　诊断根据病史和临床表现。

鉴别诊断：伴有糖尿病的前葡萄膜炎也常伴有前房积血。其他原因的前葡萄膜炎无角膜病变。

4. 治疗

（1）一般按疱疹性角膜炎和葡萄膜炎治疗。

（2）如果合并深层角膜炎可用低浓度的皮质激素点眼剂，同时用抗病毒药物。

（3）病情严重者可口服阿昔洛韦 200～400mg，每日 5 次，其主要不良反应是影响肾功能。

八、桐泽型葡萄膜炎（急性视网膜坏死）

本病是浦山（Urayama）1971 年首先报告的。为严重葡萄膜炎伴有视网膜血管炎和视网膜坏死，最后视网膜脱离称为桐泽型（Kirisawa）葡萄膜炎，以后又称急性视网膜坏死（acute retinal necrosis，ARN）。

（一）病因和发病机制

本病与疱疹病毒感染有关，开始发现眼内有疱疹 DNA 病毒或疱疹病毒颗粒，现已由眼组织培养出疱疹病毒Ⅰ型或水痘-带状疱疹病毒，继而由于发生免疫复合物性病变引起视网膜血管炎而使病情恶化，导致一系列临床改变。

（二）临床表现

1. 急性期（早期）

（1）前节炎症：突然发病，视力减退，先出现前节炎症，中等睫状充血，多为细小 KP，少数病例有羊脂样 KP，前房大量浮游物，瞳孔缘有时出现灰白色结节。

（2）后节炎症：玻璃体有较多尘埃样混浊。眼底首先出现视网膜血管炎，动脉变细伴白鞘，严重者仅见动脉主干，小分支闭塞消失，特别是周边部，或动脉壁散在黄白色浸润点，呈节段状；视网膜静脉扩张。继而眼底周边部出现散在的灰白色或白色混浊，很快融合成大片灰白色渗出。这种灰白色病变有时先出现在中周部。1～2 周后周边部浓厚混浊从周边部呈伪足样向后极进展，严重者全周边部受侵犯，在视网膜炎的高峰期有时可出现暂时性渗出性视网膜脱离。本病可发生视盘炎或后极部有边界较清楚的视神经视网膜炎呈弓形与中心旁神经纤维束走行一致。由于视神经病变或动脉栓塞，视力可突然下降。

2. 缓解期　发病 20～30 天后自觉症状好转，前节炎症减轻，视网膜血管浸润逐渐消退，往往遗留变细的动脉；视网膜灰白病变逐渐吸收，视盘色变浅。但玻璃体混浊加重。

3. 晚期　发病 1.5～3 个月后眼底周边部视网膜萎缩变薄，在其边缘部常发生多发裂孔，突然视网膜脱离，甚至全脱离，视力完全丧失。

（三）诊断与鉴别诊断

1. 诊断　根据临床表现，发病急，周边部大片灰白色渗出；动脉壁有黄白色浸润，动脉变细闭塞，玻璃体高度混浊，晚期视网膜脱离。并应注意疱疹病毒感染史。也可查房水的 HSV 和 HZV 抗体。

2. 鉴别诊断

（1）Behcet 病：也可发生闭塞性视网膜血管炎，但不易发生视网膜脱离，并有特殊全身改变。

（2）限局性中间葡萄膜炎：周边部可发生灰白色大片雪堤状渗出，但无高度玻璃体混浊。

（四）治疗

1. 药物治疗

（1）抗病毒治疗：主要用阿昔洛韦静脉注射 7.5～10mg/kg 每日 3 次，或每 8 小时 5～10mg/kg 静点 1～2 周，活动病变控制后改为口服 200～400mg 每日 5 次持续用药 4～6 周。球旁注射阿糖胞苷（0.2%），每次 0.3～0.5mL，并可肌注聚肌胞隔日一次。

（2）抗凝治疗：肠溶阿司匹林 40mg 或 125mg，每日 1～2 次。

（3）皮质激素：早用无益，最好在抗病毒治疗后视网膜炎开始消退时，眼周围注射或每早口服强的松 30～40mg，以减轻玻璃体炎症反应。

2. 手术治疗

（1）激光治疗：为预防视网膜脱离，最好在坏死炎症开始吸收玻璃体混浊有所减轻时，从后极部到坏死区做 360°光凝。

（2）玻璃体切除术：严重玻璃体混浊，视网膜玻璃体有牵引者应考虑此手术。又有人提出在视网膜光凝或玻璃体切除的同时向眼内注入阿昔洛韦 10～40μg/mL。

（3）视网膜脱离手术：对已发生视网膜脱离者，一般做巩膜环扎术或同时做玻璃体切割，有人强调用玻璃体切除和气体交换术加光凝，不做巩膜缩短术也较有效（Blumenkranz，1991）。

九、弓形虫病性葡萄膜炎

（一）病因和发病机制

弓形虫病（toxoplasmosis）是由弓形原虫感染所致。弓形虫病是一种人畜共患的寄生虫病，猫科动物是重要的终宿主和传染源，传染径路是从动物到人，经口、呼吸道和皮肤或通过胎盘罹病。我国人群血清检查阳性率为 4%～30%，多为隐性感染。眼及神经组织易受侵犯。为视网膜脉络膜炎多见的病因。国外发病率高，占肉芽肿性葡萄膜炎的 16%～27%。我国也有典型病例报告。成年人弓形虫病性葡萄膜炎多是先天感染，生后发病。发病年龄为 11～40 岁。再发有多种机制，如寄生在视网膜内原虫包囊破裂增殖；对包囊内容物或组织破坏物的蛋白过敏或带病原体的细胞进入附近眼组织等。

（二）临床表现

1. 先天性弓形虫病 是由胎内感染，如果发生在妊娠早期，胎儿容易死亡或流产；发生在妊娠晚期可发生全身性疾病如新生儿黄疸、肝脾大、肺炎及贫血等。更常侵犯中枢神经系统出现各种神经症如脑水肿、脑钙化等。80%～90% 病例伴有眼部病变视网膜脉络膜炎。也可能只有眼底病变，或出生后眼底正常，数年后发生改变。

眼底表现为限局性肉芽肿性坏死性视网膜脉络膜炎。多位于黄斑区或视盘附近或沿大血管分布，病灶大小不同约为 1~5PD，活动病灶呈青白色或灰黄色，伴有视网膜水肿和出血。再发病灶常在陈旧病灶附近，形成所谓卫星状病灶。玻璃体有点状灰白色混浊，病灶附近更致密。常有视网膜血管炎或节段性视网膜动脉周围炎和前葡萄膜炎，反应严重者可发生羊脂样 KP，虹膜后粘连。但只有虹膜炎没有后节病变者不宜诊为弓形虫病性葡萄膜炎。

2. 后天弓形虫病　后天感染是由于摄取猫粪内的卵囊或含有寄生虫未煮熟的肉。在免疫功能良好者往往不出现症状。严重者出现发热、淋巴结肿大、肌痛、头痛等。后天者很少侵犯神经和眼。但近年来因广泛使用免疫抑制剂以及艾滋病患者增加，此种眼病也在增加，也表现为限局性视网膜脉络膜炎。

（三）诊断与鉴别诊断

1. 诊断　根据眼底病变的特点和血清学检查如间接免疫荧光抗体试验、染色试验、血凝试验以及皮肤试验等。

2. 鉴别诊断

（1）脉络膜结核瘤：黄白色大片病灶，但 OT 试验为阳性，弓形虫血清检查为阴性。

（2）巨细胞病毒感染：也易发生于免疫功能低下者，特别是艾滋病患者，眼底表现为黄白色限局性视网膜坏死，附近视网膜血管有白鞘，陈旧病变有色素增生。根据补体结合试验和患者的体液、尿液检查等与弓形虫病区别。

（四）治疗

主要是抗弓形虫治疗，如果中心视力明显受累，可用乙胺嘧啶，开始每日 75mg，2 天后每日 25mg 并联合用三磺，首量每次 2g，以后改为每次 1g 每日 4 次共用 4 周。每周查白细胞和血小板，如果两者下降则服叶酸 5mg，每日 3 次或每周肌注叶酸 2 次，每次 1mL。也可口服乙酰螺旋霉素 300mg，每日 4 次，并联合用三磺，6 周为一疗程。炎症反应强烈时在抗弓形虫治疗 2 周后可加用泼尼松 60mg 每日晨 1 次，一周后改为隔日晨 60mg，根据病情减量。

（葛嫣然）

第五节　非感染性葡萄膜炎

此类葡萄膜炎没有显示感染因素，但多有免疫异常表现，有些常伴有全身性疾病，主要者如下。

一、Fuchs 虹膜异色性虹膜睫状体炎

Fuchs 虹膜异色虹膜睫状体炎（Fuchs heterochromic iridocyclitis，FHI）临床上并非少见。占葡萄膜炎 3%~11%。Fuchs（1906）首先提出本病的特点是虹膜异色、白色 KP 和并发性白内障。

（一）病因和发病机制

原因不明。近年来根据免疫学和组织病理学的研究多认为本病是一种免疫性炎症反应，病理表现为单核细胞浸润，其中浆细胞较多，并发现患者血清和前房水内有免疫复合物。表

明在虹膜血管壁上有免疫复合物沉着。可能因此引起虹膜实质小血管血栓、闭塞而发生新生血管以及一切临床表现，荧光虹膜血管造影也证实。

（二）临床表现

本病多发生于青壮年，男多于女，多单眼发病。无自觉症状，病程缓慢，很多患者在出现白内障、视力减退时才发现有病。表现如下。

（1）睫状充血很轻或无：KP 为灰白中等大小、圆形、无色素，边界清楚，不融合，多遍布全角膜后壁，有时有角膜水肿。

（2）轻度前房内光和浮游物，前房角是开放的，但组织结构不清，常有放射状和环形细小血管，这可能是发生青光眼的原因。当前房穿刺时常引起穿刺部位的对侧有细条状出血流向前房，形成小的前房出血，数小时内吸收，称此为 Amsler 征是本病的特点。这是由于穿刺时前房压力突变使对侧脆弱的小血管受压而破裂。

（3）患眼虹膜色浅，是由于虹膜实质萎缩，色素减少；虹膜后面色素斑状消失呈蛀状或筛样改变，虹膜萎缩，表面可见细小血管。瞳孔缘色素层缺损或完全消失，从不发生虹膜后粘连。瞳孔可变大或形不整，对光反应迟钝，这是由于瞳括约肌萎缩所致。

（4）本病 90% 患者发生并发性白内障，是由后囊下开始混浊，发展迅速，很快成熟，手术摘除不困难，但有时发生并发症，如出血性青光眼，虹膜前粘连等。前玻璃体有少量尘埃状混浊。

（5）20%～50% 患者发生青光眼为开角型，治疗困难。是由于小梁硬化、小梁内腔闭锁以及房角纤维血管膜形成所致。青光眼常是间歇性或亚急性以后变为慢性。青光眼有时发生于白内障手术后。这可能是由于排水管已不正常，再加上手术影响而加剧。药物治疗无效时可考虑滤过手术治疗。

（三）诊断与鉴别诊断

1. 诊断　主要根据临床表现。

2. 鉴别诊断

（1）慢性虹膜睫状体炎：有弥漫性虹膜萎缩，但 KP 有色素，易发生虹膜后粘连。

（2）单纯性虹膜异色症：为虹膜发育异常的遗传性改变，无炎症表现。

（3）继发性虹膜异色：是由于其他眼病如虹膜炎症引起的虹膜萎缩，血管新生；弥漫性虹膜肿瘤等所引起的一眼虹膜组织变色。

（4）神经性虹膜异色症：这是由于交感神经疾病所引起的虹膜色素脱失，动物实验证明颈上交感神经节切除可引起虹膜异色，但无炎症表现。

（四）治疗

无特殊疗法，皮质激素治疗不能改变疾病过程。重要的是及时发现青光眼及时治疗；白内障成熟后手术摘除，预后良好。也可以做人工晶状体植入手术。

二、晶状体诱发性葡萄膜炎

本病多发生于白内障囊外摘除或晶状体损伤以后，并常见于过熟期白内障。此类疾病以往分为三类，即晶状体过敏性眼内炎（phacoanaphylactic endophthalmitis），晶状体毒性葡萄膜炎（phacotoxic uveitis）和晶状体溶解性青光眼（phacolytic glaucoma）。实际晶状体毒性葡萄膜炎是晶状体过敏性眼内炎的轻型，现称为晶状体性葡萄膜炎（phacogenic uveitis），三者总称为晶状体诱发性葡萄膜炎（lensinduced uveitis）。

（一）病因和发病机制

晶状体有可溶性蛋白和非可溶性蛋白，前者占总蛋白的 90%，可溶性蛋白主要有 α、β、γ，α 抗原性最强，是诱发本病的重要抗原。正常人对房水内少量晶状体蛋白有耐受性，当大量晶状体蛋白进入房水内，耐受性被破坏，T 细胞对 B 细胞的抑制作用减少，而使 B 细胞产生抗晶状体蛋白抗体增加。大量抗体与晶状体蛋白抗原结合，在补体参与下形成免疫复合物，往往沉着于葡萄膜血管而引起 Arthus 型炎症反应。现已证明实验性晶状体诱发性眼内炎与人晶状体过敏性眼内炎相似，并证明实验性晶状体眼内炎可以血清被动转移；荧光免疫法证明受损伤的晶状体内有 IgA 和 C3，并且用眼镜蛇毒因子（cobra venon factor）减少 C3 可防止发生实验性晶状体性葡萄膜炎，更进一步证明本病是免疫复合物型自身免疫性疾病。本病炎症轻重不同，有不同的组织病理改变，主要有三种类型。

1. 晶状体过敏性眼内炎　当疾病晚期在晶状体附近形成肉芽肿，表现为四种炎症反应环围绕晶状体皮质：最靠近晶状体皮质有一肉芽肿性反应带，含有大单核细胞，有类上皮细胞、多核巨细胞和巨细胞；在此环的外边是一纤维血管带；再次是浆细胞环；最外层是淋巴细胞围绕。其附近的虹膜和睫状体表现为非肉芽肿性炎症。

2. 巨噬细胞反应　此型最为多见，可发生于所有晶状体损伤的病例。其特点是巨噬细胞集聚在晶状体囊皮破溃部位，常见有异物型的巨细胞。虹膜和睫状体前部有淋巴细胞、浆细胞和巨噬细胞轻度浸润。

3. 肉芽肿性晶状体性葡萄膜炎　在葡萄膜组织内有肉芽肿性炎症。

晶状体溶解性青光眼是由晶状体皮质溶解所引起的继发性开角型青光眼，常伴发于晶状体过敏性眼内炎，多见于过熟性白内障。晶状体皮质漏入前房引起巨噬细胞反应，吞噬渗漏到前房的晶状体皮质或 Morgangnian 液体而变膨胀，这些细胞加上晶状体碎屑阻塞小梁网而引起眼压升高。

（二）临床表现

1. 晶状体过敏性眼内炎　此型是免疫复合物 Arthus 型引起的炎症反应，临床症状明显，眼痛、视力高度减退，甚至光感不确。眼睑、结膜、角膜水肿，羊脂样 KP，前房水混浊，可有前房积脓，广泛虹膜后粘连，往往发生青光眼，如不及时手术摘除晶状体，最终导致眼球萎缩。

2. 晶状体性葡萄膜炎　此型相当于晶状体毒性葡萄膜炎，有很多名称，如晶状体抗原性葡萄膜炎（phacoantigenic uveitis）、巨细胞反应（macrophage reaction）。发生于外伤或晶状体囊外摘除 2 小时~2 周以后；可发生于各种白内障，此型最为多见，多表现为轻度非肉芽肿性前葡萄膜炎。有三型：①自发性晶状体性前葡萄膜炎：本病无明显发病原因，无外伤史，但发病前都有晶状体混浊，包括并发性白内障。炎症为慢性，轻度充血或不充血，细小 KP，前房闪光弱阳性，白内障摘除后炎症消失；②白内障摘除术后晶状体性前葡萄膜炎：一般在术后 2~3 天出现 KP，数量不多，随着残留晶状体皮质的吸收，炎症逐渐消失；③外伤性晶状体前葡萄膜炎：多为轻度炎症。

3. 晶状体溶解性青光眼　常发生于过熟期白内障或行过针拨术的手术眼。多为急性发作，眼压突然升高。明显睫状充血，角膜水肿，房水闪光阳性，轻度炎症反应，房角开放，有时前房有雪花状小白点漂浮，角膜后壁、前房角、虹膜及晶状体表面有小白点或者有彩色反光小点。这是含有蛋白颗粒的吞噬细胞。瞳孔轻度或中等开大，虹膜无后粘连，对光反应迟钝。

（三）诊断与鉴别诊断

1. 诊断　　主要根据病史和临床表现。在前房穿刺时，可见房水内嗜酸性粒细胞增多，占炎症细胞的30%以上。晶状体溶解性青光眼的房水内含有吞噬晶状体皮质的巨噬细胞。关于晶状体蛋白的皮试意义不大，正常人也可阳性。

2. 鉴别诊断

（1）伤后晶状体性葡萄膜炎的鉴别诊断

1）交感性眼炎：当外伤眼的对侧眼有白内障发生晶状体性葡萄膜炎需与交感性眼炎区别，后者为全葡萄膜炎，当非外伤眼发炎时外伤眼也明显发炎，如果对侧眼是晶状体性葡萄膜炎，外伤眼是无炎症表现。

2）术后或伤后感染：发病急，刺激症状突然加重，前房炎症反应明显。

（2）晶状体溶解性青光眼的鉴别诊断：①急性闭角型青光眼：虽有白内障但有色素性KP，前房浅，房角关闭，瞳孔开大；②白内障肿胀期青光眼：前房浅，无炎症。

（四）治疗

为预防晶状体诱发性葡萄膜炎，成熟的白内障应及时摘除，以免后患；提高手术技术尽力不遗留晶状体皮质。一旦确认为本病尽早摘除白内障或残留皮质；如果晶状体已大部分摘除可保守对症治疗。按一般葡萄膜炎治疗，并用皮质激素。溶解性青光眼在控制眼压后立刻做晶状体摘除，即使光感不确定也当手术。

三、交感性眼炎

交感性眼炎（sympathetic ophthalmia）是眼球穿通伤后引起的双眼弥漫性非坏死性肉芽肿性葡萄膜炎。受伤眼称刺激眼，未受伤眼称交感眼。病情严重未及时进行有效的治疗，会导致双眼失明。

（一）病因和发病机制

本病多发生于眼球穿通伤和内眼手术后，外伤多于内眼手术，手术中以白内障手术更为多见，特别是伤口愈合不良或伤口有组织嵌顿以及眼内有异物者更易发生。另外角膜溃疡穿孔、化学烧伤以及眼内坏死性肿瘤都可发生交感性眼炎。外伤和交感性眼炎发生的时间间隔最短者9天，最长者60年。65%发生在受伤后2个月以内，90%发生在1年以内，最危险的时间是受伤后4~8周。早期摘除失明的外伤眼可防止健眼发病。

发病机制不明。现认为其发病与免疫因素有关。病毒在激惹免疫方面可能起佐剂作用。眼球穿通伤提供眼内抗原到达局部淋巴结（结膜）的机会，使眼内组织抗原能接触淋巴系统而引起自身免疫反应。实验证明交感性眼炎患者对眼组织抗原特别是S-抗原的细胞免疫反应为阳性。近年来特别强调色素细胞抗原的重要性。并发现本病患者 HLA - A$_{11}$ 阳性率高；有 HLA - A$_{11}$ 者比无 HLA - A$_{11}$ 者外伤后发生交感性眼炎的危险性更大。并发现 HLA - DR 阳性率也高于正常组。

组织病理表现为双眼全葡萄膜组织浸润。开始以色素细胞为中心淋巴细胞为主的细胞浸润，首先发生在静脉壁，以后出现以类上皮细胞、巨细胞、浆细胞为中心，周围为淋巴细胞的结节形成非坏死性慢性肉芽肿性病变，并可在视网膜色素上皮和玻璃膜之间形成类上皮细胞和淋巴细胞团呈限局性结节状小突起称为 Dalen – Fuchs 结节。晚期色素细胞脱失形成晚霞样眼底。

（二）临床表现

1. 刺激眼的临床表现　眼球穿通伤后未能迅速恢复正常，而持续有慢性炎症并有刺激症状，逐渐加重，出现羊脂 KP、房水混浊、虹膜发暗有结节，这时详细检查健眼，往往有炎症表现。

2. 交感眼的临床表现　最初自觉症状轻，往往先出现调节近点延长，晶状体后间隙出现炎症反应。炎症明显时才有轻度睫状充血、细小 KP 和房水混浊。随着病情的进展出现成形性虹膜睫状体炎。炎症状加重，虹膜变厚、色暗、纹理不清，可见羊脂状 KP 和虹膜结节，虹膜后粘连，病情发展可发生各种严重并发症。有时病变先由后部开始，眼底周边部有黄白点，如同玻璃疣样改变，是相当于 Dalen – Fuchs 结节的病变，并有色素紊乱或先出现视盘充血水肿及视神经炎。有时视网膜下水肿，尤其黄斑部，严重者可引起视网膜脱离，炎症并向前发展，可发生严重的虹膜睫状体炎。

少数病例发生全身症状，如白发、白眉、白癜风以及脑膜刺激症状和听力障碍。

（三）诊断与鉴别诊断

1. 诊断

（1）临床诊断：有眼球穿通伤或内眼手术史及双眼炎症反应。

（2）病理诊断：把完全失明眼球摘除不仅可预防交感性眼炎的发生，并可做病理组织学检查，进一步确诊。

2. 鉴别诊断

（1）交感性刺激（sympathetic irriation）：为一眼有外伤，另眼有刺激症状如畏光、流泪、眼睑痉挛等。排除原发刺激，交感刺激即消失。

（2）晶状体性葡萄膜炎：双眼白内障，一眼手术后另眼发生炎症反应，其鉴别是手术眼无炎症。

（3）与 VKH 临床症状状相似，但无眼外伤史。

（四）治疗

1. 外伤眼处理　眼外伤后应积极治疗，使其早日治愈。如视力已完全丧失应早期摘除。如已发生交感性眼炎，对无视力的刺激眼也应摘除。如尚有恢复视力的可能应积极抢救双眼。

2. 交感性眼炎的治疗　按一般葡萄膜炎治疗和广谱抗生素。全身应用大量激素，每早口服泼尼松 60～100mg，根据病情逐渐减药改为隔日给药法。炎症消退后应继续用维持量数月。激素治疗无效或不能继续应用者可用免疫抑制剂如环磷酰胺或瘤可宁等。近年来有人报道应用 CyclosporinA，效果较好。

四、中间葡萄膜炎

中间葡萄膜炎（intermediate uveitis）又称周边葡萄膜炎（periuveitis）或平坦炎

（parsplanitis）。主要侵犯睫状体的平坦部和眼底周边，常伴有视网膜血管炎，可引起各种并发症，严重影响视力，为比较常见的慢性葡萄膜炎。在我国占特殊类型葡萄膜炎的第三位，在美国加州占第一位。

（一）病因和发病机制

原因不明。可能与免疫因素有关。如本病患者对链球菌和常见的病毒有超敏反应；本病可伴发于多发硬化症患者，抗神经节糖苷抗体增加，并发现本病患者60%以上循环免疫复合物增加，其程度与疾病活动一致。因此，认为睫状体与肾小球一样容易发生免疫复合物疾病。

炎症主要在睫状体和血管周围，表现为视网膜静脉炎和静脉周围炎和玻璃体底部有纤维胶质增生。视网膜静脉、毛细血管和小动脉功能不良也可解释本病常发生视网膜水肿和视盘水肿。

（二）临床表现

多为双眼，不分性别，好发于青壮年。早期症状轻，多主诉眼前有黑点，有时眼球酸痛，视力疲劳。视力减退是由于玻璃体混浊、黄斑水肿以及并发性白内障。

1. 眼部表现

（1）眼前部改变：一般球结膜不充血，无 KP 或少量中、小 KP，也可有羊脂状 KP，仅有少许浮游物，闪光弱阳性，但晶状体后间隙闪光和浮游物明显。前房角有胶样灰色、灰黄色渗出，有时前节正常，也可见这种改变，因此，容易发生虹膜前粘连。虹膜一般没有改变，但常有并发性白内障。

（2）眼底改变：视网膜周边部有两种渗出：一为弥漫型较多见，早期锯齿缘附近有小渗出以后可见于平坦部和眼底周边部，这种软性小渗出瘢痕化以后形成有色素的小病灶；另一种为限局性病灶，为大片渗出多在眼底下方形成雪堤状常有新生血管。并伴有周边部视网膜血管炎和静脉周围炎、静脉迂曲扩张或变细或伴白线；严重者病变由周边部向后极部扩展，引起进行性血管闭锁，并常有黄斑部和视盘水肿，玻璃体明显混浊，活动期呈尘埃状；晚期形成索条状或膜状在玻璃体前周边部明显，呈雪球状者多位于下方周边部的视网膜前。

2. 临床类型

（1）根据炎症表现分为弥漫性和限局性，前者为最多见，预后良好。

（2）根据炎症程度分为三种：①轻型：无 KP，轻度或无房水闪光和细胞，晶状体后间隙和前玻璃体有少许浮游物；②中度型：往往无 KP，房水闪光阳性，少许浮游细胞，晶状体后间隙和前玻璃体有明显浮游物，眼底后极中等度水肿，平坦部下方有渗出物；③严重型：有少量或中度灰白色 KP 或少量羊脂状 KP，轻度或中等度房水闪光和浮游物，周边部血管改变，并可有限局性雪堤状渗出。

（3）根据临床最后过程有五种改变：①良性型：预后良好，数月后周边部渗出消失，仅遗留少许小萎缩斑或少许虹膜前粘连；②继发性脉络膜和（或）视网膜脱离型：由于渗出引起周边部脉络膜脱离或伴有视网膜脱离，皮质激素治疗有效，炎症消退视网膜复位；③睫状膜形成型：为恶性进行性病变。在锯齿缘有大量灰黄色渗出，数月后在渗出膜内有来自睫状体的新生血管，逐渐进展，侵入晶状体赤道部及其后部形成睫状膜，牵引视网膜脱离或引起晶状体虹膜隔前移，使房角关闭而引起继发性青光眼；④视网膜血管进行性闭锁型：

视网膜血管炎由周边部开始向视盘进展，静脉周围鞘非常致密以致看不见血柱。晚期小动脉闭塞，出现视神经萎缩，视力逐渐丧失；⑤慢性迁延型：周边部病灶此起彼伏，长期不愈，玻璃体形成大量机化膜，最后引起严重并发症，高度影响视力，甚至失明。

（三）诊断与鉴别诊断

1. 诊断　患者常主诉眼前有黑点，前节炎症轻，但晶状体后间隙和前玻璃体混浊明显。三面镜检查可见周边部和平坦部病变。

2. 鉴别诊断

（1）前葡萄膜炎：自觉症状和前部炎症明显。

（2）Kirisawa 型葡萄膜炎：周边部也可有大片渗出，但发病急，玻璃体混浊明显。

（3）结节病：也可表现为慢性中间葡萄膜炎伴有视网膜血管炎，但有全身特殊改变。

（4）Behcet 病：早期表现周边部视网膜血管炎和玻璃体混浊，但常有特殊的黏膜、皮肤改变。

（四）治疗

大部分病例是良性过程，不需要特殊治疗。病情稍重或黄斑水肿者可每周或隔周球旁注射泼尼松龙；少数严重病例可隔日口服泼尼松，但不宜长期应用，对皮质激素治疗无效者可考虑用免疫抑制剂，也可进行光凝或冷凝疗法。

五、伴有关节炎的葡萄膜炎

多年来都认为前葡萄膜炎与风湿病性关节炎和结缔组织病有关。目前已明确二者不是因果关系，而是同一性质疾病与免疫有关。发生葡萄膜炎的关节炎主要有以下几种。

（一）临床表现

1. 强直性脊柱炎（ankylosing spondilitis，AS）　是慢性进行性关节炎。主要侵犯骶髂关节和脊柱。25% 患者可发生前葡萄膜炎，男性多于女性，青壮年发病。关节炎多发生于眼病以前。有家族史，伴有前葡萄膜炎的 AS 患者中 90% HLA – B_{27} 为阳性，HLD – DR4 阳性率也高。

临床上 50% 患者无症状。主要症状有腰背疼，特别是早晨起床后腰背有强直感，重者腰椎前后运动受限，常引起脊柱变形。眼部常表现为复发性非肉芽肿性前葡萄膜炎。严重者有纤维素性渗出和前房积脓。虽然 3~6 周炎症消退，但反复发作可引起虹膜后粘连、继发性青光眼和并发性白内障等。

2. 青年类风湿性关节炎（juvenile rheumatoid arthritis，JRA）　是儿童慢性进行性疾病，多发生于 16 岁以下，最多见于 2~4 岁，一般病程为 5~6 年，20%~40% 患儿抗核抗体（ANA）是阳性。近年来发现本病患者 HLA – DR_5 阳性高。

全身表现有三类型。

（1）急性毒性型（Still 病）：20% 患者在发病前有高热，并伴有淋巴结和肝脾大。发病时轻微关节痛。此型很少发生前葡萄膜炎。

（2）多关节型：全身所见不多，多关节受累，以膝关节多见，腕关节和踝关节次之。此型 7%~14% 可发生前葡萄膜炎。

（3）单关节或少关节型：常累及膝关节，其次是髋关节和足根。此型 78%~91% 发生前葡萄膜炎，女孩比男孩多4倍。眼病主要有两型：一种为慢性非肉芽肿性前葡萄膜炎，多见于女孩伴有少关节型关节炎。刺激症状轻，眼不红不痛，常发生角膜带状混浊和并发性白内障。由于视力减退，才发现有眼病。另一种是急性非肉芽肿性前葡萄膜炎，多见于男孩，伴多关节型葡萄膜炎，某些患者 HLA – B$_{27}$ 阳性。

3. Reiter综合征　　本征包括非特异性尿道炎，多发性关节炎和急性结膜炎，并可发生前葡萄膜炎。HLA – B$_{27}$ 阳性率也高。一般先出现尿道炎，然后出现关节炎和眼病。尿道炎为黏液性或黏液脓性无菌性脓尿和血尿。关节炎多侵犯大关节。结膜炎有黏液脓性分泌物，结膜充血，乳头增生，可持续 2~6 周。8%~40% 可发生前葡萄膜炎，为双眼非肉芽肿性炎症，严重者有大量纤维素性渗出和前房积脓。

4. 类风湿性关节炎（rheumatoid arthritis，RA）　　为最多见的慢性病。在患者血液和滑膜液内可发现抗 IgG 和 IgM 抗体，称为类风湿因子（RF），本病患者常伴有细胞免疫缺陷。本病女性发病高于男性，很少发生于儿童。全身症状有发热、体重减少等。多关节受累，多是对称性。首先侵犯末梢关节，特别是指骨小关节，最后骨关节变形。常引起风湿性心脏病。本病可侵犯结膜、角膜、巩膜、房水排出管以及葡萄膜炎。葡萄膜炎比巩膜炎少见，多表现为非肉芽肿性前葡萄膜炎。

5. 牛皮癣性关节炎（psoriatic arthritis）　　是慢性复发性皮肤病，在病变部位表现带有银灰色鳞屑的丘疹性病变。本病可伴有关节炎和前葡萄膜炎。在牛皮癣患者中很少有前葡萄膜炎，但伴有关节炎的牛皮癣患者发生前葡萄膜炎，表现为轻度或严重的急性炎症，并常伴有角膜缘内的周边角膜浸润和结膜炎。

6. 炎症性肠道性疾病　　这包括溃疡性结肠炎和回肠结肠炎，两者都可发生关节炎和葡萄膜炎，往往伴有 HLA – B$_{27}$ 阳性。都有胃肠道症状。

（1）溃疡性结肠炎（ulcerative colitis）：为非特异性反复发作性肠炎，女性多于男性，20% 以上患者有关节炎，为游走性单关节炎，也可发生骶髂关节炎和强直性脊柱炎。起病急、发热，每日排脓血便 10 余次。0.5%~12% 发生双侧非肉芽肿性前葡萄膜炎，反复发作，伴有骶髂关节炎者更易发生前葡萄膜炎；伴有肠道症状和关节炎者多为慢性过程，反复再犯。

（2）肉芽肿性回肠结肠炎（granulomatous ileocelitis，Crohn病）：本病是多灶性非干酪化的肉芽肿性慢性复发性肠炎。急性发作者颇似急性阑尾炎的腹痛；慢性者有腹痛、腹泻，逐渐肠栓塞症状。也可发生关节炎，多为强直性脊柱炎。大约 5% 有各种眼病，结膜炎、前葡萄膜炎最为多见。多为非肉芽肿性前葡萄膜炎，有急性和慢性过程。肠道疾病发作时前葡萄膜炎加重，也可发生脉络膜炎、视神经视网膜炎和视网膜血管炎。

（二）诊断与鉴别诊断

诊断根据临床表现如不同关节炎的表现皮肤和肠道症状，并结合化验检查如血沉、抗"O" RF、ANA、CRP 和 X 线检查，特别注意膝关节和骶髂关节和四肢关节。因为关节炎往往先于葡萄膜炎，为了早期发现眼病，对关节炎患者特别是 JRA 应追踪观察，多发性关节炎应半年进行一次眼部检查；少关节炎患者发生葡萄膜炎的危险性更大，应 3 个月检查一次，并应随访 7 年以上。

（三）治疗

按前葡萄膜炎治疗，充分活动瞳孔，防止虹膜后粘连。儿童不宜长期用阿托品以防睫状肌麻痹而引起弱视。儿童慎用或不用阿司匹林以防引起不良反应。一般可服用布洛芬并可请有关科室会诊，协助治疗。

六、Vogt - 小柳 - 原田病

本病为双眼弥漫性渗出性葡萄膜炎，伴有毛发、皮肤改变和脑膜刺激症状，因而又称为葡萄膜，脑膜炎。最初是 Vogt（1905）和 Koyanagi（小柳，1914）先后报道的，以前节炎症为主称 Vogt - Koyanagi 病（VK）。以后 Harada（原田，1929）报道类似的眼病，是以后节炎症为主，往往发生视网膜脱离，称为 Harada 病。二者总称为 Vogt - Koyanagi - Harada 综合征（VKH）或小柳 - 原田病。

（一）病因和发病机制

本病原因不明。根据临床急性发病，多伴有流感样症状，可能与病毒感染有关，但病毒培养为阴性。现认为本病是自身免疫性疾病，患者对眼组织抗原有细胞免疫和体液免疫反应，并发现患者血液内存在抗 S - 抗原抗体和抗神经节糖苷抗体。近年来强调色素细胞的重要性，它既是抗原又是靶细胞，又发现本病患者 HLA - BW54 和 HLA - DR1、DR2 比正常组高。因此，本病发病机制有各种因素，可能先有致病因子（病毒）作用于易感患者，引起非特异性前驱期症状；另一方面致病因子引起色素细胞抗原性改变，而发生自身免疫反应，出现全身性色素细胞受损害的各种表现。本病主要病变在葡萄膜和 RPE，伴有色素细胞的破坏。病理为慢性弥漫性肉芽肿性炎症。最后脉络膜纤维化，大中血管层血管数减少，RPE 色素广泛脱失、形成晚霞样眼底改变。

（二）临床表现

本病好发于青壮年，以 20 ~ 40 岁为多，男女无差别，多双眼发病。临床分为三期。

1. 前驱期　突然发病，多有感冒症状：头痛、头晕、耳鸣。严重者有脑膜刺激症状，脑脊液淋巴细胞和蛋白增加，因而易误诊为颅内疾病。头痛是本期的主要症状（58% ~ 95%），也是早期诊断的指标。

2. 眼病期　前驱症状后 3 ~ 5 天出现眼症状几乎双眼同时急性发病，视力高度减退。

（1）Vogt - Koyanagi（VK）病：以渗出性肉芽肿性虹膜睫状体炎为主，也伴有弥漫性脉络膜视网膜炎。前节炎症迅速发展，有大量渗出遮盖瞳孔区和虹膜后粘连，眼底看不清，视力高度减退，未及时治疗可引起各种并发症，如瞳孔锁闭、膜闭和继发性青光眼。

（2）Harada 病：双眼视力突然减退，前节炎症轻，但眼底改变明显，起病时视盘充血，其周围和黄斑部明显水肿，易误诊为视神经炎或中心性浆液性视网膜病变，逐渐全眼底水肿发灰，并表现为多灶性病变，相互融合形成限局性视网膜脱离，进而引起视网膜下方大片脱离。

3. 恢复期　眼部炎症逐渐消退，前节炎症易遗留虹膜后粘连；视网膜下液吸收，视网膜复位。眼底色素脱失，形成所谓晚霞样眼底，并有散在大小不等色素斑和色素脱失斑，视盘周围往往有灰白色萎缩晕。

本病轻重程度不等，轻者为一过性炎症，虽有视网膜脱离，但无明显"晚霞样"眼病，称为顿挫型（abortivetype）；严重者半年以上炎症持续存在，称为迁延型，往往是由于治疗不当，例如皮质激素治疗开始晚或量不足或中途停药以致长期不愈，表现为肉芽肿性炎症，

反复发作，发生严重并发症，甚至失明。脱发、白发和白癜风多发生在眼病开始后数周到数月，一般 5~6 个月恢复。

（三）诊断与鉴别诊断

1. 诊断　初期自觉症状有头痛、头晕、耳鸣，临床上表现为双眼弥漫性葡萄膜炎，前节发展为肉芽肿性炎症；后部视盘、黄斑部水肿、多发性视网膜脱离斑，以及晚期的"晚霞样"眼底，并伴有毛发、皮肤等改变，常可作出诊断。

2. 鉴别诊断

（1）视神经炎或中心性浆液性视网膜脉络膜病变：晶状体后间隙检查可早期发现葡萄膜炎。

（2）急性后极部多发性鳞状色素上皮病变（acute posterior multifocal pigment epitheliopathy，APMPE）：在后极部也有斑状病变，但早期荧光眼底血管造影两者有明显不同；而且 VKH 很快就出现葡萄膜炎的体征。

（四）治疗

本病自从应用皮质激素治疗以来，视力预后有很大改进。除局部应用以外，应早期全身给药，用量要足，早期用大量皮质激素时要快减，以后慢减，一个月内避免急剧减药，最后用维持量要长，不少于 3~6 个月。因长期用药应当用中效的泼尼松，一般每日 80~100mg 每早 7~8 时一次顿服。根据病情减药后要改为隔日服药法。在减药过程中如有复发可加局部用药。病情严重者或皮质激素治疗开始的晚，用药时间要长，甚至需用药约一年以上，其他治疗同一般葡萄膜炎。

七、Behcet 病

本病为慢性多系统损害的疾病，Behcet（1937）首先提出本病的四大特点，即复发性口腔溃疡、阴部溃疡、皮肤改变和葡萄膜炎。葡萄膜炎反复发作可导致多数患者失明。

（一）病因和发病机制

原因不明。中东和日本多发，在我国占特殊性葡萄膜炎的第四位。因患者有多种自身抗体，推想可能是一种自身免疫性疾病。主要病理改变是闭塞性血管炎，现已证明是由免疫复合物 Arthus 反应所致。其他如纤维蛋白溶解系统功能低下高凝状态，中性白细胞的功能异常，活性氧亢进，中毒因素以及遗传因素（HLA-B_5、HLA-B_{51}、HLKA-DR_5 检出率高）都可能与之有关。

（二）临床表现

1. 全身表现　常有早期前驱症状，如低热、食欲不振、反复咽喉炎等。逐渐出现以下改变。

（1）口腔溃疡：为最多见，常侵犯口唇、齿龈、舌和颊部黏膜。初起发红，轻度隆起 1~2 天后形成灰白色溃疡，2~12mm，7~10 天消失，不遗留瘢痕。

（2）外阴部溃疡：男性比女性多发。

（3）皮肤改变：常见者有结节性红斑、皮疹、毛囊炎，以及皮肤针刺反应。

（4）血管炎：大、中、小血管都被侵犯，特别是静脉、浅层血栓性静脉炎最为多见。

（5）关节炎：为多发性关节炎，多侵犯下肢。

（6）消化道症状：严重者胃黏膜溃疡。

（7）神经精神症状：可出现中枢神经和脑膜刺激症状，有时有记忆力减退和性格改变等。

2. 眼部表现　本病70%～80%发生葡萄膜炎，男性多于女性，20～40岁发病较多。双眼反复发作平均间隔1～2个月，短者一周，长者2年，病程较长，可达10～20年，多致失明。眼病有三种类型。

（1）前葡萄膜炎：仅前节炎症，多次反复，表现为急性渗出性虹膜睫状体炎，有较多细小KP，往往出现前房积脓，其特点是出现的快，消失也快。反复发作发生各种并发症。

（2）玻璃体炎型：是以玻璃体混浊为主的反复性炎症。此型是以睫状体炎为主，并可见视网膜静脉扩张，视网膜水肿，但无出血和渗出。

（3）眼底病型：为严重类型，大多数病例前后节都有炎症和玻璃体混浊。病变过程如下。

1）早期改变：是以视网膜血管炎为主，静脉扩张，在其附近往往有毛刷样出血；动脉变细，有的血管闭塞成白线；小静脉、毛细血管的通透性增强而引起后极部视网膜弥漫性水肿混浊。甚至仅有轻度前节炎症也有视网膜血管炎。

2）晚期改变：可发生视网膜血管分支阻塞，视网膜有大片出血和渗出，甚至发生新生血管伸向玻璃体而引起玻璃体出血。小动脉闭塞性血管炎引起缺血性病变，导致视网膜浅层坏死，呈灰白色的视网膜栓塞（retinal infarction）。疾病反复发作视网膜脉络膜变性发生持续性水肿混浊；黄斑部水肿囊样变性常发生板层裂孔。由于血管周围继发性纤维增生也可引起视网膜脱离。视神经盘充血，边界不清，当视网膜血液供给进行性丧失，视网膜神经纤维层萎缩可导致视盘萎缩，色变浅；或者视乳头血管闭塞由于缺血而发生急剧性视力丧失，最后发生视神经萎缩。

（三）诊断与鉴别诊断

1. 诊断　根据主要和次要改变分为两型。主要改变为反复性口腔溃疡、阴部溃疡、皮肤病和葡萄膜炎。次要改变有关节炎、胃肠道疾病、附睾炎、血管炎及神经系统疾病。在疾病过程中四种主要改变都出现称为完全型；不完全型是指疾病过程中有三个主要改变或典型眼部改变如前房积脓或典型视网膜血管炎，再加一种主要改变如反复性口腔溃疡。不能诊为不完全型者称为可疑型。皮肤针刺反应很有诊断价值。

2. 鉴别诊断

（1）伴有视网膜血管炎的葡萄膜炎：如结节病性葡萄膜炎多为视网膜静脉周围炎，有其特殊的全身改变，但无黏膜和皮肤改变。又如多发性出血性视网膜血管炎，表现为轻度前葡萄膜炎，双眼发病为多发性视网膜血管炎，视网膜毛细血管无灌注，玻璃体炎，原因不明，皮质激素治疗有效。

（2）伴有前房积脓性前葡萄膜炎：如强直性脊柱炎、Reiter病虽有关节炎和前房积脓，但后节正常，也无黏膜和皮肤改变。

（四）治疗

同一般葡萄膜炎，注意散瞳。前节炎症可局部点眼或结膜下注射皮质激素；后节炎症在发作时可球旁注射，以缓解急性炎症。本病不宜全身应用皮质激素。主要用免疫抑制剂如瘤可宁或环磷酰胺。一般先用秋水仙碱，每次 0.5mg 每日 2 次，不良反应少。如果无效，首选瘤可宁，这是治疗本病最有效毒性最小的免疫抑制剂每日 0.1～0.2mg/kg，根据病情逐渐减量至每日 2mg 用药约 1 年。严重病例各种药物治疗无效者可口服环孢霉素 A 每日 3～5mg/kg，分 2 次服用，因对肝肾不良反应大应慎用。以上药物都有不良反应，用药前要说明可能发生的不良反应并取得患者或家属同意而且无全身禁忌证者方可用药。治疗过程中应每周检查白细胞和血小板。用环孢霉素 A 要检查肝肾功能及血清蛋白电泳。其他药物有血管扩张剂、抗凝剂、吲哚美辛及维生素 C、E 等。中药以清热解毒凉血祛瘀为主。

八、结节病性葡萄膜炎

结节病（sarcoidosis）是侵犯多器官的肉芽肿性疾病。主要侵犯肺和末梢淋巴结，25% 有眼部病变，最多见者是葡萄膜炎，也有缺乏全身病的眼结节病，黑人比白人多见。

（一）病因和发病机制

本病原因不明，但有免疫异常表现：T 细胞功能低下，B 细胞活力增强，抗体产生活跃，免疫球蛋白升高，并发现循环免疫复合物增加。Kveim 试验阳性。这是由活动性结节病患者的淋巴结或脾提取的浸出液作为抗原皮内注射，产生结节病样组织病变者为阳性反应。组织病理表现为非干酪化肉芽肿性炎症，在巨噬细胞胞浆内可有嗜酸性小体。

（二）临床表现

本病发展缓慢，多发生于 30～40 岁，女性较多。

1. 全身改变　最多见者是双侧肺门淋巴结肿大，早期约半数无症状但在 X 线片上可见改变；严重者有肺实质病变。最多见的症状有咳嗽，有少量黏痰；体重减轻，有时乏力、发热、食欲减退；当发展为肺纤维化时有活动后的气急、发绀，也可发生咳血。其次是末梢淋巴结肿大，皮肤结节性红斑，也可侵犯神经系统、肝、脾、肾、胃肠等出现相应的各种症状。

2. 眼部改变　在眼病中以葡萄膜炎为多见。

（1）急性前葡萄膜炎：多为双侧，为非特异性炎症，突然发病，眼痛视力减退，症状明显可能有中等度发热，常伴有结节性红斑。

（2）慢性前葡萄膜炎：为最多见，病程缓慢自觉症状不明显，有羊脂 KP、Koeppe 结节，有时虹膜有多发结节，比结核者为大，更富于血管呈粉红色；大的虹膜肉芽肿性结节易误诊为虹膜肿物。结节常自发消退或玻璃样变。严重病例发生虹膜后粘连、继发青光眼和并发性白内障。这种慢性葡萄膜炎常伴有肺纤维化。

（3）慢性睫状体炎或周边葡萄膜炎：睫状体平坦部有渗出并可进入玻璃体和周边部视网膜；周边部小血管变细或伴白线。房角也可出现结节病性肉芽肿。

（4）脉络膜视网膜炎：眼底有灰黄色、灰白色渗出，多为圆形、略圆形，数目不一，大小不等，多位于后极部，沿血管分布，有的位于血管周围所谓蜡滴状渗出。这种渗出可完全吸收；但深在于色素上皮下的小渗出为肉芽肿性愈后遗留小萎缩斑。常伴有视网膜血管炎，特别是视网膜静脉周围炎是本病的特征之一。玻璃体有尘埃状、串珠样或雪球状混浊。可发生视盘水肿和视神经炎。眼底的病变组成以前葡萄膜炎、视网膜静脉周围炎和视网膜脉络膜渗出为最多见。此外，眼睑、泪腺、结膜、巩膜、视神经均可发生结节病的肉芽肿，并可发生干燥性角膜炎。唾液腺和泪腺肿大表现为 Mikulicz 综合征或葡萄膜炎伴有耳下腺肿大和颜面神经麻痹称为 Heerfordt 综合征。

（三）诊断与鉴别诊断

1. 诊断　可根据临床表现和活体病理检查；Kveim 试验 80% 为阳性；血管紧张素转化酶，67 镓同位素扫描都有诊断价值。其他如碱性磷酸酶、血沉、血清蛋白电泳、A/G 比值、OT 试验等可供参考。

2. 鉴别诊断　应与结核性葡萄膜炎、中间葡萄膜炎和 Behcet 病鉴别，可各根据其特点区别。

（四）治疗

皮质激素对本病治疗有效，轻型前葡萄膜炎可局部应用；如果眼部炎症严重或有全身病者可考虑全身应用泼尼松每晨 30 ~ 60mg。

九、匐行性脉络膜炎

匐行性脉络膜炎（serpiginous choroiditis）是眼底后极部脉络膜毛细血管 – 视网膜色素上皮的慢性缺血性疾病，病变呈匐行性进展，因而得名。原因不明。荧光眼底血管造影证实病变区视网膜色素上皮和脉络膜毛细血管丧失。脉络膜大血管正常，说明是局部缺血性病变。

（一）临床表现

本病好发于 30 ~ 50 岁的中年人，活动期有轻度前节炎症。病变好发于后极部，为多发、边界不清的灰色或黄白色不规则病灶，各病灶可相互融合，再发病变紧靠近陈旧病灶，有黄白色进行性边缘，并向病灶周围正常视网膜下深层组织侵犯，呈匐行性进展。当病灶逐渐吸收，遗留脱色素和色素增生，形成不规则的萎缩斑，在其边缘部呈舌状、指状、伪足状特有的地图状脉络膜萎缩。故又称地图状脉络膜炎，在病灶广泛时有视网膜血管炎和玻璃体混浊以及视网膜下新生血管。

（二）诊断与鉴别诊断

1. 诊断　主要根据临床表现和荧光眼底血管造影。活动期病变在造影早期呈大片低荧光，但其边缘部进行缘为高荧光，呈中黑外亮的大片低荧光区；在造影晚期由于病变区的组织染色和荧光积存而显高荧光。瘢痕期病变造影显示脉络膜毛细血管和视网膜色素上皮的消失，出现不规则的荧光暗斑。

2. 鉴别诊断　主要与两种疾病鉴别，即 APMPPE 和地图样脉络膜病变（geographical choroidopathy）。两者同是脉络膜缺血性病变，但没有匐行性进行边缘。后者多发生于老年人，病变发展缓慢，病程可达数年之久。匐行性脉络膜炎与此病很难鉴别，需要长时间观察，而且易将两者视为同一疾病，重点是匐行性脉络膜炎有炎症表现。

（三）治疗

无特殊疗法。可试用皮质激素和血管扩张剂。对视网膜下新生血管可光凝治疗。

（葛嫣然）